ORAL AND MAXILLOFACIAL SURGERY SECRETS

제2판

저자 A. Omar Abubaker
Kenneth J. Benson

대표역자 이 백 수

공동역자 김 여 갑
권 용 대
윤 병 욱
최 병 준

dh 대한나래출판사

DaehanNarae Publishing, Inc.

Deokwon Bldg. #202
102-65 Yongdu-dong
Dongdaemun-gu
SEOUL 130-820, KOREA
TEL: +82-2-922-0840
FAX: +82-2-922-0841
E-mail: dhpub@chol.com
Website: www.dhpub.com

This edition of ***Oral and Maxillofacial Surgery Secrets, 2nd Edition*** by ***A. Omar Abubaker and Kenneth J. Benson*** is published by arrangement with Elsevier Inc.

Translated Edition ISBN: 978-89-5741-137-7
Publication Date in Korea: 2009. 1. 10

Translated by DaehanNarae Publishing, Inc.

Printed in Korea

Contributors

A. Omar Abubaker, DMD, PhD
Professor and Chairman
Department of Oral and Maxillofacial Surgery
Schools of Dentistry and Medicine
Virginia Commonwealth University
Richmond, Virginia

Shahid R. Aziz, DMD, MD, FACS
Assistant Professor
Department of Oral and Maxillofacial Surgery/Plastic and Reconstructive Surgery
University of Medicine and Dentistry of New Jersey
Newark, New Jersey

Kathy A. Banks, DMD
Department of Oral and Maxillofacial Surgery
University of Medicine and Dentistry of New Jersey
Newark, New Jersey

Timothy S. Bartholomew, DDS
Staff Maxillofacial Surgeon
Centre de Santé l'Espérance de N'Zao
Conakry, Guinea, West Africa

Kenneth J. Benson, DDS
Private Practice
Oral and Maxillofacial Surgery
Apex, North Carolina;
Staff Surgeon, Clinical Instructor
Department of Otolaryngology
Wake Medical Center
Raleigh, North Carolina

Hani F. Braidy, DMD
Assistant Professor
Department of Oral and Maxillofacial Surgery
University of Medicine and Dentistry of New Jersey
Newark, New Jersey

Paul W. Brinser III, DDS
Oral and Maxillofacial Surgeon in Private Practice
Petersburg, Virginia

Corey C. Burgoyne, DMD
Resident
Department of Oral and Maxillofacial Surgery
Virginia Commonwealth University
Richmond, Virginia

Robert E. Doriot, DDS
Adjunct Clinical Professor
Medical College of Virginia;
Director
Northern Virginia Center for Oral, Facial, and Implant Surgery
Fairfax, Virginia

James A. Giglio, DDS, MEd
Professor
Department of Oral and Maxillofacial Surgery
School of Dentistry;
Professor of Surgery
Department of Surgery, Division of Oral and Maxillofacial Surgery
School of Medicine
Virginia Commonwealth University
Richmond, Virginia

Steven G. Gollehon, DDS, MD, FACS
Associate Clinical Professor
Department of Oral and Maxillofacial Surgery
Louisiana State University Health Sciences Center
New Orleans, Louisiana;
Private Practice
Piedmont Oral, Maxillofacial, and Facial Cosmetic Surgery Center
Greensboro, North Carolina

Bradley A. Gregory, DMD
Oral and Maxillofacial Surgeon in Private Practice
Center for Oral and Maxillofacial Surgery
Findlay, Ohio

Hamid Hajarian, MS, DDS, MD
Private Practice
Fountain Valley, California

Alden H. Harken, MD
Professor and Chairman
Department of Surgery

University of California, San Francisco (East Bay);
Chief of Surgery
Department of Surgery
Alameda County Medical Center
Oakland, California

Tabetha R. Harken, MD, MPH
Department of Obstetrics and Gynecology
The University of California, San Francisco
San Francisco, California

Lubor Hlousek, DMD, MD
Private Practice
Annapolis, Maryland

Jason S. Hullett, DMD
Department of Oral and Maxillofacial Surgery
University of Medicine and Dentistry of New Jersey
University Hospital
Newark, New Jersey

Frank P. Iuorno, Jr., DDS, MS
Private Practice
Glen Allen, Virginia

Maria J. Iuorno, MD, MS
Adjunctive Faculty and Clinical Professor of Medicine
Department of Endocrinology and Metabolism
Virginia Commonwealth University;
Physician
Virginia Diabetes and Endocrinology, P.C.
Richmond, Virginia

Jeffrey S. Jelic, DMD, MD
Former Director of Aesthetic Surgery
UNC Department of Maxillofacial Surgery
Chapel Hill, North Carolina;
Private Practice
Durham, North Carolina

John N. Kent, BA, DDS, FACD, FICD
Boyd Professor and Head
Department of Oral and Maxillofacial Surgery
Louisiana State University Health Sciences Center;

Chief, Oral and Maxillofacial Surgery
Medical Center of Louisiana at New Orleans;
Active Staff
Doctor's Hospital of Jefferson and East Jefferson General Hospital
New Orleans, Louisiana

Edward Kozlovsky, DMD
Clinical Assistant Professor
Department of Oral and Maxillofacial Surgery
University of Medicine and Dentistry of New Jersey
Newark, New Jersey;
Private Practice
Oral and Maxillofacial Surgery
Marlboro, New Jersey

Christopher L. Maestrello, DDS
Adjunct Clinical Assistant Professor
Department of Pediatric Dentistry
Medical College of Virginia
School of Dentistry
Virginia Commonwealth University;
Medical Staff—Dentist
Department of Surgery
St. Mary's Hospital; Henrico Doctor's Hospital; Children's Hospital
Richmond, Virginia

Kiki C. Marti, DMD, MD, PhD
Assistant Professor
Department of Oral and Maxillofacial Surgery
University of Athens, School of Dental Medicine
Athens, Greece

Renato Mazzonetto, DDS, PhD
Associate Professor
Department of Oral and Maxillofacial Surgery
Piracicaba Dental School
University of Campinas
Piracicaba, São Paulo, Brazil

Ian McDonald, MD, DMD
Oral and Maxillofacial Surgeon in Private Practice
Escondido, California

Terrence R. Nedbalski, DDS
Chief Resident
Department of Oral and Maxillofacial Surgery
Virginia Commonwealth University
Richmond, Virginia

Gregory M. Ness, DDS
Professor
Department of Oral and Maxillofacial Surgery
Virginia Commonwealth University
Richmond, Virginia

Mark A. Oghalai, DDS
Private Practice, Drs. Bailey, Peoples, and Oghalai
Winston Salem, North Carolina

Esther S. Oh, DDS
Resident
Department of Oral and Maxillofacial Surgery
University of North Carolina
Chapel Hill, North Carolina

Vincent J. Perciaccante, DDS
Assistant Professor and Residency Program Director
Division of Oral and Maxillofacial Surgery
Department of Surgery
School of Medicine
Emory University;
Chief, Division of Oral and Maxillofacial Surgery
Department of Surgery
Grady Memorial Hospital
Atlanta, Georgia

Brenda Price, MD
Obstetrics and Gynecology
Richmond OB/GYN
Richmond, Virginia

Bashar M. Rajab, DDS
School of Medicine
Virginia Commonwealth University
Richmond, Virginia

Noah Sandler, DMD, MD
Midwest Oral Surgery
Shakopee and Savage, Minnesota

Chris A. Skouteris, DMD, PhD
Associate Professor of Oral and Maxillofacial Surgery
Department of Oral and Maxillofacial Surgery
University of Athens, School of Dental Medicine;
Director
Second Oral and Maxillofacial Surgical Service
The Athens Euroclinic
Athens, Greece

Daniel B. Spagnoli, DDS, PhD
Clinical Assistant Professor
Department of Oral and Maxillofacial Surgery
Louisiana State University
University Health Science Center
New Orleans, Louisiana;
Private Practice
University Oral and Maxillofacial Surgery
Charlotte, North Carolina

Gaetano G. Spinnato, DMD, MD
Clinical Assistant Professor
University of Medicine and Dentistry of New Jersey
Private Practice
Bayonne, New Jersey

Robert A. Strauss, DDS, MD
Professor of Surgery
Department of Oral and Maxillofacial Surgery
Virginia Commonwealth University
Richmond, Virginia

Vincent B. Ziccardi, DDS, MD
Associate Professor and Chair
Program Director, Oral and Maxillofacial Surgery Residency Training Program
Department of Oral and Maxillofacial Surgery
New Jersey Dental School
University of Medicine and Dentistry of New Jersey
Newark, New Jersey

Foreword to the Second Edition (2판 머리말)

비밀이 더 이상 비밀이 아닌 것이 되는 때는 언제일까? 모든 사람이 그에 대해 알게 되었을 때이다. 바로 *Oral and Maxillofacial Surgery Secret*이 이러한 현상의 예 중 하나이다. 이 책은 2001년에 처음으로 출판 되었을 때부터 학생, 수련의 그리고 임상가들 모두에게 유용하게 쓰일 수 있는 책으로 인정받고 알려지게 되었다.

이 새로운 판에서도 첫판에서와 같이 계속해서 매우 성공적인 방법(formula)들과 더불어 간결하게 그에 관련된 전문적인 내용에 대한 정보까지도 포함하고 있다. 이 분야는 워낙 동적인 분야로 이전에 제공되었던 정보들을 적용하기에 적합하지 않은 부분들이 있어서 이에 대해서는 신중하게 검토하여 개정하였다. 또한 다른 자료들을 통해 얻기 힘든 임상적으로 관련된 많은 질문들에 대한 답을 모두 제공하기 위한 이 책의 취지에 맞게 새로운 내용들도 많이 더해졌다.

이렇게 많은 유용한 정보들을 간결하고 읽기 쉽게 제공하여 주신 이 책의 큰 공헌자인 Drs. Abubaker와 Benson 그리고 그 외 많은 분들 모두에게 다시 한번 축하드립니다. 배우는 것이 이렇게 즐거울 것이라고 누가 생각이나 했을까!

Daniel M. Laskin, DDS, MS
Professor and Chairman Emeritus
Department of Oral and Maxillofacial Surgery
Schools of Dentistry and Medicine
Virginia Commonwealth University
Richmond, Virginia

Foreword to the First Edition (1판 머리말)

학생, 수련의 그리고 임상가들은 환자들과 동료들 그리고 선생님들로부터 쉴새 없이 질문들을 받는다. 그리고 그에 대한 답을 모를 때에는 대부분 그들의 교과서에 있는 정보들을 찾아보게 된다. 하지만 때로는 교과서에서 정보를 제공해주지 않거나, 제공된 정보가 충분하지 않거나, 제공된 정보를 통해 맞는 답을 찾아내기 어려운 경우도 있다. 따라서 특정 전문 분야에 관련된 많은 주제들에 대해 명확하고 간결하게 정보를 제공해줄 수 있는 자료에 대한 필요가 명백해졌다. 지금까지 구강악안면수술 분야에 대해서는 이러한 필요를 충족해줄 수 있는 자료가 없었다. Drs. Abubaker와 Benson에게 *Oral Maxillofacial Surgery Secretes*를 통해 이 영역을 채워준 것에 대해 축하를 드린다.

이 시리즈의 다른 책들의 형식과 마찬가지로 *Oral and Maxillofacial Surgery Secret*은 이 전문분야에 해당되는 광대한 범위에 관련된 임상적인 질문들에 대한 명확한 답들을 제공해주고 있다. 그렇기 때문에 여러 자료를 통해서만 얻을 수 있던 내용들을 이 한 권의 책에 모두 포함하고 있다. 이렇게 이 책은 구강악안면수술 분야에 중요한 공헌을 할 수 있을 것이다. 독자들은 이 책을 통해 손쉽고 빠르게, 그리고 지금 이 시점에서 가장 적절한 정보들을 얻을 수 있는 소중한 자료로 여기게 될 것이다.

Daniel M. Laskin, DDS, MS
Professor and Chairman
Department of Oral and Maxillofacial Surgery
Schools of Dentistry and Medicine
Virginia Commonwealth University
Richmond, Virginia

Preface to the Second Edition (2판 서문)

첫 판이 출판되면서 이 책이 유명해진 것에 대해 우리는 매우 기쁘고 만족스럽다. 가까운 곳과 먼 곳에서도 많은 학생, 수련의, 그리고 임상가들로부터 호의적인 많은 의견들을 전해 들을 수 있었다. 그중에서도 가장 보람되게 하는 의견들은 이 책이 너무나도 임상적으로 적용하기 좋고 손쉽게 이용할 수 있어서 좋다는 의견들이다. 특히 수련의들에게는 시간은 너무나도 소중한 필수품이기 때문이다. 우리가 꽤 오래 전에 수련을 받기는 했지만 충분히 이들의 상황을 이해할 수 있다. 그래서 수련의로부터 이 책이 그들의 바쁜 일정에도 유용하고 손쉽게 적절한 정보들을 제공함으로써 그들의 지식을 넓히는 데 쓰이고 있다는 소식을 들을 때 그 보람이 더욱 크다.

구강악안면수술이라는 분야가 의학, 일반 외과, 마취 및 구강악안면 분야까지 넓은 지식을 요구하는 복잡한 전문 분야라는 것은 이미 알려져 있다. 이러한 이유 때문에 우리는 더욱 더 풍부한 지식을 신판을 통해 제공하기 위해 다른 분야들의 "Secrets" 시리즈도 검토하였다. 또한 몇 개의 장(chapter)을 추가하였고, 또 구판의 독자들이 토의가 더 필요하다고 느꼈던 부분의 장(chapter)들은 확장시키고 그 해당 부분에 대해서는 보완하였다.

새로운 장(chapter)이 포함하는 내용은 임산부인 환자 처치, 하악 외상, 중안면부와 전두동 골절, 연조직 손상, 두개안면과 구강악안면 부분을 포함하는 증후군, 그리고 수련의 지원방법과 면접 과정에 대한 부분들이다.

우리는 신판이 구판보다 더욱 더 유익하고 일상에 적절하게 사용되길 바란다. 이 책은 이 전문 분야를 알고자 하는 학생들에게, 수련을 받고 있거나 국시준비를 하는 수련의들 및 바쁜 임상가들에게 유익하기를 바란다. 이 책은 다른 Secrets 시리즈의 책들과 마찬가지로 교과서로 쓰이기 위해 만들어진 책이 아니다. 이 책은 환자들에게 최고의 진료를 제공해 주기 위해 신속하게 정보를 얻을 수 있는 자료로 쓰여야 한다.

우리는 이 책의 각 장(chapter)을 저술하여 주신 모든 분들과 우리가 도움을 받았던 다른 *Secrets* 시리즈 책의 저자들 및 이 책을 더욱 더 알차게 만드는 데 많은 도움을 주신 분들께 감사의 뜻을 전한다.

A. Omar Abubaker, DMD, PhD
Kenneth J. Benson, DDS

Preface to the First Edition (1판 서문)

구강악안면수술 분야의 범위가 확대되면서부터 처음 이 분야를 배우기 시작하는 사람들과 이미 임상에서 활동하는 임상가들이 알아야 하는 정보의 양이 점점 방대해지고 있다. 교과서에서 제공해주는 정보가 가치 있고 많을지라도, 이를 모두 확인하고 가장 적절한 정보를 기억하는 것은 학생이나 수련의들에게는 매우 어려운 일이다. 이 책은 질문을 통해서 배우는 소크라테스의 효율적인 교육방법을 이용하여 학생, 수련의 및 임상가에게 필요한 정보를 얻고 기억할 수 있도록 돕는다.

*Oral and Maxillofacial Surgery Secret*은 질문에 대한 답뿐만 아니라 특정 문제에 대해서 환자에게 최고의 진료를 제공하기 위해, 필요한 추가적인 정보들을 제공하기 위해 만들어졌다. 많은 도움으로 이 책은 환자에게 적절한 진료를 제공하기 위하여 필요한 모든 필수적이고 기초적인 지식들을 제공하고 있다. 물론 이 한 권의 책이 모든 자료를 대신할 수 있는 것은 아니다. 하지만 매우 흔히 임상에서 접할 수 있는 임상적인 질문들에 대한 빠르고 간결한 답을 찾는 데 있어 *Secrets* 시리즈는 수련의와 임상가들에게 소중한 첫 걸음이 되어 줄 것이다.

A. Omar Abubaker, DMD, PhD
Kenneth J. Benson, DDS

역자서문

구강악안면외과의 분야는 구강 및 악안면의 국소범위를 넘어서 의학 및 외과 분야를 포함하여 광범위한 지식이 필요한 매우 복잡한 전문 분야이다. 따라서 구강악안면 수술환자를 다루기 위해서는 다양하고 깊은 지식을 필요로 하는데, 일반적인 교과서에서 제공하는 정보만으로는 그 한계가 있으며 필요한 자료를 찾기 위하여 많은 시간을 필요로 한다. *Oral and Maxillofacial Surgery Secrets*을 접하여 이 책은 우리가 필요로 하는 풍부한 지식을 관련분야별 문답형태로 요약하여 실제 임상진료에서 편리하게 적용될 수 있도록 정리되어 있어 매우 만족스러웠다. 이 책은 해당분야의 많은 저명한 저자들이 실제 임상진료에 꼭 필요한 주제들에 대한 요점을 정리하여 구강악안면 분야의 수술환자를 치료함에 있어 매우 필수적이고 기초적인 지식을 제공하며, 임상에서 자주 접하게 되는 문제를 쉽게 찾아볼 수 있게 정리되어 특히 학생들과 전공의들에게는 소중한 책이 되리라 생각하여 번역을 하게 되었다. 이 책은 임상가들이 너무나 손쉽게 이용할 수 있으며 항상 시간이 부족한 학생들이나 전공의들이 필요한 지식을 즉시 참조할 수 있게 정리되어 매우 유용하리라 생각한다. 이 책이 모든 교과서적 지식을 포함하고 있지는 않으나 교과서와 함께 손쉽게 참고할 수 있는 자료로 활용한다면 아주 좋을 것으로 생각한다.

이러한 좋은 책의 발간에 공헌하고 번역을 허락해 주신 Abubaker 교수와 Benson 선생에게 감사드리며, 또한 번역과 교정에 많은 도움을 주신 윤병욱 선생을 비롯한 많은 선생님들과 대한나래출판사에 고마움을 전한다.

경희대학교 치의학 전문대학원
구강악안면외과학교실
교수 **이 백 수**

Contents

TOP 100 SECRETS

여기에 구강악안면외과 영역의 개념, 원리 그리고 가장 중요한 세부 내용을 100가지로 요약하였다.

1. 이장열(remittent fever)은 정상 체온인 적이 없으면서 2°F 이상 오르내리는 열을 말한다. 간헐열(intermittent fever)은 하루 중 체온이 정상 이상 또는 정상 이하로 갑자기 오르내리는 열을 말한다. 매일열(quotidian fever)은 간농양, 급성 담관염과 관련해 종종 나타나는 매일 반복되는 열이다.
2. 호지킨병(Hodgkin's disease)과 관련한 열은 Pel-Ebstein 열이다. 이것은 며칠 동안은 정상적이다가 이후 며칠간 지속적인 이장열이 나타나는 상태이다.
3. Erb's point란 5번, 6번 목신경 부분에 압력을 가했을 때 brachial muscle을 마비시키는 목의 측면 부위를 말한다. 상부 팔 근육도 포함되는데 deltoid, biceps, brachialis anterior 등이 있다.
4. 헤모글로빈 수치가 5g/dL 이하로 떨어지면 청색증을 일으킬 수 있다.
5. 동공부동증(anisocoria)이란 두 눈동자 크기가 같지 않은 것이다. 이것은 흔한 눈동자 크기의 변이지만 병적 과정을 암시하는 것일 수도 있다.
6. 간에서 합성되는 응고인자(clotting factor) 4가지 응고인자는 Ⅱ, Ⅷ, Ⅸ, X이다.
7. 전통적 CT와 cone beam형 CT의 차이점은 cone beam형 CT는 더 얇게 이미지를 잘라주며(0.5mm), 인공물(artifact)의 수를 줄여주고, 피부에 조사되는 방사선양을 줄여주는 것이다.
8. Amide계 국소마취제는 주로 간에서(microsomal enzymes) 대사되고, ester계 국소마취제는 주로 혈장에서(pseudocholinesterase) 대사된다. 가장 흔히 사용되는 국소마취제가 어떻게 대사되는지 기억하는 쉬운 방법은 lidocaine과 liver를 기억하는 것이다.
9. 지용성이 국소마취제의 potency(효력)를 결정한다. 지용성이 클수록 국소마취제 효력도 커진다. 국소마취제의 단백질 결합도가 마취 지속시간을 결정한다. 수용부에서 단백질 결합도가 크면 클수록 지속시간이 길어진다. 국소마취제의 pKa가 작용 속도를 결정한다. 국소마취제의 pKa가 조직의 pH(7.4)에 가까울수록 발현 시간은 더 빨라진다.

10. Benzodiazepine은 중추신경계의 절후 신경 말단에서 볼 수 있는 benzodiazepine 수용체에서 기억 상실 효과를 발휘한다. Benzodiazepine 수용체는 GABA 수용복합체의 일부이다. GABA 수용복합체는 benzodiazepine이 결합하는 2개의 알파 소기관과 GABA가 결합하는 2개의 베타 소기관으로 구성된다. Chloride 이온 채널은 수용복합체의 중앙에 존재한다. Benzodiazepine은 염소 이온 채널을 열어주는 베타 소기관에 GABA의 결합을 증가시킨다. 염소 이온은 뉴런 내로 흘러들어가 과분극을 발생시키고, 활동 전위 발생을 억제시킨다.
11. Morphine, codeine 및 meperidine(Demerol)은 혈관 확장과 저혈압을 유발하는 histamine의 분비를 일으킨다. Fentanyl, sufentanil 및 alfentanil은 histamine 분비를 자극하지 않는다.
12. Tramadol은 마약과 같은 활성을 보이는 독특한 진통제이다. 이 약은 또한 catecholamine의 재흡수를 억제한다. Tramadol의 이러한 성질 및 내성과 중독에 대한 훨씬 낮은 위험성 때문에 급성과 만성 통증의 관리에 모두 유용하다. 주요 부작용은 진정 작용과 현기증이다. 흔하지는 않으나 고려해야 하는 부작용에 발작이 있다. 그래서 이 약은 발작의 위험성 또는 병력을 가진 환자에서는 매우 주의해서 사용해야 한다.
13. Plasma cholinesterase는 간에서 생성되며 비탈분극성 NMB인 mivacurium과 ester계 국소마취제뿐만 아니라 SCh을 대사시킨다. 간질환, 임신, 악성종양, 영양실조, 콜라겐 혈관 질환 및 갑상선 기능저하증 등에 의해 발생하는 plasma cholinesterase 양의 감소는 SCh의 차단에 걸리는 시간을 연장시킬 수 있다.
14. 쿠보스텍 징후(Chvostek) 및 트루소 징후(Trousseau)는 저칼슘혈증일 경우 발생한다. Chvostek 징후는 얼굴근육이 씰룩씰룩 움직이는 상태로 귀 앞쪽에서 안면신경이 불연속적으로 자극되기 때문에 발생한다. Trousseau 징후는 수족 경련이 발생하는 것으로 혈압계 cuff로 3분 이상 수축기 혈압보다 높게 유지할 때 상완동맥이 막혀서 발생한다.
15. Lactated Ringer's 용액보다 5% dextrose 용액을 사용하는 수액요법이 증상이 있는 고나트륨혈증의 경우에 유리하다. 그러나 포도당이 삼투압성 이뇨작용을 하기 때문에 5% dextrose 용액은 잘 사용하지 않는다.
16. 국제보건기구(WHO)에 따르면 "영양불량(malnutrition)은 인체가 정상적으로 성장하고 유지하고 특별한 기능을 하는 데 필요한 신체 요구량과 영양 및 에너지

의 공급이 세포상에서 불균형이 발생한 것이다."

17. 10~12세 미만의 소아 환자에서 기관절제술은 응급시 외과적 기도 확보술로 이용한다. 윤상갑상막은 3mm 직경으로 작고 해부학적으로 구별이 어려워 소아에게 윤상 갑상연골 절제술을 시행하기 어렵다.
18. 악성 고열(Malignant hyperthermia[MH])이란 유전학적으로 감수성이 있는 개인에게서 특정한 마취제에 의해 촉발되는 골격근과 관련된 대사가 과한 상태를 의미한다. 마취제를 사용하는 환자 중 0.5% 미만에서 발생한다. 주요 임상적 특징으로는 (1) 산증(acidosis), (2) 경직(rigidity), (3) 발열(fever), (4) 과신진대사(hypermetabolism), (5) 미오글로블린뇨증(myoglobinuria)이 있다.
19. MH를 유발시키는 흡입 마취제(Inhalation anesthetics)에는 halothane, desflurane, enflurane, sevoflurane, isoflurane이 있고, 탈분극 신경근 차단제(depolarizing neuromuscular blockade agent)에는 succinylcholine, decamethonium, suxamethonium이 있다.
20. Creatinine이 사구체에 의해 걸러지기 때문에 간접적으로 사구체 여과율(GFR)을 측정하는 데 사용되는 화합물이다. 그러나 이것은 극히 소량만 분비되고 재흡수 된다.
21. NSAIDs는 prostaglandin의 합성을 억제하여 PG와 관련된 내인성 혈관 확장도 감소된다.
22. 신장질환 환자가 피해야 할 약물은 다음과 같다.
    1. NSAIDs, aminoglycooside계, IV를 포함하는 신독성 약물
    2. Meperidine이나 propoxyphene 같은 독성의 대사 산물로 변환되는 약물
    3. 페니실린 G나 Mg citrate를 함유한 과도한 전해질을 가진 약물. 신장질환 환자가 피해야 할 항생제는 cephalosporine, tetracycline, erythromycine, aminoglycoside 등이 있다.
23. 인간 데이터의 분석에서 16주 미만된 태아들이 급성으로 0.5Gy의 노출을 받으면 높은 수준의 성장 장애, 소뇌증(microcephaly)과 정신 지체를 갖게 되는 것을 보여준다. 태아 시기 동안 태아는 방사선에 점차 덜 민감해지지만 중추신경계의 민감성은 남아있어 성장 장애를 일으킬 수도 있다. 진단용 방사선 사진은 0.05~0.1 미만의 Gy를 전달하는데, 이는 기형을 유발하는(teratogenic) 것으로 생각되지 않는다. 사실상 모든 단순 필름(plain film) 과 컴퓨터 단층 촬영(computed

tomography[CT])은 0.01Gy 미만의 방사선을 태아에게 전달한다.

24. 신선동결혈장(fresh frozen plasma[FFP])성분 수혈로 치료가 잘 되지 않거나 희망적이지 않을 때, factor Ⅱ, Ⅴ, Ⅶ, Ⅸ의 부족의 대체물로써 사용한다. 보통의 성인에서 FFP의 unit의 2~3%만으로도 모든 응고 인자 수치가 증가하며, 체중 1kg당 10ml/kg의 수준에서 FFP의 수혈은 대부분의 출혈을 막는 효과가 있다.
25. Heparin은 특히 폐에 존재하는 결합조직의 비만세포가 포함된 다량의 세포들에서 생산되는 다당류와 자연적으로 결합한다. Heparin calcium은 상업적으로 돼지의 장내 결합조직으로부터 얻어지는 반면, sodium은 돼지의 장이나 소의 폐에서 얻는다. Heparin은 혈액 응고의 내인성과 외인성 기전에 영향을 미친다. 또한, prothrombin 증강제의 형성을 막고 fibrinogen의 thrombin 작용을 억제한다. 따라서 heparin은 정상적인 응고시간을 증가시키고(4~6분 → 6~30분), 그 작용을 3~4시간가량 지속시킨다.
26. Hofmann elimination 과정에서 제거되고, 간기능에 대해 독립적이기 때문에 Cis-atracurium은 간손상 환자에서 근육이완제로 가장 좋은 약물이다.
27. HIV는 retrovirus 종류이며, 이는 수혈 등의 체액의 전달을 통해서, 그리고 감염된 모체로부터 태아로 감염될 수 있다. 이 바이러스의 특정 표적세포는 CD4 T-cell 림프구이다. 이 바이러스는 세포 안에서 증식하며 결국 세포를 파괴시킨다. 따라서 세포매개성 면역이 심각한 영향을 받게 된다.
28. HIV에 감염 환자를 일반적 분류는 다음과 같다:
    1. HIV 항체가 환자의 분비물이나 혈청에 존재하는 것은 명백하지만 증상이 없는 환자
    2. Lymphadenopathy, 설명되지 않는 열(unexplained fever), 혈액학적 및 신경학적 비정상등의 증상을 보이는 AIDS-related complex(ARC)를 가진 환자
    3. Centers for Disease Control and Prevention(CDC)이 규정한 AIDS 환자 (HIV 감염과 CD4 임파구수가 200 이하일 때)
29. *Staphylococcus aureus, Staphylococcus epidermidis*은 감염된 인공 관절에서 배양되는 가장 흔한 박테리아이다. 이는 인공물 매식중의 Staphylococcal 오염에 의한 인공관절의 감염이 가장 흔하기 때문이다. 구강 감염 부위로부터 인공물까지 혈행성 이동을 통해 인공관절이 감염된 경우의 박테리아는 *Streptococcus viridans*와 *Streptococcus sanguis* 이다.

30. Penicillin은 2가지 기전으로 박테리아에 작용한다. 세포벽 합성을 억제하며 세포 용해를 일으키는 내인성 박테리아 자가 용혈 작용(endogenous bacterial autolytic process)을 활성화시킨다. 세균은 활발하게 분열하고, 이 과정에서 세포벽은 peptidoglycan을 함유해야 하는데 penicillin은 세포벽 합성에 필요한 효소를 억제한다.
31. Ludwig's angina는 악하간극, 설하간극 및 이하간극의 동시 감염으로 발생한 넓게 퍼진 양측성의 딱딱한 경결감을 말한다. Angina라는 용어는 기도 폐쇄에 의해 발생하는 호흡장애를 의미한다. 이러한 폐쇄는 이하간극에서 뒤쪽으로 후두개까지 감염이 퍼져 후두개 부종이 발생할 경우 갑자기 생길 수 있다.
32. 단독(erysipelas) β-용혈성 streptococcus와 group B streptococcus에 의해 발생되는 피부의 표재성 봉와직염이다. 보통 피부는 홍반성으로 열을 동반하며 세균은 hyaluronidase를 분비하면서 빠르게 퍼지는 것이 특징이다. 이것은 임파선 종대, 발열, 급성 종창의 발생과 관련이 있으며 얼굴 피부에 영향을 미치는 것으로 보인다. 치료는 비경구적으로 penicillin을 투여하는 것이다.
33. 하악 저성장시 유일한 치료법은 하악의 전진이다. 하악의 전진을 동반한 B-SSRO가 가장 흔한 치료법이다. 1cm 이상 전진 시 역-L 골절술과 골이식술이 추천된다. 일반적으로 하악의 전진은 많은 이동량보다 적은 이동량이 안정적이다. 성장 결핍된 하악을 숨기기 위해 하악 인공물을 첨가하는 이부 성형술 또는 골성형술이 사용된다. 또한 하악의 치근단 골절단술은 하악궁을 레벨링(leveling)하는 데 도움이 된다.
34. 상악의 수직 과성장(VME)는 head gear나 open bite Bionater를 사용하여 이른 시기(8~12세)에 교정치료를 시작하여 치료될 수 있다. 만약 이 치료가 성공적이라면 골격적 문제를 해소할 수 있으며, 연조직과 다른 안면부의 구조들은 정상 성장을 하게 된다. 그러나 이러한 상황이 성인이 된 뒤에도 지속적이라면, 상악의 상방 이동을 동반한 Le Fort I이 필요하다. 최근 골내 고정원(skeletal anchorage)을 사용하여 구치부를 함입시켜 골격성 개교합을 교정치료만으로 치료할 수 있다.
35. BSSO 후 하치조 신경의 기능 이상이 가장 많으며 수술 후 20~85%에서 발생한다. 그러나 술후 1년 후에 9%만이 잔존한다. 합병증의 대부분은 40대 이상 환자이거나 일부 성형술을 한 환자이다.

36. 상악의 수평 확장술이 가장 안정적이지 못한 악교정술이다. 수술적 확장 후 제2 대구치부에서 최대 50%까지 재발 소견이 관찰된다. 1년 후 상악의 하방 이동과 하악의 후방 이동이 다른 술식에 비해 재발률이 낮다고 알려져 있다.
37. 하악전돌증은 다음 열거하는 증후군에서 나타날 수 있다: 기저세포 모반 증후군(basal cell nevus syndrome, 골린 증후군[Gorlin's syndrome]), 클라인펠터 증후군, 말판 증후군(Marfan's syndrome), 골형성부전증(osteogenesis imperfecta), 바르덴부르그 증후군(Waardenburg's syndrome). 다음의 증후군들이 중안면부 부전과 관련있다: 연골무형성증, 아퍼트 증후군, 크로즌 증후군, 마샬 증후군(Marshall's syndrome), Pfeiffer 증후군, Stickler 증후군
38. 구순열의 치료는 생후 10~14주경에 시작할 수 있다. 그러나 일반적으로 10의 법칙(rule of ten)을 따른다. 생후 10주 이상, 헤모글로빈 10g/dL 이상, 체중 10 lb 이상이다.
39. 장기간 지속되는 타액선 병변의 빠르고 갑작스런 증식, 통증, 말초 안면신경의 마비가 타액선에서 악성 병변시의 증상과 증후이다. 급성 화농성 이하선염(acute suppurative parotitis), 염증성 가성종양으로 인한 비특이성 이하선염(non-specific parotitis with inflammatory pseudotumor), 유전분증(amyloidosis), 유육종증(sacoidosis)이 영향을 미칠 수 있다고 보고되고 있다.
40. 타석 초기에는 매우 작고 무기화가 덜 되어 있어서 방사선 사진으로 관찰하기 어렵다. 그리고 이하선에서 30~50%, 악하선에서 10~20%의 타석이 방사선 투과성이라고 보고되고 있다. 타액선조영술이나 타액선 내시경술을 이용하여 간접적으로 관찰할 수 있다.
41. 타액선의 병적 소견의 진단시 미세침 흡인생검(fine needle aspiration biopsy)은 효과적인 방법 중 하나이다. 결과에 대한 특이성(specificity)은 88~99%이고, 감수성(sensitivity)은 71~93%이다.
42. 설하선에 발생할 수 있는 종양은 모든 타액선의 신생물 발생의 1% 미만이다. 이러한 종양은 주로 악성이며(80%), 대개 선양낭종성 암종(adenoid cystic carcinoma)이거나 점액표피양 암종(mucoepidermoid carcinoma)이다.
43. 바이러스성 이하선염은 양측성이며 1~2일 동안 발열, 권태, 식욕감퇴, 오한, 두통, 인후통, 전이개부의 동통의 전구 증상을 동반한다. Stensen's duct에서 농양이 배출되는 것은 드물지만, 배출된다면 2차적인 세균성 감염에 의한 것일 수 있

다. 실험실 검사상 볼거리(mump), influenza virus, 백반증(leukoplakia), 임파구증가증(relative lymphocytosis)에 대한 혈청 역가가 증가하고 혈청 amylase의 검출량이 높게 나온다.

44. 타액선에 영향을 줄 수 있는 증후군은 원발성 Sjögren's syndrome인데, 이는 대게 이하선과 누선의 비대, 구강건조증 및 안구건조증이 특징적이다. 속발성 Sjögren's syndrome은 자가면역성 이하선염과 관련이 있는데, 류마티스 관절염(rheumatoid arthritis), 낭창(lupus), 전신 각화증(systemic sclerosis), 갑상선염(thyroiditis), 원발성 담즙성 간경변증(primary biliary cirrhosis) 그리고 혼합 교원질병이다. 유육종증(sarcoidosis)은 이하선과 연관이 있다. 이하선의 유육종증에서는 발열, 누선염(lacrimal adenitis), 포도막염(uveitis) 및 Heerfodt's syndrome이라 불리는 안면신경 마비가 나타난다. 최근에 sicca syndrome 같은 것이 HIV 양성인 어린이들에게 나타나고 있다. 이는 이하선의 비대, 구강건조증 및 림프절증(lymphadenopathy)을 나타낸다.
45. 절개 생검이 FNA biopsy로 확진되지 않을 때에는 이하선과 연관된 전신 질환의 진단을 위해 필요하다. 유육종증, Sjögren's syndrome, 림프종(lymphoma), 타액분비과다(sialosis)과 같은 전신 질환의 진단에 유용하다.
46. 대타액선과 소타액선에 가장 많이 발생하는 양성 종양은 다형성 선종(pleomorphic adenoma)이다.
47. 대타액선과 소타액선에 가장 많이 발생하는 악성 종양은 이하선의 점액표피양 암종(mucoepidermoid carcinoma)과 악하선, 설하선, 소타액선의 선양낭종성암종(adenoid cystic carcinoma)이다.
48. 침흘림(drooling)의 외과적 치료를 위해 사용되는 방법들은 다음과 같다; 양측 악하선 도관을 편도 기둥(tonsilar pillar) 후방으로 재위치(가장 선호); 양측 이하선 도관을 편도 기둥 후방으로 재위치; 양측 이하선 도관을 자가정맥이식(autogenous venous graft)하여 전환; 양측 악하선 도관 재위치와 이하선 도관 결찰; 양측 악하선과 이하선 도관 결찰; 만약 문제가 심각하다면 양측 악하선 절제와 이하선 도관의 결찰; 고삭신경 절제술(단, 주의 깊게 선택된 경우에서 부가적인 치료로만)
49. 치성각화성 낭종(odontogenic keratocyst)은 보존적인 방법을 사용하여 효과적으로 치료할 수 있다고 보고되고 있다. 감압술(decompression)과 조대술(mar-

supialization)을 시행하고 낭종절제술(cystectomy)을 하면 좋은 결과를 얻을 수 있다. 좀 더 공격적인 병소는 주변을 골절제하여 소파해야 하고, 재발하거나 특별한 경우에는 악골 절제를 시행해야 한다.

50. 무증상의 매복되어 있는 하악 제3대구치에서 낭종이 발생될 가능성은 0.3~37%이다.
51. 연조직 낭종은 갑상설관(thyroglossal duct), 유피(dermoid), 유표피(epidermoid) 낭종이고, 양성 종양은 혈관종(hemangioma)이 가장 흔하다. 치아종은 가장 발생률이 높은 치아 기원성 종양이며, 비치성 종양으로는 골화성 섬유종(ossifying fibroma)이 있다.
52. Sistrunk procedure는 갑상설관 낭종(thyroglossal duct cyst)의 절제를 위해 사용되는 외과적 술식이다. 이 수술에서 설골의 중앙부분은 항상 절제된다. 설골 후방의 낭종 통로는 절제되고, 혀의 기저부에서 설맹공(foramen cecum) 부위는 함께 절제된다.
53. 구강암이 가장 흔하게 발생하는 부위는 혀와 구강저이다. 다른 부위는 인종, 문화 또는 다른 기타 요소에 따라 세계적으로 다양하다.
54. 상피내암은 상피의 모든 층을 포함하는 상피 이형성이지만 기저층 하방으로 침범하지 않는다. 일단 악성 세포가 기저층을 통과하여 고유층(lamina propria) 속으로 침범하면 초기 침윤성 편평상피세포암이 형성된다. 만약 종양 침윤이 조직 속으로 더 깊이 침범하여 지방, 근육 또는 다른 구조물까지 퍼지면 진성 침윤성 편평상피세포암이 된다.
55. 감시 림프절(sentinel node)은 종양의 원발부로부터 직접 림프 배출(lymphatic drainage)을 받는 림프절이다.
56. OMS 수술에서 사용되는 가장 보편적인 레이저는 sarbon dioxide(이산화탄소) laser이다. 이산화탄소와 Er:YAG 레이저가 표피와 진피에 존재하는 조직 수분에 대한 높은 친화력 때문에 박피술에 가장 보편적으로 사용된다.
57. 사람에게 물려서 감염된 상처는 *포도상 구균*과 *연쇄상 구균*에 의해 빈번하게 감염된다. 심각한 감염은 *Eikenella*와 관련이 있다. 페니실린이나 amoxicillin-clavulanic acid 등의 예방적 항생제의 사용이 요구된다. 사람에 의한 교상과는 다르게 동물에 의한 교상의 50~75%는 *P. multocida*에 의한 것이다. Amoxicillin-clavulanic acid가 동물 교상에는 예방적으로 필요하다. 모든 교상에 있어

서 파상풍 예방이 요구되며, 광견병이 의심되는 행동을 보이면 광견병 예방도 필요하다.

58. 일반적으로 구강악안면결손부에서 10ml의 비압축된 피질망상골이 1cm의 결손부를 재건하는 데 요구된다.
59. 전방 장골능에 붙은 7가지 해부학적 구조물은 대퇴근막(fasciae latae), 서혜부 인대(inguinal ligament), 대퇴근막장근(tensot fasciae latae), 넓적다리 빗근(sartorius m.), 엉덩근(iliacus m.), 내외측 복비근(internal & external oblique m.)을 포함한다.
60. 아래 입술의 1/3, 윗입술의1/4의 결손시 현저한 소구증 없이 일차봉합이 가능하다.
61. 결손부의 위치는 설피판의 기저부를 어디로 할지를 결정하게 해준다. 연구개부, 후구치부, 협부 후방 결손부 존재시 후방 기저부 피판이 사용된다. 전방 기저부 피판은 경구개, 협부 전방, 전방 구개저, 입술 결손시 사용된다.
62. 방사선 양은 rads(100 ergs/g)와 grays로 측정된다: 1Gy = 100rads = 100cGy
63. ORN의 유발률은 1968년 전에 이뤄졌던 대부분의 연구들에서 1~44.2%로 나타났으며, 평균 11.8%를 보였다. 최근의 연구에선 5~15%로 평균 5.4%의 유발률을 나타냈다. ORN은 두 번의 최고치를 보이는 데, 12개월째와 24~60개월째 최고치를 보인다. 그러나 30년 후에도 발생할 수 있다. 조사 전 발치(4.4%), 조사 후 발치(5.8%), 의치에 의한 외상(1% 이하)과 같은 외상성 손상과 흔히 관련 있다. ORN은 치근단 또는 치주질환 때문에(드물기는 하지만) 스스로 발생할 수 있다.
64. ORN의 병태생리학적인 새로운 개념은 방사선에 의해 유발되고, 상처 치유가 결핍에 근거를 두고 있다. 이러한 가설에 따라 병태생리학적 과정은 (1) 방사선 조사, (2) 저혈관성, 저산소성, 저세포성 조직(hypovascular, hypoxic, hypocellular tissue("3H's"), (3) 조직 괴사 그리고 최종적으로 (4) 조직의 대사성 요구가 공급을 초과하여 치유되지 않는 상처로 이어진다.
65. 고압 산소 요법(hyperbaric oxygen therapy)은 각 90분 동안 2.4 절대기압인 특별한 방에서 기관내 튜브, mask 또는 head tent를 통해 100% 산소를 공급받는 것이다. 이 치료는 하루 한번, 1주일에 5번 시행해야 한다.
66. Bisphosphonate-related osteonecrosis of jaw(BRONJ)란 다양한 형태의 Bisphosphonate를 투여 받은 환자에 있어서 상악과 하악에 통증성의 노출된 골이 지속되는 현상이다. BRON을 겪는 환자들에 대한 대부분의 연구는

pamidronate(Aredia [Novartis Pharmaceuticals, East Hanover, NJ])와 zoledronate(Zometa[Novartis])를 정주하거나 alendronate(Fosamax; Merck, West Point, Pa)를 경구 투여 받은 환자에게서 나타난다고 한다.

67. 이하부 지방제거술(submental liposuction)은 진피하방에 위치한 뚜렷한 피하 지방 조직인 광경근 상부면(supraplatysmal plane)에서 시행되며, 이 술식은 무 혈관부 (bloodless field)근처에서 안전하게 시행된다. 이하부 절개 영역은 흉쇄 유돌근 전연, 하악 하연과 갑상선 상연에 의해 경계가 지어진다.
68. 화학적 특성과 표면 화학은 산화층에 의해 결정되며 임플란트 금속에 의해 결정 되는 것이 아니다. 예를 들어 티타늄 임플란트의 치밀한 산화막은 약 100Å 두께 이다. 이것은 골와 임플란트 사이의 정상적인 공간이라고 여겨진다.
69. 토크실험이 이차 수술시 수행될 수 있다. 이상적으로 성공적인 골유착의 경우 10~20 Ncm의 힘에 임플란트가 탈락하지 않고 유지될 수 있다. 유착의 다른 임 상적, 주관적 징후는 임플란트 위에 고정체 마운트(fixture mount)나 인상 코핑 (impression coping)을 위치시킬 때의 타진과 고정이다. 5lb의 측방력이 적용되 었을 때 움직임이 관찰되지 않아야 한다. 1mm 이상의 수평적인 동요나 500g 이 하의 힘이 적용되었을 때 움직임이 나타나면 실패한 것이다.
70. 임플란트 실패의 가장 유용한 방사선학적 소견은 치조능골(crestal bone) 소실이 다. 초기 치조능골의 소실은 점막 주위에서의 응력의 징후이다. 방사선학적으로 인지되기 위해서는 최소 40%의 해면골 소실이 있어야 한다. 급속한 진행성의 골 소실은 실패를 나타낸다. 이것은 항상 타진이나 기능시 동통과 동반된다.
71. MRI와 CT 스캔은 순수한 티타늄 임플란트를 가진 환자에서는 금기증이 아니다. 대부분의 CT 스캐너는 영상에서 티타늄과 다른 금속물들을 공제(subtract)하고 산란된 영상을 제거한다.
72. 상악동의 평균 크기는 14.75ml로써 9.5~20cc의 범위를 보인다. 평균적으로 너 비 2.5cm, 높이 3.75cm, 깊이 3cm이다.
73. STSG는 다양한 두께일 수 있으며 STSG는 표피층과 일부 진피층으로 구성된다. STSG는 포함된 진피층의 두께에 따라 얇은, 중간의, 두꺼운 것으로 분류할 수 있 다. STSG는 0.010~0.025인치 사이이다.
74. 피부 이식재가 얇을수록 수축이 많아진다. 얇은 STSG는 중간의 STSG보다 더 많이 수축하며 중간의 STSG는 두꺼운 STSG보다 더 많이 수축한다. 전층 피부

이식은 거의 수축하지 않는다. 일차 수축은 피부에 함유된 탄력섬유가 절개되자마자 발생한다. 이는 이식재가 제자리에 봉합될 때 극복될 수 있다. 이차 수축은 술후 10일에 시작하여 6개월간 지속된다.

75. 혈장흡수(plasmic imbibition)는 이식재 하방의 수혜부로부터 나온 혈장액을 피부이식재가 흡수하는 과정이다. 이는 모세관 작용에 의해 모세관 연결내로 흡수된다. 이 과정은 피부 이식 초기에 이식재 의 생존을 위한 것으로 약 48시간 동안 지속된다.
76. 폐쇄성 수면 무호흡증(OSA)이란 산소 헤모글로빈 농도의 적어도 2%의 감소와 함께 10초 이상 지속되는 반복적이고 불연속적인 공기흐름의 감소나 혹은 명백한 정지를 의미한다. 깊은 수면 단계인 Ⅲ, Ⅳ단계와 REM 단계 동안 폐쇄성 무호흡이 가장 많이 일어난다. 인두벽의 붕괴는 이 단계 동안 가장 많이 나타나는데, 이는 근육이 가장 이완되기 때문이다.
77. 호흡기 장애의 지표(respiratory disturbance index[RDI])란 수면 1시간마다 호흡기의 폐쇄 횟수로 표현될 수 있다. 산소포화도로 표현되는 RDI는 OSAS 진단에서 가장 기본적인 임상지표이다. RDI는 다음 공식으로 산출할 수 있으며, RDI = apnea + hypopnea/total sleep time × 60, 이 수치가 5일 때 정상으로써 최고치이다.
78. 피르호 삼징후(Virchow's triad)란 심부정맥혈전증(deep venous thrombosis[DVT])의 3가지 주요한 원인을 말한다: (1) 혈관내피의 손상, (2) 정맥 저류, (3) 혈소판의 부착에서의 변화와 술후 혈액 구성분이 수적으로 증가되는 변화
79. Homan's sign은 발의 신전이 강화되어 유발되는 종아리의 동통이다. 그것은 일단 DVT의 특징으로 간주되는데, 기존 혈전의 움직임을 증가시킬 위험이 있기 때문에 더 이상 교육하는 내용은 아니다.
80. 체온이 1℃ 상승할 때마다 심박수는 9~10회/분 증가한다.
81. 수술 직후 배뇨장애의 가장 흔한 원인은 전신마취시 투여된 혼합된 약제가 배뇨반사를 억제하고 방광이 과신장되어서 배뇨를 억제한다. 술후 배뇨장애의 치료는 세면대에 물을 흐르게 하면서 환자를 화장실에 세우거나 앉히는 간단한 과정에서 시작되어야 한다. 만일 효과가 없거나 저용량성 상태의 증거가 없다면 환자에게 요관을 삽입해야 한다. 만일 잔뇨량이 300mL 이상으로 측정되면 요관은 밤새 유지해야 한다.

82. 술후 오심과 구역의 가장 흔한 원인은 저산소증, 저혈압, 마약성 약물이다. 술후 오심과 구토는 성인에 비해 소아에서 자주 발생하고, 남자보다 여자에게서 흔히 발생한다.
83. 수술창상감염(surgical wound infection) 혹은 SSI는 전형적으로 술후 12시간 ~7일 사이에 발생하나 수술부위에 이물질이 존재하지 않는 경우 수술 후 30일 내에도 발생할 수 있다. 이물질을 이식한 경우, 1년이 지나야 수술로 인한 문제가 아니라고 배제할 수 있다.
84. 유아 환자의 흉부 압박시 적절한 위치는 유두선에서 손가락 1개 하방으로 검상돌기를 누르지 않게 주의하여 시행한다. 두 손가락을 이용하여 압박을 시행한다.
85. ECG 상에서 평행한 선은 부전수축 이외에 다음 4가지 경우에서 나타난다: (1) 심한 심실 세동, (2) 전극이 풀린 경우, (3) 전원이 없는 경우, (4) Signal gain이 약해진 경우.
86. 기관내 삽관을 통해 투여할 수 있는 약물은 L-E-A-N(lidocaine, epinephrin, atropine, narcan)이다. 기관내 투약은 정맥 주사 용량의 2~2.5배에 해당되는 용량을 투여한다. 생리 식염수나 증류수 10ml에 희석하여 투약한다. 증류수에 희석된 것이 생리 식염수에 희석된 것보다 흡수가 더 잘 된다. 그러나 증류수는 반대로 PaO_2의 효과를 증가시킨다.
87. 비중격 미세혈관의 Kisselbach's plexus가 코피의 90%를 제공하는 혈관이다. 4개의 문합된 동맥들이 이 plexus를 형성한다: sphenopalatine, ant. ethmoidal, greater palatine 그리고 sup. labial a. 이다. Descending palatine a.의 nasopalatine br.는 sphenopalatine a. 의 septal br., ant. ethmoidal a. 그리고 facial a.의 sup. labial br.의 sup. lateral br.와 문합한다. 외상성 코피는 비점막의 열상에 의해서 발생할 수 있으며 어떤 코의 혈관들도 코피의 원인이 될 수 있다.
88. Nasolacrimal duct는 상악동과 비강 사이의 얇은 골벽 내에 놓여 있다. 도관은 Hasner 판막을 통과하여 inferior nasal meatus에서 끝난다. 하비갑개(inferior turbinate) 하방에서 nasolacrimal duct의 위치는 이상구(piriform aperture)에서 11~14mm 후방이고, 비강저보다 11~17mm 상방이다.
89. 눈꺼풀의 피지선은 glands of Zeis라 부르고, 땀샘은 glands of Moll이라 부른다.
90. 악어의 눈물("Crocodile tears")은 정상적으로 타액선에 분포되어 있는 부교감신

경 분비 섬유를 수반하는 안면신경 섬유에 손상을 입어 생긴다. 이 손상은 안면 신경 섬유들이 눈물샘에 분포되는 섬유들과 접촉한 채 치유되므로 환자가 먹을 때 눈물이 나게 된다.

91. Mentalis, levator angularis superioris, 그리고 buccinator를 제외한 모든 안면 근육은 그들의 심부 면(deep surface)을 따라 신경 분포가 이루어져 있다. 그러나 앞선 세 근육들은 얼굴 연조직 내 깊게 위치하며, 안면 신경보다 더 깊게 위치하므로 근육 표면(superficial surface)을 따라 신경이 분포된다. 다른 모든 얼굴 표정근들은 안면 신경보다 상부에 위치하여 그들의 심부나 후방으로부터 신경 분포가 이루어지게 된다.
92. Annulus of Zinn 또는 common tendinous ring in the orbit은 rectus muscle이 기시하는 부위로부터 골막이 섬유성 비대를 일으킨 것이다.
93. Tenon's capsule은 전방(또는 precapsular) 절편과 후방(또는 retrocapsular) 절편으로 안와를 이등분하는 근막 구조물이다. 안구는 안와의 전방 1/2만 차지하고 있다. 안와의 후방 1/2은 안구와 extraocular muscle에 공급하는 안와를 둘러싸는 연조직에 감각을 제공하기 위한 지방, 근육, 혈관 및 신경으로 가득 차 있다.
94. 하치조신경은 종종 하악 제3대구치의 근첨부와 협측에 위치하는 경향이 있다. 발치시 상악동 내로 변위 가능성이 가장 높은 치아는 상악 제1대구치의 구개 치근이다. 매복된 하악 제3대구치 발치시 하치조 신경 손상이 일어날 가능성이 높은 경우는 신경관의 전환, 신경관 경계의 중단, 치근의 어두워짐이 방사선 상에서 보이는 때이다.
95. Tinel's sign은 상방의 신경로에 약한 자극을 줄 때 원심부에 따끔거리는 감각을 가지는지 여부로 신경재생여부를 확인하는 것이다. 말초신경이 지나가는 부위를 손가락이나 고무해머로 두드려서 말단 부위에 찌릿찌릿한 느낌을 가지는지를 확인하는 것이다. 작은 신경의 회복 여부를 확인하는 데 사용되지만 기능의 회복과 관련성이 적고 신경종 형성과 혼란을 일으킬 수 있다.
96. 제3대구치를 발거하는 동안 하치조신경, 설신경, 협신경(빈도는 낮다)의 손상은 0.6~5.0% 정도 발생한다. 일반적으로 하치조신경 손상의 발생률이 설신경의 손상보다 높다; 한 연구에서 하치조신경이 1.2% 설신경이 0.9%의 신경손상을 가진다. 나이, 외과적 술식, 치아와 신경의 근접도 같은 요소가 신경손상의 발생률에 영향을 미친다. 설신경 손상 환자의 96%는 자발적으로 회복된다.

97. 손상된 축삭은 평균 성장 속도는 하루에 1~2mm이다.
98. 운동, 감각신경은 신경주위막과 다발의 봉합에 의해 치료된다. 감각신경인 하치조신경은 신경외막의 봉합에 의해 치료된다.
99. 하치조신경 결손이 대략 25mm일 때 최상의 공여부는 비복신경(sural nerve)이다. 비복신경은 30mm까지 채취할 수 있다. 다리와 발의 후방과 측방의 감각을 지배한다. 이 신경은 하치조신경보다 작은 크기의 축삭을 가지며 50% 정도 축삭이 적다. 초기 수축 때문에 결손부 크기보다 이식되는 신경이 최소한 25% 정도는 더 길어야 한다.
100. 하악골 골절의 50% 이상은 복합적으로 일어난다. 따라서 하악골에서 하나의 골절이 발견되면 추가적인 골절의 존재 가능성이 있다는 것을 알아야 한다. 방사선 검사에서 추가적인 골절을 분석해야 한다. 대략 43%의 하악골 골절 환자가 다른 전신적 손상을 동반한다. 이중 경추 골절은 11% 정도에서 동반된다. 반드시 경추 골절이 있는지 확인해야 하며, 특히 교통사고 환자나 술 취한 환자, 의식이 없는 환자들에서 그러하다.

Part Ⅰ
환자평가(Patient Evaluation)

1. 외과 임상실습에 참여할 준비가 되었는가 (Are you ready for your surgery rotation)?*

Tabetha R. Harken, MD, MPH, and Alden H. Harken, MD

수술은 하나의 팀이 서로 부딪혀가며 하는 스포츠와 같은 것이다. 학생 개개인이 열정을 가지고 수술에 참여하고, 시간을 잘 지키며, 청결하고, 환자와 담당 레지던트에게 의사같은 인상을 심어주는 것이 중요하다.

1. 환자들에게 자기 자신을 소개하고 주소(chief complaint[C.C.])를 묻는 이유가 무엇인가?

증상(symptom)은 지각(perception)하는 것으로, 지각은 실재(reality)보다 좀 더 중요하다. 환자에게 있어서 주소는 단순히 삶과 죽음의 문제가 아니다 – 그것은 훨씬 중요한 문제이다. 보통의 환자들은 불안하고, 마음이 편치 못하며, 금전적으로 넉넉하지 못하고, 곤경에 처해 있다. 그러나 환자들은 인간이기 때문에 그들만의 관심사, 근심, 걱정 및 사생활이 있다. 학생으로서 당신은 환자의 주소를 그들의 삶에 대입시켜 생각해 볼 수 있다. 이러한 과정은 매우 중요하며 나중에 환자들이 고맙게 생각하게 될 것이다. 당신은 청취자 및 통역자로서 환자와 그 가족을 위해 진정한 의도를 알아차릴 수 있다.

환자는 당신을 믿고 의지하기를 원한다. 외과적 치료에 있어서 신뢰는 강력한 무기이다. 환자가 좀 더 자신의 병에 대해서 이해하고 있다면 치료하는 데 좀 더 적극적으로 참여할 수 있다. 환자가 치료과정을 잘 따라준다면 회복은 좀 더 빨라질 것이다. 환자가 그들의 치료과정에 대해서 좀 더 이해할수록(합병증이나 부작용을 포함해서) 치료효과가 더 좋을 것이다(이러한 내용은 교과서에 나오는 것은 아니다). 당신은 환자의 통역자가 되어야 한다. 이것은 수술이나 내과적 영역에서 흥미로운 일이다.

---

* Reprinted from Harken TR, Harken AH: Are you ready for your surgery rotation? In Harken AH, Moore EE (eds): Abernathy's Surgical Secrets, 5th ed. Philadelphia, 2005, Mosby.

2. 거의 모든 질문에 적절한 답은 무엇인가?

"감사합니다."이다. 감사는 값을 헤아릴 수 없는 굉장한 단어이다.

3. 실제 병원생활에서 간단한 규칙은 무엇인가?

- **간호사와 잘 지내도록 해라.** 간호사들은 코드(code), 절차 및 병동의 흐름에 대해서 우리들보다 많이 알고 있다. 갈색세포종(pheochromocytomas)과 중간세사(intermediate filament)에 대해서는 많이 모르더라도 정말 중요한 실제적 문제에 대해서는 더 많이 알고 있다. 이러한 이유로 간호사들은 자신들 아래 당신을 두고 가르치려 들지 모른다.
- **도움을 주어라.** 당신들이 보기에 담당 레지던트들은 바쁜 것처럼 느껴질 것이고 실제로도 그러하다. 그래서 당신이 어떻게 도와야 할지 물었을 때 그들은 대답할 겨를조차 없을지도 모르고, 재차 묻더라도 별 반응이 없을 수도 있다. 따라서 x-ray를 찾아오는 것이나 lab 결과지를 가져온다든지 혈액은행에서 혈액을 가져오는 일에 적극적으로 참여해라. 그러면 그들은 당신의 열정을 보게 될 것이고 그 수고를 평가할 것이다.
- **하찮게 되어라.** 비서가 있으면 좋겠지만 원내실습에 비서는 동행하지 않는다. 담당 레지던트들은 당신 없이 자신들의 잡일을 할 것이다. 만약 당신이 이러한 잡일이 자신보다 아랫사람이 해야 되는 일이라고 생각한다면 일찌감치 다른 직업을 찾아보는 것이 좋다.
- **열심히 일하라.** 원내실습은 도제수업과 비슷한 것이다. 만약 당신이 열심히 일한다면 이러한 특수한 영역의 레지던트가 되는 것이 무엇을 의미하는지를 깨닫게 될 것이다(이것은 당신이 인턴을 할 때 도움이 될 것이다).
- **중심에 서라.** 처음 원내실습을 시작할 때는 당신이 그 팀의 일원이 아니라고 느낄 수 있다. 그러나 당신이 잘 버텨내고 믿음을 준다면 담당 레지던트들이 당신을 신뢰하게 되고 좀 더 중요한 일들을 맡기게 될 것이다.
- **공부하고 나서 환자들을 교육하라.** 1번 질문에 대한 내용과 비슷한데 이것으로 당신은 다른 사람들보다 더 돋보일 수 있다. 환자에게 그들의 질병과 치료에 관해 모두 설명해주어라. 그러면 그들은 당신의 설명에 대해서 고마워하게 될 것이다.
- **긍정적 태도를 유지하라.** 의과대학 학생으로서 당신이 팀에서 중요하지 않다고 느낄 수도 있다. 당신이 아주 유능하다 하더라도 어떤 중대한 결정을 내리는 것은 불가능

하다. 그러면 무엇이 남는가? 태도이다. 만약 당신이 열정적이고 재미있다면 담당 레지던트들이 당신을 곁에 두기 좋아할 것이며, 일에 참여하고 만족할 수 있게 도와줄 것이다. 아주 유능하다 하더라도 항상 불평불만으로 가득하다면 시체보관소 실습을 하는 것이 더 적당할 것이다. 담당 레지던트들이 시간당 2달러 정도 받으면서 보통 15명의 환자들을 돌보고 있으며, 3일간 5시간 정도 밖에 자지 못한다는 사실을 기억해야 한다. 웃으면서 감사하다고 말하는 것과 같은 간단한 것들이 원내실습을 잘 버티고 높은 점수를 받는 비결이다.

- **즐거워해라.** 이것은 굉장히 흥분되고 기쁘며, 보람되고 재밌는 직업이다. 다른 사람들도 인정하듯이 최고의 직업이다.

4. 외과노트는 어떻게 써야 하는가?

외과노트는 간결해야 한다(Box 1-1). 대부분의 외과의는 소리 내지 않고 입으로 노트를 따라 읽는다.

Box 1-1. 잘 쓰여진 외과노트

입원 처방(admission orders)

입원병동(주치의 성명)

상태:	안정적(stable)
진단:	복부 통증(abdominal pain); R/O 맹장염(appendicitis)
생징후(vital signs):	4시간마다(q4h)
제한범위:	다음의 경우에 호출해주세요.
	체온 〉 38℃(T 〉 38℃)
	160 〈 혈압 〈 90(160 〈 BP 〈 90)
	120 〈 심박동수 〈 60(120 〈 HR 〈 60)
식이:	금식(NPO)
수액:	1000LR w 20 mEq KCL @ 100ml/hr
약처방:	ASA 650mg PR prn for T 〉 38.5℃

감사합니다.

Box 1-1. 잘 쓰여진 외과노트 (계속)

당신 이름을 쓰고 레지던트가 서명할 자리를 남겨둔다.
(당신의 호출번호도 남긴다)

Key: R/O = rule out, q = every, HO = house officer, T = temperature, BP = systolic blood pressure, HR = heart rate, NPO = nothing by mouth(입으로 아무것도 먹지 말라는 뜻으로 물이나 약도 포함이 된다), ASA = aspirin, PR = per rectum, prn = 필요시. 다른 유용한 약어로 다음과 같은 것들도 소개한다: OOB = out of bed, BRP = bathroom privileges.

주의: 당신은 환자나 간호사에게 너무 깍듯할 필요도 건방질 필요도 없다.

병력 및 임상검사(H & P)

O' Flaherty 여사는 55세 백인 여성으로 다음의 주소로 입원하였다: "위가 아파요." 환자는 입원하기 이틀 전 상복부 가운데 부분의 통증이 시작되기 전까지 특이 증상 없이 내내 건강했다. 통증은 지금 굉장히 심한 상태(VAS; 7)이고 5분 간격으로 반복되고 있다. 환자는 구토할 때 혈흔은 보이지 않으나 담즙 같은 것이 보인다고 설명하였다.

의학적 병력(PMH)

입원 경험:	폐렴(1991)
	출산(1970, 1972)
	수술 - 외상으로 인한 splenectomy(1967)
알러지:	codeine, 갑각류
음주 습관:	social
흡연:	1ppd(pack per day) × 25년

전반적인 신체상태(review of systems)

호흡기:	기침은 하지만 흉통은 없음

Box 1-1. 잘 쓰여진 외과노트 (계속)

심장: 심근경색 없음
신장: 배뇨곤란 없음
신경계: 정상(within normal limits: WNL)

임상검사
혈압: 140/90 *심박동수*: 100 (평균)
호흡수: 16회/분 *체온*: 38.2℃
약간 살찐 55세 환자로 중등도의 복부 통증을 호소하고 있음
머리, 눈, 귀, 코, 후두(head, eyes, ears, nose, and throat: HEENT): WNL
호흡기: 양쪽 폐 모두 깨끗하고 씩씩거리는 소리 없음
심장: 심잡음(murmur) 없음
복부: 정상적 동성 리듬(regular sinus thythm [RSR])이 느껴짐
약간 상복부에 가스가 차고 통증이 있음
쥐어짜는 통증과 관계된 고음조의 소리가 들리며 촉진시(이러한 반응을 관찰하기 위해 환자에게 무리하게 시행할 필요는 없다) 통증이 있으나 반향되는 양상은 없음
직장: 대변에서 혈흔은 보이지 않음
골반: 종물 없음
내부 기관 통증 없음.
chandelier sign 없음.
골반 부위 염증 소견 없음(예, 임질)
사지: 움직임에 제한 없음
부종 없음
반동성(3+)

Box 1-1. 잘 쓰여진 외과노트 (계속)

진단:	복부 통증
	R/O) 2° 정도의 협착을 보이는 소장 폐쇄
처방:	nasogastirc tube
	Ⅳ fluids
	수술 동의서
	type and hold
	[서명]

주의사항

- 외과적 병력 및 임상검사는 간결해야 하고 환자의 문제점에 초점을 맞춰야 한다.
- 주소로 먼저 시작하라(환자 자신의 말로 표현해야 한다).
- 급성인지 만성인지를 구분하라.
- 의학적 병력: 이전의 입원 경험이나 투약 여부를 알아야 한다.
- 전반적 신체상태 평가: 폐, 심장, 신장 및 신경계와 같이 입원에 영향을 끼칠 만한 기관에 국한하여 검사한다.
- 임상검사: 생징후부터 검사해야 한다.
- 촉진시 반향되는 증상은 복막염 같은 것을 의미한다.

술전차트

술전 평가는 환자가 계획된 수술을 받을 준비가 되었는지를 확인하는 작업이다.

술전 진단:	2° 정도의 협착을 보이는 소장 폐쇄
흉부 x-ray:	깨끗함(clear)
심전도:	ST-T파의 변화를 보이고 리듬은 정상
	(NSR w/ST-T wave changes)
혈액검사:	혈액형 및 교차시험(crossmatch)
동의서:	차트 안에 끼울 것

Box 1-1. 잘 쓰여진 외과노트 (계속)

술중 차트

술중 차트는 술후에 환자나 환자와 관계된 사람이 필요로 하는 정보를 담고 있어야 한다.

술전 진단:	소장 협착
술후 진단:	이전과 같음
과정:	협착된 부위 분리를 위한 Exp(loratory) Lap(arotomy)
술자:	이름
Assistants:	이름
마취:	전신마취(general endotracheal anesthesia[GEA])
I & O(intake and output):	In – 1200ml Ringer's lactate Out – 400ml urine
혈액소실(estimated blood loss[EBL]):	50ml
검체:	없음
Drains:	없음

[서명]

2. 술전 평가
(Preoperative evaulation)

James A. Giglio, DDS, MEd, and A. Omar Abubaker, DMD, PhD

1. 환자가 표현하는 대로 기록하는 의학적 병력을 무엇이라 하는가?

주소(chief complaint[C.C.])

2. 전반적인 신체상태(review of systems)란 무엇인가?

환자의 의학적 병력을 되짚어 보기 위한 개요인데 이것은 어떤 신체기관과 관련한 특별한 증상을 묻는 것이다.

3. 술전 평가의 목표는 무엇인가?

술전 평가는 환자에 관한 정보를 수집하여 종합적으로 수술과 마취계획을 세우는 것이다. 총체적인 목적은 수술로 인한 사망률 및 합병증을 줄이는 것이다.

이상적으로 인터뷰, 신체 검사, 환자의 현재 및 과거의 질병 기록 조사 등을 통해서 환자의 신체적 및 정신적 상태를 평가하게 된다. 현재 투약 중인 약에 관해서도 조사하여야 하며 약에 알러지가 있는지도 확인해야 한다. 흡연, 음주 및 마약 복용유무도 조사하여야 한다. 환자의 예전 마취경험 여부도 확인해야 하는데 마취로 인한 합병증이 있었는지를 알아야 한다. 예를 들면 삽관 곤란, delayed emergence, 악성 고열, 지연된 신경-근 차단(prolonged neuromuscular blockade), 술후 메스꺼움 및 구토 등이 있었는지 확인하는 것이다. 이러한 평가들로 술전에 미리 체크해야 할 검사나 다른 과의 협진이 필요한지를 결정할 수 있고 마취계획도 세울 수 있다. 만약 이러한 과정이 잘 이루어진다면 환자와 의사 사이에 신뢰를 쌓을 수 있고 환자의 불안감을 줄이며 술후 회복과 결과에 적잖은 영향을 주게 될 것이다.

4. 환자 동의서(informed consent)란 무엇인가?

환자 동의서는 환자가 수술 과정과 술중 및 술후 합병증, 술후 통증 등을 이해할 수 있도록 정보를 전달하는 과정이다. 즉, 잠재적 합병증과 위험성 및 장점에 대해서 설명하고 환자의 질문에 답하는 것이다.

5. 미국마취과의사회(American Society of Anesthesiologists'[ASA])에 따른 신체상태 분류는 무엇인가?

ASA 분류는 통계조사와 병원기록을 위해서 1940년에 만들어진 것이다. 이것은 환자 결과를 비교하는데 유용하고 마취과 의사들 사이에 환자상태에 대한 의견을 교환하기에 좋은 편리한 기준이 된다. 1961년에는 5개로 수정 분류하였으며 다음과 같다.

- Class 1: 건강한 환자로 내과적 질환은 없음
- Class 2: 약간의 전신질환을 가짐
- Class 3: 심각한 전신질환이 있지만 무기력하지는 않음
- Class 4: 심각한 전신질환이 있으며 생명이 위독한 상태
- Class 5: 24시간 내 사망이 예상되는 상태

추가해서 e가 있는데 이것은 응급 수술을 나타내는 것이며 class 6라고 명명하기도 한다.

6. 증상(symptom)과 징후(sign)의 차이는 무엇인가?

일반적으로 증상은 환자가 느끼는 주관적인 비정상적 감각이고, 징후는 술자가 보고 느끼고 듣는 객관적인 비정상적 감각이다.

7. 4가지 생징후(vital sign)는 무엇인가?

1. 맥박
2. 혈압
3. 체온
4. 호흡수

8. 4가지 임상 검사법에는 어떤 것이 있는가?

1. 시진(inspection)
2. 촉진(palpation)
3. 타진(percussion)
4. 청진(auscultation)

9. 이장열(remittent fever)과 간헐열(intermittent fever)의 차이는 무엇인가?

이장열은 정상 체온인 적이 없으면서 2°F 이상 오르내리는 열을 말한다. 간헐열은 하루 중 체온이 정상 이상 또는 정상 이하로 갑자기 오르내리는 열을 말한다.

10. 매일열(quotidian fever)이란 무엇인가?

간농양, 급성 담관염과 관련해 종종 나타나는 매일 반복되는 열을 가리킨다.

11. 호지킨병(Hodgkin's disease)과 관련한 열의 형태는 어떤 것인가?

Pel-Ebstein 열. 이것은 며칠간은 정상적이다가 이후 며칠간 지속적인 이장열이 나타나는 상태이다.

12. 반점(macule), 구진(papule), 결절(nodule)은 무엇인가?

반점은 국소적인 피부색 변화가 일어난 것으로 모양과 크기는 다양하고 색깔이 압박에 의해 사라질 수도, 아닐 수도 있다. 구진은 단단하고 볼록하며 5mm보다 직경이 작다. 결절은 역시 단단하고 볼록하지만 구진보다 좀 더 하방으로 깊고 보통 직경이 5mm가 넘는다.

13. PERRLA은 무엇인가?

눈 검사를 뜻하는데 동공의 크기가 같은지(pupils equal), 둥근지(round), 빛에 반응하여 조절할 수 있는지(reactive to light and accommodation)를 보는 것이다.

14. 익상편(pterygium)이란 무엇인가?

볼록하면서 노란색의 반(plaque)을 뜻하는 검열반(pinguecula)은 눈의 안각(canthus)과 가장자리(limbus) 사이 평면에서 볼 수 있는 정상적인 것이다. 만성적 자극에 의한 반응으로 검열반이 자라서 혈관벽으로 확장되는데, 이것을 익상편이라 한다. 익상편은 가장자리를 지나 각막 중앙으로 향하며 시력감퇴가 있을 수 있다.

15. 귀 검사를 할 때 정상적으로 어느 부분에서 광반사가 일어나며, 귀의 어떤 상태가 광반사가 일어나는 위치와 형태를 변화시킬 수 있는가?

광반사는 대략 보통 귀의 다섯 시 방향에서 일어난다. 그것의 상태를 바꿀 수 있는 귀의 병적 상태는 고막수축, 심각한 중이염, 심각한 중이염에서 발생한 기포, 고막 확장 및 고막 천공 등이 있다.

16. Darwin's tubercle이란 무엇인가?

Darwin's tubercle은 가끔 귓바퀴 중앙보다 상방의 pinna 표면에 발생하는 방추형의 부종이다.

17. 공기 전도(air conduction)와 골 전도(bone conduction)의 차이는 무엇인가?

공기 전도는 귓바퀴를 통해서 소리의 전달이 이루어진다. 고막, 청소골(auditory ossicle), 달팽이관을 거쳐 최종 8번째 뇌신경인 청신경에 도달하게 된다. 골 전도는 두개골을 통해서 달팽이관에서 청신경으로 소리가 전달된다.

18. 청력을 검사하는 린네 청력 검사(Rinne test) 및 웨버 청력 검사(Weber test)의 차이는 무엇인가?

린네 청력 검사는 공기 전도와 골 전도 모두를 검사하는데 반해 웨버 청력 검사는 골 전도만을 검사하는 것이다. 린네 청력 검사는 골 전도보다 공기 전도가 더 잘 들릴 때 정상(normal) 또는 양성(positive)라고 판정한다. 웨버 청력 검사에서는 귀의 옆에서 소리를 발생시켜서 측면에서 소리를 들을 수 있는지를 검사하는 것이다.

19. 흉쇄유돌근의 앞쪽 경계선을 따라 만져지는 임파선은 무엇인가?

Sup. cervical node로 얼굴 피부와 목에서 배출된다.

20. Erb's point는 무엇인가?

5번, 6번 목신경 부분에 압력을 가했을 때 brachial muscle을 마비시키는 목의 측면 부위를 Erb's point라 한다. 상부 팔 근육도 포함되는데 deltoid, biceps, brachialis anterior 등이 있다.

21. "Floating rib"은 어디를 가리키는가?

11, 12번째 rib

22. Angle of Louis는 무엇인가?

Sternum의 body와 manubrium 사이에 있는 것으로 sternum에서 2번째 rib이

붙는 자리이며, angle of Ludwig이라고도 한다.

23. 쇄골(clavicle) 하방에 놓이는 구조는 무엇인가?

1st rib

24. 쿠스마울 호흡(Kussmaul breathing)은 무엇인가?

호흡의 간격과 깊이 모두 다 증가한 것으로 과환기(hyperventilation)와 유사하다.

25. 과환기(hyperventilation)와 과호흡(hyperpnea)의 차이점은 무엇인가?

과환기는 호흡 간격과 깊이가 둘 다 증가한 것이고, 과호흡은 깊이만 증가한 것이다.

26. 체인-스토크스형 호흡(Cheyne-Stokes breathing)은 무엇인가?

과호흡의 변형으로 얕은 숨과 무호흡이 반복되는 것을 가리킨다.

27. 천명(stridor)이란 무엇인가?

높은 음조의 호흡소리로 종종 후두협착시 들을 수 있는 흡기 소리와 유사하다.

28. Intercostal angle은 어디에 있는 것인가?

양쪽 7, 8, 9번째의 costicartilage의 하단면은 정중선에서 만나서(sternal notch 하방에서) intercostal angle을 형성한다. 정상적일 경우 90° 이하이며 각도가 커질 경우 협착성 폐질환을 일으킬 수 있다.

29. 헤모글로빈 수치가 얼마 이하로 떨어지면 청색증을 일으킬 수 있는가?

5gm/dl

30. 심장에서 횡경막 효과(diaphragmatic effect)란 무엇인가?

숨을 들이마실 때 횡경막은 내려가고 심장은 관상동맥과 폐동맥을 둘러싸는 근막 내에서 신전된다. 심장이 수직 방향으로는 길어지고, 좌우 방향으로는 좁아지게 되어 우심실의 혈액 충전이 늦어지게 되는 현상을 말한다.

31. 언제 관상동맥에서 심근으로 혈액이 방출되는가?

이완기

32. PMI란 무엇인가?

"Point of maximum impulse of the heart"로 심장의 신호를 최대한으로 느낄 수 있는 위치를 말한다. 수축기가 시작될 때 심장은 흉벽을 향해서 전방으로 회전하게 되고, 이때 신호를 느낄 수 있다. PMI는 정상적으로 5번째 늑골강과 정중쇄골선에서 1~2cm 안쪽을 지나는 선이 만나는 지점에서 느낄 수 있다.

33. 무엇이 심장음(heart sounds)을 일으키는가?

심실이 수축하여 수축기가 시작될 때 심실의 압력이 높아지고 승모판(mitral valve)과 삼첨판(tricuspid valve)은 닫히게 된다. 심실내로 혈액이 되돌아오면 그 진동이 흉벽으로 전달되고 우리는 그 소리를 S_1이라 하며 청진기로 들을 수 있다. 이 때 혈액은 조용히 대동맥과 폐동맥을 통하여 지나간다. 두 번째 소리는 이완기 때 심실이 이완되고 심실의 압력이 낮아질 때 발생하는데 이때는 대동맥판(aortic valve)과 폐동맥판(pulmonary valve)이 닫히게 된다. 혈액이 이 판막을 역류할 경우 그 진동을 역시 들을 수 있는데 그것이 S_2이다.

34. 생리적 잡음(physiologic murmur)과 기관 잡음(organic heart murmur)의 차이점은 무엇인가?

심잡음은 혈액의 정상적인 층류(laminar flow)의 파괴에 의해서 발생하는 것이다. 원인에는 피의 역류, 좁거나 협착된 판막이나 혈관을 통한 혈액 흐름, 혈액의 우회, 혈액 흐름의 속도 증가, 혈액 점도의 감소가 있다. 기관 잡음은 병적이고 내인성 심장질환이나 기형, 즉 협착된 심장판막, 심실중격결손, 동맥관개존증(patent ductus arteriosus) 등에 의해서 일어난다. 생리적인 잡음은 병적인 것이 아니고 보통 임신과 초기 유년기 같이 대사상태가 변화되었을 때 나타난다.

35. 혈류 잡음(flow murmur)이란 무엇인가?

심장을 통과할 때 혈액 흐름이 빨라지는 경우 생기는 잡음을 말한다.

36. 심잡음의 강도에 따른 분류는 무엇인가?

심잡음의 강도는 그 정도에 따라 grade 1~6까지 분류해 볼 수 있고 다음과 같다.

- Grade 1: 매우 미약하거나 또는 가까이서 주의해야만 들리는 경우
- Grade 2: 미약하지만 빠뜨리지 않고 듣는 정도
- Grade 3: 미약한 것보다 명백히 크지만 진동과는 관계없는 정도
- Grade 4: 크고 진동과 연관이 있는 경우
- Grade 5: 매우 크지만 가슴 일부분에 청진기를 대는 것이 필요한 경우
- Grade 6: 청진기를 떼고 들을 수 있는 정도

37. 코로트코프 음(Korotkoff sound)이란 무엇인가?

와류에 의해 생성되는 소리인데, 와류는 혈압계 cuff가 부풀면서 정상적인 동맥내 혈류를 흐트러뜨림으로써 발생한다.

38. 혈압을 잴 때 cuff를 얼마만큼 부풀려야 하는가?

Cuff를 antecubital fossa에 위치시킬 때 radial pulse를 감지할 수 있도록 cuff의 하방면에서 brachial artery가 촉지되도록 한다. Radial pulse가 마지막으로 감지된 지점보다 수은주가 30mm 정도 높게 cuff를 부풀려야 한다. 이것은 실제와 청진기에서 측정되는 수축기 사이의 차이를 보상하기 위함이다. 그 차이는 주로 고혈압 환자에서 보이는 것으로 수축기를 측정하는 동안 일어날 수 있는 무음 기간이다. Cuff를 임의로 부풀리는 것은 이러한 차이를 발생시켜 초기 수축기를 낮게 측정할 수 있다. 즉 무음 기간은 수축기 혈압을 부정확하게 너무 낮게 측정하게 하는 결과를 낳는다.

39. 혈압계 cuff가 너무 크거나 작을 경우 어떠한 결과를 낳는가?

혈압 측정 cuff가 너무 클 경우 혈압을 낮게 측정할 우려가 있고, cuff가 너무 작은 경우 혈압을 높게 측정할 우려가 있다.

40. 청진기 사용시 언제 bell을 사용하고 언제 diaphragm을 사용하는가?

청진기는 가슴 측정을 위해서 쓰는 도구로 bell과 diaphragm으로 이루어져 있다. Diaphragm은 상대적으로 고파장의 음, 예를 들어 S_1, S_2, 대동맥 잡음, 승모판 역류, 심장 주변 마찰 소리 등을 들을 수 있다. Bell은 상대적으로 낮은 주파수, 예를 들어 S_3, S_4,

승모판 협착증시의 이완기 잡음을 듣는 데 최적이다.

41. 비정상적인 심잡음을 강조하기 위한 특별한 위치나 방법이 있는가?

대동맥 역류를 강조하기 위해서는 환자가 서 있는 상태에서 앞으로 기대게 하고 완전히 숨을 내쉰 후에 숨을 멈추게 한다. 승모판 잡음이나 S_3을 끌어내기 위해서는 환자에게 왼쪽으로 몸을 숙이게 하고 심장의 하단 부위쪽에서 소리를 듣는다.

42. 맥압(pulse pressure)이란 무엇인가?

이완기와 수축기 혈압과의 수적 차이를 뜻한다. 정상 맥압은 30~40mmHg인데 커진 경우는 불안, 열, 운동, 갑상선 기능항진증, 대동맥 역류, 노화 및 동맥경화증을 의심할 수 있으며 줄어든 경우는 동맥 협착, 심박출량(stroke volume) 감소를 의심할 수 있다.

43. 만약에 팔에서 혈압을 재는 것이 불가능한 경우 가능한 다른 신체부위는 어디이며 얼마나 차이가 나는가?

혈압은 복사뼈(malleolus) 상방 하지에 cuff를 두고 dorsal pedis artery를 통해 측정가능하다. brachial artery에서 잰 것과 비교했을 때 결과는 유사하다. 또한 혈압은 femoral artery쪽에 큰 cuff를 두고 popliteal artery를 통해서도 잴 수 있다. 여기서 측정한 혈압은 팔에서 측정한 것보다 10±5mmHg 정도 높다.

44. 충수(appendix)는 복부 어디에 위치하나?

복부 우측 하방 부위

45. 간은 복부 어디에 위치하나?

복부 우측 상방 부위. 정중쇄골선에서 그 길이가 6~12cm 정도 된다.

46. 반동성(rebound)이란 무엇이며 복부 검사 동안 반발 압통(rebound tenderness)이 의미하는 것은 무엇인가?

복막에는 신경 분포가 잘 되어 있고 아주 예민하기 때문에 염증성 복막을 가진 환자의 복부에 압력을 가하면 어떤 뚜렷한 압통을 이끌어낼 수 있다. 복막 검사시 당신이 환자의 복막을 부드럽게 눌렀다 뗐을 때 환자가 통증을 느낀다면 이것은 복막에 염증이 있음을 시사하는 것이다. 이것을 반발 압통이라 한다.

47. Herin-Breuer reflex는 무엇인가?

폐가 확장되었을 때 신장 수용기는 적절한 feedback을 작동시켜 더 이상의 흡입을 제한하게 된다. 이 신장 수용기는 폐 전체기관지와 세기관지 벽에 존재하는데, 이것이 과도하게 신장되면 억제신호가 vagus nerve를 통해 억제 중추에 전해진다. 이것은 정상적인 호흡을 위한 것이라기보다는 과도한 팽창을 방지하기 위한 방어 시스템 같은 것이다.

48. 건 반사(tendon reflex) 정도를 분류하시오.

- 0 = 반응 없음
- 1+ = 감소되었거나 정상보다 낮을 때
- 2+ = 정상
- 3+ = 평균보다 더 힘찬
- 4+ = 과반응

49. Babinski sign이란 무엇인가?

Babinski test는 발꿈치에서 발가락까지 수직 방향으로 발바닥의 측면을 가볍게 긁어 시행해 볼 수 있다. 또한 새끼발가락부터 엄지발가락까지 수평 방향으로 자극의 경로를 바꿔 시행해 볼 수도 있다. 정상적인 반응은 발바닥의 굴곡, 즉 발가락은 펴지고 발목이 발등쪽으로 굽는 것에 반해 비정상적인 반응은 발가락이 발등쪽으로 굴곡된다.

50. 동공부동증(anisocoria)이란 무엇인가?

두 눈동자 크기가 같지 않은 것이다. 이것은 흔한 눈동자 크기의 변이지만 병적 과정을 암시하는 것일 수도 있다.

51. 글라스고우 코마 스케일(Glasgow Coma scale[GCS])이란 무엇인가?

Glasgow Coma scale는 환자 의식 수준에 대한 양적 조사이다. GCS는 다음 세 가지 영역을 조사하여 점수를 매긴 뒤 그 합을 측정한다: (1) 눈의 반응, (2) 언어적 반응, (3) 동작 반응(표 2-1). GCS의 최하가 3점이고, 최고가 15점이다.

표 2-1. Glasgow Coma Scale

평가 영역	환자 반응	점수
눈의 반응	자연스럽게 눈을 뜬다	4
	말에 반응을 한다	3
	아픈 자극에 반응한다	2
	아무 반응도 없다	1
동작 반응	하라는 대로 한다	6
	국소적으로 통증을 느낀다	5
	움츠린다	4
	비정상 굴곡	3
	신전 반응	2
	아무 반응도 없다	1
언어적 반응	무슨 말을 하는지 안다	5
	혼란스런 대화를 한다	4
	엉뚱한 말을 한다	3
	알아듣지 못할 소리만 한다	2
	아무 반응이 없다	1

52. Homans' sign란 무엇인가?

발가락을 배굴시킬 때 종아리에서 느껴지는 통증이다. 심부 정맥혈전증(deep venous thrombosis)의 초기 증상으로 볼 수 있다.

53. 각막 반사(corneal reflex)를 형성하는 요소에는 어떤 것들이 있는가?

• 감각 부분: 5번째 뇌신경(V2)
• 운동 반응: 7번째 뇌신경; 눈을 깜빡인다.

54. 눈 심장 반사(oculocardiac reflex)란 무엇인가?

삼차-미주 신경반사(trigeminal-vagal reflex)이다. 안구에 압력이 발생하거나 외안근이 신전되면 심박수가 10~15% 정도 감소한다. 이것은 또한 junctional rhythm과 조기 심실수축을 일으킬 수 있다. Atropine은 이러한 상황에 유용하지 않다.

55. 직접 대광 반사(direct light reflex)란 무엇인가?

직접 대광 반사란 빛을 눈에 직접 쏠 경우에 그 눈동자가 수축하는 것이다(retina-optic nerv -optic tract).

56. 공감성 대광반사(consensual light reflex)란 무엇인가?

공감성 대광반사란 빛을 눈에 직접 쏠 경우 반대편 눈동자가 수축하는 것이다.

57. 안구진탕(nystagmus)이란 무엇인가?

안구진탕은 안구의 불수의적이고 빠른 율동적 움직임인데 그 방향은 수평, 수직, 회전, 혹은 복합적일 수 있다. 다양한 형태의 안구진탕이 있는데 어떤 경우에는 전정 기관의 병변을 암시하는 것일 수 있다.

58. 사시(strabismus)란 무엇인가?

사시는 불수의적인 눈의 변위로 시각축이 변화된 것을 뜻한다. 사시의 방향과 이환된 눈의 범위, 원인에 따라 다양한 형태가 존재한다.

59. 검이경(otoscopic) 검사시 주의해서 관찰해야 할 특성에는 어떠한 것이 있는가?

- Scaling
- 귀지
- 홍반
- 출혈 여부
- 삼출물
- 병변 여부
- 이물질

60. 검이경 검사시에 canal hair를 넘어서 보이는 중요한 해부학적 구조물은 어떤 것인가?

외측 연골성 canal과 내측 골성 canal 사이의 접합되는 부분

61. 림프절 검사에서 중요한 것은 무엇인가?

림프절을 검사할 경우 크기와 압통의 유무, 모양 및 경도 등을 검사해야 한다. 또한 고정되어 있는지, 여러 개가 모여 있는지, 산발적으로 흩어져 있는지도 검사해야 한다.

62. 술전 평가와 관계된 대사성 등적요구(metabolic equivalent demands [METs])란 무엇인가?

METs는 기능적 능력과 술중 심장 위험도를 평가하는 것이다. 계단을 올라가는 능력은 '4-MET 활동성'으로 평가될 수 있는데 여기에 못 미치는 환자는 마취 위험성이 아주 높은 것으로 봐야 한다.

63. 생징후(vital sign)는 정말 생명유지에 필요한 것인가?

그렇다. 예를 들어 심장 박동수와 혈압은 100을 기준으로 서로 상반되므로(심장 박동수가 100회/분 이상이면 수축기 혈압은 100mmHg 이하가 된다) 주의해야 한다. 또한 호흡수가 분당 16회를 넘는 빈호흡은 통증이나 전신적인 산증을 뜻한다. 그러나 체온은 의미가 확실치 않다. 특히 면역이 억제된 환자의 경우 열이 늦게 발생하여 감염을 나중에 발견할 수도 있다.

64. 장음(bowel sound)의 중요한 점은 무엇인가?

다른 몸의 기관들과 마찬가지로 장 역시 손상을 받으면 그 기능이 저하되면서 소리가 줄어들게 된다. 부분적 폐쇄가 있다면 높은 음조의 딸랑거리는 소리를 내게 된다. 그러나 장음은 항상 믿을 만한 것은 아니다.

65. 복부 팽창이 의미하는 바는 무엇인가?

복부 팽창은 장 내부나 외부의 가스나 체액, 또는 혈액에 의한 것이다. 복부 팽창은 항상 중요하고 주의해야할 요소이다.

66. 복부 촉진은 중요한 검사인가?

그렇다. 촉진 시 압통은 술자가 병변의 위치를 파악하는데 도움을 준다. 촉진시 처음에는 손상 받지 않은 곳부터 시작하여 아픈 쪽으로 진행하는 것이 좋다.

67. 기도 검사를 할 때 중요한 2가지 구조는 무엇인가?

구강인두(oropharynx)와 이극(mental space). 구강인두는 환자가 앉아서 목을 신장시키고 혀를 내민 상태에서 소리를 낼 때 검사가 가능하다. Mallampati에 의한 구강인두의 4가지 분류를 다음에 그림과 함께 정리하였다(그림 2-1).

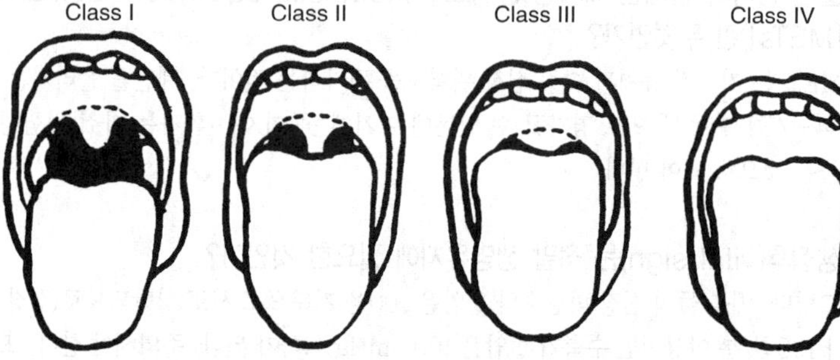

그림 2-1. 구강인두의 Mallampati 분류. (From Swank KM: Preoperative evaluation. In Duke J (ed): Anesthesia Secrets, 3rd ed. Philadelphia, 2006, Mosby.)

- Class Ⅰ: 연구개, 후두, 구개수(uvula), 편도선
- Class Ⅱ: 연구개, 후두, 구개수
- Class Ⅲ: 연구개, 후두
- Class Ⅳ: 연구개

이극은 갑상 연골에서부터 이부 안쪽까지의 공간으로 환자가 앉아서 냄새 맡는 자세를 취하는 동안에 측정할 수 있다.

후두경 검사시 구강인두 분류 등급이 높아질수록 노출되는 구조물이 적어진다는 사실을 발견할 수 있다. 구강인두 분류 등급이 높고 이극이 손가락 두 마디보다 작다면 삽관하기가 어려울 것이라 예상할 수 있다. 삽관이 어려울 것으로 예상할 수 있는 다른 특징에는 목 신장량 감소, 연조직 신장량 감소, 큰 혀, 과교합, 큰 치아, 좁고 높은 구개, 턱관절 움직임의 감소 및 짧고 두꺼운 목 등이 있다.

68. 수술 전 몇 시간 동안 금식을 해야 안전한가?

어른일 경우 수술 전 고형식 섭취를 6~8시간 정도 중단해야 한다. 1~2시간 전에 약간의 물과 함께 약을 먹는 것도 가능하다.

소아에 대한 금식지침은 다음과 같다.

- 신생아에서 6개월까지의 아기는 수술 전 2시간까지 물을 섭취할 수 있다.
- 신생아에서 6개월까지의 아기는 우유를 포함해서 고형식을 수술 전 4시간까지 섭취

할 수 있다. 6개월에서 3세까지의 아기는 수술 전 6시간은 금식해야 한다. 3세 이상의 어린이는 술전 8시간 정도 금식하도록 한다.

69. 어떤 환자들이 흡입의 위험이 있는가?

위장 협착, 위장 역류, 당뇨, 수술 전 음식 섭취, 복부 팽만(비만, 복수), 임신, 우울증, 최근 opioid 복용 등이 흡입의 위험을 높인다. 또한 비인두 및 상복부 출혈, 호흡기 외상, 응급 수술 등도 이러한 위험을 높이는 요인이 된다.

70. 마취계획을 변경해야 하는 환자상태에는 어떠한 것들이 있는가?

위장관 역류, 인슐린 의존성 당뇨, 천식, 기도 협착이 의심되는 경우들이 있다.

71. 전신마취나 깊은 진정상태에서 수술이 계획된 어린이가 콧물을 흘릴 경우 수술을 연기해야 하나?

이것은 술중이나 술후에 기관지 경련, 후두경련(laryngospasm), 저산소증(hypoxia)을 유발할 수 있는 상기도의 바이러스 감염을 뜻한다. 이것은 기도 분비물의 양과 질에 영향을 줄 수 있고 기계적, 화학적, 물리적 자극으로 인한 기도의 반사작용을 증가시킨다. 상기도 바이러스 감염 이후에 최소한 2주 정도, 최대한 6~7주 정도는 호흡기계 합병증이 발생할 위험이 높다. 그러나 대부분의 어린이에서 만성적으로 콧물을 흘리는 경우에는 마취의 위험을 높이지는 않는다. 반대로 심각한 상기도 바이러스 감염이나 하기도 감염을 가진 어린이는 수술을 연기하는 것이 좋다. 아마도 대부분의 마취과 의사는 어린이가 천식이나 심각한 호흡기계 질병이 없더라도 이러한 감염상태가 호전된 후로 수술을 연기할 것이다.

72. 비만과 관련한 특별한 내과적 및 마취과적 문제점은 무엇인가?

비만은 이상적인 몸무게의 20%를 초과한 경우를 뜻한다. 비만한 환자는 당뇨나 고혈압, 심장 혈관계 질환을 가졌을 가능성이 높고 mask ventilation이나 intubation도 어려울 수 있다. 또한 감소된 기능적 잔기량과 증가된 산소 소비량 및 이산화탄소 생성량, 때때로 약간의 환기혈류비의 변화에서부터 급성 비만성 저환기나 폐쇄성 수면무호흡(pickwickian syndrome)에 이르는 감소된 환기 범위를 가질 수 있다. 이러한 변화는 좀 더 빠르게 무호흡성 불포화상태를 만들어낸다. 만약 환자가 수면무호흡을 가졌다면 그들은 폐의 긴장이 항진되어 있을 것이며 오른쪽 심실의 기능부전을 동반할 수도 있다. 증가된 복강내 압력은 열공탈장(hiatal hernia)이나 역류와 관계된다. 장내 부피가 커지고 pH가 낮아지기 때문에 비만한 환자는 흡입의 위험도 크다. 또한 마취약의 약물동력학적 상태도 달라진다. 마지막으로 국소마취도 어려울 수 있고 때로는 실패할 수 있다.

73. 당뇨 환자의 술전 검사시 검사해야 할 항목에는 어떠한 것들이 있는가?*

'환자가 얼마나 오랫동안 당뇨를 앓았나? 조절은 잘 되는가?' 를 먼저 알아야 한다. 자주 인슐린 반응과 케톤산증(ketoacidosis)을 일으키는 환자는 술전, 술후에 대사적으로 불안정할 가능성이 높다. 또한 오랫동안 당뇨를 앓았고 조절이 잘 되지 않는 환자는 합병증으로 여러 기관의 기능부전을 동반하고 있을 수 있다. 마취과 의사들은 이들이 관상동맥 질환, 고혈압, 자율 신경계의 신경병증(autonomic neuropathy), 신장 기능 부전, 심장근육병증(cardiomyopathy), 위무기력증(gastroparesis) 등이 있는지 살펴볼 것이다. 환자가 어떠한 약으로 당뇨를 조절하는지 알아야 하고 그 용량 및 최근 혈당수치도 알아야 한다. 어떤 경우에는 관절부위가 뻣뻣해져 목을 회전하는 데 어려움이 있을 수도 있다.

인슐린 의존성 당뇨 환자일 경우 수술 시 더 위험할 수 있는데 특히 외상이나 감염 상태일 경우 더욱 그러하다. 고혈당이나 저혈당, 전해질 불균형, 케톤산증(ketoacidosis), 저혈량(hypovolemia) 및 고삼투압(hyperosmolarity) 등이 있나 살펴보아야 한다.

술전 검사시 최소한 혈당, 전해질, 혈중 요소(urea), nitrogen, 크레아티닌 수치, 요 검사 및 심전도는 포함되어야 한다. 또한 동맥혈 가스 분석, 케톤, 삼투압, 칼슘, 인, 마그네슘 수치 등도 검사해야 한다.

BIBLIOGRAPHY

1. Bates B, Bickley L, Hoekelman R: A Guide to Physical Examination and History Taking, 6th ed. Philadelphia, 1995, J.B. Lippincott.
2. DeGowin E, DeGowin R: Bedside Diagnostic Examination, 2nd ed. London, 1965, Macmillan.
3. Handler B: History and physical examination. In Kwon PH, Laskin DM (eds): Clinician's Manual of Oral and Maxillofacial Surgery, 2nd ed. Carol Stream, Ill, 1997, Quintessence.

* Reprinted from Role PA, Galloway FM: The preoperative evaluation. In Duke J (ed): Anesthesia Secrets, 2nd ed. Philadelphia, 2000, Hanley & Belfus

4. Peterson SL: Surgical wound infection. In Harken AH, Moore EE (eds): Abernathy's Surgical Secrets, 5th ed, Philadelphia, 2005, Mosby.
5. Role PA, Galloway FM: The preoperative evaluation. In Duke J (ed): Anesthesia Secrets, 2nd ed. Philadelphia, 2000, Hanley & Belfus.
6. Sarin EL, Moore JB: Initial assessment. In Harken AH, Moore EE (eds): Abernathy's Surgical Secrets, 5th ed. Philadelphia, 2005, Mosby.
7. Seidel HM, Ball JW, Dains JE et al: Mosby's Guide to Physical Examination, 6th ed. St Louis, 2006, Mosby.
8. Swank KM: Preoperative evaluation. In Duke J (ed): Anesthesia Secrets, 3rd ed. Philadelphia, 2006, Mosby.

3. 심전도
(Electrocardiogram)

A. Omar Abubaker, DMD, PhD, Kenneth J. Benson, DDS, and
FrankP. Iuorno, Jr., DDS, MS

1. 심전도(electrocardiogram[ECG])를 구성하는 요소에는 어떠한 것들이 있으며, 심근의 생리와 어떻게 관계되는가?

심전도는 심장의 탈분극과 재분극 동안 발생되는 전기적 벡터를 합산하여 기록한 것이다. 전극(electrode)을 향하는 전기적 힘은 양성으로 표시되고(상방으로 편향) 전극으로부터 멀어지는 전기적 힘은 음성으로 표시된다(하방으로 편향).

정상적일 경우 심전도는 **P파**, **QRS복합체**, **T파**로 구성되며 이러한 파와 복합체는 규칙적인 간격을 가지고 발생한다.

P파는 심방의 탈분극과 수축을 나타내며 동방결절(sinoatrial[SA] node)에서 발생한다. 보통 탈분극은 재분극과 함께 나타나는데 다른 파에 의해서 작아지거나 혼동될 수 있다. 정상은 0.12초 이내이다. **PR 간격**은 동방결절(AV node)을 통해서 신호가 전도되는 것을 나타내고 정상은 0.2초 이내이다. QRS복합체는 심실의 탈분극과 수축을 나타내며 정상은 0.12초 이내이다. **ST 분절**은 심실의 탈분극이 유지되는 상태이다. T파는 심실의 재분극을 나타내고 다른 물리적 상태와는 관계가 없다.

2. PR 간격이 의미하는 바는 무엇인가?

정상적인(normal) PR 간격은 0.2초 이내로 동방결절을 통한 전기 전도를 나타낸다. 즉, 심실이 혈액으로 채워지는 시간을 뜻한다. 0.12초미만의 짧은(narrow) PR 간격은 AV 전도가 빨라진 경우(예를 들어, Wolfe-Parkinson-White syndrome)나 접합부 기외수축(premature junctional complex)을 의미한다. 0.2초 이상의 길어진(wide) PR 간격은 1도 방실차단(first-degree AV block)을 암시한다. 점진적으로 길어지는(progressively lengthening) PR 간격은 2도 방실차단(second-degree AV block) 또는 여러 부분에서 발생되는 심방빈맥을 암시한다.

3. 동결절(sinus node), 방실결절(AV node) 및 심실의 전기 자극 속도는 어떻게 되는가?

동결절은 60~100beats/min의 속도로 자극한다. 방실결절과 심실은 각각 약 60beats/min, 30~40beats/min 속도로 자극한다.

4. 수술 전에 심전도로 평가할 수 있는 질병에는 어떠한 것들이 있는가?

심전도로 다음에 나열된 사항을 진단하고 평가하는 데 사용할 수 있다.

- 전도장애(방실차단[AV blolcks], 조기 심방 수축[premature atrial contractions, PACs], 조기 심실 수축[premature ventricular contractions[PVCs])
- 심근 허혈
- 심근 경색
- 심방, 심실 비대증(ventricular and atrial hypertrophy)
- Pacemaker function
- 조기흥분(preexcitation)(예, Wolfe-Parkinson-White syndrome)
- 약물 독성(digitalis, antiarrhythmics, 삼환성 항우울제)
- 전해질 불균형(예, 칼슘이나 포타슘장애)
- 다양한 내과적 상태(예, 심막염[pericarditis], 저체온증, 폐색전증, 폐성심[cor pulmonale], 뇌졸중[cerebrovascular accidents], 두개 내압 상승)

5. 정상적인 전도의 경로는 어떻게 되는가?

동결절(sinus node) → 방실결절(AV node) → HIS-Purkinje fibers

6. 심전도 상에 어떻게 기록하는가?

- 얇은 선으로 표시된 1개의 네모 = 1mm = 1mV = 0.04초
- 굵은 선으로 표시된 1개의 네모 = 5mm = 5mV = 0.2초
- 정상적인 종이 출력 속도 = 25mm/sec

7. 심전도에서 심박수를 어떻게 계산할 수 있는가(그림 3-1A, B)?

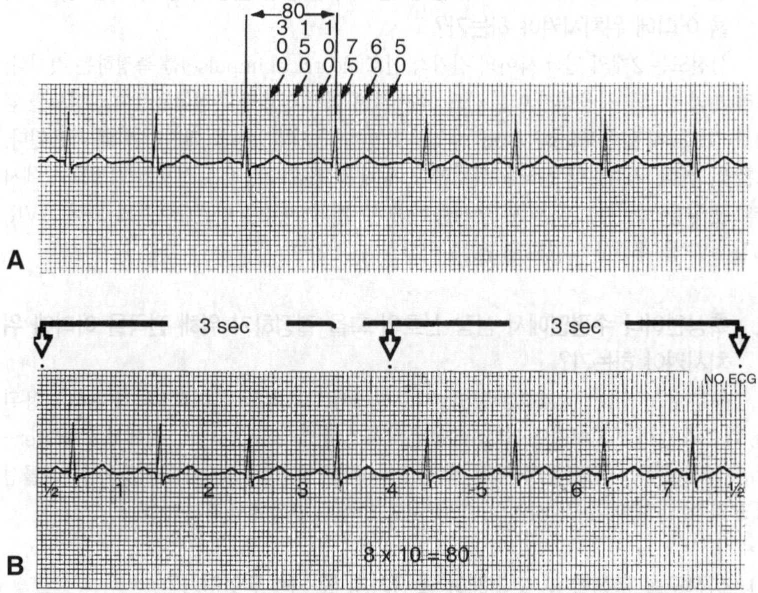

그림 3-1. A, 심박수를 측정하기 위한 격자법(gird method). 다음 R파가 검은 선 사이에 나타나는데 이는 75beats/min으로 계산할 수 있다(대략 80beats/mins). B, 심박수를 측정하기 위한 scan method (From Strauss RA: ECG interpretation. In Kwon PH, Laskin DM: Clinician Manual of Oral and Maxillofacial Surgery, 3rd ed. Chicago, 2001, Quintessence.)

굵은 선 사이의 간격이 1/300분(0.2초)을 의미한다. 따라서 2개가 모이면 2/300분 = 1/150분을 나타내고 3개가 모이면 3/300분 = 1/100분을 나타낸다. 그래서 실제 심박

수를 결정하기 위해서는 굵은 선 근처의 R파를 찾고 다음 R파를 찾은 뒤 그 사이에 포함되는 굵은 선의 개수를 계산한다. 만약 다음 R파가 다음 굵은 선에서 나타난다면 심박수는 300이다; 만약 2번째 굵은 선에서 나타난다면 심박수는 150이다; 만약 3번째 굵은 선에서 나타난다면 심박수는 100이다; 그림 3-1A에서 보는 바와 같다. 한편, 그림 3-1B에서 보는 것처럼 6초선 내 비트(beat) 수를 센 뒤 그 둘을 곱하면 얻을 수 있다.

8. 전두면(frontal plane)에서 심장 신호의 방향을 결정하기 위해 전극(lead)을 어디에 위치시켜야 하는가?

심전도는 2개의 전극 사이의 전기적 신호(electrical impulse)를 측정하는 것이다. 여러 개의 전극을 사용해서 다른 각도, 축에서 이러한 신호를 측정함으로써 심전도를 얻을 수 있다. 사지 유도(limb lead)는 전두면에서 신호의 방향을 결정하는 데 사용된다. 오른팔, 왼팔, 왼다리에 전극을 설치한다. 양극을 향해 주행하는 신호는 심전도 상에서 양의 편향을 보인다. 공통기반을 사용하면 두 개의 전극은 다른 세 개의 벡터, aVR, aVL, aVF를 계산하기 위해 평균할 수 있다.

9. 축상면이나 수평면에서 심장 신호의 축을 결정하기 위해 전극을 어디에 위치시켜야 하는가?

흉부 유도(chest lead) V1~V6는 축상면에서 신호의 방향을 결정하기 위해 사용된다. 다음과 같이 위치시키면 된다: V1(4번째 늑간극[intercostal space]에서 흉골[sternum]의 오른쪽), V2(흉골의 좌측), V3(V2와 V4의 중간점), V4(제5늑간과 정중쇄골선의 교차점), V5(V4와 V6 사이의 중간), V6(5번째 늑간극에서 흉부측변)

10. 심전도를 분석할 때 고려해야 할 5가지 요소는 무엇인가?

1. 심박수(Rate)
2. 리듬(rhythm)
3. 축(axis)
4. 비대(hypertrophy)
5. 경색(infarction)

11. 빈맥(tachycardia)과 서맥(bradycardia)은 무엇인가?

빈맥은 심박수가 100beats/min보다 높을 때를 말하며 서맥은 심박수가 60beats/min보다 낮을 때를 말한다.

12. 심장의 전기적 신호의 축을 어떻게 결정할 수 있나?

Lead I과 aVF를 고려해 보자. 각각의 전극에서 좀 더 양의 편향을 보일수록 같은 방향으로 축이 따라가는 것을 뜻한다. Lead I은 우측에서 좌측으로 흐르고 lead aVF는 위에서 아래로 흐른다. 정상적 축은 lead I과 aVF 모두에서 양의 편향을 보인다. 축의 좌측으로의 변위는 lead I에서는 양의 값을 나타내고 aVF에서는 음의 값을 나타내는데, 환자는 좌심실 비대나 각블록(bundle branch block)이 있을 수 있다. 축의 우측으로의 변위는 lead I에서는 음의 값을 나타내고 aVF에서는 양의 값을 나타내는데, 환자는 우심실 비대 또는 각블록이 있을 수 있다. 축의 심한 우측으로의 변위는 lead I과 aVF 모두에서 음의 값을 나타내는데, 이는 비교적 드물다.

13. 포타슘과 칼슘이 심전도에 어떤 영향을 줄 수 있나?

저칼륨혈증은 U파를 발생시킬 수 있는데 이것은 T파에 이어서 발생하며 작은 양의 편향을 보인다. 저칼륨혈증은 ST depression과 편평한 T파를 보일 수 있다. 고칼륨혈증은 좁고 긴 높은 T파, 넓어진 QRS복합체, 편평한 P파를 보이며 심실세동으로 진행할 수 있다. 결국 고칼슘혈증은 QT 간격을 감소시킨다.

14. 다음 심전도를 해석하시오(그림 3-2).

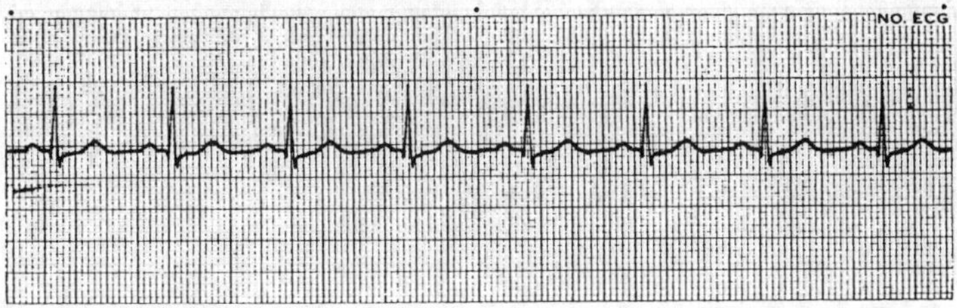

그림 3-2. (From Strauss RA: ECG interpretation. In Kwon PH, Laskin DM: Clinician Manual of Oral and Maxillofacial Surgery, 3rd ed. Chicago, 2001, Quintessence.)

동성 리듬(Sinus rhythm). 심박수는 정상적인 60~100beats/min을 보이고 PR 간격은 0.12~0.2초이다. QRS복합체는 0.04~0.12초로 보이며 리듬은 정상 소견을 보이고 있다.

15. 다음 심전도를 해석하시오(그림 3-3).

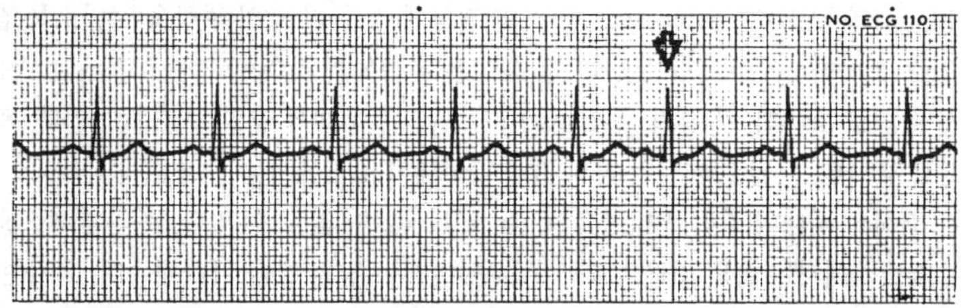

그림 3-3. (From Strauss RA: ECG interpretation. In Kwon PH, Laskin DM: Clinician Manual of Oral and Maxillofacial Surgery, 3rd ed. Chicago, 2001, Quintessence.)

조기 심방 수축(premature atrial contraction). 심박수는 수축 횟수에 따라 다양하게 변한다. 이소성 P파(동방결절이 아닌 다른 부위에서 발생한 P파를 말한다) 및 PR 간격이 짧아진 것이 명백하다. QRS복합체는 정상이며, 가끔 prematurity가 있을 수 있으나 기본적으로 리듬 역시 정상이다(화살표는 premature wave를 표시한 것이다.)

16. 다음 심전도를 해석하시오(그림 3-4).

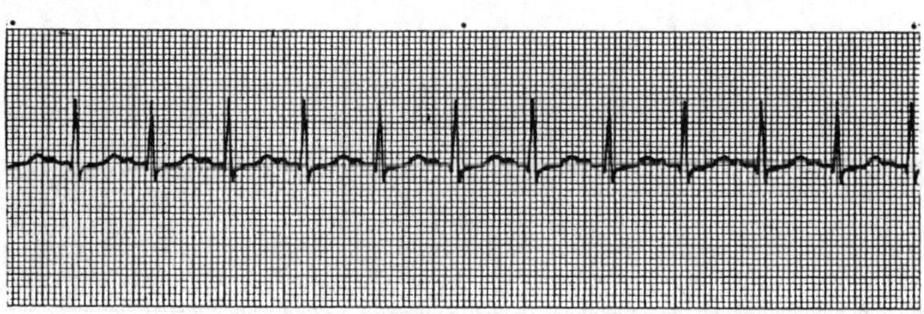

그림 3-4. (From Strauss RA: ECG interpretation. In Kwon PH, Laskin DM: Clinician Manual of Oral and Maxillofacial Surgery, 3rd ed. Chicago, 2001, Quintessence.)

동성 빈맥(sinus tachycardia). 심박수가 100beats/min 이상이고 P파, PR 간격, QRS복합체는 정상이다. 리듬 역시 정상이다.

17. 다음 심전도를 해석하시오(그림 3-5).

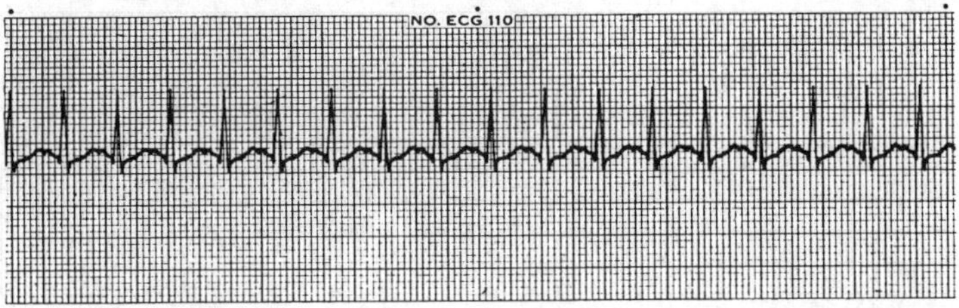

그림 3-5. (From Strauss RA: ECG interpretation. In Kwon PH, Laskin DM: Clinician Manual of Oral and Maxillofacial Surgery, 3rd ed. Chicago, 2001, Quintessence.)

상부심실 빈맥(supraventricular tachycardia). 일반적으로 심박수는 150~250beats/min을 보인다. P파가 정상과 다르고 이전의 T파와 일치할 수 있다. PR 간격은 짧아지나 QRS복합체는 정상이다.

18. 다음 심전도를 해석하시오(그림 3-6).

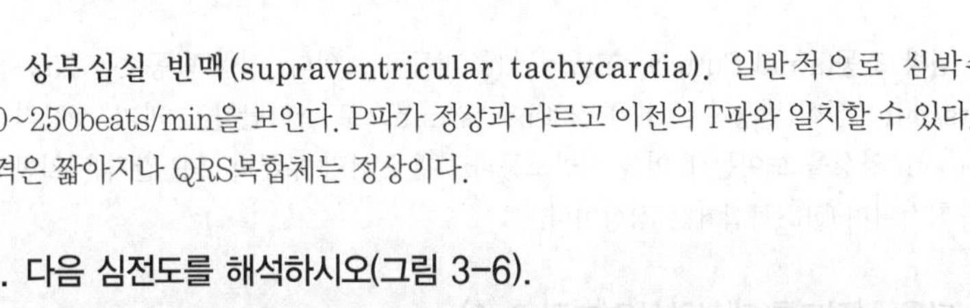

그림 3-6. (From Strauss RA: ECG interpretation. In Kwon PH, Laskin DM: Clinician Manual of Oral and Maxillofacial Surgery, 3rd ed. Chicago, 2001, Quintessence.)

심방 세동(atrial fibrillation). 흔히 불규칙적으로 불규칙한 리듬을 보이고 심박수는 보통 300~500beats/min을 보인다. 심실 박동수(vetricular capture rate)는 150~180beats/min으로 나타난다. P파는 보통 불연속적이지 않고 PR 간격은 구별하기가 불가능하며 QRS복합체는 정상이다.

19. 다음 심전도를 해석하시오(그림 3-7).

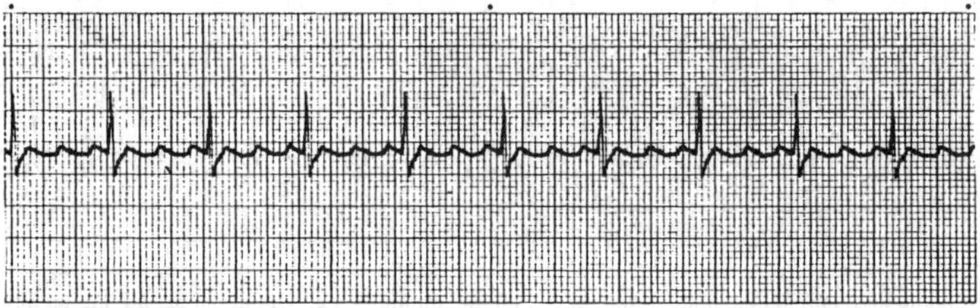

그림 3-7. (From Strauss RA: ECG interpretation. In Kwon PH, Laskin DM: Clinician Manual of Oral and Maxillofacial Surgery, 3rd ed. Chicago, 2001, Quintessence.)

심방 조동(atrial flutter). "Sawtooth" 리듬을 보인다. 심방 박동수는 250~350 beats/min, 심실 박동수는 100~220beats/min으로 나타난다. P파가 특징적으로 sawtooth 양상을 보이는데 이를 심방조동파 혹은 F파라 부른다. PR 간격은 일반적으로 규칙적이며 QRS복합체는 정상이다.

20. 다음 심전도를 해석하시오(그림 3-8).

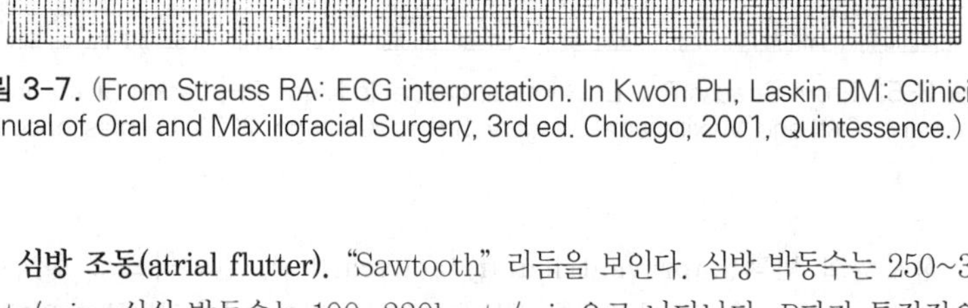

그림 3-8. (From Strauss RA: ECG interpretation. In Kwon PH, Laskin DM: Clinician Manual of Oral and Maxillofacial Surgery, 3rd ed. Chicago, 2001, Quintessence.)

1도 방실 차단(first-degree AV block). PR 간격이 0.2초 이상 지연(화살표)된 것 외에는 정상적인 소견을 보인다.

21. 다음 심전도를 해석하시오(그림 3-9).

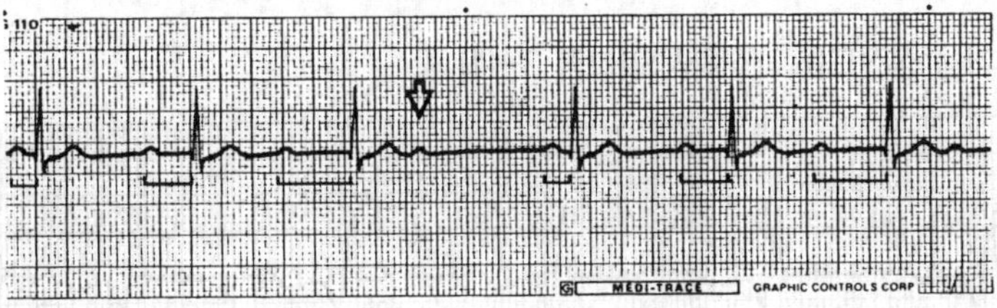

그림 3-9. (From Strauss RA: ECG interpretation. In Kwon PH, Laskin DM: Clinician Manual of Oral and Maxillofacial Surgery, 3rd ed. Chicago, 2001, Quintessence.)

2도 방실차단 - Type I 방실차단(second-degree AV block, Mobitz type I[Wenckebach]). 심방 박동수는 기존 리듬 혹은 심방 리듬의 박동수와 같지만 심실 박동수는 느려진다. P파는 정상이고 PR 간격은 P파 후에 QRS복합체가 소실될 때까지 점차적으로 길어진다. QRS복합체는 정상이다. 위 그림에서 bracket이 PR 간격이 증가된 부분을 나타내고 화살표는 P파를 뜻하는데 심실로 신경전도가 되지 않음을 보여주고 있다.

22. 다음 심전도를 해석하시오(그림 3-10).

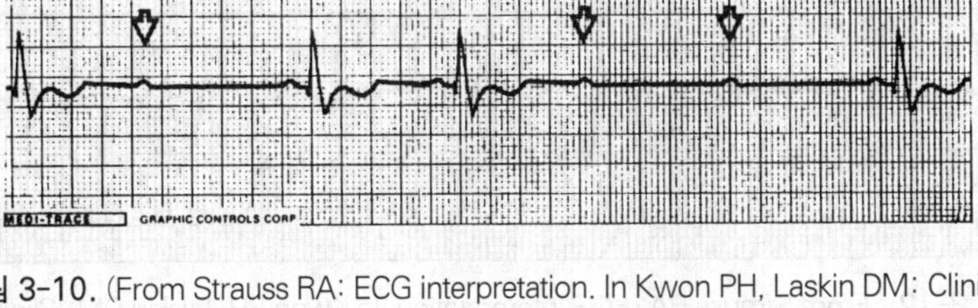

그림 3-10. (From Strauss RA: ECG interpretation. In Kwon PH, Laskin DM: Clinician Manual of Oral and Maxillofacial Surgery, 3rd ed. Chicago, 2001, Quintessence.)

2도 방실차단 - Type I 방실차단(second-degree AV block, Mobitz type Ⅱ). 심방 박동수는 일반적으로 정상이나 심실 박동수는 느려진다. P파, PR 간격은 보통 정상이다. 위 그림에서 화살표는 P파가 간헐적으로 전도되지 않는 것을 나타낸다.

23. 다음 심전도를 해석하시오(그림 3-11).

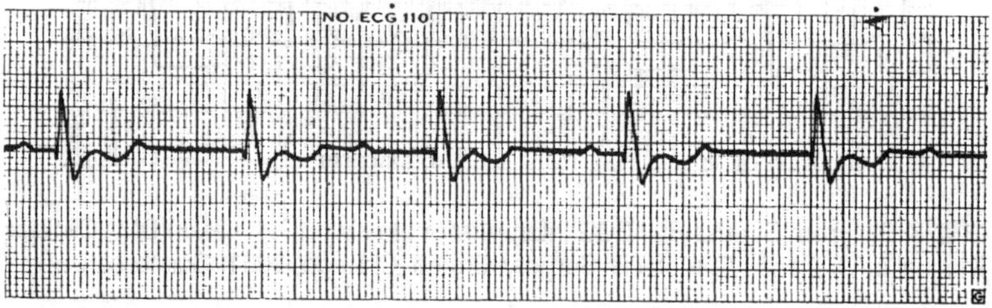

그림 3-11. (From Strauss RA: ECG interpretation. In Kwon PH, Laskin DM: Clinician Manual of Oral and Maxillofacial Surgery, 3rd ed. Chicago, 2001, Quintessence.)

3도 방실차단(third-degree AV block). 심방 및 심실이 완전히 분열된 것이다. 그래서 P파, QRS복합체 모두 규칙적이지만 서로 전혀 관계없이 일어난다. QRS복합체는 정상에서 약간 넓어질 수 있다.

24. 다음 심전도를 해석하시오(그림 3-12).

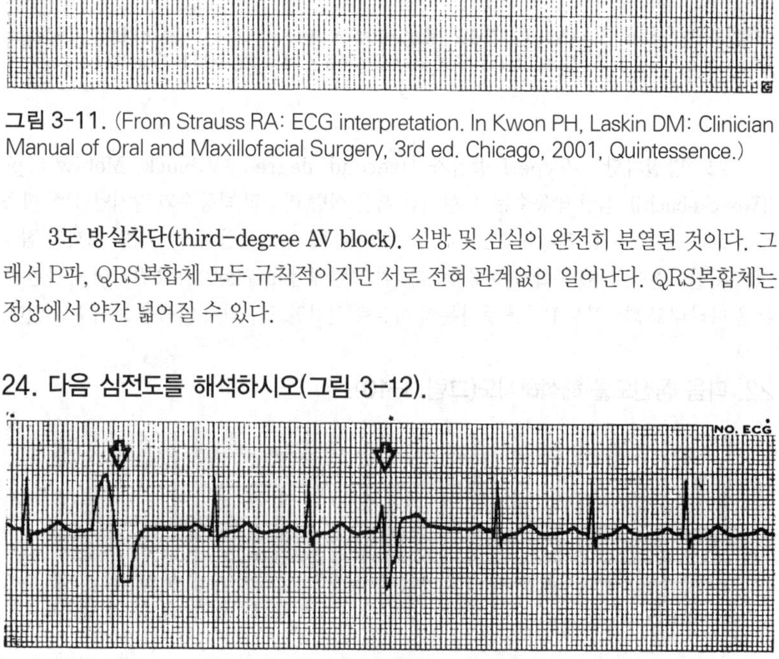

그림 3-12. (From Strauss RA: ECG interpretation. In Kwon PH, Laskin DM: Clinician Manual of Oral and Maxillofacial Surgery, 3rd ed. Chicago, 2001, Quintessence.)

조기 심실 수축(premature ventricular contraction). 전체 심박수는 정상이지만 보통 P파를 QRS복합체로부터 구별해 내기 힘들고 PR 간격을 측정하기 어렵다. QRS

복합체는 0.12초 이상 지연되고 위 그림에서 화살표는 premature complex를 뜻한다.

25. 다음 심전도를 해석하시오(그림 3-13).

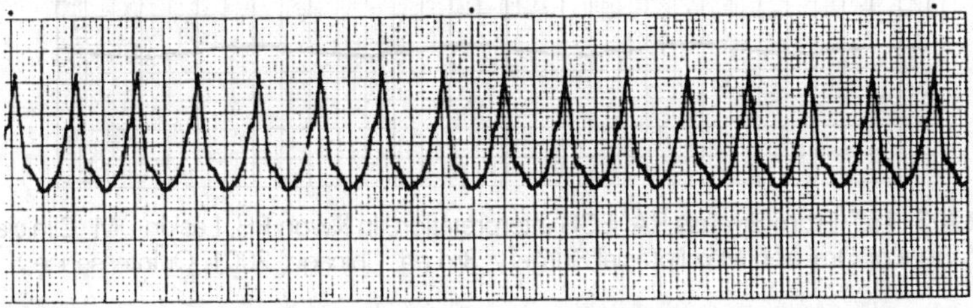

그림 3-13. (From Strauss RA: ECG interpretation. In Kwon PH, Laskin DM: Clinician Manual of Oral and Maxillofacial Surgery, 3rd ed. Chicago, 2001, Quintessence.)

심실 빈맥(ventricular tachycardia). P파와 PR 간격은 보이지 않고 심박수는 보통 100 beats/mon 이상이다. QRS복합체는 0.12초 이상으로 길어진다.

26. 다음 심전도를 해석하시오(그림 3-14)

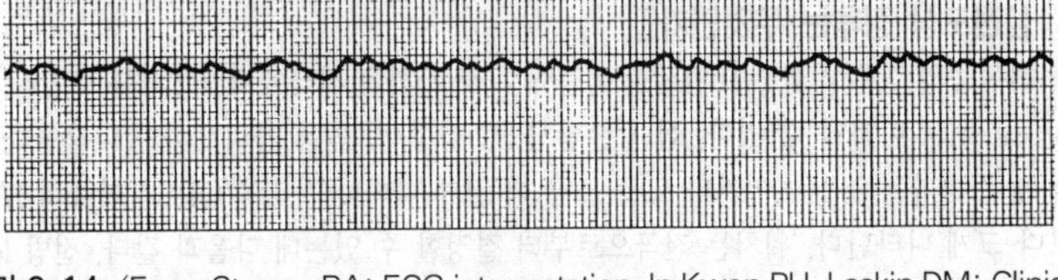

그림 3-14. (From Strauss RA: ECG interpretation. In Kwon PH, Laskin DM: Clinician Manual of Oral and Maxillofacial Surgery, 3rd ed. Chicago, 2001, Quintessence.)

심실세동(ventricular fibrillation). 실제 QRS파가 없기 때문에 심박수를 계산할 수 없다. P파와 PR 간격이 없고 환자는 맥박이 없다.

27. 다음 심전도를 해석하시오(그림 3-15)

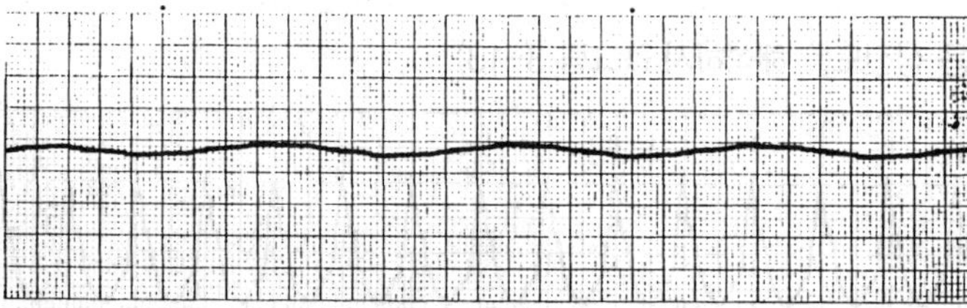

그림 3-15. (From Strauss RA: ECG interpretation. In Kwon PH, Laskin DM: Clinician Manual of Oral and Maxillofacial Surgery, 3rd ed. Chicago, 2001, Quintessence.)

심실 무수축(asystole). 편평한 하나의 선으로 나타나며 식별할 수 있는 파를 보이지 않는다.

28. QT 간격이 길어지는 경우는 어떤 부정맥에 해당되는가?

토르사드 드 포인트(Torsades de pointes). 이러한 부정맥은 심실세동으로 이어질 수 있다.

29. 허혈증(ischemia), 손상(injury) 및 경색(infarction)을 뜻하는 전형적인 심전도상 징후는 무엇인가?

허혈증의 경우 허혈증이 발생한 심근에 가장 가까운 전극에서 역T파를 보인다. ST depression도 나타날 수 있다. 심근 손상시 ST 상승 및 높은 양의 T파가 나타난다. 경색의 경우 Q파는 0.04초이거나 또는 조금 더 길게 나타나고 전체 QRS복합체의 1/3크기보다 크게 나타난다. 위치는 전극으로부터 결정할 수 있는데 다음과 같다. 전방 lead는 V1, V2에서; 하방 lead는 Ⅱ, Ⅲ, aVF에서; 측면 lead는 I, aVL, V5, V6에서 Q파를 보인다.

30. 울프-파킨스-화이트 증후군(Wolff-Parkinson-White[WPW syndrome])은 무엇인가?

방실결절(AV node)을 우회하는 부관을 통해서 동방결절(SA node)에서부터 심실까지의 전도에 의해 일어나는 조기 흥분성 증후군이다. 심실의 조기 탈분극은 정상 심실 탈분극이 시작되기 전에 짧은 PR 간격과 델타파(QRS 복합체의 첫 편향이 지연됨)를 만들어낸다. 임상적으로 이러한 증후군은 빈부정맥을 보인다.

31. 심전도상에서 digitalis 독성은 어떻게 나타나는가?

동방결절과 방실결절 차단, 빈맥, 조기 심실 수축, 심실 빈맥, 심방세동, 경사진 ST 분절을 보인다.

32. 심전도상에서 저체온증은 어떻게 나타나는가?

심방 서맥, AV junctional rhythm, 심실세동처럼 보인다. 전형적으로 상승한 J-point를 보이며, 심실간 전도가 길어지고, QT 간격은 지연될 수 있다.

33. 어떤 환자에게 술전 12-전극 심전도 측정이 필요한가?

환자의 임상적 상태와 병원 검진 정도에 따라 다르다. 그러나 일반적으로 다음과 같은 환자에서는 수술과 마취 위험을 평가하기 위해서 술전 12-전극 심전도를 측정하는 것이 유리하다.

- 50세 이상이거나 위험요소를 가진 40대
- 심장질환의 증상이나 징후를 가진 경우
- 이전에 심근 허혈증, 부정맥의 병력에 있거나 심박동기를 장착한 환자
- 코카인을 사용한 경험이 있으며 전신마취를 필요로 하는 경우

34. 어떤 artifact가 심전도 기록을 변화시킬 수 있는가?

심전도상 artifact로 잘못된 진단을 내릴 수 있다. 다음과 같은 상황이 심전도상 artifact를 만들어낼 수 있다.

- ECG 전극의 부착이 느슨해지거나 떨어진 경우
- 부적절한 곳에 전극을 위치시킨 경우(예, 털이나 화상 조직에 전극을 위치시킨 경우, 부적절한 피부표면, surgical scrub, 느슨해진 전극이나 마른 전극 겔의 사용)
- 움직임(예, 떨림, 딸꾹질, 수술 준비나 횡경막의 움직임)
- 술중 장비(예, 전기소작기, 심폐우회펌프, 수술방 레이저, 세척 및 흡입기구, 유발 전위 모니터, 수술용 drill이나 saw)
- 환자가 술자나 간호사, 마취과 의사와 접촉한 경우

35. 어떤 2개의 전극을 일차적인 심전도 측정을 위해 선택할 것인가?*

마취나 수술 중에 허혈증 발생 여부를 관찰해야하는 관상동맥 질환을 가진 환자의 경우, 허혈증의 75%를 V5 전극에서 관찰할 수 있다. V4와 V5 전극을 통합하게 되면 거의 85%를 감지할 수 있다. Lead Ⅱ는 보통 P파를 관찰하기에 좋은데 부정맥 진단 및 심근 하방벽 허혈 감지에 도움이 된다. Lead V5는 심근의 전방 및 측방 벽의 허혈을 감지하는데 가장 민감하다. lead Ⅱ와 lead V5를 동시에 관찰함으로써 최상의 정보를 얻을 수 있다.

36. 심장 이식술(orthotopic heart transplantation) 후 심전도상에 어떠한 변화를 관찰할 수 있나?*

심장 이식술 동안 환자의 본래 심장은 공여부 심장과의 혈관문합을 위해 심방의 후벽을 제외하고 제거하게 된다. 환자의 본래 동방결절(SA node)은 종종 본래의 심방에 잔존하기 때문에 심전도상 2개의 P파를 보일 수 있다.

37. 모든 넓은 복합체 비트(wide-complex beat)는 심실로부터 유래되는가?†

아니다. 그러나 대부분이 그러하다. 심실 상부 기원(supraventicular origin)의 신호는 넓은 복합체 비트를 형성할 충분한 시간을 얻을 수 있다.

38. 부정율동(dysrhythmias)으로 불리는 것에는 어떤 종류가 있나?†

- 서맥(bradycardia):〈 60beats/min
- 빈맥(tachycardia): 100~250beats/min
- 조동(flutter): 심방이나 심실 박동수 : 250~400beats/min
- 세동(fibrillation): 심방이나 심실 박동수 〉400beats/min

39. 부정율동(dysrhythmias)과 부정맥(arrhythmias)은 같은 것인가?†

그렇다. 어떤 순수학자들은 부정맥을 단지 심근의 리듬이 결핍된 경우라고 말한다.

---

* Reprinted from Rosher JW: Electrocardiography. In Duke J (ed): Anesthesia Secrets, 2nd ed. Philadelphia, 2000, Hanley & Belfus.

† Reprinted from Harken AH: Evaluation and treatment of cardiac dysrhythmias. In Harken AH, Moore EE (eds): Abernathy' s Surgical Secrets, 5th ed. Philadelphia, 2005, Mosby.

40. 심실 상부 기원과 심실 기원을 어떻게 구분하는가?[†]

심실 상부 기원: 신호가 방실결절 상부에서 발생될 때 방실결절을 통해서만 심실로 들어갈 수 있다. 방실결절은 신호를 빠르게(2~3m/sec) 전달하는 심장내 Purkinje system과 연결된다. 심실상부 신호는 심실을 빠르게(0.08 초 이하, 80 msec 이하 혹은 결과지상에서의 작은 사각형 2개 이하) 활성화시켜 narrow-complex beat를 만든다.

실실 기원: 신호가 심실의 이소 부위에서 직접 발생하면 Purkinje system으로 들어가는데 시간이 많이 걸린다. 심실 신호는 전체 심실부위를 천천히(0.08초 이상, 80msec 이상 혹은 결과지상에서의 작은 사각형 두 개 이상) 활성시키고 wide-complex beat를 만든다.

BIBLIOGRAPHY

1 Baker WA, Lewkowiez L: Electrocardiography. In Duke J (ed): Anesthesia Secrets, 3rd ed. Philadelphia, 2006, Mosby.
2. Dubin D: Rapid Interpretation of EKG, 5th ed. Tampa, Fla, Cover Publishing, 1997.
3. Gomella LG: Basic ECG reading. In Clinician Pocket Reference, 7th ed. Norwalk, Conn, Appleton & Lange, 1993.
4. Harken AH: Evaluation and treatment of cardiac dysrhythmias. In Harken AH, Moore EE (eds): Anesthesia Secrets, 2nd ed. Philadelphia, 2000, Hanley & Belfus.
5. Harken AH: Cardiac dysrhythmias. Evaluation and treatment of cardiac dysrhythmias. In Wilmore DW, Cheung L, Harken AH et al (eds): Scientific American Surgery. New York, 1999, Scientific American.
6. Rosher JW: Electrocardiography, dysrhythmias. In Harken AH, Moore EE (eds): Anesthesia Secrets, 2nd ed. Philadelphia, 2000, Hanley & Belfus.
7. Steeling C: Simplified EKG Analysis. Philadelphia, 1992, Hanley & Belfus.
8. Strauss R: ECG interpretation. In Kwon PH, Laskin DM (eds): Clinician Manual of Oral and Maxillofacial Surgery, 2nd ed. Chicago, 1996, Quintessence.

4. 실험실 검사
(Laboratory tests)

Paul W. Brinser Ⅲ, DDS

1. 전혈구 검사(CBC)에는 무엇이 있으며 결과는 어떻게 기록하는가?

CBC 또는 heme 8은 표 4-1과 그림 4-1에 나와 있다.

표 4-1. 전혈구 검사(complete blood cell count)

	정의	정상범위
백혈구 수		4–11×10^3cells/㎣
RBC 수		4.5–6×10^6cells/㎣
혈색소(Hgb)		Men: 14–18g/dL Women: 12–16g/dL
적혈구 용적(hematocrit)	혈액 용적내에 RBC가 차지하는 퍼센트	Men: 40~54% Women: 37~47%
혈소판 수		150~400×103/㎣
적혈구 지표:		
평균 적혈구 용적(MCV)	단위당 평균 적혈구 용적	80~100fL
적혈구 평균혈색소량(MCH)	평균 적혈구내에 혈색소 무게를 계산함	27~31pg
적혈구의 평균 혈색소 농도(MCHC)	평균 적혈구에 평균 Hgb의 비율	32~36%

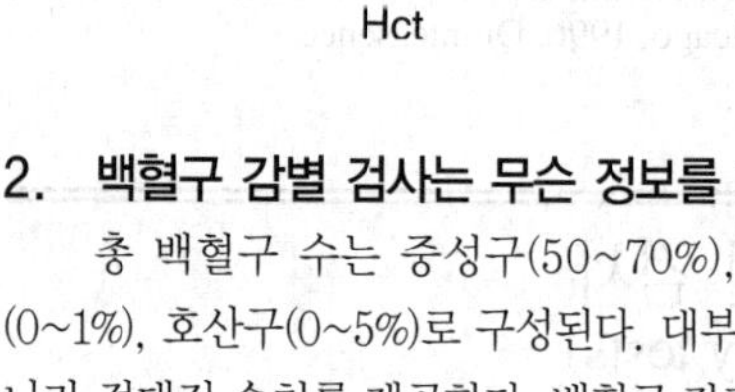

그림 4-1. 환자의 차트에 수치를 기록하는 방법. 기록법은 국제적으로 통용된다.

2. 백혈구 감별 검사는 무슨 정보를 제공하는가?

총 백혈구 수는 중성구(50~70%), 임파구(20~40%), 단핵구(0~7%), 호염구(0~1%), 호산구(0~5%)로 구성된다. 대부분의 실험실 검사는 각 세포 종류별 %뿐만 아니라 절대적 수치를 제공한다. 백혈구 각각 세포의 변화에 따른 감별진단이 Box 4-1에 나타나 있다.

3. "Left shift"의 정의와 활용

다형핵 중성구는 혈액 도말시에 핵엽(nuclear lobe)과 염색질 연결(chromatin

connection)의 형태에 따라 분엽구(Segmental neutrothils[Segs, polys])와 간상구(Band forms[Bands])로 구분된다. 분엽구는 전체 다형핵 중성구의 50~70%를 차지하는 성숙한 중성구로 2~5개의 핵엽과 가느다란 염색질 연결을 가진다. 간상구는 전체 다형핵 중성구의 0~5%를 차지하는 미성숙 중성구로 1~2개의 핵엽과 염색질 사이에 두꺼운 밴드 모양의 연결을 보인다. 초기의 수동식 중성구수 계측기(manual neutrophil counting machine)에서는 간상구가 좌측이동(left shift)을 의미하고 분엽구가 우측이동(fight shift)을 의미했다. 만약 간상구가 전체 백혈구의 20% 이상 증가할 때 또는 다형핵 중성구가 전체 백혈구의 80%이상으로 증가할 때가 좌측 이동(left shift)라고 한다. 이와 같은 변화는 백혈구 수치 증가의 원인으로 박테리아 감염, 패혈증, 출혈 가능성을 나타낸다.

Box 4-1. 백혈구 성분의 증가 감소에 따른 감별진단

다형핵 백혈구(PMNs)

증가:	감소:
박테리아 감염	재생불량성 빈혈
조직손상(심근경색, 화상, 충동 손상)	바이러스 감염
백혈병	약물
요독증	방사선 조사
당뇨성 케토산증(DKA)	신장 투석
급성 통풍(gout)	
자간(eclampsia)	
생리적 현상:	
심한 운동	
임신 후기	
노동	
수술	
신생아	

Box 4-1. 백혈구 성분의 증가 감소에 따른 감별진단 (계속)

임파구(Lymphs)

증가(림프구증가증):	감소:
바이러스 감염	요독증
급성 또는 만성 임파구성 백혈병	스트레스
결핵(TB)	화상
단핵증	외상
	스테로이드
	전체 인구의 20%는 정상

단핵구

증가(단핵구증):	감염:
아급성 박테리아성 심내막염	골수의 형성부전
TB	
원충 감염(protozoal infection)	
백혈병	
교원병(collagen disease)	

호염구

증가(호염구증가증):	감소:
만성 골수성 백혈병	급성 류머티즘열
대상성적혈구증가증(polycythemia)	대엽성폐렴(lobar pneumonia)
감염의 회복 후 또는 갑상성기능저하증(드묾)	스테로이드 치료
	스트레스
	갑상선중독증(thyrotoxicosis)

Box 4-1. 백혈구 성분의 증가 감소에 따른 감별진단 (계속)	
호산구	
증가(호산구증):	감소:
알러지	스테로이드
기생충	스트레스(감염, 외상, 화상)
악성질환	부신피질자극호르몬(ACTH)의 증가
약물	쿠싱증후군
천식	
애디슨 병	
교원성 혈관질환(collagen vascular disease)	

4. 적혈구 지수는 임상적으로 어떻게 이용되는가?

적혈구 용적의 감소 또는 생리적 요구치 이하의 헤모글로빈 수치로 정의되는 이 지수는 빈혈의 진단 및 분류에 사용된다. 평균 적혈구 용적(MCV)과 평균 혈구내 혈색소 농도(MCHC)가 빈혈의 원인을 찾는 데 가장 많이 이용된다.

평균 적혈구 용적(MCV) = (적혈구 용적[Hct] × 10) / 적혈구수(100만 단위)

- 거대적혈구(〉100fL): 거대적아구성빈혈(B12또는 엽산의 결핍), 만성 간질환, 알코올 중독, 망상적혈구증, 신생아의 생리적 증상
- 소적혈구(〈80fL): 철분 결핍, 지중해빈혈, 만성질환(암, 신장, 감염), 납중독

적혈구 평균 혈색소량(MCH) = 혈색소(Hgb)/ 적혈구수(100만 단위)

적혈구 평균 혈색소량은 세포의 색도(chromaticity)를 진단하는 데 사용된다. 증가된 혈색소를 가진 세포는 더 진해지고 반대 상황에서는 더 연해지기 때문이다. 적혈구 평균 혈색소량은 평균 적혈구 용적과 평행한 경향이 있다. 즉 거대적혈구는 보통 과염색되어 있고 소적혈구는 저염색되어 있다.

적혈구의 평균 혈색소 농도(MCHC) = 혈색소(Hgb)/ 적혈구 용적(Hct)

이 수치는 지속된 심한 탈수, 지나친 흡연, 혈관내 출혈, 구상적혈구증(spherocytosis)시에 증가한다. 이 수치는 수분과잉(overhydration), 철결핍성 빈혈(iron deficiency anemia), 지중해성 빈혈(thalassemia) 및 철적모구성 빈혈(sideroblastic anemia)시에 감소한다.

5. 망상적혈구 수(reticulocyte count)는 무엇을 의미하는가?

망상적혈구(reticulocyte)는 미성숙적혈구(immature RBC)이다. 이들은 도말 검사상에서 성숙한 적혈구(mature erythrocyte)보다 더 크고 혈색소 생성이 지속되어 더 푸른색을 띤다. 정상 수치는 전체 적혈구 수의 1%이지만 적혈구의 요구량이 증가될 때 증가할 것이다. "보정수치(corrected count)"는 적혈구 용적(Hct)을 45로 나누어 나온 값에 망상적혈구 수(reticulocyte count)를 곱하여 구한 값으로 그 결과는 1.5% 이하여야 한다. 만약 그 값이 증가하면 출혈이나 용혈, 철, 엽산(folate)의 축적 또는 B12 결핍에 의한 적혈구 생성(erythropoiesis)을 의미한다. 감소된 망상적혈구 수(reticulocyte count)는 수혈(transfusion) 또는 재생불량성 빈혈(aplastic anemia)의 결과이다.

6. 혈색소(hemoglobin), 적혈구 용적(hematocrit) 지수는 무슨 정보를 제공하는가?

혈색소 농도는 혈액의 산소 수송 능력의 지표를 나타낸다. 이 지수는 주로 적혈구 수에 의해 결정되고 세포 당 혈색소(hemoglobin)의 양에 의해 영향을 덜 받는다. 게다가 혈색소는 아침에 가장 높고 수치가 1gm/dl 정도의 차이가 나타난다. 혈색소(Hgb) 값은 1gm/dl 정도의 차이가 허용되는데 밤에 쉬면 회복된다. 혈색소와 적혈구 용적 사이의 관계는 다음 식에 의해 주어진다.

혈색소(Hgb) × 3* = 적혈구 용적(Hct)
적혈구 수(RBC)(단위 millions) × 3 = 혈색소(Hgb)
적혈구 수(RBC) × 9 = 적혈구 용적(Hct)

---

* MCHC가 2.7에서 3.2의 다양한 범위에 있다.

혈색소(Hgb), 적혈구 용적(Hct) 값의 증가는 적혈구증가증(polycythemia), 탈수, 심장질환, 고도증가(increased altitude), 과다한 흡연 또는 분만을 의미한다. 수치의 감소는 빈혈(anemia), 출혈(Hemorrhage), 희석, 알코올, 마약, 임신을 의미한다.

7. 혈색소(hemoglobin)와 적혈구 용적(hematocrit)은 출혈 및 수혈 필요 여부를 결정하는 주된 지표인가?

아니다! 출혈시 혈소판과 적혈구는 같은 양이 소실되기 때문에 출혈의 초기 지표로는 불확실하다. 이것은 2~3시간이 지난 후에야 Hgb/Hct가 출혈 정도를 반영한다. 예전에는 외과적인 수혈의 지표가 10g/dL 또는 33% 미만이었지만, 요즘에는 거의 모든 환자들이 7g/dL 이하면 수혈을 받는다. 그러나 가장 좋은 지표는 생징후와 호흡이 가빠지고 체력감소 같은 증상이다. 초기의 낮은 적혈구 용적값(Hct)은 만성의 출혈을 나타내며 적혈구 지수(MCV)가 낮고 망상 적혈구 수치의 증가를 반영한다.

8. 도말 검사상에서 형태적 변화에 따른 명칭과 설명

- 변형 적혈구증(poikilocytosis): 불규칙한 모양의 적혈구
- 대소부동증(anisocytosis): 불규칙한 적혈구 크기
- 겸상 적혈구(sickled cell): 감소된 산소 수용력을 가진 초승달 또는 낫 모양의 적혈구
- Howell-Jolly bodies: 커다란 적혈구내에 호염기성 함유물(거대적아구성 빈혈 [megaloblastic anemia], 비장 절제술[splenectomy], 용혈)
- 염기성 점묘상(Basophilic stippling): 작은 적혈구내에 푸른색 함유물(납중독, 지중해성 빈혈, 중금속)
- 구형적혈구(spherocytes): 구형의 적혈구(자가면역 용혈성빈혈, 유전성)
- Burr cell: 가시모양의 적혈구(간질환, 식욕감퇴, 담즙산 증가)
- 분열적혈구(schistocyte): 헬멧모양의 적혈구(심각한 빈혈, 용혈성 수혈 반응)
- Döhle's inclusion bodies: 다형핵 백혈구(화상, 감염)
- Toxic granulation: 다형핵 백혈구(화상, 패혈증, 열)
- Auer bodies: 급성 골수성 백혈병
- 호중구핵의 과분혈(Hypersegmentation): 6~7개의 배엽을 가진 다형핵 백혈구(거대적아구성 빈혈, 간질환)

9. 혈소판 수는 임상적으로 무엇에 사용하는가?

혈소판 수가 50,000/㎣ 이하를 나타내는 혈소판 감소증(thrombocytopenia)은 다량 출혈의 우려 때문에 긴급이 아닌 경우 수술의 절대적 금기증이 된다. 혈소판 수치가 10,000~20,000/㎣ 이하인 환자는 자발적인 출혈이 나타난다. 혈소판 수치가 50,000~100,000/㎣ 사이에 있을 때는 심한 출혈도 없고 혈소판 기능도 정상이다. 혈소판 수가 감소하는 원인으로는 특발성 혈소판 감소성 자반증(idiopathic thrombocytopenia purpura[ITP]), 파종성 혈관내 응고(disseminated intravascular coagulation[DIC]), 골수 침범 또는 무형성, 비장기능항진증(hypersplenism), 약물, 바이러스 감염(mononucleosis), 간경변(cirrhosis), 수혈(transfusions)이 있을 수가 있다.

10. 혈소판 기능 평가는 어떻게 하며 무슨 약물이 평가에 영향을 주는가?

출혈시간(bleeding time)은 혈소판의 수와 기능 평가를 위한 screening test이다. 이 검사는 혈압계의 cuff를 40mmHg까지 부풀게 한 후 환자의 전완에 standard incision을 가한 후 bleeding이 멈추는 데까지 걸리는 시간을 측정하는 것이다(IVY test) 이 검사는 특정 출혈성 질환을 진단하는데, 이들 질병에 대한 치료를 관찰할 때 사용된다. 그러나 출혈 병력이나 비정상적인 응고 병력이 없는 술전 환자를 걸러내는 데는 부적당하다. 출혈시간은 혈소판수가 10만 이하일 때 아스피린, 항생제(합성 페니실린), 요독증, 알코올중독, 만성 간질환, 혈관염, Ehlers-Danlos syndrome, von Willebrand's disease 존재시에 증가한다. 대조군에 비해서 2배 이상 출혈시간이 나타난 경우 출혈 위험성이 크다고 할 수 있다. 아스피린은 cyclooxygenase의 기능을 비가역적으로 막으며 7~10일 동안 혈소판의 응집을 막는다. 매일 10%의 혈소판이 교체되므로 보통 출혈시간이 정상화되기까지 2~3일 정도가 소요된다. 그러나 전문가들은 수술 전에 아스피린을 7일간 중단할 것을 권한다. 다른 NSAIDS는 혈소판 기능을 일시적으로 변형시키는데 보통 24시간 내로 한정된다. 모세혈관의 약화도 출혈시간에 영향을 미친다.

11. 혈소판 기능장애는 어떻게 분류되는가?

혈소판 질환은 정량적인 또는 정성적인 원인으로 나뉜다.

정량적인 혈소판 질환(quantitative platelet disorders)은 혈소판 감소증; 공격적 혈액 수혈 후 희석; 악성질환(악성 빈혈, 다발성 골수종)의 침투에 따른 혈소판 생산의 감소; 약물(화학요법, 세포독성 약물, 에탄올, 이뇨제[hydrochlorothiazide]); 방사선 노출; 또는 바이러스 감염에 따른 골수 억제를 포함한다. 기타 비장기능항진증, DIC, 넓은 범위의 화상에 따른 조직과 혈관 손상, 면역 기전(특발성 혈소판 감소성 자반증, 헤파린 같은 약물, 자가면역질환)이 있다.

정성적 혈소판 질환은 유전성(von Willebrand's disease 같은)과 습득성(요독증; 간경변, 특히 음주 후; 약물[아스피린, NSAIDs[비스테로이드성 소염진통제] 같은])남용을 포함한다.

12. 어떤 응고 인자(clotting factor)가 간에서 합성되는가?

4가지 응고 인자가 간에서 합성된다: factor Ⅱ, VII, Ⅸ, X

13. 어떤 비타민이 응고와 외인성 응고 경로에 영향을 미치는가?

비타민 K 결핍

14. 적절한 술전 혈소판 수는?*

정상 혈소판 수는 150,000~440,000/㎣이다. 혈소판 감소증은 150,000/㎣로 정의된다. 술중 출혈은 40,000~70,000/㎣에서 심할 수 있고, 20,000/㎣ 이하일 경우에 자발적인 출혈이 나타난다. 술전 추천되는 혈소판 수는 최소한 75,000/㎣이다. 비록 예방적 술전 혈소판 수혈은 일반적으로 이전에 존재하는 혈소판 감소증을 치료하는 데 사용될지라도 임상적 필요를 평가하는 방법으로는 불확실하다. 혈소판 기능의 질적 차이는 수혈을 위한 단 하나의 기준으로 혈소판 수를 믿지 못할 때 사용된다. 혈소판 파괴가 빠르게 일어나지만 혈소판의 생산이 활동적인 혈소판 감소증 환자는 주어진 혈소판 수치에서 혈소판 저형성 질환을 가진 환자보다 출혈이 상대적으로 적다.

술전 혈소판 기능의 평가는 출혈시간 또는 혈소판 기능의 다른 검사와 증가된 술중 출혈 경향 사이에 상관관계 부족을 더 완벽하게 해준다. 그러나 4~9분이 정상 출혈시간일 때 이보다 1.5배(15분 이상) 이상의 출혈시간은 비정상으로 고려할 수 있다.

15. 아스피린은 항응고제로 어떻게 작용하는가?*

일차 지혈은 2개의 프로스타글란딘(prostaglandin), thromboxane A2(혈관 수축작용)와 prostacyclin(항응혈작용물질)의 반대작용 사이의 균형에 의해 조절된다. 아스피린 복용량에 따라 salicylate는 혈소판과 혈관 내피세포에서 프로스타글란딘 합성에 다른 효과를 나타낸다. 아스피린의 낮은 양은 혈소판의 cyclooxygenase(프로스타글란딘 만드는 효소)를 부분적으로 억제하고 thromboxane A2 생산을 방해하여 혈소판 축적을 막는다. 이 효과는 복용 후 2시간 내에 나타난다. 혈소판은 세포핵이 부족하여 단백질을 생산할 수 없다. 그러므로 아스피린의 효과는 혈소판이 존재하는 동안(7~10일) 지속된다. NSAIDs는 작용은 비슷하나 아스피린보다 더 일시적으로 나타난다. 중단 후 1~3일간 지속된다.

16. 응고 검사들 상에 차이점은 무엇이 있는가?*

내인성 경로와 외인성 경로 사이에 기본적인 차이는 응고인자가 공통 경로에서 합쳐지기 전에 상호작용하는 인지질 표면이다. 혈소판 인지질(내인적 경로) 또는 조직 트롬보플라스틴(외인적 경로)이 환자의 혈장에 붙어서 응고가 형성되는 시간이 측정된다. 정상인자 활성의 30% 미만은 이 테스트에 감수성이 있고 수치가 감소되어 나타난다. 이 검사는 감소된 fibrinogen 농도(〈100mmg/dL^{-1})나 이상섬유소원혈증(dysfibrinogenemia)의 증례에서도 나타난다.

내인성 및 공통경로 측정

1. Partial thromboplastin time(PTT)
   - 부분 트롬보플라스틴은 혈소판 인지질의 바꾸고 혈소판의 변이성을 제거한다.
   - PTT는 응고인자 XIII을 제외한 내인성, 공통경로에서 모든 인자의 응고능력을 측정한다.
   - 정상 PTT는 대략 40~100초이고, 120초 이상시 비정상이다.
2. Actived PTT(aPTT)
   - 활성제가 부분 프로트롬보플라스틴을 추가하기 전 실험관에 추가한다.
   - 접촉인자(XII와 XI)의 최대 활성은 접촉 활성단계를 제거하고 더 일관되고 재현성 있는 결과를 가진다.
   - 정상 aPTT는 25~35초이다.

---

* Reprinted from Katz JJ: Coagulation. In Duke J (ed): Anesthesia Secrets, 2nd ed. Philadelphia, 2000, Hanley & Belfus.

3. Activated clotting time(ACT)
    - 신선전혈(혈소판 인지질에서 제공되는)이 활성제가 담긴 실험관에 추가된다.
    - 자동화된 ACT는 수술방에서 헤파린 치료를 감시하는 데 널리 사용된다.
    - 정상범위는 90~120초이다.

외인성 및 공통경로의 측정

1. Prothrombin time(PT)
    - 조직의 트롬보플라스틴이 환자의 혈장에 추가된다.
    - 검사는 시간으로 PT를 측정하던지 PT율($PT_{환자}/PT_{정상}$)(정상= 실험실 검사 시스템의 PT 값의 평균)을 검사하던지 간에 경구 항응고제에 대한 반응과 감수성이 다양하다.
    - 정상 PT는 10~12초이다.
2. 국제 표준형 비율(INR)
    - 항응고제 치료의 일관성을 개선하기 위해 개발되었다.
    - 표준 PT 방법을 사용하여 얻은 값을 Pt ratio로 변환한 것이다.
    - INR($PT_{환자}/PT_{정상}$)은 ISI 로 계산된다(ISI는 실험 시스템 분야에서 얻어진 국제 감수성 지표).
    - 표준 경구 항응고제 치료 및 고용량 치료를 위해 추천되는 치료범위는 각각 INR 2.0~3.0과 2.5~3.5이다.

17. 신선냉동혈장(FFP)의 수혈을 위한 올바른 적응증은 무엇인가?

미국마취학회(ASA)의 특별위원회는 FFP의 사용을 다음 상황에서 추천한다.

- 와파린 치료의 긴급한 역위시
- 특별한 농도를 무력화하기위해 알려진 항응고작용 결핍을 수정하는 데 사용
- 증가된(1.5배 이상) PT 또는 PTT 상황에서 미세혈관 출혈을 수정하는 데 사용
- PT와 PTT를 즉시 얻을 수 없을 때 한 팩 이상의 혈액을 수혈 받은 환자에서 응고인자의 결핍에 따른 이차적인 미세혈관 출혈을 수정하기 위해 사용

주어진 용량은 혈장인자 농도의 최소한 30%를 얻기 위해 계산된다(보통 FFP의 10~15mL/Kg).

18. 혈소판 사용을 위한 적응증은 무엇인가?

ASA는 다음을 추천했다.

- 예방적 혈소판수혈은 비효율적이고 혈소판 파괴의 증가로 인해 혈소판 감소증이 생길 때 적응증이 될 수 있다.
- 혈소판 형성 감소에 의한 혈소판 감소증을 가진 외과 환자와 미세혈관 출혈이 있는 외과 또는 산과 환자를 위한 혈소판 수혈은 혈소판 수가 100 × 10^9/L 이상일 때 드물게 적응증이 되고 50 × 10^9/L 이하일 때 적응증이다. 중간 값에서 출혈 위험성이 있을 때 혈소판 치료는 기본이 된다.

19. DIC란 무엇인가?

DIC는 실제질환은 아니고 잘 정의된 임상증상과 연관된 질병의 발현이다.

- 산과적 조건: 양수색전증(amniotic fluid embolism), 태반박리(placental abruption), 잔존 태아 증후군(retained fetus syndrome), 자간(eclampsia-임신 분만 산욕기에 돌발하는 강직성 및 간대성[間代性]의 경련과 혼수를 주증세로 하는 후기 임신중독증의 특수형), saline-induced abortion
- 혈관내 용혈: 용혈성 수혈 증후군, 소 용혈(minor hemolysis), 급박한 수혈
- 패혈증(septicemia)(그람음성균:내독소; 그람양성균: mucopolysaccharides)
- 바이러스혈증(viremia): cytomegalovirus, 간염, varicella, HIV
- 파종성 악성질환(disseminated malignancy)
- 백혈병
- 화상
- 좌상(crush injury)과 조직괴사
- 간질환: 폐쇄성 황달, 급성간부전
- 인공장기(LeVeen shunt, aortic ballon)

DIC는 보통 외인성, 내인성 응고경로 또는 두 경로가 순환하는 인지질에 의해 활성화되고 트롬빈이 형성되고 비정상적 트롬빈 형성을 막는 기전이 손상되는 임상적 상황에서 나타난다. 혈관내에 피브린과 트롬빈의 침착과 V, Ⅷ인자의 소비, 혈소판의 소실된 후에 응고인자와 혈소판의 소실 후에 응고인자와 혈소판의 순환양은 파괴와 생산 사이의 균형으로 나타난다. 피브린분해 작용이 활성화되고 플라스민(plasmin-혈장 가운데 존재하는 단백질 분해 효소의 하나. 혈액 응고에 관여하는 피브린을 용해한다)은 피브리노

겐과 피브린을 fibrinogen and fibrin degradation products(FDPs)로 분해하기 시작한다. 급성, 만성 모두의 발현과 확산된 혈전증과 출혈의 임상적 다양성으로 인해, 이 증후군을 인지하고 이해하는 데 어려움이 있다.

20. DIC 진단을 위해 무슨 검사를 사용하는가?

DIC의 진단을 위한 특징적인 검사는 없다. 급성 DIC에서 PT는 환자 중 약 75%에서 증가한다. 반면에 PTT는 50~60%에서 증가한다. 혈소판 수치는 전형적으로 크게 줄어든다. 저피브리노겐혈증(hypofibrinogenemia)은 일반적이다. D-dimer test는 새로운 검사법이다. D-dimer는 피브리노겐을 피브린으로 변환시키는 트롬빈의 활동에 의해 형성되는 새로운 항원이다. 이것은 플라스민에 의해 피브린이 소화되어 형성되는 피브린 분해산물(FDP)에 감수성이 있다. 환자의 85~100% 정도에서 FDPs는 증가한다. 증가된 수치는 DIC를 진단하지는 못하지만 플라스민의 존재와 플라스민이 피브리노겐이나 피브린을 제거한다는 것을 보여준다.

21. DIC의 치료는 무엇인가?

DIC의 치료는 혼란스럽고 논쟁의 여지가 있다. 발현 과정이 확인되면 그에 따라 치료한다. 만약 출혈이 지속될 때 헤파린은 특별한 응고제 투여 전에 소모과정을 멈추는 데 사용된다. 만약 이러한 과정이 실패한다면 특별한 혈액성분의 파괴가 확인된 후 대체할 수 있다. 만약 출혈이 지속된다면 epsilon aminocaproic acid으로 항피브린분해 치료(antifibrinnolytic therapy)를 고려할 수 있다. 그러나 이는 혈관내 응고과정이 멈춰지는 것이 보이고 잔존 피브린분해가 지속될 때 가능하다.

22. 어떤 응고 인자가 PT를 증가 또는 감소시키는가?

PT는 와파린, 비타민 K 결핍, 지방 흡수불량, 간질환, DIC 인공적으로 토니켓을 오래하면 증가한다. 와파린은 비타민 K 사용을 막는다. 반면에 광범위 항생제의 사용은 장내 정상균주를 죽이고 그로 인해 비타민 K 흡수가 감소됨으로써 PT를 증가시킨다. 높은 용량의 헤파린은 변형된 인자 X 에 의해 PT가 증가된다. 발치시에 PT 2.5 이하에서 출혈이 조절된다. FFP는 와파린 효과를 즉시 역전시킬 수 있다. 반면에 비타민 K는 PT를 감소시키는 데 12~24시간이 걸린다.

23. 헤파린의 작용기전은 무엇인가?

헤파린의 일차적 효과는 항트롬빈 Ⅲ를 활성화시키는 것이다. 이것이 활성화되면 Ⅸ와 Ⅹ 인자를 억제하여 응고활동을 막는다. 항트롬빈 Ⅲ의 양은 심한 악성질환, 간질환, 신장질환, 심부정맥혈전증(deep venous thrombosis[DVT]), 패혈증, 영양부족, 대수술, DIC에서 현저하게 감소된다. 낮은 분자량의 헤파린(enoxaparin)은 항트롬빈 Ⅲ에서도 활동한다. 헤파린의 최대효과는 정주 후 30분~1시간이고, 피하주사 후 3~4시간이다. 지속시간은 정주시 3~4시간이고, 피하주사시 6시간이다.

24. Fibrin degradation product(FDPs)와 Fibrin "spilit" products(FSP)이 왜 중요한가?

"Clotting cascade(응고과정)"의 결과로 불용성의 중합성 피브린 망(polymeric fbrin meshwork)이 형성된다. 자연적으로 생겨나는 fibrinolysin(plasmin)은 피브리노겐과 피브린을 공격하고 끊어서 분해물을 남겨 놓는다. 생리적으로 이 과정이 외상이나 수술 이후에 나타나며, 빠르게 조절되지만 병적으로 plasmin이 DIC, DVT, 악성질환, 색전증, 감염(특히 그람음성 패혈증), 괴사, 경색 등에 의해 활성화될 수 있다. 그 결과로 피브린분해 산물이 증가되어 나타난다. 피브리노겐 산물은 DIC, 화상, 수술, 암, 급성의 심한 출혈, 독사에게 물릴 때, 혈액성 질환일 때 감소될 수 있다(〈150mg/dl). Protamine sulfate와 D-dimer(a specific FSP)로 비정상적인 응고활성을 검사할 수 있다. 비록 특이적이지는 않지만 D-dimer는 정상 수치인 경우에 응고문제의 가능성을 배제할 수 있기 때문에 응급상황에서 DVT를 구별해내는 데 쓰인다.

25. 혈액화학 검사로 무엇을 측정할 수 있으며(기초대사 검사, chem 7 또는 SMA 7이라고 불린다), 어떻게 기록하는가?

기본적인 전해질, 신장 기능 검사, 혈당을 검사한다(그림 4-2).

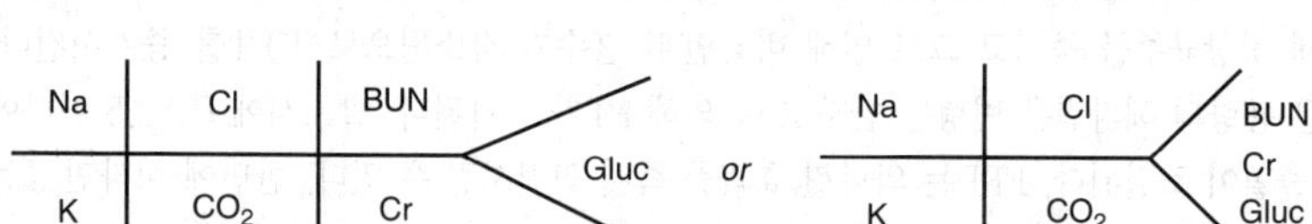

그림 4-2. 환자의 차트에 기록하는 방법이다. 이것은 국제적으로 통용된다.

	정상 수치
나트륨(Na)	136~145mEq/L
칼륨(K)	3.5~-5.2mEq/L
염기(Cl)	95~108mEq/L
이산화탄소(CO2)	24~30mEq/L
요소질산(BUN)	6~20mEq/L
creatinine	0.7~1.4mEq/L
당(glucose)	65~110mEq/L(공복시)

26. 기본적 전해질 불균형의 일반적 원인은 무엇인가(Box 4-2)?

Box 4-2. 전해질 불균형의 일반적 원인

	증가	감소
나트륨(Na)	탈수	이뇨제
	당뇨(glycosuria)	선천성심부전(CHF)
	요붕증	신부전
	쿠싱 신드롬	구토
	다한	설사
		간부전
		신장증후군
		항이뇨호르몬부적절분
		비증후군(SIADH)
		갑상선기능저하증
		췌장염
		고지혈증
		다발성 골수종
		고혈당증-수정된
		Na = 1.6 × 100g/dL 으로
		당수치를 나눈 값 1/100g

Box 4-2. 전해질 불균형의 일반적 원인 (계속)

	증가	감소
칼륨(K)	인위적인(샘플의 용혈)	이뇨
	탈수	비위관 흡인
	신부전	구토
	산증	알카리증
	애디슨병	mineral corticoid 과다
	의원성	Zollinger-Ellison증후군
		다한
염기(Cl)	탈수	CHF
	대사성산증	만성 신부전
	(nonanion gap)	DKA
	요붕증	SIADH
	약물	알도스테론과다
	알도스테론 부족	
이산화탄소(CO_2)	대사성산증	
	호흡성산증	호흡성알카리증
	구토	신부전
	폐기종	설사
	대사성알카리증	기아

CHF, 선천성심부전; DKA, 당뇨성 케토산증; SIADH, 항이뇨호르몬분비장애증후군

27. 간기능이나 간질환을 검사하는 방법은?

혈장 알부민(serum albumin), 전체 단백질(total protein), 빌리루빈(bilirubin), aspartate aminotransperase(AST = SGOT), aline aminotransferase(ALT = SGPT), alkaline phosphatase(ALP), gamma-glutamyl transferase(GGT), lactate dehydrogenase(LDH), PT, 담즙산(bile acid), 혈중 암모니아(blood ammonia)

28. 간의 합성기능 평가방법은?

알부민, total protein, PT, bile acid, 복합 빌리루빈, BUN, 암모니아가 간기능 검사시에 사용된다. 비록 널리 사용되지 않지만 간 또는 담관 기능 이상에 가장 감수성 있는 검사는 담즙산(bile acid) 검사이다. 이것들은 간에서 콜레스테롤 대사과정을 거쳐 생산되는 용해성 합성 물질이다. 이 검사는 식후 2시간에 가장 효과적이며 비활성 간경련, 치료된 간염에서 다른 검사가 정상일 때 비정상을 나타낸다. 더 일반적으로 사용되는 검사는 알부민 농도 검사로 공복과 염증성 장질환, 신장질환, 백혈병, 출혈 또는 화상뿐만 아니라 간손상시에도 감소한다. 알부민은 간에서만 생산되고 혈장내 전체 단백질의 대략 75%를 차지한다. 그러므로 이런 검사들은 각각 비슷하다. 프로트롬빈은 간에서 비타민 K를 이용하여 합성되는데 간손상이 심하며 말기, 만성 간질환시에 비정상이 될 것이다. 혈액내에 비합성 빌리루빈의 증가와 함께 합성 빌리루빈의 부재는 심각한 간기능 감소를 의미한다. 암모니아 농도는 간부전이 발생할 때 간성 뇌질환의 진단과 예후를 판단하는 데 사용한다.

29. 간효소(liver enzyme)의 임상적 중요성은 무엇인가?

간효소의 증가는 세포 손상을 의미한다. AST는 간, 심장, 골격근, 적혈구에서 생성된다. 그리고 간질환, 급성심근경색(AMI), 췌장염, 근육 손상, 용혈, 선천성, 충혈성의 심부전(CHF), 외과 수술, 화상, 신경색(renal infarction)시에 증가한다. 간 손상시에만 증가하는 수치는 ALT, GGT, 5' nucleotidase가 있다. ALP는 간세포, 담관상피, 골모세포에서 발견된다. 그러므로 ALP의 증가는 간특이성 검사(GGT, ALT, 5' nucleotidase)를 체크를 해봄으로서 간과 담관에 질병에 이완된 것을 확진할 수 있다. 이 검사들은 ALP 증가의 원인으로 골질환, 골성장, 골절의 치유, 임신, 성장기 생리현상을 제외시키는 데 도움을 준다. 마지막으로 LDH는 간세포 손상시에 증가하는데 LDH_5라는 정밀검사는 AST와 같은 감수성을 가지면서 더 특이적이다.

30. 빌리루빈 비정상의 원인은 무엇인가?

빌리루빈은 세망내피계에서 혈색소가 파괴되어 생성된다. 이처럼 새로 생성된 빌리루빈(간접 또는 비결합(unconjugated) 형태)은 알부민과 결합한 형태로 혈액내를 순환한다. 간세포는 빌리루빈을 끌어내 담낭에서 추출되는 수용성 색소(직접 또는 결합된 빌리루빈)와 결합시킨다. 혈액내 전체 빌리루빈 수치의 상승은 황달(피부와 공막이 노란색을 띠고 소양증을 보임)의 원인이고 담도 폐쇄 또는 과도한 용혈이 원인일지도 모른다. 간접 빌리루빈의 상승은 담도 폐쇄와 간세포질환 용혈성 빈혈, 신생아의 생리적 현상과 함께 나타난다. 직접 빌리루빈은 담도 폐쇄에 따라 일차적으로 나타나며 ALP의 증가와 연관된다.

31. 간질환 존재시 일반적으로 변화하는 수치는 무엇인가(표 4-2)?

표 4-2. 간질환에서 실험실 검사 경향

	AST	ALT	ALP	Bilirubin total	결합된	결합되지 않은	GGT	담즙산
급성 바이러스성 간염	↑↑↑↑	↑↑↑↑	↑	↑다양	↑↑	↑	↑–↑	↑↑↑
만성 용해성 간염	N–↑	N–↑	N–↑	N	–	–	N–↑	↑↑
활동성 간경련	↑↑↑	↑↑	↑	N–↑	–	–	↑↑	↑↑↑
비활동성 간경련	N–↑	N–↑	N–↑	N–↑	–	–	N–↑	↑↑↑
ETOH 간염	↑↑↑	↑–↑↑	↑	N–↑	–	–	↑↑↑	↑↑
간폐색(내부)	↑↑	N–↑↑	↑↑–↑↑↑	↑↑	↑↑	↑↑	↑↑↑	↑↑↑
간폐색(외부)	N–↑	N–↑	↑↑↑	↑↑↑	↑↑↑	N–↑	↑↑↑	↑↑
전이성 질환	N	N	↑↑	±↑	–	–	↑↑	↑↑

ETOH, 에틸 알코올

32. 체내의 칼슘은 어떤 검사로 모니터링 할 수 있나?

Ca은 4번째로 많은 세포외 양이온으로 세포막 투과성에서 생명유지에 필수적인 역할을 한다. 이온화된 Ca^{2+}가 체내에서 활성화된 형태이며 전체 혈장내 Ca의 대략 50% 정도를 차지한다. 정상치는 0.44mg/dl이며 생리적으로 중요성을 나타내는 지표이다. 혈장내 Ca양의 나머지 50%는 알부민에 결합되어 있으며, 음이온과 결합된 형태를 가진다. 그래서 전체 Ca 양은 알부민의 감소에 의해 저하될 수 있다. 알부민이

1mg/dl씩 감소할 때마다 Ca는 0.8mg/dl씩 감소한다. 즉, 전체 Ca = 0.8 × (정상 알부민 수치-측정된 알부민 수치) + 측정된 Ca 수치로 나타낸다. 과칼슘혈증(hypercalcemia)의 원인은 부갑상선기능항진증(hyperparathyroidism), Paget병, 대사성 골종양(metabolic bone tumor), 갑상선기능항진증(hyperthyroidism), 비타민 D 과다증(hypervitaminosis D), 다발성 골수종(multiplemyeloma), 골다공증(osteoporosis), immobilization, thiazide drugs, 부갑상선호르몬분비종양(parathyroid secreting tumor)(폐, 유방)이 있다. 저칼슘혈증은 (hypocalcemia)의 원인은 부갑상선기능저하증(hypoparathyroidism), 비타민 D 결핍(insufficient vit D), 만성 신부전증, 간질(seizure), 마그네슘부족(hypomagnesemia), 급성 췌장염(acute pancreatitis)과 저알부민혈증이다.

33. 어떤 두 가지 성분이 칼슘대사와 연관되는가?

마그네슘(magnesium, Mg)과 인(phosphorus, Ph)은 체내에서 중요한 영양분이며 칼슘대사와 연관된다(Box 4-3). 마그네슘은 두 번째로 많은 세포내 양이온으로 근육, 연조직 및 뼈에서 발견된다(50%). 마그네슘의 5% 미만은 혈액내에서 순환하고 이중 30%는 알부민과 결합하여 순환한다. 인은 인산과 변환되어 사용될 수 있다. 왜냐하면 체내에 저장된 인의 대부분이 음이온 화합물로 체내에 저장되기 때문이다. 인의 80~85%가 골에 존재하고 근육에 10%가 존재한다. 대부분은 세포내 음이온 형태로 존재한다.

34. 신장기능을 평가할 수 있는 혈액 검사는?

BUN(정상치: 6~10mg/dl)과 creatinine(정상치: 0.7~1.4mg/dl)은 단백질과 근육의 대사과정에서 생산되는 부산물로 이들은 신장에서 분비된다. Creatinine 수치의 감소는 중요한 의미를 가지지만 BUN 수치의 감소는 간부전(liver failure-urea, 합성하는 부위), 기아, 단백질 결핍, 수분과다, 신장증후군(nephrotic syndrome), 임신 3기(late pregnancy)에 나타난다. 이들 수치의 증가는 사구체(glomerular) 또는 신관(tubular) 기능의 감소를 나타낸다. 이 결과는 신장으로 혈행의 감소(탈수, 쇼크, pump failure), 단백질 섭취의 증가, 이화작용의 증가에 의한 것이다. 직접적 실질의 손상(사구체 신염, 만성 신우신염, 급성 도관 괴사, 급성 사구체 손상), 요관 폐쇄(store, strictures, tumor)시에도 이들 수치가 증가할 수 있다. 이런 원인은 prerenal/ renal/ post renal로 분류되고 BUN 또는 creatinine의 증가가 분리되거나 혼합되어 나타난다.

Box 4-3. 칼슘대사장애의 일반적인 원인

	증가시	감소시
마그네슘(Mg)	신부전	알코올중독
	마그네슘제산제 과다복용	영양부족
	검체 용혈	심한 설사
	DKA	과칼슘혈증
	리튬중독	혈액투석
	갑상선 기능저하증	Loop/thiazide계 이뇨제
		저알부민혈증
		비위관 흡인
		췌장염
		산증의 보상
인(P)	부갑상선 기능저하증	부갑상선기능항진증
	만성신부전	알코올중독
	골질환	비타민D 결핍
	골절의 치유	Glucose 또는 인슐린 투여
	아동	저마그네슘혈증
	용혈	이뇨제
		제산제
		비위관 흡인
		알카리증
		저칼륨혈증
		그람음성 패혈증

DKA, 당뇨성 케토산증

35. 신장기능이상에 더 민감한 지표가 있는가?

그렇다. Creatinine의 소변 감소율, 비중(specific gravity), osmolarity, 전해질 분비(electrolytic excretion)와 free water clearance가 신장기능 검사시 사용된다. Clearance 연구는 사구체 여과율(GFR)을 평가함으로써 중증도의 확산성 사구체 질환(diffuse glomerular disease)을 진단하는 데 사용된다. Creatinine은 대략 90% 이상의 정확성으로 GFR을 평가하기 위해 사용되는 데 비해 Urea는 60%의 정확성만을 보인다. 이런 검사는 24시간이 요구되며 모든 소변은 정확하게 정량되어야 하므로 수행하기 어렵다. Creatinine clearance는 근육양, 나이 및 성별에 따라 다양하게 나타난다. 소변 비중과 osmolarity 검사는 소변을 모으고 준비하고 모아질 때까지 오래 끌 수 있는 신관의 능력을 측정한다. 상기의 모든 검사는 BUN, creatinine 평가보다 더 민감한 정보를 제공하지만 비싸고 어렵다.

36. 요 검사로 무엇을 얻을 수 있는가?

- pH(4.5~8.0): 유용한 정보를 거의 제공하지 못한다.
- 비중(specific gravity)(1.001~1.035:) 신세관 여과능력의 수치 제공
- Osmolability(500~1200mOsm/L): 비중과 비슷한 정보를 제공
- Blood or hemoglobin: 결석, 외상, 종양, 감염, 월경을 나타내는 수치
- Glucose/acetone: 양성은 당뇨, 췌장염, 신세관질환 또는 쇼크를 암시한다.
- Bilirubin: 정상은 음성; 양성은 간염, 또는 폐쇄성 황달을 의미한다.
- Protein: 정상은 음성; 양성은 열, 고혈압, 사구체신염, 신증후군, 골수종 또는 과도한 운동을 의미한다.
- Nitrite: 정상은 음성; 양성은 감염을 의미한다.
- Leucocytic esterase: 정상은 음성; 양성은 감염을 의미한다.
- Ketone: 정상은 음성; 양성은 기아, 당뇨병성 케토산증, 구토, 설사 또는 임신을 나타낸다.
- Microscopic:

  평편상피세포: 정상은 음성. 존재시 오염을 나타낸다.

  RBC: 정상은 음성. 존재시 종양, 결석, 신우신염을 나타낸다.

  WBC: 5/hpf 이하일 때 감염을 나타낸다.

  cast: 결석, 세관성 신장 질환을 의미한다.

37. 췌장 평가를 위해 사용되는 검사법은 무엇인가?

췌장은 소화와 항산성의 유지하는 기능을 하기 때문에 췌장질환시 많은 검사법에서 나타난다. Amylase(stach-digestion), lipase(fat digestion), trypsin(protein digestion)의 혈중 농도는 췌장세포 손상을 나타내는 직접적인 지표이다. Amylase 수치는 lipase 수치와 비슷하게 급성 췌장염이 생긴 29시간 후에 최고 수치를 나타내는 반면에 세포 손상이 활성화될 때 멈춘다. Amylase는 72시간 이내에 정상 수치로 돌아오고, lipase는 7~10일 후에 정상 수치로 돌아온다. Amylase 수치는 담석증, 담낭염, 종양, 편도염, 위궤양, 복강내 출혈, 장폐색, 급성 타액선염, 임신, 화상, 당뇨성 케토산증 및 신부전시에도 증가한다. Lipase 수치는 췌장염, 췌장관 폐쇄, 신부전에 증가하고 장폐색이나 경색, 담관염에서는 두드러지게 감소하기 때문에 lipase는 췌장에 특이성을 보인다. Trypsin은 췌장 특이적 외분비 효소이지만 이 검사가 널리 유용하게 쓰이지는 않는다. 마지막으로 Ca 수치는 급성 췌장염시에 변화한다. 왜냐하면 그것은 복막내 지방(괴사된 지방)이 lipase의한 소화될 때 감소하기 때문이다. 그리고 그것은 췌장염의 예후에 대한 정보를 제공한다.

38. 어떻게 검사상에서 혈당조절을 관찰할 수 있는가?

당은 췌장(인슐린, 글루카곤), 부신수질(epinephrine), 부신피질(cortisol/cortisone)같은 장기에서 방출하는 호르몬으로 간에서 일차적으로 반응하여 조절된다. 혈당은 당뇨를 진단하는데 사용되고 변화된 정신상태를 진단하는 데 사용된다. 공복시 140 이상이거나 식사 후 200 이상시 당뇨로 진단한다. Glucose tolerance test는 당을 조절하는 환자의 능력을 더 정확하게 평가할 수 있다. 그러나 열이나 스트레스, 오후 검사시, 고령, 외상, 심근경색인 환자에서 부정확하게 나타날 수 있다. 당화혈색소(전체 Hgb의 6~7%)는 당뇨의 변화와 치료의 효과를 평가하는 데 사용된다. 당화혈색소의 양은 당에 RBC의 노출정도와 기간을 나타내는데 주로 2~4개월 이내의 평균 혈당수치를 나타낸다.

당수치의 증가는 당뇨(type Ⅰ 또는 Ⅱ), 급성췌장염, 갑상선 기능항진증, cushing syndrome, 말단비대증, epinephrine(외분비,종양, 스트레스, 화상), 고령 등이 있음을 나타낸다.

당수치의 감소는 저혈당, 또는 인슐린 투여, 췌장염, 기아, 간질환, 폐혈증, 갑상선 기능저하증, 식후 반응성 저혈당증(장수술 후)을 나타낸다.

39. "Blood gas"는 무엇 측정하는 것인가?

이는 동맥(femoral 또는 radial)에서 채취되며 환자의 체온이 유지된 상태에서 검사실로 보내진다. 그리고 현재의 산소농도를 평가한다(표 4-3).

표 4-3. 혈중가스분석

	정의	정상 수치
pH	수소농도의 음성 로그값	7.35~7.45
Pco_2	용해된 이산화탄소에 비례하는 혈중 이산화탄소의 분압	34~45mm Hg
HCO_3^-	혈청내 중탄산염의 농도	20~28mEq/L
염기차 또는 과다/부족	정상 염기양은 측정된 Hgb과 pH와 HCO_3^-의 정상 수치를 사용하여 계산한다. 이때 측정된 혈중염기양과 비교한다.	+2~-2
Po_2	혈장내에 용해된 산소 또는 혈중 산소 분압	80~95mm Hg 만약 환자가 60대 이전인 경우 최하점은 60세가 될 때까지 1년에 1mmHg 감소한다.
$\%SaO_2$	산소가 붙은 Hgb의 양은 이용가능한 Hgb의 양과 비교한다.	90% 이상이여야만 한다.

Hgb, 해모글로빈

40. Blood gas의 어떤 성분이 산염기상태를 판단하는 데 사용되는가?

핵심적인 검사수치는 기초 대사 공식에서 얻는 pH, Pco_2, HCO_3^-, 염기차, 음이온 gap(AG)이다.

$$AG= [Na^+] - ([Cl^-] + [HCO_3^-])$$

정상 수치는 8~12mEq/L이다. 혈액의 주된 완충계는 중탄산-탄산이다.

$$CO_2+H_2O \rightleftharpoons H_2CO_3 \rightleftharpoons H^+ \ HCO_3^-$$

H_2CO_3는 적혈구와 신세관 상피에 발견된다. pH는 다음 공식에 따라 결정한다.

$$pH= pKa + \log(base/acid)= pKa + \log([HCO_3^-] / 0.03 \times Pco_2)$$

정상 HCO_3^- / CO_2 = 20/1

폐는 pH가 0.08U 떨어지는 저환기에서 Pco^2를 10mmHg를 증가시켜 주로 조절한다. 신장은 산염기 비정상을 HCO_3^-로 조절한다. 그러나 수정시 1~2일이 걸린다. 헤모글로빈은 혈액 비중탄산 완충계의 75%를 차지한다. 나머지는 인과 다른 세포외 단백질이 차지한다.

41. 어떻게 산-염기장애를 결정하고 분류하나?

처음 단계는 pH의 측정이다. 만약 pH가 7.35 이하일 때 산증이라 한다. 7.45 이상일 때 알카리증이라고 한다. 다음 단계는 일차적 이상이 호흡성인가 대사성인가를 구분하기 위해 Pco_2와 HCO_3^-를 사용한다. 대사성 산증은 음이온차 문제인가 비음이온차 문제인가로 세분화된다. 반대 성분이 pH를 정상 수치로 만들거나 보상하려는 시도를 함으로써 일차적 불균형에 반응한다. 6.8~7.8 이상의 pH 변화는 생명을 위협한다. 만약 blood gas가 계산된 보정 수치와 일치하지 않는다면 호흡성 산증과 대사성 산증이 동시에 나타나는 혼합된 산-염기 이상을 의심해야한다.

42. 일차적인 산-염기 불균형의 일반적인 원인과 보상은 어떤 것이 있는가?

호흡성 산증(hypoventilation): $Pco_2 > 45mmHg$; HCO_3^- 증가 = Pco_2 / 10(급성)이나 4 × △ Pco_2/10(만성 2~5일)로 변화. 가능한 원인: 만성 폐쇄성 폐질환(COPD), 천식, 심장마비, 심한 폐부종, 폐렴, 기도나 폐벽 손상, 뇌혈관장애(CVA), 약물(narcotics, 안정제), 이물질, 근위축, 중증 근무력증

호흡성 알칼리증(hyperventilation): $Pco_2 < 35mmHg$; HCO_3^- 감소 = 2 × △Pco_2/10(급성)이나 5 × △Pco_2/10(만성). 가능한 원인: 불안, 통증, 발열, 폐기종, 기계적인 과환기, 두부손상, 저산소증, 기압증가, 간질성 폐질환, 임신, 갑상선기능항진증,

간부전(hepatic insufficiency), 아스피린 과다복용, 초기 폐혈증

대사성산증: HCO_3^- 〈 20mEq/L, Pco_2 감소 = 8 + (1.5 × HCO_3^-). 가능한 원인:

- 음이온 차이(AG) 정상인 경우: 설사, 누공(fistula), 신세뇨관성 산증(renal tubular acidosis)
- 음이온 차이 증가시 = 외부의 산에 의해:

외적인 원인: aspirin, Methanol, ethylene glycol, ETOH 케톤산증, 과영양

내적인 원인: 유산증(lactic acidosis), 당뇨성 또는 기아성 케토산증, 요독증, 심한 탈수

대사성 알칼리증: HCO_3^- 〉 28mEq/L, CO_2 증가 = 0.6 × △[HCO_3^-]. 가능한 원인: 경비위 흡인(nasogastric suction), 구토, 이뇨제, 낭포성 섬유증, 탄산과잉증, 쿠싱 증후군, hyperaldosteronism, 외인성 스테로이드, 부갑상선 기능 저하증

43. Blood gas 검사에서 무엇으로 산화(oxygenation)를 평가하는가?

PO_2와 % SaO_2가 산화 정도를 평가하는 데 사용된다. PO_2는 흡기시 폐포 가스 교환의 정도를 나타낸다. PO_2 수치가 정상인 환자는 호흡이 정상이라 추정할 수 있다. %SaO_2는 세포가 이용 가능한 산소의 양을 나타내고 pulse oxymetry로도 측정할 수 있다. "Pulse ox"는 헤모글로블린 산소포화도를 70~100%에서 측정하거나 PO_2 〉 35~40mmHg를 측정한다. 산소포화도는 기온, pH, 2,3-diphosphpglycerate(DPG) 수치, PO_2에 의해 영향 받고 산소해리곡선은 S자형으로 나타난다. 헤모글로빈의 산소친화도 감소는 산증, 발열, 2,3-DPG의 증가, 저산소증시에 나타나며, 그 결과로 곡선이 오른쪽으로 이동한다. 헤모글로빈의 산소친화도 증가는 알칼리증, 저체온증, 2,3-DPG의 감소, banked blood시에 나타나며 곡선이 왼쪽으로 이동한다.

44. 혈액 검사상 급성심근경색(AMI)을 판별해내는 방법은?

간, 췌장과 비슷하게 심장은 세포가 손상되거나 죽을 때 분비되는 효소와 단백질을 가지고 있다. 이러한 분비물을 단 한 번의 측정으로 AMI를 진단에서 제외시키는 것은 적절하지 않다. 그리고 이들의 측정은 반드시 12시간 내에 적어도 2회 이상 검사해야 한다.

AST(SGOT)는 AMI의 90~95%에서 증가한다. 8~12시간 내에 증가하기 시작하고 1~2일에 최고조를 이룬다. 그리고 3~8일내에 정상 수치로 돌아온다. 증가의 정도와 심장 손상의 정도는 관계가 있으나, 심장 근육에 대한 특이성은 낮다.

LDH 수치는 AMI의 92~95%에서 증가한다. AST보다 약간 더 민감한 검사법이

다. 24~48시간 내에 증가하기 시작하고, 2~3일에 최고조를 이루며, 5~10일내에 정상 수치로 돌아온다. 동종효소(isoenzyme)로 분류하면 특이성이 증진된다. LDH_1/LDH_2 〉 1은 AMI의 80~85%에서 나타난다. LDH_1은 적혈구, 심장, 신장에서 발견되며 24~48시간에 정상 수치를 보이면 AMI를 배제할 수 있다.

Creatine kinase(CK)는 AMI의 90~93%에서 증가한다. 3~6시간 내에 증가하기 시작하고, 12~24시간에 최고조를 이루며, 1~2일내에 정상 수치로 회복된다. Isoenzyme은 MM(골격근, 전체의 94~100%), BB(뇌와 폐, 보통 전체의 0%), MB(심장의 일부에서 전체의 6% 이하로 나타남)로 구분되며 검사의 특이성이 더 높다. 수치의 증가와 심근경색된 양 사이에 관련성이 있으며, 검사는 보통 0, 12, 24시간이나 0, 8, 16, 24시간 간격으로 시행한다.

Troponin-T: Cardiac-specific regulatory protein을 검출하는 항체로 CK-MB와 거의 같은 정도의 특이성과 민감도를 가진다. 4~6시간 후 증가하기 시작하며, 11시간 후 최고조를 이루고, 4일 내에 정상 수치로 회복된다.

Troponin-I: Troponin-T와 거의 동일하지만 시간상의 차이가 있다. 4~6시간 후 증가하기 시작하며, 10~24시간 후에 최고조를 이루며, 10일 이상 경과시 정상 수치로 돌아온다.

45. 교원혈관병(collagen vascular disease) 평가시 사용되는 검사법은?

다음의 비특이적 검사들이 정체모를 질병의 진단을 위해 사용된다.

- **Rheumatoid factor**: 존재하는 경우 교원혈관병(collagen vascular disease), 류머티스성 관절염(RA), 전신성홍반성루프스(SLE), 피부경화증, 결절성 다발관절염(polyarthritis nodosa), 감염, CHF, 염증, 아급성 세균성 심내막염, MI, 폐질환
- **Lupus erythematosus(LE) preparation**: 세포가 없는 경우 정상; 존재시 SLE, RA, 피부경화증, drug-induced lupus
- **Antinuclear antibody(ANA)**: 없는 경우 정상; 존재시 SLE, 피부경화증, drug-induced lupus, RA, 다발성 근염(polymyositis), 혼합결합조직병(mixed connective disease), 유년형 RA
- **Antimicrosomal**: 하시모토 갑상선염(Hasimoto' s thyroiditis)
- **Anticentromere**: 피부경화증, Raynaud's disease, CREST 증후군
- **Anti-SCL 70**: 피부경화증

• Anti-DNA: SLE, 단핵구증, 만성 활동성 간염

46. C-reactive protein(C-RP)과 적혈구 침강속도(ESR) 검사는 무엇을 평가하기 위한 것인가?

C-RP와 ESR은 비특이적이지만 감염이나 염증시 매우 민감한 지표이다. ESR은 혈장단백질(주로 fibrinogen)의 변화를 측정하는 것으로 몇 가지 척도(zeta sedimentation ratio, Wintrobe method, Westergren method)를 사용하여 평가한다. ESR은 감염, 염증, Rheumatic fever, 심내막염, 신생물, AMI시에 증가한다. C-RP는 급성 염증이나, 조직 손상으로 인해 생성된 당단백질이다. 수치는 염증시작 후 4~6시간부터 증가하기 시작하며, 술후에는 5~7일 후에 정상화되거나 적어도 수술 후 3일부터는 감소되어야 한다. 감염시에도 비슷하게 나타난다. 염증과 감염 이외에 임신이나 경구 피임약 복용 시, 악성 종양에서도 이 수치가 증가한다.

47. 갑상선질환을 위해 사용되는 검사법은 무엇인가?

갑상선질환에 가장 민감한 검사법은 갑상선자극호르몬(thyroid stimulating hormone[TSH])수치이다. 갑상선기능 저하증시에 수치가 증가하고, 항진증시에 감소한다. 전체 thyroxine(T_4 Tot) 검사는 갑상선기능 항진증에 대하여 95%의 민감도를 보이나 갑상선기능저하증시 정확도가 떨어진다. 삼요오드타이로닌 레진 섭취량(Triiodothyronine[T_3] resin uptake[RU])은 T_4를 간접적으로 측정하는 방법이다. 이 검사법은 단백질이 부착되지 않은 단백질갑상선 결합 부위를 측정하는 것이다. 갑상선기능 항진증의 경우에 이 수치가 증가하는데 이는 갑상선호르몬 결합 글로블린(thyroid binding globulin, TBG)자체가 부족하거나, 환자가 TBG와 결합하는 약물(phenytoin, aspirin, steroids, heparin 등)을 복용함으로써 증가되어 나타난다. T_3 RU는 갑상선기능 항진증에 대하여 80%, 갑상선기능저하증시 40%의 감수성을 보인다. Free thyroxine index(FTI)는 T_4 Tot와 T_3 RU 곱하여 구한다. 이 수치는 갑상선기능항진증에 대하여 90%, 갑상선기능저하증시 90~95%의 감수성을 보인다. 이 수치는 T_4 측정치에 영향을 미치는 TBG의 균형을 잡아준다. TBG는 임신, 에스트로겐 복용, 간질환, 갑상선기능저하증시에 증가한다. 전체 혈장내 T_3 수치(T_3-RIA)는 검사시 동시에 측정되고 T_4 Tot 측정치와 거의 동일하다.

48. 골질환 평가에 사용되는 검사법은?

Ca과 P 수치(이전에 설명함). ALP도 사용될 수 있고 부갑상선기능항진증, 파젯병, 골모세포성 골종(osteoblastic bone tumor), 골연화증, 구루병, 임신, 아동기, 골절치유시, 갑상선기능항진증, 간질환시 증가한다. 간질환의 가능성은 세분화된 효소 수치나 GGT, 5´ nucleotidase를 체크함으로써 제외시킬 수 있다.

49. 미생물에서 체액과 병리절편을 평가하기 위해 무슨 과정이 행해지는가?

감염원을 분리하는 가장 절대적인 검사법은 배양이지만, 이것은 최소 24시간을 필요로 하는 검사법이다. 염색법은 빠른 감별을 할 수 있게 하여 경험적 항생제 선택을 돕는다. 가장 일반적인 염색법은:

- **Gram**: 그람양성 미생물는 보라색으로 염색된다. 이는 peptidoglycan과 teichoic acid로 구성된 두꺼운 세포벽이 탈색을 막기 때문이다. 그람음성 미생물은 얇은 세포벽을 지니고 외부에 lipoprotein이나 lipopolysaccharide로 코팅되어 알코올에 의해 탈색되고, 대비염색제를 받아들여 붉게 염색된다.
- **Acid-fast**: 강산에도 탈색되지 않는 미생물을 가리키고 주로 mycobacterium종에서 나타난다.
- **Potassium hydroxide(KOH)**: 10% KOH는 진균을 제외한 모든 세포성분을 용해시킨다.
- **Wayson**: 일반적인 박테리아 관찰시에 사용된다.
- **India ink**: 뇌척수액(CSF)내의 대부분 진균을 검출한다.
- **Giemsa**: 세포내 미생물(chlamydia, malaria), 바이러스 봉입체(viral inclusion body)를 염색시킨다.

최근에는 DNA/유전자 증폭술(polymerase chain reaction[PCR]) 검사법, 효소결합 면역흡수 분석법(enzyme-linked immunosorbent assay[ELISA])같은 새로운 검사법으로 미생물(Gonozyme, Streptozyme 등)에 대한 빠른 진단 또는 monospot 검사를 가능하게 한다.

50. 바이러스성 간염 평가에 사용되는 검사법은?

Hepatitis A: 구강/배변 전파성 간염으로 자기 제한적이고 급성 감염시 IgM이 증가하고 IgG가 증가하거나 감소한다. 예전의 감염이나 회복된 경우에는 IgM은 검출되지 않으나 IgG는 검출된다. 항원은 배설물에서 발견되지만 증상이 생기기 전에 사라진다.

Hepatitis B: 혈액 전파성 질환으로 1%에서 급성 치사; 5~15% 만성화, 3%에서 간종양으로 변한다.

- HBsAg: 최근 혹은 활동적인 HBV 감염을 의미하는 바이러스 표면항원; DNA/PCR 검사시 활동성, 감염성, 만성으로 파급될 정도를 가장 정확하게 알 수 있음
- Anti-HBs: 면역성과 급성의 HBV가 중단됨을 알려줌
- Anti-HBcAg(core viral protein의 항체 출현): 최근 또는 급성 감염을 가르킴. HBsAg과 Anti-HBs가 음성인 경우에도 "core window"를 나타낸다; 3~6개월 후 감소
- Anti-HBc Tot: 일생동안 양성으로 유지됨; HBsAg와 HBc-IgM이 음성이라면 예전에 감염이 있었음을 나타냄
- HBeAg/Anti-HBe: Anti-HBe가 증가할수록 전염성이 감소하므로 감염성의 정도를 나타냄
- 만성 B형간염의 단계:

  보균자- HBsAg(+) biopsy(-) 간기능 검사(-)

  지속적 B형 간염환자- HBsAg(+) biopsy(-) 간기능 검사 비정상

  활동성 B형간염환자- HBsAg(+) biopsy(+) 간기능 검사 비정상

Hepatitis C: 수혈 후 전염; 급성으로 심한 증상은 적으나 60%가 만성으로 이환된다. HCV nucleic 검사는 최근의 감염을 보여주지만 아직 연구 중이다. Anti-HC은 현재의 회복중이거나 예전의 HCV 감염을 나타낸다.

Hepatitis D: 발병하려면 HBV 감염이 필요하다. 비경구적인 전염성이며 5% 급성치사, 5%는 만성화된다. HDAg는 감염된 것을 나타내며; 항체 수치에 따라서 증가한다.

51. HIV 감염을 알 수 있는 검사법은 무엇인가?

HIV항원 검출은 초기 1~2주에 바이러스의 출현을 감지하기 때문에 혈액은행에서 이용한다. 항체는 core protein p24나 p55를 검출하거나 당단백 gp41, 120, 160을 감싸기 위해 사용된다. 만약 환자가 증상이 있다면 80~90%의 감수성이 있지만 증상이 없는 경우는 60~65%정도의 감수성을 가진다. PCR 증폭을 이용한 핵산 검출법은 3개월에는 98%의 감수성을 보이지만, 1~2주에는 40~60% 정도의 감수성을 보인다. 좀 더 흔하게 사용되는 방법으로 환자의 혈장에서 항체의 출현을 알아내기 위해서 6~10주 동

안 "혈청전환(seroconvert)" 시키는 ELISA 방법이 있다. ELISA 방법은 항체에 대해 환자의 혈액을 관찰하는 것이다. ELISA 양성판정은 gp41과 p24나 group-specific antigen(gag)에 대한 가장 특이적인 항체를 찾는 Western blot을 통하여 확정되어진다. HIV 감염이 결정될 때 CD4 T-cell수, 바이러스 부하(viral load), beta2-microglobulin수치는 감염의 심각성, 파급, 활성도 치료법을 정하는데 이용된다. CD4 T-cell수(보통 600~1600 cells/㎣)는 면역계 손상정도와 병인에 대한 효과적인 반응 능력의 지표로 이용된다. 500cells/㎣ 이하로 감소시 면역저하가 나타나며 기회 감염 위험이 증가하고 예방적 항생제가 필요하다. 바이러스 부하분석(viral load assay)은 예후 판단에 가장 좋은 지표로 환자의 장기간의 임상적인 결과를 알려 준다. CD4수치와 함께 분석하여 항생제를 정하는데 사용된다. Beta2-microglobulin수치는 면역계 활성화를 알 수 있으며 질병의 파급과 악화를 평가하는데 사용된다.

52. 암 경과 관찰이나 진단시 도움이 되는 검사법은 무엇인가?

Alpha-fetoprotein(AFP): 간암, 고환암, 간혹 양성 간질환(간염, 알코올성 간경화), 임신, 신경관 손상, 다발성 임신, 자궁내 태아사망시에 증가한다.

Cancer antigen 19-9(CA 19-9): 80~85%의 췌장선암종(pancreatic adenocarcinoma), 40~50%의 위선암종(gastric adenocarcinoma, 30~40%의 직장암, 50%의 간암, 16~20%의 폐암, 14~27%의 유방암에서 증가한다.

CA 125: 난소암, 자궁내막암, 결장암, 자궁내막증, 염증성 장질환, 골반의 염증성 병소, 임신, 유방병소, 기형종에서 증가한다.

Carcinoembryonic antigen(CEA): 진단에 쓰이지는 않으나 재발이나 치료경과 여부를 나타낸다. 결장암, 췌장암, 폐암, 위암, 흡연자, 크론병, 간질환 및 궤양성 대장염에서 증가한다.

Prostate specific antigen(PSA): 치료 후 진단 및 경과를 관찰하는데 유리하다. 10mg/dl 이상으로 증가시 90%가 암과 관련이 있다. 또한 0.75mg/ml/year의 "속도"는 암의 높은 가능성을 의미한다. 증가시 감별진단에는 전립선암, 급성 전립선염, 양성 전립선 비대증, 전립선 수술 및 강한 전립선 마사지가 있다. 정상적 직장 검사는 영향이 없다.

53. 뇌척수액(CSF)을 평가하기 위해 사용되는 기본적인 검사법은 무엇인가?

Opening pressure(뇌압): 정상 수치는 100~200mmHg이다;박테리아 감염(meningitis)이나 지주막하 출혈(SAH)때 증가한다.

Color or appearance: 정상시에는 깨끗하고, 무색이다. 지주막하 출혈 2~8시간 후에는 붉거나 황백색(Hgb 파괴로 노랑색)이고 박테리아 감염시 희거나 뿌옇게 된다.

Glucose: 정상 수치는 정상 혈당의 절반(45~80mg/dl)이다. 20mg/dl 이하로 감소시 뇌수막염, 20~40mg/dl 사이는 육아종성 질환(결핵, 진균)을 나타낸다.

Protein: 정상 수치는 15~45mg/dl이지만 최고 수치는 논란이 있다. 뇌수막염시 15~1500mg/dl 정도 수치를 보이고 육아종성 질환시 수치가 증가하지만 500mg/dl를 넘지 않는다.

Cell count: 정상 수치는 림프구 존재하에 5/㎣ 이상이다; 뇌척수막에 영향을 주는 조건은 뇌척수액 백혈구증가증의 원인이 된다. 그 정도는 유형과, 지속 기간, 자극의 심도에 따라 결정된다. 뇌막염에서 다형핵 백혈구가 가장 높게 나타나는 반면에 바이러스성이나 육아종성 질환의 경우에는 림프구가 대부분이고 10~500세포만 증가한다. 지주막하출혈, 외상의 경우는 적혈구와 백혈구가 대부분 증가하고 혈액내 세포비율은 유지된다(비율은 WBC 1개당 500~1000RBC). 그러나 백혈구의 증가가 외상성, 감염성, 염증성인지를 감별하기는 어렵다. 그러므로 감별을 위해 Gram염색과 배양이 필요하다.

54. 두개안면 외상시 뇌척수액 누출을 확인하거나 제외시킬 수 있는 검사방법은 무엇인가?

외상시 뇌척수액 누출을 확인하는 것은 매우 어렵다. 전형적으로 뇌척수액은 무색의 액체로 약 45mg/dL의 당(비분비액은 30mg/dL 이하, 혈액내에서는 80mg/dL 이상)이 있고 비분비물이나 혈장에 비해 단백질과 칼륨이 상대적으로 적다. 그러나 외상 환자인 경우 체액과 혼합되어 화학적인 분석이 어렵다. 가장 감수성 있고 특이성이 있는 검사는 2~10㎕ 정도의 뇌척수액이 필요로 하는 단백질 전기영동 검사이다. 약 3시간 정도가 소요된다. $Beta_2$-transferrin isoenzyme으로 뇌척수액 분리가 가능하고 $beta_1$은 가양성 반응을 막아준다. 이러한 검사법은 뇌척수액 누출을 제외할 때 더 침습적인 방사선학적 검사를 받지 않게 해준다.

55. CBC는 진단적 가치가 있는가?

그렇다. 그러나 어떤 진단시에만 사용된다. 예를 들어 만약 Hct가 높다(45% 이상)면 환자는 탈수가 되거나 만성 폐쇄성 폐질환(기종)이 있을지도 모른다. 만약 낮은 경우(30% 이하) 환자는 실혈과 연관된 만성질환일 가능성이 있다.

비슷하게 백혈구 수치에 있어 cytokine이 방출되는 염증이 생긴 후 수시간이 지날 때 증가한다. 따라서 정상 백혈구수는 감염과 전적으로 일치하지는 않는다.

56. 소변 검사(urinalysis)는 어떻게 이용되는가?

소변에 WBC는 신우신염(pyelonephritis) 또는 방광염(cystitis)을 진단하는 데 사용된다. 혈뇨는 신장 또는 요석을 가리킨다. RBC와 WBC는 충수염을 가진 환자에게서 발견된다.

BIBLIOGRAPHY

1. Aziz N, Detels R, Fahey JL et al: Prognostic significance of plasma markers of immune activation, HIV viral load and CD4 T-cell measurements. AIDS 12:1581-1590, 1998.
2. Burns ER, Lawrence C: Bleeding time. A guide to its diagnostic and clinical utility. Arch Pathol Lab Med 113:1219-1224, 1989.
3. Fauci A (ed): Harrison' s Principles of Internal Medicine, 14th ed. New York, 1997, McGraw-Hill.
4. Gomella LG (ed): Clinician's Pocket Reference, 8th ed. Stamford, Conn, 1997, Appleton & Lange.
5. Harken AH: Priorities in evaluation of the acute abdomen. In Harken AH, Moore EE (eds): Abernathy's Surgical Secrets, 5th ed. St Louis, 2005, Mosby.
6. Harken AH, Moore EE (eds): Abernathy' s Surgical Secrets, 5th ed. St Louis, 2005, Mosby.
7. Jacobs DS, DeMott WR, Grady HJ et al (eds): Laboratory Test Handbook, 4th ed. Hudson, Ohio, 1996, Lexi-Corp.
8. Kaiser R, Kupfer B, Rockstroh JK et al: Role of HIV-1 phenotype in viral pathogenesis and its relation to viral load and CD4+ T-cell count. J Med Virol 56:259-263, 1998.
9. Krutsch JP: Coagulation. In Duke J (ed): Anesthesia Secrets, 3rd ed. Philadelphia, 2006, Mosby.
10. Kwon P, Laskin D (eds): Clinical Manual of Oral and Maxillofacial Surgery, 2nd ed. Chicago, 1997, Quintessence.
11. Little JW, Falace DA, Miller CS et al: Dental Management of the Medically Compromised Patient, 6th ed. St Louis, 2002, Mosby.
12. Malley WJ: Clinical Blood Gases: Assessment and Intervention, 2nd ed. Philadelphia, 2005, Saunders.

13. Miller-Keane, O' Toole MT: Miller-Keane Encyclopedia & Dictionary of Medicine, Nursing, & Allied Health, 7th ed. Philadelphia, 2005, Saunders.
14. Patton LL, Shugars DC: Immunologic and viral markers of HIV-1 disease progression: implications for dentistry. J Am Dent Assoc 130:1313-1322, 1999.
15. Peacock MK, Ryall RG, Simpson DA: Usefulness of beta2-transferrin assay in the detection of cerebrospinal fluid leaks following head injury. J Neurosurg 77:737-739, 1992.
16. Ravel R: Clinical Laboratory Medicine, 6th ed. St Louis, 1995, Mosby.
17. Schwarz SI, Shires GT, Spencer FC (eds): Principles of Surgery, 7th ed. New York, 1998, McGraw-Hill.
18. Wu AHB: Tietz Clinical Guide to Laboratory Tests, 4th ed. St Louis, 2006, Saunders.
19. Zaret DL, Morrison N, Gulbranson R et al: Immunofixation to quantify beta2-transferrin in cerebrospinal fluid to detect leakage of cerebrospinal fluid from skull injury. Clin Chem 38:1908-1912, 1992.

5. 구강악안면외과 환자의 진단 영상 (Diagnostic imaging for the oral and maxillofacial surgery patient)

Corey C. Burgoyne, DMD, A. Omar Abubaker, DMD, PhD, and James A. Giglio, DDS, MEd

1. 방사선의 기본적인 단위는 무엇인가?

- Gray(Gy)
- Rads: 생물학적 효과를 나타내는 방사선의 단위
- Rem
- Sieverts(Sv): 단위 사이에 환산
- 1Gy = 100Rad
- 1mSv = 0.001Gy

2. 흉부 방사선 사진에서 질환의 방사선학적 패턴은 무엇인가?

흉부 방사선 사진에서 질병의 양상에는 한계가 있다. 3가지의 일반적인 양상은:

1. **폐포(alveolar).** 폐의 폐포질환은 가장 일반적인 양상을 가지며 그것은 국소적이며 균일하고 명확하지 않은 것이 특징이다. 그것은 폐포내에 물, 고름 또는 종양을 나타낸다.

2. **간극(interstitial).** 간극 양상은 망상(선형)이거나 결절성 또는 두 가지가 혼재된 양상이다. 망상 양상은 보통 양측성이고 혼재된 양상을 하고 있다.
3. **결절(Nodular).** 질병의 결절 양상은 폐부위 내에서 산재되고 잘 경계지워진 방사선 불투과성으로 나타난다.

3. 후전방 흉부 방사선 사진(P-A chest)은 무슨 진단적 가치가 있는가(그림 5-1)?

PA 흉부 방사선 사진은 흉부를 후방에서 전방으로 x-ray 빔을 쏘아서 얻어진다. 이 방사선 사진은 흉부, 횡경막, 심장, 종격동, 폐의 hila 및 폐를 전체적으로 평가하는데 사용된다.

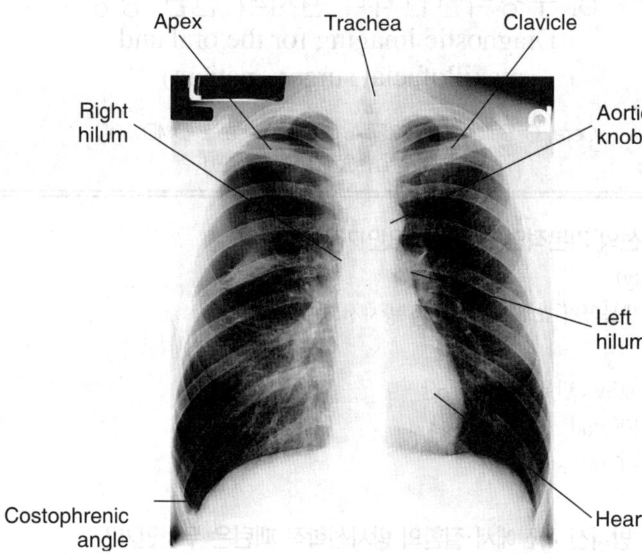

그림 5-1. 후전방 흉부 방사선. (From Long BW, Frank ED, Ehrlich RA: Bony thorax, chest, and abdomen. in Long BW Frank ED, Ehrlich RA: Radiology Essentials for Limited Practice, 2nd ed. st Louis, 2006, Saunders.)

4. 측방 흉부 방사선 사진은 주로 무엇에 사용되는가(그림 5-2)?

- 폐와 종격동의 특별한 부위에 국소적 병소
- 작은 흉막 삼출액의 진단(후방 늑골횡격막각의 둔해짐)
- 척추와 흉골 비정상의 진단

5. 폐기종은 흉부 방사선 사진상 어떻게 나타나는가(그림 5-3)?

기흉은 보통 흉벽과 평행한 얇은 선으로 나타난다. 이 선주위에는 어떠한 긴 표지는 없다. 긴장성 폐기종은 종격동의 측방 변위를 보인다. 특히 커다란 긴장성 폐기종시에 나타난다.

6. 만성 폐쇄성폐질환(COPD)과 연관된 방사선적 변화는 무엇인가?

- 폐부위의 과도한 팽창
- 흉골 하방의 커다란 투과성 부위
- 횡격막의 납작해짐
- 신장되는 심장

7. 만성 기관지염과 연관된 방사선적 변화는 무엇인가?

만성 기관지염의 흉부 방사선 사진은 폐의 기저부에 증가된 기관지혈관성 표시가 보이는 것이다. 기종을 가지는 환자에 있어 흉부 방사선적 이미지는 폐의 과잉팽창, 횡격막의 평탄화, 기낭성 폐기종(emphysematous bullae)을 보인다.

8. 어떻게 폐의 병소는 x-ray 필름상에서 관찰되는가?

폐의 병소는 질병의 결절성 양상을 따른다. 폐 공간 내측에 병소는 공동을 형성하는 병소(cavitary)와 공동을 형성하지 않은 병소(noncavitary)로 나눌 수 있고, 종양 또는 감염으로 나뉜다. 병소의 또 다른 원인은 혈관의 기형이지만 종양과 감염보다 덜 일반적이다.

9. 척추전만자세의 흉부 방사선 사진은 무엇에 유용한가?

전만자세의 흉부 사진은 폐의 첨부를 더 잘 보이게 해준다. 이것은 표준 흉부 방사선 사진상에서 이 부위에 의심스런 병소가 있을 때 촬영한다.

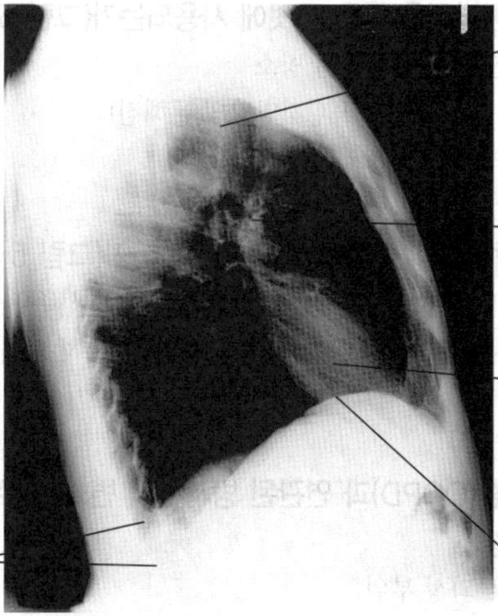

그림 5-2. 측방 흉부 방사선. (From Long BW, Frank ED, Ehrlich RA: Bony thorax, chest, and abdomen. in Long BW Frank ED, Ehrlich RA: Radiology Essentials for Limited Practice, 2nd ed. st Louis, 2006, Saunders.)

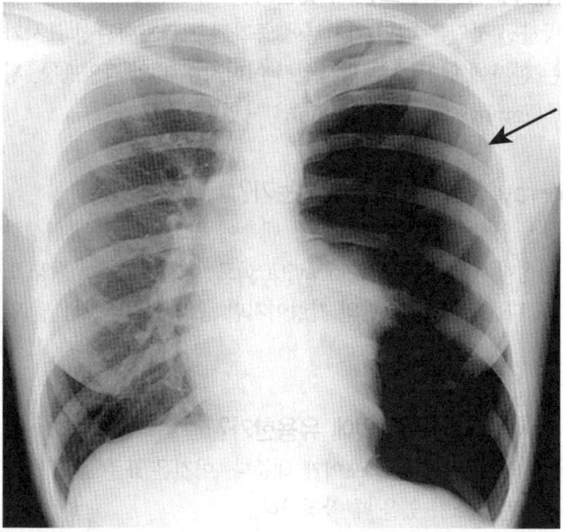

그림 5-3. 좌측에 기흉(화살표)을 보여주는 후전방 흉부 방사선. (From Bosker JI, Powers MP, Bosker H: Management of nonpenetrating chest trauma. In Fonseca RJ, Walker RV, Betts NJ(eds): Oral and Maxillofacial trauma, 3rd ed. st Louis, 2005, Saunders.)

10. AIDS 환자의 표준 흉부 방사선 사진상 발견되는 것은?

감염성 폐질환. Pneumocystis carinii 폐렴이 가장 일반적이며 가늘고 퍼지는 망상 구조를 가진다.

11. Acute abdominal series는 어떤 것을 포함하며, 어떤 경우에 사용되나?

- Supine and uplight abdominal film – 신장, 요관 및 방광
- Chest

이 사진들은 급성 복통이나 외상시 일차적 평가를 위해 사용된다.

12. KUB는 무엇인가?

KUB는 신장과 요관 방광을 평가하기 위한 방사선 사진이다. Supine abdominal radiograph로 알려진 시리즈는 복통, 배변습관, 장 팽창의 초기 정밀 검사에 사용된다. 요도 문제의 평가를 위해 사용되기도 한다. 신장 결석과 담낭 결석의 10~20%는 KUB에서 보인다. KUB view의 평가는 장내 가스 양상의 관찰과 석회화되거나 방사선 불투과성의 이물질을 찾는 것을 포함한다. 요근; 신장, 간, 비장; 측복선(frank stripe-properitoneal fat layer가 복벽 양옆에서 검은 줄무늬 형태로 보임); 척추; 골반 또한 관찰된다.

13. 식도조영술(barium swallow)은 무엇인가?

Esophagram은 보통 barium을 사용하는데, 그것은 수용성 조영제로 연하 기전을 평가하기 위해 사용되며 식도 병소와 비정상적 연동을 찾는 데 이용된다. 이 평가에는 어떤 준비도 필요하지 않다.

14. Upper gastrointestinal series(UGI)는 무엇인가?

Esophagram을 포함하는 UGI는 위와 십이지장을 평가하는 데 사용된다. 이 중복조영 촬영은 barium과 공기를 사용하며 위염과 궤양, mass, hiatal hernia(위의 일부가 식도가 가로막을 통과하는 구멍을 통해서 흉강으로 빠져나가는 것), 위장관 반사를 찾는 데 사용된다. UGI는 상부복통이나 혈변의 정밀진단에도 사용된다.

15. 혈관내 신우조영술(intravenous pyelogram[IVP])은 무엇인가?

이 이미지 테크닉은 신장과 요관, 방광을 평가하기 위한 혈관내 조영제를 사용한

다. 이 검사는 혈뇨, 신장결석, 요관 감염, 신장 또는 방광에 의심스러운 악성병소를 가진 환자를 찾는데 이용되며 옆구리 통증을 가진 환자의 정밀진단에도 사용된다.

16. 핵의학 검사의 종류와 그것이 이용되는 곳은 어디인가?

핵의학 검사는 방사선 동위원소가 혈관내로 주사되고 조직에 부착하는 방사선 동위원소를 찾는 것을 기본으로 한다. 특히 흡수율과 방사선 동위원소 투여시간 사이의 간격, 동위원소의 종류에 따라 구별된다.

Bone scan은 technetium 99 같은 방사능 표지자(radioactive tracer)를 사용하는 핵의학 검사로 골대사(turnover)가 증가하거나 감소한 부위를 찾아내는 것이다. 표지자를 거의 흡수하지 않는 부위는 어둡게 보이거나 "cold spot"으로 보이며 이는 골내로 혈액공급이 부족하거나 암의 일부 종류가 존재한다는 것을 의미한다. 빠른 골성장이나 재생과 흡수가 일어나는 부위는 표지자의 양이 증가한다. 이 부위는 밝은색 또는 "hot spot"으로 보이며 종양의 존재나 골절, 감염상태를 의미한다. Bone scan은 전이를 정밀 검사할 때 사용된다. 특히 골내 전이가 잘되는 암(신장, 폐, 갑상선, 전립선, 유방 등)을 가진 환자에게서 유용하다. 일차 종양, 골수염, 무혈관성 괴사, 스트레스성 골절에도 사용된다.

Gallium scan은 5~10일 지난 농양을 찾는 데 사용된다. Bone scan과 동시 사용시 galiium scan은 골수염에 더 특이성을 보인다. **Indium 111** white blood cell scan은 골수염을 찾는 데 gallium scan을 대체할 수 있다.

Cardiac scan은 최근에 사용이 증가되며 많은 용도로 사용된다. 주로 심근경색, 허혈, 스트레스 검사, 구출률(ejection fraction)의 평가, 심박출량, 심실성 동맥류에서 사용된다.

Liver-spleen scan은 고환 질환, 농양, 종양 및 낭종을 평가하는 데 사용된다. 최근 CT가 사용되면서 효용성이 감소했다.

Ventilation-perfusion lung scan은 폐색전을 평가하기 위해 사용된다. 비록 폐혈관 조영술(pulmonary angiogram)만큼 특이성이 있지는 않지만 폐색전이 의심되는 환자에서 chest 다음으로 비침습적 검사이다.

17. Facial series에는 무엇이 있으며, 사용목적은 무엇인가?

Facial series는 Caldwell view, Water view, lateral skull view, submentovertex(SMV) view(zygomatic arch view 포함)를 포함한다. 이 검사는 안면외상시 초기 정밀 검사로 이용된다.

18. Mandibular series에는 무엇이 있으며, 사용목적은 무엇인가?

Mandibule series는 Towne' view, PA skull view, Oblique view of mandible, panorama를 포함한다. 이것은 안면 외상시 하악을 평가하는 데 주로 사용된다.

19. Nasal bone series는 무엇을 포함하는가?

Nasal bone series는 AP skull view, 양측 nasal bone view가 있으며 코의 외상 후 평가에 이용된다.

20. 파노라마 필름상의 정상 해부학적 지표는 무엇인가(그림 5-4)?

21. Sinus series는 무엇인가?

Sinus series는 전두동, 사골동, 상악동 및 접형동을 포함하는 부비동 평가시에 사용된다. Caldwell, Water, lateral, SMV가 해당되며 부비동염이나 부비동내 종물의 평가를 위해 사용된다.

22. Cervical spine series는 무엇을 포함하는가?

Cervical spine series는 PA와 lateral 양측의 oblique view, 제2경추(odontoid view)를 포함한다. 이것은 외상성 손상, 경부 통증, 상행지의 신경적 증상을 평가하기 위해 사용된다. 7개의 경추는 평가를 위해 모두 관찰되어야 한다.

23. Airway film은 무엇을 포함하는가?

Airway film은 경부의 AP와 lateral view를 포함한다. Airway film은 기도와 주위 연조직의 좋은 상을 보인다. 그것은 기도의 종물, 이물질, 감염 유무를 판단하는 초기 정밀 검사시 사용된다.

24. 일반 단층 촬영의 용도와 장점은 무엇인가?

CT의 출현과 함께 일반 단층 촬영은 두경부의 문제를 평가하는 데 제한되어 사용

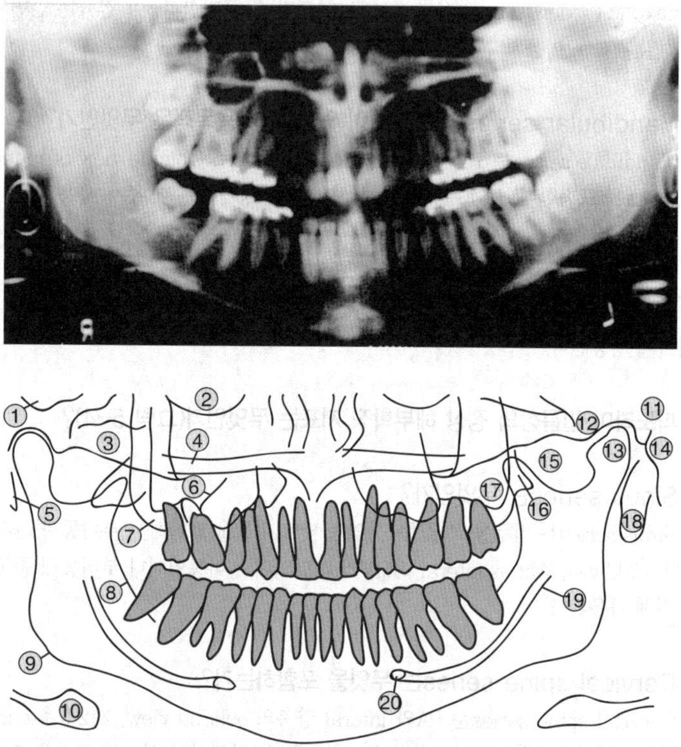

① Middle Cranial Fossa
② Orbit
③ Zygomatic Arch
④ Palate
⑤ Styloid Process
⑥ Septa in Maxillary Sinus
⑦ Maxillary Tuberosity
⑧ External Oblique Line
⑨ Angle of Mandible
⑩ Hyoid Bone
⑪ Glenoid Fossa
⑫ Articular Eminence
⑬ Mandibular Condyle
⑭ Vertebra
⑮ Coronoid Process
⑯ Pterygoid Plate
⑰ Maxillary Sinus
⑱ Earlobe
⑲ Mandibular Canal
⑳ Mental Foramen

그림 5-4. 파노라마와 해부학적 구조물을 보여주는 투사도. (Coutesy KaVo Dental Corporation, Lake Zurich, Ⅲ.)

되어 왔다. 이 검사의 장점은 술후 환자의 CT에서 관찰되는 metallic artifact로 인한 흐림 현상이 없다는 것이다. 이 검사는 axial view의 재조합을 통해 골구조의 3차원적 영상을 보여준다는 장점이 있다. TMJ를 평가하는 데 있어 시상 단층 촬영은 axial CT scan보다 더 많은 TMJ 골구조에 대한 정보를 제공한다.

25. 두경부에 있어 CT가 언제 활용되나?

- **두부** CT(head CT): 두부내측의 손상과 병변을 제외시키거나 두개골 골절이 의심되는 두부 외상시
- **중안면부** CT(maxface CT): 중안면부의 평가나 안와골절 평가가 필요한 두부 또는 안면부 외상시
- **하악을 포함하는 중안면부** CT(maxfacial CT with extention through the mandible): 중안면부, 안와부 하악골 골절이 의심되는 두부 또는 안면부 외상시
- **경부** CT(neck CT): 외상 또는 감염에 대해 하악과 기도를 평가하기 위해
- **경추** CT(c-spine CT): cervical spine series가 부적합하다고 생각될 때

26. 두경부 CT에서 조영제는 언제 사용하나?

조영제는 CT 검사시에 사용되며 해부학적 구조물을 더 명확하게 보여준다. 어떤 조영제는 공기나 물같이 천연재료이다. Iodine 또는 barium sulfate의 경구 또는 직장내 투여는 복부나 낭 관찰시 사용되지만 뇌 또는 흉부관찰시 이용되지는 않는다. Iodine은 정맥 조영제로 가장 널리 이용된다.

적응증: 경구 또는 비경구를 통한 해부학적 구조 관찰시

비적응증: 알러지, 신부전, creatinine 수치 상승시

27. 예방적 측정(prophylactic measure)은 정맥 조영제에 알러지 반응이 있는 환자에게 무엇을 얻으려고 하는 검사인가?

내시경 역행 췌담관조영술(endoscopic retrograde cholangiopancreatography[ERCP])을 사용하는 조영제에 아나필락시스 반응은 드물다. 그럼에도 불구하고 iodine 조영제나 약물의 감수성 병력은 술전 평가와 설문지 작성시에 고려해야 한다. 알러지 병력이 있는 환자에게 있어 예방적 측정은 대부분 내시경 전문가에 의해 다음의 경우를 포함하여 채택되어야 한다:

- 비이온화 또는 낮은 삼투압을 가지는 조영제 사용시
- ERCP 전에 스테로이드를 경구 투여하며 시술 전에 알러지 반응을 보일 때 정맥내로 스테로이드 투여한다. 어떤 내시경 전문가는 스테로이드와 함께 정맥내로 항히스타민제를 투여한다.

28. 타액선 조영술(sialography)은 무엇인가?

타액선 조영술은 타액선 관계의 방사선적 평가를 위해 사용된다. 이 평가는 이하선과 악하선의 관내 삽관과 조영제 투입에 의해 이루어진다.

29. 타액선 조영술은 언제 사용되는가?

- 작은 방사선투과성 또는 불투과성의 타석 또는 이물질을 발견하거나 확인하기 위해
- 재발된 염증의 이차 손상을 평가하기 위해
- 주위 조직내로 확산이 의심되는 신생물의 크기, 위치를 더 세부적으로 평가하기 위해
- 관상 구조의 누공, 협착, 천공 특히 외상 후에 나타나는 것을 평가하기 위해
- 만성 타액선염과 만성 협착을 평가하기 위해(거의 사용되지 않는다)

30. 타액선 조영술은 언제 금기증인가?

- Iodine 화합물에 감수성이 있는 환자
- 급성 타액선염

31. 타액선 질환의 폐쇄 형태는 타액선 조영술에서 무엇처럼 보이는가?

폐쇄성 타액선 질환의 급성형과 급성 타액선염에서 타액선 조영술은 거의 수행되지 않으며 대부분 비적응증이다. 그러나 질병의 폐쇄성 병변을 가진 환자의 잠복기에 촬영한 타액선 조영 촬영은 정상 주변관에서 급작스럽게 감소하는 중심관의 국소적 협착과 중심부의 확장을 볼 수 있다. 만약 선소포가 압력을 받고 세포 침윤성으로 파괴가 된다면 주변관과 선포는 상이 좋은 타액선 조영술에서도 보이지 않는다.

32. 타액선 조영술에서 쇼그렌 증후군은 어떻게 보이는가?

쇼그렌 증후군은 초기에는 단지 선포와 게제관에만 국한된다. 따라서 초기 질병시에는 타액선 조영술 상에서 정상적인 중심관과 타액선내의 수많은 조형물이 산재된 양

상으로 보인다. 이런 변화는 초기 타액선 조영술의 특징이며 질병을 진단할 수 있다. 질병이 진행됨에 따라 타액선 조영술 상에서 leafness fruit-laden 또는 mulberry tree를 닮았다고 한다. 질병의 진행된 형태는 중심관의 확장을 보이고 결국 조영제의 타액선관 주위에 침착된다. 쇼그렌 신드롬의 점상 또는 구상 모양에 타액관염과 연관된 중심선의 확장이 중첩된다.

33. TMJ에서 디스크 변위를 진단하기 위한 가장 좋은 영상은 무엇인가 (그림 5-5)?

최근에 MRI는 정복되거나 정복되지 않는 디스크 변위를 보기 위해 선택하는 이미지이다. 다이나믹 MRI 술식은 이미지의 진단적 질을 향상시키기 위해 사용된다. 비록 관절 조영술이 과거에 진단을 위해 사용되더라도 최근에는 그런 목적을 위해 잘 사용되지 않는다.

A

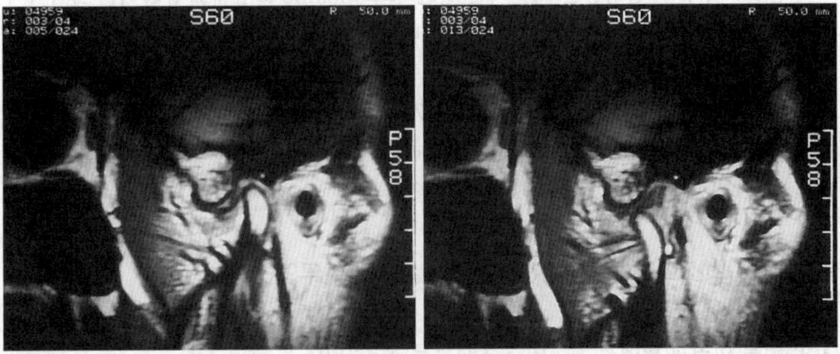

B

그림 5-5. 개구시(B)와 폐구시(A)에 정복성 전방변위 disc를 가진 우측 턱관절의 MRI. (From Quinn PD: Diagnostic imaging of the temporomandibular joint. in Quinn PD: Color of Atlas of Temporomandibular Joint Surgery. St Louis, 1998, Mosby.)

34. TMJ 천공은 어떻게 진단하는가?

비록 대부분의 임상에서 TMJ의 연조직 이미지를 관찰시 MRI가 처음으로 선택되지만 디스크 천공을 알 수 있는 최고의 진단은 관절 조영술(arthrography)이다. 최근 관절 조영술의 사용이 감소하기 때문에 진단은 임상적 검사를 바탕으로 이루어진다.

35. 관절 조영술은 무엇인가?

일반 방사선 사진의 주된 한계는 연조직 관찰이 어렵다는 것이다. 이런 문제를 극복하기 위해 관절강내 조영제-표준 60% iodine이 사용된다-는 방사선 불투과상의 액체나 공기를 가지고 연조직의 표면을 덮음으로써 연조직 구조를 강조하는 데 사용된다. 헐거워진 관절, 인대 또는 건의 손상, 활막 또는 연골의 병소, 누공 또는 동공, 인공관절의 헐거워짐을 더 잘 관찰할 수 있다. 비록 관절 조영술이 CT나 MRI를 사용하여 수행될 수 있지만 표준 관절 조영술은 매식체내에 금속의 존재 때문에 관절의 변위를 평가하는 데 도움을 줄 수 있다.

관절 조영술은 형광성 유도체를 사용하여 수행된다. 국소마취 후에 관절강으로 들어가고, 조영제와 공기(이중 대조 이미지를 만들기 위해)가 20G 바늘을 통해 주입된다. 활막액은 진단 또는 치료를 위해 흡인된다. 선택된 방사선 사진은 관절강의 조작 후에 즉시 촬영되어진다.

관절 조영술의 합병증은 드물지만 일반적으로 iodine 조영제로 유발되는 활막자극(화학적 활막염)이 대부분이다. 감염은 드물다.

36. 관절 조영술의 주된 단점은 무엇인가?

TMJ 관절 조영술은 기술이 있고 잘 숙련되고 지식을 가진 방사선 전문가를 필요로 하는 침습적 방법이다. 또한 동통과 불편감을 주기도 한다.

37. TMJ 병소의 진단시 MRI의 장점 및 단점은 무엇인가?

장점

- TMJ를 여러 평면에서 경 · 연조직 모두를 볼 수 있다
- 방사선을 사용하지 않는다.
- 기술을 요구하지 않는다.

단점

- 비용이 비싸다.
- 폐쇄공포증을 보이는 환자는 견디기 힘들다.

38. MRI의 적응증과 비적응증은 무엇이며, T1과 T2 이미지는 무엇인가?

MRI는 자기장 때문에 양성자 밀집과 이완의 동적 과정을 기본으로 한다. 관찰되는

조직에 따라 다양하고 그 조직의 생리적 및 화학적 특징을 반영한다. MRI 촬영 동안 방사선 조사는 없다.

두경부 종양의 발견과 위치확인 및 치료를 계획하는 데 있어 MRI는 CT 이상의 장점을 제공한다. 왜냐하면 다양한 면의 수용력, 조직의 특징을 보여주고 골과 치아의 인공물이 없기 때문이다. MRI는 림프절에서 혈관을 구별할 수 있다. MRI는 또한 안와강 내에 구조물을 나타낸다.

T1 강조영상: DARK = 물, 뇌척수액(CSF), 부종, 칼슘

LIGHT =지방, 가돌리늄(Gd)

T2 강조영상: DARK = 칼슘, 골

LIGHT = 물, CSF, 부종

MRI는 뇌동맥류 클립, 인공심박동기를 가지는 환자에게서 절대금기이다. 그러나 bone plate나 임플란트 같은 티타늄은 MRI 이미지에 영향이 없다. MRI 기계는 결코 꺼지지 않은 자기장을 가지고 있다는 것을 기억해라.

39. 임플란트 치료계획을 세우는 데 있어 CT는 어떤 도움을 주는가?

역사적으로 임플란트 환자는 하치조 신경의 위치, 부비동의 위치, ridge의 높이를 결정하기위해 파노라마, 구내사진 및 cephalometric 필름을 사용하였다. 그러나 정확한 측정은 불가능했다. 그리고 이런 필름은 ridge의 폭을 측정하지 못했다. 그러므로 CT는 임플란트의 길이와 폭과 내부 골구조를 정확하게 평가하는 상하악의 axial image를 제공한다.

40. 전통적 CT와 cone beam형 CT의 차이점은 무엇인가?

Cone beam형 CT는 더 얇게 이미지를 잘라주며(0.5mm vs. 1.0mm), 인공물(artifact)의 수를 줄여주고, 피부에 조사되는 방사선 양을 줄여준다.

41. 구강악안면외과의는 어떻게 진단적 개제적 혈관 조영술을 사용하는가?

진단적 개제적 혈관 조영술은 구강악안면외과의가 악안면부위에 조절되지 않는 출혈과 혈관성 종양을 진단하거나 묘사하는 데 도움을 준다. CT와 MRI를 동시에 사용할 때 외과적 접근과 명확한 치료를 계획을 세울 수 있다. 혈관성 종양을 치료하기 위해 외과적 제거술 대신 혈관 조영술을 이용한 색전술 시행이 종양 처치에 더 선호되는 방법이다.

42. 구강악안면 수술시에 동위원소 scintigraphy의 역할은 무엇인가?

구강악안면외과의는 다른 일반적인 방사선 사진에 비해 동위원소 scintigraphy가 골이미지를 더 명확하게 보여주기 때문에 골과 관절질환을 평가하기 위해 사용한다. 특히 scintigraphy 또는 골스캔은 TMJ의 관절변화와 과두증식, 특발성 과두 흡수(활동성 또는 비활동성), 대사성 질환, 골이식재의 안착, 외상, 치성질환, 골수염 및 악성질환을 평가하는데 도움을 줄 수 있다. 그러나 scintigraphy는 비정상을 찾는데 감수성이 낮고 20~50% 환자에서 하악 또는 안면에 비정상적 활성을 보인다.

43. 악골에서 낭종과 양성 치성종양의 진단에 유용한 진단적 이미지는 무엇인가?

구강악안면부위에 대부분의 병소는 일반적 방사선 검사로 알 수 있다. 파노라마는 여전히 구강외과의사가 처음으로 보는 검사이다. 그러나 CT와 MRI는 보조적으로 유용한 기구이다. 특히 외과적 접근을 계획할 때 더 유용하다. CT는 상하악의 낭종과 종양을 평가할 때 병소가 주변조직을 침범하면서 피질골 하방으로 퍼진다면 도움을 준다. MRI는 낭종과 양성종양을 감별진단하거나 낭종의 내용물을 감별하는 데 도움을 준다.

44. 악골에서 악성질환을 평가하는 데 사용되는 진단적 이미지는 무엇인가?

- CT
- MRI
- 파노라마
- Polycycloidal tomography
- Radionuclide scanning technique

악골병소의 방사선적 평가는 골과 연조직을 정확하게 감별할 수 있는 이미지가 필요하다. CT는 종양의 크기와 위치, 확산 정도의 정확한 평가를 허용하고 미묘한 골성 병소와 석회화를 찾을 수 있어야 한다. 그러나 MRI는 더 높은 연조직 대조도를 가진 높은 해상도와 더 얇은 단층 촬영을 제공한다. 게다가 MRI는 혈관내 조영제를 사용하지 않고 혈관을 볼 수 있으며 조직의 위치에 대한 정보를 제공한다.

45. 하악골절시 감별진단에 사용되는 이미지는 무엇이 있는가?

일반 방사선 사진은 대부분의 하악 손상에 있어 비용 대비 효율성이 높은 적절한 수단이다. 파노라마는 구강악안면외과의가 하악골을 평가하는 데 일차적으로 사용한다. 전후부, 측방 두부 방사선 사진, Waters', Towne's view도 진단에 도움을 줄 수 있다. 게다가 수평면과 관상면상에 CT 평가는 하악골절 특히 과두와 과두하 부위 진단에 도움을 줄 수 있다.

46. 중안면부 골절을 진단하는데 사용되는 이미지는 무엇인가?

중안면외상을 가진 환자의 초기 방사선적 평가는 Waters', Towne's view, 전후방, 측방두부방사선 사진, 이하두정 방사선 사진이 있다. 그러나 안면골은 후전방으로 발산하는 형태를 지니고 있으므로 전후방 두부 방사선 사진은 골의 해부학적 구조를 변형시키고 왜곡하며, 여러 상이 중첩되게 만든다. 그러므로 CT는 중안면부 외상시 가장 명확한 방법이다. 일반적으로 수평면상은 쉽게 얻어지고, 유용하지만 관상면상의 보충이 반드시 필요하다. 직접적인 수평면상은 환자의 안와저, 안와상부, 구개부, 상악치조돌기를 관찰할 수 있다. 그러나 환자는 목이 긴장된 상태로 있기 때문에 직접적인 수평면상은 환자의 경추부위 영상을 제거해야만 얻을 수 있다. 만약 직접적인 수평면상이 가능하지 않다면 수평면상으로부터 관상면상을 재구성하여 사용할 수도 있으나 이렇게 재구성된 영상은 각각 절편의 픽셀 가장자리가 골표면을 향해 톱니모양을 하게 되어 실제 구조물과는 다르게 영상이 변형되고 잘못된 판독의 소지가 있다.

47. 상악동 병변을 평가하는 데 사용되는 이미지는 무엇인가?

상악동의 방사선적 평가는 보통 수평면상에서 상악동내 fluid와 공기가 분리 될 수 있도록 환자가 직립한 상태에서 세 개의 영상 평면에서 표준 sinus series를 얻는다. 표준 sinus series는 Waters', Caldwell, 측방 두부, 이하두정 방사선 사진을 포함한다. 그러나 파노라마 방사선 사진이 보조적으로 사용될 수 있다. 만약 일반 방사선 사진이 적용되었다면 CT는 골과 연조직 모두를 시각화하는 것을 수행할 수 있다. 부가적으로 CT는 골파괴의 정도와 침습을 포함한 질병에 대한 연조직의 반응을 관찰할 수 있다. 최근에는 MRI로 연조직 영상 및 부종성, 염증성 변화를 매우 선명하게 관찰할 수 있게 되었고, 아말감 충전물이나 치밀한 피질골에 의한 beam-hardening artifacts에도 영향을 받지 않는다.

48. 악골의 염증성 병변의 진단에 사용되는 이미지는 무엇인가?

대부분 악골의 염증성 질환은 일반 방사선 사진으로 평가될 수 있지만 일반 방사선 사진은 CT, MRI, 동위원소 스캔을 보조적으로 필요할 수 있다. MRI, CT는 병소의 범위와 부분적인 파괴와 침습을 평가하는 데 도움을 준다. 특히 골수염의 경우에 많은 도움을 준다. Scintigraphy와 동위원소 스캔은 염증이나 골수염에 의한 골 변화와 임상적인 활성을 알아보는 가장 결정적인 검사방법이다.

49. 두경부의 연조직 감염을 볼 수 있는 이미지는 무엇이 있는가(그림 5-6)?

두경부의 감염을 평가하는 일차적 이미지는 CT, MRI이다. CT와 MRI는 농양과 봉와직염을 구분할 수 있고, 정맥 혈전증의 여부, 기도 손상 및 감염 경로의 정확한 위치와 범위를 알아낼 수 있다. CT는 MRI보다 피질골의 연속성 평가에서 더 유용하고, 시간이 적게 걸리고, 더 저렴하며, 더 활용도가 크다. MRI는 환자가 누운 상태로 시상면, 관상면 및 수평면의 영상을 다 얻을 수 있으며 방사선을 사용하지 않으며 아말감에 의한 artifact에 상이 훼손되지 않는다. 전체적으로 조영제를 사용하는 CT는 구강악안면 감염의 모든 단계에서 높은 진단적 효과를 보여 이런 목적으로 사용시 유용하다.

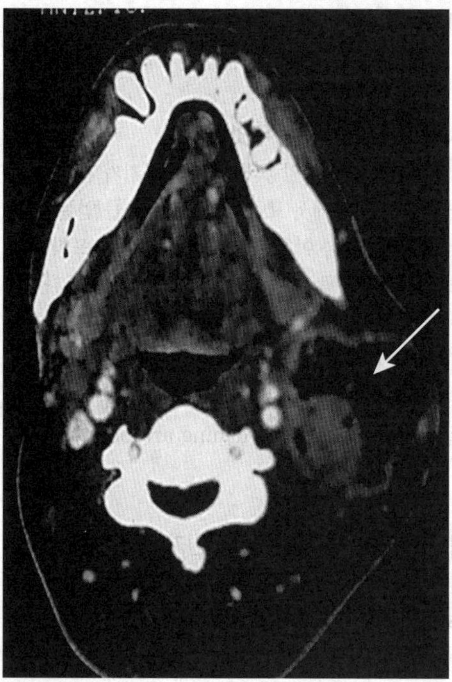

그림 5-6. 하악의 후방부(화살표)에 농양과 가스가 모아져 있는 것을 보여주는 CT scan.

BIBLIOGRAPHY

1. Abrams JJ: CT assessment of dental implant planning. Oral Maxillofac Surg Clin North Am 4:1-18, 1992.
2. Barsotti JB, Westesson PL, Ketonen LM: Diagnostic and interventional angiographic procedures in the maxillofacial region. Oral Maxillofac Surg Clin North Am 4:35-50, 1992.
3. Conway WF: Diagnostic imaging. In Kwon PH, Laskin DM (eds): Clinical Manual of Oral and Maxillofacial Surgery, 2nd ed. Chicago, 1996, Quintessence.
4. Dolan KD, Ruprecht A: Imaging of mandibular and temporomandibular joint fractures. Oral Maxillofac Surg Clin North Am 4:113-124, 1992.
5. Dolan KD, Ruprecht A: Imaging of midface fractures. Oral Maxillofac Surg Clin North Am 4:125-152, 1992.
6. Hashimoto K, Arai Y, Iwai K et al: A comparison of a new limited cone beam computed tomography machine for dental use with a multidetector row helical CT machine. Oral Surg Oral Med Oral Pathol Oral Radiol Endod 95:371-377, 2003.
7. Holliday RA, Prendergast NC: Imaging inflammatory processes of the oral cavity and suprahyoid neck. Oral Maxillofac Surg Clin North Am 4:215-240, 1992.
8. Little JW, Falace DA, Miller CS et al: Dental Management of the Medically Compromised Patient, 6th ed. St Louis, 2002, Mosby.
9. Miles DA: Imaging inflammatory disorders of the jaw: simple osteitis to generalized osteomyelitis. Oral Maxillofac Surg Clin North Am 4:207-214, 1992.
10. O' Mara RE: Scintigraphy of the facial skeleton. Oral Maxillofacial Surg Clin North Am 4:51-60, 1992.
11. Som PM, Brandweir M: Salivary glands. In Som PM, Curtin HD (eds): Head and Neck Imaging, vol 2. St Louis, 1996, Mosby.
12. Sune, Ericson: Conventional and oral computerized imaging of maxillary sinus pathology related to dental problems. Oral Maxillofac Surg Clin North Am 4:153-182, 1992.
13. U.S. Nuclear Regulatory Commission, http://www.nrc.gov/reading-rm/doc-collections/ cfr/part020/part020-1004.html
14. van Rensburg LJ, Nortje CJ: Magnetic resonance imaging and computed tomography of malignant disease of the jaws. Oral Maxillofac Surg Clin North Am 4:75-112, 1992.
15. Virginia Commonwealth University, http://www.utdol.com.proxy.library.vcu.edu/application/topic.asp?file=biliaryt/11141&type=A&selectedTitle=1~4
16. Wandtke JC: Chest imaging for the oral and maxillofacial surgeon. Oral Maxillofac Surg Clin North Am 4:241-252, 1992.
17. Weber AL: Imaging of cysts and benign odontogenic tumors of the jaw. Oral Maxillofac Surg Clin North Am 4:61-74, 1992.
18. WebMD, http://www.webmd.com/hw/health_guide_atoz/hw200283.asp
19. Westesson P: Magnetic resonance imaging of the temporomandibular joint. Oral Maxillofac Surg Clin North Am 4:183-206, 1992.
20. White SC: Computer-assisted radiographic differential diagnosis of jaw lesions. Oral Maxillofac Surg Clin North Am 4:261-272, 1992.

Part Ⅱ
마취(Anesthesia)

6. 국소마취
(Local anesthetics)

Christopher L. Maestrello, DDS, A. Omar Abubaker, DMD, PhD,
and Kenneth J. Benson, DDS

1. 몸무게 150lb의 건강한 사람에게 투여될 수 있는 1:100,000 epinephrine을 포함한 2% lidocaine의 최대 용량은 얼마인가?

표 6-1. 치과용 국소마취제의 성인 용량

약제	Cartridge 크기(mg)	최대 용량 mg/kg	최대 용량 mg/lb	최대 용량
2% lidocaine	36	4.5	2	300
2% lidocaine with 1:100,000 epinephrine	36	7	3.3	500
3% mepivacaine	54	5.5	2.6	400
2% mepivacaine with 1:20,000 levonordefrin	36	5.5	2.6	400
4% prilocaine	72	8	4	600
4% prilocaine with 1:200,000 epinephrine	72	8	4	600
0.5% bupivacaine with 1:200,000 epinephrine	9	1.3	0.6	90
1.5% etidocaine with 1:200,000 epinephrine	27	5.5	2.6	400
4% articaine* with 1:100,000 epinephrine	68	7	3.2	400

최대 용량은 성인 체중 150lb이나 70kg을 기준으로 하였으며 제조사로부터 얻은 자료이다: Astra (Xylocaine, prilocaine, Citanest, Duranest), Cook-Waite(Marcaine), Septodont (Septocaine).
*Articaine(Septocaine)의 용량은 1.7ml cartridge를 기준으로 하였다.

477mg이다. 1:100,000 epinephrine을 포함한 2% lidocaine의 성인 환자에 대한 최대 용량은 7mg/kg이다(표 6-1). Pound는 kilogram으로 바꾸려면 2.2로 나누면 된다.

$$150\text{lb} \div 2.2\text{lb/kg} = 68\text{kg}$$
$$68\text{kg} \times 7\text{mg/kg} = 477\text{mg}$$

2. 위의 방법에 의하면 얼마나 많은 dental cartridge가 이와 동일한가?

13cartridges이다. 1:100,000 epinephrine을 포함한 2% lidocaine dental cartridge 한 개당 20mg/ml의 lidocaine을 함유한다. 1.8ml cartridge는 lidocaine 36mg을 함유한다.

$$477\text{mg} \div 36\text{mg/cartridge} = 13.25\text{cartriidges}$$

미국 외의 마취제 제조회사는 1:100,000 epinephrine을 포함한 2% lidocaine을 2.2ml dental cartridge로 만들기 때문에 44mg의 국소마취제를 함유한다. Note: Articaine은 미국에서 1.7ml cartridge로 제조된다.

3. 30lb 어린이에게 투여될 수 있는 lidocaine or mepivacaine의 dental cartridge의 수는 몇 개인가? 소아들에게 투여할 국소마취제 선택시 고려할 점은 무엇인가?

제약회사들은 일반적으로 소아에 대한 약물 테스트를 요구받지 않는다; 따라서 약물의 정확한 최대 용량은 종종 알려져 있지 않다. 게다가 제약회사들은 소아들의 나이와 몸무게가 다양하기 때문에 소아들에 대한 최대 용량을 추천하는 것도 꺼린다. 두 가지 표준 공식이 소아의 약물 용량을 계산하는 데 사용될 수 있다: Young's rule은 소아들의 나이에 기초한 것이고, Clark's rule은 소아들의 몸무게에 기반을 둔 것이다.

Clark's rule이 더 선호되며 공식은 아래와 같다.

소아의 약물 최대 용량 = (소아 몸무게 lb ÷ 150) × (성인의 최대 용량 mg)

Cartridge의 최대 개수는 다음의 국소마취제로 계산된다.

2% lidocaine with 1:100,000 epinephrine	2.7cartridges
2% lidocaine	1.6cartridges
2% mepivacaine with 1:20,000 levonordefrin	2.2cartridges
3% mepivacaine	1.5cartridges

소아환자에게 투여되는 국소마취제는 최대 용량을 초과하기 쉽다. 예를 들어, 만약 서로 다른 1/4 악궁에 위치한 4개의 abscessed teeth를 발치해야 할 경우 임상가들은 특히 주의해야 한다. 만약 4개 치아를 한 번에 뽑을 경우 임상가는 각각의 1/4 악궁에 투여하는 국소마취제 양에 매우 주의해야 한다. 혈관수축제는 또 다른 고려사항이다. 혈관수축제는 혈행에 의한 국소마취제의 흡수를 제한하여 전신적 영향을 감소시키는데, 이것에 의해 투여 용량이 증가될 수 있다. 따라서 용액의 농도와 혈관수축제의 사용은 투여되는 국소마취제의 최대 용량을 변화시킨다.

소아환자에게 사용되는 가장 안전한 국소마취제는 1:100,000 epinephrine을 포함한 2% lidocaine이다. 혈관수축제를 포함하거나 또는 포함하지 않는 2% lidocaine의 소아에 대한 용량을 기억하는 간단한 방법은 몸무게 20lb마다 하나의 cartridge를 사용하는 것이다.

4. 국소마취제의 소아 최대 용량에 대해 마약성 진정제(narcotic sedation)는 어떤 영향을 가지는가?

Amide계 국소마취제와 narcotics(마약)는 중독성을 가지므로 독성 반응(toxic reaction)의 빈도를 증가시킨다. 소아의 최대 용량을 감소시키는 것이 추천되는데(예, 4.4mg/kg of 2% lidocaine with 1:100,000 epinephrine), 이것은 발작 역치를 감소시킬 수 있는 호흡 억제나 산증(acidosis)을 방지하기 위해서이다. Opioids(마약)(예, fentanyl, meperidine, morphine)는 화학구조가 amide계 국소마취제와 유사하고(둘 다 basic lipophilic amines), 일차적으로 폐에 영향을 미치기 때문에 amide계 국소마취제의 중독성을 야기할 수 있다. 폐는 전신으로 약물들을 차례차례 풀어놓는 저장소로 작용한다.

5. 국소마취제는 어떻게 분류되는가?

모든 국소마취제는 amide group과 연결된 aromatic ring을 가진다. 연결고리는 amide나 ester이고 이것에 의해 분류된다(그림 6-1).

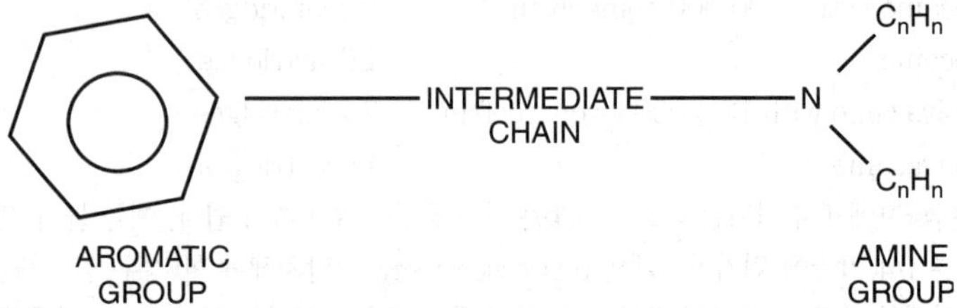

그림 6-1. Esters와 amides의 구조. (Modified from Kumar S: Local anesthetics. In Duke J (ed): Anesthesia Secrets, 3rd ed. Philadelphia, 2006, Mosby.)

Amide계 국소마취제를 식별하는 쉬운 방법은 약 이름에 i + -caine이 포함되어 있는지를 기억하는 것이다(lidocaine, mepivacaine, bupivacaine). Novocaine, procaine, benzocaine 및 tetracaine 같은 ester는 i를 포함하지 않는다.

Articaine 같은 새로운 국소마취제는 다른 나라에서는 꽤 오랫동안 사용되었음에도 불구하고 미국에서는 2000년 4월에 사용 허가를 받았다. 이 국소마취제는 amide와 ester link를 모두 가지고 있지만 amide계로 분류된다.

6. 국소마취제는 어떻게 대사되는가?

Amide계 국소마취제는 주로 간에서(microsomal enzymes) 대사되고, ester계 국소마취제는 주로 혈장에서(pseudocholinesterase) 대사된다. 가장 흔히 사용되는 국소마취제가 어떻게 대사되는지 기억하는 쉬운 방법은 lidocaine과 liver를 기억하는 것이다.

7. 국소마취제의 작용 기전은?

일단 조직으로 주사되면 국소마취제는 ionized와 nonionized의 2가지 형태로 존재한다. Nonionized base는 여러 조직 층들을 통과할 수 있다. Base는 lipophilic aromatic ring에 의해 유도되어 신경초의 지질층을 통과한다. 일단 통과 후 ionized와 unionized form 사이의 재평형이 이루어진다. 신경 축삭에서는 ionized form이 Na^+ channel을 차단할 수 있는데 이는 Na+의 유입을 막아 탈분극 속도를 늦추고 따라서 활성 전위의 발생을 억제한다.

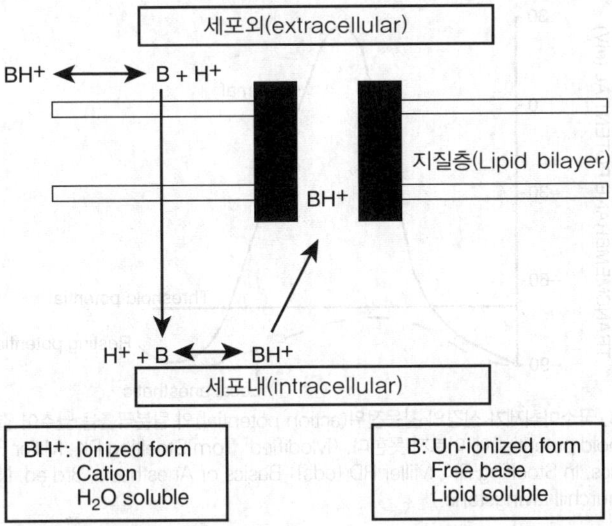

그림 6-2. 국소마취제 작용 기전. (Modified from Kumar S: Local anesthetics. In Duke J [ed]: Anesthesia Secrets, 3rd ed. Philadelphia, 2006, Mosby.)

8. 어떻게 신경자극이 세포와 미세해부학적 구조로 전달되는가?

신경자극은 전기적 경사(electrical gradient)가 신경막을 가로질러 발생할 때 생성된다. 충분한 강도의 초기 자극은(−90mV~−60mV) 신경의 탈분극을 야기하고 신경자극을 전달하며, Na^+-K^+ pump에 의해 평형으로 복원되는 과정을 유발한다. 탈분극 동안 Na^+는 세포 밖에서 세포 내로 유입된다. 재분극은 K^+가 세포내에서 세포외로 흐를 때 발생한다.

신경막을 가로질러 발생하는 전기적 경사(electrical gradient)는 신경의 가장 바깥층(mantle)에서 시작하여 신경의 중심부(core)로 계속 이어진다. 바깥 표면은 인접 구조물을 자극하고, 중심부는 원심 구조물을 자극한다. 인접 구조물(proximal structure)은 원심 구조물(distal structure)보다 빠르게 자극된다. 하악치조 신경 마취 후 주사 부위에서 즉각적인 국소 마취 효과가 나타나는 반면, 말초조직(혀, 입술)에서는 지연된 효과가 나타난다.

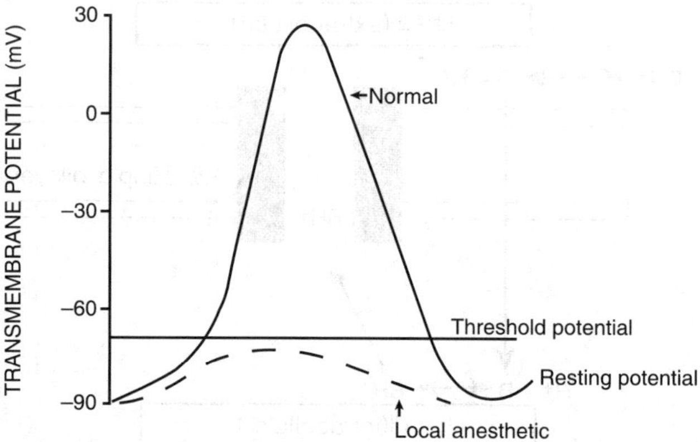

그림 6-3. 국소마취제가 신경의 활동전위(action potential)의 탈분극률을 낮추어 결국 역치전위(threshold potential)에 이르지 못한다. (Modified from Stoelting RK, Miller RD: Local anesthetics. In Stoelting RK, Miller RD (eds): Basics of Anesthesia, 3rd ed. New York, 1994, Churchill Livingstone.)

9. 말초신경 전달마취에서 마취의 발현은 어떻게 진행되는가? 하치조 신경이 마취되었을 때 나타나는 임상적 발현은 무엇인가?

국소마취제에 의한 신경전도의 차단은 신경의 가장 바깥층으로부터 가장 안쪽의 신경 다발로 진행된다. 일반적으로 바깥층 섬유는 인접 신경에 의해 지배받는 구조물들을 지배하고, 안쪽층 섬유는 원심 신경을 지배한다.

하치조 신경에 있어서 신경의 가장 내층은 하순과 전치부를 지배하고, 가장 외층은 구강의 후방 구조들(대구치, 소구치)을 지배한다. 따라서 하순의 마취는 신경의 최외층(mantle of the nerve)에 의해 지배받는 구조물들(후구치들) 또한 마취되었음을 보여주는 좋은 지표가 된다.

10. 국소마취제 주사 후에 마취효과가 일정한 순서로 사라지고 다시 나타난다. 마취효과가 나타나는 순서대로 나열하라.

- Pain
- Cold
- Warm
- Touch
- Deep Pressure
- Motor

11. 국소마취제 독성의 원인과 임상적 발현은?

국소마취제 독성은 국소마취제의 혈장 농도 상승 때문에 발생한다. 이것은 부주의한 혈관 내 주사나 약물 최대 용량을 초과할 때 유발될 수 있다. 전신적 국소마취제 독성의 전형적인 증상은 구강 주변의 감각마비이다. 그러나 만약 구강 주변의 감각마비가 신경차단을 통해 기대했던 효과라면 추가적 증상에 대한 인지가 필요하다. 독성은 심혈관계와 중추신경계에도 관여한다. 초기 증상은 빈맥, 고혈압, 졸림, 혼란(confusion), 이명(tinnitus) 및 금속 맛 등이 있다. 더 진전된 증상은 떨림, 환각, 저혈압, 서맥, 감소된 심박출 등이 있다. 후기 증상은 무의식, 발작, 심실 부정맥, 호흡성 및 순환성 정지가 있다.

12. 국소마취제가 매우 위험할 수 있는 사람은 누구인가?

국소마취제 독성의 잠재성은 노인과 소아 환자에게서 가장 크다. 노인들은 일반적으로 약물 대사 속도가 늦다. 다수의 약을 복용하고 있는 노인 환자들은 lidocaine 투여시 부작용을 경험할 수 있는데 histamine H_2-receptor 길항제인 cimetidine(Tagamet)은 대사에 필요한 간의 산화 효소들을 억제하여 lidocaine이 혈액에 축적되게 한다. 이러한 부작용은 H_2-receptor 길항제 중 cimetidine에서만 나타난다. Beta-adrenergic blocker인 propranolol(Inderal)은 간의 혈류량과 lidocaine의 제거를 모두 감소시킬 수 있다. 따라서 국소마취제 독성 반응은 cimetidine이나 propranolol을 복용하는 환자에게 lidocaine을 일반적으로 주사시에는 나타나지 않지만 대량 투여시에는 발생할 수 있다. 뿐만 아니라 소아나 노인 환자에게 국소마취제나 마약의 투여시 중독성 부작용이 발생할 수도 있다.

13. 메트헤모글로빈혈증(methemoglobinemia)이란 무엇이며, 이것의 원인과 임상적 징후는 무엇이고, 어떻게 치료할 수 있는가?

메트헤모글로빈혈증은 혈색소(hemoglobin)가 산화되어 methemoglobin이 될 때 발생하는 혈색소 결핍현상이다. 산화된 혈색소는 산소와 결합하거나 운반할 수 없다. 과도한 양의 prilocaine(600mg 이상) 또는 articaine(500mg 이상)은 산화된 대사물이나 ortho-toluidine의 축적을 발생시킬 수 있고, 이것으로 인해 혈색소를 methemoglobin으로 변화시킬 수 있다. 임상적 징후는 맥박과 혈색소의 산소 포화도 감소, 청색증(cyanosis), 수술시 초콜릿 색깔의 혈액 유출 등이 있다. 이러한 상태는 5분 이상 methylen blue 1~2mg/kg을 정맥 투여함으로써 되돌릴 수 있다.

Benzocaine 또한 메트헤모글로빈혈증을 유발할 수 있다. Benzocaine은 특정 도포액, gel, 연고 및 스프레이(예, Hurricaine, Cetacaine)에 들어있다. 메트헤모글로빈혈증은 15~20mg/kg의 benzocaine 투여로 발생할 수 있다. Benzocaine gel은 전형적으로 18~20% benzocaine을 함유한다. Spray는 14~20% benzocaine을 함유하는데 이것은 1초당 45~60mg의 benzocaine을 제공할 수 있다.

Prilocaine은 4% 용액으로 판매된다. 4% 용액은 72mg의 prilocaine을 함유하는데 600mg은 8개 cartridge의 양이다. Prilocaine과 함께 benzocaine을 도포용으로 사용하는 것은 주사하는 국소마취제 최대량을 감소시킬 수 있다. 미국과 캐나다를 제외한 몇몇 나라에서는 prilocaine이 3% 용액으로 판매된다. 3% solution은 이 국소마취제가 과도하게 사용되지 않도록 한다.

EMLA(eutectic mixture of local anesthetic, 국소마취제 혼합물) cream은 수술 전 정맥 주사 전에 사용되는데 lidocaine과 prilocaine을 함유한다. EMLA cream은 소아들에게 사용시 주의해야 하며 메트헤모글로빈혈증 발생 가능성 때문에 12개월 이하의 어린 아이들에게는 사용하지 않는다.

14. Epinephrine이나 levonordefrin이 국소마취제에 추가되는 이유는 무엇인가?

혈관 수축 작용 때문에 국소마취제에 추가된다. 혈관 수축 작용은 자입부위에서 혈관계에 의해 국소마취제가 흡수되는 것을 제한하여 마취제의 지속시간을 증가시키고, 전신 반응을 감소시키기 때문에 유리하다.

15. 관상동맥질환 병력을 가진 70kg 환자에게 epinephrine이나 levonordefrin 투여시 최대 용량은?

일반적으로 관상동맥질환 병력을 가진 성인 환자는 epinephrine 0.04mg(40㎍) 혹은 levonordefrin 0.20mg(200㎍) 이상을 투여 받아서는 안 된다. 각각의 1:100,000 epinephrine을 함유하는 dental cartridge는 0.01mg/ml의 epinephrine을 함유한다; 따라서 2개 이하의 cartridge(3.6ml)가 투여되어야 한다. 각각 1:20,000 levordefrin을 함유하는 dental cartrigde는 0.5mg/ml의 levonordefrin을 함유한다; 따라서 2개 cartridge(3.6ml) 이하가 투여되어야 한다. 만약 환자가 또한 진정요법을 받고 있다면 추가로 epinephrine이 투여될 수 있다(표 6-2).

표 6-2. 심질환자에서 혈관수축제의 최대 허용량

혈관수축제 농도와 유형	혈관수축제 (mg/mL)	치과용 cartridge (mg/1.8 mL)	최대 허용 cartridge 수
1:20,000 levonordefrin	0.5	0.09	2
1:50,000 epinephrine	0.02	0.036	1
1:100,000 epinephrine	0.01	0.018	2
1:200,000 epinephrine	0.005	0.009	4

관상동맥질환을 가진 환자의 치료목적은 심박수 증가를 막는 것이다. 심박수의 증가는 심박출량을 감소시킨다. 감소된 심박출량은 손상된 심막에서 관류가 부족한 부위로 산소가 풍부한 혈류가 공급되는 것을 감소시킨다.

관상동맥질환을 가진 외래 환자에게 소수술(예, 치아의 외과적 발거)을 하기 위해 진정요법을 행하는 것은 흔히 좋은 치료계획이 될 수 있다. 심질환자를 진정시키는 것은 불안 완화를 위해서가 아니라 심박수를 조절하기 위해서이다. 사용되는 epinephrine의 양은 환자의 심박률 따라 정할 수 있다.

16. 혈관수축제의 사용과 연관된 약물의 부작용은 무엇인가?

혈관수축제와 삼환계 항우울제(tricyclic antidepressant[TCAs]), ß-adrenergic antagonists, 휘발성 마취제, 코카인 그리고 다른 혈관수축제에는 약물 부작용이 존재할 수 있다.

TCAs(예, amitriptyline)는 내인성 norepinephrine의 이용도를 증가시키는데, 이것은 sympathomimetics(예, epinephrine, ephedrine, phenylephrine)과 같은 약물의 사용에 반응하여 지나치게 증가된 심박수나 혈압을 일으킨다. 게다가 TCAs는 muscarinic and α_1- adrenergic receptor를 차단하는데 이는 직접적으로 심근을 억제한다. 이러한 부작용의 가능성은 약물 복용을 시작한지 14~21일 동안 가장 크게 나타나는데, 이는 아마도 치료가 계속됨에 따라 norepinephrine receptor가 하향 조절되기 때문인 것 같다. 이와 같은 타입의 지나치게 상승된 반응은 원래 monoamine oxidase(MAO) inhibitor의 작용으로 생각되었는데 지금은 이 경우가 아닌 것으로 생각된다. 이러한 부작용은 levonordefrin과 imipramine(Tofranil)을 사용할 때 가장 크다.

Epinephrine은 혈관을 확장하는 β_2 receptor를 방해할 수 있어서 순수한 α-adrenergic stimulant처럼 작용한다. 따라서 이러한 환자들에게 사용되는 혈관수축제의 사용량을 제한하는 것과 혈관 내 주사를 피하기 위한 흡인(aspiration)하는 과정이 중요하다.

흡입성 마취제인 halothane(Fluothane)과 epinephrine, levonordefrin은 둘 다 α_1, β receptor를 자극함으로써 부정맥을 유발할 가능성이 있다. Halothane이 투여될 때 ephinephrine은 2μg/kg을 사용하는 것이 권장된다. Halothane 투여 후 첫 10분 동안 부작용이 발생할 가능성이 가장 크므로 국소마취제를 주사하기 전에 이 시간 동안은 신중히 기다려야 한다.

Cocaine 또한 adrenergic 혈관수축제로서의 효과가 있다. 이러한 부정맥의 결과로 생명이 위험할 수 있다. 불행하게도 cocaine 복용자가 건강하기는 어렵다. 모든 의심되는 약물 복용자는 이러한 치명적 부작용을 알아야 하며, 특히 최근에 cocaine을 사용했다면 특히 그렇다.

17. 어떤 타입의 국소마취제가 가장 큰 과민 반응을 나타낼 수 있는가?

Esters가 amides보다 더 큰 과민 반응 잠재성을 가진다. Procaine(Novocaine)은 한때 치과에서 가장 보편적으로 사용하던 ester계 국소마취제였다. 비록 procaine이 dental cartilage에서 더 이상 사용되지는 않지만, 여전히 임상가들은 ester에 대한 알러지를 알 필요가 있다. 환자는 종종 국소마취제 투여 후 심박수가 빨라진 경험이 있다. 국소마취제내의 혈관수축제 또는 혈관내 주사가 종종 원인으로 작용한다. 임상가들은 종종 Novocaine에 대한 알러지를 혈관수축제의 효과로 생각한다. 그러나 주의 깊은 병력 청취를 통해 procaine이 사용될 때 환자가 그 마취제에 대해 알러지 반응이 있었음이 밝혀진다.

다른 도포용 esters는 치과 임상에서 여전히 흔히 사용된다. 대부분의 도포 국소마취 연고와 gel은 benzocaine을 함유한다. 구내 도포용 스프레이는 benzocaine과 tetracaine을 함유할 수도 있다. 지혈을 위해 비점막에 도포하는 용도로 도포용 cocaine 용액을 사용하는 일이 구강악안면외과 영역에서 드문 일이 아니다.

최신 국소마취제인 articaine은 amide로 분류되지만, amide와 ester 모두의 연결고리를 갖는다. 그래서 ester 알러지 반응을 보일 수 있다.

18. 국소마취제의 어떤 성분에 환자들이 알러지를 일으키는가?

Methylparaben(정균성 방부제)은 국소마취제의 다량 함유 유리병(multidose vial)에서 발견된다. 많은 구강악안면외과의는 진료실, 응급실 및 수술방에서 다량 함유 유리병을 사용하고 있으며 알러지 반응의 가능성에 대해 주의할 필요가 있다. Methylparaben은 (1894년 이래로) cartilage가 single dose vials로 사용되도록 하여 방부제가 필요 없어짐에 따라 더 이상 dental cartilage에 첨가되지 않는다.

Bisulfites는 음식과 약의 방부제다. 일반적으로 샐러드나 포도주의 방부제로 사용된다. 혈관수축제를 포함하는 어떤 국소마취제는 혈관수축제의 방부제로 metabisulfite를 함유한다. Bisulfite allergy를 가진 환자는 혈관수축제가 없는 국소마취제를 투여해야 한다. 흥미롭게도 propofol의 새로운 제조업체 중 하나도 방부제로 bisulfite를 사용한다.

Sulfa drug allergy는 흔하다. Articaine은 소량의 sulfa를 포함하고 있어 이러한 sulfa drug allery 환자에게는 투여해서는 안 된다.

Latex allergy 또한 국소마취제 사용시 고려되어야 한다. 국소마취제 자체가 latex를 포함하지는 않지만, 그것의 용기가 latex를 포함할 수는 있다. 바늘로 뚫어야 하는 막을 가진 dental cartilage와 다량 함유 유리병은 latex를 함유한다. Dental cartilage의 플런저 또한 latex를 포함한다. 1회용 latex-free 주사기가 latex allergy 환자에게 추천된다. 마취액은 filtered needle을 사용하거나 rubber diaphragm을 제거해야 한다.

19. 국소마취제의 효력(potency)을 결정하는 것은 무엇인가?

지용성이 국소마취제의 효력을 결정한다. 지용성이 클수록 국소마취제 효력도 커진다(표 6-3). 예를 들면, bupivacaine은 lidocaine보다 국소마취 효력이 크다. 따라서 2% 용액 대신 0.5% 용액을 사용하면 유사한 국소마취 효과를 낼 수 있다.

20. 국소마취제의 지속시간을 결정하는 것은 무엇인가?

국소마취제의 단백질 결합도가 지속시간을 결정한다. 수용부에서 단백질 결합도가 클수록 지속시간이 길어진다(표 6-3). Bupivacaine, tetracaine 및 etidocaine은 모두 단백질 결합도가 크므로 긴 국소마취 작용시간을 갖는다. 혈관수축제는 다른 이유지만 역시 국소마취 지속시간을 결정한다.

표 6-3. 국소마취제의 성질

약제	용해도	단백질 결합력	작용시간	pKa	발현시간
Mepivacaine	1	75	보통	7.6	빠름
Lidocaine	4	65	보통	7.7	빠름
Bupivacaine	28	95	길다	8.1	보통
Tetracaine	80	85	길다	8.6	느림
Etidocaine	140	95	길다	7.7	빠름

21. 국소마취제의 발현시간을 결정하는 것은 무엇인가?

국소마취제의 pKa가 작용속도를 결정한다. 국소마취제의 pKa가 조직의 pH(7.4)에 가까울수록 발현시간은 더 빨라진다(표 6-3). 국소마취제의 pKa는 ionized form과 un-ionized form이 같은 농도로 존재할 때의 pH이다. 신경전도 차단을 시작하기 위해 축삭막을 통과하는 것은 un-ionized form이다.

22. 국소마취제가 감염 부위로 주사되었을 때 종종 효과적이지 않은 이유는 무엇인가?

국소마취제는 ionized form(cation)과 un-ionized form(base)의 두 가지 형태로 존재한다. 만약 산성의 조직 감염이 존재하면 un-ionized form이 중화될 수 있다. Base form은 마취제가 신경막 속으로 통과하기 위해 필요하다.

23. 염증이 국소마취제 발현시간을 지연시키는 이유는 무엇인가?

조직의 염증 산물은 pH를 낮추며 free base 생성을 제한한다. 염증 삼출물은 또한 신경전도의 차단을 더욱 어렵게 하여 신경전달을 증진시킨다.

24. Lidocaine 독성이 중추신경계에 어떻게 영향을 미치는가?

Lidocaine은 보통 뇌에 진정 효과를 보인다. 초기에 lidocaine 독성은 졸음, 불명료한 언어(slurred speech)와 같은 형태로 뇌의 기능을 떨어뜨린다. 이는 무의식(unconsciousness)으로 진행될 수 있으며 심하면 뇌사까지 야기한다.

25. Lidocaine 독성이 심혈관계에 미치는 효과는 무엇인가?

Lidocaine은 심근을 억제하는 효과가 있다. Lidocaine 독성은 서맥을 유발하는데, lidocaine이 활동전압과 관련하여 유효한 반응하지 않는 기간(refractory period)을 증가시키고 심장 자동성(cardiac automaticity)을 낮추기 때문이다. 만약 매우 높은 양을 투여할 경우, 심장수축력의 손상, 동맥 확장, 심각한 저혈압 및 순환계의 허탈 상태 등이 나타날 수 있다.

26. Epinephrine이 분해되는 기전은 무엇인가?

Epinephrine의 작용은 주로 adrenergic nerve에 의해 재흡수 되면서 종결된다. 다시 재흡수 되지 않은 epinephrine은 간에 존재하는 COMT(catechol-O-methyl-transferase)와 MAO에 의해 혈액 내에서 빠르게 대사되고 활성을 잃는다. Vanilly-mandelic acid(VMA)는 최종 생산물의 하나다. Epinephrine 중 극히 소수(1%)가 대사되지 않은 채로 소변으로 배출된다.

27. 일정한 용액에 함유된 국소마취제와 혈관수축제의 양(mg)을 계산하는 방법은 무엇인가?

국소마취제는 모든 1% solution에 10mg/ml로 존재한다. 따라서:

$$\text{총 milligrams} = \text{\% of solution} \times 10 \times \text{total milliliters}$$

혈관수축제는 모든 1:100,000 용액에 0.01mg/ml로 존재한다. 따라서:

$$\text{총 milligrams} = \text{ratio} \times \text{total milliliters}$$

28. 국소마취제에서 pKa의 효과와 중요성은 무엇인가?

오직 base form만 빠르게 신경내로 확산될 수 있기 때문에 높은 pKa를 가진 약물은 더 유리성 높은 해리상수(lidocaine: pKa 7.9)를 가진 유사한 약물보다 더 느린 발현시간(bupivacaine: pKa 8.1)을 갖는 경향이 있다.

29. 건강하고, 열이 없는 70kg 남자 환자가 증상을 호소하는 농양이 생긴 하악 대구치 발치를 위해 내원하였다. 당신은 하치조 신경, 장협 신경 및 설신경을 마취하기 위해 2가지 시도를 하였고, 치주 인대강 주사를 했다. 연조직 마취는 적합하게 이루어졌는데, 치아를 luxation하려고 하면 환자는 통증을 호소한다. 적절한 마취를 위해 도움이 되는 방법을 열 가지 제시하라.

1. 마취제가 작용할 수 있는 적절한 시간을 갖는다. 환자를 바른 자세로 앉히고, 추가로 5~ 10분 정도 기다려라. 이는 본래 참을성이 없는 구강악안면외과의에게는 어려운 일이다.
2. 하악지에서 더 높은 부위에 국소마취제를 다시 투여하는 것을 고려한다.
3. Mylohyoid nerve로부터 분지되는 신경을 고려하여 그에 맞게 마취한다(하악 2대구치의 설측).
4. Gow-Gates technique을 이용하여 가능한 가장 높은 곳에서 다른 마취제 cartilage를 투여한다.
5. 골내 주사(intraosseous injection) 또는 골내 시스템(intraosseous system)(예, Stabident)을 이용한다.
6. 감염에 의해 발생한 산성을 극복하기 위해 더 높은 pH의 마취 용액 사용을 고려한다.
7. 주사 직전 국소마취제에 sodium carbonate를 추가하여 알칼리화 한다.
8. 감염에 의해 발생한 산성을 극복하기 위해 더 많은 양의 국소마취제를 사용한다(그러나 권장 최대량을 넘기지는 말 것).
9. 진정제 또는 N_2O를 소량 투여하여 진정시킨 후 진행한다.
10. 환자에게 항생제를 주고 다시 약속을 한다.

30. 건강한 60kg 여자 환자가 감염된 대구치 발치를 위해 당신에게 의뢰되었다. 환자는 개구장애를 보이고 있고, 항생제와 진통제를 1주일 동안 복용하여 약간 경감되었다. 어떤 도움을 줄 수 있는가?

국소마취제를 구외접근법이나 closed-mouth mandibular block(Vazirani block, Akinosi block, 또는 Vazirani-Akinosi block)을 이용하여 투여한다.

구외접근법은 관골궁의 측면에 인접한 피부를 우선 소독하는 것으로 시작한다. 신경에 대한 측면접근(lateral approach)은 짧은 길이의 바늘을 사용하여 관골궁의 sigmoid notch 바로 아래에 주사함으로써 이루어진다.

Closed-mouth block은 치열로부터 멀리 떨어지게 협측 조직을 제치고, 하악지의 내측 경계와 상악 후구치의 점막 치은경계 인접부위에 긴 바늘을 자입하여 마취제를 주입함으로써 이루어진다. 그 후 하악지의 가운데 바늘을 자입하고 국소마취제를 투여한다.

31. 임산부나 수유부에게 사용될 수 있는 국소마취제의 종류는?

Category B(하방의 목록) 국소마취제가 임산부, 수유부에게 추천된다. 국소마취제는 태반을 통과할 수는 있으나 과도한 양이 사용되지 않으면 일반적으로 유해하지 않다. 엄마의 정상 조직 pH는 7.4인 반면 태아의 정상 조직 pH는 약 7.2이다. 과도한 양의 국소마취제는 태아의 pH를 위험하게 떨어뜨릴 수 있다(ion trapping).

Category B	Category C
lidocaine	Articaine
Prilocaine	Bupivacaine
Etidocaine	Mepivacaine

32. 하치조 신경 주사하는 동안 당신은 환자가 펄쩍 뛰는 것을 보고 신경에 직접 접촉했다(bull's-eye)는 것을 알게 된다. 당신은 이 위치에 국소마취제를 투여하여야 하는가?

비록 분명한 마취는 획득될 지라도 신경에 외상을 입히거나 neuroma를 발생시키는 것을 피하기 위해 신경초(nerve sheath) 안에 국소마취제를 직접 투여해서는 절대 안 된다. 더 중요한 것은 신경초 안에 액체가 둥글게 차도록 투여하는 것은 신경에 물리적으로 손상을 주며 불명확한 안면통을 야기한다. Foramen(예, 이공) 속으로 마취제를 직접 투여하는 것 또한 신경이 외상을 받을 위험을 동반한다. 게다가 마비는 4% 국소마취제 사용시 보고된 적이 있다. 따라서 foramen 근처에 prilocaine이나 artricaine 투여시 추가적인 치료가 수행되어야 한다.

33. 어떤 의사가 하루에 국소마취제를 가장 빈번히 사용하는가?

조산과 마취의(obstetric anesthesiologists)를 제외하고는 치과 임상가, 특히 구강악안면외과의가 가장 빈번하게 국소마취제를 사용한다. 따라서 국소마취제의 약물동력학과 약물역학을 철저히 이해하는 것은 필수적이다.

34. 국소마취제에 의해 환자에게 독성이 어떻게 나타나는가? 임상적 발현은 무엇인가?

전신적 독성은 국소마취제의 혈장 농도 상승의 결과다. 이것은 보통 부주의한 혈관 내 주사나 약물 과량 사용으로 발생한다. 국소마취제의 독성은 대부분 심혈관계와 중추신경계에도 관여한다. 중추신경계는 일반적으로 국소마취제의 독성 작용에 더 민감하기 때문에 보통 첫 번째로 이환된다. 발현은 다음 순서로 나타난다.

CNS

- 어지러움증(lightheadedness), 이명, 구강주변의 감각마비, 혼란(confusion)
- 근수축, 시청각 환각
- 강직-경련 발작, 무의식, 호흡 정지

Cardiac

- 고혈압, 빈맥
- 심수축력 및 심박출량 감소, 저혈압
- 서맥, 심실박동장애, 순환성 정지

35. Lidocaine에 대해 중요한 정보를 기억하는 쉬운 방법은?

Lidocaine은 가장 안전하며, 가장 흔히 사용되는 국소마취제 중 하나이므로 이 약에 대한 어떤 정보를 기억하는 데 유용하다. 분자량은 234이며, 단백질 결합은 56%, 그리고 pKa는 7.8이다. 따라서 2, 3, 4, 5, 6, 7, 8을 기억하라

36. 발치를 하려는 한 환자가 자신이 Novocain에 알러지가 있다고 진술한다면 치과의사는 무엇을 해야 하는가? 이 환자에게 국소마취제를 사용하지 말아야 하는가?

Novocain은 ester계 국소마취제로서 procaine의 상품명이다. Ester는 para-aminobenzoic acid(PABA) 파생물이다. 과거 병력을 총체적으로 살펴 환자가 실제로 알레르기성 반응의 증상-두드러기, 숨을 헐떡이는지, 빈맥, shock-을 경험했는지 확인한다. 심계항진, 신경과민의 증상은 epinephrine처럼 국소마취제 중독 반응이며 알러지 반응이 아니다.

추가적으로 국소마취제 과량 사용 또는 혈관 내 주사의 연속된 반응을 설명할 수

있다. 진짜 알러지가 의심된다면 국소마취제 간의 교차 반응이 드문 또 다른 분류의 국소마취제가 사용될 수 있다. 만약 불쾌감을 유발하는 알러지 유발 인자가 확인되지 않는다면 피하 주사에 의한 피부 테스트를 하는 것이 추천되지만 위험이 없는 것은 아니다.

BIBLIOGRAPHY

1. Bennett CR: Monheim's Local Anesthesia and Pain Control in Dental Practice, 6th ed. St Louis, 1978, Mosby.
2. Braverman B, McCarthy RJ, Ivankovich AD: Vasopressor challenges during chronic MAOI or TCA treatment in anesthetised dogs. Life Sci 40:2587-2595, 1987.
3. Fitzpatrick K: Local anesthetics. In Duke J (ed): Anesthesia Secrets, 2nd ed. Philadelphia, 2000, Hanley & Belfus.
4. Haas DA, Lennon D: A 21-year retrospective study of reports of paresthesia following local anesthetic administration. J Can Dent Assoc 61:319-330, 1995.
5. Kumar S: Local anesthetics. In Duke J (ed): Anesthesia Secrets, 3rd ed. Philadelphia, 2006, Mosby.
6. Local Anesthetics for Dentistry: Prescribing Information. Westborough, Mass, 1995, Astra USA, Inc.
7. Malamed SF: Handbook of Local Anesthetics, 5th ed. St Louis, 2004, Mosby.
8. Moore PA: Preventing local anesthetic toxicity. J Am Dental Assoc 123:61-64, 1992.
9. Moore PA: Adverse drug interactions in dental practice: interactions associated with local anesthetics, sedatives and anxiolytics. J Am Dental Assoc 130:541-554, 1999.
10. Roering DL, Kotrly KJ, Vucins EJ et al: First pass uptake of fentanyl, meperidine, and morphine in the human lung. Anesthesiology 67:466-472, 1987.
11. Samdal F, Arctander K, Skolleborg KC et al: Alkalisation of lignocaine-adrenaline reduces the amount of pain during subcutaneous injection of local anesthetic. Scand J Plast Reconstr Hand Surg 28:33-37, 1994.
12. Stoelting RK, Miller RD: Local anesthetics. In Stoelting RK, Miller RD (eds): Basics of Anesthesia, 4th ed. New York, 2000, Churchill Livingstone.
13. Wilburn-Goo D, Lloyd LM: When patients become cyanotic: acquired methemoglobinemia. J Am Dental Assoc 130:826-831, 1999.
14. Yagiela JA: Adverse drug interactions in dental practice: interactions associated with vasoconstrictors. J Am Dent Assoc 130:701-709, 1999.

7. 정맥하 진정
(Intravenous sedation)

Christopfer L, Maestrello, DDS, and A. Omar Abubaker, DMD, PhD

1. 마취에서 정맥마취제의 용도는 무엇인가?

정맥마취제는 전신마취 초기에 무의식을 유발하기 위해 혈관내로 주사되는 약제다. 동시에 효과의 종료 후에는 빠르게 회복된다.

2. 이상적인 마취유도 약제의 요건은 무엇인가?

- 수용성이어야 하며, 수액(Ⅳ fluid)에 친화성이 있어야 하고, 수용성 상태에서 안정적이어야 함
- 마취의 빠른 발현과 빠른 회복을 유발해야 한다(within 1 arm-brain circulation time; 하나의 팔과 뇌를 도는데 걸리는 시간 이내).
- 원치 않는 심혈관계, 신경계의 부작용이나 원치 않는 움직임을 유발해선 안 된다.
- 항경련, 항구토, 진통, 기억상실(amnesia) 작용이 있어야 한다.
- 신장, 간기능 또는 스테로이드 합성을 손상시켜선 안 된다.

3. Barbiturate는 무엇인가?

Barbituric acid의 파생물이다. 양에 따라 최면이나 기억상실을 동반하는 중추신경계 억제 작용을 유발한다. Barbiturate는 지용성이 매우 뛰어나서 빠른 발현시간을 나타낸다. 30초 이내에 무의식을 유발하므로 마취의 유도를 위해 가장 흔히 사용된다.

4. Barbiturate의 약리학적 작용은 무엇인가?

Barbiturate는 수용체로부터 GABA(gamma-aminobutyric acid)의 분리율을 감소시킨다. GABA는 억제성 신경전달 물질로서 과분극 상태의 절후 뉴런(postsynaptic neuron)의 막 내에서 염소(chloride)의 농도를 증가시킨다. Barbiturate는 이산화탄소의 호흡 자극 효과에 대한 반응성을 감소시키기 위해 의식을 유지시키는데 중요한 reticular activating system과 연수의 호흡 중추를 억제할 수 있다. 또한, 자율신경계로부터 교감신경 자극을 감소시키고, 연수의 혈관운동 중추의 억제를 유발한다. 이 결과

혈압의 저하가 발생하며 이어 말초혈관계의 이완이 나타난다. 결과적으로 barbiturate는 두개내압, 뇌혈류, 뇌혈액양의 감소를 유발하는 강력한 뇌의 혈관 수축 작용을 한다.

5. Barbiturate의 약물동력학은?

뇌에서 barbiturate의 최대 흡수는 혈관 내 주사 후 30초 내에 이루어진다. 이는 마취의 빠른 유도(1 arm-brain circulation)로 나타난다. 뇌로부터 비활성 조직(특히, 골격근과 지방조직)으로 약물의 재분산이 이루어지면 빠른 회복이 가능하다. Barbiturate의 제거는 간기능에 달려 있는데, 이는 신장에서 1% 이하의 양만이 대사되지 않은 채 배설되기 때문이다.

6. 마취 유도시에 가장 흔히 사용되는 barbiturate는 무엇인가?

Thiopental sodium(Pentothal)은 보통 2.5% 용액으로 제조된 thiobarbiturate이다. thiopental의 pH는 10.5이다. 정맥으로 투여되었을 때 자극적일 수 있다. 3~5mg/kg이 30초 내에 의식 소실을 유발하고 5~10분내 회복할 수 있는 유도량이다. 반감기가 6~12시간이므로 환자들의 회복은 느린 편이며 24시간 후에 약 28~30%가 체내에서 발견될 수 있다. Thiopental은 반복되어 사용되면 비활성 조직에 축적되므로 마취를 유지하기 위해서 사용되지는 않는다.

Methohexital(Brevital)은 thiopental보다 다소 생리적 pH에서 이온화 정도가 낮고 덜 지용성이다. pH는 10.5이다. 1~2mg/kg 용량은 20초내 의식을 소실시키고, 4~5분내 회복을 유발하는 유도량이다. 반감기는 thiopental보다 3~4배 빠른 3시간이다. 또한 methohexital은 간질 초점(epileptic foci)을 자극하므로 그 부위를 제거하는 수술시 부위의 판별을 용이하게 한다.

7. Propofol은 무엇인가?

Propofol(Diprivan)은 isopropylphenol의 치환물로서 마취 유도와 유지에 사용되는 정맥 진정-최면제이다. 또한 의식하 진정요법에도 사용될 수 있다. Propofol은 지용성이 강하므로 뇌-혈관막(blood-brain barrier)을 통과할 수 있는 능력이 우수하다.

8. Propofol의 약물동력학과 약리학적 효과는 무엇인가?

2.0~2.5mg/kg의 정맥주사용 유도량이 30초내 의식을 소실시키고, 4~8분내 회

복시킬 수 있는 정맥 유도량이다. 빠른 간 대사에 의해 비활동성 대사물로 전환되므로 0.5~1.5시간의 빠른 반감기를 갖는다. 또한, 비활동성 조직으로 재분산되어 환자가 빨리 의식을 회복하도록 한다. Propofol은 최소한으로 중추신경계에 잔존하며, 어떤 다른 정맥마취제보다 더욱 빨리 환자의 의식을 회복시키므로 응급상황에서 가장 흔히 사용된다. 마취는 0.1~0.2mg/kg/min의 지속적 투입 또는 간헐적 용량으로 투입되어 유지된다. Propofol은 혈압과 맥박을 20~30% 감소시킨다. 심혈관계 영향은 빠른 동 · 정맥 혈관이완과 가벼운 근 수축 억제 작용으로 나타난다. Propofol은 술후 오심, 구토 증상을 적게 일으킨다. 주입시의 통증은 정확한 원인은 밝혀지지 않았지만, 국소적인 kininogen의 방출과 관련 있을 수 있다. 의식 있는 환자들은 주입부위의 통증을 경험하는 경향이 있으며, 이는 주입 전 lidocaine의 사전 투입으로 감소될 수 있다.

9. Etomidate의 약리학적 성질과 부작용은 무엇인가?

Etomidate(Amidate)는 carboxylated imidazole의 파생물이다. 0.2~0.4mg/kg이 마취의 빠른 유도와 3~12분의 지속시간을 유발하는 정맥 주사 유도량이다. 중추신경계에 대한 효과는 양에 의해 결정되며, 정신운동의 회복은 thiopental과 같다. 빠른 의식 회복은 거의 완벽한 가수분해에 따른 비활동성 대사물로의 전환과 비활동성 조직으로 재분산된 결과이다. etomidate는 심혈관계 변화를 거의 유발하지 않으므로 제한된 심장 용량(limited cardiac reserve)을 가진 환자에게 사용된다. 또한 etomidate는 뇌혈류량과 두개내압을 감소시킨다. Methohexital처럼 seizure foci를 자극한다.

부작용은 높은 발생율의 오심, 구토, 무의식적인 골격근 운동, 빠른 주입에 따른 혈관 자극이 있다. 또한 etomidate는 투여 후 8시간 이상까지 부신 피질 기능을 억제한다. 이 시간 동안 부신피질은 ACTH(adrenocorticotropic hormone)에 반응하지 않는다.

10. Ketamine은 무엇이며, 생리학적으로 어떻게 작용하는가?

Ketamine은 phencyclidine(PCP)의 파생물이며, thiopental보다 10배나 지용성이 높기 때문에 빠르게 뇌-혈관막(blood-brain barrier)을 통과할 수 있다. 시상과 대뇌 변연계 간의 분리로서 EEG(electroencephalogram) 상에서 관찰될 수 있는 분해성 마취를 유발한다. 최면, 진정, 기억상실 및 강력한 진통을 동반하는 빠른 중추신경계 억제는 정맥 주입 후 30~60초 내에 발생한다. 마취 유도량은 1~2mg/kg이며 5~10분간 지속된다. 또는 10mg/kg을 근육주사시에 2~4분간 지속된다. 4mg/kg의 근육주사용

ketamine dart는 비협조적인 환자에게 짧은 시술 시행을 용이하게 한다.

11. Ketamine의 약리학적 효과와 부작용은 무엇인가?

Ketamine은 매우 지용성이며, 근육과 지방 조직에 빠르게 재분산된다. 그리고 광범위한 간 대사를 통해 약한 활동성 대사물인 norketamine으로 대사된다. Ketamine은 심혈관계를 자극하여 맥박과 혈압 및 심박출량을 증가시킨다. 허혈성 심장질환을 가진 환자에서 ketamine은 불리하게도 심근 산소요구량을 증가시킨다. 또한 ketamine은 교감신경을 자극하므로 기관지 경련 또는 천식을 가진 환자에게 유리하게 작용할 수도 있는 기관지 평활근 이완 작용을 유발한다. 기도 분비액은 ketamine에 의해 증가하여 술전 glycopyrrolate와 같은 항콜린제가 필요할 수 있다. Ketamine은 강력한 뇌혈관 이완제이며, 두개내 병소를 가진 환자의 두개내압을 상승시킨다. 따라서 ketamine 마취는 불쾌한 청각적, 시각적, 그리고 선망(정신착란)으로 진행될 수 있는 육체이탈의 환각을 일으킬 수 있다. 그래서 선망의 발생을 감소시키기 위해 benzodiazepine 또는 droperidol이 술전 또는 마취 유도 후에 투여되는 것이 추천된다.

12. Benzodiazepine의 임상적 용도는 무엇인가?

- 술전 투약(preoperative medication)
- 정맥 진정법
- 마취 유도
- 마취 유지
- 간질 활성 억제

Benzodiazepine은 기억상실, 심혈관계와 호흡의 최소 억제 및 진정효과로 인해 술전 투약제 중 가장 선호된다.

13. Ketamine의 정맥 진정을 위한 용량은?

0.25~0.75mg/kg이다.

14. Benzodiazepine은 중추신경계의 어느 부위에서 기억상실 효과를 발휘하는가?

중추신경계의 절후 신경 말단에서 볼 수 있는 benzodiazepine 수용체에서 효과를 발휘한다. Benzodiazepine 수용체는 GABA 수용복합체의 일부이다. GABA 수용복합체는 benzodiazepine이 결합하는 2개의 알파 소기관과 GABA가 결합하는 2개의 베타 소기관으로 구성된다. 염소 이온 채널은 수용복합체의 중앙에 존재한다. Benzodiazepine은 염소 이온 채널을 열어주는 베타 소기관에 GABA의 결합을 증가시킨다. 염소 이온은 뉴런 내로 흘러들어가 과분극을 발생시키고, 활동 전위 발생을 억제시킨다.

15. Benzodiazepine이 좋은 술전 투약제제인 이유는 무엇인가?

적은 양에서는 오로지 불안 완화 효과만 발휘한다. 기억상실, 진정 및 불안 완화는 더 높은 농도일 때 발생한다. 이 농도에서 환자는 의식이 있으며 스스로 호흡할 수 있지만 수술 동안 발생하는 일을 기억하지 못하게 된다. 마지막으로 훨씬 높은 농도에서 benzodiazepine은 의식소실을 유발하지만 완전한 마취를 하지는 못한다. 완전한 전신마취는 이미 언급한 것에 추가로 진통, 자율 신경계의 조절 그리고 때때로 근이완 효과를 유발해야 한다. Benzodiazepine은 진통효과를 제공하지 못하며, 단독으로 전신마취에 사용되지는 않는다. 그들은 기억상실을 유발하는 정맥 또는 흡입마취제에 보조적으로 적은 양이 사용되는 것이 가장 좋다.

16. 마취학에서 기억소실을 위해 가장 흔히 사용되는 benzodiazepine은 무엇인가?

- Midazolam(가장 흔하다)
- Lorazepam
- Diazepam

17. Midazolam의 성질과 약물동력학은 무엇인가?

Midazolam은 수용성 복합체로 있다가 주입되어 혈액의 pH에 노출되면 지용성 복합체로 변형된다. Midazolam의 이러한 독특한 성질은 IV 또는 IM으로 주입되었을 때 환자를 편안하게 해준다. 이는 diazepam과 lorazepam이 요구하는 propylene glycol 같은 조직 용매가 필요 없게 된다. Midazolam은 3가지 중에 가장 지용성이어서 빠른 발현과 상대적으로 짧은 지속시간을 갖는다. 반감기는 1~4시간이다. 1~2.5mg의 정맥 투여량은 불안 감소와 기억상실, 그리고 의식하 진정에 유용하다. 마취의 유도는 0.1~0.2mg/kg을 정맥 투여했을 때 유도될 수 있다. 무의식은 60~90초 이내에 발생한다. 이는 diazepam보다는 빠르지만 barbiturate보다는 느리다. Benzodiazepines은 특히 diazepam과 lorazepam에서 의식 회복을 지연시킬 가능성이 있기 때문에 마취 유도에는 자주 사용되지 않는다.

18. Diazepam의 성질과 작용은 무엇인가?

Diazepam은 불수용성의 benzodiazepine이며 용해되기 위해서는 조직 용매인 propylene glycol을 요구한다. Propylene glycol은 주사시에 발생하는 혈전 정맥염과 혈관 자극의 원인이 된다. 동시에 midazolam보다 덜 지용성이다. 5~10mg이 정맥으로 투여되었을 때 기억상실과 진정 효과를 제공한다. 그러나 midazolam은 diazepam보다 더 빠른 발현과 더 큰 기억상실 효과를 갖는다. Diazepam의 유도량은 0.3~0.5mg/kg이다. 발현은 midazolam보다 약간 더 느리다. 또한 diazepam(0.1mg/kg IV)은 간질, 금주로 인한 금단 현상, 국소마취 등에 의해 발생하는 간질 발작을 없애는데 효과가 있다. diazepam의 반감기는 21~37시간이다. 이는 유도량 후에 의식 회복의 지연을 일으킨다. diazepam은 초기 주입 후에 6~8시간 진정을 유발할 수 있는 활동성 desmethyl-diazepam과 oxazepam으로 간에서 대사된다.

19. Lorazepam의 성질과 작용은 무엇인가?

- Lorazepam은 3개의 주요 benzodiazepine 중 가장 지용성이 낮다. 그래서 느린 발현과 긴 지속시간을 갖는다.
- Lorazepam은 용해되기 위해 혈관자극성이 있는 propylene glycol이 필요하다.
- Lorazepam은 midazolam보다 더욱 강력한 기억상실 약제이지만, 느린 발현과 긴 지속시간이 술전 마취에서 효용성을 떨어뜨린다.

20. Benzodiazepine의 길항제는 무엇인가?

Flumazenil이 경쟁적 길항제이며 매 60초마다 0.2mg을 정맥으로 투여했을 때 무의식, 진정, 호흡 억제 및 항불안작용을 제거한다. Flumazenil은 약 1~3분에 최정점에 이르는 빠른 발현을 보인다. Flumazenil은 약 20분간 작용하고 다시 진정작용이 나타날 수 있다.

21. Opioid의 작용 기전은 무엇인가?

Opioid는 CNS의 mu, delta, kappa 수용체와 복합적인 상호작용을 통해 agonist로서 작용한다. 척추 상방에서 mu 수용체는 진통, 행복감, 동공축소, 오심, 구토, 배뇨억제, 호흡 억제 및 서맥과 관련 있다. Delta와 kappa 수용체는 척추부위에서 척추 진통, 진정 및 동공축소를 유발한다. 또한 opioid는 acetylcholine, dopamine, norepinephrine 및 substance P와 같은 신경 전달 물질의 방출을 방해한다.

22. Opioid의 임상적 사용은?

술전 또는 술후의 진통, 마취의 유지에 사용되는 흡입마취제와의 상승 효과, 마취의 유도와 유지(특히 심각한 심기능 부전을 가진 환자에게), 그리고 교감신경계의 억제 등이 있다. 보통 opioid는 마취 유지 동안 적은 양으로 간헐적으로 투입되거나 또는 흡입마취를 강화시키기 위해 지속적으로 투입된다. 흔히 fentanyl, sufentanil, 또는 alfentanil의 적은 양으로 후두경과 기관 삽관 직전에 이와 같은 자극에 의해 높아지는 혈압과 맥박을 낮추기 위해 투입된다.

23. Opioid의 약물동력학은 무엇인가?

Opioid는 심장에 안정적인 약제이다. 많은 경우에서 opioid는 혈액역학적 안정성 때문에 심장마취에 필수적인 약제로 사용된다. 그러나 기억상실 효과가 없다. 동시에 용량에 따라 연수내의 미주신경 자극으로부터 발생되는 서맥의 원인이 될 수 있다. 반대로 meperidine은 atropine과 구조적으로 유사하고, atropine 같은 효과를 유발하기 때문에 빈맥을 유발한다. Opioid는 연수의 호흡 중추에 작용하여 빠르고 한결같은 용량 의존성 호흡 억제를 일으킨다. 이것이 이산화탄소의 호흡 자극 효과에 대한 반응을 떨어뜨리고 남아있는 $PaCO_2$의 증가로 나타난다. 중추신경계에서 opioid는 완전한 무의식을 유발하지는 않는다. 그러나 오심과 구토를 일으키는 연수의 화학수용체의 발통성 지역(trigger zone)에서 dopamine 수용체를 자극한다. 마지막으로 빠르게 투입된 고용량은 저환기증(hypoventilation)을 유발하는 흉복근의 경련을 유발할 수 있다.

24. Opioid 정맥 유도제의 부작용과 성질은 무엇인가?

Fentanyl(Sublimaze)은 morphine보다 100배 더 강력하다. 발현은 morphine보다 빠르며 작용시간은 morphine보다 짧고, 반감기는 morphine보다 더 길다. 30~100 μg/kg의 마취용량으로도 1~2분 내에 발현된다. 높은 지용성 때문에 비활동성 조직으로 빠르게 재분산되고 천천히 혈장으로 방출되어 제거된다.

Sufentanil(Sufenta)은 구조적으로 fentanyl과 유사하지만 5~7배 더 강력하다. 더욱 지용성이므로 더욱 빠른 발현을 일으킨다. 반감기는 2~3시간으로 다소 fentanyl

보다 짧다. 그래서 더욱 빠른 의식 회복과 술후 호흡 억제를 덜 일으킨다. 유도량은 5~13μg/kg이다.

Alfentanil(Alfenta)은 fentanyl보다 1/5~1/3의 강도를 갖는다. Fentanyl보다 더욱 지용성이므로 빠른 발현과 짧은 지속시간을 갖는다. Alfentanil은 구역과 구토를 흔히 일으킨다.

25. 어떤 opioid가 histamine 분비를 자극하는가?

Morphine, codeine 및 meperidine(Demerol)은 혈관 확장과 저혈압을 유발하는 histamine의 분비를 일으킨다. Fentanyl, sufentanil 및 alfentanil은 histamine 분비를 자극하지 않는다.

26. 어떤 opioid 길항제가 임상에서 가장 흔히 사용되는가?

Naloxone은 opioid의 효과를 되돌리는 데 사용하는 mu-receptor 길항제이다. Naloxone은 호흡 억제 효과와 과용량을 되돌리지만 동시에 진통 효과도 없앤다. 보통의 용량은 빈맥, 고혈압, 폐부종 및 부정맥을 유발할 수 있다. 이러한 부작용을 피하기 위해 naloxone은 매 몇 분마다 반복해서 40μg(0.1ml)의 용량으로 투여해야 한다.

27. 왜 Propofol이 외래환자 마취에서 가장 좋은 약제인가?

- 빠른 유도와 회복
- 오심, 구토의 낮은 유발률
- 환자가 빨리 인식을 회복할 수 있어 더욱 빠른 회복기간을 갖는다.

28. 어떤 정맥 마취 유도제가 큰 외상 또는 실혈 상태에서 추천되는가?

Etomidate는 제한된 심장 용량(limited cardiac reserve)을 가진 환자에서 심장에 대한 안정성 때문에 흔히 사용되는 약제이다. Ketamine은 중추신경계로부터 교감신경성 박출을 직접적으로 자극하기 때문에 저혈량 상태의 환자들에게 추천된다. 그러나 내분비성 catecholamine이 고갈된 환자는 이러한 자극에 반응할 수 없으므로 더욱 저혈압이 발생한다. etomidate의 유도량은 2~3mg/kg이고 ketamine은 1~2mg/kg이다.

29. 어떤 유도제가 두개내압을 변화시키는가?

Thiopental, propofol, etomidate 및 fentanyl이 뇌의 산소 대사 소비와 뇌 혈류량을 감소시켜 두개내압을 떨어뜨린다. Ketamine은 뇌혈류량, 두개내압 및 뇌대사를 증가시킨다.

30. 환자의 나이는 마취유도제의 양에 어떤 영향을 미치는가?

연령 증가에 따라 소멸시간과 신장에서 제거하는 시간이 길어져서 약물 지속시간이 길어진다. 고연령의 환자들은 정맥마취제에 더욱 민감하므로 용량의 감소가 필요하다.

31. 흔히 사용되는 항콜린제 3가지는 무엇인가?

Atropine, scopolamine 및 glypcopyrrolate

32. 산화혈색소의 해리곡선에서 key value는?

- P50(헤모글로빈이 50% 포화된 PaO_2를 P50이라고 부른다)은 대략 27mmHg이다.
- 폐동맥에서 혼합 정맥혈(mixed venous blood)의 포화도는 약 75%이며 40mmHg의 PO_2에서 발생한다.
- 30mmHg의 PaO_2는 60%의 SaO_2를 생산하고, 60mmHg의 PaO_2는 90%의 SaO_2를 유발한다.
- 75mmHg의 PaO_2는 95%의 SaO_2를 유발한다.

33. 가장 흔히 사용되는 opioid 길항제는 무엇인가?*

Naloxone은 opioid가 유발하는 호흡 억제를 되돌리고(reverse) opioid 과용량을 치료하기 위해 사용되는 mu-receptor 길항제이다. 그러나 호흡 억제 효과를 되돌리는 것이 또한 진통 효과도 되돌린다. 진통작용의 급격한 소실은 빈맥과 고혈압, 폐부종 및 부정맥을 유발하는 catecholamine의 급격한 변화를 유발할 수 있다. 진통 작용의 급격한 소실을 피하기 위해 naloxone은 필요시 약 40mg(0.1mL)의 양으로 여러 차례에 걸쳐 사용될 수 있다. Naloxone은 짧은 작용시간을 보이므로 마약에 의한 호흡 억제 작용이 재발되지 않도록 약 40mg(0.1mL)을 반복하여 투여하거나 지속적으로 주입해야 할 필요가 있다.

---

*Reprinted from Hatheway JA: Opioids. In Duke J (ed): Anesthesia Secrets, 2nd ed. Philadelphia, 2000, Hanley & Belfus.

34. Tramadol이 무엇인가?*

Tramadol은 마약과 같은 활성을 보이는 독특한 진통제이다. 이 약은 또한 catecholamine의 재흡수를 억제한다. Tramadol의 이러한 성질 및 내성과 중독에 대한 훨씬 낮은 위험성 때문에 급성과 만성 통증의 관리에 모두 유용하다. 주요 부작용은 진정작용과 현기증이다. 흔하지는 않으나 고려해야 하는 부작용에 발작이 있다. 그래서 이 약은 발작의 위험성 또는 병력을 가진 환자에서는 매우 주의해서 사용해야 한다.

35. 기도 확보가 곤란한 병적으로 비만인 환자의 술 전 관리는 무엇인가?(그 외에는 건강하다고 가정한다)†

병적으로 비만인 환자는 full stomach를 가진 환자와 유사하다. 그래서 전날 저녁과 수술 당일 아침에 H_2 blocker를, 술전에 metoclopramide와 제산제를 처방해야 한다. 기관지 내시경이 계획되어 있다면 glycopyrrolate가 유용하다. 이것은 분비물을 억제함으로써 시야를 증진시키고, 도포마취제의 효과를 증가시키며, 기도 반응을 억제한다. 마약성 제제, benzodiazepine 및 droperidol을 이용한 진정요법은 환자 스스로 기도를 확보할 수 있도록 의식이 있는지 면밀히 관찰하고, 산소를 공급해가며 주의 깊게 적정(titrate)하여 이루어져야 한다.

36. 정상적인 SpO_2는 무엇인가?‡

Pulse oxymetry에 의해 측정된 산소포화도가 SpO_2로 기록된다("p"는 pulse oxymetry를 의미한다). 동맥혈 내의 산소 분압(PaO_2)과 SpO_2는 나이, 태도 및 건강에 따라 달라진다. 심폐질환을 가진 환자에서는 비정상 값이 나오는지 확인하는 것이 좋다.

그러나 술중 SpO_2의 측정은 다른 의미를 갖는다. 일반적으로 SpO_2는 산화혈색소 해리곡선의 "경사면" 상방에 있어야 한다(그림 7-1). 대략 90%의 포화도를 나타내는 경사면 직하방에서 약간의 PaO_2 감소가 급격한 desaturation으로 나타난다. 예를 들면, 곡선의 가파른 부분에서 산소 분압이 1mmHg만큼 변하면 SaO_2는 3%만큼 변한다. 전신마취를 받고 있거나 전신마취로부터 회복하고 있는 환자들에게 안전한 범위의 SpO_2를 유지하기 위해서 보통 적절한 산소를 공급한다.

---

†Reprinted from Nabonsal J: Preoperative medications. In Duke J (ed): Anesthesia Secrets, 2nd ed. Philadelphia, 2000, Hanley & Belfus.

‡Reprinted from Goldman JM: Pulse oximetry. In Duke J (ed): Anesthesia Secrets, 2nd ed. Philadelphia, 2000, Hanley & Belfus.

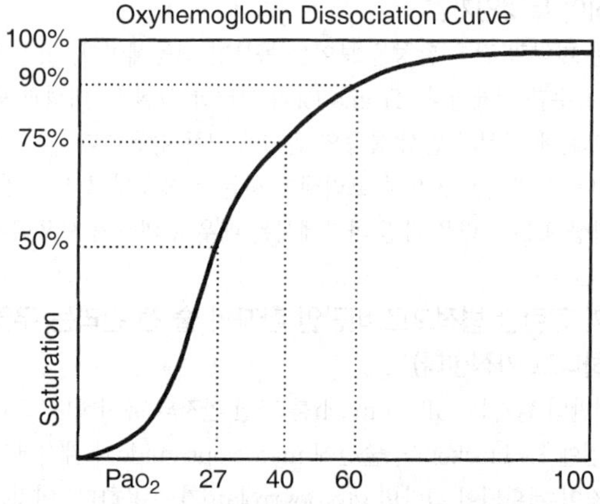

그림 7-1. 산화혈색소 해리곡선은 PaO_2와 산소로 포화된 헤모글로빈의 퍼센트와의 비직선적 관계를 설명한다. 곡선의 가파른 부분(50% 부위)에서 PaO_2의 작은 변화는 SaO_2의 큰 변화로 나타난다. PaO_2가 60mmHg 이상일 때는 역으로 된다. 곡선은 세 부분으로 표시된다. (From Edward RK: Pulse oximetry. In Duke J (ed): Anesthesia Secrets, 3rd ed. Philadelphia, 2006, Mosby.)

37. SpO_2가 이와 같이 중요한 측정치인 이유는 무엇인가?‡

SpO_2를 적은 비용으로 비침습적으로 측정할 수 있다는 것이 첫 번째 이유다. 두 번째 이유는 혈액내에서 산소가 어떻게 운반되는지를 이해할 수 있어야만 알 수 있다. 혈액 샘플에 의해 운반되는 산소의 양은 SaO_2와 헤모글로빈 농도에 달려있다. 헤모글로빈 농도가 일정하게 유지된다면 산소로 50% 포화된 혈액은 100% 포화된 샘플의 절반만큼의 산소와 결합한 것이다. 산화혈색소 해리곡선의 예가 SaO_2와 PaO_2의 직선적이지 않은 관계를 설명하므로 이야기의 남은 부분을 설명해준다. 예를 들어 PaO_2가 60mmHg에서 100mmHg로 증가할 때 SaO_2는 약 6%만이 증가한다. 반대로 PaO_2가 27mmHg에서 60mmHg로 33mmHg 증가할 때 SaO_2는 25% 증가한다.

BIBLIOGRAPHY

1. Allen DM: Intravenous anesthetics and benzodiazepines. In Duke J (ed): Anesthesia Secrets, 3rd ed. Philadelphia, 2006, Mosby.
2. Hatheway J: Opioids. In Duke J (ed): Anesthesia Secrets, 2nd ed. Philadelphia, 2000,

Hanley & Belfus.
3. Hudson RJ, Stanski DR, Burch PG: Pharmacokinetics of methohexital and thiopental in surgical patients. Anesthesiology 59:215-219, 1983.
4. McDowell G: Intravenous induction agents. In Duke J (ed): Anesthesia Secrets, 2nd ed. Philadelphia, 2000, Hanley & Belfus.
5. Nabonsal J: Preoperative medications. In Duke J (ed): Anesthesia Secrets, 2nd ed. Philadelphia, 2000, Hanley & Belfus.
6. Reves JG, Fragen RJ, Vinik HR et al: Midazolam: pharmacology and uses. Anesthesiology 62:310-324, 1985.
7. Stoelting RK, Miller RD: Intravenous anesthetics. In Stoelting RD, Miller RD (eds): Basics of Anesthesia. New York, 1999, Churchill Livingstone.
8. Swank KM: Preoperative evaluation. In Duke J (ed): Anesthesia Secrets, 3rd ed. Philadelphia, 2006, Mosby.
9. Winkelmann G: Benzodiazepines. In Duke J (ed): Anesthesia Secrets, 2nd ed. Philadelphia, 2000, Hanley & Belfus.

8. 흡입마취
(Inhalational anesthesia)

Christopher L. Maestrello, DDS

1. 어떤 흡입마취제가 흔히 사용되며 임상적으로 어떻게 이용되는가?

5개의 휘발성 액체(desflurane, enflurane, halothane, isoflurane, sevoflurane)와 하나의 가스(nitrous oxide)가 임상적으로 사용된다. Enflurane은 드물게 사용되므로 이 단원에서 언급하지 않겠다. 휘발성 액체는 기화기가 필요하다. 또한 desflurane 기화기는 상온에서 마취제를 공급하기 위해서 열 발생 장치가 필요하다.

이러한 흡입마취제는 적절한 배기 및 환기시설이 존재하는 진료실이나 병원의 수술방에서 사용될 수 있다. 흡입마취 시스템은 하나 또는 여러 가스의 전달을 한다.

2. 2L/min의 속도로 500psi 하의 E cylinder로부터 얼마나 오래 산소를 공급할 수 있는가?

산소로 가득 찬 E cylinder는 2000psi에서 약 600L를 담는다. 분당 2L의 속도로는 약 5시간 동안 산소를 공급할 수 있으며 500psi에서는 대략 1시간 15분 동안 산소를 공급할 수 있다.

3. 750psi 하의 E cylinder로부터 2L/min의 속도로 얼마나 오래 N_2O를 공급할 수 있는가?

N_2O는 750psi에서 E cylinder내 약 1600L가 들어있다. N_2O는 산소처럼 농축 가스가 아닌 농축 액체이다. 농축 액체는 농축 가스처럼 양과 압력 사이에 직선적인 상호 관련을 보여주지 않는다. N_2O 압력은 모든 액체가 기화될 때까지 750psi을 유지한다. 그래서 시간을 결정할 수 없다.

4. 왜 N_2O가 폐쇄된 가스 공간(closed gas space)을 가진 환자에게 사용이 금기되는가?

N_2O는 낮은 혈액-가스 분배 계수(blood-to-gas partition coefficient[0.46]를 가지므로 용해도가 낮다. 질소가 혈액으로 들어가는 것보다 혈액에서 빠져나오는 것이 34배나 빠르다. N_2O의 사용은 공기색전증(air embolism), 장폐색에서의 장내 가스(bowel gas), 기흉과 같은 체내의 팽창을 유발할 수 있다. 압력의 증가는 N_2O가 중이 또는 부비동과 같은 팽창이 불가능한 구조물에서 사용될 때 발생한다.

구강악안면외과의는 외상 환자(예, 오토바이 사고 환자)를 치료할 때 주의해야 한다. 증상이 없고 진단되지 않은 폐쇄성 기흉(closed pneumothorax)에서 70% N_2O 주입 후 10분 안에 크기가 2배가 될 수 있다. N_2O-O_2 진정법은 부비동 감염이나 중이도 폐쇄(middle ear disturbance), 위장관 폐쇄가 있는 환자에서는 반드시 연기되어야 한다.

5. 상기도 감염(upper respiratory infection[URI])이 있는 환자는 nasal hood를 통해 N_2O를 공급받을 수 있는가?

URI가 있는 환자는 코막힘 때문에 N_2O의 공급이 제한되며, 후두 주변으로 N_2O가 샐 가능성이 있다. 또한 URI가 있는 환자들은 중이와 부비동 감염과 관련 있는 경향이 있다. 그래서 URI가 있는 환자에게서 N_2O의 사용은 옳지 않다.

6. 흡입마취는 만성 폐쇄성 폐질환(chronic obstructive pulmonary disease[COPD])을 가진 환자에게 사용할 수 있는가?

휘발성 마취제(desflurane, enflurane, halothane, isoflurane, sevoflurane)의 사용은 COPD 환자(천식성 기관지염, 폐기종 및 만성 기관지염)에게는 주의하지 않아도 된다. 모든 휘발성 마취제는 기관지 확장을 하므로 COPD 환자에게 오히려 유리하다.

그러나 N_2O-O_2는 주의 깊게 사용되어야 한다. 경미한 정도부터 보통 정도의 COPD 환자는 추가적으로 40 미만의 흡입 산소 농도(FiO_2)가 공급되어야 한다. 추가적인 정맥 진정법 없이 N_2O-O_2 진정법은 일반적으로 안전하다. Nasal cannula를 통한 4L는 36% O_2와 같음을 기억해야 한다.

$$\text{Nasal cannula}(3\sim6\text{L/min}): FiO_2 = 20 + 4 \times \text{L/min}$$
$$\text{Face mask with reservoir}(6\sim10\text{L/min}): FiO_2 = 10 \times \text{L/min}$$

깊은 진정하에 환자들이 스스로 호흡하게 해라. 산소 공급은 하지 않거나 심각한 COPD 환자에게만 매우 주의 깊게 사용하여야 한다. 이러한 환자들은 폐의 수포(combined alveoli) 발생률이 증가된다. N_2O의 낮은 혈액 용해성 때문에 폐결함부위의 부피와 압력이 증가할 수 있으며, 이는 기흉과 barotrauma(귀의 압력장애)의 위험성이 높아질 수 있다.

이산화탄소는 정상적인 호흡 생리를 보이는 환자에게 호흡성 자극이 된다. COPD 환자는 폐에 더 많은 양의 이산화탄소를 함유하며, 시간이 지나면 이러한 호흡 충동(respiratory drive)을 상실한다. 그래서 COPD 환자들은 저산소성 호흡 충동(hypoxic drive)으로 진행된다. 심각한 만성 환자를 사망하게 하는 hypoxic drive의 가능성은 공기 중 산소가 21% 보다 더 클 때 발생한다(예, N_2O-O_2 at 70/30%).

천식성 기관지염 환자들은 다양한 연령대에 걸쳐 존재하며 치과진료실에서 쉽게 마주칠 수 있다. 쇠약성 폐기종(debilitating emphysema)과 만성 기관지염을 가진 환자들은 흔히 만성적으로 아프고 흔하지 않다. 그러나 요양원과 병원에서는 마주칠 수 있다.

7. 천식 환자에서 N_2O-O_2 진정요법이 금기인 때는 언제인가?

천식 환자에서 N_2O-O_2 진정요법 사용의 금기는 없다. 불안은 천식성 발작을 자극하기 때문에 N_2O-O_2 진정요법은 이러한 환자들에게 오히려 유리하게 작용한다. N_2O에 대한 알러지가 보고된 적은 없다. Nasal hood를 통해 N_2O-O_2를 공급받는 이들 중 latex에 알러지가 있는 사람은 알러지 반응을 보일 가능성이 있다.

8. Second gas effect는 무엇인가?

하나의 가스가 두 번째 가스의 폐포 분압 증가율을 가속화시킬 때 발생한다. 이 효과는 보통 하나의 휘발성 마취제와 많은 양의 N_2O를 사용하는 흡입마취에서 일어난다. N_2O는 낮은 혈액 용해성 때문에 폐포에 의해 빠르게 흡수되고, 이것은 휘발성 마취제의 폐포 농도 상승을 유발한다. 이론적으로 한 가스의 높은 농도(예, 70% N_2O)는 용해도가 낮은 두 번째 가스(예, halothane)의 마취 유도를 빠르게 한다.

흡입마취는 활동적인 소아 환자에서 보통 이용된다. 가만히 앉아있지 못하는 어린이들에게 정맥으로 접근하기 어렵기 때문에 빠른 마취 유도가 필요하다. Halothane의 마취 유도율은 70% N_2O가 동시에 사용될 때 증가된다.

9. 최소 폐포 농도(minimal alveolar concentration[MAC])는 무엇인가?

MAC는 50%의 환자에서 통증 자극(예, 외과적 피부 절개)에 대한 골격근의 반응성 움직임을 억제하는 1기압에서의 흡입마취제의 농도이다(표 8-1). 1.3 MAC는 수술 중인 환자의 약 95%에서 골격근의 움직임을 막는다. 마취 가스의 농도는 MAC를 비교하여 정한다.

표 8-1. 흔히 사용되는 약제의 최소 폐포 농도(MAC)

약제	MAC
Nitrous oxide	104
Isoflurane	1.15
Halothane	0.77
Desflurane	6.0
Sevoflurane	1.71

10. 어떤 요소가 MAC에 영향을 미치는가?

감소시키는 요소	증가시키는 요소
높은 고도(기압 하강)	증가된 신경전달물질 농도
임신	(MAOIs, cocaine, ephedrine, levodopa)
저체온증	고체온증
저나트륨증	알콜(만성 사용)
알콜(급속 사용)	고나트륨혈증
Barbiturate	

Calcium channel blocker
Opioids

11. MAC 값이 수술 동안 어떻게 지각(awareness) 척도로 사용되는지 설명하시오.

전신마취 또는 깊은 진정 중인 모든 환자에서 술중 환자의 지각은 중요한 고려사항이다. 휘발성 마취제는 적절한 MAC에서 기억상실(amnestic) 작용을 한다. 정맥내 투약은 흔히 휘발성 마취제와 더불어 사용되는데, 이것이 흔히 MAC을 감소시키는 원인이 된다. 감소된 MAC은 기억상실 상태를 방해할 수 있다. 비록 수술 중의 기억을 제거하기 위해 필요한 휘발성 마취제의 구체적인 농도는 정립되어 있지 않지만, 임상연구는 isoflurane에서 0.4~0.6 사이의 MAC에서 지각을 없앤다고 보고한다. 0.8의 MAC는 무의식을 보장하기 때문에 추천된다.

특정 마취법에 대해서는 지각에 대한 예방책이 필요하다. 마취의는 외과적 자극이 제거되기 때문에 마비 약제가 사용될 때 휘발성 마취제의 농도를 감소시키고 싶어질 수 있다. 기억상실 효력이 있는 benzodiazepine인 midazolam의 첨가가 MAC이 0.8 이하로 감소되는 상황에서 사용될 수 있다. MAC은 휘발성 흡입 혈관 이완 성질 때문에 술중 저혈압을 보이는 환자에게서 흔히 감소된다. Ephedrine과 phenylephrine과 같은 혈관수축제는 추가적인 기억상실 약제가 사용되지 않을 때 0.8의 MAC를 유지하기 위해 필요하다.

12. 흡입마취제에서 MAC 첨가 값이 유리한 이유는 무엇인가?

첨가 값은 휘발성 마취제의 호흡성 및 순환성 효과가 감소가 요구되는 상황에서 유리하다. MAC 값은 첨가되므로 휘발성 마취제와 함께 N_2O의 동시 사용은 두 약제의 MAC을 감소시킬 것이다. 예를 들면, 0.5 MAC isoflurane(약 0.6%)과 함께 0.5 MAC N_2O(약 50%)를 사용하면 1.0의 MAC이 된다.

동시에 투여할 수 있는 유일한 흡입마취제들은 휘발성 마취제(desflurane, halothane, isoflurane, sevoflurane)와 N_2O이다. Fail-safe mechanism은 2개의 휘발성 약제의 동시 사용을 막도록 마취 기계에 존재한다.

N_2O는 100% 이상의 MAC을 갖는다. 그래서 단독 마취제로 사용될 수 없고 최소한의 21% O_2가 1기압에서 요구된다. 전형적으로 20~70%의 N_2O 농도가 사용된다.

13. 휘발성 마취제의 혈액동력학적 효과는 무엇인가?

휘발성 마취제는 심혈관계를 억제하며 이러한 억제는 평균 동맥압을 감소시킨다. Halothane은 주로 심박율과 심근수축력 감소의 원인이 된다. Desflurane, isoflurane 및 sevoflurane은 주로 감소된 혈압을 반영하는 전반적인 혈관 저항 감소를 일으킨다.

14. 휘발성 마취제와 정맥마취제 propofol을 함께 사용하는 데 있어 혈액동력학적 고려사항은 무엇인가?

흡입마취제인 desflurane, isoflurane, sevoflurane과 정맥마취제인 propofol은 강력한 혈관이완제이다. 이 두 마취제 그룹의 동시 사용시에 systemic vascular resistance의 감소로 인해 저혈압이 유발되는 첨가 효과(additive effect)가 발생한다. 이 약제들의 동시 사용은 고혈압 약을 복용중인 환자와 노인에서 주의해야한다. 술전에 혈압을 기록하는 것은 매우 중요하며 대체할 수 있는 다른 정맥마취제의 선택이 필요할 수도 있다. Propofol이 휘발성 마취제와 함께 사용된다면 혈관수축제(예, ephedrine, phenylephedrine)를 적절히 희석하여 사용할 수 있도록 준비해 놓아야 한다.

15. 휘발성 마취제의 호흡에 대한 영향은 무엇인가?

휘발성 마취제는 양에 따라 호흡을 감소시키는 원인이 될 수 있다. 휘발성 마취제는 호흡률(RR)의 보상성 증가와 함께 주기량(tidal volume[TV]) 감소의 원인이 되지만, 순량은 minute ventilation(mV)이 감소한다.

휘발성 마취제의 ventilatory effect: net $\downarrow$ mV = $\uparrow$ RR × $\downarrow$ TV

이 감소된 mV는 CO_2의 증가를 유발한다. CO_2의 증가는 마취되지 않은 환자에서 호흡 충동을 자극한다. 그러나 흡입마취제는 CO_2 반응곡선을 우측으로 이동시키고 과탄산증(hypercarbia)과 저산소증에 대한 호흡반응을 감소시킨다(그림 8-1).

16. Halothane과 ephedrine이 함께 사용되면 어떤 부작용이 발생하는가?

흡입마취제와 혈관수축제의 동시 사용시에 치명적인 부정맥 효과가 발생할 수 있다. 가장 큰 부작용을 초래하는 조합은 halothane과 epinephrine의 조합이다. 매우 짧은 작용시간을 가진 barbiturate인 thiopental(Pentothal)의 첨가는 이러한 부정맥 효

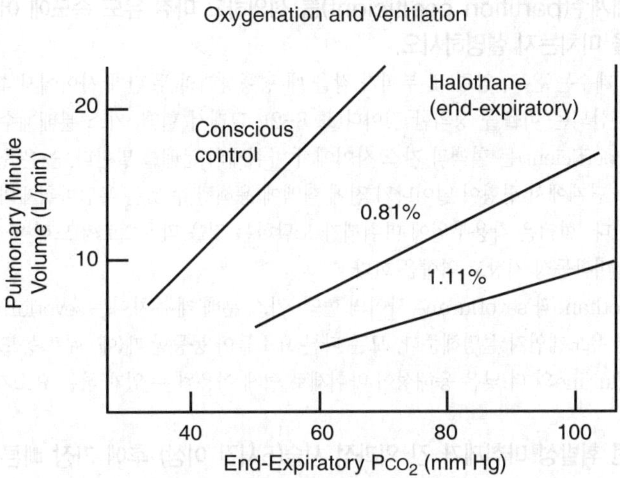

그림 8-1. CO_2 반응곡선. 폐의 상세한 부피에 대한 흡입마취제의 효과를 기록한다.

과를 더욱 증가시킨다. 이러한 부정맥을 일으키는 기전은 정확히 알지 못하지만 알파와 베타 교감신경 수용체를 자극하는 것으로 여겨진다.

이러한 부작용은 마취와 수술이 막 시작할 때 가장 가능성이 높다. 마취가 thiopental로 유도되고 halothane으로 유지된다면, 그리고 epinephrine을 함유한 국소마취가 외과의에 의해 시행된다면 부작용이 발생할 수 있다. 이와 같은 일을 방지하기 위해 몇 가지 추천되는 것이 있다. Halothane 또는 thiopental로 마취 유도 후에 곧이어 epinephrine을 함유한 국소마취제를 주사하지 말아야한다; 10분을 기다리는 것이 좋다. Halothane 또는 thiopental이 사용 중이라면 2μg/kg의 epinephrine을 사용하고, halothane 또는 thiopental이 사용되었다면 1μg/kg을 사용해라. 1:100,000 epinephrine을 함유하는 국소마취제는 10μg/ml의 epinephrine을 포함한다는 것을 기억하라.

17. 분배계수(partition coefficient)를 정의하고 마취 유도 속도에 어떻게 영향을 미치는지 설명하시오.

분배계수는 온도, 압력 및 부피가 같을 때 평형상태의 두 단계 사이에서 휘발성 마취제가 분산되는 비율을 정의한 것이다(표 8-2). 그래서 혈액-가스 분배계수(blood-to-gas coefficient)는 혈액과 가스 사이에서 마취제의 분배를 말한다. 높은 혈액 용해성은 가스 단계에서 평형이 일어나기 전에 혈액에 용해될 수 있는 흡입마취제의 높은 농도를 요한다. 혈액은 작용부위에 마취제가 도달하는 것을 막음으로써 느린 마취유도를 일으키는 비활동성 저장고 역할을 한다.

Halothane과 sevoflurane 사이의 혈액-가스 분배 계수 차이는 sevoflurane이 왜 더욱 빠른 유도제인지 설명해준다. 모든 다른 요소들이 동등할 때(예, 폐포 농도, 심박출량) sevoflurane의 더 낮은 용해성이 마취제로 쉽게 이용될 수 있게 하는 요소가 된다.

18. 어떤 휘발성 마취제가 긴 외과적 시술(5시간 이상) 후에 가장 빠른 회복력을 갖고 있는가?

마취제는 혈액에서 조직으로 분산된다(예, 근육, 지방). 수술시간이 길어지고, 조직들이 마취제로 점차 포화되어 갈수록 회복시간은 증가한다. Desflurane의 지방-혈액 분배계수는 모든 휘발성 마취제 중 가장 낮아서 가장 빠른 회복을 유발한다. 흔히 잘못 생각하는 것이 sevoflurane이 빠른 유도 때문에 빠른 회복을 유발할 것이라는 것이다. 짧은 수술에서는 이것이 사실이지만, 긴 수술에서는 sevoflurane은 빠른 회복을 유발하지 못한다(표 8-2에서 sevoflurane의 조직:혈액 계수를 체크하시오).

19. 확산성 저산소증(diffusion hypoxia)이란 무엇인가?

표 8-2. 흡입마취제의 분배 계수

	Desflurane	Halothane	Isoflurane	N_2O	Sevoflurane
Blood:gas	0.42	2.4	1.4	0.46	0.68
Brain:blood	1.3	2.9	1.6	1.1	1.7
Muscle:blood	2.0	3.4	2.9	1.2	3.1
Fat:blood	27	51	45	2.3	48
Oil:blood	18.7	224	90.8	1.4	47.2

그 존재가 의문이지만 스스로 호흡함과 동시에 N_2O의 투여가 중단될 때 확산성 저산소증이 발생하는 것으로 여겨진다. N_2O의 낮은 혈액 용해성 때문에 급속하게 혈액을 떠나 폐포로 들어간다는 이론이다. 폐포내의 과다한 N_20는 산소를 희석시키고 환자를 저산소증 상태로 만든다. 이러한 현상은 많은 연구에 의해 부정되고 있지만, 두통, 구역, 구토 및 무기력감 같은 부작용 때문에 N_2O 사용 후에 3~5분간 산소를 주는 것이 좋다.

20. 임산부에게 N_2O-O_2 진정요법시에는 무엇을 주의해야 하는가?

N_2O는 태반을 통과하므로 태아에게 기형을 일으킬 수 있는 가능성이 있다. 문제를 일으킬 수 있는 가장 큰 가능성은 기관들이 형성되는 때인 첫 3개월 기간에 발생한다. 첫 6주 동안의 심각한 N_2O에의 노출은 DNA 합성을 방해할 수 있다 결론적으로 자신이 임신 중임을 모르는 여성 외과의와 직원들이 환자들보다 더 위험할 수 있다.

최근의 연구들은 N_2O가 태아에게 위험하다는 주장을 부인해왔다. 비록 N_2O가 수년간 임산부에게 안전하게 사용되어왔더라도 임신 2기 또는 3기의 임신 여성에게 투여하기에 앞서 산부인과 전문의의 조언을 듣는 것이 좋다. 또한 환자의 산부인과 의사에게 N_2O-O_2 진정요법 사용을 승인받더라도 짧은 시간 동안, 그리고 N_2O가 50%를 넘지 않게 사용하여야 한다.

21. 산소 포화도의 변화가 pulse oximeter 상에서 나타나는데 걸리는 시간은?

약 20초이다. 이는 손가락 끝에 있던 산소가 폐로 전달되는데 걸리는 시간이다. Pulse oximeter 신호는 또한 여러 시기에 걸쳐 평균으로 나타나는데, 이는 주로 환자의 움직임에 의해 유발되는 것과 같은 가짜 pulse oximeter 신호를 줄이기 위한 것이다. Pulse oximeter에서의 진짜 감소는 지연된다(pulse oximeter에서 가리키는 것보다 환자는 더 빨리 불포화된다). 마찬가지로 적합한 산소 공급이 이루어지면 pulse oximeter 값에서는 회복의 지연이 나타날 것이다. 신호를 평균 내는 시기는 일반적으로 사용되는 pulse oximeter에서 자주 변한다.

22. 신경근 차단제(neuromuscular blocking agents[NMBs])는 무엇인가?

주로 근이완제로 불려지는 NMBs는 신경근 접합점에서 전달을 차단하는 약물이다. 이 약들은 골격근을 이완시키므로 기관내 삽관을 용이하게 하고, 기계에 의한 호흡을 도와주며, 수술에 필요한 조건을 최적화하기 위해 사용될 수 있다. 때때로 호흡의 대사성 요구량을 감소시키고 간질(비록 그들이 중추신경계의 활성을 감소시키지는 않지만), 천식 또는 파상풍의 처치, 그리고 상승한 두개내압의 치료를 용이하게 하기 위해 사용될 수 있다.

이 약들은 매우 위험하고 횡경막을 포함하여 모든 골격근의 기능을 억제하므로 반드시 기도 관리 능력이 있는 사람에 의해서만 투여되어야 한다. NMBs는 기도와 호흡을 유지하기 위한 준비 없이는 절대 투여되어서는 안 된다. NMBs 단독으로는 환자가 완전히 의식을 유지하게 하면서 동시에 완전히 마비시킬 수 있으므로 진정-최면제 또는 기억상실제의 동반 사용이 추천된다.

23. NMBs는 어떻게 분류되는가?*

이 약들은 신경근 접합점에서 그들의 활동에 따라 두 그룹으로 분류된다:

탈분극성 신경근 차단제(succinylcholine[SCh]): SCh은 신경근 접합점에서 절후막을 탈분극시킴으로써 아세틸콜린과 유사하게 작용한다. 절후 수용체가 점령되고 탈분극되기 때문에 아세틸콜린은 아무런 효과도 발휘하지 못한다.

비탈분극성 신경근 차단제: 이들은 절후 막에서 경쟁에 의해 아세틸콜린이 수용체와 결합하는 것을 차단하여 탈분극 효과를 발휘하지 못하게 한다.

24. SCh의 작용 기전은 무엇인가?*

SCh은 임상마취에서 널리 사용되는 유일한 탈분극제이다. 탈분극제는 아세틸콜린의 작용과 유사하다. 그러나 SCh은 오로지 혈장에만 존재하고 신경근 접합점에서는 존재하지 않는 혈장 cholinesterase(pseudocholinesterase)에 의해 가수분해 되므로 차단시간은 신경근 접합점에서 떨어져있는 SCh의 확산율에 직접적으로 달려 있다. 결과적으로 아세틸콜린과 비교했을 때 탈분극이 길어진다. 탈분극은 점진적으로 감소하지만 이완은 SCh이 절후 수용체에 존재하는 만큼 지속된다.

---

*Reprinted from Warnecke DE: Neuromuscular blocking agents. In Duke J (ed): Anesthesia Secrets, 2nd ed. Philadelphia, 2000, Hanley & Belfus.

25. SCh를 사용하는 적응증은 무엇인가?*

환자의 위가 가득 차 있고, 마취되었을 때 구토와 흡인의 위험이 있는 임상 상황에서는 빠른 마비와 기도 확보가 우선되어야 한다. 당뇨, 틈새탈장, 비만, 임신, 심한 통증 및 외상과 같은 상황도 이에 해당한다.

SCh은 현재 이용가능한 어떤 NMB도 빠르게 발현하도록 한다. 게다가 SCh에 의해 유발되는 차단시간은 오직 5~10분이다. 호흡근 기능은 빠르게 회복되어 삽관을 어렵게 한다(11번 질문 참조).

26. 비탈분극성 NMBs의 파괴 및 제거 과정을 설명하시오.*

Atracurium은 ester 가수분해뿐만 아니라 생리적 온도와 pH에서 스스로 파괴되는 유일한 약물이다(Hoffmann elimination). 그래서 간 또는 신장 기능에 이상이 있는 환자에게 사용하기 이상적이다. Mivacurium은 SCh처럼 pseudocholinesterase에 의해 대사된다.

Aminosteroid 이완제(pancuronium, vecuronium, pipecuroium 및 rocuronium)는 간에서 아세틸기가 제거되므로 그들의 활성은 간의 기능저하시에 길어질 수 있다. 또한 vecuronium과 rocuronium은 뚜렷하게 답즙을 통해 배설이 되며 간 밖에서 담도 폐쇄에 의해 작용시간이 길어질 수 있다.

뚜렷한 신장을 통해 배설되는 이완제들은 tubocurarine, metocurine, doxacurium, pancuronium 및 pipecuronium이다.

27. 비탈분극성 NMBs의 효과를 되돌리는 것(reverse)이 가능한가?*

이완제는 신경근 접합점의 수용체 부위에서 경쟁함으로써 아세틸콜린의 효과를 극복하기 때문에 신경근 접합점에서 아세틸콜린의 양을 증가시키는 약물이 이완의 효과를 되돌릴 수 있다. 되돌리는 약제는 **acetylcholinesterase inhibitor**와 neostigmine, pyridostigmine 및 edrophonium(표 8-3)이다. 이 약들은 각각의 수용체에서 작용하는 신경전달물질인 아세틸콜린을 파괴시키는 효소를 억제한다. 또 다른 acetylcholinesterase inhibitor인 Physostigmine은 뇌-혈류 막을 통과하며, 근이완제의 효과를 되돌리기 위해 사용되지는 않는다. Pyridostigmine은 중증 근무력증 환자의 치료에 사용된다. 양극의 4기 암모니움 그룹(positively charged quaternary ammonium group)을 함유하는 acetylcholinesterase 억제제는 수용성이며 신장으로 배설된다.

표 8-3. 신경근 차단 효과를 되돌리는 약제들

약물	용량(mg/kg)	발현시간(min)	작용시간(min)
Edrophonium	0.5~1.0	2	45~60
Neostigmine	0.035~0.07	7	60~90
Pyridostigmine	0.15~0.25	11	60~120

28. NMB reversal agent는 아세틸콜린의 양을 증가시키는 원인이 된다. 발생 가능한 문제는?*

심장내 콜린수용기에서 이 약제의 muscarinic effect는 서맥을 방지하는 atropine이나 glycopyrrolate에 의해 차단되어야 함을 명심하여야 한다. 서맥의 정도가 중요할 수 있다. 심장 수축 정지(asystole)가 발생할 수도 있다. 이러한 목적을 위해 사용되는 atropine의 가장 일반적인 양은 0.01mg/kg이며 glycopyrrolate는 0.005~0.015mg/kg이다.

Anticholinesterase와 관련된 서맥을 예방하기 위해서는 발현이 비슷한 anticholinergic을 투여하는 것이 중요하다. Atropine은 neostigmine과 함께 edrophonium, glycopyrrolate과 같이 투여된다.

29. 심장은 근육조직이다. 근이완제가 심근의 수축을 감소시키는가?*

NMB는 nicotinic cholinergic receptor 부위에서 초기 효과를 발휘한다. 심근은 전달체로 norepinephrine을 사용하는 adrenergic receptor를 통해 신경 전도가 이루어지는 근육이다. 그러므로 근이완제는 심장 수축에 아무런 영향을 미치지 않는다. NMB는 평활근에는 아무런 영향을 미치지 않는다.

30. 더욱 빨리 기도 확보를 해야 한다면 근이완제가 더욱 빠르게 작용하도록 하는 방법에는 무엇이 있는가?*

작용 부위를 장악하는 것에 의해(신경근 접합점에서의 수용체) 아세틸콜린의 양을 증가시키는 약을 차단하기 위한 경쟁적 이점을 얻을 수 있다. 이는 비탈분극성 이완제의 표준 삽관 양과 같다. 보통의 삽관양은 대략 ED95(전기 자극에 대한 근육의 연축 높이에서 95%의 감소를 보여주는 양)보다 3배 많다. 심혈관계의 안정성을 가진 이완제를 통해 초기량의 증가는 부작용 없이 발현시간의 약간의 감소를 일으킬 수 있다. 그러나 비탈분극성 NMB인 rocuronium과 새로운 약제인 rapacuronium을 제외하고, SCh의 발현시간을 줄이는 것은 매우 어렵다. 히스타민 분비와 같은 부작용을 가진 약은 양이 증가하면 보통 부작용도 증가한다.

발현시간을 줄이는 또 다른 방법은 기폭 기법(priming technique)이다. 삽관양 투여 3분 전에 ED95의 1/3을 투여하는 것에 의해 1분 정도 발현시간을 줄일 수 있다. 그러나 이 약제의 마비 효과에 대한 감수성은 환자들 간에 크게 다르며 어떤 환자들은 기폭량에 의해 완전히 마비가 되는 수도 있다. 어떤 환자들은 고통스러운 복시, 연하곤란 또는 숨을 깊게 쉬지 못 하는 듯한 감각 등을 경험할 수 있다. 이러한 이유로 이완제의 기폭량을 투여하는 시술은 많은 마취과 학자들에 의해 반대되고 있다. 일단 이완제가 어떤 양으로 투여되면 치료자는 호흡을 도울 수 있는 위치에 있어야 한다.

31. Plasma cholinesterase(pseudocholinesterase)는 무엇인가?*

Plasma cholinesterase는 간에서 생성되며 비탈분극성 NMB인 mivacurium과 ester계 국소마취제뿐만 아니라 SCh을 대사시킨다. 간질환, 임신, 악성종양, 영양실조, 콜라겐 혈관 질환 및 갑상선 기능저하증 등에 의해 발생하는 plasma cholinesterase 양의 감소는 SCh의 차단에 걸리는 시간을 연장시킬 수 있다.

32. Dibucaine number의 중요성은 무엇인가?*

Plasma cholinesterase는 양에 따른 효과뿐만 아니라 가장 흔한 dibucaine-resistant cholinesterase 결함과 같은 질적인 효과도 있을 수 있다. Dibucaine은 정상적인 plasma cholinesterase를 80%까지 억제하지만 반면에 비정형 plasma cholinesterase는 20%까지만 억제된다. 정상적인 SCh 대사를 보이는 환자들은 dibucaine number 80을 가질 것이다. dibucaine number를 40~60 갖는 환자들이라면 이러한 무정형 plasma cholinesterase에 대해 이형이며 SCh 차단이 어느 정도 길어질 것이다. 환자가 dibucaine number 20이라면 atypical plasma cholinesterase로 동형이며, SCh 차단을 매우 오래할 것이다.

Dibucaine number가 질적이고 양적이지 않다는 것은 중요하다. 그래서 dibucaine number 80인 환자는 정상적인 plasma cholinesterase의 양 감소와 관련하여 SCh의 차단이 연장된다.

33. 임상가들이 visual oximetry로 동맥혈의 불포화를 결정하는 것이 정확한가(혈액이 얼마나 붉은가)?†

그렇지 않다. Pulse oximetry는 5번째 생징후로 간주되어야 한다.

34. 어떤 환경적 또는 임상적 조건이 부정확한 pulse oximetry 값을 유발하는가?†

신뢰성은 강한 동맥의 맥박과 좋은 빛 투과에 달려있다. 저혈압(평균 동맥압 〈50mmHg), 저체온증(〈35℃), 혈관질환(말초혈액 순환 저하), 그리고 승압 치료(혈관수축)와 관련되어 부정확성이 발생한다. 밝은 빛, 혈관 내 색소, 매니큐어 및 과도한 움직임은 각각 올바르지 못한 정보를 생산할 수 있다.

35. 산화혈색소 포화도와 산소 분압 사이에는 어떤 관련이 있는가?†

Pulse oximetry의 정확한 해석을 위해서 산화혈색소 해리 곡선의 이해를 요한다. 우측으로의 이동(산소에 대한 혈색소의 감소된 친화력)은 조직에서 산소의 분리를 용이하게 한다. 온도가 증가하고, $PaCO_2$가 증가하고, 2,3-diphosphglycerate가 증가하고, 수소 이온 농도가 증가하는 모든 "증가"는 곡선을 우측으로 이동시킨다. 그러나 $PaCO_2$가 100mmHg 이상일 때 곡선은 실제로 편평해진다. 그래서 $PaCO_2$가 크게 떨어지는 것(예, 200~100mmHg)은 SaO_2에서 식별할 수 있는 변화를 일으키지 못한다.

36. 저산소 상태는 어떻게 관리되어야 하는가?†

진단을 시작하기 전에 산소를 주어라. 삽관된 환자들에게 첫 번째 처치는 Ambu bag을 짜서 호흡하도록 하는 것이다. 파열된 기관내 튜브 cuff는 자명하지만, bag 짜기가 어려운 경우는 기도 폐쇄, 기관지 경련, 또는 긴장성 기흉 등을 의미한다. Suction 카테터가 통과하지 못한다는 것은 기관내 튜브가 막혔다는 것을 의미한다. 만약 폐쇄가 머리 위치를 바꾸는 것에 의해 또는 cuff를 수축시키는 것에 의해 가역적으로 일어난 것이 아니라면 기관내 튜브는 반드시 즉시 교체되어야 한다. 만약 bag 짜기가 어렵고 기도 폐쇄의 증거가 없다면 긴장성 기흉을 배제시키기 위해 폐소리를 들어라. 기계 인공호흡기

---

†Reprinted from Haenel J, Johnson JL: Oxygen monitoring and assessment. In Harken AH, Moore EE (eds): Abernathy's Surgical Secrets, 5th ed. Philadelphia, 2005, Mosby.

와 호흡 순환은 오작동인지 평가되어야 한다. 저산소증(low PO_2)을 확인하기 위하여 동맥혈 가스를 보내고 저환기증(high PCO_2)을 배제시킨다.

다음에 흉부 방사선 사진을 찍고(기흉을 배제하기 위해, 기관내 튜브의 올바른 위치를 확인하기 위해) 최근의 약물과 처치(흡인, 위치 바꾸기, 간호 치료) 및 임상적 상황의 변화를 다시 체크한다. 중환자실에서 가장 급격한 저산소 상태는 쉽게 확인되고 가역적인 기계적 문제인 산소 전달 시스템의 차단 또는 흡인을 요구하는 점액에 의한 폐쇄 등이다.

BIBLIOGRAPHY

1. Adamson DT: Oxygenation and ventilation. In Duke J (ed): Anesthesia Secrets, 2nd ed. Philadelphia, 2000, Hanley & Belfus.
2. Browne MD: Volatile anesthetics. In Duke J (ed): Anesthesia Secrets, 3rd ed. Philadelphia, 2006, Mosby.
3. Cahalan MK, Lurz FW, Eger EI 2nd et al: Narcotics decrease heart rate during inhalation anesthesia. Anesth Analg 66:166-170, 1987.
4. Christensen LQ, Bonde J, Kampmann JP: Drug interactions with inhalational anaesthetics. Acta Anesthesiol Scand 37:231-244, 1993.
5. Clark MS, Brunick AL: Handbook of Nitrous Oxide and Oxygen Sedation, 2nd ed. St Louis, 2003, Mosby.
6. Duke J: Airway management. In Duke J (ed): Anesthesia Secrets, 3rd ed. Philadelphia, 2006, Mosby.
7. Eger EI 2nd, Saidman LJ: Hazards of nitrous oxide anesthesia in bowel obstruction and pneumothorax. Anesthesiology 26:61-66, 1965.
8. Foltz B, Benumof J: Mechanisms of hypoxia and hypercarbia in the perioperative period. Crit Care Clin 3:269-286, 1987.
9. Haenel JB, Johnson JL: Oxygen monitoring and assessment. In Duke J (ed): Anesthesia Secrets, 2nd ed. Philadelphia, 2000, Hanley & Belfus.
10. Hayashi Y, Kamibayashi T, Sumikawa K et al: Adrenoreceptor mechanism involved in thiopental-epinephrine-induced arrhythmias in dogs. Am J Physiol 265:H1380-H1385, 1993.
11. Johnston RR, Eger EI 2nd, Wilson C: A comparative interaction of epinephrine with enflurane, isoflurane, and halothane in man. Anesth Analg 55:709-712, 1976.

Part Ⅲ
술후관리(Postoperative Care)

9. 수액과 전해질 요법
(Fluid and electrolyte management)

Jason S. Hullett, DMD, Gaetano G. Spinnato, DMD, MD, Lubor Hlousek, DMD, MD, and Hamid Hajarian, MS, DDS, MD

1. 전신수분량(total body water[TBW])의 비율은 얼마이며, 2가지 주된 구성은 무엇인가?

전신수분량은 정상 남성에서 체중의 60%이다.

수분은 다음 2가지 주된 수액 구성성분으로 이루어진다.

- 세포내액(intracellular fluid[ICF]): 부피의 2/3, 세포내에 포함되어 있음
- 세포외액(extracellular fluid[ECF]): 1/3; 2부분으로 나뉨
  - 혈관내(intravascular): 혈액의 수분 성분(1/3)
  - 간질액(interstitial fluid[F]): 세포 사이 공간의 수분(2/3)

2. 전신수분량이 유지되는 기전은 무엇인가?

주된 기전은 신경성(시상하부 갈증 중추), renin-angiotensin-aldosterone, 심방 나트륨뇨 호르몬(atrial natriuretic hormone[ANH]), 항이뇨호르몬(antidiuretic hormone[ADH])이다. 삼투압과 나트륨 농도의 변화는 뇌하수체에 생리학적인 효과를 가지며, 뇌하수체 후엽에서 항이뇨호르몬(vasopressin)의 분비를 촉진한다. 항이뇨호르몬은 역시 renin-angiotensin-aldosterone pathway를 통해 분비된다. 저혈압은 신장에서 renin의 분비를 자극한다. 그 후 renin은 angiotensin Ⅰ의 생산을 자극하고, 이것은 폐에서 angiotensin Ⅱ으로 변환된다. Angiotensin Ⅱ는 뇌하수체에서 항이뇨호르몬(vasopressin)을 자극하여 신장에서 나트륨과 수분 재흡수를 증가시키고, 혈압을 증가시킨다. 혈압이 상승할 경우, ANH는 우심방에서 생산되고 이것은 소변의 형태로 나트륨과 수분 손실을 증가시킨다.

3. 세포외 및 세포내 양이온은 무엇인가?

주된 세포외 양이온은 나트륨이고 이것은 세포외액 부피(ECF volume[ECFV])를 유지하는 삼투압의 역할을 담당하고 있다. 농도는 보통 좁은 범위내(135~145mEq/L)에서 유지된다. 칼륨은 주된 세포내 양이온이다. 세포내 농도는 약 130~140mEq/L이고, 세포외 농도는 3.5~5.0mEq/L이다. 안정된 혈장 농도는 정상적인 세포기능과 심장리듬 및 적당한 신경근육 전도를 위해 필수적이다.

4. ECFV 감소를 야기하는 신장 관류의 감소의 효과는 무엇인가?

신장 관류가 감소됨으로써 신장 신사구체 세포는 renin을 분비한다. Renin은 angiotensinogen을 angiotensin I 으로 변환시킨다. 이것은 angiotensin-converting enzyme에 의해 angiotensin Ⅱ로 변환된다. Angiotensin Ⅱ는 나트륨을 축적시키고 부신피질에서 aldosterone을 분비하는데, 이것은 원심 신소체에 의해서 나트륨의 축적을 촉진한다.

5. 체액 삼투압이란 무엇인가?

이것은 모든 구획에서 물에 대한 용질(입자)의 비율이다. 물은 구획들 사이를 자유롭게 이동할 수 있기 때문에 ECF 삼투압에서의 변화는 세포내 부피의 상호 변화를 야기한다.

6. ECFV의 주된 입자는 무엇인가?

ECFV의 주된 용질은 나트륨, 포도당 및 요소이다.

7. 삼투압을 계산하고 측정하는데 ECFV의 중요한 입자는 무엇인가?

주된 용질에 의해 혈청 삼투압을 계산하면 ECF 삼투압은 다음과 같이 측정된다.

$$\text{삼투압} = 2[Na^+] + [glucose]/18 + [BUN]/2.8$$

보통 삼투압은 삼투압 활성 물질이 들어가지 않는다면 동일하다. 이런 차이를 소위 삼투압 차이(osmolal gap[OSM GAP])라고 한다.

OSM GAP = OSM(measured) - OSM(calculated)

Ethylene glycol, methanol 및 ethanol과 같은 약제가 존재하면 10mOsm/L 이상으로 측정되는데, 나트륨, 포도당, 요소가 삼투압 차이를 증가시키지 않기 때문이다. 이런 입자는 측정된 삼투압과 계산된 삼투압에 모두 영향을 미친다.

8. 유효 삼투압 농도(tonicity)란 무엇인가?

Tonicity는 삼투압 균형을 이루기 위해 세포내에서 세포외로 수분을 이동시켜 삼투압을 증가시키는 용질의 능력이다. 이런 용질을 유효 삼투압(effective osmole)이라고 하며 나트륨, 포도당, mannitol 및 sorbitol 등이 있다. 갈증 중추를 자극하거나 수분 조절을 위해 ADH가 분비되면 tonicity가 증가된다.

9. 수분 균형을 유지하기 위한 신장의 역할은 무엇인가?

수분 배출을 조절하고 일정한 ECFV의 나트륨 농도를 유지하기 위해 신장은 다음 사항이 요구된다.

- 사구체 여과율은 적당해야 한다.
- 헨리 고리(the loop of Henle)와 원위부 네프론의 농축 및 희석 분절로 운반된 사구체 여과액은 충분해야 한다.
- 세뇨관 농축과 여과 기전은 온전해야 한다.
- 신장은 항이뇨호르몬에 반응해야 한다.
- 항이뇨호르몬을 작동하고 정지하는 기전이 적절히 기능해야 한다.

10. 항이뇨호르몬분비이상증후군(syndrome of inappropriate antidiuretic hormone production[SIADH])과 요붕증(diabetic insipidus[DI])의 차이는 무엇인가?

SIADH 환자에서는 항이뇨호르몬 분비가 증가되어 과다한 수분이 체내에 남아있어 저나트륨증을 유발한다. 반대로 DI에서는 항이뇨호르몬 분비 감소로 수분손실과 과나트륨증을 유발한다.

11. 심한 저칼륨혈증(hypokalemia)의 초기 증상은 무엇인가?

저칼륨혈증은 혈장 칼륨 농도가 3.5 mEq/L 미만으로 정의된다. 보통 골격근 위축과 경련이 첫 번째 증상이다. 그러나 마비; 감각이상; 심계항진; 메스꺼움 또는 구토; 복부 경련; 다뇨증, 야뇨증, 조갈증; 정신병, 섬망증, 환각증; 우울증이 초기 증상으로 나타날 수 있다.

12. 중심성 요붕증(central DI)란 무엇인가?

항이뇨호르몬이 없거나 부족할 경우 신장은 소변을 농축할 수 없다. 이로 인해 신장에서 수분이 과도하게 소실되어 과나트륨혈증을 유발할 수 있다. 이것은 다뇨증(polyuria)과 조갈증(polydipsia)으로 나타난다.

13. 신성 요붕증(nephrogenic DI)은 무엇인가?

이 질환에서는 일정량의 항이뇨호르몬이 순환하고 있다; 그러나 집합관의 투과성이 증가하지 않아서 물이 재흡수되지 않는다. 그 결과 수분이 과도하게 소실되어 과나트륨혈증이 된다.

14. 헨리계와 티아자이드계 이뇨제(loop and thiazide diuretics)의 차이는 무엇인가?

두 이뇨제 모두 신장에서 나트륨과 물의 재흡수를 차단하여 나트륨과 물이 소실되고 세포외액의 양을 감소시킨다. 하지만 헨리계(loop) 이뇨제는 헨리의 상행 고리에서 나트륨의 재흡수를 억제하여 20~30%의 나트륨이 재흡수 된다. 티아자이트계는 원위관에서 5~10%의 나트륨만 재흡수된다. 따라서 헨리계 이뇨제는 티아자이드계 이뇨제보다 나트륨과 물의 손실이 더 많다. 이런 손실은 비례적이어서 티아자이드계에서는 나트륨보다는 물의 소실이 상대적으로 적게 나타난다. 이렇게 수분이 유지되어 세포외 나트륨 농도는 보다 감소하게 되고 그 결과 저나트륨혈증이 유발된다.

15. 32세 Ludwig's angina 환자가 섭식장애와 아관긴급 때문에 혈중 칼륨 농도가 3.1mEq/L로 낮게 나타났다. 3.5mEq/L까지 올리기 위해서는 어느 정도의 10mEq KCl이 필요한가?

한번 10mEq/L를 투여할 경우 혈중농도는 0.1mEq/L 상승한다. 그러므로 한 시간 동안 10mEq/L를 4회 투여해야 3.5 mEq/L까지 올릴 수 있다.

16. 수술한 환자의 경우 무엇이 체액량 변화에 가장 영향을 주는가?

전해질과 체액 소실로 인한 체액량 변화가 가장 흔하다.

17. 정상 성인에서 채액 변화는 어떠한가?

정상 성인은 하루에 약 2500cc의 물을 필요로 한다. 대부분(1500cc)은 물을 마심으로써 섭취된다. 나머지는 고형 음식과 내부 대사에 의해 균형을 이룬다. 물은 소변을 통해 하루 500~1500mL가 배설된다. 다른 방법으로는 소화기관을 통과해 배설되는 변(250mL)과 피부와 폐(600mL)를 통해 배설된다. 물의 불감손실은 대기기온, 호흡수증가, 체온상승 및 대사항진 등에 의해 영향을 받는다. 예를 들어 체온이 1° 상승할 때 하루에 100~150mL의 수분이 더 소실된다.

18. 체액과 전해질 불균형을 가진 환자를 진단할 때 어떤 방법을 사용하나?

나트륨 섭취가 증가했는지, ACE나 칼슘통로차단제(calcium channel blocker), mineralocorticoids와 같은 약제가 사용되었는지 또는 신경학적 증상이 있었는지를 문진해야 한다. 최근 체중의 증감도 평가되어야 한다. 또한 경부 정맥 확장이나 다른 순환기 증상도 평가해야 한다. 유효 순환계 부피 변화는 역시 폐동맥 쐐기압, 중심 정맥압, 하대정맥의 지름을 측정하기 위한 초음파 검사로 평가할 수 있다. 다른 검사 항목으로는 요 검사, 혈청 삼투압 및 혈청 전해질 검사 등이 있다.

19. 체액 손실의 증상, 징후 및 원인은 무엇인가?

위장관에서의 체액 손실은 구토, 설사, 비강내 흡인, 상하부 위장관출혈, 누관을 통한 배액이 있다.

피부와 폐를 통해서는 고열, 땀, 호흡수 증가, 건조한 상태에서의 기관절개술 및 화상 등으로 체액손실이 발생한다.

신장에서는 이뇨제, 부신기능부전, 폐쇄후 이뇨작용(postobstructive diuresis), 급성 세뇨관 괴사의 회복기, 삼투성 이뇨작용(osmotic diuresis) 및 요붕증이 발생해서 수분손실이 발생한다. 다른 원인으로는 연조직 손상, 감염, 복막염(peritonitis), 횡문근융해증(rhabdomyolysis), 췌장염, 장폐쇄 등으로 인한 제3의 공간으로 수분이 소실될 수 있다. 약간의 체액 손실 후 나타날 수 있는 징후로는 심박동 증가와 기립성 저혈압이 있다. 손실이 심해지면 환자는 기면상태 또는 식욕부진이 발생하며 피부탄력이 감소하고 구강건조증이 발생한다. 또한 추위에 민감해지고, 심장소리가 약해지며, 말초혈관맥박이 사라지고, 저혈압과 소변량 감소가 나타난다.

20. 체액 증가는 언제 발생하며, 원인은 무엇이고, 치료는 어떻게 하는가?

체액과다는 나트륨과 물의 흡수가 신장 및 기타 부위로의 손실보다 많은 경우에 발생하고 급성신부전, 신증후군, 쿠싱증후군, 일차성 고알도스테론증, 간경변, 폐부종을 동반한 울혈성 심부전일 때 발생한다. 나트륨의 섭취를 줄이고 이뇨제를 사용하는 것이 일반적인 치료법이다.

21. 입원환자에게 가장 흔한 전해질장애는 무엇이며, 일반적인 고려사항에는 어떤 것들이 있나?

입원환자에게 가장 흔히 발생하는 전해질장애는 저나트륨혈증이다. 혈청 나트륨 수치가 130mEq/L 미만일 경우 진단할 수 있으며 대부분 체액의 불균형으로 발생하는데, 물 흡수가 과도하거나 소변으로의 배출이 적으면 발생한다. 가장 흔한 유형은 저삼투압 형태로 혈청 삼투압이 280mOsm/kg 미만으로 감소한다. 다음 두 가지 경우는 배제되어야 한다. 첫째는 등장성 형태로 혈청 삼투압은 정상(280~295mOsm/kg)이며, 고단백혈증(hyperproteinemia), 고지혈증(hyperlipemia) 또는 경요도절제술 후 전립선 절제술(posttransurethral resection [TUR] prostatectomy)로 인해 발생한다. 둘째는 혈청 삼투압이 295mOsm/kg 초과하는 고삼투압 형태로 고혈당증(hyperglycemia), 만니톨 및 방사선 조영제에 의해 발생한다.

22. 저삼투압성 저나트륨혈증은 무엇인가?

저삼투압성 저나트륨혈증은 정상 전신 수분량(euvolemic hyponatremia), 과전신 수분량(hypervolemic hyponatremia), 저전신 수분량(hypovolemic hyponatremia)과 함께 발생할 수 있다. 정상(euvolemic) 상태에서 저나트륨 혈증이 오는 가장 흔한 원인은 SIADH이다. 다른 원인으로는 약제들(Nonsteroidal antiinflammatory drugs, Diabinese, Tegretol, Cytotoxin), 이뇨제, 폐질환, 뇌수막염, 귀리세포성 악성종양이 있다. 과용량성 저나트륨혈증은 수분의 공급없이 유효 순환량이 감소하는 경우(울혈성 심부전, 간경화, 신증후군)이다. 저용량성 저나트륨혈증은 소변의 나트륨 농도가 10mEq/L 미만일 경우 신장질환 없이도 발생할 수 있고(구토, 설사, 땀), 소변의 나트륨 농도가 20mEq/L 초과일 경우 신장질환에 의해(이뇨제, 나트륨 손실성 신장 질환, 부신기능 저하) 발생할 수 있다. 급속한 교정은 중추신경계에 영구적 손상을 유발 할 수 있다.

23. 5% 덱스트로즈 수액은 언제 사용할 수 있으며, 왜 사용하는가?

5% 덱스트로즈 수액 1L에는 1L의 물과 50g의 포도당이 함유되어 있다. 나트륨이 들어있지 않으므로 고나트륨혈증 환자에게 사용한다. 물은 세포외액과 세포내액에 균등하게 분포하고 포도당은 세포내로 이동한다. 순수한 물만 주지는 않는데 이는 용혈을 일으킬 수 있기 때문이다. 또한 고혈당을 유발할 수 있으므로 당뇨환자에게는 사용하지 않는다. 따라서 비당뇨환자에게는 치료목적으로 사용할 수 있다. 세포외액이 부족한 환자에게는 사용하지 않는데, 이것이 저삼투압성이라 저나트륨혈증을 유발할 수 있기 때문이다. 세포외액이 과다한 환자에게는 정맥확보(keep vein open[KVO])용액처럼 사용한다.

24. 부종이란 무엇인가?

부종이란 간질 및 세포외 공간에 수분이 증가하는 것으로, 체액이 3~4L까지 증가될 때까지도 발생하지는 않는다.

25. 고나트륨혈증(hypernatremia)이란 무엇인가?

고나트륨혈증은 나트륨손실보다 물 손실이 많을 경우 발생한다. 갈증을 느끼게 하는 기전에 문제가 없다면 거의 일어나지 않는다. 대부분 의원성이며 물이 부족한 곳의 환자에게서 종종 볼 수 있다. 또한 조절되지 않는 고혈당으로 비경구영양을 공급받은 환자나 요붕증, 이뇨제 사용, 화상, 소변량이 많은 신부전 등으로 인해 수분 소실이 많은 환자에게 생길 수 있다. 고나트륨혈증의 징후는 탈수, 열, 빈뇨, 섬망(delirium), 혼수 등이 있다.

26. 고칼륨혈증의 원인, 증상 및 징후는 어떠한가?

빈뇨를 동반한 신부전이 진성고칼륨혈증의 주요 원인이다. 칼륨은 심한 외상으로 인한 다량의 세포사, 동맥 혈전 및 용혈 등으로 인해 유리될 수 있다. 산성하에서 고칼륨혈증은 세포내에서 세포외로 방출될 수 있다. 심부전에 사용하는 약이나 신장기능 저하시 쓰는 약, 예를 들어 ACE 억제제나 angiotensin receptor 억제제도 고칼륨혈증을 유발할 수 있다. 고나트륨혈증은 과도한 칼륨 흡수로 인해 발생하며 pentamidine이나 박트림(Bactrim)을 쓰는 면역결핍증 환자나 장기 이식 후 면역 억제를 위해 tacrolimus 또는 cyclosporine을 처방받은 환자에게서도 발생할 수 있다. 다른 증상 및 징후는 구역, 구토, 설사 및 심장마비를 유발하는 심실세동 등이다. 염화칼슘은 심근 안정을 위해 사용하며 인슐린과 중탄산염은 세포내로 칼륨을 이동하기 위해서 사용한다. 이뇨제를 사용해 칼륨의 흡수를 막거나 양이온교환수지(cation exchange resin)-kayexalate로 구강 또는 관장하여 배출시킴으로써 치료한다. 심한 신부전이나 다량의 세포 손실시 혈관투석이나 복막투석을 통해 칼륨을 제거할 수도 있다.

27. 저칼륨혈증의 증상 및 징후는 무엇인가?

혈중농도가 2.5 mEq/L 미만이 되면 부정맥, 강직성 경련(tetany), 횡문근융해증(rhabdomyolysis), 이완성마비(flaccid paralysis), 반사저하(hyporeflexia) 등이 발생한다.

28. 칼륨과 칼슘의 비정상적 수치는 심전도에서 어떤 변화로 나타나는가?

고칼륨혈증의 경우 T파의 상승이 특징적이다. QRS 복합파는 P파가 평평해지고 점점 넓어지거나 거의 사라져서 단파처럼 관찰된다. 중증도의 저칼륨혈증에선 T파가 평평해지고 U파가 관찰된다. 상태가 나빠지면 T파는 역전되고 U파가 좀 더 두드러지게 나타난다.

29. 저칼슘혈증(hypocalcemia)의 증상, 징후 및 원인은 무엇인가?

저칼슘혈증이 있는 환자는 이온화 칼슘이 2.0 미만이거나 혈청 칼슘 농도가 9mg/dL 이하이다. 흔한 원인 중의 하나가 신부전과 저알부민혈증이다. 다른 원인으로는 비타민D 결핍, 부갑상선기능저하증, 췌장염, 횡문근융해증, 심한 저마그네슘혈증, 다량의 수혈 및 약(항암제, 항생제, 고칼슘혈증 치료제) 등이 있다. 만성 저칼슘혈증은 증상이 없다. 임상증상은 신경의 과도한 흥분성, 강직성 경련(tetany), 경련(쥐[cramp])로 인한 입술과 사지의 감각이상과 골격근 경련으로 인한 복통이다.

30. 저알부민혈증 환자에서 저칼슘혈증을 결정하는 수치는 얼마인가?

저칼슘혈증의 대다수의 원인이 저알부민혈증이다. 혈중 알부민 4g/dL 이하에서 매 1g/dL 감소할 때마다 혈청 총 칼슘은 0.8mg/dL을 더하면 된다. 따라서 혈청 칼슘이 8.0mg/dL로 나오고 알부민이 2g/dL인 경우 총량은 9.8mg/dL이다.

31. 쿠보스텍 징후(Chvostek) 및 트루소 징후(Trousseau)는 무엇인가?

저칼슘혈증일 경우 발생한다. Chvostek 징후는 얼굴근육이 씰룩씰룩 움직이는 상태로 귀 앞쪽에서 안면신경이 불연속적으로 자극되기 때문에 발생한다. Trousseau 징후는 수족 경련이 발생하는 것으로 혈압계 cuff로 3분 이상 수축기 혈압보다 높게 유지할 때 상완동맥이 막혀서 발생한다.

32. 고칼슘혈증 증상의 암기하기 쉬운 약어는 무엇인가?

- **Stones(결석)** - 신장 결석(renal calculi)
- **Bones(골)** - 골 파괴
- **Moans(신음)** - 혼수(confusion), 기면(lethargy) ,피로(fatigue), 허약(weakness)
- **Abdominal groans(복부 신음)** - 복부 통증, 변비(constipation), 다뇨(polyuria), 다식(polydipsia)

33. 산-염기장애를 가진 환자에게서 주의해야 할 징후에는 어떤 것들이 있는가?

의식이 저하되거나 심계항진되거나 쿠스마을 호흡(Kussmaul breathing)을 하는 경우, 청색증, 호흡부전, 구토, 설사, 쇼크로 인한 심한 수액손실, 신장애, 약물중독의 경우 산-염기장애를 의심할 수 있다.

34. 암기기호 MUD PILES 및 USED CARP는 무엇인가?

MUD PILES는 음이온 격차(anion gap)가 증가된 대사성산증을 일으키는 경우를 기억하기 쉽게 약어로 만든 것이다.

M-메탄올(methanol)
U-요독증(uremia)
D-당뇨성 케토산증
(diabetic ketoacidosis)

P-파라알데하이드(paraldehyde)
I-감염(infection)
L-락테이트 산증(latic acidosis)
E-에틸렌글리콜(ethylene glycol)
S-살리실레이트(salicylates)

USED CARP은 음이온 격차(anion gap)는 정상이며 대사성 산증을 일으키는 경우를 기억하기 쉽게 약어로 만든 것이다.

U-요관루형성술(ureterostomy)
S-소장누공(small bowel fistulas)
E-염화물과잉(extra chloride)
D-설사(diarrhea)
C-탄산탈수효소 억제제(carbonic anhydrase inhibitors)
A-부신기능부전(adrenal insufficiency)
R-신세뇨관 산증(renal tubular acidosis)
P-췌장누공(pancreatic fistula)

35. 언제 저장성 식염수를 사용하는가?

0.45% 생리식염수와 같은 저장성 식염수는 체액량이 감소하여 세포외액을 증가시켜야 할 경우나 고혈당이나 고나트륨혈증이 있는 환자에게서 고삼투압을 교정하기 위해 사용한다.

36. 체중 70kg인 남자의 총 체액량, 세포외액, 총 세포외액에서 나트륨 양, 세포외액에서의 칼륨의 양은 얼마인가?

- 총 체액량: 6 × 70 =42L
- 세포외액량은 총 체액량의 삼분의 일: 42L ÷ 3 = 14L
- 세포외액에 있는 나트륨 총량: 14L × 140mEq/L = 1960 mEq
- 세포외액에서의 총 칼륨량: 14L × 4.0mEq/L = 56mEq

37. 호흡성 알칼리증은 무엇인가?

호흡성 알칼리증은 동맥혈 산소분화도가 감소하고 과호흡으로 인해 혈청이 염기성을 띤다. 원인으로는 과호흡증후군이나 고지대에서의 저산소증, 심한 빈혈, 중추신경계와 연관된 장애, 그람음성균에 의한 폐혈증, 폐질환, 폐색전증, 인공과환기 등이 있다. 증상으로는 불안과 어지러움증(lightheadedness), 입주위 마비와 같은 감각이상 및 사지 저림증이 발생한다. 심한 경우는 경직까지 유발할 수 있다. 치료는 원인을 교정하는 것이며 불안에 의해 과호흡증이 발생할 경우 종이봉지로 입과 코를 덮고 호흡하여 이산화탄소분압을 증가시켜 증상 악화를 막을 수 있다.

38. 어떤 용액이 세포외액과 가장 비슷한가? 5% dextrose 용액과 half saline 용액은 어떻게 다른가(표 9-1)?

표 9-1. 주로 사용되는 비경구 수액

	전해질 농도(mEq/L)						
	나트륨	칼륨	칼슘	마그네슘	염소	중탄산	삼투압 (IN OSM)
Lactated Ringer's	130	4	3	–	109	28 (as lactate)	273
세포외액 (ECF)	142	4	5	3	103	27	280~310
$D_5-\frac{1}{2}$ NS	77	–	–	–	77	–	407

ECF, Extracellular fluid; *OSM*, osmoles

39. Lactated Ringer's 용액보다 5% dextrose 용액을 사용하는 수액요법이 유리한 경우는?

증상이 있는 고나트륨혈증. 다른 경우에는 포도당이 삼투압성 이뇨작용을 하기 때문에 잘 사용하지 않는다.

40. 저나트륨혈증의 위험수치는 얼마이며 어떻게 교정할 수 있는가?

증상은 일반적으로 130mEq/L 이하로 갑자기 감소할 경우나 만성적으로 서서히 감소하여 20mEq/L 이하로 떨어질 때 발생한다. 기저질환을 치료하거나 수분섭취를 제한한다. 급성인 경우와 심한 증상을 보이는 환자만 치료하는 데 3% 생리식염수를 사용하여 시간당 2mEq/L씩 교정하며 125mEq/L 이상 높게 교정하지는 않는다.

$$\frac{2\text{mEq/L} \times 0.6 \times (\text{body weight in kg}) \times 1000}{513\ \text{mEq/L}} = \text{mL/hr of 3\% NaCl}$$

예를 들어 70kg 환자에서:

$$\frac{2 \times 0.6 \times 70\ 1000}{513} = 160\text{mL/hr of 3\% NaCl}$$

41. 저나트륨혈증이나 고나트륨혈증을 급속하게 교정할 경우 어떤 문제가 발생하는가?

저나트륨환자에게 고장성 용액으로 급속하게 교정할 경우 영구적인 뇌손상, 발작(seizure) 및 뇌교 수초융해증(pontine myelinolysis)을 유발한다. 세포외액이 갑자기 증가하는 상황은 만성 심부전 같은 기존 질환을 더 악화시킬 수 있다. 고나트륨혈증을 급속 교정한 경우나 급격히 혈청 삼투압이 감소되면 경련, 혼수 및 사망 등을 유발할 수 있다.

42. 고나트륨혈증에서 수분부족량을 어떻게 계산하여 교정해야 하는가?

계산된 부족분을 천천히 보충해주어야 한다.

$$\text{수액부족분} = 0.6 \times (\text{체중}) \times [(Na/140) - 1]$$

예를 들어 70kg의 환자의 혈중 나트륨치가 150mEq/L이면

$$\text{수액부족분} = 0.6 \times 70 \times [(150/140) - 1] = 42\text{L of body water} \times (1.07 - 1) = 3\text{L}$$

43. 정상 혈장 삼투압(plasma osmolarity)이란 무엇이며 이것은 어떻게 계산하는가?

정상 혈장 삼투압은 290~310mOsm/L 이다. 이것은 다음에 의해 계산된다.

$$\text{혈장 삼투압} = 2[Na^+] + (\text{glucose}/18) + (\text{BUN}/2.8)$$

측정된 삼투압과 계산된 삼투압 사이의 차이는 다른 삼투성 물질(예, ketone bodies)이 존재함을 의미한다.

44. 어떤 경우에 낮은 혈청 나트륨 농도를 보이는가?

고지혈증 및 고단백혈증이 혈장에서 나트륨을 제거하는 원인이다. 따라서 저나트륨혈증은 두 조건 중 하나에 의해서 인공적으로 만들어진 결과일 수 있다.

45. 음이온 격차(anion gap)의 중요성은 무엇이며, 어떻게 계산되는가?

음이온 격차는 BMP(basic metabolic panel) 결과로부터 빨리 계산할 수 있다. 세포외액(그리고 혈장)에 있는 2가지 주된 양이온의 농도는 3가지 주된 음이온의 농도와 거의 같다:

$$[Na^{+}] + [K^{+}] = [Cl^{-}] + [HCO_3^{-}] + [\text{anion gap}]$$

음이온 격차는 정상적으로 8~12mmol/L이다. 음이온 격차가 증가하거나(anion gap acidosis) 음이온 격차는 정상이지만 중탄산염의 감소(non-anion gap acidosis)에 의한 대사성 산증이 있는 경우에 이것은 중요하다. 빠르게 계산해서 이 둘을 구분할 수 있다.

46. 음이온 격차산증(anion gap acidosis)의 가장 흔한 원인은 무엇인가?

음이온 격차는 신부전, lactic acidosis(관류의 감소나 심한 운동), ketoacidosis(당뇨나 기아) 후에 ethylene glycol, methanol 및 paraldehyde의 섭취시에 증가한다.

임상적용: 증례별 사례

47. 구강암으로 장시간 복잡한 수술을 받은 환자의 술후 BMP(basic metabolic panel)에서 칼륨 수치가 6.5mEq/L 이었다. 이 환자에서의 치료순서는 무엇인가?

먼저 실험실상 오류를 배제하기 위해 재검사를 시행한다. 12-lead ECG를 시행하고 peaked T wave, prolonged PR interval, decreased P wave, widened QRS complex를 찾는다. 만일 ECG에 변화가 있다면 10% calcium gluconate 10ml를 IV로 주어서 심근막을 안정시키고, 심실세동을 방지한다. 또한 DW 50~100ml에 regular insulin 10~15 units(칼륨을 세포내로 보내는)를 IV로 투여하고, 100~150g sorbitol에 20~60g potassium tapping resin(Kayexalate)을 구강내로 또는 관장해서 준다.

만일 ECG가 정상이라면 칼륨 투여를 중지하고 수 시간 내에 검사를 다시 한다.

48. 일반적인 환자에서 총 혈액량은 어느 정도 되는가?

70kg환자에게 대략 5.5L 정도 존재하는데, kg당 75cc이다.

49. 응급실에 아스피린 한 통을 먹은 환자가 내원하였다. 검사에서 대사성 산증과 음이온 격차(anion gap)가 증가되어 있었다. 그러나 Pco_2 수치가 기대치보다 훨씬 더 감소되어 있었다. 어떤 다른 문제가 존재하는가?

대사성산증인 경우 예상되는 Pco_2 수치 계산은 $1.5 \times HCO_3^- + 8\ (+2)$를 사용한다. 예상수치와 계산수치가 유의하게 다르다면 호흡성 문제가 동반된 것이다. Pco_2가 예상치보다 높다면 위의 예처럼 호흡성 산증이 있는 것이고, Pco_2가 예상치보다 낮다면 호흡성 염기증이 있는 것이다.

50. 체중 150파운드, 겸상적혈구위기(sickle cell crisis)(용혈현상이 심해져 발생하는 빈혈 및 혈류장애) 환자에게 적절한 수액은 무엇인가?

1/2 NS가 물이 세포내로 들어갈 수 있도록 적절한 삼투압 농도경사를 형성한다. 이로 인해 세포 부종이 야기되고 적혈구의 겸상혈구화가 감소된다.

kg = lb − 10/2　　　150 − 10/2 = kg　　　70kg

"4, 2, 1 방법": 시간당 처음 10kg에는 40cc를 주고 다음 10kg에는 20cc를 주고 부가적인 10kg마다 10cc를 준다. 결과적으로 70kg환자에게 시간당 1/2NS를 110cc 투여한다.

51. 건강한 72kg 성인이 술전 NPO 동안에 요구되는 유지 수액량은 어느 정도인가?

유지 수액으로는 lactated Ringer's solution이나 $D_5 - \frac{1}{2}$ NS (20mEq KCl/L)가 사용되고 용량은 다음과 같다.

40ml/hr for the 1st 10kg of B.W. + 20ml/hr for the 2nd 10kg +
10ml/hr for each additional 10kg

따라서 72kg인 환자에서 수액 요구량은 :

40ml/hr + 20ml/hr + 52ml/hr =112ml/hr(임상적으로는 115ml/hr)

52. 신질환 말기 환자에서는 위와 같은 상황일 때 어떻게 해야 하는가?

정주 수액은 최소 수준으로 제한된다. 보통 몸무게와 상관없이 $D_5-\frac{1}{2}$ NS로 30ml/hr이다. 칼륨은 금기된다.

53. 다발성 안면골과 두개골 골절(panfacial and cranial fx.) 후 요붕증으로 진행된 무의식 환자를 위한 약물 치료는 무엇인가? 이것은 의식이 있는 환자와는 어떻게 다른가?

무의식 환자는 free water로 서서히 치환됨과 동시에 피하로 매 4시간 ADH analogue desmopressin(1-deamino-8-D-arginine vasopressin[DDAVP]) 5unit를 받는다. 의식이 있고 수분을 구강으로 섭취할 수 있는 환자는 하루에 두 번 비강내로 DDAVP를 2~4㎍을 투여 받는다.

54. 혈액 검사상 칼슘 농도가 7.5mg/dL이고, 알부민 수치가 2.0g/dL인 환자에서 실제 혈청 칼슘 수치는 어떤가? 어떤 다른 실험실 수치가 유용할 수 있는가?

대부분 혈청 칼슘은 알부민과 결합하는데, 따라서 저알부민혈증인 경우 저칼슘혈증으로 잘못된 결과가 나올 수 있다. 최소한의 정상 알부민 수치는 3.5g/dL이고, 수정된 칼슘 수치는 다음과 같이 계산된다.

(3.5g/dL – 알부민 수치) × 0.8 + 칼슘 수치(mg/dL)
(3.5 – 2.0) × 0.8 + 7.5 = 8.7gm/dL 수정된 칼슘 수치

혈청내의 이온화된 칼슘(iCa) 수치를 알면 혈청내 유효 칼슘의 실제 수치를 알 수 있다.

55. 구개성형술을 받은 11개월 된 영아가 최소한의 혈액 소실이 있었으나 어떠한 종류의 영양공급(feeding)도 거부하여 수액 공급을 시작했다. 몸무게는 22pound이다. 영아의 총 체액은 얼마인가? 최소한의 소변 배출량은 얼마인가? 비경구적 수액은 유지 용량으로 어느 정도 주어야 하나?

영아에서 전체 체액량은 몸무게 kg당 75~80% 이다(성인은 50~60%). 1세 이하의 소아에서 적당한 소변 배출량은 2.0ml/kg/hr 이다(성인은 0.5~1.0ml/kg/hr).

정주 수액으로 유지량은 D5-1/4 NS + 20mEq KCl/L로 40ml/hr 이다. 수액의 용량은 성인에서도 같은 방법으로 계산된다. 영아에서 요구되는 나트륨과 칼륨 섭취량은 각각 3mEq/kg/day과 2mEq/kg/day이다.

56. 젊고 건강한 여자가 Ludwig's angina로 입원해서 치료받고 있는데, 어떠한 식이도 불가능하고 체온이 39.4℃이다. 몸무게 60kg이고, 전해질은 정상 범위에 있다. 수액을 어떻게 주어야 할까?

발열로 인한 불감손실을 보상하기 위해 37.0℃ 이상일 경우 1℃ 상승시마다 2~2.5ml/kg/day를 유지량으로 추가해야 한다. 이 환자의 기본 유지량은 lactated Ringer's solution으로 100ml/hr이고, 다음 공식에 따라 12ml/hr가 추가되어야 한다:

$$\frac{2 \times 60(\text{kg})}{24(\text{hr})} \times 2.4(℃) = 12\text{ml/hr}$$

57. 65세 남자가 심한 안면 외상을 입어 12시간 동안의 재건술을 받았다. 그의 전신병력은 만성 신질환이고, 술후 흉부 방사선 사진에서 좌심실 비대(left ventricular hypertrophy[LVH])로 의심되는 소견이 보였다. 이 환자는 중환자실에서 비경구적 수액 공급에 의해 유지되고 있었다. 술후 3일에 35% O_2를 기관내 튜브(endotracheal tube)로 공급하는 상태에서도 SaO_2가 90% 이하로 유지되고 있었다. 가능한 원인은 무엇인가? 진단과 치료를 위해 할 수 있는 검사에는 무엇이 있나?

환자는 수액 과다에 의한 폐부종의 증상을 보인다. 그것은 제3의 공간으로부터 체액이 이동하는 것이라 여겨지는데 종종 술후 3일째에 시작된다. 따라서 폐 청진, 흉부 방사선 사진, 전해질 수치와 BMP(basic metabolic panel) 검사가 추천된다. 먼저 수액을 제한하고 이뇨제를 투여(예, IV로 furosemide 10mg)한다. 심하게 심장 기능이 저하된 환자는 세포외액과 중심정맥압을 관찰하기 위해서 Swan-Ganz catheter를 삽입한다.

58. 환자가 수술 24시간 후 저삼투성, 과용량성 저나트륨혈증을 보였다. 이에 대한 초기 치료는 무엇인가?

수분 섭취를 제한(보통 1000cc/24h)한다. 저장성 정주 수액 과다인 경우가 대부분이다. 만일 나트륨 수치의 응급 교정이 필요할 정도가 아니라면 환자는 수액을 이용하고 나트륨 수치는 스스로 서서히 교정될 것이다.

59. 악안면 골절 수술 후 혈청 삼투압이 1000mOsm/dL로 핍뇨(oliguria)를 보이는 외상 환자가 있다. 가장 흔한 진단명은 무엇인가?

SIADH(syndrome of inappropriate antidiuretic hormone), 아마도 외상에 의한

60. 7일 동안 IV 항생제 투여 후 설사를 보이는 환자가 있다. 환자는 혈액학적으로는 안정적이다. 초기에 투여할 수 있는 가장 적당한 수액은 무엇인가?

정상 장 기능에 장애가 있어 나트륨, 칼륨을 비롯하여 다른 이온(예, 칼슘, 마그네슘)들도 소실된 것이다. Lactated Ringer's solution이 이런 상태에서는 가장 좋은 수액이다. 왜냐하면 이것은 나트륨, 칼륨, 칼슘, 유산 및 중탄산나트륨을 포함하고 있어 소장에서 소실된 수액과 유사하다.

61. 울혈성 심부전인 환자가 헨리계 이뇨제와 강심이뇨제(digoxin)을 복용하고 있다. 그는 악안면 수술을 위해 입원했다. 가장 중요하게 점검하고 조절해야 할 전해질은 무엇인가?

칼륨. 헨리계 이뇨제(예, furosemide)는 칼륨을 소비하는 약물이다. Digoxin은 Na/K channel을 막는 근수축제이다. 헨리계 이뇨제와 digoxin을 복용하는 환자의 혈청 칼륨 수치는 부정맥을 막기 위해 4.0mEq/L 이상이 되어야 안전하다. 이 환자는 헨리계 이뇨제로 인해 저칼륨증으로 진행될 가능성이 있다. 따라서 혈청 칼륨 수치를 주의 깊게 관찰하는 것은 심부전을 방지하기 위해 중요하다.

62. 근연축(muscle twitching)과 ECG상에서 prolonged QT를 보이는 환자가 있다. 어떠한 전해질이 수정되어야 하는가?

칼슘. 저칼슘혈증은 신경근계를 자극해서 경련(cramp)과 강직성 경련(tetany)을 일으킨다. Chvostek's sign과 Trousseau's sign은 임상적으로 저칼슘혈증을 진단하는 중요한 지표이다. Prolonged QT는 부정맥을 일으켜서 치료하지 않을 경우 심부전을 야기할 수 있다.

63. 입원 1일에 저삼투압성 다뇨증을 보이는 외상 환자가 있다. 가능한 진단명과 초기 치료법은 무엇인가?

요붕증으로 진단된다. 초기 치료는 1/2 NS+DDAVP IV 투여이다. 요붕증에서 ADH는 뇌하수체 후엽으로부터 충분히 분비되지 않는다. 이 환자에서는 뇌하수체 줄기의 외상이 원인일 것이다. 따라서 환자는 수분이 소실된다. 환자는 혈액역학적으로 안정되는 것을 유지하기 위해 정주 수액을 요구되고 또한 과삼투압 저용량성 과나트륨증을 예방할 수 있다. 이 경우 저장성 용액(예, 1/2 또는 1/4 NS)이 적합하다. ADH를 외부에서 공급할 필요가 있다. DDAVP가 수분 소실을 방지하기 위해 정주로 투여된다.

64. 자동차 사고 후 환자는 ventilator로 유지되며, 적당한 수액이 공급되고, foley catheter도 있으며, 경구 투여는 하지 않고 있다. 수분의 불감 손실의 원인은 무엇인가?

발한. 인지 가능한 소실은 신장과 배설물을 통해서 이루어진다. 불감 소실은 피부와 폐에서 이루어진다. Closed-system ventilator하에서는 폐를 통한 불감 소실은 없다. 따라서 불감손실은 증발된 땀이다.

65. 과거 만성 신부전의 병력을 가진 환자에게 정상 식사가 공급되고 있다. 다음날 근육이 늘어져 무기력해지고 소변 배출량도 감소되었다. 마그네슘은 정상이었다. 어떠한 전해질이 원인일까?

칼륨. 과칼륨혈증은 근육 늘어짐, 피로, 심한 경우에서는 ECG 비정상으로 특징지어진다. 환자의 병력을 고려하면 과마그네슘증이나 과칼륨증일 가능성이 많으며, 마그네슘은 정상이었다. 따라서 칼륨 수치를 체크하고 조절해야 한다.

66. 인슐린-의존성 당뇨 환자가 협극 농양을 보이고 체온이 38℃로 치료에는 매우 느리게 반응하고 있다. 그녀는 당뇨성 케톤산증(diabetic ketoacidosis[DKA])으로 진행되었다. 칼륨은 혈청에서 6.2, 포도당은 400mg/dL이다. 칼륨은 어떻게 교정하여야 하나?

$D_5-\frac{1}{2}$ NS에 인슐린을 IV로 투여한다. 심한 과칼륨혈증은 긴급하게 교정되어야 하는 심각한 상태이다. 초기 치료는 포도당과 인슐린을 투여해서 칼륨 이온이 세포내로 들어가게 한다. 과분극에 대항해서 심근을 보호하기 위해 calcium gluconate를 투여하고, 적당한 중탄산염 나트륨과 oral chelating agent(EDTA)를 IV로 투여한다. 생명을 위협하는 상황 또는 환자가 위의 치료법에 반응을 보이지 않는다면 혈장교환법(plasmapheresis)이 최선의 치료법이다.

67. 구강악안면 수술을 받은 노인 환자가 수술 후 24시간에 긴장-간대성 발작(tonic-clonic seizure)을 보였다. 이화학적 검사상 혈청 나트륨은 119mEq/L, 혈청 삼투압은 250Osm이다. 생징후(vital sign)는 안정적이고 체용량은 정상이었다. 이 환자의 적당한 수액치료법은 무엇인가?

수액을 제한하고 고장성 식염수 용액(보통 3% NaCl)으로 매우 서서히 치환한다. 많은 요소들에 의해 저장성 정상 용량의 과나트륨증을 유발한다. 이 환자는 증상이 있고(발작), 이것의 치료가 우선이다(예, Valium 사용). 나트륨은 중추신경계의 손상을 막기 위해 서서히 치환되어야 한다.

BIBLIOGRAPHY

1. Ahya SN: Washington Manual of Medical Therapeutics, 30th ed. Philadelphia, 2001, Lippincott.
2. Andreoli TE: Cecil Essentials of Medicine, 6th ed. Philadelphia, 2004, Saunders.
3. Arieff AL, Ayus JC: Treatment of symptomatic hyponatremia: neither haste nor waste [editorial]. Crit Care Med 19:748-751, 1991.
4. Awde NE, Davison JK, Bailin MT et al: Clinical Anesthesia Procedures of the Massachusetts General Hospital, 6th ed. Philadelphia, 2002, Lippincott Williams & Wilkins.
5. Cline DM: Just the Facts in Emergency Medicine. New York, 2001, McGraw-Hill.
6. Condon RE: Manual of Surgical Therapeutics. Boston, 1996, Little, Brown and Company.
7. Dorland's Illustrated Medical Dictionary, 30th ed. Philadelphia, 2003, Saunders.
8. Dubin D: Rapid Interpretation of EKGs. Tampa, Fla, 2000, COVER Publishing.

9. Lyerly HK, Gaynor JW (eds): Handbook of Surgical Intensive Care: Practices of the Surgical Residents of the Duke University Medical Center, 3rd ed. St Louis, 1992, Mosby.
10. Narins EG (ed): Maxwell and Kleemnan's Clinical Disorders of Fluid and Electrolyte Metabolism, 5th ed. New York, 1994, McGraw-Hill.
11. Oh MS, Carroll HJ: Disorders of sodium metabolism: hypernatremia and hyponatremia. Crit Care Med 20:94-103, 1992.
12. Preston RA: Acid-Base, Fluids and Electrolytes Made Ridiculously Simple. Miami, 2002, MedMaster.
13. Roberts JP, Roberts JD, Skinner C et al: Extracellular fluid defiency following operation and its correction with Ringer's lactate: a reassessment. Ann Surg 202:1-8, 1985.
14. Schwartz S: Principles of Surgery, 7th ed. New York, 1999, McGraw-Hill.
15. Shires GT, Canizaro PC, Shires GT III et al: Fluid, electrolyte, and nutritional management of the surgical patient. In Schwartz SI (ed): Principles of Surgery, 5th ed. New York, 1989, McGraw-Hill.
16. Tierney LM, Jr, McPhee SJ, Papadakis MA: Lange Current Medical Diagnosis and Treatment, 44th ed. New York, 2005 McGraw-Hill.
17. Whang R, Ryder KW: Frequency of hypomagnesemia and hypermagnesemia: requested vs. routine. JAMA 263:3063-3064, 1990.
18. Wrenn KD, Slovis CM, Slovis BS: The ability of physicians to predict hyperkalemia from the ECG. Ann Emerg Med 20:1229-1232, 1991.

10. 영양 공급
(Nutritional support)

Hani F. Braidy, DMD, and Vincent B. Ziccardi, DDS, MD

1. 장관식이법(enteral feeding/nutrition)이 적응증이 되는 경우는 무엇인가?

- 악안면 외상으로 인해 정상적으로 음식을 섭취할 수 없는 경우
- 단백질-에너지 영양결핍
- 장이 정상적인 기능을 하는 경우

2. 영양공급의 적응증은 무엇인가?

- 5일 이상의 영양 섭취가 부족할 경우
- 수술 후 영양상태가 좋지 않을 경우
- 중증도의 외상(화상, 복부 둔상 또는 자상 등)

3. 영양부족의 원인은 무엇인가?

- 게으름(예, 중증 알콜리즘, 초고령)
- 부적절한 음식 섭취
- 연하장애
- 구토
- 소화장애
- 만성질환
- 스트레스 및 외상

4. 국제보건기구(WHO)에 따른 영양불량의 정의는 무엇인가?

국제보건기구에 따르면 영양불량은 인체가 정상적으로 성장하고 유지하고 특별한 기능을 하는 데 필요한 신체 요구량과 영양 및 에너지의 공급이 세포상에서 불균형이 발생한 것이다.

5. 단백질-에너지 영양불량은 2가지의 어떤 형태가 있는가?

소모증(marasmus) 및 영양실조증(kwashiorkor)

6. 소모증(marasmus)이란 무엇인가?

소모증이란 총 칼로리양의 부족으로 인한 단백질 영양불량상태이다. 제3세계에서 지역적으로 발생하며 체중감소, 체지방감소, 근육감소, 저체온, 무감정 및 탈수상태를 보인다.

7. 영양실조증(kwashiorkor)이란 무엇인가?

정상적인 총 칼로리섭취 상태에서 단백질 영양불량상태이다. 제3세계에 지역적으로 존재하며 저단백질혈증, 부종, 근육부족, 면역저하, 지방간 및 복부팽만의 증상을 나타낸다. 쇠약증을 앓는 환자가 큰 수술이나 스트레스를 받는다면 부가적으로 영양실조증을 겪을 수 있다.

8. 환자가 흡인의 위험성이 있다면 단기간의 어떤 영양공급 방법이 적응증이 되는가?

만일 환자가 흡인의 위험성이 있다면, 비십이지장(nasoduodenal)과 비공장(nasojejunal) 경로가 좋다. 비십이지장 식이법(nasoduodenal feeding)은 위 정체의 문제점을 극복할 수 있다. 위식도 역류와 이후에 기관-기관지 흡인의 몇 가지 문제가 있다. 비공장 식이법(nasojejunal feeding)은 폐쇄성 병소나 공장에 인접한 위장관에 침범한 운동장애를 우회(bypass)한다.

9. 장기간의 장관 식이법을 위해 어떤 방법이 사용되는가?

장기간 장관 식이법을 위해서 장루관 형성술(enterostomy: 장에서 복벽으로 통하는 인공적인 구멍을 내는 일)이 사용된다. 경피적 내시경 위절제술(percutaneous endoscopic gastrostomy[PEG])은 복벽을 통해서 직접 위로 16~18gauge latex 또는 silicon catheter를 위치시킨다.

10. 흡인의 위험이 있는 환자에서 어떤 영양공급 방법이 선호되는가?

만일 환자가 흡인의 위험성이 있다면 식이관(feeding tube)은 공장루술(jejunostomy)을 통한 외과적인 방법이나 경피 공장루관(percutaneous jejunostomy tube)을 통한 비외과적인 방법으로 소장에 위치시켜야 한다.

11. 비장관 삽관(nasogastric tube[NGT])은 어디까지 연장되며, 장점은 무엇인가?

NGT는 코에서 위까지 연장된다. NGT의 장점은 다음과 같다.

- NGT는 복통, 팽창, 구토, 설사, 수액과 전해질 변동 없이 고삼투압을 견딘다.
- 위가 저장 능력이 크므로 간헐적 또는 덩어리의 영양공급을 허용한다.
- 공장보다 위로 관을 위치시키는 것이 쉽다.
- 위에서의 염화수소산염의 존재가 감염 방지를 도와준다.

12. 비십이지장 삽관(nasoduodenal tube[NDT])은 얼마나 연장되며 언제 적응증이 되는가?

비십이지장 삽관은 코에서 유문을 통해서 십이지장으로 연장된다. NDT 식이법은 다음에서 적응증이 된다:

- 흡인의 위험성이 있는 환자
- 무기력, 치매성, 정신혼미, 무의식인 환자
- 위마비 또는 위공복이 진행된 환자

13. 지속 영양법(continuous feeding)은 무엇을 의미하며, 장점 및 단점은 무엇인가?

지속 영양법은 환자가 장관으로 영양을 일정하게 받게 한다. 지속 영양법의 장점은 환자의 내성이 증가되어서 흡인, 복부가스팽창, 및삼투성 설사의 위험성을 감소시킨다. 단점은 주입시간 동안 환자가 주입기와 물리적으로 연결되어 있어야 하고, 주입기의 가격이 비싸다.

14. 종합 비경구영양(total parentral nutrition [TPN]) 주입시 요구되는 3대 영양소는 어떤 것이 있는가?

포도당, 단백질, 지질

15. TPN을 받고 있는 환자에서 어떠한 지표들이 모니터링 되어야 하는가?

- 대사 지표: 나트륨, 칼륨, 염화물, 이산화탄소, 혈중요소(BUN), 크레아티닌(creatinine), 포도당, 적혈구용적률(hematocrit), 혈색소(hemoglobin), 백혈구(WBC), 칼슘, 마그네슘, 인, 혈소판(platelets)
- 영양: 매일 몸무게 평가, 알부민(albumin), 프리알부민(prealbumin)
- 체액상태
- 감염: 만일 백혈구가 증가하거나 고열이 있는 경우 혈액 배양(blood culture)을 시행하고 중심 정맥관(central line)의 교환을 고려한다.

16. 영양부족의 신체적 징후는 어떤 것들이 있는가?

- 일시적 근력 저하, 피부 탄력 감소
- 머리카락 감소, 마른 피부, 부종
- 설염, 구순증, 미각저하
- 혼돈, 보행장애, 촉각저하, 말초신경염

17. 영양부족 환자에서 필요한 일반적인 검사는 어떠한 것들이 있는가?

- 알부민(반감기 20일, 3.5~5.0g/dL)
- 트렌스페린(transferrin)(반감기 7~10일, 200~400mg/dL)
- 프리알부민(반감기 2일, 16.0~35.0mg/dL)
- 비타민과 미네랄 수치

18. 해리스–베네딕트(Harris–Benedict) 공식이란 무엇인가?

이 공식은 하루에 필요한 칼로리를 환자의 몸무게, 키 및 나이에 맞춰 산출하는 공식이다. 보통 20~60% 정도 과측정된다.

남자: 66.5 + 13.8 × 체중 + 5 × 신장 – 6.8 × 나이

여자: 655.1 + 9.5 × 체중 + 1.8 × 신장 – 4.7 × 나이

이 수치는 스트레스에 따라 교정되어야 한다. 예를 들면 심한 외상이 있는 경우는 계산된 양에 1.6배를 한다.

19. 해리스–베네딕트 공식 외에 어떠한 방법으로 하루 칼로리 요구량을 계산할 수 있는가?

스트레스 없는 환자에서 몸무게 kg당 30칼로리가 필요하다고 산출한다.

20. 각각의 유기에너지(포도당, 단백질, 지방)는 얼마만큼의 에너지를 생성하는가?

포도당	3.7cal/g
단백질	4.0cal/g
지방	9.1cal/g

21. 외과 수술 환자에게 탄수화물, 지방, 단백질은 어느 정도 필요한가?

대다수 에너지원으로 탄수화물(70%)과 지방(30%)을 공급해야 한다. 단백질은 환자의 이화상태에 맞춰 공급해야 한다. 평균 0.8~1.0g/kg이 필요하다. 스트레스를 받는 경우는 1.2~1.6g/kg이 공급되어야 한다.

22. 장관 식이법이 무엇인가?

장관 식이법은 영양분이 흡수되는 위장관에 관를 통해 액체 상태의 영양소를 투여하는 것이다. 구강장관 튜브(orogastric tube[OGT]) 또는 NGT는 특별한 액체성분으로 공급될 수 있다. 이런 구성성분은 구강악안면영역 수술을 받고 영양공급이 불량한 환자에서는 특히 유용하다. 장기간의 장관 식이는 경피적 내시경 위절제술(PEG)을 통해서 성공적으로 시행된다.

23. 장관 식이법의 금기사항은 어떤 경우인가?

장관 식이법은 장이 기능을 할 경우에 가능하다. 장허혈, 장폐색, 장관 막힘 및 쇼크상태이거나 심한 췌장염의 경우는 식이영양공급이 불가능하다.

24. 식이영양공급과 연관된 문제는 무엇인가?

기관을 통한 영양관 삽입은 가능하지만 흡인성 폐렴을 야기할 수 있다. 때때로 영양관이 막힐 수 있다. 주입속도가 너무 빠를 경우에는 폐로 음식물의 흡인(80% 발생률), 구역, 구토 문제가 발생할 수 있다. 설사도 흔한 부작용이다. 탄수화물의 섭취가 너무 많으면 고삼투압증 또는 당뇨증이 발생할 수 있다. 영양관 공급으로 발생하는 대부분의 문제는 횟수나 영양액 삼투압성분을 조절하여 해결할 수 있다.

25. 영양관 공급액의 주요한 구성은 어떤 것이 있는가?

단백질 일반적으로 35~40g/L

열량 1~2cal/mL

삼투압 280~1100mOsm/L, 수치는 탄수화물의 양과 직접적으로 관련이 있다.

26. 비경구적 영양공급(parenteral nutrition)이란 무엇인가?

비경구적 영양공급은 환자에게 정맥을 통해 영양이 공급되는 방법이다. 이것은 중심으로는 중심정맥관(가장 흔히 상대정맥, superior vena cava)을 통해서, 말초(PPN)로는 말초 정맥을 통해서 정맥으로 주입된다.

27. 종합 비경구영양(TPN)은 무엇인가?

종합 비경구영양은 필요한 모든 영양분을 혈관을 통해서 공급하는 것이다. 용액에는 단백질, 탄수화물, 지방, 비타민 및 미네랄이 포함되어 있다. 높은 삼투압과 정맥염 위험 때문에 말초혈관보다는 중심정맥으로 주입한다. 결과적으로 혈관주입시 희석되기 때문에 환자에게 요구되는 요구량을 맞추기 어려울 수도 있다.

28. 종합 비경구영양(TPN)과 말초 비경구영양(PPN)의 적응증은 무엇인가?

종합비경구영양은 장기간의 영양공급이 필요하나 장관계의 문제로(장관기능이상, 쇼크, 췌장염, 골수이식 등) 경구영양이 불가능할 경우 적응증이 된다. 말초 비경구영양은 짧은 기간 동안(10일 이내)의 영양공급이 필요하며 단백질 이상일 경우 적응증이 된다.

29. 비경구영양의 문제점은 무엇인가?

고혈당증, 지방간, 고탄산혈증, 급성호흡부전, 장관 점막위축(세균 감염 및 패혈증 가능성이 있는 경우), 중심관과 연계된 문제(감염, 기흉 등)

BIBLIOGRAPHY

1. Kasper DL, Braunwald E, Fauci A et al.: Harrison's Principles of Internal Medicine, 16th ed. New York, 2004, McGraw-Hill.
2. Marino PL: The ICU Book, 2nd ed. Philadelphia, 1998, Lippincott Williams & Wilkins.
3. Rolandelli RH, Bankhead R, Boullata J et al: Clinical Nutrition: Enteral and Tube Feeding, 4th ed. Philadelphia, 2005, Saunders.
4. Souba WW: Nutritional support. N Engl J Med 336:41-48, 1997.

11. 술후 합병증
(Postoperative complications)

Robert E. Doriot, DDS, James A. Giglio, DDS, MEd, and A. Omar Abubaker, DMD, PhD

1. 수술 후 24시간에 고열의 가장 흔한 원인은 무엇인가?

- 흡인성 폐렴
- 수술 자체에 의한 불명확한 반응

2. 술후 24~72시간에 고열의 가장 흔한 원인은 무엇인가?

- 세균성 폐렴
- 혈전정맥염(thrombophlebitis: 혈전형성을 동반하는 정맥의 염증)

3. 술후 72시간에 발열의 가장 흔한 원인 무엇인가?

- 폐렴
- 폐색전증(pulmonary emboli: 폐동맥 또는 그의 가지가 색전에 의해서 폐쇄되는 것)

- 정맥내 카테터 감염
- 상처 감염
- 요로 감염

4. 술후 발열의 "five Ws"는 무엇인가?

술후 발열의 가능한 원인을 의미: wind, water, wound, walking, wonder drug

5. 언제 수술 부위가 술후 발열의 원인이라고 고려할 수 있나?

수술 부위는 적어도 수술 후 24~48시간이 될 때까지는 술후 고열의 일차 원인으로 고려되어서는 안 된다.

6. 얼마나 자주 IV catheter는 감염을 방지하기 위해 교환되어야 하나?

보통, IV로 접근한 부위는 매 72시간마다 교체해야 한다.

7. 정맥염의 흔한 증상과 징후는 무엇인가?

- 동통(pain)
- 압통(tenderness)
- 부종(edema)
- 홍반(erythema)
- 사지의 선(streaking of the limb)

8. 정맥염의 치료법은 무엇인가?

- 정맥내 카테터를 제거
- 이환된 사지를 거상
- 감염 부위에 온습 찜질을 적용
- 항생제 투여(cefazolin 1gm, IV, 8시간마다): 포도상구균에 효과적

9. 구강악안면 수술에 따르는 가장 흔한 호흡기 합병증은 무엇인가?

- 무기폐(pulmonary atelectasis)
- 흡인성 폐렴(aspiration pneumonia)
- 폐색전증(pulmonary embolus)

10. 어떤 종류의 환자들이 술후 무기폐로 발전될 가능성이 있는가?

흡연자에서 더 흔하게 발생

11. 흡인성 폐렴이 발생될 수 있는 가장 흔한 장소는?

대부분 환자의 우측 폐에서 발생

12. 술후 폐색전증이 어느 부위에서 대부분 기시하는가?

하지 말단부의 심부 정맥계, 특히 보행장애가 있는 환자

13. 피르호 삼징후(Virchow's triad)는 무엇인가?

Virchow's triad는 심부정맥혈전증(deep venous thrombosis[DVT])의 3가지 주요한 원인을 말한다: (1) 혈관내피의 손상, (2) 정맥 저류, (3) 혈소판의 부착에서의 변화와 술후 혈액 구성분이 수적으로 증가되는 변화

14. DVT의 전형적인 임상적 특징은 무엇인가?

- 비복(종아리) 부종과 압통
- 흉통
- 빈호흡
- 고열
- 갑작스런 호흡곤란

15. Homan's sign이 무엇인가?

Homan's sign은 발의 신전이 강화되어 유발되는 종아리의 동통이다. 그것은 일단 DVT의 특징으로 간주되는데, 기존 혈전의 움직임을 증가시킬 위험이 있기 때문에 더 이상 교육하는 내용은 아니다.

16. DVT의 즉각적인 치료는 무엇인가?

즉시 전신적으로 항응고제를 투여하고 이환된 사지를 거상시킨다. 피하 헤파린과 저분자량 헤파린이 선택적으로 쓰인다.

17. 발열과 심박수는 어떤 관계가 있는가?

체온이 1° 상승할 때마다 심박수는 1분당 9~10회 증가한다.

18. 술후 출혈을 야기하는 가장 흔한 원인은 무엇인가?

- 불완전한 혈관 결찰이나 전기 소작
- 상처 감염
- 응고장애
- 저혈압 마취의 반동성 효과(rebound effect)

19. 술후 저혈압을 야기하는 가장 흔한 원인은 무엇인가?

저혈압을 감별진단 할 때 다음 사항을 포함해야 한다: 혈관내 저혈량증, 다시 따뜻해짐에 의한(rewarming) 혈관확장, 심근강하, 갑상선 기능 저하증

20. 술후 고혈압을 유발하는 가장 흔한 원인은 무엇인가?

- 동통과 불안
- 방광의 과신장
- 저산소증
- 과탄산증

21. 술후 저혈압시 치료방법은 무엇인가?

- 하지를 거상
- 주의 깊게 모니터링하면서 수액 투여
- 혈관수축제(승압제) 투여(예, ephedrine)

22. 술후 관찰되는 가장 흔한 심부정맥은 무엇이며, 그 이유는 무엇인가?

술후 가장 흔한 부정맥은 ventricular complex 또는 조기 심실 수축(premature ventricular contractions[PVCs])이 진행된 것이다. 저산소증, 동통, 수액 과용량, 이 모든 것들이 술후에 흔하며 이것들이 PVCs를 촉진시킨다.

23. 수술 직후 배뇨장애의 가장 흔한 원인은 무엇인가?

전신마취시 투여된 혼합된 약제가 배뇨반사를 억제하고 방광이 과신장되어서 배뇨를 억제한다.

24. 술후 배뇨장애의 다른 원인으로는 어떤 것들이 있는가?

- 자세성 억제(positional inhibition: 앙와위 자세인 경우 환자는 소변배출이 어렵다)
- 이미 존재했던 전립선증(전립선 비대증 때문에 생긴 배뇨장애)

- 수술시의 부적절한 수액요법으로 인한 저용량 상태

25. 수술 후 첫 4~6시간 이내에 촉진시 치골상부에 동통이 있으며, 방광이 과신장된 경우 배뇨장애의 치료법에 대하여 설명하시오.

술후 배뇨장애의 치료는 세면대에 물을 흐르게 하면서 환자를 화장실에 세우거나 앉히는 간단한 과정에서 시작되어야 한다. 만일 효과가 없거나 저용량성 상태의 증거가 없다면 환자에게 요관을 삽입해야 한다. 만일 잔뇨량이 300mL 이상으로 측정되면 요관은 밤새 유지해야 한다.

26. 술후 오심과 구역의 가장 흔한 원인은 무엇인가?

저산소증, 저혈압, 마약성 약물

27. 술후 오심과 구토는 어떤 환자에게서 자주 일어나는가?

술후 오심과 구토는 성인에 비해 소아에서 자주 발생하고, 남자보다 여자에게서 흔히 발생한다.

28. 장액종(seroma)이란 무엇이며, 어떻게 방지할 수 있는가?

장액종은 상처에서 모인 수분(농이나 혈액이 아닌)이다. 장액종은 종종 피부 피판을 거상하거나 수많은 림프관을 절단하는 수술 후 나타난다. 장액종의 발생은 적당한 압박드레싱이 수술 후 상처부위에 주어진다면 감소된다.

29. 장액종의 치료는 무엇인가?

장액종은 바늘 흡인(needle aspiration)이나 절개 및 배농(I&D)을 통해 제거되어야 한다. 왜냐하면 장액종은 치유를 지연시키고, 세균성장의 훌륭한 배지가 되기 때문이다. 압박드레싱이 배농 후 바로 위치되어야 하고, 이것은 임파선 누출을 막고 수분이 부가적으로 침착되는 것을 방지해준다.

30. 흡인은 어떻게 방지될 수 있는가?

흡인은 전신마취 환자에게 금식시키고, 기관내 삽관을 하기 전에 환자를 올바르게 위치시키고, 기관내 튜브에 고-용량(high-volume), 저-압력 커프(low-pressure cuff)

를 사용함으로써 방지할 수 있다. 흡인의 위험이 높은 경우 metoclopramide(mexolone: 소화기의 기능적 반응 및 운동이상을 개선하고 중추성 및 말초성 구토를 억제한다)을 수술 전에 투여해서 흡인성 폐렴의 발생률을 최소화시킨다.

31. 어떤 외과 환자들에서 흡인이 발생할 가능성이 높은가?

기관절개술을 시행한 환자. 발생률이 높게는 80%까지 보고된다.

32. 술후 폐렴은 왜 발생되는가?

수술 후 폐렴에 대한 환자 숙주방어력은 저하된다. 다음 몇 가지 요인에 의해 유발되기 쉽다: 기침을 하는 기전이 장애를 받고 이것이 기관지에서 효과적으로 제거되지 않거나, 점막섬모 운송기전이 기관내삽관에 의해 손상을 받거나, 폐포 대식세포가 수술 도중과 후에 나타날 수 있는 요소(예, 저산소증, 폐부종, 흡입, 코르티코스테로이드 치료)에 의해 억제된 경우. 이런 모든 요소는 폐렴에 대한 환자의 면역 반응을 감소시키고 술후 폐렴의 발생률을 증가시킨다.

33. 술후 폐렴의 일차 원인균은 무엇인가?

수술 후 폐감염의 약 반 정도는 G(−) bacilli에 의해 야기되는데, 이것은 보통 구인두 분비물의 흡인에 의해 얻어진다.

34. 술후 폐렴의 치료는 어떻게 행해져야 하는가?

객담 배양 검사(sputum culture)와 항생제 감수성 결과에 따른 항생제 치료와 적극적인 흡입(suction)과 폐 물리 치료(chest physical therapy)를 통해 분비물을 제거한다.

35. 술후 심부정맥의 가장 흔한 원인은 무엇인가?

술후 부정맥은 저칼륨혈증, 저산소혈증, 알칼리혈증, 디지털리스 독성(digitalis toxicity)과 같은 가역적 요소와 보통 관련이 있다. 그러나 그것들은 술후 심근경색의 첫번째 징후이다. 술후 심근경색은 이전에 심장질환이 없는 환자에서는 0.7%의 드문 발생률을 보인다. 그러나 심장질환의 병력이 있는 환자에서는 발생률이 6%까지 증가한다.

36. 왜 술후 심근경색을 진단하기 힘든가?

마취제와 술후에 투여된 진통제에 의한 잔류 효과(residual effect)로 인해 술후 심근경색의 1/3 이상은 무증상이다.

37. 수술창상 감염(surgical wound infection)은 무엇인가?

수술창상 감염 또는 수술부위 감염은 수술부위에 이물질이 존재하지 않는 경우 수술 후 30일 이내에 발생한다. 이물질을 이식한 경우 1년의 경과가 지나야 수술로 인한 문제가 아니라고 배제할 수 있다.

38. 수술창상 감염은 어떻게 분류 할 수 있는가?

조직 상처의 깊이에 따라 수술부위 감염은 3가지로 구분할 수 있다.

1. **표층 절개 수술부위 감염**(superfial incisional SSIs)은 피부와 피하조직에 국한된 경우이다.
2. **심층 절개 수술부위 감염**(deep incisional SSIs)은 깊은 연조직 예를 들면 인대나 근육층까지 퍼져 있는 경우이다.
3. **장기 수술부위 감염**(organ space SSIs)은 수술 중 조작되거나 절개된 해부학적 구조물에 염증이 있는 경우이다.

39. 표층 창상 수술부위 감염은 어떤 전형적인 특징이 있는가?

전형적인 증상은 국소적으로 열이 나며(heat), 빨간색을 띠며(redness), 부종이 생기고(swelling) 통증이 있으며(pain) 염증액이 배액된다.

40. 깊은 창상 수술부위 감염은 어떤 징후를 갖는가?

전신징후나 증상이 있다면 의심해야 하며 이러한 증상과 징후는 열, 장폐색 및 쇼크 등이 있다. 확진을 위해서는 영상 촬영이 필요하다.

41. 발열이란 무엇인가?*

열은 심부온도가 38℃ 이상(때때로 40℃ 이상) 상승하는 전신적 염증상태를 말한다.

---

* Reprinted from Harken AH: What does postoperative fever mean? In Harken AH, Moore EE (eds): Abernathy's Surgical Secrets, 5th ed. Philadelphia, 2005, Mosby.

42. 발열의 원인은 무엇인가?*

대식세포는 세균이나 내독소에 의해 활성화된다. 활성화된 대식세포는 인터루킨-1, 종양괴사인자 및 인터페론을 방출한다. 이런 방출인자가 시상하부 온도조절중추를 재설정시킨다.

43. 열은 치료될 수 있는가?*

그렇다. 아스피린, 아세트아미노펜, 이부푸로펜은 cyclooxygenase 억제제로 시상하부에서 prostaglandin E2의 생성을 억제하여 열을 조절할 수 있다.

44. 열은 치료되어야 하는가?*

논란의 여지가 있다. 열을 억제하는 것이 환자의 예후를 나아지게 한다는 어떠한 증거도 없다. 하지만 열을 치료함으로써 환자가 좀 더 편안하고 외과의사는 간호사에게 연락을 덜 받게 된다.

45. 열의 원인을 조사해야 하는가?*

그렇다. 열은 무엇인가 진행하고 있다는 표시이다. 환자에 따라서 조사의 정도가 달라진다. 이식한 환자에게 38° 이상의 열이 난다면 정밀조사가 필요하다. 반면에 건강한 젊은이가 맹장제거술 후 24시간 이후에 38°의 열이 난다면 크게 신경 쓰지 않아도 된다.

46. 발열시 시행하는 검사는 어떤 것이 있는가?*

- 혈액배양 검사, 소변그람 검사 및 배양, 객담그람 검사 및 배양
- 수술부위를 확인한다.
- 현재 그리고 과거의 정맥주사자리를 확인하여 세균성 정맥염 여부를 확인한다.
- 숨소리가 이상하다면 흉부 방사선 사진을 찍는다.

47. 수술 후 늦게 발열이 발생하는 가장 흔한 원인은 무엇인가?*

IV line을 통한 패혈성 혈전정맥염(septic thrombophlebitis) 및 잠재성 농양은 수술 2주 후 발생하는 경향을 갖는다.

48. 무기폐는 보상성 폐활량 도구(incentive spirometry)를 사용하여 치료해야 하는가?*

그렇다. 그러나 발열을 피하기 위함은 아니다.

49. 감염에 걸리기 쉬운 상처가 있는가?*

인간의 타액 1cc에 108개의 호기성, 혐기성, 그람양성 및 그람음성 세균이 존재한다. 그러므로 사람이 문 상처는 오염되어 있다고 생각해야 한다. 동물에 의한 교상은 세균이 덜 존재한다.

50. 절개선 부위가 수술 후 조기에 감염되었다면 어떻게 해야 하나?*

수술 후 12시간 내에 고열(39° 이상)이 발생한 경우 절개부위를 검사해야 한다. 특히 수술부위에 역겨운 냄새가 나는지 심한 고름이 나오는지 마찰성 염발음 유무와 함께 확인한다. 그람양성 간균이 있는지 또는 클로스트리디움 감염이 있는지 배재하기 위해 그람염색으로 확인한다.

51. 요로 감염은 언제 발생하는가?*

긴 요도관이 있는 경우 감염이 잘 된다. 수술 중 비뇨기과적 도구를 사용한 경우 감염을 더 증가시킨다. 세균은 요도관의 바깥을 따라 전파된다. 수술 5~7일 후 대부분 환자들은 감염된 소변을 배출한다.

52. 요로 감염 진단은 어떻게 하는가?*

균배양에서 cc당 105개 이상일 경우 진단한다. 백혈구가 소변 검사에서 있다면 유의하게 의심해야한다.

53. 수술 후 조기에 감염이 되는 가장 흔한 원인은 무엇인가?*

많은 외과책에서 수술 후 처음 48시간 이내의 발열의 많은 원인으로는 무기폐를 제시한다. 하지만 몇몇 의사는 다른 주장을 한다. 수술 후 무기폐가 흔히 발생하므로 발열의 원인을 무기폐로 추정할 수 있지만 이러한 가정을 뒷받침하는 자료는 없다. 사실 무기폐가 있는 환자에게 발생하는 발열은 현재 폐에 감염이 있다는 것을 의미한다. 많은 저자들이 적은 양의 무기폐가 어떻게 발열을 유발하며 많은 양의 무기폐(기흉)는 발열을 일으키지 않는지 의문을 갖는다. 대체로 감염 전 무기폐는 발열을 일으키지 않는다고 한다.

실험적으로 감염이 없는 무기폐를 갖는 동물은 발열이 일어나지 않음이 관찰되었다. 최근의 연구에 의하면 무기폐와 수술 후 발열과의 연관성이 적다는 결과도 있다. 이런 두 가지 사실은 무기폐와 발열과는 중요한 관계가 아님을 나타낸다.

BIBLIOGRAPHY

1. Barie PS: Modern surgical antibiotic prophylaxis and therapy: less is more. Surg Infect 1:23-29, 2000.
2. Harken AH: What does postoperative fever mean? In Harken AH, Moore EE (eds): Abernathy's Surgical Secrets, 5th ed. Philadelphia, 2005, Mosby.
3. Hollingsworth JW, Govert JA: Fever in the critical care patient. In Jafek BW, Murrow BW (eds): ENT Secrets, 3rd ed. Philadelphia, 2005, Hanley & Belfus.
4. Kluytmans J, Voss A: Prevention of postsurgical infections: some like it hot. Curr Opin Infect Dis 15:427-432, 2002.
5. Leigh JM: Postoperative care. In Rowe NL, Williams IL (eds): Maxillofacial Injuries, vol II. New York, 1985, Churchill Livingstone.
6. Meyer LE: Postoperative problems. In Kwan PH, Laskin DM (eds): Clinical Manual of Oral and Maxillofacial Surgery, 2nd ed. Carol Stream, Ill, 1997, Quintessence.
7. Myles PS, Iacono GA, Hunt JO et al: Risk of respiratory complications and wound infection in patients undergoing ambulatory surgery. Anesthesiology 97:842-847, 2002.
8. Pellegrini CA: Postoperative complications. In Way L (ed): Current Surgical Diagnosis and Treatment, 6th ed. Los Altos, Calif, 1983, Lange.
9. Peterson SL: Surgical wound infection. In Harken AH, Moore EE (eds): Abernathy's Surgical Secrets, 5th ed. Philadelphia, 2005, Mosby.
10. Singer AJ, Quinn JV, Thode HC Jr et al: Trauma Seal Study Group: determinants of poor outcome after laceration and surgical incision repair. Plast Reconstr Surg 110:429-435, 2002.

Part Ⅳ
의과적 응급상황(Medical Emergencies)

12. 기초 인명 구조
(Basic life support)

Mark A. Oghalai, DDS

1. 외상 환자가 아닌 환자의 기도 확보를 위한 첫 번째 방법은 무엇인가?
머리 기울임-턱 들어올기(head-tilt with chin-lift)

2. 의식 불명 환자에게 있어서 기도 폐쇄의 가장 빈번한 원인은 무엇인가?
혀(tongue)

3. 기초 인명 구조의 ABCD는 무엇인가?
Airway(기도 확보)
Breathinatig(자발 호흡)
Circulation(자발 순환)
Defibrillation(재세동)

4. 심페기능이 정지된 환자에게 응급치료 및 심폐소생술(CPR)은 몇 분 안에 시행하여야 하는가?
4분

5. 성인 환자의 경우 응급처치는 언제 시행되어야 하는가?
반응이 없는 경우 즉시 시행한다. 성인에서의 심정지의 원인은 심실세동이다. 따라서 심정지부터 재세동까지 걸리는 시간이 생명을 구하는 중요한 요인이다. 제세동이 지체되면 매분마다 7~10% 생존율이 떨어지고, 12분 경과시 생존율은 2~5% 정도 밖에 되지 않는다. 이것은 성인에게 응급치료를 즉시 시행해야하는 이론적 근거를 제공한다. 이러한 방법을 '전화 먼저(phone-first)' 라 한다.

6. 1인 구조시 유아나 소아 환자의 경우 응급처치는 언제 시행되어야 하는가?

1분 후 또는 CPR 5회 시행 후. 유아나 소아의 경우 병원 외 심정지여서 호흡 정지로 인한 진행성 저산소증과 부전수축으로 인한 빈맥이 특징적이다. 심실세동은 이 연령대에서 드물며, CPR은 즉시 시행되어야 한다. 이러한 방법을 '전화 빨리(phone-fast)'라 한다. 아이가 갑자기 쓰러지면 보호자는 즉시 응급 구조 체계에 먼저 연락해야 한다.

7. 성인 환자에게 인공호흡시 호흡 1회당 추천시간은?

최소 1회 호흡당 1초이다. 이 시간은 1992년 지침과 비교하여 흡기 시간이 상향 조정된 것이다. 새로운 추천 방법은 위 팽창위험을 감소시키기 위해 고안되었다. 또한 각 호흡 사이에 충분한 호기를 하도록 해주는 것이 중요하다.

8. 유아나 소아환자에게 인공호흡시 호흡 1회당 추천시간은?

새로운 지침에는 결정된 것은 없다. 현재 가장 중요한 것은 환자 가슴을 상승하게 하는 것이다.

9. 무엇으로 호흡이 적절히 이루어지고 있는지 알 수 있는가?

흡기시 가슴의 상승이 보임

10. 맥박을 평가할 때 최소의 측정시간은?

5~10초. 유아의 경우 상완 동맥에서 측정하며, 소아와 성인은 경동맥에서 측정한다.

11. 맥박은 있고 호흡이 없는 성인 환자의 구조시 추천되는 인공호흡 수는?

1회당 5~6초(10~12회/분)

12. 맥박은 있고 호흡이 없는 소아 환자의 구조시 추천되는 인공호흡 수는?

1회당 3초(20회/분)

13. 인공호흡 후에 하여야 하는 일은 무엇인가?

폐에 공기가 다 빠질 때까지 환자의 가슴을 본다. 식도가 열리는 과도한 압력을 줄이며, 역류와 흡인을 줄인다.

14. 맥박이 있는 환자에서 인공호흡 동안 얼마의 기간마다 맥박을 측정하여야 하는가?

매 2분마다

15. 흉부압박을 중지하면 어떻게 되는가?

혈류와 혈압이 0으로 떨어질 것이다.

16. 맥박이 없는 환자의 경우 CPR 동안에 얼마나 자주 맥박을 측정하여야 하는가?

처음에는 1분 후, 그 후에는 몇 분 간격으로 한다. 그 이유는 흉부 압박의 중단을 최소화 하기 위해서이다.

17. CPR이 적절히 시행되는지 알 수 있는 2가지 현상은 무엇인가?

1. 인공호흡시 가슴의 상승이 보여야 한다.
2. 흉부 압박시 맥박이 존재해야 한다.

18. 기도 폐쇄 3가지 분류는 무엇인가?

1. Gas 교환이 충분히 되는 부분 기도 폐쇄
2. Gas 교환이 충분히 되지 않는 부분 기도 폐쇄
3. 완전한 기도 폐쇄

19. 초기 검진시 호흡의 유무를 평가하는 방법은 무엇인가?

코와 입에서의 공기의 흐름을 듣고, 느끼는 동안 가슴의 움직임을 확인한다.

20. 성인과 소아 환자의 흉부 압박시 적절한 위치는 무엇인가?

유두 사이 흉골 중앙. 성인의 경우 양손을 사용하며, 한손을 반대 손에 올려서 압박한다. 1~8세의 소아의 경우 한손으로 하며, 손 뒤꿈치를 이용한다.

21. 유아 환자의 흉부 압박시 적절한 위치는 어디인가?

유두선에서 손가락 1개 하방. 검상돌기(xiphoid process)를 누르지 않게 주의하여 시행한다. 두 손가락을 이용하여 압박을 시행한다.

22. 성인 환자의 경우 흉부 압박시 적절한 깊이는 어느 정도인가?

1.5~2인치

23. 소아 환자의 경우 흉부 압박시 적절한 깊이는 어느 정도인가?

소아의 가슴 두께의 약 1/3~1/2 정도의 두께로 압박을 시행한다. 대략 1~1.5인치 정도이다.

24. 유아 환자의 경우 흉부 압박시 적절한 깊이는 어느 정도인가?

유아의 가슴 두께의 약 1/3~1/2 정도의 두께로 압박을 시행한다. 대략 0.5~1인치 정도이다.

25. 성인 환자의 흉부 압박시 단위 시간당 적절한 압박 횟수는?

분당 100회. 연구 결과 이상적인 혈류를 위해 분당 100회의 흉부 압박이 필요하며, 이에 따라 미국심장학회는 성인의 경우 분당 100회를 추천한다.

26. 소아 환자의 흉부 압박시 단위 시간당 적절한 압박 횟수는?

100/min

27. 유아 환자의 흉부 압박시 단위 시간당 적절한 압박 횟수는?

최소 100/min

28. 구조자가 1 또는 2명인 경우 성인 환자의 흉부 압박과 인공호흡의 적절한 비율은 무엇인가?

30번 흉부 압박시 2번의 인공호흡. 연구 결과 호흡 수가 줄어들어도 분당 흉부 압박의 수가 증가시 생존율이 증가한다고 한다. 중단 없이 흉부 압박의 수가 증가시 심장의 박출력은 증가한다.

29. 구조자 1명 또는 2명인 경우, 1세에서 사춘기 환자의 흉부 압박과 인공호흡의 적절한 비율은 무엇인가?

1인 구조의 경우 10번의 흉부압박시 2번의 인공호흡, 2인 구조의 경우 15번 흉부압박시 2회 인공호흡

30. 구조자 1명 또는 2명인 경우 유아 환자의 흉부 압박과 인공호흡의 적절한 비율은 무엇인가?

1세에서 사춘기 환자와 같은 비율

31. 이물질에 의한 유아의 기도 폐쇄시 이물질을 제거하는 방법은 무엇인가?

등치기와 가슴 누르기를 동시해 한다. 이물질이 제거될 때까지 5번의 가슴 누르기 후 5번의 등치기를 한다. 하임리히(Heimlich) 요법을 사용할 경우 유아의 흉골이 간을 보호하지 못하기 때문에 간 손상이 우려되어 이 방법을 사용하지 않는다.

32. 이물질에 의한 소아나 성인의 기도 폐쇄시 이물질을 제거하는 방법은 무엇인가?

의식이 있는 환자에게 복부 압박을 하는 하임리히 요법을 시행한다.

33. 소아나 유아의 경우 blind finger sweep를 왜 사용하지 않는가?

이물질이 기도 안으로 더 들어갈 수 있다.

34. 성공적인 재세동 후 환자에게 무엇을 하여야 하는가?

호흡과 혈액 순환이 정상적으로 돌아왔다면 환자를 회복 자세로 둔다. 자동 체외 재세동기(AED)를 제거하고, 환자 감시를 시행한다.

35. AED 사용에 변화를 주는 5가지 상황은 무엇인가?

1. 환자가 8세 이하인 경우(8세 이하의 소아에게는 사용해서는 안 된다)
2. 환자가 물속에 있을 때(환자를 습기가 없는 곳으로 이동하고, 가슴의 습기를 제거한다)
3. Pacemaker나 재세동기가 장착되어 있는 경우(장치의 전력을 제거한다)
4. 경피 패치가 있는 경우(제거하고 소독을 시행한다)
5. 가슴털이 있는 경우

36. 소아 환자와 성인 환자의 심폐소생시 가장 큰 차이점은 무엇인가?

2명의 구조자는 응급 구조팀에게 전화하기 전까지 소아 환자의 기도를 확보하고, 인공호흡을 하여야 한다(전화 빨리).

37. 유아와 소아의 맥박은 어디에서 측정하는가?

유아는 상완 동맥, 소아는 경동맥

38. 유아와 소아를 구분하는 기준 연령은?

유아는 1세 이하, 소아는 1세부터 사춘기까지이다.

39. AED의 일반적인 사용법 4단계는 무엇인가?

1. AED의 전원을 켠다.
2. 환자의 가슴에 AED를 부착한다.
3. 환자의 심전도를 분석한다.
4. 적응증인 경우 장치가 작동한다.

40. 심정지의 주된 3가지 증상은 무엇인가?

1. 무반응
2. 적절한 호흡이 없음
3. 혈액 순환이 없음

41. 심정지 환자 발생시 행해야 할 3가지 행동은 무엇인가?

1. 응급 구조팀에게 연락을 한다(AED를 설치한다)
2. CPR을 시행한다.
3. AED를 작동한다.

42. "전화 먼저"/"전화 빨리" 법칙이 예외인 경우는 언제인가?

- 물에 빠진 경우: 모든 환자는 1분간 CPR을 시행한 후 119에 전화한다.
- 사고를 동반한 심정지: 모든 환자는 1분간 CPR을 시행한 후 119에 전화한다(응급 반응)
- 약물 과다 복용: 119 전화 후 구조자를 도와야 한다.
- 급성 심정지의 위험을 가진 소아: 급성 심정지의 우려가 있는 소아의 경우 전화가 먼저이다.

43. 성공적인 CPR을 결정하는 요소는 무엇인가?

자발적인 순환이 회복되는데 걸리는 시간, 자발적 기능을 위한 효과적인 흉부 압박에 걸리는 시간과 재세동에 걸리는 시간이다. 생존율은 1분 지체시 10%씩 감소한다. CPR을 초기에 즉시 시행하고, 저체온이면 생존율은 높아진다.

44. 경추 손상이 의심되는 환자의 기도 확보 방법은 무엇인가?

머리 기울임(head tilt), 턱 들어올리기(chin tilt), 턱 밀어올리기(jaw thrust)의 3가지 방법이 있다. 무의식 환자에서 턱 근육은 이완되어 있다. 턱을 들어 올리면 하악이 아탈구 되어 혀가 당겨지고, 상기도에서 후두가 전방으로 이동된다(경부의 과신전을 최소화 해야 한다).

45. 기관내 삽관이 필수적인가?

아니다.

- 구강 대 구강법은 16%의 산소가 포함된 공기를 공급한다.
- 백-마스크 환기는 21%의 산소가 포함된 공기를 공급한다.
- 백-마스크 환기에 산소 공급을 하면 거의 100%의 산소를 공급할 수 있다.

46. 기관내 삽관의 장점은 무엇인가?

기도가 상대적으로 안전하다. 구강 대 구강법과 백-마스크 환기의 경우 위로 공기가 들어 갈 수 있다. 위의 팽창은 횡격막의 움직임을 억제하고, 흡인의 가능성이 생긴다.

47. 기관내 튜브(tube)는 흡인을 방지 할 수 있는가?

아니다. 기관내 삽관을 한 환자의 혀에 메틸렌 블루(methylene blue)를 부으면, 관의 반대쪽에서 90초간 흡인할 수 있다.

48. 기관내 튜브의 크기는 어떤 것을 사용하여야 하는가?

환자의 약지 두께와 내경이 같은 튜브를 선택한다. 70kg 성인의 평균 튜브는 7.5mm이다. 삽관 시간을 지연시키지 않고, 적절한 크기의 튜브를 삽관하여야 한다. 적절한 호흡은 작은 튜브로도 얻을 수 있다.

49. 기관내 튜브가 적절한 위치에 삽관되었는지 확인하는 방법은 무엇인가?

- 양쪽 폐의 소리를 듣는다.
- 각 호흡시 가슴이 정상적인 위치에 대칭적으로 움직이는지 관찰한다.
- 상복부의 소리를 듣는다.

그러나 이러한 신체 검사만으로 신뢰할 수 없다. 자발적인 순환이 있는 환자의 경우 $ETCO_2$(end-tidal CO_2)를 측정하여 평가한다. 심정지인 경우 $ETCO_2$는 신뢰할 수 없다. 가능하다면 흉부 방사선 사진을 촬영하여 튜브의 위치를 확인한다.

50. 구강 삽관과 비강 삽관을 선택하는 방법은 무엇인가?

구강 삽관. 성대를 통해 직접 보면서 적절한 위치에 안전하게 삽관할 수 있다. 비강 삽관은 보지 못하는 방법이다. 악안면 외상 환자(전두개와 골절로 인하여 두개내로 튜브가 들어갈 위험이 있다)와 혈액 응고 이상이 있거나 의심되는 환자(비점막은 혈관화가 잘 되어 있어 삽관이 비출혈을 야기 할 수 있다)는 상대적 금기증이다. 구강 기관내 삽관은 목의 안정성을 유지할 수 있어서 경추 손상이 의심되는 환자에게 사용할 수 있다.

51. 식도폐쇄식 기도유지기(EOA) 규칙은 무엇인가?

없다. 현재 마스크나 기관내 튜브와 같은 다른 방식이 더 안전하고, 효과적이기 때문에 적응증은 아니다.

52. 환기나 삽관이 되지 않는 환자의 경우 고려사항은 무엇인가?

이물질에 의한 기도 폐쇄. 이물질을 직접 볼 수 있게 시도하고, 직접 보이면, 마질 포셉(Magill forcep)이나 흡인기로 제거하여야 한다.

53. 흉부 압박법의 요점은 무엇인가?

정확히 시행하는 것이 중요하다. 흉부 압박은 정상 기관으로의 혈류 중 일부만을 제공한다. 관상 혈류는 오직 이완기 동안에 생긴다. 대부분의 구조자는 적절한 힘을 주지 못한다. 성인에게서 최소 2인치 깊이로 압박해야 한다. 흉부 압박이 중단되면 CPR의 효과는 감소한다.

54. 흉부 압박의 합병증은 무엇인가?

합병증은 일반적이며, 중요하지 않다. 늑골과 흉골 골절이 80% 정도 발생한다. 열상과 같은 심장과 심장 주위의 손상은 드물다. 골수와 지방에 의한 색전이 일반적이다(80% 정도 발생한다). 효과적인 흉부 압박은 합병증의 두려움을 감소시킨다.

55. CPR을 효과적으로 시행하였는지 알 수 있는 척도는 무엇인가?

각 기관으로 혈류 공급이 중단된 시간. 효과적인 CPR과 혈압상승제는 심실 세동의 심전도의 폭을 증가시키는 원인이 된다. 이를 coarsening 이라 부른다. 뇌 혈류의 증가는 숨이 차게 한다. CPR 동안 $ETCO_2$는 15mmHg 이상인 경우 자발적인 순환으로 돌아온다. 흉부 압박에 변화가 오면 $ETCO_2$는 떨어지므로 구조자의 피로도를 알 수 있는 척도이다.

BIBLIOGRAPHY

1. Efferon DM: Cardiopulmonary Resuscitation, 4th ed. Tulsa, Okla, 1993, CPR Publishers.
2. Malmed SF: Medical Emergencies in the Dental Office, 5th ed. St Louis, 1999, Mosby.
3. Paradis NA, Halperin HR, Nowak RM (eds): Cardiac Arrest: The Science and Practice of Resuscitation Medicine. Baltimore, 1996, Williams & Wilkins.
4. Paradis NA, Harken AH: Cardiopulmonary resuscitation. In Harken AH, Moore EE (eds): Abernathy's Surgical Secrets, 5th ed. Philadelphia, 2005, Mosby.
5. Paradis NA, Martin GB, Rivers EP et al: Coronary perfusion pressure and the return of spontaneous circulation in human cardiopulmonary resuscitation. JAMA 263:1106-1113, 1990.
6. Sanders AB, Kern KB, Otto CW et al: End-tidal carbon dioxide monitoring during cardiopulmonary resuscitation: a prognostic indicator for survival. JAMA 262:1347-1351, 1989.
7. Strauss RA: Managing medical emergencies. In Kwon P, Laskin D (eds): Clinical Manual of Oral and Maxillofacial Surgery, 2nd ed. Chicago, 1997, Quintessence.

13. 전문 심장 인명 구조
(Advanced cardiac life support)

Bashar M. Rajab, DDS, and Kathy A. Banks, DMD

1. 1차, 2차 ABCD 평가는 무엇인가?

1차 ABCD 평가:

기도(**a**irway): 기도 확보

호흡(**b**reathing): 양압의 환기를 제공한다.

순환(**c**irculation): 흉부 압박을 가함; 재세동이 될 때까지 30번의 흉부 압박과 2번의 인공호흡을 시행한다.

재세동(**d**efiberillation): 심실 세동/ 맥박이 없는 심실 빈맥에 충격을 주기 위해 준비한다. 1번의 충격 후 즉시 5번의 CPR을 시행한다.

2차 ABCD 평가

기도(**a**irway): 가능한 한 기도 유지 장치를 장착한다.

호흡(**b**reathing): 임상 검사를 통하여 기도 유지 장치가 정확한 위치에 정확한 장치가 위치되었는지 확인하고, 충분한 산소와 환기가 되는지 확인한다.

순환(**c**irculation): 정맥로를 확보한다. 리듬을 확인하여 적절한 투약을 시행한다.

감별 진단(**d**ifferential diagnosis): 재발의 원인을 찾아 치료한다.

2. 심정지의 진단을 어떻게 하는가?

- 정의: 완전한 심장의 정지
- 반응이 없고, 호흡이 없고, 맥박이 없는 경우

3. 심정지의 3가지 기전은 무엇인가?

1. 심실 세동(ventricular fibrilltion) / 무맥성 심실 빈맥(pulseless Ventricular tachycardia)
2. 무맥성 전기활동(pulseless electrical activity)

3. 부전수축(asystole)

   심실 세동은 심정지가 있는 초기에 거의 대부분 나타난다.

4. 심허혈을 의심케 하는 흉통의 종류에는 어떤 것들이 있는가?

- 불쾌한 쥐어짜는 듯한 압박(squeezing pressure)이나 팽만감(fullness), 또는 15분이 넘게 지속되는 가슴 중앙의 통증
- 어깨, 목, 팔, 턱으로 통증이 발산됨
- 견갑골 사이의 통증
- 어지러움, 실신, 발한, 구역을 동반한 가슴의 불편함
- 피로, 불안, 임박한 종말을 느끼게 됨

5. 심허혈을 의심케 하는 흉통을 호소하는 환자의 초기 치료는 어떻게 하는가?

1. 도움을 요청한다.
2. 즉시 검사를 시행한다.
   - 생징후와 SaO_2 모니터링
   - IV 확보와 심전도 시행
   - 병력과 신체 검사 시행
   - 심장 효소 검사, 전해질, 혈액 응고 검사 시행
   - 흉부 방사선 촬영
3. 즉시 처치를 시행한다.
   - 산소를 분당 4L로 공급
   - Aspirin(160~325mg)
   - Nitroglycerin(sublingual or spay)
   - Nitroglycerin으로 통증이 해소되지 않으면 Morphine을 IV한다.
   - 기억하라. 모든 환자에게 "MONA"로 대응한다(**M**orphine, **O**xygen, **N**itroglycerin, **A**spirin).

6. 심허혈 환자의 12극 ECG의 초기 평가는 무엇인가?

- ST 분절의 상승 또는 좌측속지 차단(Left bundle branch block[LBBB])이 나타나면 심근의 손상을 의심해야 한다. 새로운 LBBB는 좌측 관상동맥의 좌측 전방 하방 분지

의 폐색에 의해 일어난다. 좌측 전방 하방 분지(LADD)의 폐색은 심근막의 과량 손실에 의해 발생한다.

- ST 분절의 함몰 또는 T-wave의 전도(심허혈)
- 비진단적 또는 정상 ECG

7. 12극 ECG와 관상 동맥 질환 간의 관계는 어떠한가?

ECG 관계:

- 전 심근막 손상 또는 경색: V3와 V4극
- 격 심근막 손상 또는 경색: V1과 V2극
- 측 심근막 손상 또는 경색: I, aVL, V5와 V6극
- 하 심근막 손상 또는 경색: Ⅱ, Ⅲ과 aVF극

관상 동맥 분지 관계:

- LAD 동맥 폐색: V1부터 V6극
- 만곡 동맥 폐색: I, aVL 가능한 한 V5, V6극
- 우측 관상 동맥 폐색 : Ⅱ, Ⅲ, aVF극

8. 급성 심근 손상이 발생한 환자의 치료방법은 무엇인가?

1. 보조적인 치료를 시작한다.
   - Beta 차단제 정주
   - Heparin 정주
   - Nitroglycerin 정주
   - 안지오텐신 변환 효소(ACE) 억제제
2. 재관류 치료를 선택한다. 재관류 치료를 가능한 일찍 시작하는 것이 중요하다(증상 발현 후 12시간 이내여야 한다).
   - 혈관 조영술
   - 혈관 성형술(stent 유무)
   - 예비적인 심장 흉부 수술
   - 금기증이 아니고 환자가 75세 이하일 경우 섬유용해 치료
3. 증상 발현 12시간 이상 지난 환자의 임상적 상태 평가법
   - 불안정적인 환자: 심장 도관 설치의 시행과 가능하면 관상 동맥 우회로 이식 수술 또는 혈관 성형술을 동반한 재혈관화를 시행한다.
   - 안정적인 환자: 심장집중치료실에 입원시키고, 부가적인 치료를 시작한다. 순차

적인 심표지 검사와 순차적인 심전도 검사를 시행한다.

9. 급성심근허혈이 발생한 환자의 치료방법은 무엇인가?

1. 부가적인 치료
    - 헤파린(heparin)
    - 니트로글라이세린(nitroglycerin) 정주
    - 아스피린(aspirin) 160~325mg/day 복용
    - 베타 차단제(beta blockers)
    - 당단백(glycoprotein) Ⅱb/Ⅲa 수용체 억제제
2. 임상적 상태평가
    - 불안정적인 환자: 심장 도관 설치의 시행과 가능하면 관상 동맥 우회로 이식 수술 또는 혈관 성형술을 동반한 재혈관화를 시행한다.
    - 안정적인 환자: 심장집중치료실에 입원시키고, 부가적인 치료를 시작한다. 순차적인 심표지 검사와 순차적인 심전도 검사를 시행한다.

10. 감전사고 이후에 일반적으로 나타나는 부정맥은 무엇인가?

전기적 문제로 인한 일반적인 부정맥은 심실 세동(V-fib)이다. 따라서 감전으로 인한 사인의 첫째는 심정지이다. 감전의 다른 방식은 심실 빈맥으로 심실 세동과 부전수축으로 진행 될 수 있다.

감전사고는 미국에서 매년 1,000명 이상의 사인이 된다. 감전은 불쾌한 느낌부터 갑작스런 심장사를 유발한다. 1,000V 이상의 고전류의 노출은 심각한 상처를 발생 시킨다. 그러나 상대적으로 낮은 100V 이하의 전류의 노출로도 사망할 수 있다. 교류가 직류보다 더 위험하다. 교류는 근육 강직성 경련을 일으키며, 전기원으로부터 떨어지는 것을 방해하여 전류의 노출시간을 연장시킨다.

11. 심실 세동은 무엇인가?

심실 세동이란 여러 부위에서 탈분극과 재분극이 동시에 일어나지 않는 심장의 율동 부정이다. 그 결과, 심실은 제대로 수축할 수 없다. 그 대신에 심실의 여러 부위에서 적절치 못한 수축과 이완이 동반된 진동과 세동이 나타난다. 그 결과 맥박과 혈액 박출이 없게 된다.

12. 미국 심장 학회에 추천하고 있는 심실 세동 치료법은 무엇인가?

1. 초기 심실 세동 치료의 목적은 세동의 소실이다.
2. 일반적인 치료를 시행한다.
   - 기도 확보, 호흡, 순환(ABC)을 평가한다.
   - 심정지인지 확인한다.
   - 인공 제세동기가 도착할 때까지 CPR(30번 흉부 압박과 2번의 인공호흡)을 시행하고 심실 세동이 지속되는지를 확인한다.
3. 1번의 쇼크를 시행한다.
   - 수동식 이상형(biphasic): 특별 장치(120~200J)
   - AED: 특별 장치
   - 단상형(monophasic): 360J
4. 만약 실심 세동이 존재한다면
   - 즉시 CPR을 재개하고, 기관 삽관, IV 확보를 시행한다.
   - Epinephrine(1.0mg)을 IV/IO로 투여한다. 3~5분마다 반복한다. 또는 epinephrine을 한 두 차례 주입한 후 vasopressin 40U을 IV/IO 시행한다.
5. CPR을 5차례 시행한다.
6. 심리듬이 쇼크가 필요한 경우에는 쇼크를 시행한다.
7. 1번의 쇼크 후 즉시 CPR을 재개한다.
8. 항 부정맥 약제를 고려한다.

13. 잘 치료되지 않는 심실 세동이나 무맥성 심실 빈맥의 치료에 사용되는 약제에는 어떤 것이 있는가?

Amiodarone은 나트륨, 칼륨, 칼슘 통로에 영향을 미치는 복합체이며 α-,β-adrenergic 차단 능력이 있다. 심실 세동이나 심실 빈맥에 의한 심정지인 경우 수차례 쇼크 후 300mg을 정주한다. 만약 심실 세동이나 심실 빈맥이 재발한 경우 150mg을 2차례 투여한다. 최대 허용량은 하루에 2.2g 이다.

리도카인(lidocaine)은 심실 세동이나 무맥성 심실 빈맥의 치료에서 초기 항세동성 약물로 널리 받아들여지고 있다. 1~1.5mg/Kg의 용량이 추천되고 있다(성인의 경우 평균 50~150mg이다). 3~5분 후에 재투여하며, 전체 용량이 3mg/Kg가 넘지 않게 한다.

황화마그네슘(magnesium sulfate)은 알콜중독이나, 영양부족, 저마그네슘혈증과 같은 혈중 마그네슘 용량이 부족하거나 부족한 것이 의심되는 경우 1~2g을 정주한다. 또한 황화마그네슘은 심실 세동이나 심실 빈맥의 Torsades de pointes 양상인 환자에게 사용한다.

프로케인아마이드(procainamide)는 쇼크에 의해 간헐적으로 맥박성이나 비심실세동 리듬을 보이는 심실 세동/ 심실 빈맥 환자가 재발하였을 경우 50mg/min으로 투여한다(최대 용량은 17mg/Kg이다).

14. 빈맥이란 무엇인가?

빈맥은 빠른 심장 박동을 의미한다. 정상적인 심장 박동은 분당 60~100회 정도 이다. 분당 100회 이상의 심장 박동을 빈맥이라 한다. 분당 100회 이상 되는 모든 사람이 치료를 받아야 하는 것은 아니다. 다음과 같은 심리듬이 있는 경우 빈맥을 고려해야 한다.

1. 심방 조동(atrial flutter) / 심방 세동(atrial fibrillation)
2. 소범위 복합 빈맥(Narrow-complex tachycardia)
   - 접속성 빈맥(junctional tachycardia)
   - 발작성 상부 심실성 빈맥 (paraoxysmal superventricular tachycardia[PSVT])
   - 다소성 또는 이소성 심방 빈맥(multifocal or ectopic atrial tachycardia)
3. 광범위 복합 빈맥(wide-complex tachycardia)
   - 비정상 전도 상부 심실 빈맥(SVT with aberrant conduction)
   - 안정적인 단일 심실 빈맥(stable monomorphic VT)
   - 안정적인 다중 심실 빈맥(stable polymorphic VT [with and without normal baseline QT interval])
   - Torsades de pointes

이상의 증상과 빠른 심장 박동을 나타내는 빈맥, 빈맥성 부정맥 환자는 치료가 필요하다. 다음의 징후와 증상은 심혈관계가 불안하거나 불안해 질 수 있는 사람들에게서 나타난다.

증상(symptoms): 호흡 부족(shortness of breath), 흉통 (chest pain), 운동시 호흡장애(dyspnea on exertion)와 정신 상태의 변화(altered mental status)

징후(signs): 폐부종(pulmonary edema), 수포음(rales), 건성수포음(rhonchi), 저혈압 (hypotension), 기립성(orthostasis), 경정맥 팽창(jugular vein distention), 말초 부종 (peripheral edema), 허혈성 심전도 변화(ischemic ECG changes)

심실박동수 분당 150회 이상

15. 상심실성은 어떤 빈맥성 부정맥인가?

만약 QRS가 좁고, 빈맥성 부정맥이 동반된다면 상심실성이다. 이것은 AV 결절이나 그 상방에서 시작된 부정맥을 의미한다.

- 동성 빈맥(snius tarchycardia)
- 심방 세동(atrial fibrillation)
- 심방 조동(atrial flutter)
- 발작성 상부 심실성 빈맥(PSVT)

QRS가 넓고 빈맥성 부정맥이 있다면 심실에서 기원한 것이다.

- 불확실한 형태의 광범위 복합 빈맥(wide complex tachycardia of uncertain type)
- 심실 빈맥(ventricular tachycardia)

16. 빈맥환자에게 전기 충격을 가할지 여부를 어떻게 결정하는가?

미국심장학회의 알고리즘에 따른다.

- 1차 2차 ABCD 검사법을 이용하여 환자를 평가한다.
- 심박수가 분당 150회 이상이라면 생징후와 심박률을 평가한다.
- 병력을 청취한다.
- 신체 검사를 시행한다.
- 12극 심전도를 시행한다.

혈류 역학상태를 평가한다.

- 만약 혈류 역학적으로 불안정적인 증상이 없다면 명확한 빈맥성 부정맥의 진단과 치료를 시작한다.
- 만약 혈류 역학적으로 빈맥과 관련된 불안정적인 증상이 있다면 심실률을 평가한다. 만약 심박률이 분당 150회 이상이면 특별한 부정맥의 약물 사용을 고려하여야 한다. 또는 전기적 제세동을 시행한다.

가능하면 산소 포화 측정기, 흡인기, 정맥 주사와 삽관 기구를 준비한다.

가능하면 전처치를 시행한다(예, fentanyl, midazolam 또는 morphine).

동시에 전기적 제세동을 시행한다: 심실 빈맥, 발작성 상부 심실성 빈맥, 심방 세동, 심방 조동의 경우 100, 200, 300, 360J의 단극성으로 시행한다(다음 2가지 경우는 예외이다. 심방 조동의 경우 50J정도로 낮은 에너지를 가하고, 심방 빈맥의 경우 높은 에너지를 가한다).

만약 다른 상황에 의해 생긴 빈맥의 경우 동시에 전기적 제세동을 시행하지 않는다. 예를 들어, 심한 저혈압, 심근 경색, 폐부종에 의한 빈맥.

17. 발작성 상부 심실성 빈맥의 병태생리는 무엇인가?

발작성 상부 심실성 빈맥은 몇 초에서 몇 시간에 걸친 빈맥이 재발되는 특이한 특징을 가지고 있다. 발작성 상부 심실성 빈맥은 AV 결절 단독 또는 자동 초점과 관련된 회귀 기전에 의해 생긴다.

18. 소범위 복합 빈맥의 형태는 무엇이 있는가?

- 발작성 상부 심실성 빈맥: 재귀 우회 기전에 의해
- 이소성 또는 다중성 심방 빈맥: 자동 초점에 의해
- 접촉성 빈맥: AV 결절와 주위의 자동 초점에 의해

재귀성 빈맥은 항부정맥제와 전기적 제세동에 의해 효과적으로 반응한다.

자동 초점 빈맥은 전기적 제세동에 의해 반응하지 않고, 이소성 초점을 억제하는 약제를 사용하여 치료한다.

19. 미국심장학회에서 권장하는 안정적인 발작성 상부 심실성 빈맥 환자의 치료법은 무엇인가?

1. 미주신경 자극(vagal maneuver)을 고려한다(carotid body massage 또는 Valasalva법).
2. 아데노신(Adenosine) 치료
   - 6mg을 생리 식염수에 20ml 혼합하여 1~3 초 내에 빠르게 정맥 주사를 시행한다. 사지를 들어올리고, 필요시 2차 3차 투여를 시행한다.
   - 2차로 12mg 투여한다.
   - 3차로 12mg 투여한다.
3. AV 결절을 차단한다.
   - Beta blocker
   - Calcium channel blocker
   - Digoxin
   - DC cardioversion

4. 항부정맥약을 고려한다.
   - Procainamide
   - Amiodarone
   - Sotalol(미국에서 오직 경구용이다. 미국에서는 정맥주사용으로 승인되어 있지 않다)

20. 심방 세동(A-fib)과 심방 조동(A-flutter)의 증상은 무엇인가?

심방 세동은 여러 곳의 재귀나 여러 곳의 이소 초점으로부터 야기된다. 심방 세동은 동기능부전 증후군(sick sinus syndrome), 저산소증(hypoxia), 심방의 압력 상승, 심주위염 등을 동반한다. 일정한 심방의 탈분극이 없기 때문에 ECG 상에 P-wave가 보이지 않는다. 심방 세동에 의해 저혈압이 생긴다.

심방 조동은 심방으로의 재진입 회로로 인한 것이다. 심방 조동이 전신질환 없이 생기는 것은 드물다. 승모판과 삼천판의 이상, 급성 폐인성심질환, 관상동맥질환 등과 함께 나타난다. 저혈압, 허혈성 동통 및 심각한 선천성 심장질환의 증상을 포함한다.

21. 심방 세동과 심방 조동은 어떻게 치료하는가?

미국 심장 학회가 추천하는 치료방법은:

1. 심방세동과 심방조동의 원인을 R/O 한다.
   - 심부전(heart failure)
   - 폐기종(pulmonary embolism)
   - 급성 심근경색(acute mi)
   - 약물 남용(substance abuse)
   - 갑상선 기능항진증(hyperthyroidism)
   - 저칼륨혈증(hypokalemia)
   - 저산소증(hypoxia)
   - 저마그네슘혈증(hypomagnesemia)
2. 비율을 조절한다.
   - 심장 기능이 유지된 경우: diltiazem(또는 다른 calcium channel blocker) 또는 metoprolol(또는 beta blocker), flecainide, propafenone, procainamide, amiodarone, digoxin
   - 심장 기능이 약화된 경우: diltiazem, digoxin, 또는 amiodarone
   - Wolff-Parkinson-White(WPW) 증후군을 가진 환자: adenosine, calcium channel blockers, beta blockers, digoxin의 비율 조절을 피한다. 심 리듬이 역전된 경우(약물 치료로 효과가 없는 경우) 또는 기간이 48시간 이내인 경우
   - 심장 기능이 유지된 경우: 심장전기 충격기(DC cardioversion), amiodarone, ibutilide, flecainide, propafenone, procainamide

- 심장 기능이 약화된 경우: DC cardioversion, amiodarone

3. 리듬 역전이 48시간 이상인 경우
4. 즉각적인 심장의 정상화: Herparin을 정맥 주사 하고, 경식도 심초음파 검사를 통하여 혈병의 존재를 확인한다. 24시간 안에 심장이 정상화 되면 4주간 항응고제를 투여한다.
5. 심장 정상화가 지연된 경우: 3주간 항응고제를 투여하고, 심장 정상화가 되면 4주간 항응고제를 더 투여한다.

22. 광범위 복합 빈맥(wide-complex tachycardia)은 무엇이며, 미국심장학회에서 추천하는 치료법은 무엇인가?

1. 미확인 형태
   - 심실성 빈맥 환자를 상부 심실성 빈맥 환자로 오인하여 다른 치료를 할 수 있기 때문에 정도를 벗어난 유도를 가진 심실성 빈맥과 상부 심실성 빈맥을 서로 구별하여 확인해야 한다.
   - 다른 것으로 판명되기 전까지 광범위 복합 빈맥은 심실성 빈맥으로 간주하여야 한다. 왜냐하면 만약 심실성 빈맥임에도 불구하고 상부 심실성 빈맥으로 치료하는 위험이 있기 때문이다.
   - 치료: 심장 기능이 유지되는 경우에는 DC cardioversion, procainamide 또는 amiodarone 심장 기능이 약화된 경우에는 DC cardioversion 또는 amiodarone
2. 단일형 심실성 빈맥
   - 형태상 QRS 복합이 나타난다.
   - 치료: 심장 기능이 정상인 경우 procainamide, amiodarone, lidocaine 또는 sotalol. 심장 기능이 약화된 경우 Lidocaine 또는 amiodarone
3. 다중형 심실성 빈맥
   - 정상적인 QT 기저선에 QRS 복합이 세분화 되며, 길어진 QT 간격
   - 약물의 독성이나 전해질의 불균형과 같은 대사 질환이 연관되어 있다.
   - 치료: 대사 질환을 찾고, DC cardioversion, procainamide, amiodarone 또는 beta blockers를 사용한다.
   - Torsades de pointes는 일정한 리듬을 가진 심실성 빈맥이다. 저마그네슘혈증과 동반된 경우 황화마그네슘을 처방한다.

23. WPW 증후군은 무엇인가? WPW 증후군과 연관된 심방 세동이나 심방 조동의 치료 약제 중 유해한 것은?

만약 외부 전도로라면 전기 신호는 이미 심실에 도착할 것이다. 이러한 전도를 Wolff-Parkinson-White(WPW) 증후군이라고 한다. 이것은 "조기흥분 증후군(pre-excitaion sydromes)"이라고 하는 전기적 이상의 분류에 속한다.

심장의 전기적 활동의 그래프 기록인 ECG 상에 이러한 변화가 나타난다. ECG 상에 심방에서 심실로의 외부 전도로나 지름길이 있는 것이 나타난다.

빈맥의 증상이나 경험이 있는 WPW 증후군을 지닌 많은 사람들은 현기증, 흉부 동계(두근거림), 실신 드물게 심장의 정지가 나타난다. WPW 증후군을 지닌 다른 환자들은 빈맥이나 다른 증상이 생기지 않는다. 80%의 사람에서 11~50세 사이에 이 증후군의 첫 증상이 나타난다.

Preexcitation 증후군이 존재한 경우 부속 전도로를 막지 않고, AV 결절만 선택적으로 막는 약물(예, adenosine, calcium channel blockers, beta blockers, digoxin)은 금기증이다. 이러한 약물은 부속 전도로의 전도를 증가시켜 심장의 박동률을 증가시킨다. 심방 조동이나 심방 세동을 가진 환자에게 심각한 위험을 줄 수 있다.

24. 서맥은 무엇인가?

서맥은 간단히 말해 심장이 느리게 뛰는 것이다. 정상적인 심박수는 분당 60~100회이다. 이 정의에 따르면 분당 심박수가 60회 미만의 경우 서맥이다. 모든 서맥 환자가 치료가 필요한 것은 아니다. 자율 신경계의 영향 또는 내재성 질환은 심장에 영향을 미쳐 서맥을 일으킨다.

상대적인 서맥도 있다. 예를 들어, 심한 저혈압인 경우 심박수가 70회이면 서맥이다. 이는 심한 저혈압인 경우 분당 70회의 심박수로 충분한 심박출량에 도달할 수 없기 때문이다.

25. 주된 서맥성 부정맥은 어떤 것이 있는가?

- 동성 서맥(sinus bradycardia)
- 느린 심실성 반응이 있는 심방 세동(atrial fibrillation with slow ventricular response)
- AV block

1차 심장 블록(first degree heart block)

2차 심장 블록 1, 2형(second degree heart block, type I and II)

3차 심장 블록(third degree heart block)

- 상대적인 빈맥(realtive bardycardia)

  서맥성 부정맥을 고려해야 하는 다른 리듬(other rhythms that may also be considered bradyarrhythmias are)
- 무맥성 전기적 활동(pulseless electrical activity)
- 부전 수축(asystole)

26. 동성 서맥 중 어떤 경우 치료가 필요한가?

심한 증후와 징후를 동반한 경우와 혈류 역학적으로 불안정한 경우에 치료가 필요하다.

증후와 징후는 다음과 같다.

증후: 저혈압, 선천적 심장 질환, 폐 울혈, 급성 심근 경색

징후: 흉통, 짧은 숨, 의식정도의 감소

27. AHA protocol에 따른 서맥성 부정맥 환자의 초기 치료는 어떻게 행해지는가?

1. Supportive actions:
   - ABCs의 평가
   - 흉부 방사선 사진 촬영
   - Oxygen, monitor, IV, pulse oximetry
   - 환자 병력 청취 및 신체 검사 시행
   - 12-lead ECG 시행
2. 혈류 역학적으로 확실한 서맥
   - 환자 감시
   - 가능하다면 경피성 보측(TCP)을 준비한다.

   만약 혈류 역학적으로 불안정적인 증상이 있다면:
   - Atropine을 0.5~1.0mg 정맥 주사한다.
   - TCP

- Dopamine을 5~20μg/kg/min으로 주입한다.
- Epinephrine을 2~10μg/min으로 주입한다.
- Isoproterenol을 2~10μg/min으로 주입한다.

28. "심차단(heart block)"은 무슨 뜻인가?

Heart block이란 말은 심방심실차단(atrioventricular block)과 같게 쓰인다. 심방과 심실간의 전도의 지연과 방해를 의미한다. 다음과 같은 한 개 또는 여러 개의 원인에 의해 생긴다.

- 전도로의 병소
- 전도로의 무반응 기간의 연장
- AV 결절의 무반응 기간을 능가하는 상부 심실 심박출률

29. 심차단의 1단계는 무엇인가?

AV 결절이나 His bundle의 전도 지연이 길어진다. 진단은 PR interval을 기반으로 한다. 0.2초보다 증가된 PR interval을 있을 때 1단계로 진단한다.

30. AHA protocol에 의하면 1단계 심차단은 어떻게 치료하는가?

증상이 동반되지 않는다면 치료는 필요 없다.

31. 심차단의 2단계는 무엇인가?

2단계는 모든 심방 임펄스가 AV 결절을 통해 심방으로 전달되지 않는 것이다. 심방 임펄스는 심실 수축을 위해 심실을 자극한다. 따라서 P와 QRS의 비가 1:1보다 크다.

Type I(Wenckebach)

- 방실 결절 정도에서 생긴다.
- 보통 부교감 신경 톤과 약물의 영향으로 인해 생긴다.
- PR interval이 점차 연장된다.
- 방실결절로의 전도 속도가 점차 줄어들어 임펄스가 막히게 되고 심실의 박동이 건너뛰게 된다.

Type Ⅱ

- 방실 결절 하방에서 일어나며, His bundle에서 생기는 것은 흔치 않다.

- 보통 전도로를 따라 생긴 병소에 의해 생긴다.
- 심실 박동이 뛰어 넘기 전에는 PR interval이 길어지지 않는다.
- 열로 이루어진 경우 심실 박동의 뛰어 넘기는 여러 번 일어난다.
- Type I보다 진행되는 상황이 좋지 않다.
- Type I보다 완전한 심차단이 더 자주 일어난다.

32. 미국 심장 학회가 추천하는 2단계 type I 심차단의 치료법은 무엇인가?

서맥과 연관된 증상이 없다면 치료가 요구되는 경우는 드물다. 다음과 같은 경우에 치료가 필요하다:

- 부교감 신경 톤의 감소
- Digitalis 독성
- Propranolol 독성과 과다 복용
- Verapamil 독성과 과다 복용

만약 심각한 증상이 있는 경우 다음과 같은 치료가 요구된다.

- Atropine 0.5~1.0mg
- Epinephrine을 1~2μg/min으로 주입한다.
- TCP
- 가능하면 수액 요법을 시행한다.
- 도파민을 5μg/kg/min으로 주입한다.

33. 미국 심장 학회가 추천하는 2단계 type II 심차단의 치료법은 무엇인가?

서맥 정도의 증상이 존재하지 않는 경우에는 치료가 필요하지 않는다.

만약 심각한 증상이 존재한다면 다음과 같은 치료가 요구된다:

- Atropine 0.5~1.0mg
- Epinephrine을 1~2μg/min으로 주입한다.
- TCP
- 가능하면 수액 요법을 시행한다.
- 도파민을 5μg/kg/min으로 주입한다.

34. 심차단의 3단계는 무엇인가?

3단계는 심방 임펄스가 심실로의 전도가 완전히 차단된 것이다. 심방률이 심실률과 같거나 크다. 만약 방실 결절에서 차단이 발생하면, junctional pacemaker에 의해 심심 탈분극인 분당 40~60회 정도가 된다. 만약 결절 하방에서 발생되면 양측 bundle 가지가 모두 차단되며, 이것은 전도로의 확실한 이상이다.

35. 미국 심장 학회가 추천하는 3단계의 치료법은 무엇인가?

증상이 있거나 혈액역학적으로 불안정한 경우 치료가 요구된다. 다음과 같은 치료가 요구된다:

- Atropine 0.5~1.0mg
- Epinephrine을 1~2μg/min으로 주입한다.
- TCP
- 가능하다면 수액 요법을 시행한다.
- 도파민을 5μg/kg/min으로 주입한다.

36. 무맥성 전기활동(PEA)은 무엇인가?

PEA는 ECG 상의 다양한 형태중 하나이다. 맥박이 없는 것처럼 보인다. 따라서 PEA는 관류가 없는 리듬이다.

PEA의 종류:

- **EMD**: organized ECG rhythm이 있으나 pulse는 없다.
- **Pseudo-EMD**: 위와 같으며 중요한 심장 수축이 있다.
- **Idioventricular, ventricular escape**: 넓은 QRS, 심방의 활동과 pulse가 없다.
- **Bradyasystolic**: 부전수축 동안 약한 서맥이 나타나며 pulse가 없다.

PEA는 다른 질환으로부터 발생하는 2차적인 질환이다.

37. PEA의 원인은 무엇인가?

원인은 다섯 개의 H와 다섯 개의 T를 이용하여 외울 수 있다.

"H"로 시작되는 다섯 개의 원인:

Hypovolemia: 저혈량

Hypoxia: 저산소증

Hydrogen ion(acidosis): 수소이온(산증)
Hyperkalemia / hypokalemia: 과칼륨증 / 저칼륨증
Hypothermia: 저체온증

"T"로 시작하는 다섯 개의 원인:

Tablet(ABCDs[antidepressants, beta blockers, calcium channel blocker, digitalis])
Tamponade(cardiac): 심장 탐폰(심장)
Tension pneumothorax: 긴장성 기흉
Thrombosis(coronary): 혈전증(관상)
Thrombosis(pulmonary): 혈전증(폐)

다른 분류법에 의하면 PEA의 원인을 3가지로 분류한다:

1. 부적절한 환기:
   - 우측 기관지로의 삽관
   - 긴장성 기흉
   - 양측성 기흉
2. 부적절한 순환:
   - 탐폰으로 인한 심막의 삼출
   - 심근 파열
   - 대동맥 동맥류의 파열
   - 심각한 폐색전
   - 저혈량증
3. 대사작용의 이상:
   - 전해질 이상(과칼륨증, 저칼륨증, 저마그네슘증)
   - 만성적인 심한 산증(당뇨성 케토산증, 젖산성 산증)
   - 삼환계의 과다 복용
   - 저체온증

38. 미국심장학회가 추천하는 PEA의 치료법은 무엇인가?

1. 지속적인 CPR
2. 기관 삽관과 IV 확보

3. Doppler를 이용한 혈류 평가
4. 원인을 고려하여 치료함
5. Epinephrine 1mg을 IV하고, 3~5분 간격으로 주입하거나 1회 또는 2회 용량의 epinephrine을 대신하여 vasopressin 40U을 IV로 1회 처방할 수 있다.
6. Atropine을 1mg 주입한다. 만약 서맥이 60회/분 이하이고, 맥박이 있으면 3~5분 간격으로 주입한다.

39. 부전수축은 무엇인가?

심실 활동의 부재를 의미하며 맥박이 없다. ECG 상에 P-wave와 QRS가 없는 평행한 선으로 나타난다.

원인은 "PHD"로 암기할 수 있다:

Preexisting acidosis(조기 흥분성 산증)

Hypoxia, hyperkalemia, hypokalemia, hypothermia

(저산소증, 과칼륨증, 저칼륨증, 저체온증)

Drug overdose(약물 남용)

40. ECG상의 평행한 선으로 부전수축을 어떻게 확진하는가?

- Pulse가 없다.
- 반응이 없다.
- Monitoring lead의 연결을 확인한다.
- 1개 이상의 lead에서 평행한 선이 기록된다.

41. ECG 상에서 평행한 선은 부전수축 이외에 어떤 4가지 경우에서 나타나는가?

1. 심한 심실 세동
2. 전극이 풀린 경우
3. 전원이 없는 경우
4. Signal gain이 약해진 경우

42. Pulse가 없는 4가지 상황은 어떤 경우인가?

다음의 4가지 경우는 맥박이 없는 상황으로 관류가 없는 상황이라고 할 수 있다:

1. 심실 세동
2. 무맥성 심실성 빈맥
3. PEA:
   - Electromechanical dissociation
   - Pseudo-EMD
   - Ventricular escape rhythms
   - Post defibrillation idioventricular rhythms
4. 부전수축

43. 미국 심장 학회가 추천하는 부전수축의 치료법은 무엇인가?

PEA와 같은 방식으로 시행한다:

1. 지속적인 CPR
2. 기관 삽관과 IV 확보
3. 부전 수축으로 확진한다.
4. 원인을 고려하여 치료한다.
5. 만약 시작을 일찍 했을 때만 TCP
6. Epinephrine 1mg을 IV하고, 3~5분 간격으로 주입하거나 1회 또는 2회 용량의 epinephrine을 대신하여 vasopressin 40U을 IV로 1회 처방할 수 있다.
7. Atropine을 1mg을 3~5분 간격으로 주입한다.

44. 쇼크란 무엇인가?

대사에 필요한 산소와 관류가 적절하게 이루어지지 않는 경우를 의미한다:

- 심장성 쇼크
- 저혈량성 쇼크
- 폐혈성 쇼크
- 신경성 쇼크
- 혈류 파괴성 쇼크
- 과민성 쇼크

일반적으로 쇼크의 특징은:

- 혈관 저항이 증가
- 차갑고 얼룩덜룩한 피부
- 요량감소
- 근심
- 구역
- 설사

- 빈맥
- 아드레날린성 반응
- 발한(diaphoresis)
- 심근 허혈
- 정신상태의 변화

45. 급성 심장성 폐부종의 병태생리학적 소견은 무엇인가?

폐정맥압의 상승으로 인한 폐혈관의 충혈로 인하여 생긴다. 폐탄성의 감소, 좁아진 기도로 인한 저항이 상승된다. 림프액의 혈류가 증가, 이것은 아마도 폐의 세포외액 양의 조절을 위해서이다. 호흡 곤란과 저산소증의 결과로 쇼크가 발생한다.

46. 급성 심장성 폐부종의 치료에 어떤 치료제가 유용한가?

- Norepinephrine
- Dopamine
- Dobutamine
- Nitroglycerin
- Nitroprusside
- Furosemide
- Amrinone
- Aminophylline
- Thrombolytic agents
- Digoxin

47. 인공 제세동기는 언제 사용하는가?

- 빈맥
- PSVT
- 심방 세동
- 심방 조동

48. 심장 압전(tamponade)의 증상과 징후는 무엇인가?

- 혈압 저하를 동반한 지속적인 빈맥
- 기이맥(pulsus paradoxus)
- 경정맥의 박동
- 흉부 방사선 사진상 심장의 비대

49. 저혈량성 쇼크는 어떤 증상과 징후를 나타내는가?

- 좌심실의 혈액 공급의 부족으로 인해 심박출량이 감소한다.
- ECG 상 저혈압으로 변한다.

50. 저혈량 쇼크는 어떻게 치료되어야 하는가?

- 병력 및 임상 검사를 통해 혈량의 감소로 진단할 수 있다.

- 적혈구 용적이 정상일 경우 crystalloid나 colloid 용액을 이용하여 보충한다.
- 심한 출혈의 경우 지혈이 첫째이며, 적혈구 용적이 위험할 정도로 낮다면 전혈이나 pack RBC를 수혈한다.

51. 급성 심근 경색과 유사하고 심혈관 협착을 발생케 하는 위험한 4가지 경우는 무엇인가?

- 심한 폐색전
- 심장 압전
- 저혈량성 쇼크와 폐혈성 쇼크
- 대동맥 박리(aortic dissection)

52. 기관내 삽관을 통해 투여할 수 있는 약물은 무엇인가?

L-E-A-N(Lidocaine, Epinephrin, Atropine, Narcan). 기관내 투약은 정맥 주사 용량의 2~2.5배에 해당되는 용량을 투여한다. 생리 식염수나 증류수 10ml에 희석하여 투약한다. 증류수에 희석된 것이 생리 식염수에 희석된 것보다 흡수가 더 잘 된다. 그러나 증류수는 반대로 PaO_2의 효과를 증가시킨다.

53. 갑작스러운 심장 사망의 정의는 무엇인가?*

갑작스러운 심실 세동 또는 무맥성 전기 활동. 급성 관상 허혈과 기존의 심장질환이 가장 큰 원인이다. 심실 세동은 적다.

54. 기도 확보를 위해 즉시 필요한 것은 무엇인가?*

없다. 재세동과 흉부 압박을 처음에 시작해야 한다. 이 과정 후에 삽관을 해야 한다는 생각은 전문 인명 구조시 가장 자주 범하는 실수이다. 어린이에서는 이례적이지만 일차 호흡 정지는 흔하다. 어린이에서 호흡의 회복은 무맥성으로 나타나지만 이것은 심장의 정지가 아니다.

---

* Reprinted from Paradis NA, Harken AH: Cardiopulmonary resuscitation. In Harken AH, Moore EE (eds): Abernathy's Surgical Secrets, 5th ed. Philadelphia, 2005, Mosby.

55. 순환을 위해 중심 정맥로가 가장 좋은 방법인가?*

그렇다. 많은 양의 수액을 정맥에 빠르게 공급할 수 있다. 그러나 직경이 큰 말초 혈관 카테터를 이용한다. 14게이지, 5cm의 말초 카테터는 16게이지 20cm의 중심 카테터에 비해 2배의 수액을 공급할 수 있다. 중심 정맥관은 다음과 같은 합병증을 야기할 수 있다–기흉, 공기 색전 및 동맥의 파열. 중심 정맥이 협착 되어 있고, 말초 정맥이 수축된 저혈량 환자에게 정맥관 천자는 어렵다.

56. 중심 정맥관의 치료와 진단시 장점이 있는가?*

그렇다. 중심 정맥관은 심장의 우측에 약물이 투여되는 길을 제공한다. 무맥성 전기 활동의 재발성 원인(심장 압전, 긴장성 기흉)의 치료가 필요한지 알 수 있는 중심 정맥압을 측정 할 수 있다.

57. 소생술시 콜로이드 수액과 크리스탈 수액 중 우선 사용되는 것은 무엇인가?*

큰 분자량으로 인해 혈관내에 남아 있고, 혈액량을 증가시키는 데 효과적인 콜로이드 수액을 추천한다. 모세 혈관의 알부민이 부족시 특히 쇼크 상태일 때 크리스탈 수액을 추천한다. 소생술시 크리스탈 수액은 안전하다. 소생술시 초기 수액은 값이 싸고, 안전한 크리스탈이 있는 것을 선택한다. 그러나 심정기가 실제로 일어났을 경우, 혈액량이 중요한 요소는 아니다.

58. 부전 수축, 서맥, 무맥성 전기 활동이나 세동이 있는 환자에서 1차 치료목표는 무엇인가?*

관상 동맥으로의 충분한 생체 기관의 관류. 적절하게 시행된 CPR은 무맥성 전기활동이 안정적인 혈액역학적 상태로 되거나 심실 세동이 성공적인 전기 충격을 가할 수 있을 정도로 충분히 거칠어지게 된다.

59. 소생술 동안 일반적으로 사용하는 약물은 무엇인가? 그 약물의 적절한 용량은 얼마인가?*

Oxygen: 저산소증으로부터 회복시키기 위해 초기에 100% 산소를 공급한다.

Epinephrine: 알파–와 베타– 아드레날린 작용 약물이다. 1:10,000 용액 5~10mL를 정주한다. 짧은 시간 동안 작용하기 때문에 필요시 5분 후에 재주입한다. Epinephrine은 알칼리에 의해 비활성화 되며, 중탄산 염기 용액에 섞이지 않는다. Epinephrine은 심근 기능을 강화시키지만 심근의 산소 요구량을 급격히 증가시킨다. 산소를 공급하라!

Vasopressin: 항이뇨호르몬이다. 심정지시 혈압의 상승이 가장 중요하다. 1회에 40U을 사용한다.

Amiodarone: 심실 세동/심실성 빈맥에 의한 심정지와 동맥성 부정맥의 치료에 유용하게 사용되는 광범위한 항부정 율동제로 우선적으로 사용된다. 이것은 심장의 나트륨, 칼륨, 칼슘 통로에 작용하며, 알파-와 베타-아드레날린 차단 능력을 가지고 있다. 심정지시 300mg을 빠르게 정주한다. 아미오다론은 저혈압과 서맥의 원인이 될 수 있다. Epinephrine이나 도파민과 같은 혈압강화제를 쉽게 사용할 수 있게 준비하여 둔다.

Atropine: 동결절의 방전을 증가시키는 부교감신경억제제이다. 아트로핀은 혈류역학적 절충에 의한 동성 서맥의 치료에 유용하다. 0.5mg을 정주하고, 적절한 박동(최소 분당 60회)이 될 때까지 5분마다 반복한다. 심박의 증가는 심근의 산소 요구량을 증가시킨다. 혈류역학적 절충에 의한 서맥(분당 60회 미만)인 경우 아트로핀을 사용할 수 있다.

Dopamine: Dopamine 수용기에 노르아드레날린 작용하는 카테콜아민 전구체. 심장을 자극하고, 말초 혈관을 수축한다. 저혈압에 의한 서맥이나 마초 혈관운동 신경의 감소의 치료에 사용되는 승압제이다. 사용시 용량은 2~5μg/Kg/min으로 시작하여 20μg/Kg/min까지 사용할 수 있다. 10μg/Kg/min 이상으로 장기간 사용할 경우 원래의 독성으로 인해 장기와 전신적인 혈관 수축을 야기할 수 있다. 내장과 신체의 형과 수축으로 인해 독성이 발현된다.

Dobutamine: 심장성 쇼크 치료에 사용되는 심장 베타 수용체에 작용하는 합성 카테콜아민이다. 심장의 신축성을 증가시킨다. 반사작용으로 말초 혈관의 확장이 생기므로 dopamine과 같은 승압제와 같이 사용한다. 사용시 용량은 5μg/Kg/min으로 시작하여 20μg/Kg/min까지 사용할 수 있다.

Sodium bicarbonate($NaHCO_3$): 더 이상 심정지시 사용하지 않으며, 쇼크 발생시 산증을 해결하기 위해 사용한다. 초기 용량은 1mEq/kg이다. 한 앰플에는 50mEq의 중탄산나트륨이 있다. 중탄산염은 수소와 결합하여 이산화탄소와 물을 형성한다. 충분한 효과를 얻기 위해서는 적절한 환기가 필요하다. 중탄산염의 과용은 과나트륨증이나 고삼투압증이 생긴다.

Magnesium: 약물에 의한 torsades de pointes나 심실성 빈맥의 치료에 효과적이다. 1~2g을 3~5분에 걸쳐 정주한다. 저혈압의 원인이 될 수 있다.

Calcium chloride or gluconate: 근육 수축제이다. 트로포닌과 칼슘이온이 결합하여 근육 수축 섬사간의 교차 결합 형성 강화하여 근섬유가 짧아진다. 용량은 500mg을 정주한다. 침전되기 때문에 중탄산염과 혼합하지 않는다.

Lidocaine: 심방 부정맥을 억제하는 국소 마취제이다. 1mg/Kg의 용량을 분단 2~4mg 속도로 정주한다. 부정맥 존재시 10분 후에 재정주한다. 아미오다론도 부정맥 치료제로 추천된다.

Adenosine: 혈관내피세포에서 형성되는 혈관 확장 호르몬이다. 극적인 방실결절 전도를 보여준다. 심실 상부 빈맥성 부정맥의 치료제로 유용하게 사용된다. 6~12mg을 빠르게 정주한다. 아데노신의 혈관에서의 반감기는 12초이다. 아데노신이 전신에 퍼지기 전에 대사 작용이 되기 때문에 2%미만의 사람들에게서 전신적 저혈압이 측정된다.

Verapamil: 방실 결절을 차단하는 느린 칼슘통로 차단제이며, 혈류역학적 절충에 의해 생긴 발작성 상부 심실성 빈맥의 치료에 사용된다. 용량은 0.1mg/kg이다. 10ml의 생리식염수에 혼합하여 심실상부 빈맥성 부정맥을 멈출 때까지 분당 1ml의 속도로 투여한다. 효과가 없을시 30분 후에 재시도한다. 이 약은 전신의 혈관 저항성을 감소시키며, 저혈압의 원인이 될 수 있다.

60. 좋은 결과를 얻기 위해 소생술 이후에 고려하여야 할 사항은 무엇인가?*

실험실 결과와 임상결과는 심정지로부터 소생된 환자의 혼수상태시 약간의 저체온증의 유지를 지지한다. 저혈압과 뇌산소 사용의 증가는 치료를 어렵게 만든다.

BIBLIOGRAPHY

1. Cohn E, Gilroy-Doohan M: Flip and See ECG, 2nd ed. Philadelphia, 2002, Saunders.
2. Cummins RO (ed): Advanced Cardiac Life Support. Dallas, 2004, American Heart Association.
3. Dubin D: Rapid interpretation of EKGs, 6th ed. Tampa, Fla, 2000, Cover Publishing Company.
4. Grauer K, Cavallaro D: Arrhythmia Interpretation: ACLS Preparation and Clinical Approach. St Louis, 1997, Mosby.
5. Kudenchuk PJ, Cobb LA, Copass MK et al: Amiodarone for resuscitation after out-of-

hospital cardiac arrest due to ventricular fibrillation. N Engl J Med 341:871-878, 1999.
6. Lindner KH, Dirks B, Strohmenger HU et al: Randomised comparison of epinephrine and vasopressin in patients with out-of-hospital ventricular fibrillation. Lancet 349:535-537, 1997.
7. Mild therapeutic hypothermia to improve the neurologic outcome after cardiac arrest. N Engl J Med 346:549-556, 2002.
8. Paradis NA, Harken AH: Cardiopulmonary resuscitation. In Harken AH, Moore EE (eds): Abernathy's Surgical Secrets, 5th ed. Philadelphia, 2005, Mosby.
9. Thaler MS: The Only EKG Book You'll Ever Need. Philadelphia, 1997, Lippincott-Raven.

14. 전문 외상 인명 구조
(Advanced trauma life support)

Edward Kozlovsky, DMD, and Shahid R, Aziz, DMD, MD, FACS

1. 심각한 부상을 당한 환자의 부상정도와 치료의 평가에 있어 적당한 체계적인 접근법은 무엇인가?

부상 당한 환자의 빠르고 체계적이며 철저한 평가를 위해 일차 평가와 이차 평가를 통한 접근이 이루어진다.

일차 평가:

- 기도확보와 경추보호
- 호흡확인
- 지혈
- 장애: 간단한 신경학적 평가
- 노출/환경: 환자의 옷을 완전히 벗기지만 체온저하에 유의한다.

이차 평가(신체적 평가 및 기왕력):

- 머리와 두개골
- 복부(등을 포함)
- 악안면부와 구강내
- 회음부/직장/질
- 목
- 근골격부
- 가슴
- 신경학적 평가

2. 외상환자에서 명확한 기도확보의 적응증은 무엇인가?

- 의식이 없는 환자
- 심한 악안면 외상환자

- 흡인의 위험성(출혈/구토)
- 기도폐쇄의 위험성(목부분에 혈종, 후두/기관의 상처, 천명)

3. 기관내 삽관의 이점은 무엇인가?

- 기도확보
- 폐의 관리의 수단을 제공
- 산소 공급의 수단
- 흡인 방지
- 환기시키기 위한 수단

4. 둔상환자에 있어 초기에 필요한 방사선 사진은 무엇인가?

환자 소생에 있어서 Cervical spine, AP chest, AP pelvis 방사선 사진이 필요하다.

5. PaO_2 90mmHg, PaO_2 60mmHg, PaO_2 30mmHg, PaO_2 27mmHg에 상응하는 O_2 혈색소 수치는(표 14-1)?

표 14-1. O_2 포화도와 상응하는 PaO_2 수치

PaO_2 수치	O_2 헤모글로빈 포화도
90mmHg	100%
60mmHg	90%
30mmHg	60%
27mmHg	50%

6. 환자소생시 초기에 사용하는 수액과 그 이유는?

Lactatd Ringer's solution이 외상을 받을 환자의 소생에 있어서 우선적으로 고려해야할 수액이다. 등장액으로서 일시적으로 혈관 내에 부피를 차지하여 손실한 혈액을 대체함으로써 혈관의 부피를 유지한다. 이는 세포간질과 세포내로 이동하여 생기는 체액을 대체함으로써 혈류량을 유지시켜준다.

7. Catheter를 통한 수액 공급의 최대량은 무엇인가?

수액을 적용할 수 있는 최대 용량은 catheter(카테터, 도관) 내관의 직경에 비례하고 길이에 반비례한다. 공급량의 속도는 catheter가 위치한 혈관의 직경에 좌우되지 않는다.

8. 성인과 소아에 있어서의 적절한 소변 배출량은 어느 정도인가?

성인에서는 최소한 소변 배출량은 0.5mL/kg/hr이고, 1세 이상의 소아에서는 1mL/kg/hr이다.

9. 쇼크(shock)의 정의는 무엇인가?

쇼크란 순환계에 문제가 생겨 각 장기에 산소 공급이 적절하게 되지 못하는 상태를 말한다.

10. 외상환자에게 가장 흔하게 나타나는 쇼크의 유형은 어느 것인가?

가장 흔하게 나타나는 쇼크는 저용량성에 의한 것이며, 신경성, 심장성 또는 패혈성 쇼크에 의해서도 나타나게 된다.

11. 외상환자 쇼크의 가장 흔한 원인은 무엇인가?

Hemorrhage(출혈)

12. 쇼크에서 가장 먼저 나타나는 순환기계 증상은 무엇인가?

빈맥. 내인성 카테콜아민(catecholamine)의 방출은 말초신경의 저항성을 증가시킨다. 이것은 이완기 혈압을 증가시키며 박동시 압력을 감소시키지만 각 기관과 조직의 산소 공급량은 증가하지 않는다.

13. 심장성 쇼크란 무엇인가?

심장성 쇼크는 심장 기능이나 심장근, 심장 판막의 내인성 결손으로 인한 혈류 감소시에 발생한다. 전형적인 예는 급성 심근경색으로 심장근에 허혈성 손상을 일으켜서 심장수축을 방해하는 것이다. 수축력의 감소는 박출량과 혈압의 감소를 야기하며; 좌심실의 압력(역류); 전체적인 혈관계 저항 증가(혈압감소로 인한 교감신경계의 보상반응으로 인한 혈관수축); 심박수 증가(혈압감소로 인한 교감신경계의 보상반응). 심장성 쇼크의 다른 특징으로는 손발이 차다거나 배뇨량의 감소, 땀이 날 수 있는데 이것들은 교감 신경계의 보상반응으로 설명될 수 있다.

14. 신경성 쇼크란 무엇인가?

신경성 쇼크는 척수의 하향 sympathetic(교감) 신경 경로의 손상 결과로 나타난다. 그 결과 vasomotor tone(혈관운동신경)이 소실되고 신장으로 가는 교감신경의 전도가 소실된다. Vasomotor tone의 손상으로 내장기관과 하지의 혈관이 이완되며 혈액이 혈관에 저류되며 그 결과 저혈압이 나타난다. 심장으로 가는 교감 신경 전도의 소실로 서맥과 빈맥의 조절이 불가능하게 된다. 중심정맥압(CVP)을 모니터링하여 수액과잉이나 울혈성 심부전을 피할 수 있다. Atropine과 혈관 수축제를 사용하여 혈압과 조직 관류를 조절함으로써 신경성 쇼크를 치료할 수 있다.

15. 성인과 소아의 표준 혈액량은 어느 정도인가?

성인의 표준 혈액량은 몸무게의 7% 정도이다. 비만인 성인의 혈액량은 그들의 이상적인 몸무게를 기준으로 측정해야 한다. 어린이의 혈액량은 몸무게의 8~9% 정도 (80~90mL/kg) 이다.

16. 출혈의 4단계는 무엇인가?

출혈의 정의는 체내 순환되는 혈액이 급격히 소실되는 것을 의미한다.

- Class I – 순환 혈액량의 15%를 소실. 임상적 증상은 순한 빈맥이 동반하지만 경미하고, 혈압, 맥박수, 맥압 변화를 측정할 수 없을 정도의 변화가 온다.
- Class Ⅱ – 15~30%의 혈액이 소실. 임상적 증상은 빈맥, 빈호흡과 맥압이 낮아진다. 맥압의 저하는 이완기 혈압이 상승되는 결과를 나타내고, 이는 카테콜라민(catecholamine)의 순환에 의해 말초 저항이 낮아지면서 나타나는 자연적인 반응이다. Class Ⅱ 출혈에서는 초기 CNS변화가 일어나고, 불안하며, 약간의 혼란이 일어난다.
- Class Ⅲ – 30~40%의 혈액의 소실(평균적으로 성인에게서 약 3L의 혈액이 소실). 쇼크의 모든 전형적인 증상과 징후가 명백하게 나타난다.
- Class Ⅳ – 40% 이상의 혈액이 소실. 환자는 추위를 느끼고 혈압의 저하와 맥압이 좁아지며 창백해진다. 또한 뚜렷한 빈맥과 수축기 혈압의 저하, 매우 좁은 맥압, 소변량의 저하 및 침체된 정신상태가 나타난다.

17. 긴장성 기흉(tension pneumothorax)이란 무엇인가?

긴장성 기흉은 폐로부터 또는 흉벽을 통하는 valve의 공기가 누출될 때 발생한다. 흉막내압의 증가로 인해 폐가 전체적으로 붕괴되며 종격동이 반대편으로 변위된다. 결과적으로 심박출에 있어서 정맥 환류가 어렵게 된다.

18. 긴장성 기흉의 진단과 처치는 어떻게 이루어지는가?

진단은 응급상황이므로 방사선 사진이 아닌 임상적으로 실시해야한다. 특징으로는 호흡의 저하, 빈맥, 저혈압, 기도 변위, 편측 호흡음의 소실, 경부 정맥의 팽창 및 청색증이 나타난다. 긴장성 기흉은 즉시 감압해야하며 초기에 병세가 있는 쪽의 흉부의 mid-clavicular line을 따라서 2nd intercostal space로 바늘을 삽입해야하고 확실한 치료는 5th intercostal space에, 대게 유두 수준의 높이에서 midaxillary line의 전방에 chest tube를 삽입해야한다.

19. Focused assessment sonography(FAST) 병소평가초음파란 무엇이며, 이것의 적응증은 무엇인가?

FAST는 빠르게 병상에서 할 수 있는 초음파 검사로 복막내의 출혈이나 급성심장압박을 확인시 사용한다. FAST는 간 주위와 간콩팥의 공간, 췌장 주위, 골반, 심장막 4부위의 유리 체액을 검사한다. FAST는 복막에 외상의 경험이 있는 환자나 저혈압, 머리를 다쳤거나 약으로 인한 의식장애로 믿을 수 있는 기왕력을 말할 수 없는 환자에게 시행한다. FAST는 ATLS(Advanced Trauma Life Support) 일차 평가에 부가적인 검사로 ABCs(airway, breathing, and circulation) 후 행한다.

20. 진단적 복강 세척법(Diagnostic peritoneal lavage[DPL])은 어떤 것이며, 그 적응증은 무엇인가?

배꼽이나 그 하방 3~4cm 정도의 중앙에 수직절개를 시행하고 작은 도관을 복강에 삽입하여 시행한다. 흡인시 혈액이 흡인되면 진단적 양성 흡인(DPA)으로 간주한다. 혈액이 흡인되지 않으면 도관을 통해 10ml/kg의 따뜻한 Ringer's lactate/normal saline(1L까지)을 복강으로 주입한다. 이후 약 5~10분 후 중력에 의해 배출되게 한다. 이 액을 채취하여 적혈구와 백혈구 수 및 장내 물질(변이나 음식물)을 분석한다. 외과적 개입이 필요할 시기는 100,000개/㎣ 이상의 적혈구 수치 또는 500개/㎣ 이상의 백혈구 수치가 나타날 때다. DPL은 복부의 둔상으로 복강내 출혈이 있을 경우 FAST와 함께 또 다른 평가방법으로 사용된다. 복부가 천공되는 외상을 입은 환자에게 있어서 DPL의 역할은 hollow viscus(장) 손상이나 횡격막 손상을 평가하는 것이다. DPL의 단점으로는 건전한 조직을 해친다는 것이며 retroperitoneum을 평가하기 어렵고, false-positive 가 나올 수 있다는 것이다.

21. 심실수축저하가 있는 복막외상 환자에게 추천할 검사는 무엇이 있는가?

심실수축저하가 있는 복막외상 환자는 신속하게 DPL이나 FAST를 행해 복막내의 출혈이나 위장관의 오염을 검사해야 한다. 심실수축저하가 있는 복막염이 없는 환자는 contrast-enhanced CT로 평가한다.

22. 경막외 혈종과 경막하 혈종의 차이점은 무엇인가?

경막외 혈종은 뇌를 다친 환자의 0.5%에서 나타난다. 이러한 혈종은 경막의 바깥쪽이면서 두개골의 안쪽에 위치하며, 전형적으로 두개의 볼록면을 가지는 수정체 모양이다. 경막외 혈종은 보통 중뇌척수동맥의 손상으로 인해 발생하며, 측두부와 측두두정부에 가장 많이 발생한다. 비록 대부분이 동맥기원이지만 정맥동의 손상으로 인해서도 발생한다.

경막하 혈종은 심각한 뇌손상의 30% 정도에서 발생한다. 이것은 대뇌피질의 혈관의 약간의 손상으로 발생하며 대뇌반구의 전체를 덮는다. 급성 경막하 혈종은 경막외 혈종에 비해 일반적으로 뇌에 훨씬 심각한 손상을 준다.

23. 경막외 혈종(epidural hematoma)의 증상과 징후에는 무엇이 있는가?

- 순간적인 의식의 소실
- 2차적인 의식의 저하
- 반대편의 hemiparesis(반신 부전 마비)
- 손상부위 동측의 동공의 확대 또는 고정

24. Glasgow 혼수 척도(Glasgow coma scale)란 무엇인가?

환자의 의식 정도를 수치로 측정하는 것이다. GCS는 3가지 영역의 점수를 합산한 것이다: (1)눈의 운동, (2)언어 반응, (3)운동 반응. 최저점은 3이며 최고점은 15점이다.

눈의 운동(E 점수)

- 자연스럽게 눈을 뜬다(spontaneous): E4
- 말에 반응을 한다(to speech): E3
- 아픈 자극에 반응한다(to pain:) E2
- 아무 반응도 없다(none): E1

언어반응(V 점수)

- 무슨 말을 하는지 안다(oriented): V5
- 혼란스런 대화를 한다(confused conversation): V4
- 엉뚱한 말을 한다(inappropriate words): V3
- 알아듣지 못할 소리만 한다(incomprehensible sounds): V2
- 아무 반응이 없다(none): V1

운동반응(M 점수):

- 하라는 대로 한다(obeys): M6
- 선택적으로 움직인다(localizes): M5
- 움츠린다(withdraws): M4
- 비정상 굴곡(abnormal flexion): M3
- 신전 반응(extensor response): M2
- 아무 반응도 없다(none): M1

25. GCS 점수에 따라 뇌손상의 정도는 어떻게 나누어지는가?

- 심한 두부 손상(coma): 8 이하
- 중등도의 두부 손상: 9~13
- 경증의 두부 손상: 14~15

26. 척추성 쇼크란 무엇인가?

척수 손상으로 반사를 잃고 무기력함을 느끼는 것이다. 손상된 척수는 모든 부분이 손상되지 않았더라도 완전히 기능을 잃게 된다.

27. 임상적으로 평가 가능한 척수로는 무엇인가?

The corticospinal tract - 척수의 후측방 분절에 위치한다; 동측의 운동을 조절한다. 이것은 통증자극에 대한 무의식적인 반응이나 의식적인 근육 수축으로 평가된다.

The spinothalamic tract - 척수의 전측방 부분에 위치한다; 몸의 반대쪽에서 오는 온도와 통증 감각을 전달한다. 살짝 만지거나 핀으로 찌르는 방법으로 평가한다.

The posterior columns - 동측에서 오는 신체의 위치감각, 진동 및 약한 촉각을 전달한다. 발가락과 손가락의 위치감이나 조정된 포크를 이용한 진동감각으로 평가한다.

28. 척추 손상 분류의 기준은 무엇인가?

1. Lever
2. Severity of neurologic deficit
3. Spinal cord syndrome
4. Morphology

29. 가장 많이 발생하는 spinal cord syndrome은 무엇인가?

Central cord syndrome-하지보다는 상지의 운동기능이 더욱 상실되는 것으로 확인하며 다양한 감각 마비가 나타난다.

Anterior cord syndrome-온도와 동통 감각을 잃는 paraplegia(대마비)로 확인한다.

30. 외상환자 사지를 평가하는 3가지의 적절한 방법은 무엇인가?

1. 1차 평가-생명을 위협하는 손상의 확인
2. 2차 평가-사지 손상의 확인
3. 지속역인 재평가-다른 근골격계의 손상을 피하기 위한 전체적인 재확인

31. 구획증후군(Compartment syndrome)의 정의와 치료에 대해 설명하시오.

한정된 해부학적 공간에 증가된 압력이 capillary perfusion(모세혈관의 관류)를 막을 때 일어나는 현상이다. 이 증후군은 사지에 기해진 crush(분쇄) 외상에 의해 이차적으로 나타나기도 한다. 구획내의 압력이 증가하고 모세혈관의 관류가 정지되어 사지의 조직에 산소공급이 중단되면서 발생한다(그림 14-1). 무산소성 외상은 세포에서 혈

관에 작용하는 물질(예, histamine, serotonin)을 방출하게 하여 혈관 내벽의 투과성을 증가시킨다. 이 때문에 모세혈관은 지속적으로 체액을 손실하게 되고 조직압은 증가하게 된다. 신경전도는 느려진다; 혐기성 대사작용으로 세포 pH는 낮아지게 되고 주변조직의 손상을 증가시킨다; 또한 근육조직도 괴사하게 되며, myoglobinemia가 나타난다. 이 결과 사지를 잃을 수 있으며 생명까지 위협 받게 된다. 구획내압이 30mmHg 이상으로 높아지면 외과적 개입이 필요하다. 근막절제술이 구획증후군을 치료하기 위한 유일한 증명된 방법이다(그림 14-2).

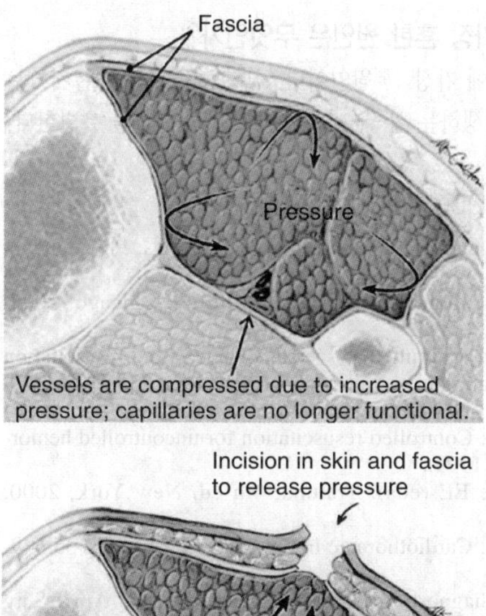

그림 14-1. 전방 구획에서의 구획증후군(Compartment syndrome). (From Flandry F: Compartment Syndrome: Swelling Out of Control. The Hughston Health Alert, vol 17, No. 2, Spring 2005. Copyright Hughston Sports Medicine Foundation, Inc., Columbus, Ga.)

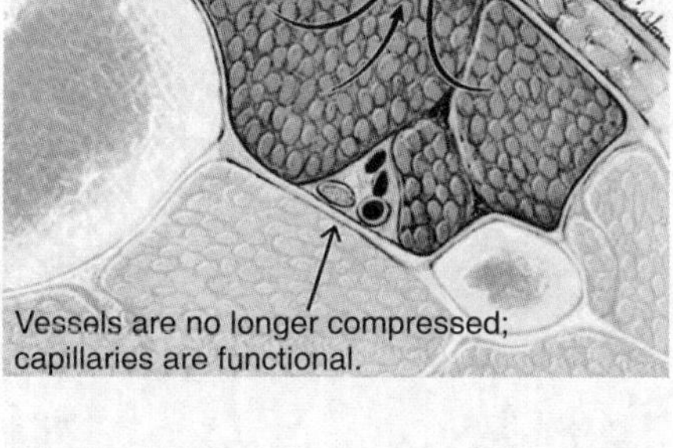

그림 14-2. 근막절제술 과정 .(From Flandry F: Compartment Syndrome: Swelling Out of Control. The Hughston Health Alert vol 17, No. 2, Spring 2005. Copyright Hughston Sports Medicine Foundation, Inc., Columbus, Ga.)

32. 화상의 정도에 따른 등급은 어떻게 나뉘는가?

1도 화상 – 수포의 형성 없이 홍반이 나타난다.

2도 화상(부분층 화상) – 부종과 수포가 동반된 적색 반점이 나타난다. 표면은 젖어 있을 수 있다; 통증이 있고 감각이 예민해 진다.

3도 화상(전층 화상) – 피부는 검고, 투명해지고, 반점이 생기게 된다. 압력을 주어도 하얗게 변하지 않는다. 피부는 건조하고 통증이 없으며 붉게 된다.

화상의 정도를 확실하게 하여 적절한 치료계획을 세우는 것이 상처의 치유와 심미적 및 기능적인 회복에 중요하다.

33. 소아 환자에 있어 심장정지의 가장 흔한 원인은 무엇인가?

저산소증이 소아 환자의 심장정지에 가장 큰 원인이다. 심장정지 전의 호흡저하는 소아외상환자의 소생 동안 가장 많이 발생하는 산-염기이상인 호흡성 산증을 유발한다.

BIBLIOGRAPHY

1. Abubaker O, Benson K (eds): Oral and Maxillofacial Surgery Secrets. Philadelphia, 2001, Hanley & Belfus.
2. Advanced Trauma Life Support Student Course Manual, 7th ed. Chicago, 2004, American College of Surgeons.
3. Bickell WH, Wall MJ Jr, Pepe PE et al: Immediate versus delayed fluid resuscitation for hypotensive patients with penetrating torso injuries. N Engl J Med 331:1105-1109, 1994.
4. Burris D, Rhee P, Kaufmann C et al: Controlled resuscitation for uncontrolled hemorrhagic shock. J Trauma 46:216-223, 1999.
5. Mattox KL, Feliciano DV, Moore EE (eds): Trauma, 4th ed. New York, 2000, McGraw-Hill.
6. Pezzella AT, Silva WE, Lancey RA: Cardiothoracic trauma. Curr Probl Surg 35:649-650, 1998.
7. Root HD: Abdominal trauma and diagnostic peritoneal lavage revisited. Am J Surg 159:363-364, 1990.

15. 기관절제술과 윤상갑상연골 절제술
(Tracheostomy and cricothyrotomy)

Timothy S. Bartholomew, DDS, and A. Omar Abubaker, DMD, PhD

1. 응급상황에서 기도를 확보하는 데 있어 서로 다른 여러 가지 방법은 무엇인가?

기도 유지를 위한 간단한 방법으로는 외상이 없는 환자에게 있어서 head tilt, chin lift, jaw-thrust의 자세를 취하게 하는 것이다. 다른 방법으로는 비강 또는 구강 airway를 사용하는 것이다. 기도 확보를 위한 결정적인 방법은 구강 또는 비강 삽관을 하는 것이다. 그러나 전안면 외상 환자나 심한 상기도 출혈, 안면근의 경련, 후두 협착, 구강-비인두부의 기형으로 인해 위와 같은 방법의 기도 확보가 어렵거나 불가능하고 금기증이 될 수 있다. 이런 경우 비외과적인 기도 확보가 성공적이지 못하면 바늘이나 외과적 술식을 이용한 윤상갑상연골 절제술이 환자의 기도 확보를 위해 빠르고, 쉽고, 안전하며 가장 효과적일 수 있다.

2. 윤상갑상연골 절제술의 장점은 무엇인가?

윤상갑상연골 절제술은 갑작스럽게 기도가 폐쇄된 환자에 기도 확보를 위한 방법으로 선택해야 한다. 다양한 과정을 거치는 기관절제술에 비해 윤상갑상연골의 장점은 다음과 같다:

- 보다 빠르다.
- 최소한의 기구를 이용하여 기술적으로 쉽게 행할 수 있다.
- 술중 또는 술후 합병증이 적다.
- 경추 외상 환자나 인두 부위의 병소를 가진 환자에게 적용해도 보다 안전하다.

3. 윤상갑상연골 절제술에서 기관 절제술로 대체되는 시기는 언제인가?

지속적으로 유지시켜야 한다면 최대 5~7일 이내에 윤상갑상연골 절제술에서 기관절제술로 대체해야 한다.

4. 윤상갑상연골 절제술에서의 적절한 해부지표는 무엇인가?

갑상연골은 전방에서 유합된 초자연골로 된 두 개의 사각형 모양의 층판 구조로 되어있다. 갑상연골의 전상방 모서리인 후두융기(laryngeal prominence)는 Adam's apple로 알려져 있다. 이 층판 덮개가 이루고 있는 각은 여성보다 남성에 있어서 더욱 예리하다. 그러므로 쉽게 그 위치를 알 수 있다. 갑상융기(thyroid prominance)는 윤상갑상연골 절제술을 하는데 있어서 목 부위에서 가장 중요한 지표다. 후두 바로 아래에 있는 연골환이 윤상 연골(cricoid cartilage)이다. 이것은 후두의 직경을 유지하고 윤상갑상막(cricothyroid membrane)을 유지하는데 도움이 된다. 이 막은 또 다른 중요한 지표로서 위로는 갑상연골(thyroid cartilage), 아래로는 윤상연골, 주변으로는 윤상갑상근(cricothyroid muscle)을 두고 위치하는 치밀한 섬유성막이다. 그 폭은 약 22~30mm, 너비는 9~10mm이며, 성대에서 13mm 내측에 존재한다. 이 막은 성인에서 후두융기 하방의 피부에 절흔형태로 촉지할 수 있다. 비록 좌우로 윤상갑상 동맥(superior thyroid artery의 분지)이 윤상갑상막 상방으로 주행하지만, 이것은 윤상갑상연골 절제술을 하는데 있어 문제가 될 만한 중요한 혈관은 아니다.

윤상갑상연골 절제술과 연관된 조직층들은 피하조직, 경부 근막, 윤상갑상막, 기관점막을 포함한다. 피부에서부터 기관까지의 거리는 성인에서 단지 10mm 정도다. 기관의 중심부와는 달리 상기도 높이에서의 후벽은 높은 윤상연골의 후방부에 의해 식도와 분리되어 있고, 윤상갑상연골 절제술을 하는 동안 식도의 천공을 일으키지 않게 한다. 고도로 혈관이 분포된 갑상선은 2번째와 3번째의 기관연골윤(tracheal ring)의 높이에 위치한다. 만약 기관연골윤이나 갑상선이 보인다면 경부에서의 절개선이 너무 낮아서 그런 것이므로 보다 상방으로 견인해서 윤상갑상연골 절제술을 시행해야 한다.

5. 윤상갑상연골 절제술의 술식은 무엇인가?

만약 경추(cervical spine)에 외상이 없다면 환자의 머리를 과신장할 수 있다. 후두융기 하방의 절흔을 촉진 및 확인한다. 적절한 지표가 확인되면 오른손잡이 외과의사는 왼손의 엄지와 중지로 갑상연골을 잡고 검지로 cricothyroid space를 확인한다. 국소마취를 한다면 튜브를 위치시키는 동안 일어날 수 있는 기침 반사를 감소시키기 위해 기관내에도 마취액을 주입한다. 3~4cm의 수평 또는 수직절개를 한다. 응급 상황에서는 절개선이 너무 높거나 낮을 경우 수정을 할 수 있는 수직절개가 좋다. 윤상갑상 동맥을 피하기 위해 #11 매스로 윤상갑상막 하방에서 짧은 수평절개(약 1cm)를 시행한다. Myao scissors를 이용하여 절개된 공간을 넓힌다. 다른 방법으로는 매스를 이용하여 90°로 회전하기도 한다. 그리고 Trousseau dilator나 만곡된 지혈겸자(hemostat)를 이용하여 개구부를 넓힌다. 후두를 고정한 후 기관 삽관하면서 확장기나 지혈겸자를 제거한다. 그리고 튜브의 cuff에 공기를 주입한다(그림 15-1).

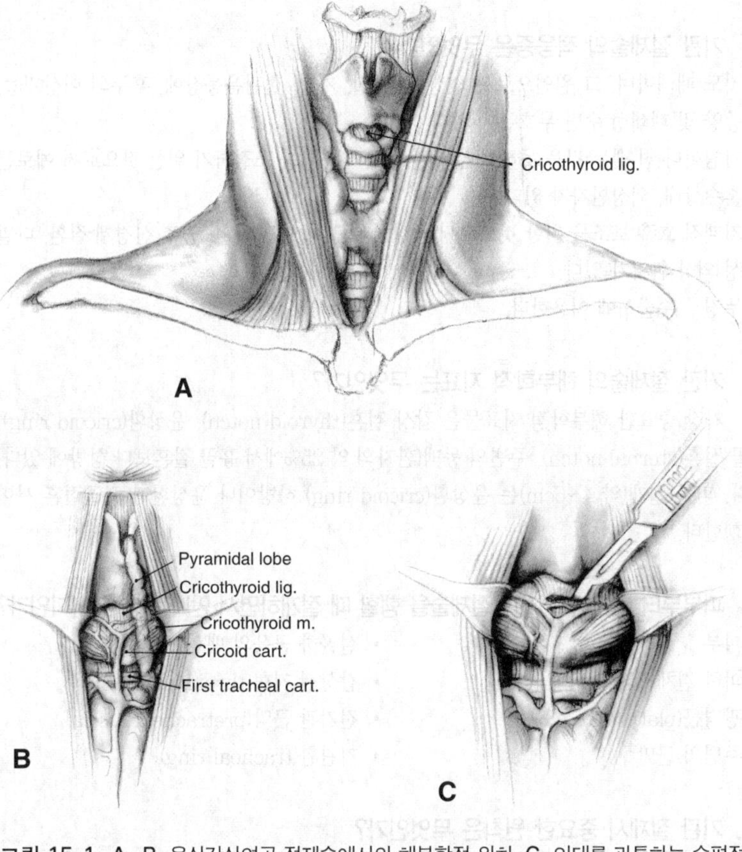

그림 15-1. A, B, 윤상갑상연골 절제술에서의 해부학적 위치. C, 인대를 관통하는 수평절개. (From Morris WM: Cricothyroidotomy. In Loré JM, Medina JE (eds): An Atlas of Head and Neck Surgery, 4th ed. Philadelphia, 2005, Saunders.)

6. 기관 절제술을 응급시 외과적 기도 확보술로 이용하는 시기는 언제인가?

10~12세 미만의 소아에게 시행한다. 윤상갑상막은 3mm 직경으로서 작고 해부학적으로 구별이 어려워서 소아에게 윤상갑상연골 절제술을 시행하기 어렵다.

7. 기관 절제술의 적응증은 무엇인가?

- 기도 폐쇄이며, 그 원인으로는 외상, 이물질, 기형, 혈관운동장애, 후두의 이상기능, 종양 및 폐쇄성 수면 무호흡이 있다.
- 기침이나 침 뱉는 것을 못하여 분비된 점액의 저류를 조절하기 위한 것으로써 예로는 혼수상태, 외상환자가 있다.
- 기계적 호흡 보조를 위한 것으로써 급성이나 만성 호흡 질환, 중추 신경계 질환, 다발성 외상 환자가 있다.
- 두경부 수술시에 이용한다.

8. 기관 절제술의 해부학적 지표는 무엇인가?

가장 중요한 해부학적 지표물은 갑상 절흔(thyroid notch), 윤상환(cricoid ring), 흉골 절흔(sternal notch), 주변의 동맥(환자의 약 25%에서 흉골 절흔보다 상방에 있다)이다. 피부 절개(약 4~6cm)는 윤상환(cricoid ring) 하방이나 윤상환과 흉골절흔 사이에 행한다.

9. 피부부터 기관까지 기관 절제술을 행할 때 절개하면서 만나는 층은 어디인가?

- 피부
- 피하 결체조직
- 광경근(platysma)
- 주변의 근막
- 설골하 근육의 백선(linea alba)
- 갑상선 지협(throid isthmus)
- 전기관 근막(pretracheal fascia)
- 기관환(tracheal ring)

10. 기관 절제시 중요한 원칙은 무엇인가?

- 목을 과신전시키는 것이 술식을 편하게 한다(단, 경추 외상 환자 제외).
- 항상 기관 절제용 마취 튜브의 flange(테두리)와 피부를 봉합한다.
- 튜브 주변의 피부 절개 주위를 단단히 봉합하지 않는다. 창상부위를 성기게 함으로써 공기가 통하는 것을 허용한다.

- 카눌라 제거(decannulation)시 stoma(기문)를 가로질러 테이프를 붙인다. 기문을 봉합하여 닫지 않는다.
- 윤상연골과 제1기관환(1st tracheal ring)에 손상을 주면 안 된다.
- 절개를 4th ring 하방으로 연장해서는 안 된다(대개 2와 3 ring 사이).

11. 기관 절제술의 술식은 무엇인가?

피부, 피하조직 및 광경근에 4~6cm 길이의 절개를 한다. 피판은 상방으로 견인하고, 목주위 근육 상방의 근막에 수직절개를 한다. 윤상연골을 확인하면, 갑상지협(thyroid isthmus)을 상방으로 견인하여 분리한다. 이는 2, 3, 4번째 기관연골을 노출시키게 한다. Needle과 syringe를 이용하여 기관으로부터 공기를 흡인하고 국소마취제를 주입하여(1~2mL) 기침을 최소화 한다. 기관환의 상방이나 하방을 선택하여 1cm의 수평절개를 시행한다. 이 연골윤은 절개되고 그 결과 작은 사각형 모양의 창이 형성된다. 기관의 기공이 닫히지 않고 튜브를 위치시키기 용이하게 하기 위해 기관 양측에 봉합을 시행한다. 튜브를 삽입한다. 이때 튜브가 손상되지 않게 한다. 일단 튜브를 위치시키면 cuff를 부풀리고 흉부의 호흡음을 체크한다. 피부 모서리가 튜브 주변으로 열리게 하고 부분적으로만 봉합한다. 단지 피하조직 내로 공기가 들어가지 않게 위험구역을 최소화 한다. 튜브와 피부를 봉합한다. 그리고 테이프로 목을 둘러서 묶어준다(그림 15-2).

12. 기관 절제시에 만나게 되는 주된 혈관은 무엇인가?

전경정맥(ant. jugular vein)과 경정맥궁(jugular venous arch)을 Burns의 흉골상부 공간내에서 확인할 수 있다. 전기관(pretracheal) 및 설골하근막(infrahyoid fascia) 사이에 설골하 동정맥과 갑상동맥이 위치한다.

13. Thyroid isthmus에 의해 피개되는 tracheal ring은 어디인가?

2-4th ring

14. 기관에서의 역 U자형 절개의 장점은 무엇인가?

기관 전방으로 cannula가 삽입되는 것을 방지한다. Cannula가 제거되어도 쉽게 기공을 통하여 숨을 쉴 수 있으며, cannula의 교환이 쉽다.

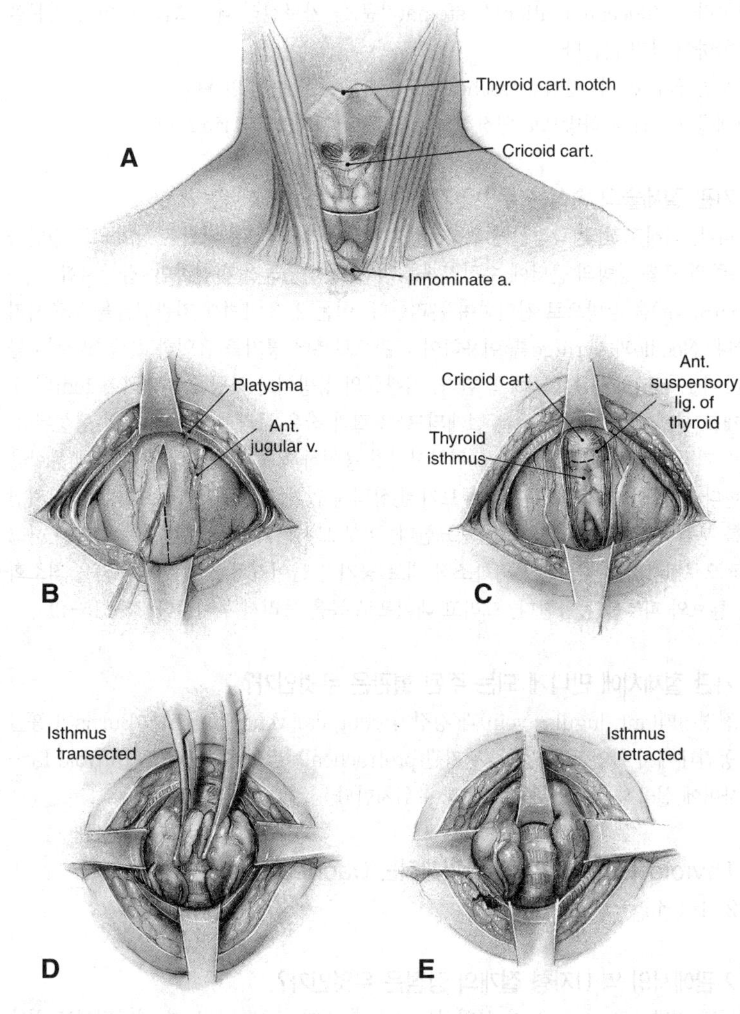

그림 15-2. A, 기관 절제술에서의 해부학적 위치. B, 피부와 광경근 절개를 시행 후 strap muscles 중간에 근막을 관통하는 수직절개가 이루어진다. C. 윤상연골과 갑상 협부를 노출한다. D~F, 갑상 협부를 절개 및 견인하고 결찰한다. (계속)

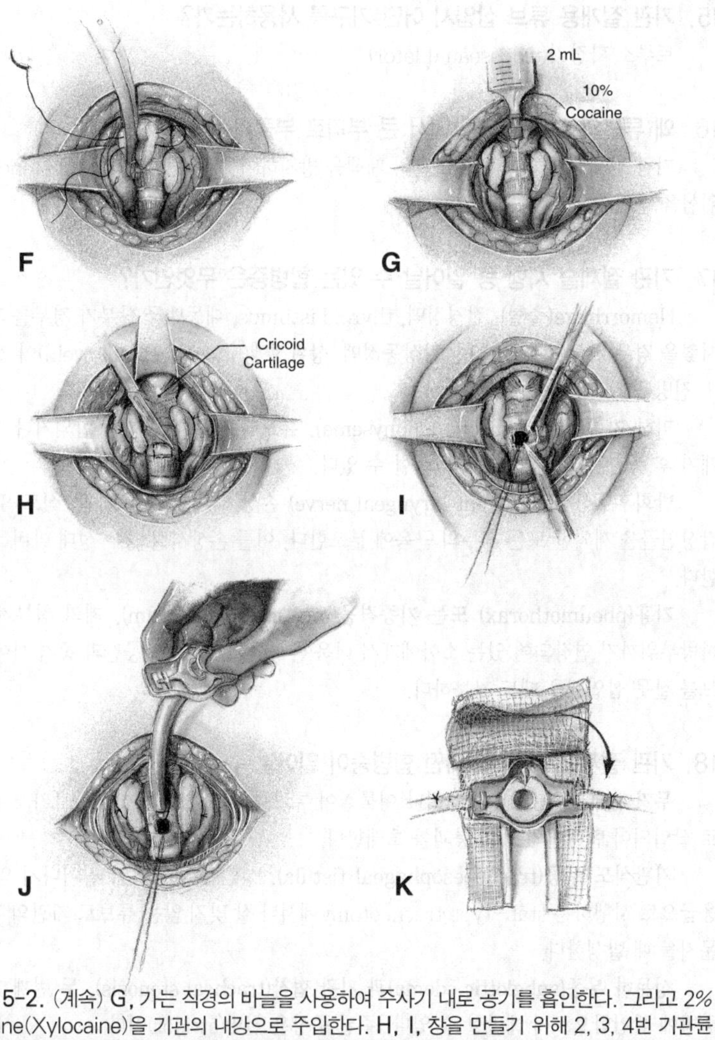

그림 15-2. (계속) G, 가는 직경의 바늘을 사용하여 주사기 내로 공기를 흡인한다. 그리고 2% lidocaine(Xylocaine)을 기관의 내강으로 주입한다. H, I, 창을 만들기 위해 2, 3, 4번 기관륜을 절개한다. 그리고 고리의 피판을 내측으로 당겨서 피부와 함께 봉합한다. J, K, 기관 절개 튜브를 기관내에 삽입하고 고정한다.(From Loré JM: The trachea and mediastinum. In Loré JM, Medina JE (eds): An Atlas of Head and Neck Surgery, 4th ed. Philadelphia, 2005, Saunders.)

15. 기관 절개용 튜브 삽입시 어떤 기구를 사용하는가?

트루소 확장기(trousseau dilator)

16. 왜 튜브의 cuff를 저압에서 큰 부피로 부풀리는가?

기관 절제술시 피하 모세혈관의 폐색을 방지하여 기관 협착(tracheal stenosis)의 위험을 줄인다.

17. 기관 절제술 시행 중 일어날 수 있는 합병증은 무엇인가?

Hemorrhage(출혈). 전경정맥, thyroid isthmus, 대동맥궁 상부가 경부를 과신장 시켰을 경우 거상될 수 있으며, 갑상동정맥, 상완정맥(brachiocephalic vein)이 기관 외벽 전방을 가로질러 지나간다.

피하 기종(subcutaneous emphysema). 튜브가 너무 단단히 봉합되거나 카눌라 제거 후 봉합된 창상으로부터 발생할 수 있다.

반회후두신경(recurrent laryngeal nerve) 손상. 후두신경은 기관, 식도 및 윤상갑상연골을 제외한 모든 후두의 근육에 분포한다. 이를 손상시킬 경우 성대 마비를 초래한다.

기흉(pheumothorax) 또는 기종격동(pneumomediastinum). 폐의 첨부가 목의 하방부위까지 연장되어 있는 소아에게서 더욱 흔하다. 기관 전방 공간과 종격 사이에 튜브를 잘못 삽입했을 때도 가능하다.

18. 기관 절제술 시행 후 어떤 합병증이 일어날 수 있는가?

무기폐(atelectasis). 혈액이나 이물질이 튜브를 타고 흡인되거나 튜브가 기관지내로 삽입되어 반대편의 폐의 붕괴를 초래한다.

기관식도 누공(tracheoesophageal fistula). 성인에서는 거의 일어나지 않는다. 응급으로 시행하는 stab-type tracheotomy에서나 잘 맞지 않는 튜브로 기관의 후벽을 문지를 때 발생한다.

성문하 부종(subglottic edema)과 기관 협착(tracheal stenosis). 두 번째 기관환 하방에 삽입함으로써 예방할 수 있다. 주된 증상은 천명(stridor)이다.

폐렴(pneumonia)

도관제거의 어려움(difficult decannulation)

카눌라 제거 후 누공 잔존(persistent fistula after decannulation). 수직절개가 수평절개 보다 치유가 빠르다. 이 경우 기관 삽관로를 외과적으로 절제하여 봉합해야 할 수도 있다.

Tracheo-innominate fistula. 삽관시의 미세한 출혈로 인해서 진행될 수 있다. Cuff의 과도한 팽창이나 지혈시 흉골부위에 손가락을 전방으로 넣어서 혈관을 압박할 때 발생한다.

19. 기관 절제술 시행 후의 decannulation(도관제거) 과정은 무엇인가?

일단 기관 절제술 시행 후 첫 단계는 작은 크기의 튜브로 교환하는 것이다. 그 다음 capping을 시도한다: 산소 공급 및 발성 연습과 동시에 cuff의 공기를 장시간에 서서히 뺌으로써 환자가 적응을 할 수 있게 한다. 이 단계에 성공하면 튜브를 제거한다. 창상의 변연을 적합하고 압박 드레싱을 실시한다. 초기 3~5일간 기침할 때나 말 할 때 환자에게 상처부위를 압박하도록 지시한다. 때로는 aerodigestive tract(상부 기관 식도)을 유지하기 위해 내시경이 필요할 수도 있다.

20. 기관 절제술의 술후 관리에 대해 설명하시오.

기관 절제술 시행 후 술후 합병증 방지를 위해 술후의 관리와 관찰이 필요하다. 의사와 간호사들은 다금과 같은 처치를 지속적으로 시행해야 한다.

- 술후 튜브 위치 확인을 위한 흉부방사선 검사를 시행한다.
- 술후 3~4일 후 튜브를 교환한다.
- 기도 점막의 습도 유지를 위한 가습기를 사용한다.
- 기관 절제술로 기침의 효율이 떨어지며 분비가 많아지기 때문에 튜브를 자주 흡입시켜 주어야 한다.
- 일상적인 창상 드레싱과 튜브의 교환을 시행해야 한다.

BIBLIOGRAPHY

1. Bradley PJ: Management of airway and tracheostomy. In Hibbert J (ed): Otolaryngology: Laryngology and Head and Neck Surgery, 6th ed. Bath, England, 1997, Butterworth-Heinemann.
2. Braun RF, Cutilli BJ: Cricothyrotomy. In Braun RF, Cutilli BJ (eds): Manual of Emergency Medical Treatment for the Dental Team. Baltimore, 1999, Williams & Wilkins.
3. Demas PN, Sotereanos GC: The use of tracheotomy in oral and maxillofacial surgery.

J Oral Maxillofac Surg 46:483-486, 1988.
4. Feinberg SE, Peterson LJ: Use of cricothyrotomy in oral and maxillofacial surgery. J Oral Maxillofac Surg 45:873-878, 1987.
5. Lewis RJ: Tracheostomy. Indications, timing, and complications. Clinic Chest Med 13:137-149, 1992.
6. Loré JM: Emergency procedures. In Loré JM, Medina JE (eds): An Atlas of Head and Neck Surgery, 4th ed. Philadelphia, 2005, Saunders.
7. Montgomery WW: Surgery of the Upper Respiratory System, 2nd ed. Philadelphia, 1989, Lea & Febiger.
8. Parsons DS, Smith WC: Difficult tracheostomy decannulation. In Gates GA (ed): Current Therapy in Otolaryngology—Head and Neck Surgery, 6th ed. St Louis, 1998, Mosby.
9. Weissler MC: Tracheostomy and intubation. In Bailey BJ (ed): Head and Neck Surgery—Otolaryngology. Philadelphia, 1993, J.B. Lippincott.

16. 악성 고열증 (Malignant hyperthermia)

Kathy A. Banks, DMD

1. 악성 고열(malignant hyperthermia[MH])의 정의는 무엇인가?

유전학적으로 감수성이 있는 개인에게서 특정한 마취제에 의해 촉발되는 골격근과 관련된 대사가 과도한 상태를 의미한다.

2. 어떤 환자가 MH의 가능성이 높은가?

- MH의 진단(문항 6 참조))
- MH 진단과 연관된 직계 가족
- 평상시 CK 수치가 높게 나타난 경우, 감수성 있는 MH 경향이 있는 가족
- 뇌간부위의 질환(central core disease)
- MH와 연관된 근골격계 질환(문항 5 참조)

3. MH는 어떻게 유전되는가?

상동 염색체 우성 질환으로 19번 염색체의 결함이 그 원인으로 추정된다. 7q와 17 염색체도 관련이 있다. 또한 MH와 중심핵 질병이 서로 대립 형질이며 공동유전될 수 있다고 가정하고 있다.

4. MH의 발생율은 어느 정도인가?

마취제를 사용하는 환자 중 0.5% 미만에서 발생한다.

5. MH과 관련된 근육질환은 어떤 것이 있는가?

- 디스트로핀병증(dystrophinopathy)
- 근긴장증(myotonia)
- Phosphorylase deficiency(포스포릴라제 결핍증)
- 미세코어 질환(minicore disease)
- King-Denborough, Barnes myopathies(근병증)

6. MH가 의심되는 환자에 있어서 진단방법은 어떤 것이 있는가?

근수축 검사(muscle contracture test)를 이용한다. Halothane나 caffeine에 노출되었을 때 전기적으로 자극을 받아 MH-positive인 환자의 근섬유가 과도하게 반응을 한다. 근수축 검사가 불가능할 경우 근육에 대해 조직 검사를 시행한다. 근육의 조직검사는 특정 물질을 발견하는 것인데 근섬유의 크기, 증가된 핵의 수, "moth-eaten" 섬유가 그것이다. 이것은 비특이적인 것으로 위와 같은 방법만으로 확진을 해서는 안 된다. 그리고 MH 환자는 CK level이 증가할 수 있다.

7. MH를 유발시키는 마취제에는 무엇이 있는가?

흡입 마취제(inhalation anesthetics)

- Halothane
- Desflurane
- Enflurane
- Sevoflurane
- Isoflurane

탈분극 신경근 차단제(depolarizing neuromuscular blockade agent)

- Succinylcholine
- Decamethonium
- Suxamethonium

8. MH의 원인이 되는 감수성 있는 다른 약제들은 무엇인가?

- Ketamine
- Phenothiazines
- Catecholamines
- Monoamine oxidase(MAO) inhibitors

9. MH의 5가지 임상 증상에는 어떤 것이 있는가?

1. 산증(acidosis)
2. 경직(rigidity)
3. 발열(fever)
4. 과신진대사(hypermetabolism)
5. 미오글로블린뇨증(myoglobinuria)

10. 마취 과정 중 MH가 나타나는 증상과 징후는 무엇인가?

1. Succinylcholine 주입 후 초기 교근의 수축
2. 마취 유도 후 이유 없는 end-tidal CO_2 증가
3. 마취 유도 후 이유 없는 빈맥

11. MH의 다른 임상 증상은 어떤 것이 있는가?

- 청색증(cyanosis)과 얼룩덜룩한 피부
- CK와 칼륨 증가
- 고혈압(Hypertension)
- 심장 부정맥(cardiac dysrythmias)
- 빈호흡(tachypnea)
- 심정지(cardiac arrest)

12. MH의 발생론은 무엇인가?

근소포체(sarcoplasmic reticulum)의 비정상적 Ca channel이 Ca을 수용 능력을 손상 받고, 이로 인해 세포질의 칼슘 조절도 떨어지게 된다. 그리고 그 감소로 Ca-induced Ca가 방출되며 이것이 골격근의 이상을 초래한다. 특정 "MH-triggering" 마취제로 갑자기 Ca가 계속 방출된다. 이로 인해 과도하게 근육이 수축하게 되며 산소가 소비되고, 온도가 상승하고, 고에너지 인산 화합물이 고갈된다. 에너지의 소모로 Ca의 재섭취가 제한되며 세포가 분해된다. 글리코겐 분해(glycogenolysis)와 유기산의 방출로 산증이 유발된다. 과대사의 증상으로 근육의 경직, 산증, 과탄산증(hypercarbia), 고혈압 및 빈호흡(tachypnea)이 나타난다. 칼륨과 myoglobin이 분해된 세포로부터 유리되며 고칼륨혈증(hyperkalemia)와 myoglobinuria가 나타난다. 분해된 근세포로부터 단백질이 유리된다.

13. MH와 연관된 myoglobinuria가 신장에 미치는 영향은 무엇인가?

횡문근융해증(rhabdomyolysis)으로 인해 과도한 양의 heme protein myoglobin이 요속에 배출된다. 요는 '콜라' 색으로 나타난다. Myoglobin과 킬레이트 이온에 의해 급속히 튜브가 폐쇄되어 괴사나 신부전을 일으킨다.

14. 성인 환자에 있어서 MH의 갑자기 일어날 경우 초기 처치는 어떻게 행하여지는가?

1. 마취제의 중단
2. 100% 산소로 과환기
3. 맥박수와 end-tidal CO_2가 떨어질 때까지 dantrolene sodium의 정맥 주입
4. 차가운 정맥 수액제 사용(lactated Ringer's액은 제외)
5. 얼음 마사지
6. 전해질, 동맥혈 가스, PT, PTT, myoglobin의 체크
7. V/S, EKG, end-tidal CO_2, blood gas, 체온, 소변배출량 체크
8. Sodium bicarbonate를 이용한 대사성 산증의 치료
9. 항부정맥 치료제를 이용한 부정맥의 치료(Ca channel 차단제 제외)
10. Glucose와 insulin을 이용한 고칼륨혈증의 치료
11. 수분 공급 및 이뇨제(furosemide나 mannitol) 사용과 함께 소변 배출량은 2ml/kg/hr 이상으로 유지

15. MH가 발현된 아이의 심정지시 처치는 어떻게 이루어지는가?

고칼륨혈증을 먼저 치료한다.

16. 급성 MH를 겪은 환자의 술후 처치는 어떻게 이루어지는가?

- 최소한 24시간 동안 ICU에서의 지속적인 감시
- Blood gas, Ca, urine myoglobin의 지속적인 검사
- Dantrolene sodium의 정맥 주입

17. Dantrolene sodium은 무엇이며, 어떻게 작용되는가?

Dantrolene sodium은 hydantoin 유도 근이완제로서 근섬유 내에서 흥분-수축

을 간섭함으로써 근이완의 효과를 나타낸다. Dantrolene sodium은 MH의 치료로 사용하는데, 이는 근소포체의 칼슘 채널로부터 유리되는 Ca을 차단한다.

18. MH의 치료로 사용하는 dantrolene sodium의 용량은 어느 정도인가?

- 총 용량 10mg/kg까지 매 5분마다 2~3mg/kg 정주
- 회복될 때까지 24~48시간 동안 매 6시간마다 1mg/kg 정주
- 이후 24시간 후에 dantrolene 경구 투여

19. MH의 사망률은 어느 정도인가?

Dantrolene을 투여하지 않으면 40% 이상의 사망률을 나타낸다. Dantrolene 투여와 적절한 조치시 거의 0%의 사망률을 나타낸다.

20. MH의 예방하는 방법은 무엇인가?

- 유발인자의 투여 금지
- 술전에 MH의 가능성에 대한 환자의 검사

21. MH 가능성 있는 환자의 관리에 대해 설명하시오

1. 술전 준비
   - 마취 기계의 마취액을 사용할 수 없게 off 상태에서 빼거나 테이프로 붙인다.
   - 최소 20분 동안 vetilator를 통해 10L/분 O_2를 통하게 한다. 이 때, 일회용 fresh gas hose를 교체했다면 10분이 적당하다. 그리고 사용 안 한 일회용 breathing bag을 circle system의 Y-piece에 부착하고 ventilator에서 주기적으로 기체를 불어넣게 한다.
   - 새로운 또는 일회용의 breathing circuit를 사용한다.
   - Table 위에 cooling blanket을 준비한다.
   - Dantrolene의 사전 투여가 고려되지만 모든 MH 환자에게 적용하는 것은 아니다. 사용시 2.5mg/kg IV를 마취 전에 즉시 시행한다. Dantrolene은 근육을 괴사시킴으로써 근력 저하를 악화시킬 수 있기 때문에 주의를 요한다. 내부분의 과정에서 dantrolene의 전투여를 생략할 수 있다.
2. 수술 중 고려사항

- 척수(spinal), 경막외(epidural), 국부(regional), 국소마취를 고려한다. 국소마취제는 MH의 유발제가 아니다. 그러므로 국부마취는 MH 환자에게 안전하다.
- Benzodiazepine, opioid, barbiturate, propofol, ketamine, nitrous oxide, etomidate 등의 안전한 전신마취제를 사용한다. Pancuronium, atracurium, vecuronium, doxacurium, curare가 진정제로 사용 될 수 있다. Neostigmine과 atropine은 문제를 일으키지 않는 회복제로 사용한다.
- 안전하지 않은 MH 유발제를 사용하지 않는다(halothane, enflurane, isoflurane, desflurane, sevoflurane, ether, methoxyflurane, cyclopropane, succinylcholine).
- BP, 중심체온, EKG, pulse oximeter, capnograph를 적절히 체크한다. 전신마취 시에는 호흡수와 호흡량을 반드시 체크해야 한다. 수술이 진행되는 동안 A. line, 중심정맥압과 같은 적절한 invasive monitor를 시행한다.

22. 경증의 MH의 상태는 어떠한가?

- 내분비 질환(갑상선중독증, anticholinergic syndrome)
- 균혈증
- 약물의 사용(amphetamines, cocaine)

23. MH의 분자 유전학적 평가방법은 어떤 것이 있는가?

- 환자의 혈액 채취로 DNA 표본을 얻을 수 있으며, MH를 일으킬 수 있는 유전자 변화들 중 한 가지로 평가할 수 있다.
- 만약 MH에 감수성이 있다는 것을 알게 되고 MH의 원인이 될 수 있는 DNA의 변화가 나타난다면 DNA 검사를 통해서 진단을 내릴 수 있으며 근육에 대한 조직 검사는 필요가 없다.
- 만약 MH가 의심되는 환자에게 DNA 검사를 시행하였을 때 형질변화가 나타나지 않았다면 MH에 걸리지 않았다는 것을 의미한다.
- 근육 수축 검사는 MH 평가에 있어서 여전히 가장 좋은 평가방법이다.

24. MH에 대한 정보를 얻을 수 있는 핫라인이나 웹사이트가 있는가?

그렇다. 일주일에 7일, 하루 24시간 동안 진행 중인 MH를 관리할 수 있는 전화 연결망이 있다. 미국내에서 번호는 (800) MH-HYPER다. 미국이 아닌 다른 곳에서는 (800) 644-9737이거나 (315) 464-7079다. 팩스는 무료이며 (800) 440-9990이다. URL은 http://www.mhaus.org다.

BIBLIOGRAPHY

1. Bertorini TE: Myoglobinuria, malignant hyperthermia, neuroleptic malignant syndrome and serotonin syndrome. Neurol Clin 15:649-671, 1977.
2. Carr AS, Lerman J, Cunliffe M et al: Incidence of malignant hyperthermia reactions in 2214 patients undergoing muscle biopsy. Can J Anesth 42:281-286, 1995.
3. Gronert GA, Mott J, Lee J: Aetiology of malignant hyperthermia. Br J Anaesth 60:253-267, 1988.
4. Malignant Hyperthermia Association of the United States, http://www.mhaus.org
5. Malignant Hyperthermia Association of the United States: Preventing Malignant Hyperthermia: An Anesthesia Protocol [brochure]. Sherburne, NY, 1999, MHAUS.
6. Murphy F: Hazards of anesthesia. In Longnecker DE, Murphy FL (eds): Dripps/Eckenhoff/Vandam: Introduction to Anesthesia, 9th ed. Philadelphia, 1997, Saunders.

Part Ⅴ
치료시 고려사항(Management Considerations)

17. 심혈관질환
(Cardiovascular diseases)

A. Omar Abubaker, DMD, PhD, and James A. Giglio, DDS, MEd

허혈성 심질환(ischemic heart disease), 심근경색(myocardial infarction) 및 심장판막질환(valvular heart disease)

1. 허혈성 심질환(IHD)의 알려진 발병 위험 인자에는 어떤 것이 있는가?

나이, 성별, 가족력, 고혈압, 흡연, 과콜레스테롤혈증 및 당뇨. 움직이지 않는 생활 습관과 비만도 관련 요인이 된다.

2. 심근의 산소 공급과 요구량의 결정법을 설명하시오.

심근으로의 산소(O_2) 공급은 산소의 함량과 관상 혈류량에 의해 결정된다. 산소의 함량은 아래의 공식으로 계산할 수 있다.

$$O_2 \text{ 함량} = [1.39\text{mL } O_2/\text{g of hemoglobin} \times \text{hemoglobin(g/dL)} \times \% \text{ 포화도}] + [0.003 \times PaO_2]$$

관상 혈류량은 확장기(diastole) 동안, 특히 심실의 심근내막에서 일어난다. 관상 관류압은 확장기 혈압과 좌심실의 확장기말 혈압(LVEDP) 사이의 차이에 의해 결정된다. 빈혈(anemia), 저산소증(hypoxemia), 빈맥(tachycardia), 확장기 저혈압, 저탄산혈증(관상혈관 수축), 관상동맥혈전증(IHD), 혈관경련, 증가된 LVEDP, 그리고 비대한 심근은 모두 심근의 O_2 공급에 영향을 줄 수 있다.

심근의 O_2 요구량은 심박수, 신축성, 그리고 벽의 인장력에 의해 결정된다. 심박수의 증가는 심근의 활동을 증가시키고 상대적으로 확장기 시간을 감소시킨다(공급의 감소). 신축성은 O_2 요구를 증가시키는 교감신경 자극에 대한 반응으로 증가한다. 벽의 인장력은 심실내압과 반경에 의해 결정된다. 심실 부피의 증가(부하 전)와 혈압의 증가(부하 후)는 모두 벽의 인장력과 O_2 요구량을 증가시킨다.

3. 심근 허혈(myocardial ischemia)의 병태생리학은 무엇인가?

허혈은 관상혈류량이 심근의 요구량에 비해 부족할 때 발생한다. 혈관강의 50~75%를 차단하는 죽상동맥경화증 병소(atherosclerotic lesion)는 혈류역학적으로 중요하게 고려된다. 허혈의 비협착성 원인으로는 대동맥 판막질환, 좌심실 비대, 기시부의 폐색, 관상동맥 색전증, 관상동맥염 및 혈관경련 등이 있다.

우측 관상동맥계는 80~90%의 사람에게서 더 우세하며, 정방결절(sino-atrial node), 방실결절(atrioventricular node), 그리고 우심실에 혈액을 공급한다. 우측 관상동맥질환은 종종 심장 블록(heart block)과 부정맥을 유발한다. 좌측 주 관상동맥은 심실간 중격(interventricular septum)과 좌심실 벽에 공급하는 역할을 담당하는 회선동맥(circumflex artery)과 좌전하행 동맥(lefe anterior descending artery)으로 나뉜다. 좌측 주 관상동맥(좌측의 주된 질병) 혹은 근심 회선(proximal circumflex) 및 좌전하행 동맥(좌측 주된 당량[equivalent])의 심각한 협착은 허혈시 심근 기능 저하의 심각한 원인이 될 수도 있다.

4. 수술기간 중 발생하는 MI의 병인론에 대해 서술하시오.

심근경색(MI)은 보통 혈소판 응집, 혈관 수축, 그리고 관상 동맥 내의 죽상경화반(atheromatous plaque)을 형성하는 혈전 형성 등에 의해 야기된다. 갑자기 심근의 산소 요구가 증가(빈맥, 고혈압)하거나 산소 공급이 감소(저혈압, 저산소증, 빈혈)하는 것은 환자로 하여금 IHD를 동반한 MI를 유발케 할 수 있다. MI의 합병증에는 부정맥, 저혈압, 울혈성 심부전, 급성 승모판 역류(acute mitral regurgitation), 심막염(pericarditis), 심실 혈전 형성, 심실 붕괴(ventricular rupture) 및 사망 등이 있다.

5. 심장을 제외한 다른 부위의 수술시 술중 심근경색(perioperative MI)의 위험을 증가시키는 임상적 요소에는 어떤 것들이 있는가?

IHD(이전의 MI나 협심증)와 CHF(울혈성 심부전)는 수술 직후 심근경색(perioperative MI)의 발생을 증가시키는 강력한 요인이다. 다른 위험원에는 판막성 심장질환

(특히 대동맥 협착증), 심질환에 기인한 부정맥, 고령, 수술의 종류, 그리고 나쁜 전신상태가 있다. 고혈압 그 자체로는 수술 직후 심근경색(perioperative MI)의 위험을 증가시키지는 않지만 이러한 환자들은 IHD, CFS의 발작 위험이 높다.

6. 어떻게 병력과 신체 검사를 통해 심기능을 평가할 수 있는가?

만약 환자의 운동 능력이 좋다면 IHD가 있는 상태에서도 환자는 수술 스트레스를 견뎌낼 것이다. 폐질환이나 다른 전신질환이 없는데 운동 능력이 나쁜 환자는 심장 능력이 부적절함을 나타낸다. 모든 환자는 청소, 정원 가꾸기, 쇼핑 및 골프 같은 일상적인 활동 수행 능력에 대해 의문을 가져봐야 한다. 2~3계단 높이를 심각한 증상(협심증, 호흡곤란, 실신) 없이 오를 수 있는 능력은 심장의 능력이 적절함을 말해준다. 호흡 곤란, 기좌호흡(orthopnea), 발작성의 야간 호흡 곤란, 말초성 부종, 목정맥의 팽대, 제3심음, 수포음(rale) 및 간비대와 같은 울혈성 심부전 증상과 징후는 수술 전에 파악해야 한다.

7. 협심증 병력이 있는 경우 유의해야 할 사항은 무엇인가?

협심증은 심근 허혈의 증상이고, 협심증을 가진 거의 모든 환자는 관상동맥질환이 있다. 안정성 협심증이란 최소 60일 동안 흉통의 발생, 심도, 기간이 변하지 않은 것을 의미한다. 협심증을 동반하는 실신, 짧은 호흡이나 현기증은 허혈에 기인한 심각한 심근 기능 이상을 의미할 수 있다. 불안정 협심증을 가진 환자는 MI발생 위험이 높기 때문에 즉시 내과적 평가를 위해 의뢰되어야 한다. 당뇨와 고혈압을 가진 환자는 무증상 허혈증을 일으킬 위험이 훨씬 높다. 수술 기간 중 대부분의 허혈은 무증상(외래와 수술 후 심전도에 의해 결정된)이지만 수술의 최종 결과에 큰 영향을 끼칠 수 있다.

8. 모든 심장 약이 수술 기간 중에 지속적으로 투여되어야 하는가?

IHD의 병력을 가진 환자는 심박수의 감소, 부하전 혹은 수축상태를 감소시킴으로써 심근의 산소 요구량을 줄이고(베타 차단제[beta blockers], 칼슘 통로 차단제[calcium channel blockers], nitrates) 관상 맥 확장을 통해 산소 공급량을 증가시키는 (nitrates) 약을 일반적으로 복용한다. 이러한 약은 일반적으로 수술 기간 중에 계속 투여된다. 갑작스러운 베타 차단제의 투여 중단은 심박수와 혈압을 다시 높일 수 있다. 칼슘 통로 차단제는 호흡 마취제의 심근 저하 효과를 심하게 악화시킬 수도 있지만 수술 기간 중에 계속 투여되어야 한다.

9. 어떤 심전도 결과가 IHD의 진단을 지지하는가?

Resting 12-lead 심전도는 저렴하며, IHD를 판별하는 데 있어 효과적인 도구이다. ST segment의 감소나 증가, T-wave의 inversion, Q파로 나타나는 old MI, 전도와 리듬의 장애, 그리고 좌심실 비대 등의 존재를 위해 평가되어야 한다. Leads Ⅱ, Ⅲ, VF에서의 허혈성 변화는 우측 관상 동맥 질환을 제시하며, Leads I 과 VL은 회선동맥의 분포를 모니터하고, leads V3-V5는 좌전하행동맥 분포의 변화를 보인다. Anterior forces의 poor progression은 IHD와 관련된 심각한 좌심실 기능 이상을 나타낸다.

10. 이미 알려진 혹은 의심되는 IHD 환자를 평가하는 데 도움이 될 수 있는 검사에는 어떤 것들이 있는가?

운동 부하 검사(exercise ECG)는 심전도상에서 허혈성 변화(ST depression = 1mm from baseline)를 나타내거나, 환자가 최대의 능력으로 운동함에 따른 증상을 나타내는 비침윤적 테스트이다. 정보는 심박수와 견딜 수 있는 혈압의 역치를 포함한다. 최대 심박수와 혈압은 증상을 나타낼 뿐만 아니라 결과의 해석을 도와준다.

Exercise thallium scintigraphy는 운동 부하 검사의 민감도와 특이도를 증가시킨다. 동위 원소 thallium은 심근에 의해 관상 혈류 순환으로부터 거의 섭취되어 방사선적으로 시각화된다. 뚜렷하지 않고 산재된 영역이 나중에 조영제로 채워지는 것은 허혈의 위험이 있는 심근 부위를 묘사한다. 계속 산재된 영역으로 남아있는 것은 경색된 심근을 의미한다.

Dipyraidamole thallium 영상은 운동이 불가능한 환자에게 유용하다. 이 테스트는 파행(跛行, claudication)으로 제한되거나 IHD의 위험이 높은 말초성 혈관질환을 가진 환자에게 종종 요구된다. Dipyraidamole은 thallium 영상에 의해 인지되는 정상 동맥과 이환된 관상 동맥 사이의 혈류량의 차이에 기인하는 강력한 관상 혈관 확장제이다.

초음파 심장 검진법은 좌심실과 판막기능 평가와 박출 계수(ejection fraction)의 측정을 위해 사용된다. 스트레스 심초음파 검사(dobutamine echo)는 약리학적으로 스트레스를 받은 심방에서 새로운 혹은 악화된 국소적인 벽 움직임의 비정상 여부를 평가하는 데 이용된다. 벽 움직임이 비정상적인 부위는 허혈의 위험이 고려된다.

관상 혈관 조영술은 관상의 해부학적 구조를 보는 데 가장 좋은 방법이다. 판막과 심실의 기능은 혈역학적 인덱스들을 측정하고 평가함으로써 얻어질 수 있다. 혈관 조영술은 침윤적이기 때문에 예방적 테스트를 하는 환자나 혹은 심각한 관상혈관질환을 가진 환자에 한해 행해진다.

11. 초기 검진에 기초하여 어떤 환자에서 추가적 검진이 추천되는가?

IHD의 위험이 있지만 운동에 잘 견딜 수 있는 환자는 특히 그들이 수술 중 MI에 위험률이 낮거나 중등도로 행해진다면 추가적 시술이 필요 없을 지도 모른다. 불명확한 원인이나 의심스러운 병력으로 운동 능력이 떨어진 환자는 dipyraidamole thallium 테스트로 평가되어져야 한다.

IHD로 기록되고(이전의 MI 혹은 만성 안정성 협심증) 좋은 운동 능력을 가진 환자는 때때로 추가적 평가 없이 위험이 적은 수술을 속행할 수 있다. 증상이 있는 IHD와 운동 능력이 나쁜 환자는 모든 수술, 심지어 대부분의 소수술 전에 dipyraidamole thallium 테스트나 관상 혈관 조영술이 행해져야 한다.

12. 어떤 수술이 술중 MI의 위험이 높은가?

일반적으로 복부, 흉부 대수술과 응급 수술은 수술 중 MI의 위험성이 높다. 높은 위험성이 있는 심장이외 술식에는 대동맥 동맥류 수술이 있다. 이러한 환자들은 IHD의 발병률이 높고, 술중 대동맥의 교차 클램핑과 술후 합병증은 심장에 매우 큰 스트레스를 줄 수 있다.

13. 최근에 MI를 가진 환자는 심도 있는 심장이외 수술을 행하기 전에 얼마나 기다려야 하는가?

이전의 MI 후에 수술 중 재경색이 일어날 위험은 일반적으로 MI와 수술 사이의 시간적 간격에 의존한다. 재경색이 가장 높은 것은 MI후 0~3개월 사이이고, 3~6개월 사이에 다소 위험이 있고, 6개월 이후에도 위험군이 될 수 있다(연구의 약 5% 정도에서).

14. 만약에 6개월 동안 수술이 연기될 수 없는 경우는 어떤 경우인가?

MI로부터의 회복에 따른 환자의 기능적 상태가 아마도 절대적 시간적 간격보다 더 중요할 것이다. 계속되는 증상을 가진 환자는 심장이외 수술을 하기 전에 관상 혈관의 재혈관화가 행해질 것이다. MI 후에 빠르게 좋은 기능적 상태로 회복되는 환자는 과도한 추가적 위험 없이 6주~3달 사이에 필요한 심장이외의 수술이 고려될 수 있다.

15. IHD와 수술의 준비시에 전투약이 어떻게 유용한가?

환자의 불안은 카테콜라민(catecholamine) 분비를 유발할 수 있고 산소 요구량을 증가시킨다. 이와 관련하여 전투약의 목적은 심근 저하, 저혈압, 저산소증 등이 없이 진정과 기억상실을 하는 것이다. Morphine, scopolamine 및 benzodiazepines은 단독으로 혹은 혼합해서 이러한 목적을 위해 가장 선호된다. 모든 전투약하는 환자들은 보조적으로 산소 공급을 받아야 한다. 니트로글리세린을 설하로 투여하는 환자는 그 약으로 진정된다. 경피성의 니트로글리세린도 마찬가지로 수술기간 동안 적용될 수 있다.

16. IHD환자에서 전신마취의 유도와 유지를 위한 혈역학적 목표는 무엇인가?

마취과 의사는 수술기간 동안에 심근의 산소 공급량과 요구량 사이의 균형을 유지해야 한다. 유도기간 동안 크게 변동되는 심박수와 혈압은 피해야 한다. Ketamine은 결과적으로 빈맥과 고혈압을 유발하므로 피해야 한다. 후두경 검사시간이 길어지는 것을 피해야 하고 마취과 의사는 마약류, 베타 차단제 혹은 후두기관이나 정맥을 통한 리도카인의 첨가로 삽관과 후두경 검사의 자극을 무디게 하기를 원할 수 있다.

마취를 유지시키는 약물은 환자의 심실 기능에 따라 선택된다. 좋은 좌심실 기능을 가진 환자에서는 흡입 마취로 인한 심기능 저하와 혈관 확장 효과가 심근의 산소 요구량을 줄인다. 마약성 진통제에 기반을 둔 기술은 나쁜 좌심실 기능을 가진 환자의 심근 저하를 피하기 위해 사용된다. 최소한의 심혈관 효과를 가진 근이완제가 항상 선호된다.

혈압과 심박수는 기준치에 가깝게 유지되어야 한다. 이것은 적절한 진통으로 교감성 흥분을 무디게 하고, 적극적인 고혈압(진통제, 니트로글리세린, nitroprusside, 베타 차단제), 저혈압(수액, 교감신경차단제, 근수축제) 및 빈맥(수액, 진통제, 베타 차단제)의 조절을 통해 이룰 수 있다.

17. 수술 중 허혈을 감지하는 데 어떤 모니터링이 유용한가?

V5 precodial lead는 허혈을 감지하는데 가장 민감한 단독 심전도 lead이고 IHD위험이 있는 환자에서 일반적으로 모니터링 되어야한다. Lead Ⅱ는 우측 관상동맥 분포의 허혈을 감지할 수 있고 P파와 심장 율동을 모니터링 하기 위한 가장 유용한 lead이다.

식도를 통한 심초음파는 좌측 심실기능을 수술 중에 계속 모니터링 하기 위해 사용될 수 있다. 이 술식에서 국소적인 벽의 비정상적 운동의 감지는 심근 허혈에서 가장 민감하다.

폐동맥 쐐기압(pulmonary artery wedge pressure)은 좌심실 부피의 간접 측정을 가능케 하고 혈관내 수액요법을 적정화하는 가이드로 유용하다. 쐐기압이 갑자기 증가하는 것은 허혈에 기인한 급성 좌심실 기능이상을 의미할지도 모른다. IHD환자에서 폐동맥 카테터의 일반적인 사용은 결과의 향상을 보여주지는 않는다. 그러나 혈역학적 모니터링(폐동맥 카테터 자료를 포함한)은 환자의 상태와 수술과정에 관련하여 유용할 수 있다.

18. 심장판막질환의 기본적 병태생리학은 무엇인가?

승모판과 대동맥의 협착은 보통 크기의 심장 공간의 비대를 야기하는 좌심실의 과부하 압력을 유발한다. 승모판과 대동맥판의 역류증은 확장된 chamber의 비대를 유발하는 용량 과부하를 일으킨다. 좌측 판막 병소의 net effect는 전신순환으로의 혈류흐름에 방해물이 된다. 우측 판막 병소가 발생되기도 하지만 좌측 병소가 더 일반적이고 보통 혈역학적으로 심각하다. 이 장에서는 좌측 병소만을 다루고 있다.

19. 판막질환을 가진 환자에서의 병력과 신체 검사에서 일반적으로 발견할 수 있는 사항에는 어떤 것들이 있는가?

류마티스성 열(rheumatic fever), 정맥제의 오용, 혹은 심장 잡음의 병력은 판막질환의 가능성이 있다는 점에서 술자가 주의해야 한다. 운동 능력은 빈번히 감소된다. 환자는 호흡곤란, 기좌호흡, 피로, 폐 수포음, 목정맥 울혈, 간 울혈, 그리고 의존성 부종을 포함한 울혈성 심부전의 징후와 증상을 나타낼 수 있다. 교감신경성 긴장에서 보상성 증가는 휴지기 빈맥, 불안 및 발한으로 나타난다. 협심증은 관상동맥 질환이 없더라도 좌심실이 비대된 환자에게 발생할 수 있다. 심방 세동은 종종 승모판 질환과 함께 나타난다.

20. 어떤 테스트가 판막질환 평가에 유용한가?

심전도는 허혈, 부정맥, 심방의 비대 및 심실비대 여부를 알기 위해 시행된다. 흉부 방사선 검사는 심장 chamber의 크기를 보여주고, 폐 고혈압을 나타내고, 폐부종과 흉막 삼출(pleural effusion)을 나타낸다. 심장 카테터는 그러한 환자를 평가하는 데 가장 좋은 방법이고 판막간 압력 경사뿐만 아니라 다양한 심장 chamber의 압력을 결정한다. 심장 혈관 조영술은 관상동맥과 심장 chamber를 시각화한다.

21. 심초음파 검사가 어떻게 유용한가?

도플러 심초음파 검사는 심실 기능과 판막 기능을 특징적으로 묘사한다. 판막 기능

이상의 심도 측정을 위한 판막 입구부와 판막 간 압력 경사의 측정에 사용된다. 인공 판막의 기능 역시 심초음파 검사로 측정된다.

22. 수술기간 중에 마취전문의는 어떤 침윤적 방법을 모니터링 하는 데 사용하는가?

동맥 카테터는 박동-대-박동 압력을 측정하고 sampling을 용이하게 한다. 폐동맥 카테터는 마취과 의사에게 심장 박출량 측정과 혈관활동성제제의 유입을 위한 중심성 접근(central access)을 제공해 준다. 폐모세관의 쐐기압은 좌심실 충만의 지표를 제공하고 정맥 내 수액 요법을 가이드하기 위해 유용하다. 식도를 통한 심초음파 검사는 수술 중에 좌심실 부피와 기능을 평가하는데 유용할 수 있고, 허혈의 감지(분절성 벽운동 비정상), 그리고 심장 내 공기, 회복 이전과 이후의 판막기능을 검사하는 데 유용하다.

23. 압력-부피 루프(pressure-volume loop)란 무엇인가?

압력-부피 루프는 완전한 1회 심장 순환에서 부피에 대한 좌심실 압력을 나타낸다. 각각의 판막병소는 좌심실에 의한 보상성 생리적 변화를 나타내는 독특한 양상을 가진다.

24. 대동맥 협착(aortic stenosis)의 병태생리학은 무엇인가?

대동맥 협착은 좌심실 배출구가 폐색된 것을 말한다. 구심성 비대(정상의 chamber 크기인데 두꺼워진 심실벽)는 심실내 수축기압의 증가를 일으키고, 전방으로의 흐름을 유지하는 데 필요한 벽의 인장력을 증가시킨다. 심실의 요구는 감소하고 이완기 말 압력은 증가한다. 신축성과 박출 계수는 질환이 말기로 진행될 때까지 유지된다. 심방의 수축은 심실 충만을 40%(정상은 20%)까지 상승시킬 수 있다. 대동맥 협착은 선천성 이첨판의 석회화나 류마티스성 심장질환의 이차성 질환으로 나타난다. 환자에게 종종 협심증, 호흡곤란, 실신 및 급사 등이 나타난다. 협심증은 두꺼워진 심근이 의심스런 허혈(산소 요구량 증가)을 보이고 증가된 확장기말 압력이 심장에 퍼진 압력을 감소(산소 공급량 감소)시키기 때문에 관상동맥질환 없이 나타난다.

25. 대동맥 부전(aortic insufficiency)의 병태생리학은 무엇인가?

만성 대동맥 부전은 보통 류마티스성 기원이다. 급성 대동맥 부전은 외상, 심내막염, 혹은 흉부 대동맥 동맥류의 박리 등에 의해 이차성으로 나타난다. 좌심실은 확장기에서 박출량의 일부가 불완전한 대동맥 판막을 통하여 역류하기 때문에 용량 과부하를 보인다. 비대칭성 비대(확장되고 두꺼워진 chamber)가 발생한다. 확장된 입구, 느려진 심박수(상대적으로 확장기에서 시간이 더 소요됨), 그리고 증가된 전신적 혈관 저항은 역류되는 양을 증가시킨다. 순응과 박출량은 만성 대동맥 부전에서 증가되는 반면, 신축성은 점차 감소된다. 이상적으로 이러한 환자들은 비가역적 심근 손상이 나타나기 전에 판막 교체 수술이 행해져야 한다. 급성 대동맥 부전에서 좌심실은 증가된 이완기말 압력과 저하된 신축성과 함께 빠르고, 과도한 용량 과부하를 보인다. 저혈압과 폐부종은 응급 판막 교체를 필요로 한다.

26. 승모판 협착(mitral stenosis)의 병태생리학은 무엇인가?

승모판 협착은 보통 류마티스성 질환의 이차성으로 나타난다. 결정적인 판막의 협착은 처음 감염 10~20년 후에 발생한다. 판막의 입구가 좁아짐에 따라 좌심방은 압력 과부하를 나타낸다. 다른 판막 병소와 대조적으로 좌심실은 심방으로부터의 전방 혈류의 폐쇄에 기인하여 상대적인 용량 저부하를 나타낸다. 증가된 심방의 압력은 폐순환을 변화시키고 폐 고혈압과 우측 심장 부전을 야기한다. 과도하게 넓어진 심방은 심실의 충만 감소와 심박출량 감소, 심방 수축의 상실과 함께 세동을 일으킨다. 증상(피로, 힘든 활동 중의 호흡곤란, 객혈)은 임신, 질환, 빈혈, 그리고 운동과 같이 심박출량의 증가가 필요할 때 나빠진다. 좌심방 내의 혈행 정체는 혈전 형성과 전신적 전색의 위험을 나타낸다.

27. 승모판 역류증(mitral regurgitation)의 병태생리학은 무엇인가?

만성 승모판 역류는 보통 류마티스성심장질환, 허혈 그리고 승모판의 탈출 등에 의해 기인한다. 급성 승모판 역류는 심근 허혈과 유두상 근육기능 이상이나 건삭(chordae tendineae) 파열을 동반한 경색에서 발생한다. 만성 승모판 역류에서 좌심실과 심방은 편측성 비대를 나타내는 용량 과부하를 보인다. 좌심실의 수축기압은 박출량이 좌심방으로의 불완전한 판막을 통하는 것을 피함으로써 좌심방압과 폐고혈압이 상승하고, 결국 우측 심장 부전을 야기함에 따라 감소한다. 대동맥 부전에 따라 역류는 판막 입구의 크기, 역류 가능한 시간, 그리고 판막간 압력 경사에 의존한다. 판막 입구의 크기가 감소함에 따라 좌심실의 크기가 감소한다. 급성 승모판 역류에서 폐순환과 우측 심장은 급성 폐고혈압, 폐부종 그리고 우측 심장 부전을 촉진하는 보상성 심실 확장 없이 갑자기 입력과 용량이 증가한다.

판막질환에서의 수술 전후 고려사항

28. 판막질환을 가진 환자에서 외과적 위험은 무엇인가?

판막성 심장질환을 가진 환자는 판막질환의 심도와 본태에 따라 외과적 위험도가 다양하게 존재한다. 위험도는 일반적으로 3가지 부류가 있다:

1. 혈역학적 위험
2. 이 질환에 사용되는 약물과 관련한 위험
3. 세균성 심내막염

29. 다음 진술은 사실인가, 거짓인가? 판막 협착을 가진 환자는 판막 역류를 가진 환자보다 외과적 위험이 더 크다.

사실이다. 비록 두 질환에서 모두 주의 깊은 수액 관리가 중요하지만 판막성 심장질환, 판막 협착을 가진 환자는 판막 역류를 가진 환자보다 수술할 때 더 높은 위험을 가진다. 그러한 관리는 부하 후 폐부종의 증가를 예방한다. 더욱이 판막협착을 지닌 환자는 빈맥성 부정맥(tachyarrhythmias)에 취약하기 때문에 그것을 피하기 위해 주의해야 한다.

30. 판막질환시 수술 전후에 사용되는 약물은 무엇인가?

판막성 심장질환을 가진 환자, 특히 기계적 판막과 승모판 협착을 지닌 환자는 prothrombin time을 1.3~1.5배로 조절하거나 2~3의 국제표준화율(INR)을 나타내기 위해 항응고 치료를 받는다. 구강외과적 수술이 이러한 환자에게서 행해질 때 혈전색전증(thromboembolism)의 위험은 술후 출혈의 위험에 반하여 가중된다. 수술이 결정되면 환자의 심장의와 상의하여 그러한 약물을 중단시켜야 한다.

일반적으로 만약 혈전색전증의 위험이 중등도라면 쿠마딘(coumadin)은 수술 전 72시간 동안 중단될 수 있고, 술후 같은 날 혹은 다음날 다시 사용될 수 있다. 만약 환자가 혈전색전증의 위험이 높다면 Coumadin이 중단된 후 헤파린이 정맥내로 투여될 수 있다; 헤파린은 수술 전 6시간 동안 중단된다. 수술부위의 혈행 정체가 확실할 때 헤파린과 Coumadin은 술후에 재사용 될 수 있지만, 출혈이 나타므로 주의 깊게 관찰해야 한다.

31. 어떤 심장 상태에서 세균성 심내막염 방지를 위한 술전 예방적 항생제가 요구되는가(Box 17-1)?

Box 17-1. 심내막염 위험이 있는 심장상태의 분류	
심내막염의 예방이 추천되는 경우	**심내막염의 예방이 비추천되는 경우**
고위험도	저위험도
인공 심장 판막	이차공 심방 중격 결손증
이전의 세균성 심내막염	심방 중격 결손증, 심실 중격 결손증, 혹은 동맥관개존중(6개월 넘어서는 존재하지 않는)의 외과적 회복
복잡한 치아노제의 선천성 심질환	이전의 관상 동맥 우회술
외과적으로 만들어진 폐단락 혹은 도관	역류가 동반되지 않은 승모판 붕괴
중등위험도	생리적, 기능적, 혹은 순수한 심장 잡음
대부분의 다른 선천성 심장 기형	판막 기능 이상이 없는 이전의 카와사키병
후천성 판막 기능 이상	판막 기능 이상이 없는 이전의 류마티스열
비후형심장근육병증	심장박동기와 이식된 세동기
역류를 동반한 승모판 붕괴(판막첨 비후는 동반될 수도 있고 아닐 수도 있음)	

Adapted from Dajani AS, Taubert KA, Wilson W et al: Prevention of bacterial endocarditis. Recommendations by the American Heart Associationerve JAMA 277:1794-1801, 1997.

32. 어떤 치과적 및 구강외과적 술식에서 세균성 심내막염 방지를 위한 술전 예방적 항생제가 요구되는가(Box 17-2)?

Box 17-2. 치과 시술과정과 심내막염의 예방	
중등-고위험도의 심장상태로 심내막염의 예방이 추천되는 경우	**심내막염의 예방이 추천되지 않는 경우**
발치술 치주 치료 과정 농양의 절개 및 배농 치과 임프란트 식립 및 노출 탈구된 치아의 재식 근관 치료 혹은 치근단 수술 악간 고정술 오염된 악안면부 골절편의 정복술 골절단술 항생제 함유 섬유나 조각의 치은연하 적용 인대내부 국소마취제 주입 치아 혹은 임플란트의 예방적 손질 구내 생검	보철 치료 치주인대내 마취가 아닌 곳의 국소마취제 주입 술후 봉합사 제거 가철성 교정 혹은 보철 장치의 적용 구강내 인상 채득 유치의 자연 발치

Adapted from Dajani AS, Taubert KA, Wilson W et al: Prevention of bacterial endocarditis. Recommendations by the American Heart Associationerve JAMA 277:1794-1801, 1997.

33. 치과적 및 구강외과적 술식에서 예방적 항생제 처방 목록은 무엇인가 (표 17-1)?

표 17-1. 치과적 및 구강외과적 술식에서 예방적 항생제 처방 목록

	항생제	처방 목록*
일반적 예방시	Amoxicillin	성인: 2g; 어린이: 50mg/kg를 경구 투여 (시술 1시간 전)
경구 투여가 불가능한 경우	Ampicillin	성인: 2g; 어린이: 50mg/kg를 근육 혹은 정맥주사(시술 시작 30분 이내)
Penicillin에 과민반응 있는 경우	Clindamycin 혹은	성인: 600mg; 어린이: 20mg/kg를 경구 투여(시술 1시간 전)
	cephalexin 또는 cefadroxil과 병용	성인: 2g; 어린이: 50mg/kg를 경구 투여 (시술 1시간 전)
	Azithromycin 또는 clarithromycin	성인: 500mg; 어린이: 15mg/kg를 경구 투여(시술 1시간 전)
Penicillin에 과민반응이 있고 경구 투여가 불가능한 경우	Clindamycin 혹은	성인: 600mg; 어린이: 20mg/kg를 근육 혹은 정맥주사(시술 시작 30분 이내)
	cefazolin과 병용	성인: 1g; 어린이: 25mg/kg를 근육 혹은 정맥주사(시술 시작 30분 이내)

Adapted from Dajani AS, Taubert KA, Wilson W et al: Prevention of bacterial endocarditis. Recommendations by the American Heart Associationerve JAMA 277:1794-1801, 1997.
주의 : Penicillin에 즉시형 과민반응이 있는 사람에게는 cephalosporin을 사용하면 안 됨.
* 어린이의 투여량 총량은 성인의 투여량을 초과하면 안 된다.

고혈압

34. 고혈압이란 무엇인가?

고혈압은 말초 혈관 저항의 증가에 따른 동맥 혈압의 증가이다. 일반적으로 혈압(BP)이 140/90mmHg 이상으로 기록된 성인 환자는 고혈압으로 간주된다.

35. 치료의 필요 정도에 따른 고혈압의 일반적 카테고리는 무엇인가?

임상적으로 고혈압은 일반적으로 4가지 중 하나로 나타난다: 고혈압성 응급상태(hypertensive emergencies), 고혈압성 긴급상태(hypertensive urgencies), 경도의 합병증 없는 고혈압(mild uncomplicated hypertension), 일시적인 고혈압 상태(transient hypertensive episodes).

36. 고혈압성 응급상태와 고혈압성 긴급상태의 차이는 무엇이며, 이런 상태는 어떻게 조절되는가?

고혈압성 응급상태는 종말 기관의 손상과 기능 이상으로 인한 BP의 증가이다. 뇌, 심장, 혹은 신장이 영향을 미친다. BP는 수축기에서 210mmHg, 이완기에서 120mmHg 이상 높아질 수 있다. 고혈압성 응급상태 환자를 위한 치료는 빠르고 적극적으로 60분 내에 조절되는 방법으로 BP를 낮추려 노력해야 한다.

고혈압성 긴급상태는 종말 기간의 손상과 기능 이상 없이 위험한 수준으로 BP가 증가한 것이다. 고혈압성 긴급상태는 좀 더 긴 기간 동안 치료된다(1~2일).

37. 본태성 고혈압과 이차성 고혈압의 차이는 무엇인가?

본태성 혹은 기초적 고혈압은 알려지지 않은 요인으로 증가된 BP가 지속된다. 이차성 고혈압은 신동맥 협착; 만성 신장 실질성 질환; 알도스테론혈증/Cushing's syndrome; 말단비대증; 고칼슘혈증; 대동맥 협착; 크롬친화성세포증; 혹은 경구피임약처럼 명확한 원인에 기인하여 증가된 BP이다.

38. 수술기간 중 평균동맥혈압(MAP)이 최고치로 기록되는 때는 전형적으로 언제인가?

최고치 MAP는 전형적으로 후두경 검사와 삽관시 반응 중에 관찰된다. 고혈압을 가진 환자에서 삽관 90분전 베타 차단제 한 알을 복용하는 것은 수술 중 BP, 심근 허혈과 술후 유병률의 감소를 보여준다.

39. 고혈압은 어떻게 분류되는가?

고혈압을 분류하는 데에는 여러 가지 다른 체계가 있다. 예를 들어, 고혈압은 이완기 혈압에만 기초하여 높은 정상, 경미도, 중등도, 심도로 나눌 수 있다(각각 85~89,

90~104, 105~114, 〉115). 그러나 전형적으로 고혈압은 수축기와 이완기 혈압에 기인하여 4가지 단계로 나눈다. 이러한 상태 이하의 BP는 정상(수축기 〈130, 이완기 〈85), 혹은 높은 정상(수축기 130~139, 이완기 85~89)으로 간주된다. 고혈압의 4단계는:

- Stage Ⅰ(mild): 수축기 140~159, 이완기 90~99
- Stage Ⅱ(moderate): 수축기 160~179, 이완기 100~119
- Stage Ⅲ(severe): 수축기 180~209, 이완기 110~119
- Stage Ⅳ(very severe): 수축기 〉210, 이완기 〉120

40. 어떤 행동 변화가 고혈압 치료에 도움이 될 수 있는가?

고혈압을 가진 환자는 그들의 생활 방식을 바꿀 필요가 있다. 체중감량(과체중인 사람들에서 10파운드나 그 이상), 남자의 경우 하루에 1oz 이하, 여자의 경우 0. 5이하의 알콜 제한, 그리고 일주일에 3~5번의 30~45분간 유산소 활동이 권고된다. 환자들은 또한 칼륨, 칼슘 그리고 마그네슘의 적당한 흡수가 요구되고, 나트륨, 지방 및 콜레스테롤은 줄이고, 금연이 독려된다. 이런 것들이 모두 행해지면 혈압이 낮아질 수 있다(표 17-2).

표 17-2. 성인 혈압의 분류와 조절 치료

카테고리	수축기(mm Hg)	이완기(mm Hg)	치료
정상	〈130	〈85	조절 필요 없음
높은 정상	130~139	85~89	조절 필요 없음
고혈압			
Ⅰ단계	40~159	90~99	조절 필요 없음, 내과 의뢰, 환자에게 고지
Ⅱ단계	160~179	100~109	선택적인 치료,* 내과 의뢰
Ⅲ단계	180~209	110~119	긴급한 비스트레스성 처치† 즉시 내과 의뢰 혹은 상담
Ⅳ단계	≥210	≥120	긴급한 비스트레스성 처치† 즉시 내과 의뢰

* 선택적인 치료에는 비외상성 치아 발치, 생검 등이 포함된다.

† 긴급한 비스트레스성 처치는 통증, 감염, 혹은 저작 기능부전 등의 완화를 포함한다. 이 과정들은 제한적을 생리적이고 심리적인 효과도 포함해야 한다(예, 농양의 절개 및 배농). 모든 경우에서 처치의 의학적인 이득은 환자의 고혈압 상태에 따른 합병증에 의한 위험도보다 커야 한다.

41. 고혈압의 약물 치료에는 어떤 것이 있는가?

고혈압 환자를 위한 약물 치료는 개인의 필요와 상태에 따른다. 예를 들어 합병증이 없는 고혈압 환자의 초기 약물 치료는 이뇨제와 베타 차단제로 구성된다. **베타 차단제**는 심근경색(MI)을 나타낸 후 고혈압 환자를 위해 이미 서술되었다. **이뇨제**는 울혈성 심부전이 동반될 때 사용된다. **칼슘 통로 차단제**는 허혈성 심장질환을 가진 노인 환자를 위해 권고된다.

Angiotensin-converting enzyme(ACE) inhibitor는 당뇨와 단백뇨를 가진 고혈압 환자에서 유용하다.

주의: NSAIDs는 ACE억제제, 이뇨제, 그리고 베타 차단제의 효능을 감소시킨다. 그러나 구강악안면 외과적 술식을 위한 NSAIDs의 종류와 용량, 기간에서의 감소는 보통 언급되지 않는다. 또 칼슘 통로 차단제는 간질 치료를 위해 사용되는 딜란틴성 치은비대와 유사한 치은비대를 야기한다.

42. 고혈압 환자에게 epinephrine이 포함된 국소마취제의 사용은 안전한가?

치과에서 일반적으로 사용하는 국소마취제의 카트리지에는 epinephrine이 1:50,000(.02 mg/ml), 1:100,000(.01mg/ml), 혹은 1:200,000(.005mg/ml) 비율로 포함된다. 카트리지 한 개에 국소마취제 용액과 epinephrine 1.8ml를 포함한다; 그러므로 epinephrine 1:100,000 농도의 한 개의 카트리지에는 1.8ml×.0.01mg/ml 혹은 0.018mg의 epinephrine을 포함한다. American Dental Association/American Heart Association 가이드라인에 따르면 심혈관계 질환을 가진 환자는 epinephrine 0.04mg 혹은 2개의 카트리지까지 사용할 수 있다.

하지만 환자가 고혈압 조절이 나쁘거나 다른 심각한 내과적 위험이 있다면 epinephrine 사용은 위험과 이익에 따른 임상적 판단에 따라 case by case로 행해진다. 이러한 환자는 epinephrine뿐만 아니라 그들의 나쁜 내과적 상태 때문에 내과적으로 위험이 따른다.

43. Goldman Cardiac Risk Index는 무엇인가? 어떤 요인이 위험을 판명하는 데 가장 중요한가?

Goldman Cardiac Risk Index는 수술 전에 평가된 심장이외 수술을 한 1000명이 넘는 환자의 연구에 기초한다. 평가는 병력, 신체 검사, ECG, 그리고 전신상태(폐, 신장, 간질환)로부터 얻은 다양한 정보로 이루어지며, 환자의 심장에 가해지는 위험요소를 결정하는 수술의 유형을 요인으로 넣었다.

Cardiac risk index는 점수 시스템에 기초하고, 환자는 4개의 다른 cardiac risk index 분류로 나뉜다(표 17-3, 17-4). 이 연구에 따르면 S_3 심음의 존재, 지난 6개월 동안의 심근경색이나 인지되는 심부전 등은 수술 중에 큰 위험요소를 가지게 된다.

표 17-3. 심장 위험 요소에 대한 부여 점수

위험 요소	점수
제3심음 혹은 목정맥의 팽대	11
최근의 심근경색	10
가장 최근의 ECG에서 동을 제외한 리듬 혹은 조기 심방 수축	7
> 5 조기 심실 수축/분(어느 시기에서나)	7
복강내, 흉강내, 혹은 대동맥 수술	3
70세가 넘는 연령	5
현저한 대동맥 협착증	3
응급 수술	4
나쁜 전반적 의학적 상태	3
PO_2 < 60 또는 PCO_2 > 50 mmHg	
K^+ < 30mEq/L	
HCO_3^- < 20mEq/L	
Creatinine > 3mg/dL 또는 BUN > 50mg/dL	
만성 간질환	

Adapted from Goldman L: Multifactorial index of cardiac risk in noncardiac precedures. N Engl J Med 297:945-950, 1977.

BUN, Blood urea nitrogen; *ECG*, electorocardiogram

표 17-4. Goldman Cardiac Risk Index

등급	총 점수	합병증이 없거나 경도의 합병증 (n=943)(%)	생명이 위험한 합병증* (n=39)(%)	심장사 (n=19)(%)
I(n=537)	0~5	532(99)	4(0.7)	1(0.2)
II(n=316)	6~12	295(93)	16(5)	5(2)
III(n=130)	13~25	112(86)	15(11)	3(2)
IV(n=18)	>26	4(22)	4(22)	10(56)

Adapted from Goldman L: Multifactorial index of cardiac risk in noncardiac precedures. N Engl J Med 297:945-950, 1977.
* 수술 중 혹은 수술 후의 심근경색, 폐부종, 혹은 심실 빈맥 등을 나타낸다.

44. 고혈압과 항고혈압제제와 관련한 여러 가지 교감신경성 수용체에는 무엇이 있는가?

이러한 수용체는 두 개의 커다란 카테고리로 분류된다: alpha, beta 수용체 각각은 다시 두 가지로 세분된다 : alpha 1, alpha 2, 그리고 beta 1, beta 2 수용체

- Alpha 1 부위의 자극은 혈관 평활근의 수축과 그에 따른 말초혈관저항의 증가를 야기한다.
- Alpha 2 자극은 norepinephrine 분비를 억제한다(교감신경원으로의 음성피드백).
- Beta 1 자극은 심박수와 심근 수축력을 증가시킨다.
- Beta 2 자극은 혈관의 평활근을 확장시키고 기도를 이완시키고, 자궁평활근을 이완시키고 레닌 분비를 포함한 내분비효과를 다양하게 한다.

45. 다음 진술은 사실인가, 거짓인가? 경구용 항고혈압제에는 6개의 서로 다른 카테고리가 있다.

거짓이다. 항고혈압제제는 일반적으로 그들의 기능적 메커니즘에 기인하여 3개의 큰 분류로 나뉜다: 이뇨제, 교감신경차단제 및 혈관이완제(표 17-5).

표 17-5. 경구 항고혈압제제의 카테고리와 분류

카테고리	분류	하위분류	제제
이뇨제	Thiazide 타입		Chlorothiazide, chlorthalidone, hydrochlorothiazide, indapamide, metolazone
	칼륨 보존형		Spironolactone, triamterene, amiloride
	Loop		Bumetanide, ethacrynic acid, furosemide, torsemide
교감신경차단제	Adrenergic-receptor blockers	Beta	Acebutolol, atenolol, betaxolol, bisoprolol, carteolol, metoprolol, nadolol, penbutolol, pindolol, propranolol, timolol
		Alpha: alpha 1	Doxazosin, prazosin, terazosin
		alpha 1 + alpha 2	Phenoxybenzamine
		Alpha, beta	Labetalol
	Central alpha 2 agonists		Clonidine, guanabenz, guanfacine, methyldopa
	Postganglionic blockers		Bethanidine, guanadrel, guanethidine, reserpine
혈관이완제	칼슘 통로 차단제	Benzothiazepine Phenylalkylamines Dihydropyridines	Diltiazem, verapamil, amlodipine, felodipine, isradipine, nicardipine, nifedipine
	ACE inhibitors		Benazepril, captopril, enalapril, fosinopril, lisinopril, quinapril, ramipril
	직접 혈관이완제		Hydralazine, minoxidil

Adapted from Dym H: The hypertensive patient. Therapeutic modalities. Oral Maxillofac Clin North Am 10:349-362, 1998.

46. 항고혈압제의 기능적 메커니즘과 일반적인 사용에 따른 가능한 합병증에는 어떤 것이 있는가(표 17-6)?

표 17-6. 일반적으로 쓰이는 항고혈압 제제의 투여량, 기전 및 합병증

제제 및 투여량	작용 기전	가능한 합병증
이뇨제		
Thiazide 20~50mg/일	네프론의 피질 희석관에서 Na의 재흡수를 막음으로써 Na와 수분의 배설을 증가시킴; 정확한 기전은 알려지지 않음; 직접적인 소동맥의 혈관이완작용 때문인 것으로 추정됨.	저칼륨혈증, 탈수, 고혈당증, 고요산혈증, 감소된 lithium clearance
Loop 이뇨제 40~240mg/일	Henle의 근심상승고리에서 Na와 염소의 재흡수를 막는다; 또한 신장과 말초혈관이완 효과도 갖는다.	저칼륨혈증, 탈수, 저염소성 알칼리증
스피로놀락톤 50~100mg/일	칼륨 보존형; 원위세뇨관에서 알도스테론 효과를 경쟁적으로 막는다(Na와 수분배출을 증가시킴); 또한 혈관평활근에의 알도스테론 효과를 차단한다.	과칼륨혈증, 여성형유방, 탈수
중심성 항아드레날린성 약물		
Alpha-methyldopa 500~2000 mg/일 경구 250~500mg/일 정주 6시간마다 30~60분간	대사물(alpha-methylnorepinephrine)은 억제성 alpha-adrenergic 수용체를 자극하고 교감신경계의 활성을 막아서 총 말초 저항을 감소시킨다.	진정, 간기능장애, lupus양 징후, 반동성 고혈압, Coombs' test 양성 반응
Clonidine 0.1~2.4mg/일 7일마다 피부패치	억제성 alpha 2 수용체를 자극하고 교감신경계의 활성을 막는다.	진정, 구강건조증, 반동성 고혈압, 흡입마취제 최소폐포농도의 50% 감소
말초성 항아드레날린성 약물		
Prazosin (Minipress) 2~20mg/일	선택적, 경쟁적인 시냅스 후 alpha-수용체 차단은 소동맥의 이완을 가져온다.	크롬친화성세포종에 대한 검사 결과를 변화시키며, ANA에 양성 거짓 반응이 나타난다. 간기능 검사 수치가 증가한다.

표 17-6. 일반적으로 쓰이는 항고혈압 제제의 투여량, 기전 및 합병증 (계속)

제제 및 투여량	작용 기전	가능한 합병증
Terazosin(Hytrin) 1~5mg/일 경구	혈관평활근에서 선택적으로 alpha-수용체를 차단한다; 소동, 정맥을 이완킨다.	Hamatocrit, hemoglobin, 알부민, 백혈구, 총 단백질이 감소한다.
Guanethidine (Ismelin) 100~300mg/일	Alpha-수용체를 말초부에서 차단하고 NE를 분비시킴; 아드레날린성 신경 말단에서 NE 저장을 감소시킨다.	Alpha-수용체를 말초부에서 차단하고 NE를 분비시킴; 아드레날린성 신경 말단에서 NE 저장을 감소시킨다.
Labetalol 100~400mg 2회/일 경구 10~80mg 10분마다 정주	Beta와 alpha-수용체에서 경쟁적 길항제로 작용한다.	천식이 있거나, 2 또는 3도 AV 차단, 울혈성심부전, 혹은 '불안정한' 당뇨병에서는 금기이다.
혈관이완제		
Hydralazine 10~50mg 4회/일 경구 5~10mg 20분마다 정주	혈관평활근의 (소동맥) 정맥에 대한 직접적인 이완 효과가 있다.	Lupus양 증후군이 장기간 치료 받은 환자의 1~20%에서 나타나며, 수축기혈압보다 이완기혈압을 감소시키고 심박수를 증가시킨다.
Minoxidil 5~10mg/일 경구		수액 정체, 심근주위유출, 다모증
ACE inhibitors		
Benazepril (Lotensin) 10~40mg/일 경구 Captopril (Capoten) 6.25~150mg 3회/일 경구 Enalapril(Vasotec) 5~40mg/일 경구 1.25mg 6시간마다 정주	ACE와 경쟁하여 angiotensin I이 II (잠재적인 혈관수축제)로 폐에서 전환되는 것을 막는다; 말초 동맥 저항을 감소시킨다; 알도스테론 분비를 감소시켜 Na와 수분의 정체를 줄인다.	10%는 발열과 함께 홍반이 생기고 통증, 단백뇨, 백혈구감소증, 기침 등이 발생할 수 있다.

표 17-6. 일반적으로 쓰이는 항고혈압 제제의 투여량, 기전 및 합병증

제제 및 투여량	작용 기전	가능한 합병증
Lisinopril(Zestril) 10~40mg/일 경구		
칼슘 통로 차단제		
Diltiazem(Cardizem) 30~90mg 4회/일 경구 0.25mg/kg 2분 이상 정주 5~15mg/시간 정주 Isradipine(DynaCirc) 2.5~5mg 2회/일 경구 Nifedifine(Procardia) 10~30mg 3회/일 경구 Verapamil (Calan, Isoptin) 0.075~0.3mg/ kg 2분 이상 정주 80~120 3회/일 경구	세포막을 통한 칼슘의 이동을 차단, 동맥의 혈관 확장을 유발한다; nifedifine은 칼슘 통로 차단제 중 가장 강력한 말초 및 관상 동맥 이완제이다; diltiazem은 verapamil보다 근육 수축을 지배하는 능력이 낮으며 선택적으로 관상 동맥 이완 효과가 있다.	울혈성 심부전, 결절부 변화, 부종, 두통, 과칼륨혈증, 홍조, 빈맥(nifedifine의 경우에만)

Adapted from Dym H: The hypertensive patient. Therapeutic modalities. Oral Maxillofac Clin North Am 10:349-362, 1998.

ACE, Angiotensin-converting enzyme; *ANA*, antinuclear antibody; *AV*, atrioventricular; *CHF*, congestive heart failure; *DBP*, diastolic blood pressure; *HTN*, hypertension; *IV*, intravenously; *Na*, sodium; *NE*, norepinephrine; *PO*, orally; *q6h*, every 6 hr; *q7d*, every 7 days; *q10min*, every 10 min; *q20min*, every 20 min; *SBP*, systolic blood pressure.

47. 고혈압적 응급상태의 치료를 위해 사용되는 일반적인 비경구 제재에는 무엇이 있는가(표 17-7)?

표 17-7. 고혈압적 응급상태의 치료에 쓰이는 비경구 약제 (계속)

약제	용량	발현	역효과
혈관이완제			
Nitroprusside (Nipride, Nitropress)	0.25~10μg/kg/분 정맥 주입시	즉시	오심, 구토, 근육 경련, 발한, 티오시안산염, 중독
Nitroglycerin	5~100g/분 정맥 주입시	2~5분	빈맥, 홍조, 두통, 구토,
Diazoxide(Hyperstat)	50~100mg 반복 정주 bolus로	2~4분	메트헤모글로빈증 오심, 저혈압, 홍조, 빈맥, 흉통
Hydralazine (Apresoline)	10~20mg 정주 bolus로	10~20분	빈맥, 홍조, 두통, 구토, 협심증의 악화
Enalapril(vasotec IV)	1.25~5mg 6시간마다 정주 bolus로	15분	높은 renin 상태에서 급격한 혈압 저하; 반응은 다양하다.
Nicardipine	5~10mg/시간 정맥 주입시	10분	빈맥, 두통, 홍조, 국소 정맥염
아드레날린성 억제제			
Phentolamine (Regitine)	5~15mg 정주 bolus로	1~2분	빈맥, 홍조
Trimethaphan (Arfonad)	0.5~5mg/분 정맥 주입시	1~5분	배변 및 방광 부전, 기립성저혈압, 흐릿한 시야, 구강건조증
Esmolol(Brevibloc)	500μg/kg/분 처음 4분간, 그 다음 150~300μg/kg/분 정맥 주입시	1~2분	저혈압

표 17-7. 고혈압적 응급상태의 치료에 쓰이는 비경구 약제 (계속)

약제	용량	발현	역효과
Proparanolol(Inderal)	1~10mg 부하; 3mg/시간	1~2분	베타차단제 부작용, 예, 기관지 경련, 감소된 심박출량
Labetalol (Normodyne, Trandate)	10~80mg 10분마다 정주 bolus로 0.5~2mg/분 정맥 주입시	5~10분	구토, 두피 따끔거림, 목의 작열감, 자세성 저혈압, 현기증, 오심

Adapted from Dym H: The hypertensive patient. Therapeutic modalities. Oral Maxillofac Clin North Am 10:349-362, 1998.
IV, Intravenous; *q6h*, every 6hr; *q10min*, every 10min.

48. 고혈압적 긴급상태의 치료를 위해 일반적으로 사용되는 경구용 제재는 (표 17-8)?

표 17-8. 고혈압성 긴급상태를 위한 경구용 약제

약제	분류	용량	발현	지속시간
Nifedifine(Procardia)	칼슘 진입 차단제	5~10mg 설하로	5~15분	3~5시간
Clonidine(Catapres)	중심성 교감 신경 차단제	0.2mg을 처음에, 그 다음에는 0.1mg/시간으로 총 0.7mg까지	0.5~2시간	6~8시간

Adapted from Dym H: The hypertensive patient. Therapeutic modalities. Oral Maxillofac Clin North Am 10:349-362, 1998.

울혈성 심부전(congestive heart failure)

49. 울혈성 심부전이란 무엇인가?

울혈성 심부전(CHF)은 심장의 펌핑 능력의 부전으로 야기된다. 50% 이하의 심실

박출 계수는 CHF의 척도이다. CHF의 원인에는 MI, 허혈성 심질환, 비조절성 고혈압, 구조적 심장결손 및 심근병증이 포함된다.

50. 종말 기관에서 장기간의 고혈압의 잠재적 영향은 무엇인가?

만성적으로 증가된 혈압은 심장, 중추신경계 및 신장의 심각한 결과를 야기한다. 지속적인 고혈압은 좌심실 비대와 MI, CHF, 그리고 심근병증으로의 잠재력을 지닌 협심증을 야기할 수 있다. 고혈압의 신경학적 합병증에는 국소적 발작을 동반한 망막 손상, 소동맥의 협소 그리고/혹은 유두부종, 대뇌 경색이나 출혈, 대뇌 혈관의 소동맥류(Charcot-Bouchard aneurysms), 고혈압성 뇌병변 및 발작이 있다. 신장의 합병증에는 신부전과 신기능 저하가 포함된다.

51. CHF의 임상적 증상과 징후에는 무엇이 있는가?

매우 힘든 일에 따른 피로와 호흡곤란은 CHF의 초기 증상으로 종종 나타난다. 환자는 발목 부종과 2~3 pillow의 기좌호흡을 나타낼 수도 있다. 심계항진, 야뇨증, 기침, 오심 및 구토와 관련되어 보인다. 신체적 관찰로 분마조율(gallop rhythm)(S_3 혹은 S_4), 심장잡음 및 목정맥 팽대를 보인다. 폐 검사는 호흡음의 감소와 폐기저부 넘어 수포음을 보일 수 있다. 청색증은 심각한 CHF에서 종종 나타난다.

52. 심부전의 여러 가지 분류에는 무엇이 있는가?

심부전을 분류하는 방법에는 좌측 대 우측, 고출력 대 저출력, 후방 대 전방, 급성 대 만성, 보상성 대 비보상성과 같이 여러 가지가 있다.

53. 심부전의 원인에는 어떤 것이 있는가?

심장성	비심장성
허혈	고혈압
• 심근병증	폐색전
• 독성	높은 출력 상태
• 대사성	갑상선중독증
• 감염성, 염증성	
• 침윤성	

- 유전성
- 특발성

판막성 심장질환

- 대동맥 협착증, 역류
- 승모판 협착증, 역류

제한적 질환

- 심막의
- 심근의

선천적 질환

심전도성 비정상

- 부정속맥
- 심실의 근실조

54. 심부전을 가진 환자에서 주요한 신체적 변화는 무엇인가?

- 동맥순응의 소실
- 소동맥의 협소해짐
- 혈관평활근의 비대
- 증가된 교감 신경계 활동에 의한 이차성 혈관수축활동 증가
- 레닌-안지오텐신 시스템의 활성 결과 나트륨과 수분의 저류
- 증가된 argentine vasopressin과 endothelin 수치
- 내피에서 유래된 relaxing factor(nitric oxide)의 국소적 방출 감소

55. 어떤 실험 결과가 CHF 환자를 평가하는 데 유용한가?

흉부 방사선 사진 검사, 심전도 검사(ECG) 및 방사선핵종을 이용한 심실조영술은 심부전을 가진 모든 환자를 평가하는 데 유용하다. 흉부 방사선 검사는 폐정맥의 폐문(perihilar)주위 충혈, 폐혈관 음영의 집중, 혹은 늑막 유출을 포함한 심장비대나 폐혈관 울혈의 증거를 보여준다. 이러한 환자에서 ECG는 비록 70~90%의 환자에서 심실 혹은 심실 상부 율동 부전이 입증되었더라도 종종 특징적이지 않다. 방사선핵종 심실 조영술은 좌심실 분출 계수를 측정하는 데 유용하게 사용된다.

56. 심부전의 심도는 어떻게 분류되는가?

CHF를 가진 환자의 상태는 전형적으로 증상과 생활장애, 혹은 심장 기능이상의 심도에 기인하여 분류한다. 뉴욕 심장협회는 심부전을 가진 환자의 증상적 한계에 대해 4가지 카테고리를 사용한다.

Class Ⅰ-평상의 활동이 증상을 야기하지 않는다.

Class Ⅱ-평상의 활동이 증상을 야기한다.

Class Ⅲ-평상보다 적은 활동이 증상을 야기한다.

Class Ⅳ-휴식시에도 증상이 나타난다.

57. CHF를 위한 관리의 원칙은 무엇인가?

약어 MOIST 'N DAMP를 이용하여 CHF를 관리하기 위한 방법의 리스트가 설명된다.

- Morpine 몰핀
- Oxygen 산소
- Inotropes(강심제) digitalis
- Sit-'em-up
- Tourniquets 지혈대
- Nitrates 질산염
- Diuretics 이뇨제
- ACE 억제재와 부하 후 제거(aminpylline)
- Mechanical ventilator 기계적 환기
- Phlebotomy 정맥절개

58. 심부전의 치료에 사용되는 약의 여러 가지 분류는 무엇인가?

CHF를 치료하는 약은 전형적으로 5개의 카테고리 안에 들어간다: 이뇨제, ACE inhibitors, 칼슘통로 차단제, 강심제 및 베타 차단제.

이뇨제는 CHF환자가 순환성 울혈의 증상과 징후를 보일 때 사용된다. Thiazide 이뇨제는 경미한 수액 정체에 종종 사용된다. Furosemide같은 Loop 이뇨제는 Thiazide의 사용으로 적절한 반응을 얻는데 실패했을 때 사용될 수 있다. Metolazone과 같은 이차적 이뇨제의 추가적 사용은 운동을 견디는 정도와 수명을 향상시키는데 효과적인 것으로 보인다.

ACE inhibitors는 그것을 견딜 수 있는 환자에서 효과적인 치료법이다. 그것들은 좌심실의 기능과 운동을 견디는 정도를 향상시키고 삶을 연장시킬 수 있다. 저혈압과 질소혈증은 가장 큰 부작용이다. 마른 기침이 꽤 일반적이지만 치료를 중단시킬 필요는 거의 없다. 혈관확장제 hydralazine과 isosorbide dinitrate의 병용은 역시 운동을 견디는 능력과 수명을 증가시키는데 유용한 것으로 보인다.

칼슘 통로 차단제는 긍정적인 혈역학적 반응을 보이지만, 부정적인 근수축 효과를 보인다.

강심제는 심방 세동이나 나쁜 수축기능의 확장된 좌심실을 가진 환자에서 유용하다.

베타 차단제는 허혈성 심장질환을 가진 환자에서 장기간의 긍정적인 효과를 제공한다.

59. 강심제 독성에 의한 증상과 징후는 무엇인가?

강심제 독성을 가진 환자는 다음과 같은 증상과 징후를 나타낼 수 있다: 식욕감퇴, 오심, 구토, 복통, 혼란, 지각이상, 약시 및 암점(scotomata). ECG 검사는 보통 비특이적이고, 심실의 조기수축, 이단맥, 삼단맥, 심실 빈맥, 지연된 방실결절 전도, 그리고 완전 심장 차단을 포함한다. 노인 환자와 갑상선기능저하증, 감소된 신장기능, 저칼륨혈증, 과칼슘혈증, 그리고/혹은 저마그네슘혈증을 가진 환자는 강심제 독성에 더 걸리기 쉽다.

60. CHF를 가진 환자를 위한 술후 관리 중 중요한 요소에는 무엇이 있는가?

술후 MI는 약 72시간 후에 최고로 발생한다; 그러므로 이 기간 동안에는 환자의 심장상태를 주의 깊게 관찰해야 한다. 적당한 시기에 고무적인 폐활량 측정, pulmonary toilet, 기관지 확장기를 이용하여 폐기능을 향상시켜야 한다. 술후 신부전은 무서운 의미를 가지기 때문에 신장 기능과 요배출의 관찰은 역시 이러한 환자에서 매우 중요하다. 통증은 생리적 스트레스를 최소화하기 위해 잘 조절되어야 한다.

피해야 하는 그 밖의 가능한 술후 합병증으로는 위장관 허혈, 출혈, 발작, 이식 감염, 원위 동맥 혈전증 및 폐색전이 포함된다.

BIBLIOGRAPHY

1. Dajani AS, Taubert KA, Wilson W et al: Prevention of bacterial endocarditis. Recommendations by the American Heart Associationerve JAMA 277:1794-1801, 1997.
2. Dym H: The hypertensive patient. Therapeutic modalities. Oral Maxillofac Surg Clin North Am 10:349-362, 1998.
3. Eagle KA, Coley CM, Nussbaum SR et al: Combining clinical and thallium data optimizes preoperative assessment of cardiac risk before major vascular surgery. Ann Intern Med 110:859-866, 1989.
4. Glick M: New guidelines for prevention, detection, evaluation, and treatment of high blood pressure. J Am Dent Assoc 129:1588-1594, 1998.
5. Goldman L, Caldera DL, Nussbaum SR et al: Multifactorial index of cardiac risk in patients in noncardiac surgical procedures. N Engl J Med 297:945-950, 1977.
6. McCabe JC, Roser SM: Evaluation and management of the cardiac patient for surgery. Oral Maxillofac Surg Clin North Am 10:429-443, 1998.
7. Muzyka BC, Glick M: The hypertensive dental patient. J Am Dent Assoc 128:1109-1120, 1997.
8. Seres T: Congestive heart failure. In Duke J (ed): Anesthesia Secrets, 3rd ed. Philadelphia, 2006, Mosby.

18. 호흡기 이상
(Respiratory disorders)

Robert E. Doriot, DDS, and Kenneth J. Benson, DDS

1. 37% 혈액, pH7.4, P_{CO_2} 40mmHg에서 정상 성인 산화헤모글로빈 해리곡선은 무엇인가(그림 18-1)?

2. 만약 pH가 더 산성이었다면 이 곡선은 어느 쪽으로 움직이겠는가?

오른쪽으로 움직인다.

3. 해리곡선의 이동에 관여하는 일반적 원칙은 무엇인가?

- 낮은 pH 혹은 높은 P_{CO_2}는 곡선을 오른쪽으로 이동시킨다.
- 높은 pH 혹은 낮은 P_{CO_2}는 곡선을 왼쪽으로 이동시킨다.
- 체온의 증가는 곡선을 오른쪽으로 이동시킨다.
- 체온의 감소는 곡선을 왼쪽으로 이동시킨다.

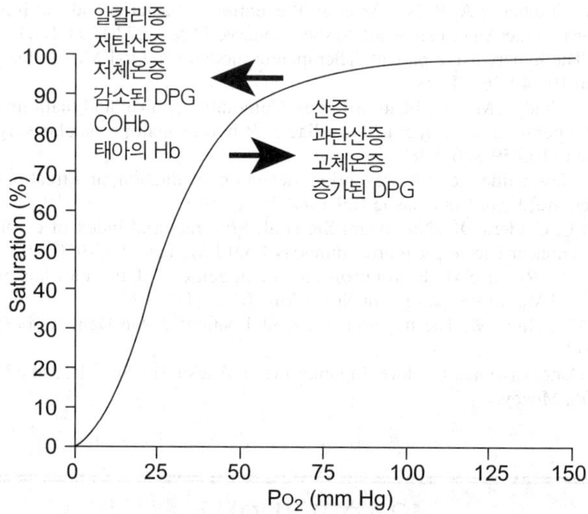

그림 18-1. 정상 산소헤모글로빈 해리 곡선. DPG, Diphosphoglycerate; COHb, Carboxy-hemoglobinerve (From Hess D: Arterial blood gases. In Parsons PE, Heffner JE (eds): Pulmonary/Respiratory Therapy Secrets, 3rd ed. Philadelphia, 2006, Mosby.)

4. 곡선이 왼쪽으로 이동할 때 곡선의 변화는 어떻게 해석되는가?

왼쪽으로의 이동과 함께 낮은 Po_2는 상당량의 산소(O_2)와의 결합이 요구된다. 산소의 절반의 포화압력(P-50)이 낮아짐에 따라 헤모글로빈의 O_2친화력이 높아진다; P-50이 증가함에 따라 헤모글로빈의 O_2친화력은 낮아진다. 곡선이 오른쪽으로 이동하면 P-50은 증가하고, 곡선이 좌측으로 이동하면 P-50은 감소한다.

5. 일산화탄소는 곡선을 어느 방향으로 움직이게 하는가?

혈액내 적은 양의 일산화탄소는 헤모글로빈에 대한 남아 있는 산소의 친화력을 증가시키고 따라서 곡선을 왼쪽으로 이동시킨다.

6. 2,3-diphosphoglycerate(2,3-DPG)이란 무엇인가?

2,3-DPG는 적혈구에 의해 만들어지고 적혈구(RBCs)내에 상당히 높은 농도로 존재한다.

7. 언제 2,3-DPG가 만들어지는가?

2,3-DPG는 만성 저산소 상태에서 주로 생산된다. 2,3-DPG의 증가는 곡선을 오른쪽으로 이동시키고, 특정 O_2 레벨에서 헤모글로빈으로부터 더 많은 O_2가 유리되도록 한다.

8. 감소된 2,3-DPG는 해리곡선에 어떻게 영향을 미치는가?

2,3-DPG의 감소와 함께 곡선은 왼쪽으로 이동할 것이고 헤모글로빈에 의한 O_2의 친화도는 증가할 것이다. 헤모글로빈은 매우 낮은 Po_2에서를 제외하고는 조직에서 O_2를 방출하지 않는다.

9. 혈액 은행에서 2,3-DPG는 혈액 공급에 어떻게 영향을 미치는가?

최소 1주일 동안 저장된 혈액에서 2,3-DPG가 정상 수준으로 재저장 되지 않는 한 2,3-DPG는 고갈될 것이다.

10. 노화과정이 $PaCO_2$에 어떤 영향을 미치는가?

$PaCO_2$와 폐포환기는 노화과정에 의해 바뀌지 않는다.

11. 노화과정이 PaO_2에 어떤 영향을 미치는가?

PaO_2는 나이가 증가함에 따라 감소한다. 이러한 감소는 다음의 공식에 따라 계산될 수 있다:

$$PaO_2 = 100.1 - (0.323 \times \text{age in years})$$

이런 식으로 30세의 PaO_2는 $100.1 - (0.323 \times 30) = 90.41$로 계산된다.

12. 나이에 따라 1초당 forced expiratory volume(FEV1)는 어떻게 변화하는가?

나이가 증가함에 따라 FEV1는 선형으로 감소한다.

13. 나이에 따른 폐기능의 가장 심각한 변화는 무엇인가?

- 폐의 탄력성 감소로 평균 폐포 지름과 부피가 증가하며 FEV1의 감소가 따른다.
- 호흡기 근육의 감소된 근력
- 증가된 늑골 cage의 경직성

이러한 변화는 인생의 30대에 뚜렷하게 나타나기 시작한다.

14. PEEP란 무엇인가?

기계적 환기동안의 호기말 양압(Positive end-expiratory pressure). PEEP는 폐포와 작은 기도의 붕괴를 예방하는 데 도움이 되고, 이미 붕괴된 폐 단위의 보충을 도와줄 수 있다.

15. PEEP의 유용한 효과는 무엇이 있는가?

- 증가된 기능적 잔류용적
- 증가된 순응
- 증가된 PaO_2
- 증가된 ventilation-perfusion(V/Q) ratio(초기에 낮을 때)
- 감소된 폐문합

16. 심박출량에서 PEEP의 효과는 무엇인가?

PEEP를 사용할 때 흉부내 압력 증가와 정맥 환류의 감소로 인해 심박출량은 이차적으로 감소될 수 있다.

17. 정상 혈액 가스 수치는 얼마인가?

pH 7.40 ± 0.05units

(H^+) 40 ± 5mEq/L

PCO_2 40 ± 5mmHg

일반적으로 각 pH의 0.1 증가는 P_{CO_2}의 12mmHg와 일치하고, 6mEq/L의 염기 변화와 같다.

- 황금률 #1: pH의 0.08 = $PaCO_2$의 10mmHg
- 황금률 #2: pH의 0.15 = 10mEq/L의 염기변화

18. 산증과 알칼리증에 대해 정의하시오.

산증은 단지 대사성 산이 과량으로 생산되었을 때나 완충계 혹은 신장기능이 비정상일 때 나타나는 대사성 상태이다. 알칼리증은 염기(예, 중탄산염)의 과량 섭취나 과량의 산의 소실(예, 저혈량증, 구토)이 있을 때 나타난다.

19. 호흡성 산증의 진단은 어떻게 이루어지는가?

호흡성 산증은 일반적으로 임상 검사시 호흡이 분명히 감소되었을 때 나타난다. 동맥혈 가스 분석(ABGs)으로 진단을 확실히 할 수 있다: 동맥의 pH는 7.35 이하일 것이고 P_{CO_2}는 >45mmHg일 것이다.

20. 호흡성 산증의 원인에는 어떤 것이 있는가?

다음을 포함한 호흡기능에 영향을 미치는 어떤 질병이나 상태라도 호흡성 산증의 원인이 될 수 있다:

- 만성 폐색성 폐질환(COPD)
- 심장 정지
- 흉벽 혹은 기도 손상
- 중추신경계(CNS)의 기능저하
- 폐부종
- 폐렴
- 약물 효과
- 극도 비만(예, pickwickian 증후군)

21. 호흡성 알칼리증의 진단은 어떻게 이루어지는가?

임상적으로 호흡성 알칼리증은 과환기에서 유발된다. 그러나 그것의 심도와 급성도, 과환기에 의존한 것은 확증이 될 수 없고 동맥혈 가스의 분석으로 동맥혈 pH >7.45와 P_{CO_2} <35mmHg로 증명될 수 있다.

22. 호흡성 알칼리증의 원인에는 어떤 것이 있는가?

- 과환기
- CNS 손상

- 발열
- 과도한 기계적 환기
- 폐색전

23. 기관지 암종은 무엇과 가장 관련이 있는가?

하인두부와 식도 상부 암종의 50% 이상은 플러머-빈슨증후군(Plummer-Vinson syndrome)과 연관되어 있다.

24. 호흡중추는 어디인가?

호흡중추는 연수와 뇌교의 망상체 부위에 양측성으로 위치하는 신경원 그룹에 넓게 분포하고 있다.

25. 무엇이 호흡중추에 영향을 미치는가?

과도한 CO_2와 수소이온(H^+)은 호흡중추 자체에서 직접적 흥분성 효과에 의해 주로 영향을 미친다. 산소는 호흡중추에 직접적 영향을 미치지 않는다. O_2는 목동맥과 동맥체에서 말초성으로 주로 기능한다.

26. 전이성 기관지 암종이 주로 어떻게 하악에 도달하는가?

전이성 암의 이환은 상악보다 하악이 훨씬 많다. 연구에 따르면 전이성 암의 82~85%가 하악에 이환된 것으로 보인다. 구치부가 주로 이환되는데, 그 이유는 많은 조혈조직을 가지고 있기 때문이다. 또한 일반적으로 퍼지는 방식이 조혈성이기 때문에 암세포는 혈관 수질조직에 모이는 경향이 있다.

27. 정상 호흡률은 얼마인가?

호흡률(RR)은 정상성인에서 분당 10~20회이고, 소아에서 분당 44회이다. RR > 20/분이면 빈호흡, RR < 10/분은 서호흡이라고 한다.

28. 체인스트로크형(Cheyne-Strokes) 호흡은 무엇인가?

무호흡의 기간을 동반한 과호흡(심호흡) 기간의 변화이다. 아이들과 노인에서 정상적으로 수면 중에 이러한 패턴을 보인다. 정상 성인에서 이러한 호흡의 원인으로는 심부전, 요독증, 약물 유도성 호흡 저하 및 뇌손상이 있다.

29. 천명(stridor)의 원인은 무엇인가?

즉각적 주의를 요하는 기도의 응급상태인 천명은 후두와 기관지 수준에서 기도의 부분적 협착에 의해 발생된다.

30. 급성 호흡부전의 정의는 무엇인가?

호흡부전은 환기 기구의 부전이나 가스 교환 시스템의 부전에 따른 2차적인 O_2와 CO_2의 부적절한 교환을 말한다. 결과적으로 저환기와 과탄산증 및 저산소혈증이 나타난다.

31. 어떻게 호흡부전이 진단되는가?

호흡부전은 일차적으로 동맥혈 가스에 기반을 둔다. 헤모글로빈 포화도 <92%(동급의 PaO_2 <60mmHg, $PaCO_2$ >50mmHg 그리고 pH<7.35[호흡성산증])

32. 호흡부전은 어떻게 치료되는가?

적절한 O_2 공급을 위해 기계 혹은 보조적인 환기기구를 사용하여 환자의 기도를 적절히 유지 한다. 기도는 경구와 비강을 통한 기관지내 삽관술, 기관절제술, 혹은 윤상갑상절제술의 형태로 유지된다.

33. 삽관과 기계적 환기의 적응증은 무엇인가?

삽관과 기계적 환기의 적응증은 임상적 그리고 실험실 수치에 기반을 둔다. 다음의 것들을 포함한다:

- 호흡률 >30~40회/분
- 흡기 음압 <25cm H_2O
- Vital capacity <10~15 ml/kg 혹은 $PaCO_2$ >50mmHg, pH <7.3

34. 기계적 환기 보조를 중단할 수 있는 기준(weaning parameter)은 무엇인가?

기계적 환기는 아래의 매개변수가 하나이상 일치한다면 중단될 수 있다.

- PaO_2 >60mmHg와 FiO_2 <0.4
- 정상 pH와 함께 만족할 만한 $PaCO_2$(35~45)

- Tidal volume >4~5ml/kg
- 분당 환기량 <10L/분
- 호흡률 <25/분
- 흡기 음압 >20cm H_2O

35. 흉막 삼출(pleural effusion)이란 무엇인가?

흉막 삼출은 늑막 공간에 체액이 축적될 때 발생하고(예, 수액 과다, 감염) 공기로 찬 폐가 흉벽으로부터 분리될 때 발생한다.

36. 무기폐(atelectasis)란 무엇인가?

무기폐는 점액이나 이물질이 기관지 주가지에서 기류를 막아서 이환된 폐조직이 붕괴되고 공기가 없는 상태가 되는 것을 말한다. 이것은 전형적으로 수술 후 36시간에 발생하고 경미한 호흡곤란, 미열 및 저산소증이 나타난다.

37. 어떻게 수술 후 무기폐를 조절할 수 있는가?

술후 무기폐의 치료로는 폐의 팽창이 도움이 되고, 대부분의 환자에서 유도되는 폐활량측정(spirometry)이 적절하다. 그러나 심한 무기폐를 가진 환자에서는 기관지내 흡입과 기관지내시경술이 필요하다.

38. 기흉(pneumothorax)의 징후는 무엇인가?

기흉은 흉벽으로 부터 튀어나간 폐로 인해 늑막극으로 공기가 새어들어 갈 때 발생한다. 수술 중 나타나는 기흉의 징후에는 원인을 알 수 없는 저혈압, 불룩해진 횡경막과 함께 나타나는 환기성 저산소증, 목정맥의 신전, tympanic thorax, 한쪽으로 변위된 기관지가 있다. 깨어난 환자에서 기흉은 전형적으로 호흡곤란, 흉통, 이환된 부위의 호흡음 소실, 그리고 흉부 방사선 검사에서의 기흉의 증거와 함께 나타난다. 기관지 변위가 나타날 수 있다.

39. 기흉의 적절한 치료법은 무엇인가?

기흉은 흉강삽관술로 관을 위치시키고 20cm H_2O의 주의 깊은 흡입으로 치료된다. 그러나 만약 기흉 장력이 의심된다면 즉시 midclavicle line에서 두 번째 늑간극을 통해 14-gauge 바늘을 사용하여 감압술을 시행하여야한다.

40. 천식의 기전은 무엇인가?

천식은 염증으로 특징지어지는 만성장애이고 결과적으로 다양한 정도의 기도 폐쇄를 일으키는 다양한 자극으로 인해 기관과 기관지 가지의 반응성이 증가된 것이다.

41. 급성 천식의 임상적 소견은 무엇인가?

환자는 호흡곤란이나 기관지통, 씨근거림, 저산소혈증, 그리고 종종 과탄산증을 나타낸다.

42. 급성 천식의 적절한 조절법은 무엇인가?

급성 천식은 흡입성 베타-아드레날린성 길항제(albuterol, 3.0ml[2.5mg], in 2ml of normal saline every 4-6 hours, in a nebulizer)와 함께 추가적인 O_2 투여로 가장 잘 치료된다. 만약 환자가 베타 길항제에 저항한다면 theopylline이 고려되어야 한다. 치료법은 또한 methylprednisone(50~250mg over 4~6 hours)과 같은 비경구적 스테로이드도 포함할 수 있다. 위의 방법에 반응하지 않는 심각한 천식환자에서는 1:1000 epinephrine 0.3mg을 피하로 투여한다.

43. Aminopylline과 함께 상호작용하는(방해하는) 약물은 무엇인가?

가장 흔히 언급되는 약은 aminophylline의 혈청 수치를 증가시키는 erythromycin이다. Cimetidine 역시 aminopylline의 혈청 수치를 증가시킨다.

44. 만성 폐기종 환자는 왜 통모양의 가슴(barrel-chest) 모양을 보이는가?

폐기종을 가진 환자는 원위 air space가 점점 커지고 폐는 점점 팽창된다.

45. 성인호흡곤란증후군(adult respiratory distress syndrome[ARDS]) 이란 무엇인가?

ARDS는 C5a로부터 유도된 중성구가 폐에 응집된 것이다. 응집은 ARDS의 병인론의 주된 메커니즘 중의 하나이다. 손상 받은 모세혈관에서 단백질이 풍부한 액체가 간극으로 새어나오고 그에 따라 폐의 기능이 바뀌게 된다.

46. 무엇이 ARDS를 일으키는가?

ARDS는 보통 폐포-모세혈관 막의 손상으로부터 기인한다. 또한 이전에 존재하던 전신적 패혈증, 지방색전, 두부손상, 흡인, 췌장염, 혹은 흡입 손상 등에 의해 야기될 수도 있다. 환자는 전형적으로 심각한 호흡곤란과 흉부 방사선에서 폐로 확산되는 산소보충으로도 감당할 수 없는 저산소혈증을 보인다.

47. ARDS의 적절한 조절법은 무엇인가?

ARDS의 관리에는 pulse oximetry(SpO_2) $>90\%$, 동급의 PO_2 >60mmHg를 유지하기 위해 기계적인 환기와 함께 폐동맥 카테터를 장착하는 것과 집중적인 관리를 즉시 시행하는 것이 포함된다. 그리고 폐모세혈관 압력은 12~15mmHg 범위로 유지시켜야 하고, Cardiac index는 3L/min/m^2 이상으로 유지시켜야 한다. ARDS의 치료는 일반적으로 기압장애와 산소독성을 최소로 하는 범위에서 O_2 포화도 $\geq 90\%$ 가 되도록 보조하는 것이다.

48. ARDS의 특징은 무엇인가?

- 주된 손상의 병력
- 증가된 호흡장애
- 흉부 방사선 사진에서 확산된 침윤
- 저산소혈증(PaO_2 <60mmHg with FiO_2 >0.6)
- 호흡성 알칼리증
- 정상 폐모세혈관 쐐기압(pulmonary capillary wedge pressure[PCWP])
- 감소된 폐순응
- 증가된 문합 기능
- 증가된 사강과 환기

49. 위 내용물의 흡인(aspiration)시 적절한 관리법은 무엇인가?

흡인의 치료는 일반적으로 지지(supportive)요법이며 O_2공급, 기관지내 삽관과 항생제를 포함한다. 환자는 구강으로 아무것도 주어져서는 안 되며(NPO), 비경구적 영양이나 장관으로의 섭취가 요구된다. 이러한 환자들은 일반적으로 급성 호흡곤란과 발생 후 2~3시간 동안 열이 나고 이차적으로 화학적 폐렴을 보일 것이다. 이러한 환자에서 흉부 방사선 사진의 기록은 초기에는 정상이지만 결국 확산된 간질의 침윤이 나타날 것이다.

50. 흡인의 가능한 합병증에 대해 설명하시오.

ARDS, 폐렴 및 폐질환

51. 폐색전(pulmonary embolus[PE])의 증상과 징후는 무엇인가?

PE의 증상	PE의 징후
• 연하곤란	• 빈호흡
• 흉통	• 빈맥
• 기침	• 실신 가능
• 객혈	

52. 어떻게 PE가 진단되는가?

PE는 설명이 불가능한 호흡곤란, 저산소증이나 빈호흡을 가지는 수술 후 환자에서 고려되어야 한다. 즉시 SpO_2, 심전도(ECG) 및 흉부 방사선 사진을 검사해야 한다. 불포화 상태가 보일 것이고, 비특이성 ST 혹은 T파의 변화가 기록될 것이다. 나선형 전산화 단층촬영(CT) 스캔이 진단에 도움이 된다.

53. 술후 PE의 적절한 관리는 무엇인가?

치료는 저산소혈증을 바로잡기 위한 산소 공급과 혈압을 유지하기 위한 정맥내 체액 공급이 포함되어야 한다. 게다가 partial thromboplastin time(PTT)를 1.5~2.4배로 조절하기 위해 즉시 정맥내 혹은 피하로 헤파린이 공급된다. 와파린 요법은 환자의 치료적 prothrombin time(PT)에 도달할 때 까지(5~7일내에) 헤파린이 투여되는 동안 시작되어야 한다. 치료는 2~3달간 계속된다. 최종적으로 하대정맥(IVC) 필터의 장착이 고려된다. 색전제거술 역시 고려될 수 있다.

BIBLIOGRAPHY

1. Barash P, Cullen B, Stoelting R et al (eds): Clinical Anesthesia, 2nd ed. Philadelphia, 1996, Lippincott-Raven.
2. Bates B, Bickley L, Hoekelman R: The thorax and lungs. In Bates B (ed): A Guide to

Physical Examination and History Taking, 6th ed. Philadelphia, 1995, J.B. Lippincott.
3. Kollef M, Goodenberger D: Critical care and medical emergencies. In Ewald G, McKenzie C (eds): The Washington Manual of Medical Therapeutics. Boston, 1995, Little, Brown.
4. Miller R, Stoelting R: Acid-base and blood gas analysis. In Miller R (ed): Basics of Anesthesia, 3rd ed. New York, 1994, Churchill Livingstone.
5. Pettit TW, Cobb JP: Critical care. In Doherty GM, Wells SA, Baumann DS et al (eds): The Washington Manual of Surgery. Boston, 1997, Little, Brown.
6. Roser SM: Management of the medically compromised patient. In Kwon P, Laskin D (eds): Clinician's Manual of Oral and Maxillofacial Surgery, 2nd ed. Chicago, 1997, Quintessence.

19. 혈액학 (Hematology)

James A. Giglio, DDS, MEd, and Robert E. Doriot, DDS

1. 혈액응고 인자 합성에서 Vit K에 의존하는 응고인자는 무엇인가?

Factor Ⅱ, Ⅶ, Ⅸ, Ⅹ

2. 혈액 검사 중 warfarin의 작용을 볼 수 있는 것은 무엇인가?

Prothrombin time(PT) test 시행

3. 국제표준화율(International normalized ratio[INR])이란 무엇인가?

INR이란 이미 보고된 PT의 정상값을 계산하여 나온 값이다.

$$\text{INR} = \left(\frac{\text{patient protime}}{\text{mean of the normal range}}\right)^{\text{ISI}}$$

국제통계협회는 세계보건기구에 근거한 물질로 측정된 thromboplastin의 제조 정도에 의해 결정되는 International Sensitivity Index 값으로 정하였다. INR은 항응고 정도를 표준화한 수치이며, 구강내 항응고 작용을 감시할 수 있는 수치이다. 치료적 INR의 범위는 대부분의 임상적 상황에 있어서 2.0~3.0이다. 인공심장판막을 가진 환자에 있어서는 2.5~3.5를 유지해야 한다.

4. 지혈의 3가지 단계는 무엇인가?

혈관성(vascular), 혈소판(platelet), 응고(coagulation)

5. 오랜 기간의 항생제 치료가 지혈에 미치는 영향?

오랜 기간의 항생제 치료는 Vit K를 만드는 데 필요한 위장관내의 정상 미생물 수를 감소시킨다. 항응고인자 Ⅱ, Ⅷ, Ⅸ, X의 합성에는 Vit K가 필요하다.

6. Factor Ⅸ의 결핍증이란 무엇인가?

혈우병 B. 혹은 Christmas disease.

7. 만약 warfarin(Coumadin)을 구강 수술 전에 중단해야 한다면 그 시기는 언제인가?

12~24시간 이내에 개시되고, 작용이 3~5일은 지속되며, 반감기는 1.5~2.5이므로 적어도 수술 3일 전에는 warfarin을 중단해야 하며, PT test는 수술 24시간 이내에 시행해야 한다.

8. Vit K는 warfarin에 어떤 영향을 미치는가?

Vit K는 warfarin의 작용을 반전시킨다. Vit K가 투여되면 환자의 몸에서는 더욱 센 항응고제인 warfarin에 며칠간 저항하게 된다. 어떤 환자들에서는 항응고 작용의 갑작스런 중지로 인해 혈전 및 색전증 등의 합병증을 일으킬 수 있는 모호한 혈전 경향이 나타나기도 한다. 그러므로 Vit K의 투여나 갑작스런 warfarin의 중지는 어떤 환자들에게 있어서는 위험하다.

9. Heparin이 혈액 응고에 미치는 영향?

Heparin은 특히 폐에 존재하는 결합조직의 비만세포가 포함된 다량의 세포들에서 생산되는 다당류와 자연적으로 결합한다. Heparin calcium은 상업적으로 돼지의 장내 결합조직으로부터 얻어지며, 반면에 sodium은 돼지의 장이나 소의 폐에서 얻는다. Heparin은 혈액 응고의 내인성과 외인성 기전에 영향을 미친다. 또한, prothrombin 증강제의 형성을 막고 fibrinogen의 thrombin 작용을 억제한다. 따라서 heparin은 정상적인 응고시간을 증가시키고(4~6분→6~30분) 그 작용을 3~4시간가량 지속시킨다.

10. Heparin 작용은 무엇으로 반전시킬 수 있는가?

Protamine sulfate를 사용한다. Protamine 자체는 항응고제이지만 주의 깊게 사용해야 한다. Heparin과 함께 투여시 두 가지 약물 모두 항응고제로써의 영향을 잃게 될 수 있다. Protamine의 과용량 투여로 인한 출혈을 예방하기 위해서 용량에도 주의를 기울여야 한다. 또한, protamine의 너무 빠른 투여는 고혈압이나 anaphylactoid 반응을 일으킬 수 있다.

11. aspirin은 응혈에 어떤 영향을 끼치는가?

Aspirin(acetylsalicylic acid, ASA)과 다른 비스테로이드성 소염제(Nonsteroidal antiinflammatory drugs[NSAIDs])는 응고의 혈소판 시기에 영향을 미친다. 이러한 약물은 cyclooxygenase의 활성도를 바꾼다. Cyclooxgeanase는 외상으로부터의 반응인 "stick together" 및 결집에 필요한 혈소판으로부터 생성되는 접착 단백질의 분비를 통제한다. 또한 aspirin과 NSAIDs로부터 유래된 cyclooxgenase의 억제는 비활성 혈소판의 성장을 막아 출혈을 연장시킨다. ASA의 부작용은 관상동맥이나 뇌혈전증의 예방적 방법으로써 상용된다는 것이다.

12. 응고인자 중 내인성(intrinsic), 외인성(extrinsic) 및 공유성(common) 기전에 각각 속하는 것은?

내인성 기전에는 Factors Ⅷ, Ⅸ, Ⅺ, Ⅻ이 속하며, 외인성 기전에는 Factor Ⅶ 및 조직 인자가 포함된다. 공유성 기전에는 Factor Ⅹ, ⅩⅢ, prothrombin, thrombin, fibrinogen, fibrin이 포함된다.

13. PT로 측정되는 인자와 PTT로 측정되는 인자는 각각 무엇인가?

PT로는 factor Ⅱ, Ⅶ, Ⅸ, Ⅹ, fibrinogen이 측정되며, PTT에서는 factor Ⅹ의 활성 및 factor Ⅰ, Ⅱ, Ⅴ, Ⅷ, Ⅸ, Ⅹ, Ⅺ, Ⅻ, fibrinogen 활성 이전의 intrinsic pathway의 모든 과정이 측정된다.

14. 신선동결혈장(Fresh Frozen Plasma[FFP])을 수혈할 때의 적응증은 무엇인가?

FFP는 성분 수혈로 치료가 잘 되지 않거나 희망적이지 않을 때, factor Ⅱ, Ⅴ, Ⅶ,

Ⅸ 부족의 대체물로 사용한다. 보통의 성인에서 FFP unit의 2~3%만으로도 모든 응고인자수치가 증가하며 체중 1kg당 10ml/kg의 수준에서 FFP의 수혈은 대부분의 출혈을 막는 효과가 있다

15. 빈혈이란 무엇인가?

혈액의 산소운반능력의 저하를 의미한다. 허약감(weakness), 피로감, 심계항진증, 쑤심, 손가락과 발가락의 무감각증, 구강건조증, bone pain, 호흡감소 등을 포함한 일반적 증상과 얼굴의 창백함, 숟가락 모양의 손가락, 잘 부러지는 손톱 및 붉은 혀 등의 임상적 특징을 보인다.

16. 철결핍성 빈혈의 원인은 무엇인가?

철결핍성 빈혈은 낮은 혈청내 ferritin 및 혈액의 손실로 인해 일어난다. 낮은 헤모글로빈과 백혈구 수치의 감소, 소적혈구성과 혈색소 감소성 적혈구에 의해 진단되어진다. 이 빈혈증은 철분 보충과 혈액 손실 보충으로 치료 가능하다. Plummer-Vinson syndrome은 큰 세 가지 임상증상을 보이는데 식도의 꼬임, 연하장애 및 구강증상으로 철결핍성 빈혈환자의 설염 및 구강건조증 등이다.

17. 악성빈혈(pernicious anemia)이란 무엇인가?

적혈구의 성숙과 성장을 위해서는 Vit B_{12} 와 follic acid를 필요로 하는데, Vit B_{12}는 흡수를 위해 위내의 체벽세포에 의해 분비되는 내인성 요소를 필요로 한다. 악성빈혈은 그런 내인성 인자, 엽산, Vit B_{12} 등이 결핍되었을 때 발현된다.

18. 겸상적혈구빈혈(sickle cell anemia)이란 무엇인가?

겸상적혈구빈혈은 낮은 산소 농도나 산도가 증가된 환경에 노출되었을 때 만들어지는 겸상의 적혈구가 일으키는 Hb의 beta-chain의 결함에서 기인한다. Sickle cell anemia가 야기하는 유전적 결함은 Hb 분자의 beta-chain에서 글루탐산이 발린으로 대치되는 것이 원인이다.

19. 겸상적혈구성빈혈 환자의 술전 처치는 어떤 것이 행해져야 하는가?

겸상적혈구성빈혈 환자의 술전 처치는 산소결핍, 탈수증, stress 및 감염 등이 예

견되는 모든 가능한 인자를 피하는 것이다. 정맥내 수액요법, 진정요법, 산소의 제공, 항생제 요법 등 감염의 방지를 위한 모든 술식을 포함한다. 전신마취를 통한 수술을 받아야 하는 심각한 겸상적혈구성빈혈 환자에 적혈구 용적률을 50%에서 35%만 포함하는 표준 이하의 적혈구로 희석하여 수혈한다. 겸상적혈구성 빈혈 치료에서는 수분 공급의 유지, 산소의 공급 및 진통제 투여 등이 중요하다.

20. G-6-PD(glucose-6-phosphate dehydrogenase) 결핍의 결과는?

RBC glucose는 glucolytic 혹은 hexose monophosphate shunt pathway에 의해서 대사된다. NADPH(hexose monophospate shunt pathway에 의해서 형성되는)의 감소는 cell의 산화물을 제거하는 데 필요하다. G-6-PD는 hexose monophospate shunt pathway의 적절한 기능을 위해서 필요하다. G-6-PD의 결핍은 세포 내 산화물의 축적과 적혈구의 용혈을 야기한다. ASA medication은 G-6-PD 결핍 환자에게는 투여되어서는 안 되는데, 이는 용혈을 초래하기 때문이다.

21. 정상 WBC 수치는 얼마인가?

4500~11000/㎣ 사이이다. 백혈구가 상승하면 백혈구 증가증이 나타나고 감소하면 백혈구 감소증이 나타난다.

22. 백혈병은 어떤 형태로 나타나는가?

백혈병은 만성과 급성으로 나뉜다. 급성은 급성림프구성 백혈병과 급성 골수성 백혈병으로 나뉘고, 만성은 만성 림프구성 백혈병, 만성 골수성 백혈병으로 나뉜다.

23. 백혈병 중 어떤 형태가 Philadelphia chromosome과 가장 연관되는가?

이는 만성 골수성 백혈병 환자의 조혈세포에 존재한다. 이러한 특징적 형태는 유사분열 중기에 나타나며 예후가 좋지 않음을 알 수 있다.

24. Hodgkin's disease와 Non-Hodgkin's disease의 가장 기본적 차이는 무엇인가?

두 질병 모두 림프구에 증식하는 질병이다. Hodgkin's disease는 한 개의 종양에 근거하여 시작되지만 Non-Hodgkins's disease는 여러 개의 종양에 근거하여 시작된다.

25. Plummer-Vinson syndrome이란 무엇인가?

철결핍성 빈혈을 동반한 이 질환은 구강암의 원인 인자이다. 보통 40~50대 여성에서 빈발하고 입술 구각부의 균열, 레몬색의 창백함, 부드러운 적색의 통증이 있는 혀(filiform, fungiform papillae의 위축이 있는), 위장관의 꼬임과 협착이 동시에 관찰된다. 철결핍성빈혈은 철대체물 치료에 잘 반응한다.

26. Von Willebrand's disease란 무엇이며 이 질환을 앓고 있는 환자의 술전 준비는 어떻게 해야 하는가?

이 질환은 상염색체 우성으로 유전되는 질병으로, 혈소판 부착과 관계된 von Willebrand's factor가 결핍된 질병이다. 이 질환의 관리는 병의 정도에 따라 결정되는데, 이는 환자마다 출혈 양상이 다르기 때문이다. 경증인 경우는 IV로 aminocapric acid(Amicar)를 50~100mg/kg을 구내 술전 투약한다. 술후 3시간 후에 투여하며 그 후 6시간마다 7일 동안 투여한다. 혹은 IV로 0.3mg/kg의 desmopressin을 섞어서 50ml의 생리식염수에 섞어서 15~30분에 걸쳐서 점적한다. 이를 통해 90~120분 동안 factorⅧ의 level이 최고조에 이르게 되고 6시간 동안 지속된다. 중증인 경우는 동결침전제(20pack)의 수혈이 술 전에 factor Ⅷc, Ⅷvw가 1U/ml level로 도달하기 위해 요구된다. 또한, Amicar도 술전 12~24시간 전에 투여되기 시작하여 술후 12일까지 지속해야 한다.

27. 혈우병 A와 혈우병 B는 어떻게 분류되는가?

혈우병 A는 X염색체와 관련된 질병으로서 factor Ⅷ의 결핍으로 인해 일어나는 반면, 혈우병 B는 factor Ⅸ에 관여하는 serine protease에 문제가 생긴 경우이다. 기본적으로 이 두 응고장애는 PTT & PT를 증가시키는 것과 출혈시간을 증가시킨다는 것에서는 유사하나 두 병의 치료법은 각각 다르다.

28. 지혈장애의 다른 원인은 무엇인가?

간질환, 항응고 치료, aspirin 투여, 파종성 혈관내 응고(disseminated intravascular coagulation[DIC]), Vit K 결핍증, 흡수장애증후군, 혈소판 감소증, 적혈구 증가증, 철결핍증, Vit B_{12} 결핍증, 지중해성 빈혈이 지혈장애의 원인이 될 수 있다.

29. 파종성 혈관내 응고(DIC)란 무엇인가?

파종성 혈관내 응고란 응고 경로 및 섬유소 분해 계통의 혈관 내 작용에 문제가 생긴 것이다. 이 질환은 임상적 증상이 매우 다양한데, 이는 출혈 혹은 혈전 증상이 보이기 때문이다. 일반적으로 이러한 여러 원인 인자들을 고치는 것이 치료법인데, 원인 인자로는 신생물, 감염, 간질환, 뱀에게 물림 및 거미에게 물린 것 등이다. 또한 조산시의 합병증, 외상, 쇼크, 심한 화상, 결합조직의 질환, 급성 백혈병 등이 원인인자이다(4장 참조).

30. 술전 혈우병 A 환자는 어떻게 처치해야 하는가?

혈우병 A 환자들은 그들의 장애와 예견되는 실혈량의 심각도에 의거해 치료한다. 심각한 혈우병 환자는 factor Ⅷ의 농도의 대체에 문제가 생겨서 일어난다. 지혈을 위한 factor Ⅷ의 최소 수치는 30%이고 factor Ⅷ의 반감기는 10시간이다. 30U/kg을 술전에 투여하고 3U/kg을 5일 동안 계속 투여하고 그 후 30U/kg을 나머지 5일 동안 투여한다. 경증의 환자는 동결침전제나 DDAVP로 치료된다. (0.3mg/kg을 매 24시간마다, 혹은 Amicar를 4시간마다 4g을 경구로 5~7일간 투여)

31. 혈우병 B의 치료를 위한 대체 치료법은 무엇인가?

대체 치료법은 factor Ⅷ 결핍증과 비슷하게 치료된다. 하지만 factor Ⅸ의 반감기는 24시간이므로 투약 간격이 다르다. Factor Ⅸ는 매 18~24시간마다 투여되어야 한다.

32. 저분자량(Low-molecular-weight) heparin이란 무엇이며, 구강악안면외과의 수술시 어떻게 사용될 수 있는가?

세분화되지 않은 기본적인 heparin(UFH)은 이종의 sulfated mucopolysaccharide의 조합으로 생성된다. 이것의 항응고 작용은 예견성이 없기 때문에 PTT test 등을 통해 주의 깊게 관찰되어야 한다. 저분자량 heparin(LMWH-fractionated heparin)은 저분자량 조각들의 heparin의 분해를 통해 형성된다. 따라서 LMWH는 UFH와 비교하여 생체 적합성이 더 높으며, 용량을 더 높게 투여하더라도 PTT test 등을 통한 관찰이 꼭 필요하지는 않다.

이는 항응고제의 투여를 중지할 수 없는 구강악안면외과 환자들에게서 매우 유용하다. 환자가 wafarin을 중지해도 LMVH가 투여된다면 항응고 작용을 유지할 수 있으므로 INR은 정상으로 유지된다. INR이 적정수준에 도달되면, 수술은 하루 중 아침시간 중에 행해져야 한다. LMVH는 수술날 아침에는 중지하였다가 그 날의 저녁 다시 투여해야 한다. Wafarin이 다음날부터 다시 투여될 수 있으면 LWVH는 INR이 원하는 치료적 범위로 돌아올 때까지 계속 투여되어야 한다.

33. Tranexamic acid란 무엇이며, 어떻게 이용되는가?

Tranexamic acid란 항섬유소성 융해물질로써 이미 형성된 혈병의 안정성을 증진시키는 데 사용된다. 혈병 형성의 common pathway에서 마지막 단계는 thrombin내에 존재하는 fibrinogen을 fibrin으로 활성화 시키는 것이다. Fibrin은 혈병의 기초를 형성한다. 섬유소성 융해나 혈병 파괴는 활성화된 plasminogen으로부터 plasmin이 생성될 때 시작된다. Tranexamic acid는 plasminogen의 활성화를 억제하므로 혈병의 안정성을 증진시킬 수 있다.

34. Tranexamic acid는 치아 발거 후 계속되는 출혈을 조절하는데 어떻게 사용될 수 있는가?

이 물질의 항섬유소성 융해 작용 때문에 tranexamic acid는 wafarin 등의 항응고약물 치료를 받는 환자들에게서 국소적 약물 및 구강세척제 등으로 이용되어 혈병의 안정성을 증진시킬 수 있다. 항응고 치료가 대체되거나 잠시 중지되지 않아도 된다. 이러한 약물은 tranexamic acid를 4.8% 정도 포함한다. 수술 후 즉시 봉합한 뒤 2×2inch의 거즈에 약물을 적셔서 환자에게 꽉 물게 한다. 이 과정을 출혈이 멈출 때까지 계속하여 시행한다. 그 이후 환자는 4~5일간 하루에 4번 정도 2분씩 구강내 세척을 한다.

BIBLIOGRAPHY

1. Beirne O, Koehler J: Surgical management of patients on warfarin sodium. J Oral Maxillofac Surg 54:1115-1118, 1996.
2. Herman W, Konzelman J, Sutley S: Current perspectives on dental patients receiving Coumadin anticoagulant therapy. J Am Dent Assoc 128:327-335, 1997.
3. Lew D: Blood and blood products. In Kwon PH, Laskin DM (eds): Clinician's Manual of Oral and Maxillofacial Surgery, 2nd ed. Carol Stream, Ill, 1997, Quintessence.
4. Little J, Falace D, Miller C et al: Dental Management of the Medically Compromised Patient, 6th ed. St Louis, 2002, Mosby.
5. Todd DW, Roman A: Outpatient use of low-molecular-weight heparin in an anticoagulated patient requiring oral surgery: case report. J Oral Maxillofac Surg 59:1090-1092, 2001.

20. 간질환
(Liver disease)

Mark A. Oghalai, DDS

1. 간질환이 발생할 수 있는 일반적 위험요소는 무엇이 있는가?

- 정맥내 약물남용
- 1989 이전의 수혈
- 다수의 성접촉
- 간질환의 가족력
- Cocaine의 사용
- Alcohol의 남용
- 당뇨
- 약물 및 음식 첨가물의 섭취

2. 간세포성 손상을 파악할 수 있는 유용한 간기능 검사는 무엇인가?

ALT(alanine aminotrasferase)와 AST(Asparatate aminotransferase). 이 효소들은 손상된 간세포에서 분비된다. ALT는 간질환의 더 민감한 검사인데, 이는 AST가 간, 심장, 골격근, 췌장, 신장 및 적혈구에서도 분비되는 것과는 다르게 간세포에서만 분비되기 때문이다. Bilirubin의 증가, albumin의 감소, cholesterol 감소, PT의 비정상수치 또한 다른 검사상의 비정상적 수치들이 간손상시에 나타난다.

3. 간경변에 의해 약물대사가 어떻게 영향 받는가?

섬유화는 간동맥으로부터 대부분의 원위부근의 혈류흐름을 감소시키는 역할을 한다. 이러한 영역들은 cytochrome P450 system에 집중되는데, 이것은 대부분의 약물대사에 중요한 것이다. 이러한 약물들의 혈장 반감기가 연장되면 간경변이 나타나게 된다.

4. 간부전시 어떤 징후가 나타나는가?

- 황달
- 간문맥의 고혈압(팽창된 chest, 복부, 직장 정맥, 간 및 비장의 팽창)
- 간성 뇌질환
- 간장성 혼수(asterixis)
- 손바닥의 홍진
- 고환의 위축

- 복수
- Dupuytren's 경축
- 남성의 여성형 유방
- 거미형 모세혈관 확장증

5. 담관 폐쇄로 인한 이차적인 간기능장애를 판단할 수 있는 검사는 무엇인가?

ALP(alkaline phosphite)는 담관세포내에 존재한다. 담도관이 조금만 파괴되어도 혈장 농도는 크게 증가한다.

6. 간질환시 약물의 단백질 결합능력은 어떻게 영향을 받는가?

간에 의해 생산되는 albumin의 감소는 단백질 결합이 감소된다. 결합되지 않은, 약물적으로 활동성인 약물은 되돌아오기 때문에 증가된다.

7. 간혈류에서 흡입성 마취제의 영향은 무엇인가?

관류압력의 감소되면 간혈류의 20~30% 감소된다.

8. 간혈류에서 positive pressure의 순환의 영향을 기술하시오.

감소된 간혈류는 이차적으로 중심정맥 압력을 증가시키고 이는 간관류 압력을 감소시키게 된다.

9. Choledochoduodenal spincter의 경련을 일으키는 약물은 무엇인가?

Opioids

10. 간혈류 및 간세포의 산소유지에 있어서 가장 좋은 흡입마취제는 무엇인가?

Isoflurane

11. 간손상 환자에서 근육이완제로 가장 좋은 약물은?

Cis-atracurium. Hofmann elimination 과정에서 제거되고, 간기능에 대해 독립적이다.

12. 간기능장애가 procaine 대사에 어떤 영향을 미치는가?

간은 pseudocholinesterase의 생산에 관여하고, 이것은 procaine 및 다른 ester계 마취제의 대사과정에 영향을 준다. 생산의 감소는 이러한 약물들의 반감기를 연장시킨다.

13. Amide계 마취제의 대사과정에 관여하는 것은 어떤 기전인가?

간세포의 미립체 효소는 amide계 국소마취제의 대사과정에 가장 큰 역할을 한다. 그러므로 간기능의 감소는 amide계 국소마취제의 혈장 반감기를 연장시킨다.

14. 간질환의 평가에 가장 정확한 검사는 무엇인가?

간조직 검사. 이것은 간경변, 간섬유종, 지방침착, 철 과부하, 감염의 진행 정도 및 예후 등을 알아낼 수 있다.

15. 간질환이 출혈시간에 어떻게 영향을 미치는가?

출혈시간은 혈소판 감소증을 야기하는 비장의 파괴된 간문맥 고혈압 환자에서 증가한다.

16. 간에서 생성되는 응고인자에는 무엇이 이쓴ㄴ가?

Factor Ⅱ, Ⅴ, Ⅶ, Ⅸ, Ⅹ이다. 이들은 Vit K 의존성 응고인자이다.

17. 간에 의해 생산되는 인자 중 결핍되면 가장 큰 영향을 받는 검사는 무엇인가?

PT & PTT

18. 간질환으로부터 유래한 출혈 성향의 치료법은 무엇인가?

신선동결혈장으로 치료가능하다. 만약 혈소판 감소증 환자라면 혈소판 수혈 또한 필요하다. Vit K 의존성 응고인자는 간에서 생성되는 factor V가 빠져있기 때문에 그것만으로 충분하지 않다.

19. Gilbert 증후군이란 무엇인가?

특발성 hyperbilirunbinemia의 대부분의 원인이며, 다양한 침습 경향을 가지고 상염색체상 우성으로 유전하는 질병이다. 간세포에서의 빌리루빈 흡수의 감소는 합성되지 않은 bilirubin의 혈장내 농도를 증가시킨다.

20. 치과에서 사용되는 약물 중 간에서 대사되는 가장 중요한 약물은 무엇인가?

Articaine(Septocaine), lidocaine(Xylocaine), mepivacaine(Carbocaine), prilocaine(Citanest) 및 bupivacaine(Marcaine) 등은 간에서 대사된다. 간에서 대사되는 진통제는 aspirin, acetaminophen(Tyrenol), codeine, meperidine(Demerol), ibuprophen(Motrin) 등이다. 간에서 대사되는 진정약물 중 가장 널리 쓰이는 것은 diazepam(Valium), midazolam(Versed)이다. Valium은 활성화 대사물인 desmethyldiazepam 및 oxazepam으로 대사되는데, 이의 연장된 효능은 중추신경계에 영향을 미친다. 간에서 대사되는 항생제로는 ampicillin, penicillin, clindamycin, erythromycin, and tetracycline 등이 있다. Erythromycin은 CYP1A2, 3A4를 억제하여 다른 약물들의 혈장내 농도를 증가시키기 때문에 환자에게 erythromycin을 투여해야 한다면 환자에게 투여되고 있는 다른 약물에 대한 면밀한 조사가 필요하다.

21. 바이러스성 간염의 종류별 유형에는 어떤 것이 있는가?

현재 바이러스성 간염은 원인 바이러스에 따라 5가지 유형(A, B, C, D[delta], E)으로 나뉜다. 각각의 virus들은 전혀 서로 다른 성질을 지닌 group의 virus이다.

22. 각 바이러스성 간염의 차이점은 무엇인가?

A형 간염은 28nm의 RNA virus로 주로 fecal-oral에 의해 전파된다. Anti-HIV가 진단 marker이다. 감염된 환자는 Ig로 치료하며 HAV에 대한 면역시간을 높인다. HAV vaccine을 사용할 수 있다.

B형 간염은 42nm DNA virus로 주로 비경구나 혹은 성적 접촉으로 전파된다. HBV의 진단적 marker로는 IgM anti HBc(급성), HBsAg(급성/만성/감염성), HBeAg(감염성), anti-HBs(회복성/면역성), anti-HBcIg(진행형/과거형)이 있다. 감염된 환자는 B형 간염 Ig로 치료한다. Vaccine을 사용할 수 있다.

C형 간염은 38~50nm의 RNA virus로 주로 비경구로 전파된다. 진단 marker로는 anti-HCV(회복성/면역성), HCV-RNA(감염성)이 있다. 현재 치료법 없다. 감염되면 면역력이 저하되고 효과적이지도 않다. vaccine도 현재는 없다.

D형 간염은 32nm RNA virus로 이미 HBV에 감염된 부모로부터 물려받은 자식에게만 발생한다. 이러한 동시 감염은 간기능 저하시나 간부전이 나타날 때 자주 발생된다. HDV는 약물 사용자들에게서 바늘에 의해 잘 전파된다.

E형 간염은 32nm RNA virus로 주로 fecal-oral에 의해 전파된다. 진단 marker로는 anti-HEV이다. 치료법은 없다. Lifetime immunity 증가하나 HEV에 대한 vaccine은 없다.

23. 만성 알콜중독자의 구강안면계 특징은 무엇인가?

- 불량한 구강위생상태
- 설염
- 구각염
- 캔디다증
- 이갈이
- 점상출혈
- 구강점막의 황달
- 이하선 비대
- 치유기전의 손상
- 구강건조증

24. 바이러스성 간염환자에서 구강안면외과적 수술시 전처치할 것은 무엇인가?

환자의 간기능 상태를 평가할 수 있는 주요 지표는 간기능 효소인 ALT, AST, ALP 등이다. 약의 선택 및 용량은 이러한 생화학 검사 결과로 결정되어진다. 환자의 출혈 성향은 PT, PTT, INR, 출혈시간 등에 의해 결정된다.

전신마취 수술 전 PT, PTT가 기준 수치보다 1/2이상이 안될 경우, 혹은 INR이 3.0 이상일 경우 FFP를 수혈이 반드시 필요하다. 이러한 환자들에게는 factor Ⅱ, Ⅶ, Ⅸ, Ⅹ, Ⅺ, Ⅻ, ⅩⅢ과 heat-liable factor Ⅴ, Ⅷ도 공급해주어야 한다. 혈소판 수치가 5만 이하인 환자에서는 5만이 넘어야 수술이 가능하다. 또한 집도의나 보조자에게 간염이 노출되어서는 안 된다.

25. 간질환 환자의 술전 치료에 대하여 설명하시오.

간질환 환자에서 간기능을 술전에 최대화하려면 비정상적 영양학적 상태를 최적화해야 하고, 전해질을 교정하며, 비정상적 응고를 바로잡아야 한다. 환자는 알콜 종류를 섭취해서는 안 되며, 단백질을 많이 섭취해야 한다. 만약 환자가 활동성의 간염이 있다면 모든 선택적 술식은 간염이 완전히 없어질 때까지 연기되어야 한다. 응고에서의 문제는 FFP로 교정될 수 있다. 만약 환자가 steroids를 섭취한다면 정맥내 corticosteriods가 투여되어야 한다. 마지막으로 술전이나 수술 중 진정은 감소된 간의 약물 대사능력에 맞추어 행해져야 한다. Benzodiazepine, barbiturate, 다른 진정 약물 등에서 더 그렇다.

26. 간질환을 가진 환자에서 구강내 수술시 주의할 점은 무엇인가?

수술동안 적절한 혈압유지로 적절한 간 관류를 유지하는 것이 중요하다. 만약 혈소판 감소증이 존재한다면 생리식염수, FFP, 혈소판의 주입에 의해 이루어질 수 있는데, 만약 환자가 혈액을 삼켰다면 위 내의 단백질 축적 및 배설물 내에서의 false-positive blood를 방지하기 위해서 내용물이 제거되어야 한다. 만약 환자가 corticosteroids를 투여 받았다면 여분의 steroids를 주어야 한다.

27. 간이식 수술 환자에서 수술시의 주의점은 무엇인가?

술후 첫 3개월간은 이식후 만성의 거부반응이 있는 환자에서는 오직 응급 수술만이 권장된다. 이러한 술식은 이식 수술을 받은 환자에서 consult 후에만 가능하며 가능한 예방적 항생제 투여는 세균성 동맥내막염을 예방하기 위해 반드시 주어져야 한다. 이후 다음 3개월간 환자는 오직 면역억제제만 투여해야한다. 만약 환자가 안정기라면 좋은 간기능이 정립될 것이다. 그러나 influenza, fungal infection, 이식 후 virus 감염 등에 대한 위험은 여전히 존재한다. 이러한 환자들에서 어떤 가능한 감염의 예방 및 처치는 중요하고 환자의 면역억제제 용량, 필요시 steroids의 투여, 유용한 감염 방지제의 투여는 고려되어야 한다.

BIBLIOGRAPHY

1. Cerulli MA: Management of the patient with liver diseases. Oral Maxillofac Surg Clin North Am 10:465-470, 1998.
2. Douglas LR, Douglas JB, Sieck JO et al: Oral management of the patient with end-stage liver disease and the liver transplant patient. Oral Surg Oral Med Oral Pathol Oral Radiol Endod 86:55-64, 1998.
3. Duke J: Renal function and anesthesia. In Duke J (ed): Anesthesia Secrets, 3rd ed. Philadelphia, 2006, Mosby.
4. Little JW, Falace DA: Liver disease. In Little JW, Falace DA (eds): Dental Management of the Medically Compromised Patient, 6th ed. St Louis, 2002, Mosby.
5. Stoelting RK, Dierdorf SF: Diseases of the liver and biliary tract. In Stoelting RK, Dierdorf SF (eds): Anesthesia and Co-Existing Disease, 3rd ed. London, 1993, Churchill Livingstone.
6. Stoelting RK, Miller RD: Liver and biliary tract disease. In Stoelting RK, Miller RD (eds): Basics of Anesthesia, 3rd ed. New York, 1994, Churchill Livingstone.

7. Ziccardi VB, Abubaker AO, Sotereanos GC et al: Maxillofacial considerations in orthotopic liver transplant patient. Oral Surg Oral Med Oral Pathol 71:21-26, 1991.

21. 신장질환
(Renal disease)

Mark A. Oghalai, DDS

1. 신장의 5대 기능에 대해 설명하시오.

1. 대사 산물의 제거
2. 체액 균형의 유지
3. 전해질 균형 유지
4. 산-염기 균형유지
5. 내분비 및 대사 기능(erythropoietin[적혈구 생산 촉진인자] 및 Vit D 변환 포함)

2. 민감하지만 간접적으로 사구체 여과율(GFR)을 측정하는 데 사용되는 화합물은 무엇인가?

사구체에 의해 걸러질 때 creatinine이 사용되는데 이것은 극히 소량만 분비되고 재흡수된다.

3. 신부전의 정의를 설명하시오.

GFR 등으로 측정될 수 있는 신장 기능의 손상으로 정의된다. 이것은 만성이나 급성으로 분류된다.

4. 급성신부전(ARF)에 대해 기술하시오.

이 증후군은 신장 기능의 갑작스런 감소가 특징이며 serum creatine과 BUN의 증가와 함께 nitrogen의 손실로 나타나게 된다. 초기에 치료하면 보통 가역적으로 회복된다.

5. ARF의 3가지 분류에 대해 설명하시오.

- Prerenal: 가장 흔하며 불충분한 신장 관류와 관련된다. 저혈량증, 심장 기능 부전,

패혈증 등을 포함한다.

- Renal: 사구체 질환, 급성 세뇨관 괴사, 급성의 가질성 신염 발생 등이 이 분류에 속한다.
- Postrenal: 양측성 요도의 파괴와 방광 입구의 파괴로 정의된다.

6. 만성 신부전(CRF)에 대하여 기술하시오.

만성 신부전은 비가역적이고, 진전된, 진행성을 갖는 신장기능 부족으로 정의된다.

7. CRF의 주된 원인은 무엇인가?

- 당뇨병성 신질환
- 고혈압

8. CRF 및 ESRD(말기 신질환, end-stage renal disease)의 임상적 증상은 무엇인가?

병의 진행 단계와 연관된다:

- 체액 및 전해질의 불균형
- 말초적 신경병적 증상
- 고혈압 및 심막염
- 빈혈 및 혈소판 감소증
- 요독증과 요독성 골 위축증
- 구역 및 구토
- 피로와 수면장애
- 소양감(pruritis)과 과색소침착증(hyperpigmentation)

9. ESRD의 주된 치료법은 무엇인가?

- 복막투석
- 혈액투석
- 신장이식

10. CRF와 연관된 주된 비정상적인 내분비장애는 무엇이 있는가?

속발성 부갑상선 기능항진증. 신장에 Vit D를 흡수하는 능력이 감소함에 따라 부갑상선 기능항진증에 기인한 소장에서의 Ca 흡수의 감소

11. 신장질환에는 어떤 구강증상이 나타나는가?

신장질환 및 CRF 환자는 ESRD에서만 나타나는 것은 아니며 전체적 system과 관련된 구강안면적 증상 및 징후를 보인다.

- 법랑질 형성부전과 착색된 치아

- 구취 및 금속맛(metallic taste)
- 체액의 장애로 인한 구내염 및 구강건조증
- 치은 출혈 및 반상출혈, 점상출혈, 창백과 치은염
- 하악골 및 과두, 상악골의 골융해성 결손, 치조백선의 소실, 골소주의 감소
- 성장에 따른 골격성 안면 기형
- 과도한 치석 침착

12. CRF의 lab적 소견에 대해 설명하시오

- 사구체 여과기능의 감소로 인해 BUN이 증가한다.
- 이차적인 관 기능의 손상으로 인한 대사성 산증(ammonia의 축적으로 인함)
- 과칼륨혈증, 저칼슘증, 과마그네슘증을 포함하는 다양한 전해질의 이상
- Erythropoietin의 신장에서의 생산감소로 인한 빈혈

13. 신장질환이 약물동력학적으로 어떤 영향을 미치는가?

약물분배의 부피증가, 단백질의 결합 감소, 사구체 여과의 감소, 신장의 도관내 분비의 감소. 신장손상은 약물의 생물적 유용성, 분배, 약물적 능력, 신장이 약물을 외배출하거나 그것의 대사산물의 제거를 변형시킬 수 있다. ESRD 환자에서 대부분의 약물은 초기의 적용 용량으로 치료적 혈류농도로 유지될 수 있다.

14. NSAIDs가 신장기능에 어떤 영향을 미치는가?

NSAIDs는 prostaglandin의 합성을 억제하며, 따라서 PG와 관련된 내인성 혈관 확장도 감소된다.

15. 신장질환 환자가 피해야 할 약물에는 무엇이 있는가?

- NSAIDs, aminoglycooside계, IV를 포함하는 신독성 약물
- Eeperidine이나 propoxyphene 같은 독성의 대사 산물로 변환되는 약물
- 페니실린 G나 Mg citrate를 함유한 과도한 전해질을 가진 약물

16. 신장질환이 있는 환자에서 피해야 할 진통제에는 어떤 것이 있는가?

- Aspirin
- Acetaaminophene

- NSAIDs
- Meperidine(축적되면 발작의 원인이 됨)
- Morphine(morphine-6-gllllluconide의 축적으로 이차적으로 감소)

17. 신장질환자가 피해야 할 항생제에는 어떤 것이 있는가?

- Cephalosporine
- Tetracycline
- Erythromycine
- Aminoglycoside

18. 심각한 신장기능장애 환자에서 국소마취제로부터 기인하는 대사성 최종산물 중 비적응증은 무엇인가?

없다. 국소마취제는 간, 혈장에서 대사되고, 그 후 배출된다. 그러므로 마취제는 축적될 수는 있으나 신장질환자에게는 별문제가 되지 않는다.

19. 전신마취제가 신장혈류 및 GFR에 어떤 영향을 끼치는가?

심근의 억제를 야기할 수 있는 전신마취제는 또한 신혈류 및 마취 정도에 따라 GFR의 감소도 야기할 수 있다. Methooxyflurane은 fluororide에서 유도되는 신독성으로 인해 더 이상 사용되지는 않는다. Halothane, enflurane, isoflurane은 낮은 fluoride level을 생산하고, 신독성에서도 비교적 안전하므로 마취 정도를 적절히 하고 어떤 종류의 약제를 사용할 지 결정하는 것이 중요한데, 특히 신질환 환자에서 손상을 최소화하기 위해 중요하다.

20. Halogen화 전신마취제의 대사물 중 어떤 것이 신성 신장기능 파괴를 일으키는가?

Methoxyflurane과 sevoflurane의 대사산물로 무기불소를 증가시키는데, 신장질환 환자에서의 사용은 논란의 여지가 있다.

21. Halogen화 전신마취제 중 혈장내의 무기불소의 농도를 심각하게 높이지 않는 것에는 어떤 것이 있는가?

Isoflurane, halothane, desflurane

22. 술전 및 술후 얼마 동안 투석이 행해져야 하는가?

술전 1일, 술후 1~2일은 출혈 합병증을 최소화하는 동안 potassium과 fluid 균형을 맞추기 위해 선행되어야 한다.

23. 신부전 환자에서 술전에 어떤 검사를 해야 하는가?

CRF 환자는 출혈시간(bleeding time), PT, PTT, Platelet count, CBC, serum pottassium 및 protein level을 검사해야 한다. 출혈시간이 CRF 환자에게 가장 감수성 있는 검사방법이다. 만일 출혈시간이 증가되면 환자는 반드시 투석을 받아야 하고, 만약 필요하다면 deamino-D-arginie vasopressine(DDAVP)가 정맥내 혹은 비강을 0.3ug/kg의 용량으로 술전에 투여되어야 한다. 과칼륨혈증은 술전 투석으로 교정되어야 한다. 만약 응급 수술 상황으로 술전 투석이 어렵다면 과칼륨혈증의 부정맥을 유발하는 효과를 감소시키기 위해 공격적으로 치료할 필요가 있다. 세포내로 세포외 칼륨이 $CaCl_2$, glucose, insuline의 정맥내 주입으로 들어감으로써 행해질 수 있다.

24. CRF 유도성 빈혈의 원인은 무엇인가?

신장으로부터 감소된 erythropoietin의 생산

25. 술전 CRF 유도성 빈혈은 어떻게 치료할 수 있는가?

CRF 환자의 빈혈은 환자의 hematocrit이 적어도 30~33%에 될 때까지 인간 재조합 erythropoietin의 투여로 치료되어야 한다.

26. 복막투석과 혈액투석의 차이점은 무엇인가?

복막투석에서 고장성 용액은 복막 공간내에 존재하다가 조금 후에 제거된다. 제거 과정 동안 요소(urea)같은 용해된 것들을 배출한다. 복막투석은 항응고를 요구하지는 않고, 혈액투석보다 경제적이다. 그러나 복막투석은 혈액투석보다 더 자주 행해져야하고, 효과 또한 미약하며, 감염, 저혈당증(hypoglycemia) 및 protein 소실 같은 합병증의 발생 빈도도 높은 편이다.

혈액투석은 CRF 환자를 위한 가장 유용한 방법으로 2~3일 간격으로 실시한다. Large-bore cannulation을 위한 AV fistula를 외과적으로 형성해 주어야 한다. 환자의 혈액은 투석기계 및 AV fistula를 통해 환자에게로 걸러져서 들어간다. Heparin의 투여는 응고를 예방한다. 혈액투석 환자는 다수의 혈액노출로 인해 B형, C형 간염, HIV에 감염될 위험도 있다. 또한 이런 환자들은 패혈증성 색전(septic emboli), 패혈증(septicemia), 심동맥의 감염, 심내막염(endocarditis) 등을 야기할 수 있는 AV shunt의 감염 위험성을 갖고 있다.

27. ESRD 환자에서 구강 수술 전 어떤 절차가 필요한가?

- 출혈 정도를 알 수 있는 검사 항목을 살펴본다(출혈시간, PT, PTT).
- 혈압 모니터링
- Acyclovir, aspirin, NSAIDs, 높은 용량의 acetaminophen 등 신독성 약물을 배제한다.
- 신장에서 대사되는 약물의 용량을 줄인다.
- 구강안면부의 감염에 적극 대처한다.
- Heparin에 의한 과도한 출혈을 막기 위해 최소한 혈액투석 4시간 경과 후에 수술을 시행하도록 한다.

28. CRF 환자에서 술전 약물 용량과 투여 간격을 어떻게 조절해야 하는가(표 21-1)?

표 21-1. 만성 신부전 환자에서의 술전 약물 조절

약물	술전 조절
Aspirin	투여 간격을 늘이되, GFR이 낮다면 약물 투여 금지
Acetaminophen	투여 간격을 늘이되, 심한 신부전일 경우 약물 투여 금지
Penicillin V, cephalexin, tetracycline	심한 신부전일 경우 투여 간격을 늘일 것
Ketoconazole	용량 감소
Lidocaine, codeine, erythromycin, clindamycin, metronidazole	조절할 필요 없음

29. 구강 수술 전 투석을 받는 환자에게 있어 내과적으로 고려해야 할 것에는 어떠한 것들이 있는가?

복막투석 받는 환자에서의 조정은 필요하지 않지만, 혈액투석 환자에게서 많은 조정이 필요하다. 수술로 인한 bacteremia는 AV fistula의 감염을 야기할 수 있다. 이식편의 상피화는 술후 3~6개월이 걸리므로, 미국심장학회에서는 이식 후 첫 6개월 동안은 예방적 항생요법을 강력히 권고하고 있다. 이는 구강 수술 환자에게 유용하다. AV shunt를 갖는 팔에선 협착을 야기할 수 있으므로 혈압을 측정하면 안 된다. 이와 마찬가지로 혈병을 형성할 수 있으므로 정맥내 약물 투여도 피해야 한다. AV thrill의 정도는 초기와 수술동안 주기적으로 평가해야 한다. 긴 수술시 circulating heating pack을 팔에 사용하면 도움이 된다.

혈액투석이 혈소판을 파괴할 수 있기 때문에 환자의 출혈 경향에 주의해야 한다. 헤파린에 의한 출혈을 막기 위해 최소한 혈액 투석 4시간 경과 후에 수술을 하는 것이 바람직하다. 환자의 B형, C형 간염이나 HIV의 감염 등도 주기적으로 살펴야 한다. 수술팀은 혈액투석을 받는 모든 환자를 주의 깊게 다루어야 한다. 수여부를 포함하는 자리는 눌리지 않도록 해야 한다.

30. 신부전 환자에서 출혈문제는 어떻게 예방되고 처치되어지는가?

신부전 환자의 출혈은 섬세한 외과적 술식, 일차 창상 봉합, 전기 소작기, thrombin, 지혈제 등과 같은 국소적 지혈 술식으로 초기에 가장 잘 조절된다. 술전 정맥내 투약(0.3μg/kg) 혹은 비강내 DDAVP(3.0μg/kg)는 4시간까지는 일시적으로나마 출혈시간을 조절할 수 있으며 급성 술후 출혈을 조절하는 데도 유용하다. 동결침전제(cryoprecipitate)도 4~12시간 동안 최대 효과를 보이며, 24~36시간의 지속시간을 갖지만 쉽게 해결되지 않는 급성 출혈에 대비해 일반적으로 쓰이진 않는다. 30일 동안 유효하며 2~5일 사이에 최대 효과를 보이는 복합 estrogen도 사용 가능하다.

BIBLIOGRAPHY

1. Bennett WM, Muther RS, Parker RA et al: Drug therapy in renal failure: dosing guidelines for adults. Part I: antimicrobial agents, analgesics. Ann Intern Med 93:62-89, 1980.
2. Carl W, Wood RH: The dental patient with chronic renal failure. Quintessence Int 7:9-15, 1976.
3. Duke J: Renal function and anesthesia. In Duke J (ed): Anesthesia Secrets, 3rd ed. Philadelphia, 2006, Mosby.

4. Little JW, Falace DA: Chronic renal failure and dialysis. In Little JW, Falace DA (eds): Dental Management of the Medically Compromised Patient, 6th ed. St Louis, 2002, Mosby.
5. Silverstein KE, Adams MC, Fonseca RJ: Evaluation and management of the renal failure and dialysis patient. Oral Maxillofac Surg Clin North Am 10:417-427, 1998.
6. Stoelting RK, Dierdorf SF: Renal disease. In Stoelting RK, Dierdorf SF (eds): Anesthesia and Co-Existing Disease, 3rd ed. London, 1993, Churchill Livingstone.
7. Stoelting RK, Miller RD: Renal disease. In Stoelting RK, Miller RD (eds): Basics of Anesthesia, 3rd ed. Philadelphia, 1994, Churchill Livingstone.
8. Swell SB: Dental care for patients with renal failure and renal transplants. J Am Dent Assoc 104:171-177, 1982.
9. Westbrook DS: Dental management in patients receiving hemodialysis and kidney transplants. J Am Dental Assoc 96:464-468, 1978.
10. Ziccardi VB, Saini J, Demas PN et al: Management of the oral and maxillofacial surgery patient with end-stage renal disease. J Oral Maxillofac Surg 50:1207-1212, 1992.

22. 내분비질환 (endocrine diseases)

Maria J. Iuorno, MD, MS

1. 칼시토닌(calcitonin)이란 무엇인가?

32-아미노산 폴리펩티드(32-amino acid polypeptide)인 칼시토닌은 갑상선의 부소포세포 혹은 C세포(parafollicular 또는 C cells)에 의해서 생성되는 호르몬이다.

2. 부신기능부전(adrenal insufficiency)과 관련된 증상과 징후는 무엇인가?

만성 증상	무기질 코르티코이드 결핍 증상
식욕감퇴(anorexia)	급성(부신성발증) 정신상태 변화
피부의 색소 침착(bronzing of the skin)	착란상태(confusion)
탈수(dehydration)	저나트륨혈증(hyponatremia)
현기증(dizziness)	고칼륨혈증(hyperkalemia)
고혈압(hypertension)	저혈압(hypotension)
피로감(fatigue)	기면상태(lethargy)
저혈당증(hypoglycemia)	

오심(nausea)
구토(vomiting)
허약(weakness)
체중감소(weight loss)

3. 알도스테론(aldosterone)은 어디에서 생성되는가?

무기질 코르티코이드인 알도스테론(aldosterone)은 부신피질의 사구층(zona glomerulosa) 내에서 생성된다.

4. 알도스테론이 칼륨(K)과 나트륨(Na)에 어떤 영향을 미치는가?

원위세뇨관에서 나트륨의 신세뇨관으로의 재흡수 증가가 가장 큰 영향이다. 그 결과 나트륨은 재흡수되고 칼륨은 방출된다.

5. 바소프레신(vasopressin)이라고 알려져 있는 호르몬은 어떤 것인가?

항이뇨호르몬

6. 항이뇨호르몬(antidiuretic hormone[ADH])은 어디에서 생성되고 분비되는가?

뇌하수체 후엽(posterior pituitary)

7. 항이뇨호르몬의 분비가 증가될 때 소변 농도에 어떤 영향을 미치는가?

항이뇨호르몬은 신장에서 집합관의 투과성에 영향을 미치기 때문에 수분이 재흡수되어 소변농도를 높인다.

8. 항이뇨호르몬의 분비를 촉진하는 것은 무엇인가?

항이뇨호르몬은 시상하부(hypothalamus)에서 혈청 삼투압 농도의 변화에 대한 반응으로 분비된다. 삼투압 농도가 295mOsm/kg 정도로 감소되면 분비가 시작된다.

9. 안지오텐신 I, II(angiotensin I and II)가 생성되는 곳은?

신장(kidney) 내에서 생성된다.

10. 안지오텐신 II는 어떻게 혈압을 증가시키는가?

안지오텐신 Ⅱ는 혈관긴장도(vascular tone)를 증가시키고, 카테콜라민의 방출을 자극하며, 원위세뇨관에서의 나트륨 재흡수량을 증가시킨다. 또 부신피질의 사구층으로부터 알도스테론이 방출되도록 자극한다.

11. 급성 세뇨관 괴사(acute tubular necrosis), 신전성 질소혈증(prerenal azotemia), 신후성 폐쇄(postrenal obstruction)를 구별하는 진단학적 판단 기준은 무엇인가(표 22-1)?

표 22-1. 급성 세뇨관 괴사(acute tubular necrosis), 신전성 질소혈증(prerenal azotomia), 신후성 폐쇄(postrenal obstruction) 감별 진단 기준

	신전성 질소혈증 (폐쇄)	급성 요세관 괴사 (ATN, 세뇨관 손상)	신후성 폐쇄
요소 삼투압 농도	>500	<350	다양
U/P 삼투압 농도	>1.25	<1.1	다양
U/P 요소	>8	<3	다양
U/P 크레아티닌	>40	<20	<20
요소 나트륨	<20	>40	>40
FENa	<1	>3	>3

ATN, 급성 요세관 괴사; *U/P*,요소혈장비; *Na*, 나트륨; *FENa*, 나트륨 배출 비율.

12. 질소혈증(azotemia)은 무엇인가?

신장질환 이외의 요인들로 인해 발생하는 질소정체증

13. 항이뇨호르몬분비이상증후군(syndrome of inappropriate secretion of ADH[SIADH])이란 무엇인가?

SIADH는 뇌하수체(pituitry gland) 이외의 장소에서 항이뇨호르몬(ADH)이 비생리적으로 방출되는 것이다. SIADH는 병원에서 후천적으로 얻어지는 저나트륨혈증(hyponatremia)의 가장 흔한 원인이다. 몇 가지 조건들이 SIADH를 발생시킨다. :

- 연맥세포암(oat cell lung carcinoma)과 같은 몇몇 종양들이 생물학적으로 활성화

된 ADH를 분비한다.

- 뇌염, 뇌막염과 같은 중추신경계 질병은 뇌하수체 ADH 분비를 조절하는 삼투압용체에 영향을 줄 수 있다.
- 폐감염은 알려지지 않은 기전에 의해서 혈청나트륨 농도를 감소시킨다.
- 클로피브레이트(clofibrate), 시클로포스파마이드(cyclophosphamide), 저혈당 클로르프로파미드(chlorpropamide)와 같은 병리 인자들은 ADH의 분비를 강화시키거나 신장이 ADH에 계속해서 반응하도록 한다.
- 인공호흡기, 마약, 과이산화탄소증(hypercarbia), 그리고 통증은 SIADH를 유발시킬 가능성이 있다.

14. SIADH는 어떻게 진단하는가?

임상검사를 통해 허약, 졸음증, 발작, 혼란 및 혼수상태의 증상들로 판단한다.

실험실 검사 결과, 지속적인 저나트륨혈증, 혈장보다 높은 혈청 삼투질 농도, 그리고 부적절하게 농도가 높은 소변과 비정상적인 나트륨의 양으로 SIADH를 판단한다. SIADH로 진단내리기 전에 탈수증상은 배제되어야 한다.

15. SIADH의 치료법은 무엇인가?

항이뇨호르몬분비이상증후군의 치료법은 증상에 따라 다르다. 경미하거나 중등도의 증상은 수액 제한(500~1000ml/24h) 처치를 한다. 심한 수분 중독(증상이 심한 저나트륨혈증)일 경우는 음료수를 음용을 제한하고 고장성 식염수(3%, 200ml)를 적용해야 한다. 대부분의 만성 SIADH에서 수분 제한은 효과적인 치료법이 된다. 신세뇨관에서 ADH 작용을 억제시키는 데메클로시클린(demeclocycline) 또한 사용할 수 있다.

16. 요붕증(diabetes insipidus[DI])이란 무엇인가?

요붕증은 항이뇨호르몬 결핍 질병이다. 요붕증은 항이뇨호르몬 분비이상 증후군보다는 흔하지 않고 주로 두부 외상, 뇌수술, 뇌질환, 뇌하수체로 전이된 종양(예, 유방암), 뇌하수체 후엽의 육아종성 파괴(예, sarcoid) 후에 발생한다. ADH 분비를 억제하는 약물(페니토인, 에탄올)은 요붕증의 증상을 자극할 수 있다. 특발성 요붕증은 다뇨, 다갈증(polydipsia), 소변 양 과다(5~10L/day)를 일으킨다.

17. DI는 어떻게 진단하는가?

DI는 삼투압 농도가 증가해 소변이 희석되는 것이 특징이다. 6~10시간 정도 수액 제한을 통해 진단을 할 수 있다. 완전한 신경하수체 축을 가진 환자는 혈청삼투압을 295mEp/L 이하로 유지시키는 동안 소변 삼투압 농도는 500~1400mEp/L까지 증가할 것이다. 전형적인 요붕증을 가진 환자는 혈청삼투압을 감지하지 못한다. 그 결과 소변삼투압 200 이하, 혈청삼투압 320 이상이 나타날 수 있다. 이런 환자에게 ADH를 비경구로 투여하면 소변삼투압 농도는 현저하게 증가한다.

18. 중심성 요붕증(central DI)은 어떻게 치료하는가?

중심성 요붕증은 병인에 따라 치료법이 다르다. 외상 또는 수술로 인한 요붕증은 종종 일시적이거나 자가 치유된다. DDAVP(1-deamino-8-d-arginine vasopressin)는 다른 병인으로 인한 요붕증의 치료제이다. 피하 또는 경피적으로 투여되었을 때 지속시간은 6~20시간이다. 하루에 1회 또는 2회 정도의 투여가 필요하다.

19. 신성 요붕증(nephrogenic DI)은 무엇이고, 중심성 요붕증(central DI)과의 차이점은 무엇인가?

신성 요붕증에서 원위세뇨관 세포는 항이뇨호르몬과 반응할 수 없다. 신성 요붕증의 원인은 리튬 사용과 임신이다. 신성 요붕증은 항이뇨호르몬의 투여가 소변 삼투압을 증가시키지 않는다는 점에서 중심성 요붕증과 다르다. 신성 요붕증은 엄격한 염분 제한과 티아자이드 이뇨제(thiazide)를 통해 치료해야만 한다. 심인성 다갈증(강박적 수분섭취)은 DI와 유사하다.

20. 부갑상선(parathyroid gland) 절제의 효과는 무엇인가?

부갑상선 기능저하(hypoparathyroidism)의 특징은 칼슘 배출의 감소이다. 혈액화학적 분석에서 낮은 혈청 칼슘과 높은 혈청 인이 나타난다. 만약 칼슘이 7~8mg/dl로 떨어진다면 신경근육장애가 나타날 수 있다. 만약 혈청의 수치가 5~6mg/dl으로 떨어지면 테타니(tetany)와 특징적인 수족 경련(carpopedal spasms)이 나타난다. 종종 만성 석회증(chronic calcinosis)이 면역 반응을 유도하면서 특발성 부갑상선 기능저하에 선행할 수 있다.

21. 다발성 내분비종양 증후군(multiple endocrine neoplasia syndrome[MENS])의 세 가지 유형은 무엇인가(표 22-2)?

표 22-2. Multiple endocrine neoplasia syndrome의 세 가지 타입(MENS)

유형	특성
MENS Ⅰ	뇌하수체, 부갑상선, 부신 피질, 췌장도세포 비대증과 소화성 궤양
MENS Ⅱ	부갑상선 종양: 선종(adenoma), 갈색세포종(pheochromocytoma), 갑상선의 수질 암종
MENS Ⅱa	
MENS Ⅱb	
MENS Ⅲ	피하점막 신경종(mucocutaneous neuroma), 갈색세포종, 갑상선의 수질 암종, marfanoid 외양

22. MENS Ⅱa와 MENS Ⅱb은 어떤 연관성이 있는가?

MENS Ⅱa는 부갑상선 기능 항진증과 연관되어 있으며 MENS Ⅱb는 관절 과형성과 마르판(marfan) 체형과 연관되어있다.

23. 부신성발증(adrenal crisis)의 인지와 치료법은 무엇인가?

부신성발증의 특징은 갑작스러운 피로감, 정신상태의 변화 및 저혈압이다. 전해질 이상이 저나트륨혈증과 고칼륨혈증, 정상 음이온차 산혈증(nonanion gap acidosis)의 형태로 나타난다. 적절한 치료는 0.9% 식염수를 주입하고 코르티코스테로이드를 매 6~8시간마다 100mg씩 혈관을 통해 하이드로코티손(hydrocortisone)으로 교체하는 것이다. 만약 ACTH(adrenocorticotrpic hormone; cosyntropin) 자극검사가 필요하다면 덱사메타손(dexamethasone, 매 8시간마다 2~4mg)이 대신 사용될 수 있는데, 이 약은 하이드로코티손과 달리, 혈액 내에서 혈청 코티졸로 측정되지 않는다. Flourinef로 무기질 코르티코이드를 대체하는 것은 부신성발증의 초기 치료에 적용되지 않는다.

24. 본태성 부신기능부전(adrenal insufficiency) 진단을 위한 주요 검사는 무엇인가?

본태성 부신기능부전 진단을 위한 표준 검사는 ACTH(cosyntropin) 자극 검사이다. Corsyntropin(cortrosyn)은 부신과 그것의 ACTH 수용체를 자극하는 ACTH 유사체이다. 검사는 아침 7시와 8시 사이에 혈청 코티졸을 측정하여 cosyntropin(근육내 혹은 정맥주사로 125mg)을 투여 한 후 30분에서 60분에 다시 혈청 코티졸을 측정함으로써 수행된다. 혈청 코티졸은 정상 부신기능에서는 20mg/dl 이상 증가해야 한다.

25. 다량의 외인성 코티코스테로이드제제를 얼마나 오랫동안 복용하면 부신기능부전을 야기할 수 있는가?

천식, 만성 폐색성 폐질환(COPD), 류마티스성 관절염과 같은 상태를 위한 만성질환 치료시 매일 10~20mg 이상의 prednisone으로 외인성 코티코스테로이드를 복용한 2주 후 내인성 부신 억제가 야기될 수 있다. 이런 환자들은 부신병발증을 방지하기 위해 높은 용량의 stress-level 스테로이드 (코티손 100mg)를 술전 최소 24시간 전에, 그 이후에는 매 8시간마다 복용해야 한다.

26. 뇌하수체 전엽 종양의 임상적 징후 및 증상은 무엇인가?

뇌하수체 전엽 종양의 많은 기능적 유형들은 종양이 분비하는 뇌하수체 호르몬에 기초한다. 이러한 종양들은 뇌하수체 전엽의 기능적 결함을 만들어낸다. 일반적으로 종양은 표 22-3에 나와 있다.

발기부전, 월경중단, 두통, 양측성 반맹증(bitemporal hemianopia), 시력저하와 같은 전형적인 증상들은 종양이 커질수록 심해진다.

표 22-3. 뇌하수체 전엽 종양의 임상 증상

호르몬-관련된 종양들	징후 및 증상
프로락틴	무월경 또는 모유분비 중단(여성)
non-secreting 혐색소성 선종 (chromophobe adenoma)	대개 증상 없음, 종양이 크지 않은 경우
황체형성호르몬 및 여포자극호르몬 분비 (성선자극호르몬 분비) 종양	발기부전(남성)
무증상의 TSH-분비, ACTH 분비 종양	쿠싱질환(Cushing's disease)
성장호르몬 분비 종양	말단거대증(Acromegaly)

TSH, 갑상선지극호르몬; *ACTH*, 부신피질자극호르몬

27. 고알도스테론혈증(hyperaldosteronism)에서 고혈압 치료에 선호되는 의약품에는 어떤 것이 있는가?

대개의 치료제는 칼륨 배출을 줄이는 이뇨제이다. 고알도스테론혈증은 칼륨을 소비하는 고혈압에 의해 특징지어진다. 스피로놀락톤(spironolactone)이 선택 약물인데 이것은 신장에서 직접 알도스테론의 길항제 역할을 하기 때문이다. Aldactone이 대체 약물이다.

28. 고알도스테론혈증에서 특징적인 전해질 이상에는 어떤 것이 있눈가?

고알도스테론혈증은 대개 극도의 저칼륨혈증(<3.1)과 증가된 혈장 크레아티닌과 blood urea nitrogen(BUN)과 같은 칼륨 부족의 징후가 특징이다. 저칼륨혈증은 furosemide와 티아자이드(thiazide)와 같은 헨리계 이뇨제를 사용함으로써 악화될 수 있다.

29. 고칼슘혈증(hypercalcemia)의 적절한 치료는 무엇인가?

증상을 나타내는 고칼슘혈증은 생명을 위협할 수 있고, 응급 상황으로 다룰 필요가 있다. 대개 공격적인 정맥주사로 (칼슘을 포함한 lactated Ringer액이 아닌) 생리식염수를 투여해서 수화(hydration)시킨다. 수화 6~12시간 후 칼슘의 빠른 배뇨를 위해 푸로세미드(furosemide[Lasix]) 치료를 시작한다. Pamidronate, bisphosphonate를 투여(4~6시간 동안 60mg IV)하는 것은 혈장 칼슘이 골부위로 되돌아가는 것을 막는다. 일회 투여량으로 최대 2주까지는 적절한 치료를 유지할 수 있다.

30. 갑상선에서 촉진 가능한 단일 결절에 대한 적절한 대처법은 무엇인가?

촉진 가능한 단일 결절은 갑상선암으로 평가될 가능성이 있다. 갑상선암은 대개 눈에 보이지 않을 만큼 천천히 커진다. 1센티미터 이상의 종물은 악성으로 의심된다. 촉진 가능한 결절은 먼저 가는 바늘로 흡인 생검하여 평가한다. 생검의 결과는 병리학자가 신속히 판독한다. 초기의 결과가 악성으로 판명되면 환자는 외과적 수술을 위해 의뢰되어야 한다. 양성이라면 결절은 6개월마다 크기의 증가를 평가해야 한다. 결정되지 않은 병변은 갑상선 요오드 투여를 해봄으로써 알 수 있다. 낮은 uptake를 보이는 "차가운(cold)" 결절은 악성으로 의심되어 수술 받아야한다. 또한 TSH(thyroid-stimulating hormone)가 떨어질 수 있는데, 이 경우 환자는 양성의 "뜨거운(hot)" 결절을 감별하기 위한 갑상선 스캔을 위해 의뢰되어야 한다.

31. 어떤 갑상선 기능 검사와 결과로 정상 갑상선 기능 증후군을 진단할 수 있는가?

정상 갑상선기능증후군(sick euthyroid syndrome)은 일반적으로 중환자들에게 나타나는 상태이다. 이것은 티로신(T_4)이 역(reverse) 삼요오드타이로닌(rT_3)으로 과도하게 많이 변환되기 때문이다. 이러한 환자들은 임상적으로 갑상선이 있는 상태이다. 실험에서 보면 정상보다 낮은 수치의 TSH, 낮은 free T_4 수치를 보인다. 하지만 평형투석에 의한 direct free T_4는 정상이다. rT_3는 높은 수치를 보이고, T_3는 낮은 수치를 보인다.

32. 정상 갑상선기능증후군을 가진 중환자에게 경험적 치료가 장점이 있는가?

관상동맥 우회술 후 24~72시간이 된 중환자의 연구에서 외인성 T_3(Cytomel)로 치료한 환자의 생존율이 향상되었다고 보기는 어렵다.

33. 갑상선기능저하증과 관련된 일반적인 술후 합병증은 무엇인가?

증상은 없지만 치료되지 않은 경미한 갑상선기능저하증을 가진 환자에서 인공호흡장치를 뗄 수 없는 호흡억제 증상이 나타날 수 있다. 이를 진단하기 위해 갑산성 기능 검사가 단독으로 필요하다. 술전 TSH가 최고의 선별 검사이다. 이 검사는 가벼운 갑상선기능저하증에서도 측정될 수 있다.

34. 갑상선기능항진증이 있는 노인들에게 존재하는 가장 일반적인 심부정맥은 무엇인가?

노인들에게 갑상선기능항진증은 임상적인 혹은 무감각한 형태로 있을 수 있다. 후자의 경우, 환자들은 걱정, 식은 땀, 체중감소, 심계항진과 같은 전형적인 증상이 거의 나타나지 않는다. 오히려 그들은 기운이 없거나, 졸리고, 힘이 없고, 식욕부진이 나타난다. TSH 양의 감소가 갑상선 기능 항진증의 가장 민감한 지표이다. 노인 환자와 증상을 나타내는 환자들은 심부정맥(가장 일반적으로 심방의 근육성 진통)에 대한 위험성이 매우 높다.

35. Type 2 당뇨에서 메트포민(metformin[Glucophage])사용의 금기증은 무엇인가?

메트포민 치료는 알콜중독자들, 명백한 신장질환 환자(혈청 크레아티닌 >1.5[남성], >1.4[여성]), 간질환 환자들에게 심한 부작용이 있다. 이러한 조건들은 치명적인 부작용, 젖산 산성증의 위험성을 상당히 높여준다. 70세 이상, 심박출 비율이 50% 이하인 환자들 또한 메트포민 치료의 대상이 되지 않는다. 심장 카테터를 위해 iodine contrast를 받으려는 환자나 큰 수술을 받을 환자들은 48~72시간 전에 메트포민 치료를 중단해야 한다.

BIBLIOGRAPHY

1. Arnaud CN: The calcitropic hormones and metabolic bone disease. In Greenspan FS, Baxter JD (eds): Basic and Clinical Endocrinology, 4th ed. Stamford, Conn, 1994, Appleton & Lange.
2. Deftos LJ, Catherwood BD: Syndromes involving multiple endocrine glands. In Greenspan FS, Baxter JD (eds): Basic and Clinical Endocrinology, 4th ed. Stamford, Conn, 1994, Appleton & Lange.
3. Favus JJ (ed): Primer on the Metabolic Bone Diseases and Disorders of Mineral Metabolism, 3rd ed. New York, 1996, Lippincott-Raven.
4. Greenspan FS: The thyroid gland. In Greenspan FS, Baxter JD (eds): Basic and Clinical Endocrinology, 4th ed. Stamford, Conn, 1994, Appleton & Lange.
5. Halpern LR, Chase DC: Perioperative management of patients with endocrine dysfunction: physiology, presurgical, and postsurgical treatment protocols. Oral Maxillofac Surg Clin North Am 10:491, 1998.
6. Karam JH, Forsham PH: Diabetes mellitus. In Greenspan FS, Baxter JD (eds): Basic and Clinical Endocrinology, 4th ed. Stamford, Conn, 1994, Appleton & Lange.
7. McDermott MT (ed): Endocrine Secrets, 4th ed. Philadelphia, 2005, Hanley & Belfus.
8. Orth DN, Kovacs WJ: Adrenal cortex. In Wilson JD, Daniel F, Kronenberg HM et al (eds): Williams Textbook of Endocrinology, 9th ed. Philadelphia, 1998, Wilson & Foster.
9. Reeves FG, Bichel CB, Andreoli TE: Posterior pituitary and water metabolism. In Wilson JD, Daniel F, Kronenberg HM et al (eds): Williams Textbook of Endocrinology, 9th ed. Philadelphia, 1998, Wilson & Foster.

23. 당뇨 환자
(Diabetic patient)

Bradley A. Gregory, DMD

1. 당뇨병이란 무엇인가?

당뇨병이란 당분의 사용을 악화시키는 부족하거나 잘못된 인슐린 분비반응에 의한 탄수화물, 지방 및 단백질 대사과정의 만성적 질병이다. 당뇨병은 미세혈관계, 대혈관계 및 신경병적 합병증을 발생시키고 심화시키는 생리학적 소인이다.

2. 당분은 정상적으로 어떻게 대사되는가?

혈당수치는 정상적으로 60~130mg/dL 사이에서 유지된다. 과다한 당분은 글리코겐으로 전환되고 이러한 글리코겐은 대부분 간이나 근육에 저장된다. 트리글리세라이드(글리세롤에 부착된 오메가-3지방산)는 에너지가 부족한 시기에 지방분해를 통해 사용된다. 그리고 다양한 아미노산은 간에서 당신생 과정을 통하여 당분으로 전환될 수 있다.

3. 인슐린은 당분의 세포내 유입을 어떻게 촉진시키는가?

식후 첫 10~30분 동안 인슐린은 빠르게 유리된다. 그 후 인슐린의 유리가 느려지고 유지되는 2번째 단계가 온다. 세포막에 있는 인슐린 수용체는 알파와 베타 서브유니트를 가지고 있다. 인슐린은 알파 서브유니트에 부착하며 이로 인해 베타 서브유니트에 앞에서 언급한 변화가 일어난다. 베타 서브유니트는 tyrosine kinase의 활성을 촉진시킨다. 세포내로 당분을 가져오게 하는 인슐린 수용체를 인산화시키기 때문에 tyrosine kinase는 필수적이다.

4. 인슐린은 어디에서 분비되는가?

인슐린은 내분비성 췌장의 베타세포에서 분비된다.

5. 인슐린은 어떻게 혈장 당분을 낮추는가?

인슐린은 뇌, 세뇨관, 소장점막 및 적혈구를 제외한 대부분의 조직에서 당분의 유입을 촉진시킨다. 인슐린은 당분으로 글리코겐을 형성하는 당원 생성을 촉진시키고 동시에 당원 분해를 억제시킨다. 또한 인슐린은 간과 신장에서 당신생을 억제시킨다.

6. 인슐린은 어떻게 아미노산의 혈중농도를 낮추는가?

인슐린은 근육으로 아미노산의 유입을 촉진시키고 이로 인해 단백질 합성을 촉진시킨다. 동시에 인슐린은 단백질 분해를 억제한다.

7. 유리지방산(FFA)에 대한 인슐린의 효과는 무엇인가?

인슐린은 지방조직으로의 유리지방산의 유입을 촉진시켜 유리지방산의 혈중농도를 낮춘다. 또한 인슐린은 트리글리세라이드의 형성(지방형성)을 촉진시키고 호르몬-민감성 지방분해효소(트리글리세라이드를 유리지방산으로 분해하는 효소)를 억제한다.

8. 글루카곤은 어디에서 분비되는가?

글루카곤은 췌장의 알파세포에서 분비된다. 이것은 또한 위장관 점막에서도 발견된다.

9. 글루카곤이 조절에 관여하는 대사 작용은 무엇인가?

간, 근육 및 지방조직에서 일어나는 대사 작용은 인슐린의 효과와 정반대이다. 글루카곤은 당원분해 과정을 촉진하여(특히, 간에서) 당신생 그리고 호르몬-민감성 지방분해효소의 활성화에 의한 지방분해 과정을 통해 축적된 에너지를 동원하게 된다. 글루카곤의 또 다른 효과는 혈당을 증가시키고 성장호르몬의 분비를 촉진하여 인슐린의 분비를 자극하는 것이다.

10. 코티졸은 어떻게 분비되고 조절되는가?

부신피질자극호르몬(CRH)은 시상하부로부터 유리된다. CRH은 뇌하수체 전엽으로부터 부신피질자극호르몬의 유리를 촉진한다. 부신피질자극성 호르몬(ACTH)은 부신의 속상대(zona fasciculata)로부터 코티솔의 유리를 촉진시키며 이것은 CRH와 ACTH에 대하여 음성되먹임(negative feedback)을 야기한다.

11. 당분 대사 과정에서 코티졸이 수행하는 대사성 역할은 무엇인가?

코티졸은 혈장 포도당을 보호하고, 근육으로부터 단백질의 분해 촉진, 간의 당신생과 당원신생 자극, 성장호르몬과 epinephrine에 의한 지방분해 촉진을 통해, 당분(glucose)을 당원(glycogen)으로 저장한다. 코티졸은 또한 근육과 지방조직에 대한 항인슐린 작용도 가지고 있다.

12. Epinephrine은 그것의 대사 조절에 어떤 방식으로 영향을 미치나?

영향은 세포 외부에 위치하는 베타 수용체에 의해 매개된다. 췌장 베타 세포에서의 인슐린 분비 억제는 알파 수용체를 통한다. Epinephrine은 알파 수용체를 통해 간에서의 당신생을 자극한다.

13. 당조절에서 epinephrine의 역할은 무엇인가?

Epinephrine의 최종 목표는 혈장 포도당을 보호하는 것이며, 근육과 간에서 당분해를 촉진한다. Epinephrine은 또한 당신생을 촉진한다. 게다가 그것은 인슐린 분비를 억제하며 췌장의 알파 수용체를 통한 글루카곤의 분비를 자극한다. 혈류에서 epinephrine은 포도당 흡수를 억제할 것이다. 결국 epinephrine은 근육과 지방조직에서 지방분해를 돕는 호르몬 민감성 리파아제를 자극할 것이다.

14. 당조절에서 성장호르몬의 역할은 무엇인가?

성장호르몬은 활동성 저혈당, 단식, 외상, 열, 수술에 의한 스트레스 등과 같은 자극요소들에 의해 분비된다. 성장호르몬 분비는 포도당과 유리지방산(FFA)에 의해 억제된다. 성장호르몬은 혈장 포도당을 증가시키고 지방분해 촉진을 통해 FFA와 단백질 저장을 유동화시키며 당분해를 증가시킨다. 또한 근육과 지방조직으로의 포도당 흡수를 억제시킨다.

15. 당뇨의 네 가지 유형은 무엇인가?

1. **1형 당뇨**: 대부분 젊은 사람과 관계있다. 이러한 환자들은 췌장의 베타 세포 파괴에 따라 포도당 항상성 유지를 위해 인슐린이 요구된다.
2. **2형 당뇨**: 이러한 환자들의 세포는 환경적 및 유전적 영향에 의해 인슐린에 대한 민감성을 잃은 상태이다. 따라서 그들의 근육과 지방세포는 포도당을 운송하지 못한다.
3. **임신성 당뇨병**(gestational diabetes): 대개 임신에 의해 이차적으로 나타난다. 임신성 당뇨의 40%는 10년 이내에 2형으로 발전하게 된다.
4. **이차 당뇨병**(secondary diabetes): 췌장 제거 등과 같은 특정 원인과 관련된다.

16. 1형 당뇨의 병인은 무엇인가?

- **유전적 감수성**은 몇몇 사람에게 췌장의 베타세포에 대한 자가 면역 경향을 제공한다.

- **자가 면역**은 자발적으로 발전하거나 더욱 일반적으로는 환경적 요인에 의해 자극된다.
- **환경적 요인**에 의해 베타세포가 손상 받아 면역 체계에 의해 이물질로 인식될 수 있다.

17. 2형 당뇨의 병인은 무엇인가?

- 유전이 가장 중요한 역할은 하지만 잘 밝혀지지 않았다.
- 인슐린 저항성과 인슐린 분비 결함의 조합이다.
- 환경적 요인은 중요한 역할을 한다. 비만이 포함되는데 당뇨를 유발하지는 않지만 발현될 가능성이 높다. 또한 비활동성과 임신, 스트레스도 여기에 포함된다. 스트레스는 코티졸과 카테콜아민을 분비시키며 이는 인슐린과 맞서 혈당을 높인다.

18. 어떤 대사성 장애가 1형 당뇨와 연관되는가?

대사 이상은 탄수화물, 단백질, 지방 대사이상으로 분류된다.

- 1형 환자는 일반적으로 불충분한 당의 사용과 단식 상태에서와 같은 과다한 당생성을 나타낸다. 당은 특정 조직으로 유입될 수 없는데, 이는 신장에서의 역치 초과를 유발하여 다뇨증을 일으킨다. 다뇨증은 탈수를 일으키며 조갈증(polydipsia)을 촉발시킨다. 게다가 세포에 영양공급이 되지 않아 환자는 다식증(polyphagia)을 경험한다.
- 이러한 환자들은 당을 만들기 위해 근육으로부터 단백질을 분해시킨다. 단백질은 항체 형성, 백혈구 생성, 상처 치유에 필수적이다. 이는 감염 이환과 치유 지연을 야기한다.
- 인슐린 결핍은 FFA에서 트리글리세리드의 지방분해를 이끄는데, 이는 아세틸 CoA(coenzyme A)를 발생시킨다. 결국 케톤바디가 형성되어 대사성 산증을 일으킨다.

19. 어떤 대사성 장애가 2형 당뇨와 연관되는가?

대사성 장애는 인슐린에 대한 저항성, 인슐린에 대한 세포의 감수성 상실, 인슐린 분비 등으로 분류된다. 인슐린은 포스트 리셉터가 흡수를 차단하거나 간, 근육, 지방조직의 목표 세포들에 인슐린이 결합하는데 문제가 발생하여 세포내로 들어갈 수 없다. 게다가 2형 당뇨에서는 췌장이 혈당 변화에 대한 민감성이 감소하면서 기본 인슐린 분비량이 점차 감소한다.

20. 어떤 급성 합병증이 1형 당뇨와 관련되어 나타나는가?

당뇨성 케토산증(diabetic ketoacidosis[DKA])은 거의 1형 당뇨에서만 나타난다. DKA는 절대적인 혹은 상대적인 글루카곤의 증가와 더불어 나타나는 심각한 인슐린 결핍의 결과이다. DKA가 있는 환자는 대개 250mg/dL 이상의 혈당과 15mEq/L 이하의 혈장 탄수화물, 혈장 및 요에서 케톤이 나타난다. 임상 증상으로는 오심, 대사성 산증을 보상하기 위한 구토, 혈중 이산화탄소 농도를 낮추기 위한 쿠스마울 호흡(Kussmaul respiration) 등이 있다. 치료목표는 0.9% 표준 식염수 정맥 투여, 보통의 인슐린 사용, 산증(acidosis) 전환, 칼륨 이온 결핍 처치 등을 통해 탈수를 바로잡는 것이다.

21. 2형 당뇨와 관련되어 어떤 급성 합병증이 흔한가?

고삼투압성 비케톤성 혼수(hyperosmolar nonketotic coma)는 대개 65세 이상의 환자에서 나타난다. 증상은 몇 주 동안 인지되지 않은 채 지속될 것이다. 이러한 환자는 케톤상태를 막는 충분한 인슐린을 가지고 있지만 심각한 고혈당(대개 600mg/dL 이상)이다. 치료받지 않은 상태가 지속된다면 심각한 탈수가 일어나고 혼수상태로 진행할 것이다. 치료법으로 뇌 속 소르비톨(sorbitol) 축적에 의한 대뇌 부종을 방지하는 느린 수액 교체와 인슐린 증가가 있다.

22. 포도당 수송을 위해 인슐린이 필요하지 않은 조직은 무엇인가?

- 신경조직
- 눈의 렌즈
- 신장 세관
- 뇌
- 혈관

23. 어떤 병리 기전에 의해 당뇨의 주요 만성 합병증이 야기되는가?

- 신경병(neuropathy)
- 대혈관 합병증(macroangiopathy)
- 모세혈관 합병증(microangiopathy)
- 망막증(retinopathy)
- 신장애(nephropathy)

24. 당뇨 합병증을 일으키는 것으로 의심되는 생화학적 경로는 무엇인가?

효소성 당화(glycosylation)와 소르비톨의 축적이 의심 경로이다. 효소성 당화는 전신적으로 혈장 당농도에 비례하여 단백질에 당이 부착하는 과정이다. 당화된 단백질에는 혈장 알부민, 교원질, 염기성 미엘린 단백질과 저밀도 지질단백질(low-density lipoprotein,[LDL]) 등이 있다. 이 단백질의 기능은 변경된다.

고혈당증(hyperglycemia)은 조직내 포도당의 축적을 일으켜 조직이 흡수를 위한 인슐린이 필요하지 않다. 과다한 당은 소르비톨로 대사되는데, 이것은 물의 세포내 확산을 일으키는 정수압경사를 형성한다.

25. 포도당을 소르비톨로 분해하는 효소는 무엇인가?

Aldose reductase

26. 포도당화 최종산물(advanced glycosylation end-products[AGEs])은 어떻게 당뇨 합병증에 기여하는가?

AGEs는 효소의 당화(glycosylation)의 결과로 나온다. 이것들은 눈, 신장, 신경 및 피부에 있는 모세혈관의 기저막(basement membrane)을 형성하는 교원질을 합성한다. 그 결과 기저막이 비후되고 내피(endothelium)에 의한 relaxing factor의 생산이 감소하는데, 이로 인해 혈관수축과 궁극적으로는 고혈압을 유발한다. 게다가 AGEs는 큰 혈관의 교원질 벽에 비가역적으로 부착한다. 이것은 혈관 벽으로 들어가는 LDL의 정상적인 유출을 방해하고 콜레스테롤의 침착을 촉진한다.

27. 소르비톨의 축적이 어떻게 당뇨 합병증을 유발시키는가?

포도당 이동(문항 22번 참조)을 위해 인슐린이 요구되지 않는 조직의 세포는 고장성의 상태가 된다. 슈반세포에서 고장성은 말단부위의 감각 소실을 일으키고 감각의 저하를 가져온다. 눈의 수정체에서 수분의 축적은 백내장, 반점성 부종 및 녹내장을 일으킨다. 내피세포의 손상은 기저막의 비후를 유발하여 망막, 신장의 소동맥 및 피부의 작은 혈관들에서 미세혈관병증을 일으킨다.

28. 헤모글로빈에서의 무효소성 당화(nonenzymatic glycosylation)의 중요성은 무엇인가?

무효소성 당화의 정도는 혈장 포도당 농도에 달려있다. 따라서 고농도에서는 더 많은 헤모글로빈의 당화가 일어난다. 정상적인 HbA1c는 4~6%이다. 당뇨에서는 16~20% 정도의 수치에 도달할 것이다. 적혈구의 수명이 약 120일이고, 당화는 이 수명 내내 지속적으로 이루어지기 때문에 HbA1c 농도는 이전 60~90일 동안의 평균 혈당 지표를 제공한다.

29. 혈소판의 당화가 미세혈관 질환에 어떤 영향을 미치는가?

혈소판의 당화는 혈소판의 부착성을 증가시킨다. 이로 인해 혈소판에서 과다한 트롬복산(thromboxane)이 생성되며, 이 트롬복산은 혈소판을 과응고성(hypercoagulable)으로 만든다. 이 과응고성 상태로 인해 미세혈관질환에 잘 걸리게 한다.

30. 당뇨로 진단되기 위한 판단기준은 무엇인가?

다음 기준 중 하나 이상의 조건에 근거하여 진단을 내려야 한다.

- 200mg/dL 이상의 무작위 혈장 포도당 농도와 함께 나타나는 증상과 징후
- 최소 2회, 공복시 혈장 포도당 농도가 126mg/dL 이상
- 경구 당부하 검사에서 식후 2시간 포도당 농도가 200mg/dL 이상이고, 첫 혈청 포도당 농도가 126mg/dL 이상

31. 당뇨 진단을 위해 미국당뇨협회(American Diabetes Association)에서 권장하는 검사는 무엇인가?

단식상태에서 혈장 포도당 검사(fasting plasma glucose test)가 당뇨 진단의 표지자로 이용된다. 검사는 밤 동안 최소 8시간 이상 금식한 후 다음날 아침에 시행한다. 이 검사는 비정상 결과를 가져올 대사상태나 약을 복용하고 있지 않는 임신하지 않은 성인에서 실시한다. 공복시 혈장 포도당은 정상치가 보통 65~110mg/dL이다.

32. 경구 당 부하 검사(oral glucose tolerance test)는 무엇이며, 어떻게 시행되는가?

이 검사는 한 개인이 일정 시간 동안 포도당을 조절하는 능력을 측정하는 것이다. 환자는 밤새 금식을 하게 된다. 아침에 공복 상태의 혈당을 측정한다. 그 후 환자는 75g의 포도당을 공급받는다. 어린이와 임신하지 않은 성인에서 혈액내 포도당은 2시간 동안 매 30분마다 측정된다. 단식 상태의 혈액 내 포도당 농도가 110mg/dL 이하이고, 2시간 후에 140mg/dL 이하이면 정상으로 간주된다.

33. 저혈당증(hypoglycemia)은 어떻게 분류할 수 있는가?

저혈당증은 혈장 포도당 레벨과 연관된 증상과 징후에 따라 분류할 수 있다(표 23-1).

표 23-1. 저혈당증의 분류

	혈장 포도당 레벨	증상/징후
경도	60~70mg/dL	빈맥, 심계항진(두근거림), 창백, 불안정, 과민성
중등도	50~60mg/dL	중추신경계의 손상: 의식장애(혼미), 말더듬, 시야의 흐림, 집중력 상실
고도	40~50mg/dL 이하	의식 소실, 의식 불명, 발작

34. 경도에서 중등도의 저혈당증은 어떻게 치료하는가?

초기에 10~15g의 탄수화물을 처치한다. 환자에게 오렌지 주스나 일반 소다 반 컵, 사탕 3~5개, 우유 한 컵, 포도당 3정 또는 2스푼의 건포도를 준다. 가능한 한 빨리 혈장 포도당 레벨을 측정한다. 15분 내에 증상이 나아지지 않으면 탄수화물 공급원 10~15g를 추가로 처방한다.

35. 고도의 저혈당증은 어떻게 치료하는가?

글루카곤 키트가 있다면 환자에게 글루카곤 주사를 한다. 성인은 1mg; 5세 이하 어린이는 0.5mg; 1세 이하 영아는 0.25mg. 글루카곤 키트가 없고 흡인의 위험 없이 삼킬 수 있는 환자의 경우 15~50g의 탄수화물 공급원을 뺨의 안쪽에 넣어준다. 공급원으로는 포도당 겔, 1~4티스푼의 꿀(영아에서는 제외), 시럽이나 젤리 등이 있다. 환자가 의식을 차리면 오렌지 주스 같은 음료를 준다.

36. 인슐린 분비를 촉진하는 물질을 다루는 최선의 방법은 무엇인가?

섭취한 물질에 의해 소장의 호르몬이 촉진되기 때문에 구강내 포도당이나 아미노산은 정맥으로 투여하는 용액보다 인슐린을 촉진하는 효과가 훨씬 크다. 이들 호르몬에는 소화 억제 펩타이드(gastric inhibitory peptide), 콜레시스토키닌(cholecystokinin[CCK]), 글루카곤 그리고 가스트린(gastrin)이 있다. 이들 모두 인슐린 분비를 촉진한다.

37. 여러 종류의 insulin에 대하여 설명하시오(표 23-2).

표 23-2. 인슐린 분류

	Insulin의 종류	발현시기	최고조	지속시간
짧게 작용	Regular	0.5~1시간	2~4시간	5~7시간
중간 정도의 작용	Isophane(NPH)	1~2시간	6~14시간	18~24시간
	Lente	1~2시간	6~14시간	18~24시간
길게 작용	Ultralente	6시간	18~26시간	36+시간

38. 식이요법만으로 조절하고 있는 당뇨 환자는 어떻게 술후 관리를 해야 하는가?

수술 후의 스트레스나 감염의 결과로 혈장의 당수준이 250mg/dL을 초과하여 유지된다면 인슐린 양을 점차 줄여가며 투여해야 한다.

39. 경구 혈당강하제로 당뇨를 조절하는 외과 환자의 관리는 어떻게 해야 하는가?

Chlorpropamide외 다른 구강 약제의 투여는 수술 당일 날 중지되어야 한다. Chlorpropamide는 다른 경구 투여용 혈당강하제에 비해 반감기가 길기 때문에 수술 전날에 투여를 금해야 한다. 이러한 환자들은 보통 주 수술 과정 동안 수술 전후로 인슐린이 요구된다. 술후 당뇨를 조절하기 위한 식이법을 따라야 한다.

40. 대수술 중인 인슐린 조절 당뇨 환자는 어떻게 관리해야 하는가?

대부분의 인슐린을 투여 받는 당뇨 환자는 중간 정도의 작용시간을 보이는 중성프로타민 하게도른(neutral protamine hagedorn[NPH])인슐린과 일반 인슐린을 조합하여 사용한다. 이런 환자들은 보통 아침에 전량을 투여하거나 아침과 점심으로 나누어 투여한다. 보통 2/3는 NPH, 1/3은 일반 인슐린이다. 이런 환자들의 수술기간 동안의 관리는 다음과 같다:

- 보통 하루에 투여하는 양의 반을 NPH로 투여한다. Lactated Ringer's solution을 정맥 투여한다.
- 수술 동안 혈장의 당 수준, 혈청 전해질량, 동맥혈중 가스농도(arterial blood gases[ABGs])가 모니터링 되어야 한다. 추가적인 일반 인슐린은 5~10U/hr로 적정하여 피하 투여나 정맥 투여를 한다.

- 수술 후에 혈당은 매 4~6시간 동안 체크해야 한다. 일반 인슐린은 혈당이 150~200mg/dL 사이로 유지되도록 투여한다.
- 경구 투여된 경우, NPH 인슐린이 작용하기 시작한다. 환자의 혈장 중 당 수준은 관찰되어야 하며, 인슐린은 일반 인슐린으로 필요한 만큼 조절된다.

41. 외래 수술중인 인슐린조절 당뇨 환자는 어떻게 관리해야 하는가?

NPH 인슐린의 일일 투여량의 반을 수술 당일 아침에 투여하고, 일반 인슐린은 환자가 수술 후 바로 복용이 예상되는 경우 투여하지 않는다. 남아있는 NPH의 반은 정오에 투여한다. 단, 정오에서 너무 늦지 않게 투여한다. 만약에 정오에서 너무 늦게 투여되는 경우 NPH의 최대효과는 환자의 취침 중에 나타난다.

42. 비구아니드(biguanide)로 분류되는 경구용 혈당강하제는 무엇인가?

메트포민(metformin[Glucophage])은 간에서의 당생성을 감소시키고, 근육에서의 당사용을 증가시킨다. 이것은 보통 2형 당뇨 환자의 경우에 사용한다.

43. 설폰요소제(sulfonylurea)의 약리학은 무엇인가?

이러한 2형 당뇨제제는 베타세포로부터 인슐린 분비를 급격히 증가시키고, 간 이외 조직의 인슐린 작용을 증가시킨다. 장기간 설폰요소제의 사용은 말초조직에서의 당사용을 증가시키고, 간에서의 당 신생을 억제시키며, 말초의 인슐린 수용체의 수 또는 감수성을 증가시킨다.

44. 설폰요소제는 어떤 약제로 구성되는가(표 23-3)?

표 23-3. 설폰요소제

약품	상품명	용량	지속시간
Tolbutamide	Orinase	2g	6~12시간
Tolazamide	Tolinase	250mg	10~18시간
Glipizide	Glucotrol	10~15mg	12시간
Glyburide	Micronase	5~10mg	16시간
Acetohexamide	Dymelor	1g	8~12시간
Chlorpropamide	Diabinese	250mg	1~3일

45. 2형 당뇨에서 메트포민의 금기증은 무엇인가?

메트포민의 투여는 알콜중독자, 신부전증환자(혈청 크레아티닌 1.5 이상, 여자의 경우 1.4 이상), 간질환이 있는 환자의 경우 금기이다. 이러한 환자의 경우 유산성산증(lactic acidosis)이나 그밖에 치명적인 부작용의 위험이 있다. 70세 이상의 고령 환자와 심박출분율이 79% 미만인 환자 또한 메트포민 치료에 적합하지 않다. 카테터를 삽입하기 전에 iodine contrast dye를 막 받으려는 환자 또는 주요 수술 예정인 환자는 술전 48~72시간 동안 메트포민 사용을 중단해야 한다.

46. 메글리티나이드(meglitinides, 혈당강하제)의 약리학은 무엇인가?

이 2형 당뇨제제는 식후 고혈당증을 낮추기 위해 신속하게 췌장 베타세포에 의한 인슐린 분비를 촉진시킨다. 이 약은 식전에 복용한다.

47. 메글리티나이드는 어떠한 약물로 구성되는가(표 23-4)?

표 23-4. 메글리티나이드

약품	상품명	용량	발현시간	지속시간
Repaglinide	Prandin	0.5~2mg bid	15~60분	4~6시간
Mitiglinide	Starlix	식사 1~30분전 120mg bid	20분	4시간

bid, 하루 두 번.

48. 티아졸리디네디온(thiazolidinediones)의 약리학은 무엇인가?

이 2형 당뇨제제는 근육과 지방에 있는 인슐린에 반응하는 표적세포를 증가시킴으로써 혈당을 낮추지만 인슐린의 분비를 증가시키지 않는다. 티아졸리디네디온은 음식과 함께 하루에 한두 번 복용한다. 이 약물은 이것 자체로만 사용되거나 설폰요소제, 메트포민 혹은 인슐린과 조합해서 사용될 수도 있다. 그러나 드물게 티아졸리디네디온은 일반 간기능 검사가 요구되는 간기능에 대한 심각한 영향을 미칠 수 있다. 이 약물은 순환계에서 아미드(amide) 국소마취제의 작용시간에 영향을 미칠 수 있다.

49. 티아졸리디네디온는 어떠한 약물로 구성되는가(표 23-5)?

표 23-5. 티아졸리디네디온

약물	상품명	용량	발현시간	지속시간
Rosiglitazone	Avandia	4~8mg qd 또는 bid	지연됨	12주
Pioglitazone	Actos	14~45mg qd	지연됨	수주
Troglitazone	Rezulin	모름	모름	모름

qd, 매일; *bid*, 하루 두 번.

50. 알파-글루코시다제 억제제(alpha-glucosidase inhibitor)의 약리학은 무엇인가?

이 2형 당뇨제제는 섭취된 복합 탄수화물의 분해를 지연시키는 내장 표면(brush border)의 알파-글루코사이드와 췌장의 알파-아밀라제를 경쟁적으로 억제하여 포도당의 흡수를 지연시킴으로써 체내 혈당 수준 저하에 기여한다. 이 약물은 식사 시작과 함께 복용해야 한다. 알파-글루코시다제 억제제는 단독으로 사용하거나 설폰요소제, 메트포민 혹은 인슐린과 조합해서 사용할 수 있다.

51. 알파-글루코시다제 억제제는 어떤 약물로 구성되는가?

Acarbose(Precase)와 miglitol(Glyset). 이 약물들은 위장관 내에서 작용하기 때문에 활성 약물로 2% 미만의 흡수율을 갖는다. 대사는 위장관을 통해서만 이뤄진다.

52. 구강 복합 약물 아반다메트(Avandamet)는 무엇인가?

아반다메트는 메트포민만으로는 적당한 조절이 어려운 2형 당뇨 환자에 사용하는 메트포민과 Avandia의 복합 약물이다. 복용량은 Avandia를 매일 4mg으로 시작하여 그것을 최근의 메트포민 복용량에 더하는 것으로 결정한다. 만약 환자가 이미 Avandia를 복용하고 있다면 메트포민을 더하여 하루에 1000mg까지 복용하게 한다.

53. 구강 복합 약물 메타그립(Metaglip)은 무엇인가?

메타그립은 글리피지드(glipizide, Glucotrol)과 메트포민의 복합 약물이다. 이 약물은 고혈당증이 식이나 운동으로 조절되지 않는 2형 당뇨의 초기 치료나 각 약물 단독으로는 고혈당증을 조절할 수 없을 경우 이차 치료에 사용할 수 있다. 복용량은 글리피지드와 메트포민의 구성 성분비로 표현한다. 초기 치료에 사용할 때 식사와 함께 하루에 한 번 혹은 두 번 1.25mg/250mg을 복용하며, 이차 치료의 경우 식사와 함께 하루 2회 2.5mg/500mg이나 5mg/500mg을 복용한다.

54. 구강 복합 약물 글루코밴스(Glucovance)는 무엇인가?

글루코밴스는 글리부리드(glyburide)와 메트포민의 복합 약물이다. 이 약물은 2형 당뇨 환자의 초기 치료나 설폰요소제나 메트포민 단독으로 고혈당증을 조절할 수 없는 경우 이차 치료로 사용할 수 있다. 또한 적절한 조절을 위해 글루코밴스와 티아졸리디네디온이 함께 요구되는 경우가 있다.

55. 글루코밴스의 복용량은 어떻게 되는가?

글루코밴스 복용량은 글리부리드(glyburide)와 메트포민의 구성 성분비로 표현한다. 초기 치료에 사용할 경우 1.25mg/250mg이 식사와 함께 하루에 일회 투여된다. HgA1c가 9%이상이거나 공복시 혈당이 200mg/dL 이상인 환자에서는 하루 2회, 1.25mg/250mg으로 시작하며 최대 복용량은 10mg/2000mg을 넘지 않도록 한다. 이전에 설폰요소제나 메트포민을 단독으로 투여한 환자의 경우 초기 복용량은 하루에 두 번 2.5mg/500mg 혹은 5mg/500mg이다.

56. 프람린타이드(pramlintide)란 무엇인가?

상품명은 Symlin이며 췌장의 베타세포에서 생성되는 amylin 호르몬의 합성제제이다. 최근 FDA의 승인을 받은 주사 가능 약물이다. 프람린타이드는 A1c 목표 수준을 달성하지 못하는 1형 당뇨 환자나 A1c 목표치에 도달하지 못하는 인슐린을 사용하는 2형 당뇨 환자에 허용되어왔다. 저혈당증 증가를 유발시키지 않으며 어느 정도의 체중 감소와 적당한 수준의 HgA1c 상승을 보인다.

57. 엑세나타이드(exenatide)란 무엇인가?

엑세나타이드(Byetta)는 힐러몬스터(Gila monster, 미국독도마뱀)의 타액에서 처음 추출한 exendin-4라는 호르몬의 합성제제이다. 이 약물은 메트포민이나 설폰요소제 혹은 복합 약물로 HgA1c 목표 수준을 달성할 수 없는 2형 당뇨 환자의 처치에 FDA

의 승인을 받은 주사 가능한 약물이다. 엑세나타이드는 인슐린 분비를 증가시킴으로써 혈당을 낮추는 작용을 한다. 프람린타이드와 마찬가지로 엑세나타이드는 식사와 함께 주사로 투여하며 이것을 사용하는 환자에서 어느 정도의 체중 감소와 적당한 수준의 HgA1c 상승이 나타난다.

58. 인슐린 펌프는 어떻게 작동하는가?

인슐린 펌프는 단시간 작용하는 인슐린을 하루 24시간 동안 피하에 위치시킨 카테터를 통해 공급한다. 인슐린 투여량은 기저율, 환약 및 당 농도를 바로잡기 위한 복용량으로 나뉜다.

59. 기저율(basal rate) 및 환약(bolus)이란 무엇인가?

기저율은 24시간 동안 인슐린이 투여되는 일정 속도로 혈당 수준을 식사와 밤 사이의 범위로 유지한다. 인슐린 속도는 낮과 밤의 다른 시간 동안 투여량을 다르게 조절할 수 있다. 인슐린의 환약 양은 식사와 간식에서 탄수화물을 대체하는 데 사용한다. 계획된 것 보다 식사량이 많은 경우 환약이 투여되도록 하는 인슐린 펌프의 버튼이 있으며, 더 큰 인슐린 환약이 그것을 커버하기 위해 프로그램 될 수 있다.

60. 혈장 당 농도 감소의 생리적 영향은 무엇인가?

이러한 감소는 혈장 중 포도당 농도를 유지한다. 따라서 혈장 당 농도를 증가시키기 위한 글루카곤, epinephrine, 성장호르몬 및 코티졸의 생산이 증가될 것이다.

61. 2형 당뇨의 실험실 소견은 무엇인가?

- 높은 혈장 포도당 농도
- 소변 중 포도당 검출
- 다뇨

62. 식이 단백질에 대한 인슐린과 글루카곤의 반응은 무엇인가?

두 호르몬이 증가한다.

63. 어떤 호르몬이 케톤형성(ketogenic) 호르몬으로 고려되며, 그 이유는 무엇인가?

Epinephrine, 글루코코르티코이드, 글루카곤, 성장호르몬으로 이것들이 지방분해를 촉진시키기 때문이다.

64. 인슐린에 의한 부교감 신경계 흥분반응은 무엇인가?

인슐린 분비가 증가한다.

65. 부신수질에서 분비된 epinephrine이 어떻게 혈당에 영향을 주는가?

Epinephrine이 간에서의 글리코겐 합성을 감소시킨다. 게다가 epinephrine 분비는 저혈당증에 의해 증가된다.

66. 글루카곤의 주요 작용 부위는 어디인가?

간 글리코겐의 포도당으로의 분해

67. 어떤 호르몬이 혈당에 대한 인슐린의 작용에 길항작용을 하는가?

- 성장 호르몬
- 글루카곤
- 코티졸
- Epinephrine

68. 당뇨 환자의 혈당에 감염과 외과적 스트레스가 어떤 영향을 미치는가?

외과적 스트레스가 수술 과정 동안 조직에 가해지는 외상, 술후 환자의 통증, 술전 및 술후 공포 등과 관련될 수 있다. 감염은 조직에 스트레스를 유발하며 조직에 외상을 유발할 수 있다. 스트레스는 epinephrine 분비를 증가시키고 epinephrine은 인슐린의 길항제로써 혈당 증가를 초래한다. 게다가 감염과 외과적 스트레스는 음석 되먹임에 의해 코티졸 분비를 증가시킨다. 코티졸은 포도당에 대한 epinephrine의 영향에 기여한다.

69. 당뇨병시 어떤 유형의 감염이 가장 흔하게 나타나며, 그 이유는 무엇인가?

당뇨 환자는 피부 감염, 결핵, 폐렴 및 신우신염(pyelonephritis)에 이환될 가능성이 높다. 이러한 감염은 당뇨환자 중 약 5%에서 사망에 이르게 한다. 게다가 당뇨 환자는 진균 감염에 대한 감수성이 매우 높다. 감염에 대한 감수성은 저하된 백혈구 기능, 세균에 대한 항체 생성 저하, 혈관 부족이 복합되어 나타나는 현상이다.

BIBLIOGRAPHY

1. Cada DJ, Covington TR, Hebel SK (eds): Drug Facts and Comparisons. St Louis, 1998, Wolters Kluwer.
2. Kumar V, Abbas A, Fausto N: Robbins & Cotran Pathologic Basis of Disease, 7th ed. Philadelphia, 2005, Saunders.
3. Roser M: Management of the medically compromised patient. In Kwon PH, Laskin DM (eds): Clinician's Manual of Oral and Maxillofacial Surgery. Carol Stream, Ill, 1997, Quintessence.
4. Steil CF: Diabetes: an overview. In: CVS Pharmacy Pharmaceutical Care ModuleDiabetes. Woonsocket, RI, 1998, CVS Pharmacy.

24. 면역력이 약화된 외과 환자의 관리
(The immunocompromised surgical patient)

A. Omar Abubaker, DMD, PhD, and Noah Sandler, DMD, MD

1. 면역결핍(immunodeficiency)의 유형에 대해 설명하시오.

면역결핍은 선천적일 수도 있고 후천적(이차적)일 수도 있다. 선천적인 면역결핍은 특정한 immunoglobulin과 같은 특정 면역체계의 결손 때문이다. 후천적인 면역결핍은 질환 또는 항암 치료와 같은 의원성 원인에 의해 발생하며, 이는 한 개 이상의 면역계가 포함될 수 있다.

2. 면역억제(immunosuppression)와 면역결핍의 일반적인 원인에 대해 설명하시오.

다음과 같은 요인으로 면역결핍이 일어날 수 있다:

- 선천적 또는 후천적 면역결핍
- 악성종양
- 노화
- 영양불균형
- 화상
- 장기 손상
- 당뇨
- 방사선
- 의원성 원인(이식수술 후 면역억제제 약물 투여와 같은 면역억제)
- 외상

3. 전신 면역(systemic immunity)은 어떻게 분류될 수 있는가

전신 면역은 항원-특이성(antigen-specific) 또는 비특이성(nonspecifid) 면역으로 분류한다. 항원-특이성 면역은 다시 체액성(humoral) 면역과 세포성(cell-mediated) 면역으로 나뉜다. 비특이성 면역계 중에는 대식세포(phagocyte)와 보체 반응(complement cascade)이 있다.

4. 세포성 면역결핍의 영향과 이러한 결핍을 검사하는 방법은 무엇인가?

세포성 면역결핍 환자들은 G(-), mycobacteria, 바이러스, *Pneumocystis carinii*, Toxoplasma로부터 감염되기 쉽다. 세포성 면역의 가장 좋은 검사는 delayed-type hypersensibility(DTH) skin test이며, *Candida*, tuberculin, *Trichophyton*과 기타 항원을 피내주사하여 환자의 반응을 관찰하는 것이다. 그러나 monoclonal antibody를 이용한 T-cell 기능의 직접적인 평가가 좀 더 특이성 있는 검사 방법이다. Helper T-cell(CD4)의 suppressor T-cell(CD8)에 대한 비율(정상 1.8:2.2)도 종종 면역계 기능 평가에 사용된다.

5. 체액성 면역결핍은 어떻게 발현되며 검사하는 적절한 방법은 무엇인가?

체액성 면역결핍 환자들은 화농성(pyogenic) bacteria, 간염 바이러스(hepatitis viruses), *Cytomegalovirus*, parasites, *P. carinii*로부터 감염되기 쉽다. 이전의 백신이나 감염에 대한 항체의 형성 여부 검사를 통해 환자의 체액성 면역상태도 알 수 있다. 체액성 면역의 다른 검사로는 circulating B-cell count와 in vitro B-cell testing 등이 있다.

6. PMNs 결핍으로 야기되는 감염은 무엇인가?

Neutrophilic leukocytes의 결핍된 환자는 staphylococcus, *Serratia, Escherchia coli, Pseudomonas, Proteus, Enterobacter, Salmonella, Candida* 및 *Aspergillus*에 의해 감염되기 쉽다. 중성구 수와 다형핵백혈구의 기능을 검사할 수 있다.

7. 보체결핍의 영향은 무엇이며 보체 기능을 검사하는 방법에는 어떤 것이 있는가?

보체가 결핍된 환자들은 Neisseria와 바이러스에 감염되기 쉽다. 보체 반응의 단계는 C' H_{50}(보체 50%를 용혈시키는 용량) assay와 individual assay 또는 C3와 C4 levels에 의해 평가될 수 있다.

8. 이식 환자(transplant pt)에서 일어날 수 있는 면역억제제의 부작용은 무엇인가?

새롭게 개발되는 면역억제제가 급성 이식거부반응을 감소시키더라도 그 가능성을 완전히 배제할 수는 없다. 심각한 감염이 있는 환자에서 이식 거부 반응의 증가와 함께 이러한 환자에서 숙주의 저항 감소에 따른 이차적인 감염 위험의 증가가 나타난다. 또한 감염은 이식받은 환자의 사망을 야기할 수도 있다. 그러므로 활동성의 감염을 가진 이식 환자는 누구나 적극적인 치료를 받아야 한다. 이식받은 환자에서는 100배의 증가된 암 발생률을 보인다. 가장 일반적인 종양은 림프종과 입술과 피부의 편평세포암이다. 비호지킨 림프종 같은 종양의 발생률은 약 2% 정도이며, 이 위험성은 면역억제 치료기간에 따라 증가한다. 이러한 병소의 대부분은 두경부, 위장관, 이식조직(transgraft allo-graft)에 발생한다. 이 병소는 주로 cyclosporine과 tacrolimus의 사용과 함께 나타나며, Epstein-Barr virus(EBV) cytotoxic T cell의 억제와 관련된 것으로 보인다. 그러므로 면역억제 치료를 받는 이식받은 환자에서 입술과 피부병소, 치유되지 않는 궤양, 림프절증은 주의 깊게 관찰해야하고, 알 수 없는 병소는 생검이 필요하다.

9. 면역력이 약화된 환자에서 가장 흔한 구강악안면 감염의 종류는 무엇인가?

T-cell 결핍은 이식 수술 후 면역억제 치료 중인 환자, AIDS 환자, 악성 종양 환자, 암 치료중인 환자에서 흔히 나타난다. 바이러스성과 진균성 감염이 이러한 환자에서 조금 더 흔하다. 바이러스감염은 Herpesviridae family(herpes simplex, varicella zoster virus, cytomegalovirus)에 의해 가장 흔히 발생한다. 백혈구 감소증(leukopenic) 환자에서 이러한 감염의 임상적 증상은 염증 반응의 결핍과 함께 전형적인 급성 수포성 병소이다. Acyclovir 또는 ganciclovir과 같은 항바이러스성 약물로 적극적인 치료를 하지 않는 경우 이러한 감염은 국소적 혹은 전신적 문제를 일으킬 수 있다.

진균 감염 중 *Candida albicans*는 가장 흔한 진균 병원체이지만, *Aspergilus*와 *Cryptococcus* 같은 다른 진균도 비교적 흔하다. 좀 더 공격적인 진균들은 종종 심부 조직까지 침범한다. 국소적 조직 외상의 환자는 바이러스 또는 진균의 군체(colonization) 형성이 쉽게 일어날 수 있으므로 주의 깊은 관찰을 요한다.

10. 면역이 약화된 환자에서의 구강내 박테리아 감염의 특징은 무엇인가?

면역이 약화된 환자에서 구내 감염은 전형적으로 국소 증상을 나타내며, 인접부위나 멀리 있는 부위까지 퍼질 수 있다. 이러한 감염은 조금 더 빨리 진행되는 경향이 있으며, 전신적 증상 또는 국소적 골수염을 발생시킬 수도 있다. 감염은 G(-) 장내 세균총(enteric flora)이 구강내에서 이차적으로 균체를 형성함으로써 야기될 수 있다. 이러한 박테리아는 종종 페니실린과 세팔로스포린에 저항력을 가진다. 감염 증상이 있는 면역력이 약화된 환자에서 원인 미생물이 확실히 밝혀지기 전까지는 광범위 항생제를 사용해야한다.

11. 면역력이 약화된(immunocompromised) 환자의 술전 평가의 일반적인 원칙은 무엇인가?

잘 계획된 수술에서 면역억제(immunosuppression) 그 자체가 금기증이 되는 것은 아니다. 이러한 환자들이 수술을 받게 될 경우 감염에 대한 숙주(host)의 저항을 높이고 상처의 치유를 최대화시키는 것이 중요하다. 환자의 면역 상태는 병력, 신체검사(physical examination) 및 실험적 검사를 통해 평가되어야 한다. 병력조사에서는 환자가 가지고 있는 질환, 이전의 감염, 복용 중인 약물 또는 치료, 이전의 전신마취, 외상 등에 대한 질문을 포함해야 한다. 신체 검사에서는 환자의 영양상태를 결정하고 감염의 징후 및 림프절증(lymphadenopathy)에 대한 조사를 포함해야 한다.

고위험군의 환자들은 오전 중에 수술 계획을 잡아야 한다. 면역억제제의 용량을 줄이는 것은 환자가 이 약물을 투여 받는 이유에 대한 영향을 고려하여 측정해야 한다. 만약 백신투여 필요성, 예방적 항생제 처방의 필요성에 대한 평가가 필요하다면 또 다른 고려사항으로 감염된 이물질의 제거, 침습적인(invasive) 장치의 필요성 평가, 조직 관류(tissue perfusion)를 포함한 심장과 신장 기능의 회복, 영양결핍의 회복 등이 있다. 또한, 그 원인을 고려하지 않더라도 압박, packing, 봉합을 통해 지혈이 이루어져야 한다. 만약 혈소판 수치가 5만/㎣ 이하일 경우 혈소판 수혈을 고려하여야 한다. 발치의 경우 치조골 절제술 (alveolectomy)과 일차 봉합이 추천된다. 만약 혈소판 수치가 4만/㎣ 이하라면 혈소판 수치가 4만/㎣ 이상이 되도록 수술 30분 전에 혈소판을 수혈하여야 한다. 혈소판 한 팩은 일반적으로 1만/㎣ 정도의 혈소판 수치를 상승시킬 수 있다. 비록 환자의 면역결핍을 회복시키는 것이 어렵거나 불가능하기도 하지만, B-cell 기능의 장애는 immunoglobulin을 투여함으로써 부분적으로 치료가 가능하다.

12. 면역력이 약화된 환자 평가에 필요한 술전 실험실 검사(laboratory studies)는 무엇인가?

- 흉부 방사선 사진
- 소변 검사(urinalysis)
- 혈청 알부민 검사(serum albumin determination)
- 신장과 간 기능검사
- 감염부위의 물질의 배양(culture of material any infected sites)

몇몇 환자들은 neutropenia(호중구 감소증), thrombocytopenia(혈소판 감소증) 등이 있을 수 있기 때문에 다음과 같은 검사가 필요하다:

- 혈소판 수를 포함한 전혈구 검사(complete blood count)
- Prothrombin time(PT)
- Partial thromboplastin time(PTT)

T cells, B cells, PMNs, complement(보체) 등에 대해서도 수술 전에 검사해야 한다.

13. 화학요법(chemotherapeutic)과 면역억제 약물이 면역계에 미치는 영향은 무엇인가?

이러한 약물의 영향은 약물마다 매우 다양하다. 예를 들어 화학요법 약물은 호중구성 백혈구(neutrophilic leikocytes)의 수와 활동을 감소시킨다. 백혈구 수치의 최하점(nadir of WBC)은 사용되는 약물에 따라 다양하지만, 이는 일반적으로 약물 투여 후 10~20일 뒤에 나타난다. ANC(absolute neutrophil count)가 1500/㎣ 이하로 떨어질 경우에 환자는 감염되기 쉽다. ANC가 500/㎣ 이하로 떨어질 경우에 감염될 가능성은 매우 크게 증가한다. Corticosteroid는 염증조직에서 백혈구 수를 감소시키고, T-cell의 기능을 저하시킨다. 상처의 치유가 지연되고 국소적 감염의 가능성이 감소한다. Cyclosporine은 국소적 염증반응에는 거의 영향이 없지만, interleukin-2 생산의 시작과 T-helper 와 cytotoxic cell의 억제를 야기한다. Antilymphocyte antibodies는 표적세포(target cell)에 작용하기 위해 나타난다. 이러한 모든 약물의 용량 증가는 이미 존재하던 감염의 증가와 관련이 있다. 이러한 환자들에게는 술전에 예방적 항생제를 처방해야 한다.

14. 화학요법을 받는 환자에서 예방적 항생제가 사용되어야 하는 경우는 언제인가?

예방적 항생제는 과립구(granulocyte) 수치가 2000/㎣ 이하인 경우 고려해야 한다. 암 환자에서 화약요법을 시작하기 적어도 3일 전에 수술이 이루어져야 하며, 이는 많은 종류의 화학요법 약물에서 시작한지 1주일 후에 과립구 수치가 500/㎣ 이하로 감소될 수 있기 때문이다. 심각한 호중구 감소증(neutropenia[granulocyte count] 〈500/㎣)에서 수술이 필요할 때에는 수술 중 예방적으로 투여할 수 있는 광범위 항생제가 비치된 병원에서 시행될 것을 추천한다.

15. HIV는 어떤 종류의 바이러스이며, 표적(target)세포는 무엇인가?

HIV는 retrovirus 종류이며, 이는 수혈 등의 체액의 전달을 통해서, 그리고 감염된 모체로부터 태아로 감염될 수 있다. 이 바이러스의 특정 표적세포는 CD4 T-cell 림프구이다. 이 바이러스는 세포 안에서 증식하며 결국 세포를 파괴시킨다. 따라서 세포매개성 면역이 심각한 영향을 받게 된다.

16. HIV에 감염 환자를 일반적으로 어떻게 분류하는가?

- HIV 항체가 환자의 분비물이나 혈청에 존재하는 것은 명백하지만 증상이 없는 환자
- Lymphadenopathy, 설명되지 않는 열(unexplained fever), 혈액학적 및 신경학적 비정상 등의 증상을 보이는 AIDS-related complex(ARC)를 가진 환자
- Centers for Disease Control and Prevention(CDC)가 규정한 AIDS 환자(HIV 감염과 CD4 임파구 수가 200 이하일 때)

17. HIV 환자의 상태를 결정하는 실험실 검사는 무엇인가?

HIV 감염의 진단은 HIV에 대한 항체를 찾아냄으로써 이루어진다. HIV에 대한 항체는 ELISA(enzyme-linked immunosorbent assay) 또는 Western blot method를 통해 알 수 있으며, 두 방법 모두 환자의 동의가 필요하다.

HIV에 감염된 환자의 상태와 수술의 잠재적 위험성은 viral load(HIV RNA 의해 결정되는)와 CD4+ lymphocyte count를 평가함으로써 알 수 있다. 환자의 전반적인 신체상태, 환자의 증상, HIV관련 질환의 신체적 징후 등을 통한 정보들도 HIV 환자의 수술에 대한 위험성 평가에 도움이 된다.

Viral load measurement는 현재 바이러스의 활동성 정도에 대한 지표가 되며 질환의 진행과 관련된다. 혈장 1ml당 3만~5만 HIV RNA copies 이상의 viral load는 나쁜 예후와 관련되며, 반면에 혈장 1ml당 5천 copies 이하의 viral load는 비교적 예후가

좋은 편이다.

CD4+ lymphocyte는 면역의 파괴 정도에 대한 지표가 된다. AIDS 환자는 lymphocyte count의 감소, CD4 T-cell의 억제와 함께 CD4에 대한 CD8의 비율이 1:0 또는 그 이하로 나타난다(정상 1.8:2.2).

18. AIDS 환자의 임상적 manifestation은 무엇인가?

증상과 징후(sign and symptoms)	기회성 감염(opportunistic infections)
lymphadenopathy	*p. carnii*(pulmonary)
체중감소	toxoplasmosis(cerebral)
설사(diarrhea)	cryptosporidiosis(diarrhea)
혈소판 감소증(thrombocytopenia)	candidasis(esophageal)
빈혈	*cryptococcus*(menigitis)
백혈구 감소증(leukopenia)	herpes
	varicella viruses(skin)
	histoplasmosis
	tuberculosis

신경계의 이상(neurologic abnormalities)	악성신생물(neoplasms)
치매(dementia)	카포씨 육종(Kaposi's sarcoma)
뇌질환(encephalopathy)	림프종(lymphoma)
중추신경계 주혈 원충병(cns toxoplasmosis)	
림프종(lymphoma)	

19. AIDS 환자 약물 치료의 원칙은 무엇인가?

AIDS 환자 치료의 가장 큰 목표는 항바이러스 치료를 포함한 기회성 감염의 치료에 있다. 증상이 있는 HIV 감염, AIDS, 또는 CD4+ 수가 200/μL 이하인 경우의 모든 사람에게 예방은 필수적이다. *Pneumocystic carnii* Pneumonia(PCP), mycobacterium avium complex(MAC), 다른 진균(fungus)감염을 예방함으로써 HIV-positive 환자의 생존은 지속될 수 있다. PCP 예방에는 보통 trimethoprim-sulfamethoxazole을 사용하며, dapsone-trimethoprim 또는 clindamycin-primaquine이 대신 사용될 수

있다. MAC를 위한 예방은 보통 macrolide antibiotic, clarithromycin, azithromycin 등으로 구성되며, CD4+ 수가 75 또는 50/μL 이하로 감소한 경우에 추천된다. 면역이 약화된 많은 환자에게 진균 감염의 징후가 나타날 때 fluconazole 혹은 다른 종류의 azole 등의 항진균 약물을 투여 받더라도 Candida 또는 다른 진균질환에 대한 예방은 요즘 추천되지 않는다. 요즘 항바이러스 치료는 바이러스 수를 감소시키고, 질환의 진행을 지연시키며, CD4+ lymphocyte를 현저히 증가시키는 효과를 나타낸다. 가장 효과적인 항바이러스 치료전략은 protease 억제제와 함께 nucleoside analogue 약물을 결합한 복합 약물치료이며, 환자가 이러한 투여를 견딜 수 있을 때에는 두 가지의 nucleoside analogue 약물에 protease 억제제를 더한 triple drug therapy를 사용할 수 있다.

20. HIV 감염 환자의 수술시의 고려사항은 무엇인가?

면역장애가 나타나지 않는 초기 HIV감염 환자는 일반적으로 구내의 외과적 술식에 잘 견딜 수 있으며, 최근 연구는 감염, 출혈, 발치시의 dry socket 가능성의 증가가 없음을 보여준다. 사실 예방적 항생제는 이러한 환자에서 적응증이 아니며, 예방적 항생제가 candidiasis 또는 약물 반응의 가능성을 높일 수도 있다. 반면에 AIDS 환자와 ARC 환자는 혈액학적 비정상과 AIDS 감염 때문에 외과적으로 좋은 대상자가 아니다. 하악이 골절된 AIDS 환자는 무증상의 HIV-positive 환자에 비해 수술 후 감염의 빈도가 증가한다. 따라서 AIDS 환자(CD4+ count〈200cells/μL 또는 림프종, 결핵, P. carinii 등의 AIDS에 나타나는 질환의 병력)는 대기 수술(elective surgery)을 받지 말아야 한다. 긴급하거나 응급 수술이 필요한 경우 수술 받기 전에 광범위 예방적 항생제를 투여 받아야 하며, 창상의 감염을 방지하기 위한 주의가 필요하고, 환자를 돌보는 사람이 바이러스에 전염되지 않도록 주의해야 한다.

21. HIV에 감염된 환자에게 쓰이는 약물의 상호작용은 무엇인가?

표 24-1 참조

22. HIV에 감염된 혈액이나 체액에 노출된 의료종사자는 어떻게 관리되어야 하는가?

HIV에 감염된 혈액이나 체액에 노출된 의료계 종사자의 혈청전환(seroconversion) 비율은 0.42% 정도이다. 오염되거나 오염 가능성이 있는 체액에 노출될 경우, 그 처치에는 논쟁의 여지를 가지고 있다. 최근에 CDC가 추천하는 것은 동의를 받은 후에 환자가 HIV 검사를 받는 것이다. 만약 환자가 HIV 양성일 경우, 노출된 의료종사자는 그 즉시 그리고 6주 후, 12주 후, 6개월 후 HIV 검사를 받아야 한다. 노출된 후 zidobudine으로 예방을 시작하는 것은 아직 효능이 명확하지 않기 때문에 논쟁 가능성이 있다.

23. 이식 환자(transplant pt)에서 사용되는 면역억제제의 작용 기전은 무엇인가?

몇몇의 새로운 면역억제제는 임상적인 사용이 가능하거나 임상적으로 시험 중이다. 이러한 새로운 약물은 전통적인 면역억제제에 상보적으로 작용부위에서 면역계를 억제한다(그림 24-1). 요즘 많은 이식 환자들은 거부반응을 막기 위한 시도로 두 가지 또는 그 이상의 약물을 투여 받는다. 이는 환자의 과도한 면역약화 또는 잠재적인 약물 상호반응을 쉽게 할 수도 있다.

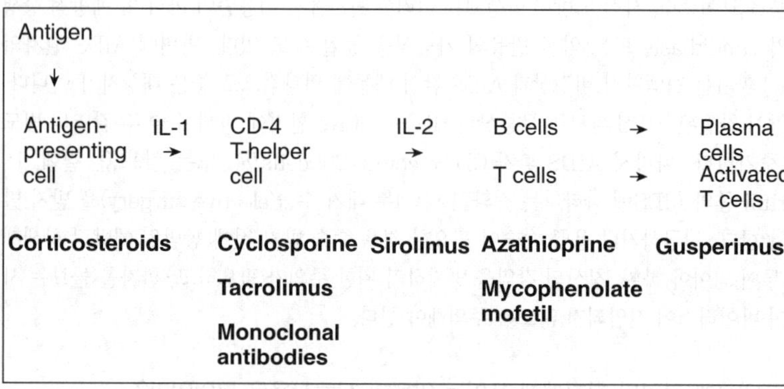

그림 24-1. 이식 환자에게 쓰이는 면역억제제의 작용 부위. IL, Interleukin. (Modified from Sandler NA, Braun TW: Current surgical management of the immunocompromised patient. Oral Maxillofac Surg Clin North Am 10:445-455, 1998.)

표 24-1. HIV 감염 환자에게 쓰이는 약물의 상호작용

약물	HIV 치료 약물	작용 기전	효과	권고
Benzodiazepines	Ritonavir, indinavir (protease inhibitors)	간대사 억제	Benzodiazepines의 농도 상승	Benzodiazepines 용량조절, 대체 약물 사용, 혹은 독성에 대한 모니터링
Cisapride	Azole antifungals, clarithromycin, ritonavir, indinavir	간대사 억제	심장 독성 효과 (치명적인 부정맥)	부가적 사용을 피할 것
Clarithromycin	Ritonavir, indinavir	간 대사 억제	clarithromycin 농도 상승	정상 신기능을 가진 환자에게는 용량 감소할 필요 없음
Didanosine (nucleosideanalogue)	Oral ganciclovir	알 수 없음	Didanosine 상승	didanosine 독성을 모니터링; 용량 감소 추천
Ganciclovir	Zidovudine (thymidine analogue)	약력학적 상호작용	골수 독성이 증가	Zidovudine이나 concomitant G-CSF 용량 감소 필요
Ketoconazole	Saquinavir (protease inhibitor)	간대사 억제	Saquinavir, 농도 상승	Saquinavir 노출을 최대화 하기 위해 연구 중

Adapted from Sandler NA, Braun TW: Current surgical management of the immunocompromised patient. Oral Maxillofac Surg Clin North Am 10:445-455, 1998.
G-CSF, Granulocyte colony-stimulating factor.

표 24-1. HIV 감염 환자에게 쓰이는 약물의 상호작용 (계속)

약물	HIV 치료 약물	작용 기전	효과	권고
Metronidazole	Ritonavir(liquid only)	액체 형태의 알코올	Disulfiram 같은 작용	독성 모니터링; ritonavir의 형태 변화
Opiate analgesics (especially meperidine, propoxyphene, fentanyl)	Ritonavir	간대사 억제	Opiate 농도 상승	대체 진통제 사용; 독성 모니터링
Terfenadine, astemizole (H_1 antihistamines)	Azole antifungals, clarithromycin, ritonavir	간대사 억제	심장 독성의 대사되지 않은 antihistamine의 축적	부가적 사용을 피할 것

24. 이식 환자에서 면역억제제의 부작용은 어떻게 나타나는가?

표 24-2 참조

25. Cyclosporine 사용시 구강내 어떤 징후가 나타나는가?

Cyclosporine은 전치부의 치간유두의 치은비대와 관련 있으며, 이는 면역억제 치료 후 3~6개월 뒤에 발생한다. Cyclosporine을 단독으로 투여 받는 환자 중 약 30%가 치은의 변화를 경험하는 것을 연구에서 볼 수 있다. Cyclosporine에 의해 야기된 고혈압에 대해 처방된 calcium channel blocking agent도 cyclosporine의 영향에 더하여 치은비대를 유발할 수 있다. 이 두 가지 약물이 동시에 사용되는 경우 치은비대는 거의 40%의 빈도로 나타난다. 치은증식에 영향을 미치는 다른 명백한 위험 요소에는 연령, 성별(젊은 남성에서 가능성이 증가), 치료기간, 혈청 크레아티닌 수치 및 HLA-B37 haplotype이 있다. 약물 용량이 감소되거나 약물 사용을 초기에 중단하는 경우 이러한 부작용은 사라질 수 있다. 하지만 치은절제술과 조직재형성 같은 외과적 술식이 심미와 기능을 향상시키기 위해 종종 필요하다.

26. Cyclosporine/tacrolimus의 다른 약물과의 어떤 상호작용을 갖는가?

표 24-3 참조

27. Tacrolimus와 그 주요 부작용은 무엇인가?

Tacrolimus(FK-506)은 macrolide계 면역억제제로 1984년 Streptomyces tsukubaensis 로부터 분리한 것이다. 이는 cyclosporine의 50~100배 이상의 효력을 가진다. 처음에는 심각한 이식 거부가 생겼을 때 사용되었지만 요즘은 기본적인 면역억제에 사용된다.

Tacrolimus의 주요한 부작용은 cyclosporine과 비슷하며 신독성과 신경독성을 포함한다. 게다가 당뇨병 유발의 효과도 보인다. Tacrolimus이 신독성을 유발하는 과정은 혈관수축, 신장의 혈류 감소, 그 결과로 발생된 신사구체의 여과 감소로 인한 prostaglandin 대사의 변화에 의한 것이다. 또한 NSAIDs에 의해 신장의 혈류가 더욱 손상된다. 그러므로 tacrolimus를 투여 받는 환자에서 NSAIDs의 일반적인 처방은 피해야 한다. Aminoglycoside, trimethoprim-sulfamthoxazole, amphotericin B, acyclovir 같은 신독성을 유발하거나 신장손상을 유발하는 약물들은 tacrolimus를 투여 받는 환자에서 피해야 한다.

표 24-2. 이식 환자에서 쓰이는 면역억제제의 부작용

약물	부작용
Corticosteroids	Cushing 증후군, 부신기능부전(adrenal insufficiency)
Azathioprine	골수기능저하(myelodepression); 백혈구감소증(leukopenia), 혈소판감소증(thrombocytopenia)
Cyclosporine	신독성(nephrotoxicity), 신경독성, 고혈압, 간독성
Tacrolimus	신독성, 신경독성, 당뇨 유발 효과
Mycophenolate mofetil	골수기능저하; 백혈구감소증, 빈혈 소화기장애; 설사, 구토
Sirolimus	골수기능 저하; 백혈구감소증, 혈소판감소증, 신독성
Gusperimus	골수기능 저하; 백혈구감소증, 혈소판감소증, 빈혈
Monoclonal antibodies	중추신경계(발작, 뇌질환, 정신질환)*

Adapted from Sandler NA, Braun TW: Current surgical management of the immunocompromised patient. Oral Maxillofac Surg Clin North Am 10:445-455, 1998.
* Indomethacin 사용시 뇌질환과 정신질환의 위험성 증가가 보고됨.

표 24-3. Cyclosporine과 Tacrolimus의 약물 상호작용

약물	분류	작용 기전
Increased Cyclosporine		
Metoclopramide	Prokinetic	Cyclosporine 흡수 상승
Cisapride	Prokinetic	Cyclosporine 흡수 상승
Erythromycin	Macrolide antibiotic	불분명
Increased Cyclosporin/Tacrolimus		
Clotrimazole	Imidazole	Cytochrome P450 억제
Fluconazole	Antifungal	Cytochrome P450 억제
Corticosterone	Corticosteroid	Cytochrome P450 억제
Dexamethasone	Corticosteroid	Cytochrome P450 억제
Bromocriptine	Dopamine agonist	Cytochrome P450 억제
Cyclosporine/tacrolimus	Immunosuppressant	Cytochrome P450 억제

표 24-3. Cyclosporine과 Tacrolimus의 약물 상호작용 (계속)

약물	분류	작용 기전
Ergotamine	Alpha blocker	Cytochrome P450 억제
Nifedipine	Ca channel blocker	Cytochrome P450 억제
Diltiazem	Ca channel blocker	Cytochrome P450 억제
Verapamil	Ca channel blocker	Cytochrome P450 억제
Cimetidine	H2 blocker	Cytochrome P450 억제
Omeprazole	H/K ATPase blocker	Cytochrome P450 억제
Increased Tacrolimus		
Danazol, Grapefruit juice	Androgen	신장 손상, 장내 cytochrome P450 억제
Decreased Cyclosporine/Tacrolimus		
Rifampin	Antibiotic	Cytochrome P450 활성 증가
Phenytoin	Anticonvulsant	Cytochrome P450 활성 증가
Phenobarbital	Anticonvulsant	Cytochrome P450 활성 증가
Decreased Cyclosporine		
Sulfadimidine	Antibiotic	Cytochrome P450 활성 증가
Trimethoprim	Antibiotic	Cytochrome P450 활성 증가
Decreased Tacrolimus		
Carbamazepine	Anticonvulsant	Cytochrome P450 활성 증가
Primidone	Anticonvulsant	Cytochrome P450 활성 증가

Adapted from Sandler NA, Braun TW: Current surgical management of the immunocompromised patient. Oral Maxillofac Surg Clin North Am 10:445-455, 1998.
ATPase, Adenosine triphosphatase

28. Tacrolimus는 구강악안면 수술 환자에 일상적으로 사용되는 약물과 상호작용하는가?

그렇다. Tacrolimus는 cytochrome P450 isoenzyme에 의해 신장에서 제거되며, macrolide계 항생제인 erythromycin 또는 clarithromycin, azole 항진균제 또는 corticosteroid를 동시에 사용시 농도가 증가하는 것을 볼 수 있다. 또한 antihistamines terfenadine(Seldane)과 astemizole(Hismanal)은 tacrolimus 또는 cyclosporine과 동시에 사용한 후에 나타나는 심부정맥과 관련이 있다. NSAIDs, 신독성 항생제와 tacrolimus의 동시 사용은 신독성의 가능성을 증가시킨다.

29. 이식 환자에서 나타나는 graft-versus-host disease의 구강내 징후는 무엇인가?

Graft-versus-host disease은 이식된 기관에서 숙주조직의 조직 친화성(histocompatibility) 항원에 대한 T cell의 작용에 의해 발생한다. 구강은 신장, 피부 및 위장관 등에 의해 영향 받을 수 있다. Graft-versus-host disease를 가진 환자의 80% 이상이 구강내 병소를 가지며, 이는 많은 경우에서 첫 번째 징후로 나타난다. 구강에 나타나는 graft-versus-host disease의 임상적 형태는 편평태선, 전신성 홍반성 낭창과 같은 다른 교원 혈관성 질환과 유사하다. 구강점막에 홍반, 궤양, 백선, 위축, 위막 등이 나타날 수 있다. 증상은 경미한 불편감에서부터 작열감과 심각한 통증, 타액선 기능저하 등 다양한 범위로 나타난다. Graft-versus-host disease은 논쟁중인 면역억제 요법으로 치료한다. 과도한 면역억제의 증상에 대한 주의 깊은 관찰이 이 기간 중에 수행되어야 한다.

30. 비장절제술을 받은 환자의 술전 고려사항은 무엇인가?

비장절제술은 받은 환자는 쇼크를 동반한 패혈증, 파종성 혈관내응고(disseminated intravascular coagulation[DIC])로 발전할 가능성이 있다. 이러한 감염을 일으키는 가장 흔한 미생물들은 *Pneumococcus, Meningococcus* 및 *Haemophilus*이다. 그러므로 비장절제술(splenectomy) 시행 전에 환자는 pneumococcal polysaccharide 백신을 맞아야 한다. 구강과 같은 오염된 부위에서의 수술 전에는 예방적 항생제가 투여되어야 한다. 초기의 적극적인 감염 치료가 추천된다.

BIBLIOGRAPHY

1. Carpenter CC, Fischl MA, Hammer SM et al: Antiretroviral therapy for HIV infection in 1996: recommendations of an international panel. International AIDS Society-USA. JAMA 276:146-164, 1996.
2. Centers for Disease Control and Prevention: USPHA/IDSA guidelines for the prevention of opportunistic infections in persons infected with human immunodeficiency virus: a summary. MMWR Morb Mortal Wkly Rep 44:1-34, 1995.
3. Deeks SG, Smith M, Holodniy M et al: HIV-1 protease inhibitors: a review for clinicians. JAMA 277:145-153, 1997.
4. Dodson TB, Parrott DH, Nguyen T et al: HIV status and the risk of postoperative complications. J Oral Maxillofac Surg 49(suppl 1):81-82, 1991.
5. Grant D, Wall W, Duff J et al: Adverse effects of cyclosporine therapy following liver transplantationerve Transplant Proc 19:3463-3465, 1987.
6. Ho M, Dummer JS: Risk factors and approach to infections in transplant recipients. In Mandell GL, Douglas RG, Bennett JE (eds): Principles and Practices of Infectious Diseases, 4th ed. New York, 1995, Churchill Livingstone.
7. Lockhart PB, Sonis ST: Relationship of oral complications to peripheral blood leukocyte and platelet counts in patients receiving cancer chemotherapy. Oral Surg Oral Med Oral Pathol 48:21-28, 1979.
8. Martinez-Gimeno C, Acero-Sanz J, Martin-Sastra R et al: Maxillofacial trauma: influence of HIV infectionerve J Craniomaxillofac Surg 20:297-302, 1992.
9. Matsuda H, Iwasaki K, Shiriga T et al: Interactions of FK506 (tacrolimus) with clinically important drugs. Res Commun Mol Pathol Pharmacol 91:57-64, 1996.
10. Maxymiw WG, Wood RE: The role of dentistry in patients undergoing bone marrow transplantationerve Br Dent J 167:229-234, 1989.
11. Mignat C: Clinically significant drug interactions with new immunosuppressive agents. Drug Safety 16:267-278, 1997.
12. Pernu HE, Pernu LM, Huttunen K et al: Gingival overgrowth among renal transplant recipients and uremic patients. Nephrol Dial Transplant 8:1254-1258, 1993.
13. Peterson DE, Sonis ST: Oral complications of cancer chemotherapy: present status and future studies. Cancer Treat Rep 66:1251-1256, 1982.
14. Portery SR, Scully C, Luker J: Complications of dental surgery in persons with HIV disease. Oral Surg Oral Med Oral Pathol 75:165-167, 1993.
15. Reichart PA, Gelderblom HR, Becker J et al: AIDS and the oral cavity. The HIV-infection virology, etiology, origin, immunology, precautions and clinical observation in 110 patients. Int J Oral Maxillofac Surg 16:129-153, 1987.
16. Robinson PG, Cooper H, Hatt J: Healing after dental extractions in men with HIV infections. Oral Surg Oral Med Oral Pathol 74:426-430, 1992.
17. Roser SM: Management of the medically compromised patient. In Kwon PH, Laskin DM (eds): Clinician Manual of Oral and Maxillofacial Surgery, 2nd ed. Chicago, 1996, Quintessence.
18. Samaranayake LP: Oral mycoses in HIV infectionerve Oral Surg Oral Med Oral Pathol 73:171-180, 1992.
19. Schmidt B, Kearns G, Parrott D et al: Infection following treatment of mandibular fractures in human immunodeficiency virus in seropositive patients. J Oral Maxillofac Surg 53:1134-1139, 1995.

20. Thomason JM, Seymour RA, Rice N: Determinants of gingival overgrowth severity in organ transplant patients. An examination of the role of HLA phenotype. J Clin Periodontol 23:628-634, 1996.
21. Thomason JM, Seymour RA, Rice N: The prevalence and severity of cyclosporine and nifedipine-induced gingival overgrowth. J Clin Periodontol 20:37-40, 1993.
22. Wysocki GP, Gretzinger HA, Laupacis A et al: Fibrous hyperplasia of the gingiva: a side effect of cyclosporine A therapy. Oral Surg Oral Med Oral Pathol 55:274-278, 1983.
23. Yee J, Christou NV: Perioperative care of the immunocompromised patient. World J Surg 17:207-214, 1993.

25. 인공관절 환자 (The joint replacement patient)

Kathy A. Banks, DMD

1. 인공관절 감염의 가장 흔한 두 가지 원인은 무엇인가?

인공관절 감염의 가장 큰 원인은 인공물 매식 중의 창상오염(wound contamination)에 기인한다. 감염의 증상은 관절 매식 후 즉시 나타날 수도 있고, 수 주에서 수 개월 후에 나타날 수도 있다. 드물지만 먼 곳의 감염부위로부터 박테리아의 혈행성 이동(hematogenous spread)으로 인공관절의 감염이 나타날 수 있다.

2. 인공관절 매식의 외과적 술식에서 수술 후 감염을 적게 하는 주요한 인자는 무엇인가?

외과적 술식에서 예방적 항생제 요법은 유일한 가장 중요한 과정이며, 인공관절을 포함한 수술 후의 감염을 약 1% 정도의 빈도로 낮출 수 있다. 예방적 항생제 요법은 인공관절 매식시의 창상 오염으로 발생하는 초기와 지연 감염의 위험을 확실하게 감소시킨다. 인공물의 유지를 위해 쓰이는 antibiotic-impregnated cement와 무균 술식의 향상을 기여요인으로 볼 수 있다.

3. 감염된 인공관절에서 배양되는 가장 흔한 박테리아는 무엇인가?

*Staphylococcus aureus, Staphylococcus epidermidis*이며, 이는 인공물 매식 중의 staphylococcal 오염에 의한 인공관절의 감염이 가장 흔하기 때문이다,

4. 구강 감염 부위로부터 인공물까지 혈행성 이동을 통해 인공관절이 감염된 경우의 박테리아는 어떤 것인가?

Streptococcus viridans, Streptococcus sanguis

5. 혈행을 통한 인공관절 감염 발생의 위험이 높은 인공관절을 가진 환자는 의학적으로 어떤 상태인가?

- 활동성의 류마티스성 관절염
- 스테로이드 치료
- 전신성 홍반성 낭창
- 혈우병
- 심각한 Type1 인슐린 의존성 당뇨병
- 면역억제질환
- 관절 매식 후 초기 2년

6. 감염되기 쉬운 인공관절은 어떤 상태인가?

- 느슨한 인공물(loose prosthesis)
- 관절부가 포함된 이전의 감염
- 관절 매식 후 초기 2년
- 급성 피부 감염
- 동일부위의 두 번째 또는 세 번째 인공물(2nd 또는 3rd prosthesis in place)

7. 어떤 장기의 급성 감염이 인공관절과 관련된 지연 감염을 야기하는가?

- 구강
- 비뇨생식기
- 피부
- 위장관
- 호흡기

8. "고위험군" 환자에서 인공관절의 감염을 흔히 유발하는 박테리아는 무엇인가?

*Staphylococcus aureus*와 *Staphylococcus epidermidis*이다. 이 그룹에서도 관절의 감염을 일으키는 박테리아의 기원이 다르지 않다.

9. 인공관절 매식에서 혈행성(hematogenous) 감염의 진단에 사용되는 평가 기준은 무엇인가?

동일한 박테리아의 종(strain)이 다음 세 부위에서 발견되어야 한다:

1. 감염된 관절
2. 감염의 원발부(primary focus of infection)
3. 혈액

10. 감염된 인공관절을 가진 환자의 치료방법(treatment options)은 무엇인가?

- 감염된 관절의 제거
- 괴사조직 제거와 항생제 요법을 동반한 인공물의 회복
- 농의 흡인과 항생제 요법을 동반한 인공물의 회복

11. 어떤 경우 일시적인 구강의 균혈증(bacteremias)이 발생하는가?

- 저작시(during mastication)
- 잇솔질, 치실 사용(flossing), dental prophylaxis하는 동안
- 경미하거나 심각한 치주질환 환자에서 돌발적으로 발생
- 경미하거나 심각한 치성감염 환자에서 돌발적으로 발생
- 침습적인 치과, 이비인후과적 술식(invasive dental and otolaryngology procedures)

12. 일시적인 구강의 균혈증과 관련된 박테리아는 무엇인가?

*Streptococcus viridans*와 *Streptococcus sanguis*

13. 균혈증 발생 빈도가 높은 치과 술식은 무엇인가?

- 발치
- 모든 치주 술식(periodontal procedure)
- 근관 치료 술식
- 교정용 밴드의 초기 삽입
- 국소마취 시 치주인대 마취
- Dental prophylaxis 또는 출혈이 예상되는 부위에 인공치아매식(implants)

14. 균혈증 발생 빈도가 낮은 치과 술식은 무엇인가?

- 보존 술식
  - With or without retraction cord
  - Post and core build up
  - 러버댐
  - 가철성 장치 사용 시

- 치주인대 마취를 제외한 국소마취
- 봉합사 제거
- 구강 내 인상 채득
- 불소도포
- 구내 방사선 사진 촬영시
- 교정용 브라켓 장착시

15. 항생제 요법 시의 위험성은 어떠한 것이 있는가?

- 위장관 불편(gastrointestinal upset)
- 과민증
- 다른 약물과 교차반응(cross reaction with other drugs)
- 청각소실
- 내성있는 박테리아의 출현(emergence of resistant bacterium)
- 사망
- 알러지 반응

16. 인공관절 환자에서 일시적인 구강내 균혈증을 최소화하기 위한 과정은 무엇인가?

- 관절 매식 수술에 앞서 활동성인 치아 또는 치주질환을 제거
- 치아, 치주, 발치 술식에 앞서 클로로헥시딘으로 구강내 세척
- 급성의 치아와 구강 내 감염을 항생제, 수술, 배양과 민감성 테스트 등으로 적극적 치료

17. 최근 American Dental Association과 American Academy of Orthopedic Surgeons 에서 추천하는 인공관절을 매식한 환자에서 일상적인 치과술식시 사용하는 예방적 항생제의 사용법에 대해 설명하시오.

- 예방적 항생제는 pin, plate, screw 등이 매식된 치과 환자에 대한 적응증이 아니며, 또한 전체 관절을 매식한 대부분의 치과환자에서도 일상적으로는 적응증이 아니다.
- 경험적 예방적 항생제 요법을 고려할 환자는 혈행성의 인공관절 감염으로 발전될 위험성 이 높은 환자이다.
- 치과의사는 예방적 항생제 사용 여부를 결정하기 위해 정형외과의사(orthopedic surgeon)에게 문의하여야 한다.

18. 최근 American Dental Association에서 인공관절을 매식한 치과 환자에게 추천하는 예방적 항생제 가이드라인은 무엇인가(표 25-1)?

표 25-1. 인공관절 환자에서의 ADA 권장 예방적 항생제 사용 지침

환자 상태	항생제	용량	투여
Penicillin 경구 투여가 가능한 환자	Cephalexin	2g	술전 1시간
	또는		
	Cephradine	2g	
	또는		
	Amoxicillin	2g	
Penicillin 경구 투여가 불가능한 환자	Cefazolin	1g	술전 1시간 IM 또는 IV
	또는		
	Ampicillin	2g	
Penicillin 과민성 환자	Clindamycin	600mg	술전 1시간
Penicillin 과민성과 경구 투여가 불가능한 환자	Clindamycin	600mg	술전 1시간

PO, Orally; IM, intramuscularly; IV, intravenously.

BIBLIOGRAPHY

1. Ainscow DA, Denham RA: The risk of haematogenous infection in total joint replacements. J Bone Joint Surg 66(B):580-582, 1984.
2. Bartzokas C, Johnson R, Jane M et al: Relation between mouth and haematogenous infection in total joint replacements. BMJ 309:506-508, 1994.
3. Burton DS, Schurman DJ: Salvage of infected total joint replacements. Arch Surg 112:574-578, 1977.
4. Cozen L: Infection after knee replacement surgery. Orthopedics 1:222-223, 1978.
5. Little JW: Patients with prosthetic joints: are they at risk when receiving invasive dental procedures? Spec Care Dentist 17:153-160, 1997.
6. Wahl M: Myths of dental-induced prosthetic joint infections. Clin Infect Dis 20:1420-1425, 1995.

26. 구강악안면 수술에 있어서의 임신한 환자
(The pregnant oral and maxillolfacial sutgery patient)

Terrence R. Nedbalski, DDS, and Brenda Price, MD

1. 정상인의 임신 기간은 얼마나 되는가?

임신 기간은 275일 정도이며, 40주를 3기로 나누어 표현하기도 한다.

2. 22주된 임산부는 몇 기에 해당하는가?

임신 2기에 해당된다. 3기 체계(trimester system)는 다음과 같다:

- 임신 1기(0~14주)
- 임신 2기(14~27주)
- 임신 3기(28~40주)

3. 정상적으로 성장하는 태아의 주목할 만한 성장 시기는 언제인가?

- 24주: 태아 생존율이 낮다(low end).
- 34주: 폐 성숙기; 태아 생존율이 급격하게 증가한다. 사망률(mortality)은 37주와 동등하지만 유병률(morbidity)이 더 높게 나타난다. 일반적인 태아의 합병증은 증가하는 신생아 황달에 대한 위험뿐 아니라 영양과 온도 조절에 관련된 것들이다.
- 37주: 태아 사망률은 40주와 같다. 그러므로 이는 출산 예정기(term pregnancy)로 간주된다.
- 39주: 태아 유병률은 선택적인 분만(elective delivery)을 허용할 정도로 낮다.

4. 기관발생(organogenesis)은 언제 일어나는가?

3~14주 시기

- 1~2주: 배아 착상(implantation) 배아 손상에 완전히 반응하거나, 혹은 아예 반응하지 않는다.
- 3~14주: 기관 발생 외부의 손상에 극도로 민감하다.
- 14~27주: 태아가 외부의 손상에 덜 예민해진다. 처음으로 태아의 심장 소리가 들리는 시기이다.
- 28~40주: 태아는 태반을 통과하는 발암성 물질에 민감해지게 된다.

5. 임신한 환자에게 수술을 행하기에 가장 안전한 시기는 언제인가?

임신 2기

6. 임신 1기나 3기의 임신한 환자에게 구강악안면 수술이 적합하지 않은 이유는 무엇인가?

임신 1기에 태아는 기관발생의 관점에서 볼 때 가장 손상을 받기 쉬우며 외부의 손상에도 반응이 일어난다. 임신 3기에도 역시 조산 및 그에 따른 후유증을 야기할 수 있는 위험이 있다.

7. 임신한 구강악안면외과 환자의 치료시기에 있어서 OB/GYN의 관점은 무엇인가?

산모의 건강이 필요로 하는 정도를 넘어 가장 적절한 시기에 도달할 때까지 태아는 보육기에 있어야(incubate) 한다. 임신한 환자의 치료에 관해서 처음 3개월에는 신중해야 한다. 높은 유병률 때문에 임신 3기 초반에 인공 출산을 해야만 하는 것을 피하고자 모든 위급 치료는 임신 2기에 행해야 한다. 임신 3기에는 지속적으로 어머니에 대한 이익과 태아에 대한 위험성의 경중을 비교해 가며 가능한 발달선(developmental line)을 낮추어야 한다.

8. 임산부와 수유기의 환자를 위한 FDA 카테고리는 무엇인가?

A: 인간을 대상으로 한 연구에서 태아에의 위험도와 태아 손상의 가능성이 희박해 보인다는 것을 보여주는 데 실패했다.

B: 동물 실험에서는 태아에의 위험도가 나타나지 않았으며, 인간을 대상으로 한 연구는 없다; 혹은 동물 실험에서는 위험도가 나타났지만 조절된 인간 대상 연구에서는 아니었다.

C: 동물 실험에서는 위험도가 나타났지만, 조절된 인간 대상 연구는 포함되지 않았다; 혹은 어떤 연구도 인간 혹은 동물에게 사용 불가능했다.

D: 인간에서의 태아 손상의 증거는 존재하지만 특정 상황에서는 불가피하게 쓰일 수 있다.

X: 인간 대상 연구에 기초한 태아 기형이나 손상의 증거가 존재한다. 임신기 동안 사용하는 것은 어떤 경우에도 이익보다 위험도가 크다.

9. 구강악안면 수술에서 흔히 쓰이는 항생제를 위한 FDA 약제의 등급(class)은 무엇인가?

Class B: Penicillin, erythromycin, clindamycin, cephalosporins, metronidazole

Class D: Tetracycline, quinolones

10. 진통 효과를 위한 FDA 약제의 등급은 무엇인가?

Class B:

- Acetaminophen
- Ibuprofen(임신 첫 32주 내에는 가능하다. 그때가 지나면 이론적으로 동맥관개존(PDA, patent ductus arteriosus)의 조기 폐쇄 위험이 있으며, 이 사항은 모든 비스테로이드성 항염증제제[NSAIDs]에 적용된다.)
- Oxycodone
- Fentanyl
- Hydrocodone
- Morphine
- Meperidine

오피오이드(opioids)에 노출된지 얼마 안 된 신생아에게서 호흡 저하가 나타나며, 어떤 오피오이드도 태아의 의존증(fetal dependence)과 관련이 있다.

Class C:

- Codeine: 임신 1기에는 기형과 관련된다. 임신 2기나 3기에 사용 가능하다.
- Aspirin: 늦은 시기의 자궁내 성장 제한과 관련된다.

11. 구강악안면외과 수술에 쓰이는 일반적인 진정제(sedatives)를 위한 FDA 약제의 등급(class)은 무엇인가?

벤조디아제핀(benzodiazepines)과 바비츄레이트(barbiturates) 둘 다 태아의 두개안면기형(craniofacial anomalies)에 대한 위험도가 제기되고 있다. 그리고 그 둘 다 FDA Class D의 약제이다.

12. 구강악안면 수술에 사용되는 일반적인 국소마취제를 위한 FDA 약제의 등급(class)은 무엇인가?

Category B	Category C
Lidocaine	Atricaine

Prilocaine Bupivacaine
Etidocaine Mepivacaine

13. 임신한 환자에게 삽관을 시도할 때 겪을 수 있는 어려움에는 무엇이 있는가?

임신 중에는 상기도관 점막의 위약성(무른 정도[friability])이 현저히 증가한다. 이 위약성은 기관내 삽관하는 동안 출혈 및 그로 인한 기도 폐쇄를 야기할 수 있다. 또한, 임신하지 않은 환자에서 삽관의 어려움을 나타내는 일반적인 징후들이(짧은 갑상선-턱끝간[thyromental] 길이, 넓은 목둘레 등) 나타나지 않을 수도 있다. 따라서 삽관의 용이함이 오도될 수 있다.

14. 임신한 환자의 삽관 실패율과 임신하지 않은 환자의 삽관 실패율의 발생 비율에 대해 설명하시오.

전체 삽관 실패 발생 비율은 1:2230이다. 임신한 환자의 삽관 실패 발생 비율은 1:280이다.

15. 임신 중에는 심박출량에 어떤 변화가 일어나는가?

임신 중에는 심박출량이 30~50% 증가한다. 심박수는 20~30% 증가하며 1회 심박출량(stroke volume)은 20~50% 증가한다. 심박출량은 임신 1기에 증가하며, 2기에는 평행하다가 3기에는 최소한의 증가를 보여준다.

16. 임신 중에 혈액량에 어떤 영향이 있는가?

혈액량은 25~52% 증가하며 적혈구는 임신 후반기에 20% 증가한다. 이것은 주산기(peripartum)나 산후 출혈기(postpartum hemorrhage) 동안의 실혈에 대항하는 방어적인 기전이다. 정상적인 질분만(vaginal delivery)시의 평균 혈액량 손실은 500ml이다. 제왕절개시의 평균적인 혈액량 손실은 1000ml이다. 혈전증(thrombotic events)의 가능성을 예방하는 것을 돕기 위해 임신한 여성들은 적정 Hct 수치를 유지하며(30~38%) 혈액 희석(hemodilution)을 경험한다.

17. 호흡 계통에서는 어떤 변화가 있는가?

산소 소비량은 증가하며 산소의 저장량은 낮아진다. 횡격막은 상방으로 변위되어 기능적인 저장 능력에서 15~20%의 변화가 생긴다. 임신한 환자는 전신 마취를 유도(induction)하기 전에 대량의 전산소공급(preoxygenation)을 필요로 한다(유도 동안에는 비만 환자와 동등하게 취급된다).

18. 임신 중에는 응고 단계 기전(clotting cascades)에서 어떤 변화가 일어나는가?

Thrombin-mediated fibrin 생성이 증가하며, 이것은 증가한 hematocrit과 쌍을 이루어 과도한 응고경향을 이루게 된다.

19. 어떤 응고 인자들이 임신기 동안 변화하는가?

XI와 XII 인자가 임신기간 동안 증가한다.

20. 피르호 삼징후(Virchow's triad)의 요소들은 무엇인가?

과응고 상태, 정맥 울혈 및 내벽 손상

21. 어떻게 임신한 환자들이 피르호 삼징후의 모든 조건들을 충족하는가?

증가된 피브린 생성과 함께 Hct도 증가하여 과응고 상태를 야기한다: 자궁에 의한 압력으로 야기되는 하대정맥과 장골 정맥의 압력은 정맥 울혈을 야기한다. 울혈은 내벽 손상을 야기하는데, 이는 정맥 혈전증(venous thrombus)에 걸리기 쉽게 한다.

22. 임신한 환자에서의 술후 혈전증 발생율은 어느 정도인가?

다섯 배 증가한다.

23. 동맥혈 가스 검사(arterial blood gas test)를 할 때 나타나는 변화들 중 임신한 환자들에게 고지해야 할 변화들에는 무엇이 있는가?

임신기간에 과환기(hyperventilation)가 42%까지 증가된다. 자세의 변화와 함께 증가된 신장의 중탄산염 배출(bicarbonate excretion)은 적절한 수준의 한계 저산소혈증(baseline hypoxemia)으로 이끈다. 임산부는 적당한 호흡성 알칼리증(respiratory alkalosis)을 갖고 있을 것으로 기대된다. 그것은 전신마취하에서의 환기 패턴을 결정하는 데 중요하다.

24. 어느 정도의 X선 조사가 태아에게 기형을 일으키는가?

인간 데이터의 분석은 16주 미만된 태아들이 급성으로 0.5Gy의 노출을 받으면 높은 수준의 성장장애, 소뇌증(microcephaly)과 정신지체를 갖게 되는 것을 보여준다. 태아 시기 동안 태아는 방사선에 점차 덜 민감해지지만 중추신경계의 민감성은 남아있어 성장장애를 일으킬 수도 있다. 진단용 방사선 사진은 0.05~0.1 미만의 Gy를 전달하는데, 이는 기형을 유발할(teratogenic) 것으로 생각되지 않는다. 사실상 모든 단순 필름(plain film)과 컴퓨터 단층 촬영(computed tomography[CT])은 0.01Gy 미만의 X선을 태아에게 전달한다.

25. 어떤 종류의 방사선적 연구들이 가장 많은 양의 방사선을 전달하는가?

태아에게 가장 많이 노출되는 때는 복부와 골반부에 조사할 동안이다.

26. 임신 1기 환자가 적절하게 방사선에 차단되었을 경우 두 장의 치근단 방사선 사진에 의해 기형적 형태 이상이 발생할 확률은 어느 정도인가?

10억 명 중 9명 정도이다. 미국에서의 자연 방사선(background radiation)은 하루에 0.0008cGy다. 700번이나 두 장의 치근단 방사선 사진에 노출되는 것보다 하루 동안의 자연 방사선 양이 700배 이상 많다.

27. 구강악안면 수술에서 시행되는 방사선 촬영시 일반적인 조사량은 얼마인가?

(1cGy = 0.01Gy = 1rad; 0.001rad = 1mrad)

- 전악 촬영(Full dental series) 〈 0.01mrad
- 가슴 〈 0.06mrad
- 두개골 〈 0.01mrad
- CT scan(머리) 0.1~0.3mrad
- 경추(cervical spine) 〈 0.01mrd

28. 임신한 환자가 수술을 받기 위해 취해야 할 자세에는 어떤 것이 있는가?

임신 2기나 3기에 임산부가 앙와위(supine position)를 취할 경우 혈압이 낮아진다. 이는 임신된 자궁에 의한 하대 정맥의 압력으로부터 심장으로의 감소된 정맥 환류량(venous return) 때문이다. 이것은 종종 하행 대동맥(decending aorta)과 총 장골 동맥

(common iliac arteries)을 압박하곤 하는데, 이는 일산화탄소를 잠재적으로 14% 정도 감소하게 할 수 있다. 모든 임신한 환자들이 그렇지는 않지만 여전히 자궁-태반 관류량(uteroplacental perfusuion)의 감소는 일어난다. 수술을 하는 동안 5~15% 기울여서 왼쪽으로 누워있는 상태(left lateral decubitus position)로 환자 자세를 취한다.

29. N_2O는 임신한 환자에게 사용하면 안 되는가?

N_2O에 따른 잠재적 기형 영향은 N_2O의 메치오닌 신타아제(inactivate methionine synthase)를 비활성화 시키는 능력과 연관이 있다. 이 효소는 DNA의 합성에 필요한 methionine과 tetrahydrofolate를 homocysteine과 methyltetrahydrofolate로 전환시키는 것에 연관이 있다. 수술 전에 엽산을 보충하는 것이 추천되어진다. 유럽의 조산술에서 N_2O는 매우 중요하게 쓰이곤 한다.

Rowland, Baird, Shore 등은 처리되지 않은 N_2O에 주당 세 시간 이상 노출되어 높은 수준의 자연 유산율을 보여준 치과 보조원들을 보여주었다.

Axelson, Ahlborg, Bodin 등은 N_2O에 노출된 것보다도 밤에 야간 업무나 중노동을 함으로써 자연 임신을 하는 것에 큰 관련을 가진, 밤에 일하는 산파들을 보여주었다.

30. 임신한 환자를 위한 N_2O의 FDA의 분류는 무엇인가?

분류되어 있지 않다.

31. 임신 기간 동안 비스테로이드성항염증제제(NSAIDs) 사용의 위험도는 무엇인가?

태아의 대동맥에서 폐동맥으로 이어지는 동맥관개존증(patent ductus arteriosus,[PDA])은 출생시부터 폐쇄되기 시작한다. 32주가 지나 잔존해 있는 미폐쇄부는 태아의 프로스타글란딘(prostaglandin)에 달려 있다. 이 시기에 프로스타글란딘을 그 순간에 억제하면 태아의 사망이나 태아 순환계의 면역 감퇴를 가져올 수 있다.

32. 구강 비스테로이드성항염증제제(NSAIDs) 사용에 따른 동맥관개존증(patent ductus arteriosus[PDA]) 폐쇄의 결과들은 어떤 것이 있는가?

구강 비스테로이드성항염증제제 사용에 따른 동맥관개존증 폐쇄의 문서화된 예는 아직까지 없었다. 이것은 이론적으로나 법의학적 이유로 인해 기피되고 있다.

BIBLIOGRAPHY

1. Axelsson G, Ahlborg G Jr, Bodin L: Shift work, nitrous oxide exposure, and spontaneous abortion among Swedish midwives. Occup Environ Med 53:374-378, 1996.
2. Briggs F: Drugs in Pregnancy and Lactation: A Reference Guide to Fetal and Neonatal Risk, 3rd ed. Baltimore, 1990, Williams & Wilkins.
3. Cunningham FG, Gant NF, Leveno KJ et al: Williams Obstetrics, 21st ed. New York, 2001, McGraw-Hill.
4. Little JW, Falace DA: Dental Management of the Medically Compromised Patient. St Louis, 1993, Mosby.
5. Pradel C: The pregnant oral and maxillofacial surgery patient. Oral Maxillofac Surg Clin North Am 10:471-489, 1998.
6. Rowland AS, Baird DD, Shore DL et al: Nitrous oxide and spontaneous abortion in female dental assistants. Am J Epidemiol 141:531-538, 1995.
7. Turner M, Aziz S: Management of the pregnant oral and maxillofacial surgery patient. J Oral Maxillofac Surg 60:1479-1488, 2002.

Part VI
구강악안면외과 환자의 관리 (Management of the Oral and Maxillofacial Surgery Patient)

27. 응용 구강악안면 해부학 (Applied orofacial anatomy)

A. Omar Abubaker, DMD, PhD, and Kenneth J. Benson, DDS

1. 흉쇄유돌근(SCM)에 공급되는 혈액과 신경의 기원은 무엇인가?

SCM에 공급되는 혈액은 2개의 기원으로부터 공급된다. Superior thyroid artery가 근육의 중간 1/3을 공급하고, occipital artery의 branch가 근육의 나머지 부분에 혈액을 공급한다. 신경은 spinal accessory nerve(11번 뇌신경[CNS 11])과 C2, C3가 담당한다.

2. 측두하악관절(TMJ)에 공급되는 신경과 혈액의 기원은 무엇인가?

주요 동맥은 후방으로는 superficial temporal artery와 maxillary artery가, 전방으로는 더 작은 masseteric artery, posterior deep temporal artery 및 lateral pterygoid artery가 담당한다. 정맥으로의 배출은 관절후조직 주위의 풍부한 venous channel과 capsule 주위의 산재된 정맥총을 통해 이루어진다.

신경은 TMJ의 주요 감각신경인 auriculotemporal nerve이다. Auriculotemporal nerve는 2개 또는 3개의 분지를 내는데 관절낭 하방, 내측 및 외측으로 들어간다. Masseteric nerve 또한 관절의 전방과 내측으로부터 관절낭으로 분지해 들어간다. Posterior deep temporal nerve는 TMJ의 외측과 전방을 담당한다.

3. 각 저작근은 몇개의 origin과 insertion을 갖는가?

각 저작근은 2개의 insertion과 2개의 origin을 갖는다.

4. Lateral pterygoid muscles의 insertion, origin 그리고 기능은 무엇인가?

Lateral pterygoid muscles은 삼각형 모양이며, 약간 후하방으로 수평하게 주행한다. 이 근육은 superior head와 inferior head를 갖는다. Superior head는 sphenoid의 greater wing의 infratemporal surface로부터 기시하여 articular capsule과 disc에 정지한다. Superior head의 기능은 폐구동안 과두와 disc를 안정시키는 작용이다.

Inferior head는 lateral pterygoid plate의 lateral surface로부터 기시하여 condyle neck의 pterygoid fovea에서 정지한다. Inferior head는 개구시에 과두가 articular eminence를 넘어 활주 운동하는 것을 돕는다.

5. 어떤 근육이 pterygomandibular raphe를 구성하는가?

전방으로 buccinator muscles, 후방으로는 superior constrictor of the pharynx가 이를 구성한다.

6. 어떤 발생학적 구조가 external nose를 구성하는가?

First(mandibular) arch의 dorsal end에서 기원하는 maxillary process와 lateral nasal process는 정중부로 성장하여 하방으로 성장하는 frontonasal process와 합쳐져 external nose를 형성한다. Frontonasal process는 그 후에도 계속 성장하여 median nasal process와 태아의 인중을 형성한다. Lateral nasal process는 성인 코의 외측부를 형성한다(예, lower lateral cartilage, lobule). 외배엽이 두꺼워지면서 olfactory placode는 frontonasal process의 내측부위와 lateral nasal process 사이에서 함몰하여 파고든다. Olfactory placode는 최종적으로 후각 상피에 해당하는 것으로 코의 높은 곳에 위치하게 된다.

7. 코의 외형 골격을 구성하는 비골과 비연골은 무엇인가?

여러 개의 뼈와 연골이 코의 외형을 구성하며 특징적인 피라미드형 모양을 만든다(그림 27-1). 비골은 상방으로 frontal bone의 nasal part와 측방으로는 maxilla의 nasal process와 관절을 이룬다. 비골은 하방으로 upper lateral cartilage와 부착되어 있다. Upper lateral cartilage는 하방으로 lower lateral cartilage, 내측으로는 cartilaginous septum과 부착되어 있다.

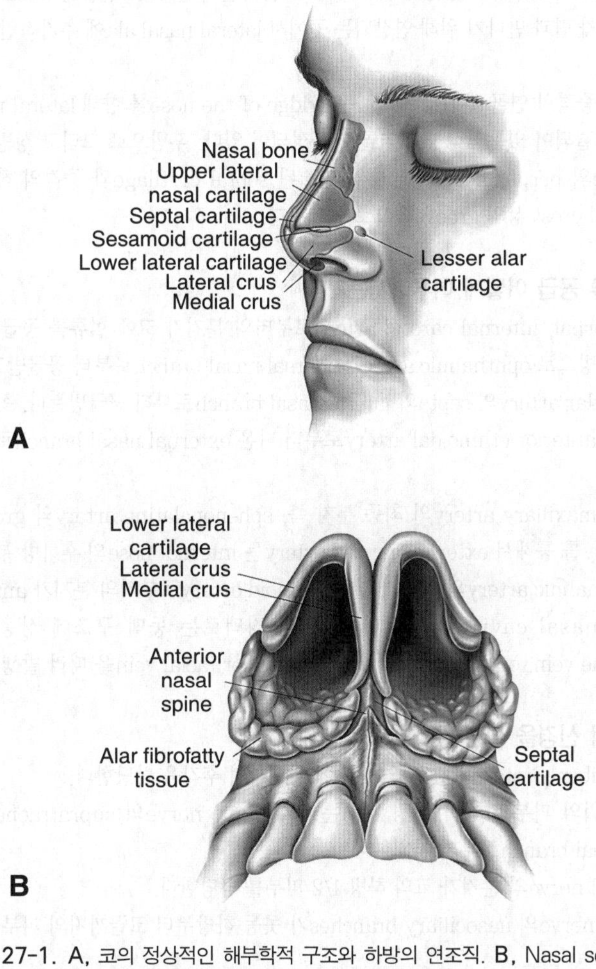

그림 27-1. A, 코의 정상적인 해부학적 구조와 하방의 연조직. B, Nasal septum과 nasal spine의 정상 위치. (From Bertz JE: Nasal injuries. In Fonseca RJ (ed): Oral and Maxillofacial Surgery, 3rd vol. Philadelphia, 2000, Saunders.)

Sesamoid cartilage 또는 alar cartilage로 알려진 작은 기초 연골은 lower lateral cartilage가 뺨과 만나기 위해 연장되는 곳에서 lateral nasal ala에 추가적인 지지를 준다.

비중격은 중격의 연골 부위를 구성하는 bridge of the nose를 향해 lateral nasal cartilage와 연결되어 있는 4각형의 연골로 구성되어 있다. 후방으로 그리고 상방으로 ethmoid bone의 perpendicular plate와 연결된 septal cartilage와 중격의 하부는 vomer와 nasal crest 상의 groove속으로 들어간다.

8. 코의 혈류 공급 어떻게 이루어지는가?

양측 external, internal carotid artery로부터의 분지가 코에 혈류를 공급한다. 바깥쪽 코는 상방으로 ophthalmic artery의 dorsal nasal branch로부터 공급받고, 하방으로는 angular artery의 septa와 lateral nasal branch로부터 공급받는다. 콧등의 아래쪽 부분은 anterior ethmoidal artery로부터 나온 external nasal branch로부터 공급받는다.

Internal maxillary artery의 최종 분지 즉, sphenopalatine artery와 greater palatine artery를 통해서 external carotid artery는 internal nose의 후하방 부분에 공급한다. Opthalmic artery의 전방과 후방 ethmoid artery로부터의 분지가 anterior inferior nasal cavity를 담당한다. 코의 정맥로는 동맥 구조에 상응하여 sphenopalatine vein, opthalmic vein 그리고 anterior facial vein을 따라 발생한다.

9. 코의 감각 신경을 설명하시오.

- Olfactory fiber는 internal nose의 상부에 존재하며 후각을 담당한다.
- 코 뿌리 부위의 피부의 감각 신경 분포는 opthalmic nerve의 supratracheal와 infratracheal branch로부터 기원한다.
- Infraorbital nerve의 분지가 코의 하방 1/2 피부를 담당한다.
- Opthalmic nerve의 nasociliary branches가 콧등 하방부터 코끝까지의 피부를 담당한다.
- Trigeminal nerve는 anterior ethmoidal, external, internal nasal branches를 통해 anterior internal nose에 전반적인 감각을 제공한다.
- Maxillary nerve의 lateral posterior superior, pharyngeal 및 lateral posterior

inferior branches가 후방을 담당한다.

- Infraorbital nerve의 terminal branches가 nasal vestibule을 담당한다.
- Internal nasal(anterior ethmoidal)과 medial posterior superior branches는 비중격의 전후방 부위를 지배한다.

10. 코의 운동신경을 설명하시오.

- 자율신경이 점막 샘들의 분비 기능을 조절한다.
- 시상 하부로부터 기원한 절전 교감 신경이 척수의 흉요추(thoracolumbar)부위를 통과하여 목의 superior cervical ganglion과 연접(synapse)을 이룬다.
- 절후 교감신경은 sphenopalatine ganglion을 통과하여 posterior nasal nerve를 따라 비선(nasal gland)에 도달한다.
- 코의 부교감 신경은 중뇌의 superior salvatory nucleus에서 기원하여 greater petrosal nerve를 통과하여 sphenopalatine ganglion에 도달한다.
- 절후 섬유(postganglionic fiber)는 vidian nerve를 따라 posterior nasal nerve를 통해 최종적으로 코에 도달한다.
- External nose의 모든 근육들에 대한 운동 신경은 facial nerve를 따라 공급된다.

11. Anterior epistaxis(코피)와 관련된 주요 혈관은 무엇인가?

비중격 미세혈관의 Kisselbach's plexus가 코피의 90%를 제공하는 혈관이다. 4개의 문합된 동맥들이 이 plexus를 형성한다: sphenopalatine, anterior ethmoidal, greater palatine 및 superior labial artery이다. Descending palatine artery의 nasopalatine branches는 sphenopalatine artery의 septal branches, anterior ethmoidal artery 그리고 facial artery의 superior labial branches의 superior lateral branches와 문합한다. 외상성 코피는 비점막의 열상에 의해서 발생할 수 있으며 어떤 코의 혈관들도 코피의 원인이 될 수 있다(그림 27-2).

12. 코의 림프계를 설명하시오.

코의 림프계는 점막의 표층에서 기시하여 후방으로 retropharyngeal lymph node로 들어간다. 전방으로는 submandibular lymph node 또는 upper deep cervical node 속으로 빠져나간다.

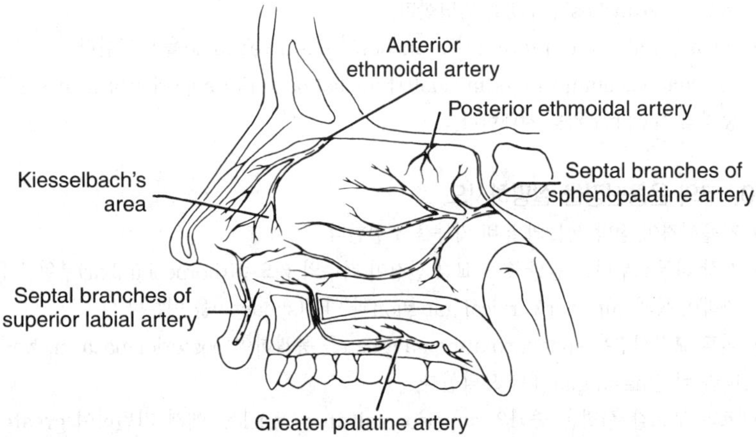

그림 27-2. Kiesselbach's plexus를 구성하는 혈관들. (From Abelson RI: Epistaxis. In Paparella MM, Shumric DA, Glukman JL et al (eds): Otolaryngology, 3rd ed. Philadelphia, 1991, Saunders.)

13. 부비동의 배농(drain)은 어디로 이루어지는가?

Sphenoid sinus는 sphenoethmoidal recess로 배출된다. Posterior ethmoid sinus는 superior nasal meatus 속으로 배출되며, nasolacrimal duct는 하비도(inferior nasal meatus)로 배출된다. 모든 다른 부비동(maxillary, frontal, anterior와 middle ehtmoidal)은 중비도(middle nasal meatus)로 배출된다.

14. Arnold's와 Jacobson's nerve는 무엇이며, 이 신경은 어떤 기관을 지배하는가?

두 신경 모두 귀의 감각신경이다. Arnold's nerve는 미주신경(10번 뇌신경)의 가지이며 concha와 auditory canal을 지배한다. Jacobsen's nerve는 설인신경(11번 뇌신경)의 가지이며, concha, canal 및 middle ear를 지배한다.

15. 귀를 지배하는 다른 신경은 무엇인가?

안면신경(7번 뇌신경)의 auricular branch가 concha와 canal을 공급하는 반면, 이측두신경(8번 뇌신경)은 root helix, crus, tragus 및 canal을 공급한다. 그러므로 모두 4개의 뇌신경(5, 7, 9, 10)이 귀에 감각 신경을 제공한다.

16. 후두(larynx)의 감각신경 분포는 무엇인가?

미주신경이 internal laryngeal과 recurrent laryngeal의 두 가지 laryngeal branch를 통해 후두에 분포한다. Internal laryngeal branch는 성대 상방 점막을 지배하고, 반면에 recurrent laryngeal nerve는 성대 하방 점막을 지배한다.

후두근육과 성대의 운동 기능 또한 미주신경의 laryngeal branch(10번 뇌신경과 같이 주행하는 11번 뇌신경의 섬유)가 지배한다. External laryngeal branch는 cricothyroid muscles에 분포하고, recurrent laryngeal branch는 다른 내부 근육에 분포한다.

17. 열린 눈꺼풀 사이의 간격을 무엇이라 부르는가?

Palpebral fissure(rima)

18. 상 · 하방 검판(tarsi)의 평균 높이는 얼마인가?

상방 검판은 8~12mm, 하방 검판은 5~7mm

19. 눈물샘의 자율신경 분포를 설명하시오.

절전 부교감신경 섬유는 superior salivatory nucleus에서 기원하고 greater petrosal nerve를 통해 sphenopalatine ganglion(접형구개 신경절)에 닿기 위해 안면신경을 따라 주행한다. 절후 부교감신경은 lacrimal nerve를 따라 눈물샘에 도달하기 위해 zygomatic nerve를 통해 주행한다. Superior cervical sympathetic ganglion으로부터 나온 절후 교감신경 섬유는 deep petrosal nerve를 따라 주행하여 부교감신경 섬유와 같은 방법으로 눈물샘에 도달한다.

20. Lacrimal drainage system의 구성 요소들은 무엇인가?

대략 12개의 작은 관이 상안검의 바깥쪽 코너 하방에서 결막으로 눈물을 흘린다.

내측 안각의 상하 안검에서의 상하 누점(puncta)으로부터 lacrimal canaliculi(소관)는 처음 수직으로, 그 후 중하방으로(superior canliculi의), 마지막으로 상중방으로(inferior canaliculi의) 주행하여 lacrimal sac에서 한 곳으로 모인다. 소관의 길이는 약 8mm이다. 종종 canaliculi는 lacrimal sac에 앞서 모이며, 'sinus of Maier' 라 불리는 작은 확장을 만든다. Lacrimal sac은 12mm이며 중안와벽의 전면에서 발견된다. Lacrimal crest는 골막에 의해 덮여 있다. Medial palpebral ligament는 sac의 전방과 상방에 놓여 있다. Lacrimal sac은 코의 inferior nasal meatus로 배농하는 비누관으로 합쳐진다.

21. 비강으로 향하는 비누관(nasolacrimal duct)과 상악동은 어떤 관계를 갖는가?

nasolacrimal duct는 상악동과 비강 사이의 얇은 골벽 내에 놓여 있다. 도관은 Hasner 판막을 통과하여 inferior nasal meatus에서 끝난다. 하비갑개(inferior turbinate) 하방에서 nasolacrimal duct의 위치는 이상구(piriform aperture)에서 11~14mm 후방이고, 비강저보다 11~17mm 상방이다(그림 27-3).

22. 구강을 이루는 뼈는 무엇인가?

- 누골(lacrimal)
- 사골(ethmoid)
- 구개골(palatine)
- 전두골(frontal)
- 접형골(sphenoid)
- 관골(zygomatic)
- 상악골(maxillary)

23. Whitnall's 안결절(orbital tubercle)은 무엇인가?

Whitnall's 안결절은 안와측벽의 후방 약 5mm에 있는 골융기이다. 결절은 levator aponeurosis, lateral palpebral ligament, lateral check ligament의 측각(lateral horn)에 부착하기 위한 부분이다. 이러한 구조의 부착은 전후방 순서이다.

24. Orbital apex에서 기원하지 않는 눈의 수의근은 무엇인가?

Inferior oblique muscles은 orbital rim 직후방의 안와저 내측 부분으로부터 기시한다. 이 근육은 측방으로 주행하여 후외측 공막(sclera)에 정지한다.

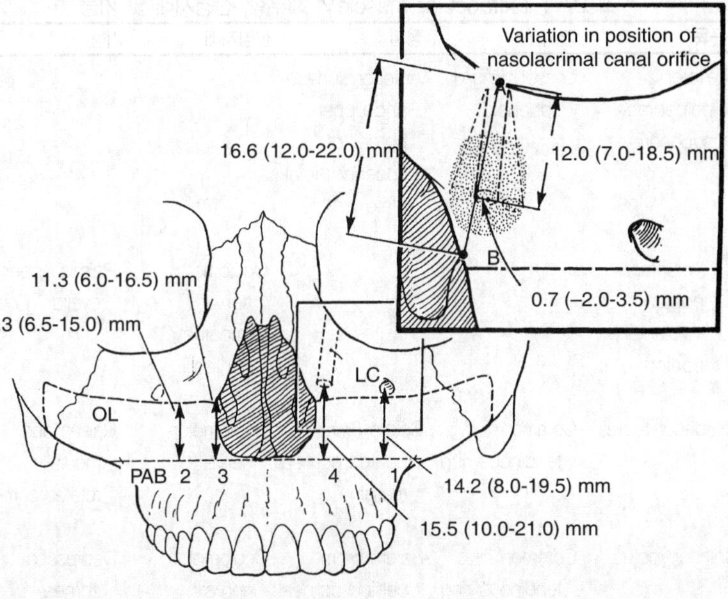

그림 27-3. Nasal floor로 향하는 nasolacrimal duct와 turbinate의 관계. 높이(평균과 범위)는 piriform aperture base(PAB)에서부터 infraorbital foramen(1), simulated osteotomy(2), inferior turbinate의 전방 부착(3), nasolacrimal canal의 inferior orifice(4). 삽화는 lacrimal fossa(A)와 inferior turbinate(B)의 전방 부착 사이에 그려진 x line과 비교하여 nasolacrimal canal orifice 위치의 다양성을 설명해준다. LC, Nasolacrimal canal; OL, Simulated high-level Le Fort I osteotomy. (Modified You-ZH, Bell WH, Finn RA: Location of the nasolacrimal canal in relation to the high Le Forte I osteotomy. J Oral Maxillofac Surg 50:1075-1080, 1992.)

25. Extraocular muscles의 해부학적 형태와 신경지배 및 기능은 무엇인가?

표 27-1 참조

표 27-1. Extraocular muscle의 해부학, 신경지배 및 기능				
근육	기시	정지	신경지배	기능
Levator palpebrae superioris	Lesser wing of sphenoid	Anterior surface and upper border of superior tarsal plate		
• Voluntary portion			Oculomotor nerve	Raises upper eyelid
• Involuntary portion			Sympathetic nerves	
Superior rectus	Common tendinous ring	Sclera 6mm behind corneal margin	Oculomotor nerve	Raises and medially rotates cornea
Inferior rectus	Common tendinous ring	Sclera 6mm behind corneal margin	Oculomotor nerve	Depresses cornea, medially rotates cornea
Lateral rectus	Common tendinous ring	Sclera 6mm behind corneal margin	Abducent nerve	Moves cornea laterally
Medial rectus	Common tendinous ring	Sclera 6mm behind corneal margin	Oculomotor nerve	Moves cornea medially

표 27-1. Extraocular muscle의 해부학, 신경지배 및 기능 (계속)

근육	기시	정지	신경지배	기능
Superior oblique	Body of sphenoid	By way of pulley and attached to sclera behind corneal equator of eyeball; line of pull of tendon passes medial to vertical axis	Trochlear nerve	Moves cornea downward and laterally
Inferior oblique	Anterior part of floor of orbot	Attached to sclera behond coronal equator; line of pull of tendon passes medial to vertical axis	Oculomotor nerve	Moves cornea upward and laterally

Adapted from Snell RS: Clinical Anatomy for Medical Students, 5th ed. Boston, 1996, Little, Brown.

26. 안전한 후방 절개를 위한 측방, 하방, 상방 및 내측 안와벽으로부터의 한계 거리는 어느 정도인가?

비록 orbital rim으로부터 orbital apex까지의 거리가 4~4.5cm일지라도 안와벽의 골막하 절개는 inferior orbital rim으로부터 후방으로 25mm, 그리고 lateral orbital rim으로부터 25mm까지만 안전하게 연장될 수 있다. Anterior lacrimal crest로부터 절개는 후방 안와 내용물 쪽으로 최소한의 위험성을 지닌 채 25mm 후방으로 연장될 수 있다. Superior orbital rim으로부터 절개는 30mm 연장될 수 있다. 그러나 대부분의 손상을 유발하는 외력은 rim의 전체 또는 일부분을 후방으로 변위시키는 경향이 있기 때문에 이러한 변위는 안와에서 후방으로 절개가 시행될 때 고려되어야만 한다(그림 27-4).

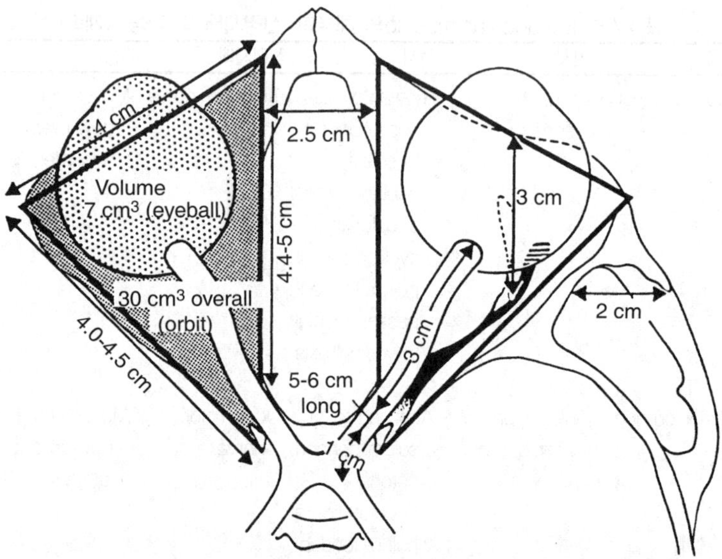

그림 27-4. 주요 안구의 부피와 관계. (Modified from Ochs M, Buckley M: Anatomy of the orbit. Oral Maxillofac Surg Clin 5:420, 1993)

27. 동공의 자율 신경분포를 설명하시오.

절후 교감신경 섬유는 superior cervical ganglion내에 그들의 세포체를 가진다. 이러한 신경들은 짧고 긴 섬모성 신경을 통해 동공 확장근육에 도달한다. 절전 부교감신경 섬유는 뇌의 Edinger-Westphal nucleus 안에 그들의 세포체를 가지며 oculomotor nerve를 통해 눈 속의 ciliary ganglion(섬모성 신경절)으로 주행한다. Ciliary ganglion으로부터 동공 괄약근으로 향하는 짧은 섬모성 신경들은 절후 섬유를 동반한다. 부교감신경 섬유는 동공 수축에 관여한다; 교감신경은 동공 확장근육을 활성화시킨다.

28. 눈꺼풀의 피지선과 땀샘을 무엇이라 부르는가?

눈꺼풀의 피지선은 glands of Zeis라 부르고, 땀샘은 glands of Moll이라 부른다.

29. 악어의 눈물이 무엇인가?

이 현상은 정상적으로 타액선에 분포되어 있는 부교감신경 분비 섬유를 수반하는 안면신경 섬유에 손상을 입어 생긴다. 이 손상은 안면신경 섬유들이 눈물샘에 분포되는 섬유들과 접촉한 채 치유되므로 환자가 먹을 때 눈물이 나게 된다.

30. 경동맥초(carotid sheath)를 구성하는 것은 무엇인가?

경동맥(carotid artery), 경정맥(jugular vein) 및 미주신경(vagus nerve)이다. Carotid sheath 내에서 vagus nerve(10번 뇌신경)는 common carotid artery와 internal jugular vein의 뒤에 놓여있다.

31. 외경동맥(external carotid artery)에서 나오는 분지는 몇 개이며 어떤 것들이 있는가?

External carotid artery는 갑상선 연골의 상방 경계 높이에서 목의 전방부, 얼굴, 두피, 구강과 비강, 두개골, 그리고 경뇌막에 혈액을 공급하는 주요 동맥인 common carotid artery에서 분지되어 나온다. 안와와 그 구성물들은 external carotid artery에 의해 공급되지 않는 유일한 구조물들인 것을 기억해라. 8개의 branches가 있다(하방에서 상방의 순서로): (1) the superior thyroid, (2) the ascending pharsyngeal, (3) the lingual, (4) the facial, (5) the occipital, (6) the posterior auricular, (7) the internal maxillary, (8) the superficial temporal이다.

32. 악하삼각(submandibular triangle)에서 안면 동맥은 어떤 경로를 지니는가?

안면 동맥은 악하선의 뒤와 정중부를 통과하고 악하선의 위를 지나 submandibular space의 측방에서 나타난다. 그 후 교근의 전방 경계 부위에서 안면으로 들어간다. 따라서 악하선을 절개하고 제거할 때 안면 동맥을 만날 수도 있고 만나지 않을 수도 있으므로 제거를 요구하지 않을 수도 있다. 그러나 하악골의 하방 경계에 놓여 있는 두 개의 림프절의 위치를 정확히 찾아내는 것에 의해 절개 동안 위치를 확인하여야 한다.

이 림프절의 상방과 심부에 안면신경의 marginal mandibular branch가 있다. 이 림프절의 후방에는 안면 정맥이 있다. 이 정맥은 악하선의 측방에 있기 때문에 악하선을 제거하기 위한 절개 동안 이 혈관을 자르거나 결찰시키는 것이 흔히 필요하다.

33. 설신경(lingual nerve)과 Wharton's duct의 관계는?

악하선 또는 Wharton's duct는 길이가 약 5cm이고 내강의 지름이 2~4mm이다. 이 duct는 hyoglossus muscles과 genioglossus muscles의 측면에서 그리고 mylohyoid muscle 상방에서 전방으로 주행한다. 처음에 Wharton's duct는 lingual nerve의 아래에 놓여있다. 그 후 lingual nerve가 내려오면서 도관의 측방을 가로지른다. 도관과 lingual nerve가 설하선 밑을 지날 때 lingual nerve는 도관을 아래로 지나 정중부로 간다. 신경이 genioglossus를 향해 진행할 때 도관은 전방과 정중부로 진행한다. 도관은 제3대구치 부위에서 아래에서 위 방향으로 고리를 이루며 lingual nerve의 하방으로 향하고 제2대구치 부위에서 lingual nerve의 위로 지나간다. 그래서 신경은 도관 주위에서 거의 완전히 고리를 이룬다(그림 27-5).

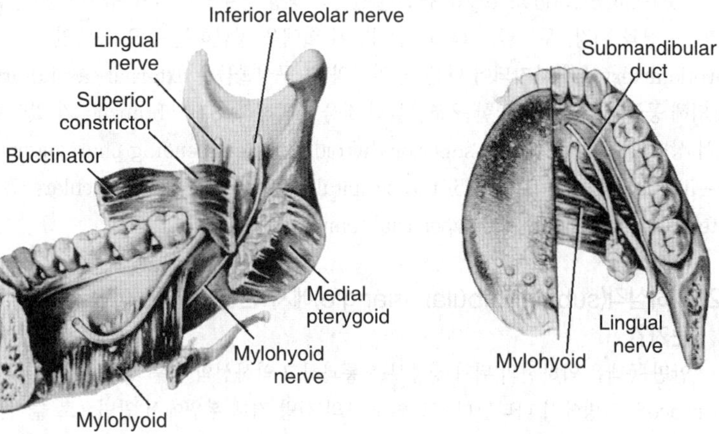

그림 27-5. Submandibular gland duct의 경로와 관계. (From Sinnatamby CS: Last's Anatomy: Regional and Applied, 10th ed. Edinburgh, 1999, Churchill Livingstone.)

34. 악하삼각에서 설하신경(hypoglossal nerve)의 관계와 경로를 설명하시오.

Hhypoglossal nerve는 hypoglossal canal에서 나와 internal jugular vein과 external & internal carotid artery 사이에서 측방으로 지나간다. 그리고 가파르게 내려와 stylohyoid와 posterior belly of the digastric muscle을 가로지른다. Hypoglossal nerve는 hyoglossus muscle의 측면에서 전방과 상방으로 주행하며, mylohyoid muscle의 후방 경계에서 digastric tendon의 살짝 위에서 구강 내로 들어가는 sublingual vein의 가지와 동반된다. 혀 아래에서 신경은 genioglossus muscle의 측면에서 전방과 상방으로 구부러지며, 혀의 실체 속으로 들어가는 여러 개의 가지로 나누어진다. 이 가지들은 10번 뇌신경을 통하여 11번 뇌신경에 의해 공급되는 palatoglossus muscle을 제외하고 혀의 모든 외인성 및 내인성 근육을 공급한다.

35. Lesser's triangle의 중요성과 경계는 무엇인가?

이 삼각형은 하방으로는 digastric muscle의 tendon, 상방으로는 hypoglossal nerve, 그리고 mylohyoid muscle의 후방으로 이루어진다. Hypoglossal muscle과 mylohyoid muscle이 이 삼각형의 바닥을 이룬다. 이 삼각형은 삼각형의 바닥 깊이 있는 hyoglossus muscle의 안쪽 면에 놓인 동맥의 위치 확보와 결찰에 유용하다.

36. Superficial musculoaponeurotic system(SMAS)이란 무엇인가?

SMAS는 plastysma, risorius, triangularis, auricularis muscle을 포함하는 조직층이다. 일부 저자들은 이 조직층에 frontalis와 다른 안면 표정근들을 또한 포함시킨다. SMAS는 fibrous septae의 치밀한 연결망에 의해 진피와 연결되어 있다. Septae는 이 조직층에 접촉하고 있는 근육들이 얼굴 표정을 부여하기 위해 움직일 때 상방의 피부가 움직일 수 있게 해준다. 피부는 주름 제거술(rhytidectomy)을 시행할 때와 같이 연결되는 섬유성 septa를 절개하는 것에 의해 하방의 SMAS로부터 박리될 수 있다. SMAS의 중요성은 얼굴에서 신경과의 관계와 관련 있다. 안면 운동 신경이 여기서 깊숙이 있고, 감각신경은 이보다 표면에 있다(그림 27-6).

37. 두피층은 무엇인가?

5개의 조직층으로 이루어지는데, 첫 3층은 긴밀하게 서로 인접해 있으며 scalp proper라 불리는 하나의 단위로 움직인다. 그 층들은 다음과 같다:

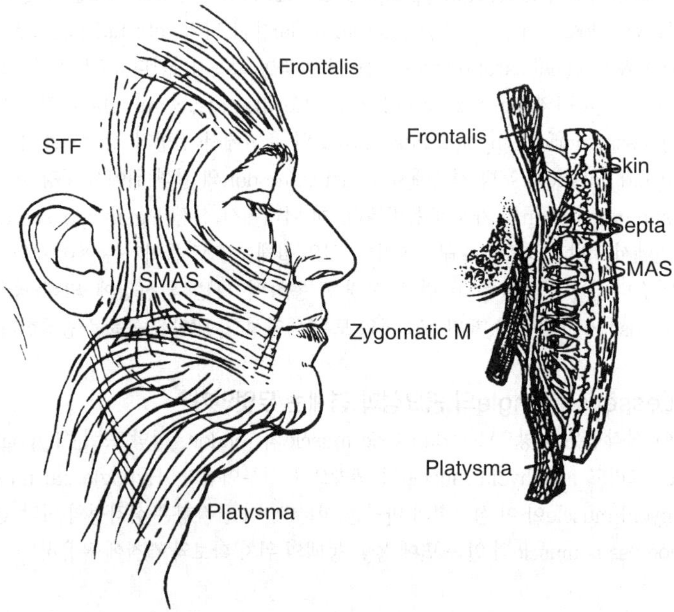

그림 27-6. Superficial musculoaponeurotic system(SMAS)의 해부학. STF, superficial temporal fascia. (From Ress TD, Aston SJ, Thorne CHM: Blepharoplasty and fascioplasty. In McCarthy JE [ed]: Plastic Surgery. Philadelphia, 1990, Saunders.)

- 피부
- 결합조직층
- 건막(aponeurosis)
- Subgaleal space를 이루는 소성지방 조직
- Periosteum 또는 pericranium

건막은 전방으로 frontalis, 후방으로는 occipitalis, 측방으로는 auricularis와 superficial temporal fascia와 연결되어 있는 얇은 힘줄성 조직이다. 건막층은 라틴어로 "헬멧"을 뜻하는 galea로도 또한 불리며, 헬멧처럼 두개골을 덮는 가장 뚜렷한 층이다.

38. 두피의 신경분포와 혈액 공급을 설명하시오.

두피에서 신경과 혈관분포는 풍부하다. 두피의 동맥과 감각 신경 모두 방사상으로 주행하는데 전방에서 후방으로, 후방에서 전방으로 그리고 양 측방에서 정중선으로 주행한다. 모든 신경들과 혈관들은 vertex에서 만나므로 이 부위에서 훨씬 풍부한 네트워크를 이룬다.

두개골에 분포하는 **감각신경**들은 전방으로 supratrochlear와 supraorbital nerve의 쌍으로 되어 있다(V1); 후방으로 the greater and third occipital nerves; zygomaticotemporal(V2), auriculotemporal(V3), 그리고 측방으로 lesser occipital nerves(C2~C3). 동맥 공급은 전방으로 supratrochlear와 supraorbital arteries(internal carotid artery로부터); 후방으로 occipital artery; 그리고 zygomaticotemporal, superficial temporal, 그리고 측방으로는 posterior auricular로 구성된다(모두 external carotid artery로부터 온다)(그림 27-7).

두피근육(frontalis, occipitalis, 그리고 auriculairis muscle)의 **운동신경**은 안면신경의 temporal and posterior auricular branch에 의해 공급된다.

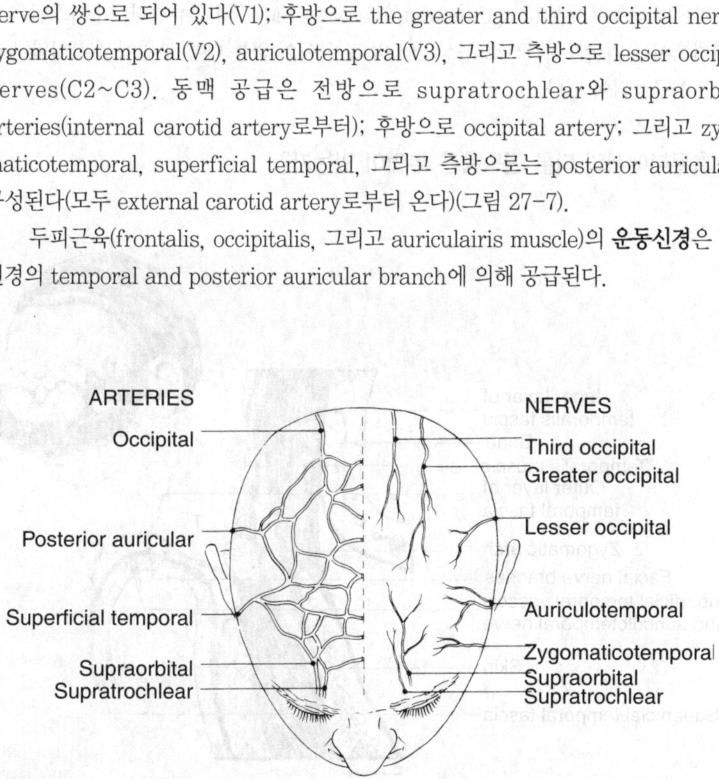

그림 27-7. 두피의 신경과 혈액 공급. (From Welch TB, Boyne PJ: The management of traumatic scalp injuries: report of cases. J Oral Maxillofacial Surg 49:1007-1014, 1991.)

39. 측두부에서 두피의 galea는 무엇으로 연결되는가?

두개골을 덮고 있는 musculoaponeurotic layer는 어떤 위치에서는 fascia(galea)로, 다른 곳에서는 근육들(frontalis, occipitals, auricularis)로 구성된다. 이 층이 측두부에 닿을 때 superficial temporal fascia 또는 temporoparietal fascia로 불린다.

40. 얼굴에서 temporoparietal fascia는 무엇으로 연결되는가?

얼굴의 측두부에서 temporoparietal fascia는 SMAS와 합류한다. 이 시스템은 어떤 위치에서는 얼굴표정근으로 구성되어 있고, 근육이 없는 다른 부위에서는 치밀한 근막층으로 구성되어 있다.

41. 측두부에서의 다른 근막층은 무엇이 있는가?

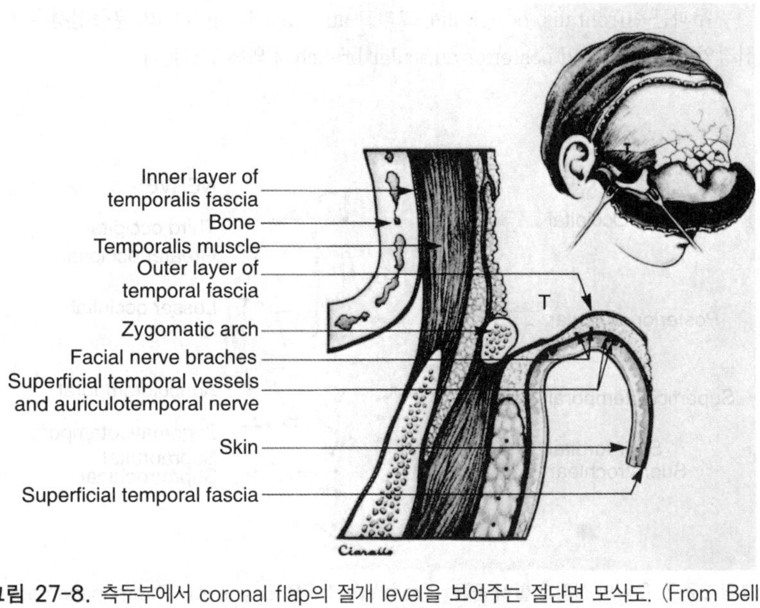

그림 27-8. 측두부에서 coronal flap의 절개 level을 보여주는 절단면 모식도. (From Bell WH: Modern Practice in Orthognathic and Reconstructive Surgery, 2nd vol. Philadelphia, 1992, Saunders.)

측두부에서 temporalis fascia(심측두근막)는 두개골을 덮고 있는 골막을 형성하는 extension of the pericranium이 된다. Preauricular 부위의 관골궁의 2cm 상방에서 temporalis fascia는 두 층으로 나누어진다: 표층과 심층. 이 근막층들은 측두지방대를 포함하는 주머니를 형성한다. 이 두 층은 관골궁에 부착되어 골막에서 합쳐진다(그림 27-8).

42. 관골궁 위치 하방으로의 temporalis fascia의 연장 부위는 무엇인가?

측두근막은 관골궁 하방으로 저작근과 인접 구조물, 즉 교근과 이하선까지 연장되어 있다. 이 층을 parotideomasseteric fascia라 한다.

43. 목에서 SMAS와 parotidomasseteric fascia의 연장 부위는 무엇인가?

목에서 SMAS의 연장 부위는 superficial cervical fascia이며, 이는 목의 얼굴 표정근인 platysma를 포함하는 점에서 SMAS와 유사하다. 이 층은 대부분 부위에서 성글지만, 몇몇 부위에서는 하방 구조물들과 견고하게 부착되어 있다. 목에서의 parotidomasseteric fascia의 연장은 deep cervical fascia까지 연결되어 있다. 이 근막은 또한 두께가 다양하며, 경부의 근육들과 악하선, 그리고 갑상선을 둘러싸는 다양한 부위로 나누어 들어간다.

44. 측두근과 측두근막의 혈액 공급원은 무엇인가?

측두근은 일차적으로 전방과 후방 심측두 동맥(branches of the internal maxillary artery)에서 혈액 공급을 받는다. 그리고 surperficial temporal artery에서도 약간 공급을 받는다. Middle temporal artery, superficial temporal artery의 branch는 근막의 주된 혈액 공급원이다.

45. Temporal fat pad의 혈액 공급원은 무엇인가?

Temporal fat pad는 superficial temporal artery의 가지인 middle temporal artery로부터 혈액 공급을 받는다.

46. 12개 뇌신경의 구멍과 기능은 무엇인가?

표 27-2 참조

표 27-2. 뇌신경의 성분 및 기능과 두개저에서 나오는 구멍들

신경	성분	기능	나오는 구멍
I. Olfactory	감각	후각	Opening in cribriform plate of ethmoid
II. Optic	감각	시각	Optic canal
III. Oculomotor	운동	상안검 거상, 안구의 상하내측으로 회전; 동공 수축; 원근조절	Superior orbital
IV. Trochlear	운동	측방과 하방으로의 안구 회전을 도움	Superior orbital fsure
V. Trigeminal			
• Ophthalmic division	감각	Cornea, skin of forehead, scalp, eyelids, and nose; also mucous membrane of paranasal sinuses and nasal cavity	Superior orbital fsure
• Maxillary division	감각	Skin of face over maxilla and the upper lip; teeth of upper jaw; mucous membrane of nose, the maxillary air sinus, and palate	Foramen rotundum
• Mandibular division	운동	Muscles of mastication, mylohyoid, anterior bellyof digastric, tensor veli palatini, and tensor tympani	Foramen ovale
	감각	Skin of cheek, skin over lower lip, and side of head; teeth of lower jaw and temporomandibular	

표 27-2. 뇌신경의 성분 및 기능과 두개저에서 나오는 구멍들 (계속)

신경	성분	기능	나오는 구멍
		joint; mucous membrane of mouth and anterior two thirds of tongue	
Ⅵ. Abducent	운동	Lateral rectus muscle; turns eyeball laterally	Superior orbital fsure
Ⅶ. Facial	운동	Muscles of face, the cheek, and scalp; stapedius muscle of middle ear; stylohyoid; and posterior belly of digastricl	nternal acoustic meatus, facial canal, stylomstoid foramen
	감각	Taste from anterior two third of tongue; floor of mouth and palate	
	Secretomotor parasym-pathetic	Submandibular and sublingual salivary glands, the lacrimal gland, and gland of nose and palate	
Ⅷ. Vestibulocochlear			
• Vestibular	감각	Position and movement of head	Internal acoustic meatus
• Cochlear	감각	Hearing	
Ⅸ. Glossopharyngeal	운동	stylopharyngeus muscle: assist swallowing	Jugular foramen
	Secretomotor parasym-pathetic	Parotid salivary gland	
	감각	General sensation and taste posterior third of tongue	

표 27-2. 뇌신경의 성분 및 기능과 두개저에서 나오는 구멍들 (계속)

신경	성분	기능	나오는 구멍
		and pharynx; carotid sinus and carotid body	
X. Vagus	운동	Constrictor muscles of pharynx and intrinsic muscles of larynx; involuntary muscle of trachea and bronchi, heart, alimentary tract from pharynx to splenic flexure of colon; liver and pancreas	Jugular foramen
	감각	Taste from epiglottis and vallecula and afferent fibers from structures named above	
XI. Accessory			
• Cranial root	운동	Muscles of soft palate, pharynx, and larynx	Jugular foramen
• Spinal root	운동	Sternocleidomastoid and trapezius muscles	
XII. Hypoglossal	운동	Muscles of tongue controlling its shape and movement (except palatoglossus)	Hypoglossal canal

Adapted from Snell RS: Clinical Anatomy for Medical Students, 5th ed. Boston, 1996, Little, Brown.

47. Stylomastoid foramen으로부터 안면신경이 분지되는 거리는 얼마인가?

얼굴신경이 두 개의 주된 가지(zygomatico facial, mandibular cervical)로 분지되는 거리는 매우 다양하나 평균적으로 1.3cm이다.

48. 외이도에서 안면신경의 분지점까지 거리는 얼마인가?

안면신경의 분지점은 골성 외이도관의 최하방 함몰 부위 아래로 1.5~2.8cm 부위에 위치한다.

49. 관골궁을 가로지르는 안면신경의 frontal branch에 대한 danger zone은 어디인가?

안면신경의 frontal branch는 골성 외이도관의 전방 함몰부로부터 0.8~3.5cm 앞쪽에 위치한(평균적으로 외이도관 2cm 전방에 위치) 관골궁의 표면을 가로지른다. 측두부와 전이부에서 외과적 시술 동안 안면신경의 frontal branch를 손상시킬 수 있는 danger zone은 측두부에 그려지는 두 평행선 사이에 위치한다. 전방에 위치한 평행선은 earlobe의 하방 부착부에서 눈썹의 최외측 연장선으로 그려진다. 후방에 위치한 평행선은 이주(tragus)의 중간부에서 이마의 최상방 주름까지 그려진다. 또한 첫 번째 선에서 적어도 2cm 떨어지거나 또는 안와 상방의 2cm 상방에 위치한다.

50. 안면신경의 marginal mandibular branch에 대한 danger zone은 무엇인가?

안면신경의 marginal mandibular branch는 하악골과 하악 과두에 접근하기 위한 절개선이 주로 위치되는 부위로 주행한다. 따라서 이 부위는 이 branch가 손상되기 쉬운 danger zone으로 여겨진다. 이 부위는 하악골 하연과 retromandibular와 submandibular 부위의 선 사이에 위치한다. 이 선은 전방에서 후방으로 이어져 있고, gonion과 상행지의 후연 뒤로 2cm, gonion 하방으로 2cm, 하악 하연 하방 2cm에서 전방으로 제2소구치 부위까지 연장되어 있다. 이 부위의 전방 경계는 두 선의 교차점에 위치한다: 한 선은 하악체의 하연에서 2cm 밑으로 수평하게 주행하며, 다른 선은 하악 제2소구치의 장축을 따라 연장되어 있다.

51. Parotidectomy 동안 안면신경의 main trunk를 어떻게 위치시켜야 하는가?

안면신경이 stylomastoid foramen에서 이하선으로 주행할 때 digastric muscle의 posterior belly의 전방, styloid process, external carotid artery의 측방, 그리고 facial vein의 후방부를 지나게 된다. Parotidectomy는 parotid의 tail을 상방으로 올리고 SCM의 전연을 측방으로 견인한 뒤 digastric muscle의 posterior belly를 확인하

는 것으로 시작한다. Mastoid tip에 있는 이 근육의 기시부를 향해 상방으로 따라가라. 외이도관의 연골에 부착되어 있는 이하선을 둔박리 시행한 후에 **tragal pointer**(외이부 연골의 외측 표면)가 시야에 들어온다. 안면신경 trunk는 tragal pointer의 대략 1cm 심부에 약간 전하방으로 위치한다.

52. 안면신경의 분지에는 어떤 것이 있는가?

안면신경은 6개의 주된 가지를 갖는다: temporal, zygomatic, buccal, mandibular, cervical, auricular. Auricular branch는 안면신경이 이하선 내로 들어가기 전에 분지되어 귀의 상방과 후방 그리고 후두근에 분포하고 earlobe 후방에 감각도 제공한다. 이하선 내에서 안면신경은 두 개의 주된 가지로 분지되는데, 이는 temporofacial과 cervicofacial이다. 더 나아가 temporal, zygomatic, buccal, mandibular 및 cervical 가지로 분지된다. Stylohyoid와 posterior digastric은 안면신경의 다른 minor branch들이다.

53. 안면신경과 parotideomasseteric fascia의 관계는 무엇인가?

안면신경분지가 이하선을 빠져나오는 것을 parotideomasseteric fascia가 감싸며 SMAS가 이 층의 표면에 위치하게 된다.

54. 안면 표정 근육들의 신경분포는 어떻게 이루어져 있는가?

Mentalis, levator angularis superioris 및 buccinator를 제외한 모든 안면근육은 그들의 심부면(deep surface)을 따라 신경분포가 이루어져 있다. 그러나 앞선 세 근육들은 얼굴 연조직 내 깊게 위치하며, 안면신경보다 더 깊게 위치하므로 근육 표면(superficial surface)을 따라 신경이 분포된다. 다른 모든 얼굴 표정근들은 안면신경보다 상부에 위치하여 그들의 심부나 후방으로부터 신경분포가 이루어지게 된다. 예를 들면, platysma, orbicularis oculi 및 zygomaticus major, minor는 안면신경보다 상부에 위치한다.

55. SMAS로 향하는 안면신경의 frontal branch와 temporoparietal fascia 간의 관계는 무엇인가?

관골궁 하방(inferior)에서 안면신경의 frontal branch는 SMAS 심부(deep)로 주

행한다. 이것이 관골궁을 지나 주행함에 따라 점차 표층부(superficial)로 위치하게 된다. 이 시점에서 frontal branch는 골막(temporal fascia의 연장부)과 temporoparietal fascia(SMAS의 연장부) 사이에 있게 된다. 관골궁 상방(superior)에서 안면신경의 frontal branch는 temporoparietal 근막 내로 또는 하방으로 주행하며 temporal fascia의 바깥층보다 표면으로 주행한다.

56. 안면신경의 frontal branch와 mandibular branch는 다른 안면신경 branch들과 무엇이 다른가?

Frontal branch와 인접 branch 그리고 mandibular branch와 인접 branch간의 교차 소통은 약 15%에 지나지 않는다. 다른 branch들 간의 교차 소통은 대략 70% 정도이다. Frontal branch나 하악 branch가 손상을 입는 경우 다른 branch들이 손상을 입는 경우보다 명확한 장애를 보이게 된다.

57. 안면신경의 frontal branch와 mandibular branch 주행 경로의 관계를 기술하시오.

안면신경의 frontal branch는 관골궁을 SMAS 심부로 지나며 측두부에서 temporoparietal fascia의 심부(superficial temporal fascia)로 주행한다. 이 신경은 대개 눈썹의 측방 경계에서 2cm 내에 존재하며 frontalis muscle의 심부로 들어간다.

Mandibular branch는 facial artery의 후방으로 하악골의 하연으로부터 2cm 이내로 주행한다. Mandibular branch는 전방 박리 시에 손상 위험이 높은데, 이는 이 부위에서 더 표층부에 위치하기 때문이다. Mandibular branch는 platysma보다 심부에, 안면 동맥보다 표층으로 존재한다.

58. 신체 검사 시에 안면신경의 5개 분지를 평가하는 방법은 무엇인가?

5개 분지를 평가하는 방법은 다음과 같다:

- Cervical–platysma 근육을 수축시켜본다.
- Marginal mandibular–휘파람을 불게 하거나 입술을 오므리게 한다.
- Buccal–웃게 하거나 치아를 보이게 한다.
- Zygomatic–눈을 세게 감게 한다.
- Temporal–눈썹을 들어 올리게 한다.

59. 안면 근육 마비의 주된 원인은 무엇인가?

편측 혹은 양측성 안면신경 마비는 몇몇 질환의 진행으로 발현된다. 이러한 질환들은 특발성이거나 악성 종양, 외상, 감염, 혹은 선천적인 것일 수 있다. 안면신경 마비는 또한 전신/대사 과정에 의해서도 나타날 수 있다(Box 27-1).

Box 27-1. 안면신경 마비의 원인

의원성

Bell's palsy
재발성 안면마비(recurrent facial palsy)
Melkersson-Rosenthal syndrome

종양

진주종(cholesteatoma)
안면신경종(facial neuroma)
경정맥구(glomus jugulare) 혹은 tympanicum
악성 종양(원발성 혹은 전이성)
하부 뇌신경의 신경초종 (schwannoma)
수막종(meningioma)
조직구증식증(histiocytosis)
횡문근육종(rhabdomyosarcoma)
백혈병

외상

측두골 골절*
출생시 외상
안면 타박상/열상
안면과 측두골의 관통창
의원성 손상

감염

이성대상포진(Herpes zoster oticus, Ramsay-Hunt 증후군)
삼출성 중이염 (otitis media with effusion)
급성 화농성 중이염 (acute suppurative otitis media)
유착성 유양돌기염 (coalescent mastoiditis)
만성 중이염
악성 외이도염(malignant otitis externa, pseudomonas osteomyelitis)
결핵(tuberculosis)
라임병(lyme disease)*
AIDS
전염성 단핵구증가증 (infectious mononucleosis)

Box 27-1. 안면신경 마비의 원인 (계속)	
선천적	대사성과 전신적
압박 손상(compression injury)	임신(pregnancy)
Moebius syndrome*	당뇨병(diabetes mellitus)
하순 마비(lower lip paralysis)	유육종증(sarcoidosis)*
	Guillain-Barré syndrome*
	자가면역질환 (autoimmune disorders)

Modifd from Coker NJ: Acute paralysis of the facial nerve. In Bailey BJ: Head and Neck Surgery-Otolaryngology. Philadelphia, 1993, J.B. Lippincott.
*양측성 안면 마비형태로 발현 가능.

60. Retromandibular approach를 설명하시오.

이 접근법은 ramus와 condylar neck/head 부위 또는 그 근처를 접근하기에 유용하다. 절개는 ramus의 약 2cm 후방, ear lobe의 0.5cm 아래에서 시작되며 하방으로 3.0~3.5cm 연장한다. 일부 환자에서는 이 접근법의 주된 장점 중 하나인 하악골과 피부 절개가 가깝다는 점이 적용되지 않을 수 있다. 따라서 일부 외과의들은 절개의 위치를 하악지 후방에서 좀 더 전방으로 하는 것을 추천하고 있으며, 이것은 ear lobe의 바로 아래이다. 이 접근법의 더 심부 박리는 하악 후연을 향해 anteromedial 방향(안면신경의 방향을 예측하면서)으로 parotid gland를 통과하면서 둔박리를 한다. 만약 안면신경이 확인된다면 안면신경을 피해 pterygomassetric sling이 확인될 때까지 박리하고 절개한다. Submasssetric 박리는 ramus와 필요하다면 condyle을 노출시키기 위해 계속한다.

61. Submandibular approach를 시행할 때 안면신경의 mandibular branch를 피하기 위한 피부절개의 위치는 어디인가?

Submandibular approach는 종종 Risdon approach라고 불린다. 이것은 하악각, 하악지, 하악과두, 하악체 하연 및 submandibular gland에 접근하기 위해 사용될 수 있다. 피부절개의 정확한 위치는 각각 다른데, 그 이유는 facial nerve의 marginal mandibular branch의 방향이 언제나 일치하는 것이 아니기 때문이다.

Dingman과 Grabb은 192명의 환자를 통해서 이 분지는 하악 하연 하방에 있고, facial artery와 교차되는 지점 후방에서는 이 분지가 하악 하연 하방에 있다는 것을 보여주었다. 이 부위보다 전방에서는 안면신경이 하악 하연보다 100% 상방에서 나타났다. 다른 연구에서 Ziarah와 Atkinson은 53%의 환자에서 안면신경의 marginal mandiblular branch가 하악 하연의 아래에 있으며 6%에서는 facial vessel의 전방에서도 하연보다 하방에 있다고 보고하였다.

이러한 발견들을 기초로 하여 submandibular incision의 추천되는 위치는 **하악 하연의 1.5~2.0cm(엄지 폭) 아래이다.**

62. 교근의 전방경계에 3-cm 수직 열상이 있는 환자에서 발생할 수 있는 일은 무엇인가?

이러한 상처에서는 frontalis, orbicularis occuli, nasalis muscles, 그리고 orbicularis oris의 마비가 발생할 수 있다. 이러한 근육들의 마비는 안면신경의 frontal, zygomatic 및 buccal branch 절단 때문이다. Parotid duct와 parotid gland 또한 포함될 수 있다.

63. Ramus 중간에서 mental foramen까지 하악골을 절개했을 때 어떠한 구조물들이 포함되는가?

하악체 복합 절개는 보통 골, 근육, 타액선, 림프절 및 혈관의 제거를 포함한다. 근육은 교근, medial pterygoid, platysma, mylohyoid, buccinator, depressor anguli oris, depressor labii inferioris, superior pharyngeal constrictor, 그리고 temporalis의 작은 일부 근육이 포함된다. 악하선, 설하선, 표층과 심층의 경부 림프절을 둘러싸는 악하 림프절이 절개 범위에 따라 제거된다. Facial artery, anterior facial vein, facial nerve의 marginal mandibular branch가 때때로 제거된다.

64. 미각 기능(taste sensory function)의 해부학에 대하여 설명하시오.

혀 전방부에서 미각 기능은 trigeminal nerve의 chorda tympani를 따라 submandibular ganglion을 통해 안면신경에 도착한다. 혀의 후방 또는 인두 부분에서 미각은 glossopharyngeal nerve를 따라 pterygopalatine ganglion을 통해 major petrosal nerve에 도달하며 그 후 안면신경에 도달한다. 구개부위에서 감각은 palatine nerve를 따라 역시 pterygopalatine ganglion을 통해서 궁극적으로 안면신경에 도달한다.

안면신경을 통해서 미각신경 섬유들은 미각과 내장 기능에 관여하는 tractus solitarius에 도착한다. 어떤 문헌에서는 혀 후방부의 미각신경섬유들이 glossopharyngeal nerve에 의해 tractus solitarius까지 직접 도달한다고 한다.

65. Zygoma의 해부학은 무엇인가?

Zygoma는 중안면의 피라미드 모양의 골이다. 이 골 전방의 볼록함은 광대뼈의 풍융함을 제공하고 후방부의 오목함은 temporal fossa의 모양을 형성한다. Zygoma는 상악동의 상측방과 상전방부를 형성한다. 이 골은 frontal, temporal, maxilla 및 sphenoid bone과 관절을 형성한다. 상측방으로 zygoma의 frontal process는 frontal bone의 zygomatic process와 관절을 형성하며 sphenoid bone과 함께 형성하는 intraorbital articulation을 따라 lateral orbital wall을 형성한다. Zygoma의 temporal process는 후측방으로 temporal bone의 zygomatic process와 관절을 형성하여 zygomatic arch를 형성한다. 상악골과 하방과 내측으로 넓은 관절을 형성하여 infraorbital rim과 orbital floor의 측방부를 형성한다. 상방과 하방으로 관절을 형성하여 중안면과 두개골 사이의 주요지지 구조인 zygomaticomaxillary buttress를 형성한다.

66. Annulus(고리) of Zinn은 무엇인가?

Annulus of Zinn 또는 common tendinous ring in the orbit은 recti muscle이 기시하는 부위로부터 골막이 섬유성 비대를 일으킨 것이다.

67. Extraocular muscle의 기능은 무엇인가?

- **Lateral rectus muscle**: 벌림, 외전(abduction)
- **Medial rectus muscle**: 내전(adduction)
- **Inferior rectus muscle**: 강하(depression), 내전 및 외회선(extorsion–안구의 superior pole을 측방으로 이동)
- **Superior rectus muscle**: 상승(elevation), 내전, 및 내회선(intorsion–안구의

superior pole을 내측으로 이동)

- **Superior oblique muscle**: 강하, 외전, 내회선
- **Inferior oblique muscle**: 상승, 외전, 외회선

68. 어떤 골 구조물이 안와를 둘러싸며 그 구성물을 보호하는가?

- **상방**: supraorbiral rim이 frontal bone의 supraorbital arch에 의해 형성된다.
- **하방**: 두꺼운 infraorbital rim이 측방으로는 zygoma, 내측으로는 maxilla에 의해 형성된다.
- **내측**: frontal bone의 nasal spine과 maxilla의 frontal process가 anteromedial orbital wall을 구성한다.
- **외측**: zygoma의 frontal process와 frontal bone의 zygomatic process가 lateral orbital rim을 구성한다.

69. 얼마나 많은 골이 안와를 구성하는가? 어떤 골인가?

7개의 골이 안와를 형성한다.

지붕은 frontal bone의 orbital plate로 구성된다. 후방으로 sphenoid의 lesser wing이 작은 일부를 구성한다.

Orbital floor는 maxilla의 orbital plate, 전측방으로 zygomatic bone, 그리고 후방으로는 palatine bone의 orbital process로 구성된다. Orbital floor는 상악동의 지붕과 같다.

측방벽은 zygomatic bone의 orbital surface와 sphenoid bone의 greater wing에 의해 주로 형성된다. 측방벽의 sphenoid 부위는 superior orbital fissure에 의해 지붕으로부터 구분되며 inferior orbital fissure에 의해 바닥으로부터 구분된다.

내측벽은 4각형이며 4개의 골로 구성된다: (1) 중앙에 ethmoid bone; (2) 상전방에 frontal bone; (3) 하전방에 lacrimal bone; 그리고 (4) 후방에 sphenoid bone. 내측 벽은 lamina papyracea(paperlike)라고 불리는 ethmoid의 가장 큰 구성체인 매우 얇은 plate로 이루어졌다.

70. 안와에 유일하게 존재하는 골은 무엇인가?

Lacrimal bone(누골)

71. 안와의 중심을 이루는 것은 어떤 골인가?

Sphenoid bone(접형골)이다. 안와로 향하는 모든 신경혈관 구조물들은 이 골을 통과한다.

72. Superior orbital fissure의 위치는 어디인가? 어떤 구조물들이 이 곳을 통과하는가?

Superior orbital fissure는 안와의 첨부로부터 외방, 전방 및 상방으로 주행하는 22mm의 cleft(갈라진 틈)이다. 이 열구는 sphenoid의 greater wing과 lesser wing을 분리하며 optic foramen과 foramen rotundum 사이에 놓여 있고, orbit의 extraocular muscle에 3개의 운동 신경이 도달하도록 한다–oculomotor nerve(제3뇌신경), trochlear nerve(제4신경), 그리고 abducens nerve(제6뇌신경). Trigeminal nerve(제5뇌신경)의 ophthalmic division(V1) 또한 이 열구를 통해 안와에 들어온다.

73. 어떤 구조물들이 inferior orbital fissure를 통과하는가?

Inferior orbital fissure는 floor로부터 외측벽의 greater sphenoid wing 부분을 분리하며, (1) trigeminal nerve의 maxillary division과 그것의 branch(infraorbital nerve 포함); (2) infraorbital artery; (3) sphenopalatine ganglion의 branch; 그리고 (4) pterygoid plexus로 향하는 inferior ophthalmic vein의 branch 통과를 허용한다.

74. Tenon's capsule은 무엇인가?

Tenon's capsule은 전방(또는 precapsular) 절편과 후방(또는 retrocapsular) 절편으로 안와를 이등분하는 근막 구조물이다. 안구는 안와의 전방 1/2만 차지하고 있다. 안와의 후방 1/2은 안구와 extraocular muscle에 공급하는 안와를 둘러싸는 연조직에 감각을 제공하기 위한 지방, 근육, 혈관 및 신경으로 가득 차 있다.

75. Intraconal fat과 extraconal fat을 구별고, 어떤 것이 안구 유지에 중요한가?

안구의 지방은 전방부와 후방부로 나누어질 수 있다. 전방의 extraocular fat은 대부분 muscle cone 밖에 존재하는 것을 의미하는 **extraconal**이다. 후방으로는 하나의 건전한 근막 연결체(only fine fascial communication)가 intraconal fat과 extraconal fat을 분리한다. **Intraconal** fat은 안와 후방에서 fat의 3/4을 차지하며, muscle cone 밖으로 변위되면 연조직 부피의 감소에 의한 안구 지지 상실의 원인이 될 수 있다. Orbital floor의 전방부 지방은 extraconal이며 안구 지지에 관계가 없다.

76. 어떤 5개의 골이 코를 형성하는가?

1. Maxilla: maxilla의 frontal process
2. Frontal bone: frontal bone의 nasal process
3. Nasal bones
4. Vomer: septum에 기여한다.
5. Ethmoid: ethmoid의 perpendicular plate 또한 septum에 기여한다.

77. Zygoma는 어떤 골들과 관절을 이루는가?

Sphenoid의 greater wing, frontal, temporal 및 maxillary bone

78. 저작근은 무엇인가?

저작근은 2개의 그룹으로 나누어질 수 있다: 저작의 주요 근육과 부가적인 근육. 주요 근육은 temporalis, masseter, pterygoideus(medial, lateral). 부가적인 근육은 suprahyoid group, infrahyoid group 및 platysma이다. Suprahyoid group은 digastic, mylohyoid, geniohyoid 및 stylohyoid 근육이다. Infrahyoid group은 sternohyoid, thyrohyoid, omohyoid이다.

79. 이 근육들은 저작 기능을 어떻게 수행하는가?

저작근들은 턱의 기능적 움직임동안 그룹으로 활동한다. 예를 들면, 폐구는 elevator muscle인 masseter, medial pterygoid, temporalis의 동시 작용에 의해 이루어진다. 개구는 lateral pterygoid, suprahyoid muscle의 기능이다. Protrusion은 masseter, medial pterygoid 및 lateral pterygoid의 기능이며, 반면에 retrusion은 digastric과 temporalis muscle의 기능이다. Infrahyoid muscle은 안정된 구조물로 hyoid bone에 고정되어 있으므로 개구를 돕는다. 그래서 suprahyoid muscle과 접촉되어 있을 때 mandible의 전방부를 밑으로 당길 수 있고 그래서 개구시킨다.

80. 저작근 각각의 기시와 정지에 대해 설명하시오.

약간의 예외를 제외하고 골격근이 기능을 수행하기 위해서는 반드시 골격 내 고정된 구조로부터 기시하여 가동시킬 부위로 정지해야 한다. 이러한 규칙은 suprahyoid muscle group(전에 언급한 것처럼)을 제외하고 모든 저작근에 적용된다.

Masseter

기시: zygomatic arch와 maxilla의 zygomatic process 하연에 superficial belly. Zygomatic arch 하연의 medial surface와 후방 1/3에 deep belly

정지: angle과 mandibular ramus의 외측면 하방 1/2. Deep portion(belly)은 coronoid process의 외측면과 ramus의 상방 1/2에 정지한다.

Medial Pterygoid

기시: palatine bone의 pyramidal process와 lateral pterygoid plate의 medial surface. 근육의 작은 belly는 pyramidal process의 외측면과 maxillary tuberosity로부터 기시한다.

정지: ramus의 medial surface의 하방과 후방 및 mandibular angle

Temporalis

기시: temporal bone의 temporal fossa

정지: 하악 coronoid process의 medial surface, apex 및 anterior border

Lateral Pterygoid

기시: superior belly는 sphenoid의 greater wing의 lateral surface의 하방부와 infratermporal foss로부터 기시한다. Inferior belly는 lateral pterygoid plate의 lateral surface로부터 기시한다.

정지: superior belly는 articular disc의 anterior margin 속으로 정지한다. inferior belly는 condylar nek의 전방부에 있는 depression 속으로 정지한다.

Digastric

기시: symphysis에 가까운 하악골 하연의 medial surface에 있는 digastric fossa 근육의 posterior belly는 temporal bone의 mastoid notch에서 기시한다. 두 개의 belly들은 fibrous tissue의 고리에 의해 hyoid bone에 연결되어 있는 intermediate tendon에 의해 합쳐진다.

다른 suprahyoid muscle group은 하악골 medial surface의 여러 부위로부터 기시하여 hyoid bone으로 정지한다. Temporal bone에서 기시하여 hyoid bone의 body

로 정지하는 stylohyoid muscle은 예외이다.

Suprahyoid group은(stylohyoid muscle을 제외하고) 움직이는 기시와 정지를 갖는다. 그러나 infrahyoid muscle group이 저작 시 hyoid bone을 안정시키므로 이 골은 suprahyoid muscle이 수축할 때 하악골의 움직임을 허용하면서 안정적이다.

반대로 연하시에는 suprahyoid muscle이 infrahyoid muscle의 수축으로 이루어지는 연하작용을 허용하면서 hyoid bone을 안정시킨다.

81. 연구개의 근육은 무엇인가?

연구개는 모두 정중선에서 합쳐지는 3짝의 근육으로 형성된다: uvulus muscle은 정중선의 양측에서 uvula를 따라 주행하여 거의 하나의 근육을 형성한다; 정중선을 넘어 연장되고 연구개 내에서 arch-shape의 형태를 형성하는 levator palatine muscle; 그리고 tensor veli palatine은 반대편의 tensor muscle과 융합하여 hamulus 주변에서 고리를 형성하고 정중선에서 aponeurosis를 형성한다.

BIBLIOGRAPHY

1. Abbey SH: Facial nerve disorders. In Jafek BW, Stark AK (eds): ENT Secrets. Philadelphia, 1996, Hanley & Belfus.
2. Abubaker AO, Sotereanos GC, Patterson GT: Use of bicoronal approach to treatment of craniofacial fractures. J Oral Maxillofacial Surg 48:579-586, 1990.
3. Anderson JE (ed): Grant's Atlas of Anatomy. Baltimore, 1983, Williams & Wilkins.
4. Coker NJ: Acute paralysis of the facial nerve. In Bailey BJ (ed): Head and Neck Surgery-Otolaryngology. Philadelphia, 1993, J.B. Lippincott.
5. Cummings CW, Haughey B, Thomas R et al (eds): Otolaryngology: Head and Neck Surgery, 4th ed. St Louis, 2005, Mosby.
6. Demas PN, Sotereanos GC: Incidence of nasolacrimal injury and turbinectomy-associated atrophic rhinitis with Le Fort I osteotomies. J Craniomaxillofac Surg 17:116-118, 1989.
7. Dingman RO, Grabb WC: Surgical anatomy of the mandibular ramus of the facial nerve, based on the dissection of 100 facial halves. Plast Reconstr Surg 29:266-272, 1962.
8. Ellis E, Zide M: Surgical Approaches to the Facial Skeletonerve Baltimore, 1984, Williams & Wilkins.
9. Ermshar CB Jr: Anatomy and neuroanatomy. In Morgan DH, Hall WP, Vamvas SJ (eds): Diseases of the Temporomandibular Joint: A Multidisciplinary Approach. St Louis, 1977, Mosby.
10. Frick H, Leanhardt H, Starck D: The Eye and the Orbit. In Human Anatomy 2, 4th ed. Stuttgart, Germany, 1991, Thieme.
11. Haller J: Trauma to the salivary glands. Otolaryngol Clin North Am 32:907-917, 1999.

12. Hollinstead H: Anatomy for Surgeons: The Head and Neck, 3rd ed. Philadelphia, 1982, Harper & Row.
13. Last J: Head and neck. In Last J: Anatomy: Regional and Applied, 6th ed. New York, 1978, Churchill Livingstone.
14. Long CD, Granick MS: Head and neck embryology and anatomy. In Weinzweig J (ed): Plastic Surgery Secrets. Philadelphia, 1996, Hanley & Belfus.
15. Moore KL: Clinically Oriented Anatomy, 2nd ed. Baltimore, 1984, Williams & Wilkins.
16. Ochs M, Buckley M: Anatomy of the orbit. Oral Maxillofac Surg Clin 5:419-430, 1993.
17. Pansky B: The facial (VII) nerve. In Pansky B (ed): Review of Gross Anatomy. New York, 1984, Macmillan.
18. Patrick GH, Bevivino JR: Fractures of the zygoma. In Weinzweig J (ed): Plastic Surgery Secrets. Philadelphia, 1999, Hanley & Belfus.
19. Pitanguy I, Ramus A: The frontal branch of the facial nerve: the importance of its variation in face lifting. Plast Reconstr Surg 38:352-356, 1966.
20. Rees TD, Aston SJ, Thorne CHM: Blepharoplasty and facioplasty. In McCarthy JG (ed): Plastic Surgery. Philadelphia, 1990, Saunders.
21. Schow RS, Miloro M: Diagnosis and management of salivary gland disorders. In Peterson LJ, Ellis E 3rd, Hupp JR et al (eds): Contemporary Oral and Maxillofacial Surgery, 3rd ed. St Louis, 1998, Mosby.
22. Schwember G, Rodriguez A: Anatomic dissection of the extraparotid portion of the facial nerve. Plast Reconstruct Surg 81:183-188, 1988.
23. Sinha U, Ng M: Surgery of the salivary glands. Otolaryngol Clin North Am 32:888-905, 1999.
24. Snell RS: Head and neck anatomy. In Snell RS (ed): Clinical Anatomy for Medical Students, 5th ed. Boston, 1995, Little, Brown.
25. Stuzin JM, Wagstrom L, Kawamoto HK et al: Anatomy of the frontal branch of the facial nerve: the signifiance of temporal fat pad. Plast Reconstr Surg 83:265-271, 1989.
26. Weinzweig J, Bartlett SP: Fractures of the orbit. In Weinzweig J (ed): Plastic Surgery Secrets. Philadelphia, 1999, Hanley & Belfus.
27. You-ZH, Bell WH, Finn RA: Location of the nasolacrimal canal in relation to the high Le Fort osteotomy. J Oral Maxillofac Surg 50:1075-1080, 1992.
28. Ziarah HA, Atkinson ME: The surgical anatomy of the mandibular distribution of the facial nerve. Br J Oral Surg 19:159-170, 1981.

28. 치아-치조 수술
(Dentoalveolar surgery)

James A. Giglio, DDS, MEd

1. **하악 치아를 발거할 때 bite block이 필요한 이유는 무엇인가?**
   반대측 TMJ에 대한 압력을 감소시키기 위해 필요하다.

2. **Irrigation시 증류수를 사용하지 않는 이유는 무엇인가?**
   증류수는 저장성 용액이며 세포에 들어가 삼투압 농도를 낮춰 세포 용해와 급격한 골세포의 괴사를 일으킨다.

3. **하악 대구치 제거시 협설측으로 움직이는 것이 바람직하지 않은 이유는 무엇인가?**
   하악골은 너무 치밀하며 상악골처럼 벌어지지 않는다.

4. **어떤 해부학적 구조가 상악 제1대구치의 제거를 방해할 수 있는가?**
   Root of the zygoma

5. **하치조신경 전달 마취 시 바늘에 의해 관통되는 근육은 무엇인가?**
   협근(buccinator muscle)

6. **어떤 근육이 익돌하악봉선(pterygomandibular raphe)에 포함되는가?**
   Buccinator muscle, superior pharyngeal constrictor muscle

7. **하치조신경 전달마취시 V형태의 landmark를 형성하는 두 가지 구조물은 무엇인가?**
   Deep tendon of the temporalis muscle, superior pharyngeal constrictor

8. 매복된 3대구치 제거를 요하는 교정적 적응증은 무엇인가?

제2대구치의 원심 이동을 용이하게 한다.

9. 매복 상악 견치에 적용되는 "shift rule"이란 무엇인가?

이 방사선적 기법은 매복 견치의 위치를 결정짓는다. 여러 장의 치근단 방사선 사진이 촬영된다. 필름의 위치는 일정하게 위치시키되 x-ray 관구를 노출 후 앞 또는 뒤로 움직인다. 만약 매복치가 x-ray 관구 방향과 같이 움직인다면 그것은 구개측에 위치해 있는 것이다. 만약 관구의 움직임과 반대방향으로 움직인다면 그것은 협측에 위치한다. 이는 또한 SLOB 법칙으로 불린다: same lingual(palate), opposite buccal.

10. 협측으로 위치한 매복 견치의 노출을 위해 apically positioned mucoperiosteal flap을 형성하였을 때의 장점은 무엇인가?

이 flap 디자인은 매복치가 부착치은 속으로 맹출하게 해주고 치주 결함과 치주낭 형성의 발생 가능성을 최소화시킨다.

11. 종종 하치조신경은 하악 제3대구치 치근의 어느 쪽에 위치되어지는가?

치근의 협측으로, 약간 치근단으로

12. 어떤 치아의 치근이 발치 중에 상악동내로 함입될 수 있는가?

상악 제1대구치의 구개측 치근

13. 하악 제3대구치의 root tip을 제거하려고 하는 도중에 시야에서 사라졌다. 어디로 움직였을까?

- 하치조신경관
- 해면골내
- 악하극

14. 어떤 발치 순서가 추천되는가?

하악 치아보다 상악 먼저, 전치보다 구치 먼저

15. 고립된 상악 구치를 제거 시 발생 가능한 합병증은 무엇인가?

치조융기의 골절과 상악결절의 골절

16. 매복된 상악 3대구치를 외과적 제거술 도중 infratemporal fossa로 변위될 가능성을 최소화하려면 어떻게 해야 하는가?

Full-thickness mucoperiosteal flap을 형성하고 제2대구치 전방에 절개를 하여(필요하면 releasing incision을 가하라) 매복치에 대한 시야 확보를 증진시켜라. 그리고 elevating할 때 그 치아의 원심측에 넓은 retractor를 위치시킨다.

17. 외과적 발거시 하악 구치를 완전히 통과하도록 자르는가?

아니다. Lingual plate는 얇다. 완전히 자르는 것은(sectioning) plate를 뚫어 lingual nerve에 손상을 줄 수 있다.

18. 치조골 수술 후 맥동성의 영양 혈관(nutrient blood vessel)에서 나오는 출혈을 어떻게 조절할 것인가?

- 골을 갈아낸다(burnish bone).
- Rongeur로 으깬다(crush with rongeurs).
- Bone wax를 적용

19. 발치 후 일어나는 술후 출혈의 원인은 무엇인가?

- 봉합실패
- 모든 육아조직의 제거 실패
- 혈관수축제가 들어간 국소마취제를 사용함으로써 수축했던 혈관이 재확장됨(rebound)
- 조직이 찢어짐
- 피판이 찢어짐

20. 술후 출혈을 조절할 때 혈관수축제가 들어간 국소마취제를 사용하지 않는 이유는 무엇 때문인가?

혈관수축제는 출혈의 원인을 감출 수 있다.

21. 넓은 base를 가진 mucoperiosteal flap이 사용되는 이유는 무엇인가?

Flap margin에 적절한 혈액 공급을 위해서 사용된다.

22. 치아치조 수술 시에 사용되는 두 가지 기본적인 flap은 무엇인가?

1. Full-thickness mucoperiosteal flap(전층 피판)
2. Split-thickness mucoperiosteal flap(부분층 피판)

23. Full-thickness mucoperiosteal flap의 두 가지 기본적인 유형은 무엇인가?

1. Envelope flap
2. Envelope flap with a releasing component

24. Releasing 절개가 금지되는 곳은 어디인가?

- 구개부
- 근육부착을 넘어(through muscle attachment)
- 하악의 설측면
- 이공 부위(in the region of the mental foramen)
- 견치 융기(canine eminence)

25. 흡수성 gelatin sponge(Gelfoam)과 oxidized regenerated cellulose(Surgicel)이 어떻게 항상성(homeostastis)을 돕는가?

이들은 혈병이 형성될 수 있는 scaffold나 matrix를 형성한다. Gelatin sponge는 oxidized regenerated cellulose처럼 쉽게 혈병과 합쳐질 수 없다. 치유는 gelatin sponge를 사용한 것보다 cellulose를 사용한 것이 더 지연되지만 oxidized regenerated cellulose는 더욱 효과적인 항상성 유지제이다.

26. 왜 압축 공기를 배출하는 통상의 핸드피스가 치아치조 수술시 사용이 금지되는가?

그러한 기구는 조직의 emphysema(기종)나 air embolism을 유발할 수 있다. 공기 색전은 치명적일 수 있다.

27. Localized osteitis(dry socket)의 주요 증상은 무엇인가?

- 맥동성 동통(종종 방사성)
- 나쁜 맛
- 악취
- 잘 치유되지 않은 발치와

28. 출혈을 일으키기 위해서 건성발치와(dry socket)에 curette하는 것이 왜 금기인가?

dry socket을 curette하는 것은 치유가 더 늦어지고, 이미 진행되는 자연 치유가 파괴되기 때문에 악화될 수 있다. 그리고 국소염증 과정이 인접한 건전한 골에 퍼질 위험이 있다.

29. Dry socket의 치료법은 무엇인가?

보존적인 치료가 추천된다. 상처는 미지근한 식염수로 부드럽게 씻어야 하며, 진정작용이 있는 dressing을 위치시켜야 한다. Dressing은 48시간 내에 제거되어야하고, 환자가 증상을 못 느낄 때까지 교체되어야 한다. 전신적인 항생제는 일반적으로 필요하지 않다. 필요하다면 nonsteroidal antiinflammatory analgesics를 처방한다.

30. Dry socket의 원인은 무엇인가?

Dry socket의 병인론은 명백히 밝혀지지 않았지만, 혈병의 가속화된 용해로 인한 증가된 fibrinolytic activity 때문인 것으로 생각된다. 흡연, 초기의 구강 rinsing, 뜨거운 음료, 외과적 외상 및 경구 피임약 복용 등이 dry socket 발생 관련 요인이다.

31. 왜 flap이 건전한 골 위에서 재위치 되고 봉합되어져야 하는가?

지지되지 않는 flap은 골 결손부위로 내려앉아 봉합부에 긴장을 유발할 수 있다. 이어서 봉합은 당겨져 봉합선이 열리고 상처가 벌어질 수 있다.

32. 치아치조 외상 중 상악 유중절치가 포함되는 퍼센트는 어느 정도인가?

70%

33. 탈구된 유치는 어떻게 치료하는가?

어떤 치료도 필요하지 않다. 재식술은 유치의 적응증이 아니다.

34. 정출된 유치는 어떻게 치료하는가?

만약 대합치와 심한 간섭이 있다면 그 치아는 발거해야 한다. 그렇지 않으면 그 치아는 제 위치에 고정시켜야 한다.

35. 치아의 함입 후에 치수 괴사의 발병률은 어떠한가?

함입이 발생한 경우 치근이 완성된 치아의 치수 괴사율은 95%이고, 치근이 미완성된 경우엔 65%이다. 따라서 어떤 형태의 탈구든 통상의 임상적 그리고 방사선학적인 검사가 시행되어야 한다.

36. 치아치조 골절은 얼마나 고정되어야 하는가?

4~6주간

37. 완전 탈구된 치아를 운반하는 데 적당한 배지는 무엇인가?

타액, 신선한 우유, 식염수, 또는 Hank balanced salt solution(HBSS). 물은 저장성 용액이기 때문에 삼투압 농도 경사를 따라 세포 내로 들어가 치주인대 세포의 죽음을 일으킬 수 있으므로 해롭다.

만약 치아가 15~20분 안에 적합한 배지에 놓여 운반된다면 치주인대 세포들이 타액에서는 2시간, 신선한 우유 안에서는 6시간 동안 살 수 있다. 치아가 마른상태로 30분을 넘지 않았다면 식염수는 24시간까지 사용할 수 있다.

38. 완전 탈구되거나 정출된 치아는 얼마나 고정시켜야 하는가?

7~10일

39. 하악 매복 제3대구치와 하치조신경과의 밀접도를 예견할 수 있는 중요한 방사선학적 소견은 무엇인가?

하악 제3대구치가 하치조신경에 근접한 징후는 방사선학적으로 확실하며 다음을 포함한다:

- 치근의 어두워짐과 notching(darkening and notching of the root)
- 신경관 부위에서 치근의 편향(deflected roots at the region of the canal)
- 치근이 좁아짐

- 신경관 윤곽의 중단
- 정상적인 경로로부터 신경관의 우회(diversion)
- 방사선 사진상에서 신경관의 좁아짐

40. 하악 매복 제3대구치를 발치함에 있어서 가능한 신경 손상을 증가시키는 가장 중요한 징후는 무엇인가?

매복 제3대구치가 하악관에 얼마나 근접한지 보여주는 상위의 목록과 신경관의 전위, 신경관 경계의 중단, 치근의 어두워짐이 가장 믿을 만한 징후이다.

41. 치아치조 수술에 있어서 가능한 합병증은 무엇인가?

- 외부 물체의 삼킴이나 흡입
- 조직의 기종
- 악관절 통증
- 개구장애
- 하악 골절
- 융기의 골절
- 치근 파절
- 인접치의 손상
- 악하극, 하악관, 또는 상악동으로 치근이나 잔사가 변위
- 구강-상악동 교통(oral-antral communication), 출혈, 감염, 반상출혈(ecchymosis), 혈종(hematoma)
- 국소 골염(dry socket)
- 창상의 열개
- 하치조와 혀의 장애

수술 위치와 특성에 따라 이런 합병증이 다양하게 나타나며 치료를 요구한다.

42. 치근이나 치근첨이 악하극으로 변위되면 어떻게 처치하는가?

일단 하악 대구치의 치근이 악하극으로 변위된 것이 의심된다면 즉시 손으로 구강저의 설면에 상방과 측방으로 압력을 주어 치근을 다시 발치와 속으로 밀어 넣으려는 시도를 해야 한다. 만약 치근이 발치와에서 다시 보인다면 발치와로부터 뺄 수 있다. 만약 그렇지 않다면 하악의 설면에 mucoperiosteal flap을 root tip이 발견될 때까지 형성하여야 한다; mylohyoid muscle이 하악에 기시된 부위로부터 날카롭게 떨어지는 것을 확실하게 한다. 항생제는 술후에 사용해야 한다. 만약 치근이 위치나 통제 불가능한 출혈 때문에 보이지 않는다면 복구하는 것이 최선인데, 보통 4~6주 후에 섬유화가 일어나 치아를 단단히 고정시켜주기 때문이다. 환자에게 짧은 기간 동안 항생제를 사용한다.

43. 하치조신경관내로 변위된 치근과 치근첨을 어떻게 처치해야 하는가?

하악관으로 치근의 변위가 의심될 때는 우선 치근단과 교합면 방사선 사진을 찍어 확인해야한다. 왜냐하면 치근이 커다란 골수강에 있거나 협측 점막하에 있을 수도 있기 때문이다. 치근이 보인다면 주변 치조골을 적절하게 제거한 다음에 작은 hemostat로 조심스럽게 제거해야 한다. 치근이 보이지 않는 경우 delayed removal이 추천된다. Delayed removal은 계속적인 감염과 신경 마비가 있을 때 또한 추천된다. 만일 치근 조각이 작거나 시술 전 감염되지 않은 상태였다면 일단 그대로 두는 것이 더 실용적이고 덜 침습적인 선택이 될 수 있다.

44. 치근이나 치근 파편이 상악동 내로 변이되었을 경우엔 어떻게 처치해야 하는가?

일단 치근이 상악동 내로 들어간 것으로 의심되면 치근의 후방 변위를 방지하기 위해 환자를 바로 선 자세로 있게 한 후 방사선 사진을 찍어 조각의 크기와 위치를 알아내야 한다. 파편이 상악동 내에서 발견되면 국소적인 방법이 먼저 시행되어야 한다:

- 환자의 코를 막고 코를 통해 바람을 불어보게 한다. 발치와 내에서 치근이 보이는지 관찰한다.
- 발치와 속으로 가는 suction tip을 넣어 치근을 끌어낸다.
- 발치와를 통해 멸균 식염수로 상악동 세척을 하여 치근이 밀려나올 수 있도록 시도해 본다.
- 요오드 거즈를 상악동에 채워 넣은 후 한 번에 제거한다. 파편이 종종 이 거즈에 딸려 나오기도 한다.

이런 국소적인 방법이 성공하지 못하면 canine fossa 부위에 Caldwell-Luc 접근을 통하여 직접 상악동 내부로 들어가야 한다. 수술 후 처치는 발치와의 8자 봉합, 항생제 투여, 상악동의 주의사항, sinus ostium을 열린 채로 유지하고 감염을 막기 위한 nasal spray의 사용이다.

45. 구강과 상악동의 교통 시 어떻게 처치해야 하는가?

Pprobing, irrigation, 코를 막고 숨을 내뿜게 시켜보는 것은 금기사항이다. 이러한 방법은 이미 있던 구멍을 더 크게 만들 수도 있고, 없던 구멍을 만들 수도 있다. 어떤 이들은 환자의 코를 막고 부드럽게 숨을 내뿜게 하여 공기방울이 생기는지 관찰하여 상악동 천공을 확인하도록 한다. 구멍의 크기가 2mm가 안 되는 경우 지혈만 되면 수술적인 처치가 불필요하다. 2~6mm 크기의 구멍에 대해서는 발치와의 8자 봉합이나 상악동 주의사항(코풀기, 격렬한 재채기, 빨대 빨기, 흡연 등을 하지 않기)을 지키는 보존적인 방법으로 처치하면 된다. 구멍의 크기가 6mm가 넘는 경우엔 협측 피판이나 구개피판을 이용하여 1차 봉합을 시행하여야 한다. 치은에 가까운 경우 협측 치조골을 약간 제거하고 피판 하방의 골막을 절개하면 용이하다. 치은연이 접합될 수 없을 때 흡수성 젤라틴 스폰지를 발치와의 교합면쪽 1/3 지점에 위치시키는 것은 외부물질이 내부로 유입되고 이어 혈병을 붕괴시킬 수 있기 때문에 추천하지 않는다. 급성 혹은 만성 상악동염이 있는 경우 항생제나 구강, 비강 소염제를 처방한다.

46. 상악 제3대구치가 infratemporal fossa로 변위된 경우 어떻게 해야 하는가?

상악 제3대구치가 infratemporal fossa로 변위되었을 때는 보통 골막을 관통하여 lateral pterygoid plate 외측과 외측익돌근 하방에 위치하는 경우가 많다. 만일 시야확보가 되고 접근이 용이할 경우 지혈겸자로 조심스럽게 빼볼 수도 있다. 만일 잘 안되거나 치아가 보이지 않는 경우 절개선을 우선 봉합하고 환자에게 알린 후 예방적 항생제를 처방한다. 이차 수술은 4~6주 후에 3차원적으로 치아 위치를 확인하기 위해 lateral, posteroanterior 방사선 사진을 찍어본 후 시행해야 한다. 적절히 마취를 하고 long needle(보통 spinal needle)을 사용해 치아의 위치를 찾는다. 조심스럽게 치아에 닿은 바늘을 따라 박리해 들어가고 치아가 보이게 되면 제거한다. 만일 치아 변위 후 기능적인 문제가 전혀 없다면 환자는 치아를 제거하지 않을 수도 있다. 적절한 문서화가 필수적이다.

47. 발치부위에서 술후 출혈 혹은 2차 출혈이 발생하면 어떻게 처치해야 하는가?

술후 출혈 처치에서 첫 번째 단계는 출혈의 정확한 원인을 알아내기 위해 출혈 부위를 주의 깊게 검사하고 찾는 것이다. 간단하게 일반적으로 스며 나오는(oozing) 정도의 경우 거즈 뭉치를 손으로 잡고 5분간 그 부위를 강하게 압박해야 한다. 그래도 출혈이 지속되면 출혈부위를 마취하고 좀 더 자세하게 살펴봐야 한다. 봉합이 된 경우에는 봉합을 제거하고 혈병을 발치와에서 제거해야 한다. 흡수성 젤라틴 스폰지, oxidized cellulose 및 oxidized regenerated cellulose 같은 지혈제를 치조와 내에 넣고 봉합한다. 이러한 국소적인 방법으로도 지혈이 안 되면 진단과 처치에 도움을 받을 수 있게 laboratory screening test를 시행해야 한다.

48. 상악 전치 발거 후 남아있는 병소 조직을 소파하는 것이 왜 금기인가?

골내와는 어떤 치아의 발거 후에도 긁혀서는 안 된다. 그러나 이는 상악 전치부에서 특히 중요한데 이 부위의 혈관이 valve를 갖지 않기 때문이다. 결과적으로 발치와 내의 감염된 재료와 thrombi의 조작은 이들을 cranial vault로 들어가 cavernous sinus에서 cavernous sinus thrombosis를 유발할 수 있다.

49. 치아 발거 후 발치와 내에서 골형성의 방사선학적 근거가 처음으로 보이는 시기는 언제인가?

발치와 내에서 초기에 형성되는 골은 석회화가 거의 되어있지 않기 때문에 이 부위의 방사선 사진은 일반적으로 방사선 투과성이다. 골 형성의 증거는 6~8주까지 현저하게 나타나지 않는다. 또한 약 4~6개월 동안 새롭게 형성된 골과 인접 치조골 사이의 방사선적 차이점이 있다.

50. 치아 발거 후 발치 부위의 벽을 긁지 않는 이유는 무엇인지?

흔히 혈관수축제를 함유한 국소마취제가 사용된 뒤에는 발치 부위가 "dry"하고 쉽게 피로 채워지지 않는다. 이는 불필요하고 bleeding을 자극하기 위해서 또는 어떤 다른 이유 때문에 발치부위의 벽을 긁는 것은 좋지 않다. 이러한 행위는 치유를 지연시킬 것이다. 치조와에 부착되어 있는 잔존 치주인대(PDL)는 치유 과정에 필요한 세포가 이주해 올 수 있는 잔유 혈병(scafflod)을 위해 fibrin을 형성하는 fibroblast의 기원이다. 또한 잔존 PDL은 골 형성을 위해 필요한 osteoblast를 형성하는 다능성 세포이며 작은 모세혈관들을 제공한다.

51. 하악 제3대구치와 관련하여 lingual nerve의 위치는 어디인가?

Lingual nerve와 하악 제3대구치 부위 사이의 공간적인 관계는 매우 다양하다. 신경은 lingual plate 높이 또는 더 높은 곳에서 lingual plate와 접촉하거나 매복 제3대구치의 follicular sac, 그리고 골막에 긴밀하게 부착되어 존재한다.

52. Incisional과 excisional biopsy 사이의 차이점은 무엇인가?

Excisional biopsy는 병소의 경계로부터 정상조직을 최소 2mm 포함하여 전체 병소의 제거를 동반한다. 이 술식은 보통 1cm 이하의 병소를 biopsy 할 때 사용된다. Incisional biopsy는 인접 정상 조직을 따라 병소의 일부만을 제거한다.

53. Biopsy를 할 때 병소 하방 근섬유의 장축에 평행하게 절개해야하는 이유는 무엇인가?

가능하면 절개는 상처가 벌어지고 흉터가 생기는 것을 최소화하기 위해 근긴장선에 평행하게 시행해야 한다. 안면부 biopsy 절개는 Langer's line을 따라 시행해야 한다.

54. 매복 하악 대구치의 partial odontectomy(coronectomy)를 수행하는 적응증은 무엇인가?

의도적 partial odontectomy는 매복 하악 제3대구치에 보통 시행한다. 이 술식은 inferior alveolar nerve의 손상 가능성이 클 때 악골 골절의 위험성 또는 root를 남기는 것이 제3대구치 제거의 위험성보다 유리한 경우 선택된다. 치근은 반드시 증상이 없어야 하고 병소와 관련이 없어야 한다. 그리고 후에 시행할 교정 치료 또는 수복 치료를 방해해서는 안 된다. 술식은 치근으로부터 치관을 또는 백악법랑경계(CEJ) 하방에서 조심스럽게 자르는 것이다. 치근은 생활력(vitality)을 보장하는 치근단 혈관에 반드시 부착되어 있어야하므로 동요도가 심하거나 건드려서는 안 된다. 환자에게는 이 술식에 대한 올바른 정보를 제시해야 한다.

55. Pell과 Gregory는 하악 매복 제3대구치를 어떤 관계에 근거하여 분류하였는가?

Pell과 Gregory의 매복 제3대구치 분류는 occlusal plane, ascending ramus의 anterior border와 3대구치와의 관련성에 근거하였다. Pell과 Gregory의 class 1 매복은 하악지와 제2대구치 사이에 제3대구치가 맹출할 수 있는 충분한 공간이 있는 것을 의미한다. Class 2 매복 제3대구치는 하악지에 의해 최소 절반이 덮혀 있는 상태이다. Class 3 매복 3대구치는 하악지내에 완전히 들어있다. 교합면과 관련하여 Pell과 Gregory class A는 제2대구치의 교합면과 제3대구치가 같거나 비슷한 높이에 있는 것을 의미한다. Class B의 제3대구치 교합면은 제2대구치의 교합면과 CEJ(백악법랑경계) 사이에 있다. Class C는 가장 깊이 매복되어 제3대구치의 교합면이 제2대구치의 경부 하방에 완전히 매복된 상태이다.

56. Low-molecular-weight heparin(LMWH)이 무엇이고 구강악안면 수술에서 어떻게 사용되는가?

Standard unfractionated heparin(UFH)는 sulfated mucopolysaccharide의 heterogenous combination으로 형성된다. 이것의 항응고 작용은 예측할 수 없어 partial thromboplastin time(PTT) 검사로 주의깊게 관찰해야 한다. LMWH(fractionated heparin)은 heparin의 depolymerization으로부터 lower-molecular-weight 입자로 변환되어 형성된다. LMWH는 UFH와 비교하여 증가된 bioavailability를 갖기 때문에 일정한 양으로 사용할 수 있고 PTT 검사 없이 사용할 수 있다.

이것은 경구 항응고 치료를 중단할 수 없는 환자들에게 구강 악안면 수술을 하기에 유용하다. 환자들은 warfarin 치료를 중단하고, INR은 LMWH가 항응고 치료를 유지하기 위해 복용되지만 정상치를 보인다. INR이 적합한 수준으로 되돌아 갈 때 수술이 그 날의 아침에 계획되어 시행될 수 있다. LMWH는 수술하는 날 낮에 보류되고 저녁에 계속된다. Warfarin은 다음날 계속될 수 있고 LMWH는 INR이 원하는 치료범위로 되돌아갈 때까지 계속된다.

BIBLIOGRAPHY

1. Alling CC 3rd (ed): Dentoalveolar Surgery. Oral and Maxillofacial Surgery Clinics of North America, 5th vol. Philadelphia, 1993, Saunders.
2. Freedman GL: Intentional partial odontectomy: report of a case. J Oral Maxillofac Surg 50:419-421, 1992.
3. Kiesselbach JE, Chamberlain JG: Clinical and anatomic observations on the relationship of the lingual nerve to the mandibular third molar region. J Oral Maxillofac Surg 42:565, 1984.
4. Lew D: Blood and blood products. In Kwon PH, Laskin DM (eds): Clinician's Manual of Oral and Maxillofacial Surgery, 2nd ed. Carol Stream, Ill, 1997, Quintessence.
5. Peterson L, Ellis E, Hupp J et al: Contemporary Oral and Maxillofacial Surgery, 4th ed. St Louis, 2003, Mosby.
6. Pogrel MA, Renaut A, Schmidt B et al: The relationship of the lingual nerve to the mandibular third molar region: an anatomic study. J Oral Maxillofac Surg 53:1178, 1995.
7. Todd DW, Roman A: Outpatient use of low-molecular weight heparin in an anticoagulated patient requiring oral surgery: case report. J Oral Maxillofac Surg 59:1090-1092, 2001.
8. Whitacre R: Removal of Teeth, 3rd ed. Seattle, 1983, Stoma Press.

29. 삼차신경의 손상
(Trigeminal nerve injury)

Kenneth J. Benson, DDS, and A. Omar Abubaker, DMD, PhD

1. 신경손상을 분류하는 두 가지 분류법에는 어떤 것이 있는가?

1. Seddon 분류법　　　　　2. Sunderland 분류법

2. 신경손상의 병리 생태학은 무엇인가?

신경손상은 신경실행증(neuropraxia), 축삭절단(axonotmesis), 신경단열(neurotmesis)로 나뉜다.

신경실행증은 Seddon type I으로 수초의 변성 없는 전도장애이다. 이런 종류의 손상은 자발적으로 원상태로 회복된다.

축삭절단은 손상부의 원심부에 Wallerian변성을 가지는 외상성 신경손상이다. 그러나 신경내막과 신경주위막은 손상되지 않는다. 이런 손상은 seddon type Ⅱ에 속하고 Sunderland 2, 3, 4도에 해당한다. 이 손상은 잠재적으로 완벽하게 회복된다.

신경단열은 진행되는 Wallerian변성과 신경종과 같이 축삭과 수초가 붕괴되는 신경손상이다. 이는 종종 미세 외과적 처치가 요구된다.

3. 감각장애(dysesthesia)란 무엇인가?

정상적인 자극에 불쾌하고 비정상적인 감각을 느끼는 것을 말한다.

4. 진통(analgesia)과 마취(anesthesia) 사이의 차이점은 무엇인가?

진통은 정상적으로 통증을 느끼는 자극에 동통이 없다. 마취는 피부나 점막에 자극을 가하지만 이에 대한 지각능력이 부재된 상태를 가리킨다. 마취는 전신마취(general), 부분마취(reginal), 국소마취(local)로 분류한다.

5. 이질통(allodynia)은 무엇인가?

이질통은 정상적인 자극에 동통을 느끼는 것이다. 감각과민증(hyperalgesia), 통각과민증(hyperpathia), 지각과민(hyperesthesia)과는 달리 이질통은 신경손상 환자

의 감정적 자극으로 유발될 수도 있다.

6. 마취 주위 통증(anesthesia dolorsa)은 무엇인가?

마취 주위 통증은 마취된 부위에 동통이 있는 것을 말한다.

7. 감각과민증(hyperalgesia)는 무엇인가?

감각과민증은 정상적인 동통자극에 더 증가된 반응이다.

8. 지각과민(hyperesthesia)은 무엇인가?

지각과민은 피부나 점막의 자극에 반응이 증가하는 것이다. 지각과민은 이질통과 통각과민증을 포함한다.

9. 지각과민의 증상은 무엇인가?

환자는 정상적인 자극에 타는 듯하며 찌르는 듯하고 번쩍거리는 느낌을 받는다.

10. 통각과민(hyperpathia)은 무엇인가?

통각과민은 반응에 대한 역치의 증가, 자극에 대한 반응의 증가가 특징인 동통증후군이다. 일반적으로 기계적 압력에 의해 유발되고, 확인하기 어렵고, 자극의 국소화에 의해 특징지어진다.

11. 통각감퇴(hypoalgesia)란 무엇인가?

통각감퇴는 정상적인 동통자극에 감소된 반응이다.

12. 감각이상(paresthesia)은 무엇인가?

감각이상은 불쾌하고 동통을 가지는 감각장애와는 달리 자발적인 비정상적인 감각이다.

13. 교감신경매개성동통(sympathetically mediated pain[SMP])은 무엇인가?

교감신경 매개성동통은 말초의 손상에 따라 교감신경 경로의 비정상적인 반응으로 박동성의 방사형의 통각과민반응이다. 작렬통(Causalgia)과 반사성교감신경 위축증의 증후군은 말초와 중추를 모두 포함한다.

14. SMP의 증상은 무엇인가?

증상은 주로 타는 듯하며 찢어지는 통증이다. 환자는 스트레스를 받는 기간 동안 증가된 통증을 호소한다.

15. Tinel's sign은 무엇인가?

Tinel's sign은 상방의 신경로에 약한 자극을 줄 때 원심부에 따끔거리는 감각을 가지는지 여부로 신경재생여부를 확인하는 것이다. 말초신경이 지나가는 부위를 손가락이나 고무해머로 두드려서 말단부위에 찌릿찌릿한 느낌이 있는지를 확인하는 것이다. 작은 신경의 회복 여부를 확인하는 데 사용되지만 기능의 회복과 관련성이 적고 신경종 형성과 혼란을 일으킬 수 있다.

16. 구심로차단통증은 무엇인가?

구심로차단통증은 부분적 또는 전체적으로 외상성 말초 신경이 있는 부위의 통증을 말하며 이것은 퇴행성 중추신경손상을 나타낸다. 구심로차단동통의 기전은 환상통(pantom pain), 통각과민 및 이질통과 연관된다.

17. 하치조 신경에는 몇 개의 축삭이 존재하는가?

대략 7,000~12,000개의 축삭과 10~24개의 작은 다발로 구성된다.

18. 제3대구치를 발거하는 동안 하치조신경 또는 설신경 손상의 발생률은 어느 정도인가?

제3대구치를 발거하는 동안 하치조신경, 설신경, 협신경(빈도는 낮다)의 손상은 0.6~5.0% 정도 발생한다. 일반적으로 하치조신경 손상의 발생률이 설신경의 손상보다 높다; 한 연구에서 하치조신경이 1.2% 설신경이 0.9%의 신경손상을 가진다. 나이, 외과적 술식, 치아와 신경의 근접도 같은 요소가 신경손상의 발생률에 영향을 미친다. 설신경 손상 환자의 96%는 자발적으로 회복된다.

19. 제3대구치 발치하는 동안 설신경 손상의 발생률을 높이는 요소는 무엇인가?

설측 경사된 매복치는 매복치 발치하는 동안 신경손상이 크다. 왜냐하면 감염에 의한 설측판의 흡수나 부재 또는 신경이 낭에 노출될 때 치아를 제거하기 위해 기구조작을 하는 동안 손상되기 때문이다.

20. 축삭은 평균 얼마나 자라는가?

하루에 대략 1~2mm씩 자란다.

21. 삼차신경 손상의 잠재적 임상적 증상은 무엇인가?

- 무통성 마취와 감각감퇴증(hypoesthesia)
- 무통성 지각과민
- 동통성 마취와 감각감퇴증
- 동통성 지각과민

22. 감각장애 없이 감소된 감각을 가진 환자를 평가하는데 추천되는 순서는 (그림 29-1)?

23. 만성 삼차신경 기능장애와 감각장애의 비외과적 처치로 추천되는 것은 (그림 29-2)?

24. 노출된 신경손상을 어떻게 치료하는가?

만약 노출된 신경손상이 관찰된다면 즉시 일차 치유시키는 것이 최상의 치료이다. 지연된 일차치유는 술후 며칠 이내에 시행해야 한다. 지연된 이차치유는 손상 후 3주 이상 수행된다.

25. 폐쇄성(노출되지 않는) 신경손상은 언제 외과적 치료를 해야 하는가?

노출되지 않는 신경손상을 가진 환자에서 다음의 경우에 외과적 처치를 한다:

- 3주 이상 과도한 마취가 존재할 때
- 근심부 전달마취로 경감되는 동통이 4개월 이상 지속시
- 4개월 이상 감각마비가 악화되거나 개선이 안 될 때

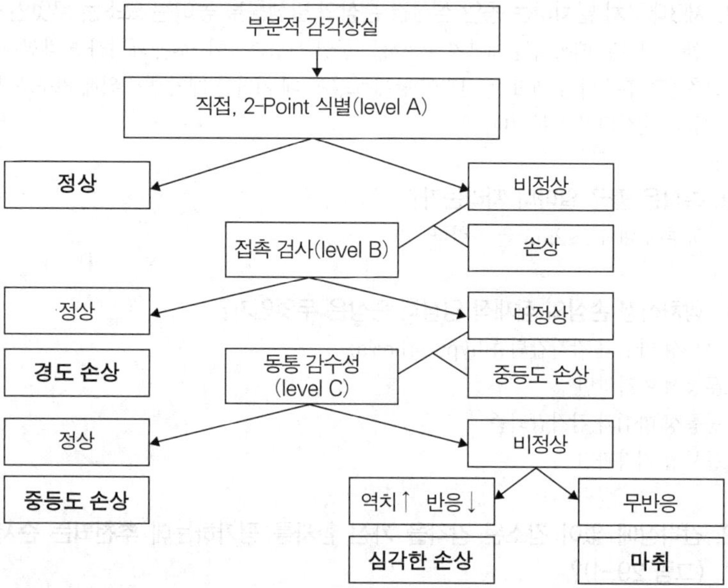

그림 29-1. 감각장애 없이 감소된 감각을 가진 환자의 검사순서. (Modified from Zuniga JR, Essick GK: A contemporary approach to the clinical evaluation of trigeminal nerve injuries. Oral Maxillofac Surg Clin North Am 4:358-367, 1992.)

26. 만약 일차문합이 불가능할 때 신경문합의 다른 방법에는 무엇이 있는가?

유리신경이식과 동종신경이식

27. 지연된 신경문합의 일반적 원리는 무엇인가?

치유는 신경의 긴장 없이 완벽해야 한다. 먼저 신경 외부의 압력 감소로 신경과 접촉하는 모든 이물질, 자극, 압력을 제거하는 것이다. 다음으로 신경의 연속성을 검사하는 것이다. 만약 신경이 연속성을 보이면 손상 부위에 신경외막이 손상되어 있는지를 검사한다. 내부압력감소(신경분해)는 신경외막문합을 통해 이루어진다. 만약 연속적인 신경종이 광범위하게 존재한다면 그 부위에 신경종을 제거해야 한다. 직접적인 신경봉합술(neurorrhaphy)은 긴장이 존재하지 않은 곳에서 수행된다.

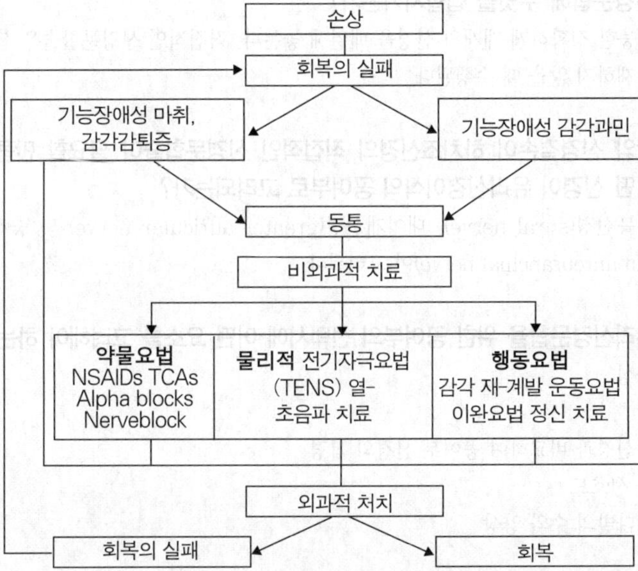

그림 29-2. 만성 삼차신경기능장애와 감각장애의 비외과적 치료. NSAIDs, 비스테로이드성 소염진통제; TCAs, 삼환성 항우울제; TENS, 경피전기신경자극요법. (Modified from Allig CC, Schwaetz E, Campbell RL et al: Algorithm for diagnostic assessment and surgical treatment of traumatic trigeminal neuropathies and neuralgias. Oral Maxillofac Surg Clin North Am 4:555, 1992.)

28. 신경문합의 종류에는 무엇이 있는가?

- 신경외막
- 신경주위막
- 그룹 신경속

29. 하치조신경은 어떤 종류의 문합을 이용하는가?

운동 및 감각신경은 신경주위막과 다발의 봉합에 의해 치료된다. 감각신경인 하치조신경은 신경외막의 봉합에 의해 치료된다.

30. 신경문합에 무엇을 접합시키는가?

가능한 정확하게 개개의 신경을 배열해 놓는다. 직접적인 신경문합술은 신경에 긴장이 존재하지 않을 때 수행된다.

31. 만약 신경결손이 하치조신경의 직접적인 신경문합술이 필요할 만큼 클 때 어떤 신경이 유리신경이식의 공여부로 고려되는가?

비복신경(sural nerve), 대이개신경(greater auricular nerve) 및 중전박신경(median antebranchial nerve)이 고려된다.

32. 유리신경문합을 위한 공여부의 선택시에 어떤 요소를 고려해야 하는가?

- 접근성
- 길이
- 숙주신경과 비교하여 공여부 신경의 직경
- 환자 선호도
- 신경다발의 수와 양상

33. 하치조신경 결손이 대략 25mm일 때 최상의 공여부는 무엇인가?

비복신경이식. 비복신경은 30mm까지 채취할 수 있다. 다리와 발의 후방과 측방의 감각을 지배한다. 이 신경은 하치조신경보다 작은 크기의 축삭을 가지며 50% 정도 축삭이 적다.

34. 하치조신경의 작은 결손부(대략 15mm 정도)에서 사용되는 이식 공여부는 어디인가?

대이개신경이 작은 결손부에서 사용된다. 이 신경은 하치조신경과 축삭의 크기와 수가 유사하다. 그러나 하치조신경과 비교할 때 대이개신경은 절반의 직경과 다발을 가진다. 피복이식(2개의 신경을 평행하게 사용하는 것)은 더 적절한 크기를 제공한다.

35. 얼마나 많은 신경이 신경 이식시 채취되어야 하는가?

일차 수축 때문에 채취된 신경은 결손부의 이식할 길이보다 25% 정도 더 길어야 한다.

36. 악안면 영역에서 지연된 신경문합의 적응증은 무엇인가?

만약 손상부가 넓게 오염되어 있거나 기계적 손상으로 인해 근심부와 원심부의 반흔이 형성될 경우가 적응증이다. 손상 원인이 총상같은 개방성 손상이나 교통사고인 경우를 말한다.

37. Anastomosis라는 용어는 신경손상에 어떻게 적용되는가?

옳지 못한 질문이다. Anastomosis는 혈관에 사용되는 용어이고 repair 또는 reconstruction이 신경손상시 사용된다.

38. 신경문합에 어떤 봉합사를 사용하는가?

8-0나 10-0 noncutting 봉합침이 사용되고 조직반응이 적은 것을 사용한다(polyglycolic이 나일론보다 덜 염증이 생긴다).

39. 신경재건을 위해 사용되는 합성신경도관에는 무엇이 있는가?

신경 3mm 성장을 위한 유도체로 다음에 것이 사용된다:

- Collagen tube
- Polytetrafluoroethylene
- Polyglycolic acid tube

40. 대이개신경 위치를 찾는 방법에 대해 설명하시오.

하악각과 유양돌기(mastoid process)를 연결한 선을 그린다. 그 선을 이등분하는 수선을 그린다. 대이개신경은 이 두 번째 선상에 존재한다.

41. 하치조신경과 설신경 손상시 미세문합술로 성공한 비율은 어느 정도인가(표 29-1)?

표 29-1. 하치조신경과 설신경 손상의 미세문합수술의 성공률

	환자	성공률*(%)	범위(%)	SEM
감각감퇴				
• 하치조신경	N = 192	85.4	66~94	3.68
• 설신경	N = 131	87.0	50~91	5.66
지각과민				
• 하치조신경	N = 124	55.6	25~80	7.01
• 설신경	N = 74	67.5	50~100	6.82

Adapted from LaBanc JP, Gregg JM: Trigeminal nerve injuries: basic problems,historical perspectives,early success, and remaining challenges. Oral Maxillofac Clin North Am 4:227-283, 1992.
SEM, 평균 표준편차.
*성공률은 거시적 촉각의 최소 회복과 30% 이상 동통의 감소로 정의함.
전체 성공률(N = 521)은 76.2%.

BIBLIOGRAPHY

1. Allig CC, Schwartz E, Campbell RL et al: Algorithm for diagnostic assessment and surgical treatment of traumatic trigeminal neuropathies and neuralgias. Oral Maxillofac Surg Clin North Am 4:555, 1992.
2. Donoff R: Surgical management of interior alveolar nerve injuries (part 1): case for early repair. J Oral Maxillofac Surg 53:1327-1329, 1995.
3. Elusten K, Stevens M: Diagnosis and management of interior alveolar nerve injury. Compendium 16:1028-1038, 1995.
4. Greg J: Neurological complications of surgery for impacted teeth. In Alling CC, Helfric JF, Alling RD (eds): Impacted Teeth. Philadelphia, 1993, Saunders.
5. Gregg J: Surgical management of inferior alveolar nerve injuries (part 2): case for delayed management. J Oral Maxillofac Surg 53:1330-1335, 1995.
6. Gregg JM: Nonsurgical management of traumatic trigeminal neuralgia and sensory neuropathies. Oral Maxillofac Surg Clin North Am 4:375-392, 1992.
7. LaBanc J: Reconstructive microneurosurgery of the trigeminal nerve. In Peterson LJ et al (eds): Principles of Oral and Maxillofacial Surgery. Philadelphia, 1992, Lippincott.
8. LaBanc JP, Gregg JM: Glossary. Oral Maxillofac Surg Clin North Am 4:563, 1992.
9. LaBanc JP, Van Bovan RW: Surgical management of inferior alveolar nerve injuries. Oral Maxillofac Surg Clin North Am 4:425-438, 1992.
10. Zuniga JR, Essick GK: A contemporary approach to the clinical evaluation of trigeminal nerve injuries. Oral Maxillofac Surg Clin North Am 4:353-367, 1992.

30. 하악골 외상
(Mandibular trauma)

A. Omar Abubaker, DMD, PhD, Kenneth J. Benson, DDS, Ian McDonald, MD, DMD and Vincent B. Ziccardi, DDS, MD

1. 하악골 골절과 연관된 증상 및 징후는 무엇인가?

골절부의 통증과 압통; 교합의 변화; 구강저나 피부의 반상 출혈; 촉지에 의한 잡음(crepitus); 하악 운동 범위의 변화; 연조직 출혈; 감각 장애(하순의 감각 마비); 개구시 하악의 편위; 연조직 부종; 개구장애; 경사진 교합; 구강내 혹은 하악 하연부의 촉진 가능한 골절선 등을 수반한다.

2. 하악을 촬영하는 방사선 종류(mandible series)에는 무엇이 있는가?

하악 필름 시리즈는 좌우측 측사위 사진(lateral oblique view), 후전방(PA) 두부 규격 방사선 사진(cephalogram), 역 Towne's view 가 있다. 측사위 사진은 하악체나 하악지를 평가할 때 유용하다. 후전방 사진은 정중 부위를 잘 관찰할 수 있고, 하악체나 하악각 골절시 협설로의 변위를 평가할 수 있다. 역 Towne's view는 하악 과두의 평가에 도움이 된다. 파노라마 방사선 사진은 하악 골절시 촬영하는 가장 표준적인 사진이다. 이들은 병원 방사선과에서는 거의 구비되어 있지 않으므로 측방 피질골(lateral cortex)에 수직인 추가적인 사진이 골절의 정확한 평가 및 진단을 위해 추가될 수 있다. 후전방 사진 또는 역 Towne's view와 파노라마 방사선 사진을 함께 촬영하는 것이 일반적인 진단을 위해 적절하다.

3. 성인의 하악골 각 부위에서의 골절 빈도는(표 30-1) 어느 정도인가?

표 30-1. 성인 하악골에서의 부위별 골절 발생 빈도

하악골의 부위	골절 발생률(%)
하악각	31%
하악 과두	18%
하악각(대구치)	15%
정중부 측방	14%
정중부	8%
견치 및 소구치부	7%
하악지	6%
근돌기	1%

4. 유리 골절(favorable fracture)이란 무엇인가?

유리한 정도(favorability)는 골절편의 저작근에 의해 발휘되는 힘에 의하여 결정된다. 유리 골절에서는 골절편이 저작근의 당기는 힘에 의해 전위되지 않으며, 불리 골절(unfavorable fracture)은 골절편이 골절선에서 분리되는 경우를 말한다. 저작근에는 측두근, 교근, 내측익돌근 및 외측익돌근이 있다. 골절에 의해 하악골의 연속성이 끊어진 후 이 근육들은 각 골절편에 작용을 하여 부정교합을 야기한다. 수평 및 수직적인 구성 요소들이 인식되는데, 수평과 수직이라는 용어는 골절에 의한 변위가 가장 잘 가시화되는 평면을 의미한다. 수평적인 유리함(horizontal favorability)은 머리에서 꼬리쪽으로의 안정성에 의하여 결정되는 반면에, 수직적인 유리함(vertical favorability)는 협설면에서 평가되어진다. 수평 유리 골절의 한 예로는 하연이 상연위로 전위된 하악체 골절이 있다. 이 경우 익돌교근건(pterygomasseteric sling)은 골절의 위치 때문에 원위치로의 정복을 돕게 된다. 하악각 부위에서 불리 골절은 골절선이 전상방에서 후하방으로 주행할 때 일어난다. 그러나 만약 하악 하연의 골절이 좀 더 전방에서 발생되고 골절선이 치조제를 향해 원심으로 연장이 되면 유리 골절로 보인다. 대부분의 하악각 골절은 수평 불리 골절임을 알아야 한다. 중앙측으로의 변위는 비슷한 양식으로 간주될 수 있다. 하악 각의 수직 유리 골절은 비스듬한 골절선이 중앙 측으로의 변위를 방지하는 커다란 협측 피질골 절편을 형성할 때 일어난다. 축상(axial) 컴퓨터 단층 촬영에서 보이는

하악각의 수직 불리 골절은 불리한 수직 골절선이 후측방점에서 전중앙점으로 연장되었을 때 나타난다. 외측익돌근과 악설골근의 작용에 반대되는 힘이 없으며, 후방 골절편이 중앙으로 이동한다.

5. 근육의 당김이 하악골편의 변위에 얼마나 영향을 미치는가?

하악골편의 변위에 관련된 근육에는 내외측 익돌근, 측두근, 교근, 이복근, 이설골근, 이설근 및 악설골근이 있다. 외측익돌근은 익돌와에서 정지하므로 과두를 전내방으로 변위시킨다. 하악지에 붙어있는 근육(측두근, 교근, 내측익돌근)은 인접 골절편의 내상방 변위를 야기한다. 골절이 전방으로 견치 혹은 소구치 부위(cuspid)까지 진행되면 이복근, 이설골근, 이설근, 악설골근이 원심 골절편을 후하방으로 이동시키게 된다.

6. 소아의 하악골 골절은 성인의 하악골 골절과 어떻게 다른가?

일반적으로 하악골 골절은 소아에서 더 드물다. 소아에게서 하악골 골절이 발생했을 때에는 약목골절(greenstick fracture)–특히 과두 부위에서–이 일반적이다. 또한, 골화 능력의 차이로 인해 어른에서보다 더 치유가 빠를 수 있다. 결과적으로 다수의 소아 하악골 골절이 단기간의 고정 또는 유동식을 섭취하며 관찰할 경우 치료될 수 있다. 소아에서 관혈적 정복술(open reduction)이나 내부 고정(internal fixation)은 심한 변위가 있는 골절에서 사용된다. 또한 관혈적 정복술이나 내부 고정이 적응증인 경우에는 종종 흡수성 플레이트나 screw가 사용된다. 소아에서 골합성과 관련된 문제들은 발육중인 치배(tooth bud)의 발달에 해를 입히는 것을 포함하며, 흡수성 플레이트를 사용하지 않았을 때 그것을 제거할 필요가 있다. 소아의 하악골 골절에서 보이는 또 다른 일반적인 특징은 상부 및 관절낭 내 과두 골절의 발생이다.

7. 하악골 골절의 위치에 관여하는 인자는 무엇인가?

몇몇 인자가 하악 골절의 위치에 영향을 미치는데, 부위, 힘, 충격의 방향 및 매복치의 존재 등이 있다. 치아의 장축을 따라 골절선이 생기기 때문에 하악 골절에서는 하악체 골절이 가장 빈번하다(36%). 힘이 하악골에 가해질 때 하악 골절은 가장 약한 부위에서 발생한다. 가장 약한 부분은 제3대구치가 존재하는 하악각 부위와 견치 치근 길이가 26mm나 되는 정중부 측방(parasymphysis, 견치부위)이다. 몇 가지 예에서 제3대구치로 인해 골량이 감소하여 하악각 부위의 뼈를 약하게 하고, 따라서 제3대구치를 가진 환자들은 하악각 골절 발생률이 3.8배나 높은 것을 볼 수 있다. 따라서 몇몇 이들은 하악골 골절의 가능성이 있는 사람들(예, 격투기 선수)은 예방적인 제3대구치 발치로부터 이득을 얻을 수 있다고 하였다. 또 다른 골절에 민감한 부위는 하악 과두 부위인데, 이 부위의 골 표면적이 작고, 특히 반대편 하악이나 정중부로부터 힘이 가해질 때 골절이 일어나기 쉽기 때문이다.

8. 하악골 골절과 연관된 흔한 합병증은 무엇인가?

- 감염
- 지연 유합 혹은 실패, 이는 보통 감염이나 부적절한 고정 때문에 일어난다.
- 부정교합
- 안면 혹은 삼차신경 손상
- 치근 손상
- 혈종
- 상처의 벌어짐
- 치아 손상
- 골수염 이중에서 감염이 가장 문제가 된다; 가장 빈번한 합병증인 동시에 유합 실패의 중요한 원인이다.

9. 하악골 골절에서 감염을 발생시키는 위험 인자들은 무엇인가?

치아를 지지하는 부위에 골절이 발생하면 오염이 될 수밖에 없다고 간주된다. 감염된 하악골 골절은 안면 외상을 입은 후 즉시 치료를 받지 못한 환자의 경우에 종종 일어난다. 점막이 찢어지고 치주인대를 관통하여 연장된 골절은 구강상주균에 의한 오염을 일으킨다. 부골, 실활치, 혈종, 나쁜 구강위생상태도 역시 감염의 원인이 된다.

그러나 가장 흔한 술후 감염의 원인은 플레이트는 안정된 반면 느슨해진 screw와 같은 것이 원인이 되어 골절 부위가 느슨해지고 움직이는 것이다. 이는 감염원이 사라질 때까지 구내, 구외 혹은 둘 다로의 감염과 배농을 유발한다.

10. 하악골 골절이 복합적으로 일어나는 경우는 몇 %인가?

하악골 골절의 50% 이상은 복합적으로 일어난다. 따라서 하악골에서 하나의 골절이 발견되면 추가적인 골절의 존재 가능성이 있다는 것을 알아야 한다. 방사선 검사에서 추가적인 골절을 분석해야 한다.

11. 하악골 골절 환자 중 몇 %가 경추 손상을 동반하는가?

대략 43%의 하악골 골절 환자가 다른 전신적 손상을 동반한다. 이중 경추 골절은 11% 정도에서 동반된다. 반드시 경추 골절이 있는지 확인해야 하며, 특히 교통사고 환자나 술 취한 환자, 무의식적인 환자들에서 그러하다. 이러한 환자들의 경우에는 치료를 시작하기에 앞서 방사선과 의사와 함께 전후방 사진, 측면 사진, 컴퓨터 단층 촬영 사진 등을 재검토해야 할 필요가 있다.

12. 양측성 정중부 측방 골절(bilateral mandibular parasymphyseal fractures)로부터 야기될 수 있는 잠재적인 치명적 결과는 무엇인가?

양측성 정중부 측방 골절은 하악 전치부 골절편으로 하여금 자유롭게 떠다니는(free-floating) 상태를 유발할 수 있다. 이설근이 붙어 있는 이결절(genial tubercles)은 하악골의 설측면에 위치해 있다. 이러한 경우에 안정성의 부족으로 인해 혀의 후방 변위가 야기되며 기도 기능 장애 및 설골근 상방부 근육의 하방 변위가 일어날 수 있다. 임상적으로 "gag bite"라고 알려져 있고 사망에 이르기도 한다. 이런 골절에서는 환자 관리 초기에 기도를 안전하게 확보하는 것이 심각하게 고려되어야 한다.

13. 과두 골절이 있는 환자에서 어떤 요소가 과두의 변위에 영향을 미치는가?

외측 익돌근이 하악 과두 경부에 직접 정지하는 유일한 근육이다. 과두하 골절에서 이 근육의 힘은 빈번하게 과두를 전내방으로 변위되게 한다. 외측 익돌근이 기시되는 곳보다 더 높은 위치에서의 과두 골절과 관절낭내 골절에서는 작은 골절편이 이따금 수직적으로 혹은 수평적으로만 순수하게 변위된 것처럼 보일 수도 있다.

14. 하악 과두 골절시에 변위가 가장 잘 되는 위치는 어디이며, 그 이유는 무엇인가?

하악 과두의 근심 골편의 변위는 종종 전내방으로 발생하는데, 이는 외측 익돌근의 당기는 힘 때문이다. 환자는 개구시 골절된 쪽으로 하악골이 측방 변위되는데, 이는 반대쪽에 일어나는 외측 익돌근의 작용 때문이다.

15. 하악골 골절에서 사용되는 외과적 수술법은 무엇인가?

하악골 골절에서 가장 자주 사용되고 있는 치료법은 다음과 같다:

- Ivy Loops, arch bars 또는 transalveolar screw를 이용한 비관혈적 정복술 및 상하악간고정(maxillomandibular fixation[MMF])
- 안정된 골 구조물(circummandibular 또는 perialveolar wires)에 단단히 고정된 gunning splints를 이용한 비관혈적 정복술 및 고정술
- 외부 핀 고정술, 이는 주로 분쇄되거나 심하게 오염된 골절에 사용된다.
- 구내 또는 구외 절개를 사용한 내부 고정술을 동반하는 관혈적 정복술. 골절편은 wire나 플레이트 혹은 lag screws(MMF는 함께 행해질 수도 있고 그렇지 않을 수도 있다)를 이용하여 안전하게 고정된다.

16. MMF란 무엇이며, 악간 고정(intermaxillary fixation[IMF])과는 어떻게 다른가?

상하악간 고정술(MMF)은 하악골이 하방의 악골이라는 의미로 알려져 있을 때 IMF라 불리었다. 현재는 MMF와 치간 고정술(Current Procedural Terminology coding system에 의해)이라는 용어로 사용된다. MMF는 상하악간에 wire나 고무 밴드를 사용하여 arch bar나 skeletal screw와 같은 적당한 고정물에 지지하여 고정시킨다. Arch bar 대신 Ivy loop wiring은 두 개의 인접한 치아를 감싸서 성공적인 MMF를 이끌어내는 또 다른 방법이다. 보통 단지 한 개나 두 개의 Ivy loops가 각 사분악에 위치하며 각 사분악에서 악골을 견인한다.

17. 하악골 골절의 다른 술식에 비해 강성내고정(RIF)의 장점 및 단점은 무엇인가?

하악골 골절의 RIF는 MMF기간을 감소시키거나 제거함으로써 악골의 초반 움직임을 허용한다. 이는 IMF 제거 후 악관절의 경직, 사회 생활의 불편함, 발음 문제, 효율적 근로 시간의 감소, 불편함 및 체중감소 등을 포함한 잠재적 후유증을 막아 환자에게 크게 유리하다. 대조적으로 wire를 이용한 하악골 골절에서의 관혈적 정복술은 만족할 만한 치유를 위해서는 4~8주가량의 MMF가 요구된다. MMF를 이용한 비관혈적 정복술은 6주 또는 그 이상의 MMF가 요구되며, 식사 및 기능의 제한, 구강위생관리 등에 어려움이 따른다. RIF의 단점으로는 절개에 따른 흉터, 신경 손상, 마취의 합병증 및 고가의 치료비 등이 있다.

18. 하악각 골절의 치료를 위한 다른 옵션은 무엇인가?

이러한 골절의 치료는 환자의 나이, 의학적 상태, 골절의 정도 및 변위 등의 여러 요소에 영향을 받을 수 있다. 보통은 대부분의 하악각 골절에서 골절선상을 가로질러 상연부에 위치시킨 플레이트에 최소한의 네 개의 screw로 고정하는 것이 적절한 안정성을 제공한다. 환자는 1~3주간 MMF 상태를 유지할 수 있으며, 이는 항상 필수적인 것은 아니다. 플레이트는 1.7~2.0mm 굵기의 편측 피질골을 통과하는(monocortical) screw를 사용하며 길이는 5~7mm 정도이다(피질골의 두께와 플레이트의 위치에 따라). 다른 치료법으로는 골절선을 가로지르는 하연부에 플레이트 및 lag screw를 이용하여 고정하는 것이다. 만약 골절편이 변위되지 않았다면 MMF는 3~6주간 시행하거나, 혹은 유동식 등을 섭취하며 면밀한 관찰을 요한다. 하악각의 분쇄 골절시에는 외부 핀 고정이나 재건 플레이트 등을 이용한 고정을 MMF와 병행하거나 또는 병행하지 않으면서 시행할 수 있다.

19. 골절선 상에 있는 치아 발치의 적응증은 무엇인가?

보통 치주인대 공간을 통과하여 하악골 골절이 일어나기 때문에 이 골절선상의 치아 발치 여부에 대해 생각해보아야 한다. 정의에 따르면 치주인대 공간을 통해 구강내로 관통하는 골절은 복합 골절로 고려해야 한다. 과거 논문들은 치아가 남아있으면 감염이 더 잘 일어날 수 있다는 것에 대한 설득력 있는 증거를 제시하지 못했다. 그럼에도 불구하고 현재는 다음과 같은 경우에 골절선상의 치아를 발치하는 것이 추천된다:

- 충치나 치주질환 같은 명백한 병리적 요소의 존재시
- 연관치의 심한 동요도
- 골절의 적절한 정복에 방해되는 치아
- 치근이 부러진 치아
- 골절부위로 치근 표면이나 치근단이 노출된 치아

20. 성인의 과두 골절의 관혈적 정복술과 내부 고정술의 적응증은 무엇인가?

대부분의 하악 과두 골절에서는 환자의 연령, 골절편의 변위, 다른 손상의 정도 등에 근거하여 7~21일 정도 비관혈적 정복술을 고정과 함께 시행한다. 관절강내 과두 골절은 일반적으로 단기간(10~14일) MMF를 시행하고, 이어서 관절의 유착을 막기 위해 물리 치료를 시행한다. 환자는 개구시 골절된 쪽으로 하악골이 측방 변위되는데, 이는 반대쪽에 일어나는 외측 익돌근의 작용 때문이다.

성인에서 과두 골절시 관혈적 정복술의 적응증은 Zide와 Kent에 의해서 절대적 및 상대적 적응증으로 잘 설명되어 있다.

절대적 적응증

- 비관혈적 정복술로는 적절한 교합을 얻을 수 없을 때
- 중두개와(middle cranial fossa)로 과두가 변위 되었을 때
- 과두가 심하게 모서리 진 경우(angulation), 과두가 관절낭 측방으로 변위되었거나 하악와 바깥쪽으로 변위된 경우
- 관절강 내의 이물질의 제거(예, 총알)

상대적 적응증

- 중안면부 골절이 수반된 양측성 과두 골절
- 심각한 치조골의 위축으로 인해 splints의 사용이 불가능한 무치악 환자에서의 양측성 골절
- 의학적으로 면역력이 떨어진 환자(예, 발작장애, 정신장애, 혹은 알콜중독)가 개교합이나 하악골의 후퇴가 있는 변위된 과두 골절이 있는 경우

21. 치조골 골절의 치료는 어떻게 하는가?

치조골 골절은 일반적으로 정복술을 시행한 후 악궁 내에서의 배열 및 반대측 악궁과의 적절한 교합을 확인하여 치료한다. 종종 arch bar나 콤포짓트 레진, 혹은 교정용 splints를 이용해서 4~6주간 고정해 준다. MMF는 필요하지 않으며, 만약 하악골 또는 상악골 골절과 관계되지 않았다면 더욱 피하는 것이 좋다. 환자는 고정기간 동안 연식 및 비저작 음식을 섭취할 것을 교육받아야 한다. 항생제 사용과 철저한 구강위생관리가 요구된다. 관련 치아의 신경치료 여부에 관한 평가가 요구되는데, 이는 외상 후에 그 치아들의 실활 가능성이 의심되므로 미래에 신경치료가 필요할 수 있기 때문이다.

22. 유치나 영구치의 탈구에 대한 적절한 치료법은 무엇인가?

보통 유치의 탈구는 치료가 필요 없고, 재식하지 않는다. 손상부위의 방사선 사진을 촬영하여 잔존 치근 및 치근단의 손상으로 인해 영구치의 발생에 영향을 주었는지를

밝혀내야 한다. 탈구된 영구치는 가능하면 빠른 시간 내에 재식해야 하는데, 그 이유는 재식 성공률이 2시간이 지나면 현저히 감소하기 때문이다. 만약 즉시 재식이 불가능하다면 재식이 가능할 때까지 치아를 적절한 저장 매체에 보관해야 한다. 가장 좋은 저장 매체는 Hank's 균형 염분수(Hank's balanced salt solution)이다. 없을 경우에는 차가운 우유, 식염수, 타액이나 물 등이 유용할 수 있다(언급한 순서대로 효과가 있다). 치아는 재식에 앞서 심한 병적인 요소나 골절된 부위가 있는지 검사해야 하고, 치근면과 치조와는 기계적 방법을 사용하지 않고 부드럽게 세척해야 한다. 재식 및 교합의 확인 후 가볍고 무저항인 wire와 composite splints로 치아를 7~10일 정도 고정시킨다. 항생제의 적용은 보통 5~10일 정도 요구되며, 그 이유는 개방 손상이기 때문이다. 신경치료는 치근 흡수를 최소화하기 위해 손상 후 7~14일 안에 반드시 시작해야 한다.

23. 하악 골절 치료시 tension band는 무엇을 의미하는가?

하악이 기능하는 동안 응력은 위치에 따라 뼈의 다른 방향으로 가해진다. 상연은 장력을 받지만 하연은 압박을 받는다. 회전력은 정중부 측방 부위에서 발견된다. 하악골 골절에서 tension band는 장력이 가해지는 부위에서의 골절 변위에 저항하는 기계적 수단을 의미한다. 만약 치아가 이 부위에 없다면 상연에 플레이트를 사용함으로써 가능하고(예, 우각부 골절에서 외사선 위에 위치하는 금속판), 골절부위의 양측에 안정적인 치아가 존재한다면 arch bar를 사용할 수 있으며, 상연에 wire를 이용하거나, 하연에 편심의 동적인 압박 금속판을 사용하여 tension band가 성립될 수 있다.

24. 강성 고정에서 동적 압박(dynamic compression), 편심 동적 압박(eccentric dynamic compression), 수동적 금속판 접합(passive plating)이란 무엇인가?

강성내 고정의 개념은 기능적인 부하시에도 뼈의 일차적 치유를 허용하도록 설계된다. 안정성을 높이기 위해 금속판은 골절선을 가로질러 압축력을 제공한다. 수동적 금속판 접합에서는 압축력 없이 강성 고정이 이루어진다. 동적 압박 금속판은 screw가 조여질 때 장축 방향이 경사지게 하여 골절 부위에 압축력을 제공한다. Screw는 우선 골조직에 삽입되고, 조여짐에 따라 유도되어 골절부위를 향해 0.8mm 이동한다. 이는 대략 300kPa의 압축력을 생산한다. 편심 동적 압박 금속판은 금속판의 외부 구멍에서 경사 방향의 변화를 줌으로써 한 방향 이상의 압축력을 가한다. 이 개념은 하악체 골절에서 금속판을 사용할 때 유용하다. 이상적으로는 상연과 하연 모두에서 압박 금속판이 압축력을 제공하는 것이 좋지만, 이는 실제로는 거의 불가능하다. 왜냐하면 상방 치아의 존재뿐 아니라 다른 생활 조직의 존재 때문이다. 하연의 한 개의 편심 동적 압박 금속판은 외부 구멍의 경사를 하악골 상연쪽으로 경사지게 하여 같은 목적을 달성하고 상연의 압박 금속판이 필요 없도록 한다.

25. 파노라마 방사선 사진에서 놓칠 수 있는 하악골 골절은 무엇인가?

파노라마 방사선 사진은 움직이는 x-ray를 이용하여 전체 하악골을 편평한 구조물로 표현하기 때문에 몇몇은 중첩되고 정중부 및 측방에서 흐림(blurring)이 나타난다; 그러므로 이 부위의 골절은 빈번하게 놓치게 된다. 비슷하게 다른 두개 안면부 조직들과 중첩되어 하악 과두의 골절은 발견하기가 어렵고, 찾았을 경우에도 골절의 변위 정도를 평가하기 어렵다. 파노라마 방사선 사진 검사와 함께 Towne's view와 CT를 사용하면 거의 모든 하악 골절을 찾아낼 수 있다.

26. 하악골 정중부 및 정중부 측방 골절을 위한 최고의 치료법은 무엇인가?

악설골근과 이복근에 의해 양측성으로 후방 및 측방으로 당겨지는 힘 때문에 골절편의 변위가 일어날 수 있어서 정중부 및 정중부 측방 골절은 관혈적 정복술 및 강성 고정을 이용하여 가장 잘 치료된다. MMF 시행 후 이신경을 해치지 않도록 주의하면서 구내 또는 피하 절개를 시행한다. 점막내 절개는 순치조구(labial-alveolar sulcus) 깊숙이 만들어진다. 골절편은 필요시 골 겸자를 사용하여 정복 후 고정된다. 금속판이 적합되고 약간 과풍융시킨 뒤 편측 혹은 양측 피질골을 통과하는 screw로 고정된다. 안정성을 높이기 위해 양측에 두 개씩의 screw를 사용한다.

27. 하악 과두 골절의 처치에 사용되는 여러 가지 방법은 무엇인가?

과두만 골절이 일어난 경우 대부분 2~4주간의 MMF 만으로도 치료가 가능하다. MMF의 기간은 치열, 과두 골절이 일어난 수준(level), 과두의 변위 정도와 환자의 나이 등에 의해 결정된다. 편측성 하악 과두 골절이 반대측 하악체 골절과 함께 일어난 경우 더 긴 MMF 기간이 요구된다. 과두 골절은 악관절과 관련된 합병증을 예방하기 위해 MMF 기간을 짧게 한다는 점에서 하악체 골절과는 다르다. 무치악 환자의 편측성 과두 골절의 경우에는 MMF가 필요하지 않을 수도 있는데, 교합 불균형은 의치를 제작함으로써 수정될 수 있기 때문이다.

관혈적 정복을 위한 주된 근거는 비관혈적 정복술에 의해 적절한 교합을 얻을 수 없을 경우이다. 이는 과두가 내측으로 거의 완전히 아탈구 될 때 반대쪽으로 변위되어 관골보다 측방으로 돌출될 때, 그리고 이따금 과두가 외이도 또는 중두개와로 밀릴 때 발생된다.

28. 무치악의 하악골 골절은 어떻게 치료하는가?

이러한 위축성 하악골 골절에 대해서 논할 때에는 구분이 필요하다. 무치악이지만 적당한 골 높이(15mm 또는 이상)를 가진 비위축성의 하악골 골절은 위축성의 하악골 골절보다 치료되기 쉽다. 이런 골절의 치료는 골절의 위치, 변위 정도, 환자가 착용한 의치에 의존한다. 변위되지 않은 골절은 비저작 음식을 섭취시키며 관찰했을 경우 치아가 존재하는 하악골보다 매우 치료의 성공률이 높다. 그와 같은 치료가 불가능하거나 변위가 있을 경우에는 골절편을 안정화시키기 위해 상연 또는 하연 부위에 금속판을 이용하여 고정해야 한다. MMF, gunning splints, 혹은 환자의 의치와 비교하여 강성내 고정은 직접적인 시야 확보와 해부학적으로 확인할 수 있는 골절편의 정복술, 고정된 골절편의 훌륭한 안정도 및 저작 기능의 빠른 회복이라는 장점이 있다. 만약 상연 부위에 금속판이 사용된다면 편측 피질골을 통과하는 screw가 하악각 골절시와 비슷한 방법으로 사용될 수 있다. 이 금속판은 골절이 치유된 후에 환자의 의치 장착을 위해 제거될 수 있다. 이 기술은 안면 신경 또는 내부의 흉터에 대한 위험 없이 조기에 그리고 더 쉬운 박리와 구내 접근이라는 이점을 제공한다. 하연부위의 관혈적 시술은 하치조 신경에 손상의 가능성이 적지만, 심각한 치조골의 흡수가 일어났다면 상연부에 위치할 수 있다.

29. 위축성의 하악골 골절은 어떻게 치료하는가?

이러한 골절의 치료방법의 선택에는 상당한 논쟁이 있다. 그러나 많은 이들이 이러한 골절 치료의 성공에 있어서 가장 중요한 요소는 골절편의 충분한 그리고 완전한 안정성이라고 동의했다. 골절편의 완전한 고정의 부족은 아마도 대개 유착 불량이 원인이라고 여겨진다. 이는 특히 연성(nonrigid)이나 반강성(semirigid) 고정술(wire, 작은 금속판, 의치 splint) 시행시에 그러하다. 연성 혹은 반강성 금속판은 적절하고 효과적인 안정을 제공하지 않으며, 기능에 실패할 수도 있다. 관혈적 정복술과 하악골의 골막 거상으로 인한 하악골의 혈관 차단(devascularizaion)에 대해서는 항상 논란이 있다; 재건

플레이트 혹은 티타늄 메쉬를 즉시 골 이식(immediate bone graft)과 함께 사용하여 관혈적 정복술 및 강성 고정 시행시 예측가능한 결과를 제공한다. 위축성의 하악골 골절은 대개 고령이며 건강하지 않은 사람(종종 호흡기 및 영양섭취 문제와 함께)에게서 관찰되기 때문에 조기에 충분한 안정과 구강 섭취량을 회복하는 것은 이런 환자들에게서 일차 골치유의 더 나은 기회를 제공한다.

BIBLIOGRAPHY

1. Aminoff MJ, Greenberg DA, Simon RP: Clinical Neurology, 3rd ed. Stamford, Conn, 1995, Appleton & Lange.
2. Aargon SB, Gardner KE: The mandibular fractures. In Jafeck BW, Murrow BW (eds): ENT Secrets, 2nd ed. Philadelphia, 2001, Hanley & Belfus.
3. Assael LA: Maxillofacial Trauma. Part 1: Applying Science to Practice. Oral and Maxillofacial Surgery Clinics of North America, 10th vol, no. 4. Philadelphia, 1998, Saunders.
4. Deangelis AJ, Backland LK: Traumatic dental injuries: current treatment concepts. J Am Dental Assoc 129:1401-1414, 1998.
5. Ellis E 3rd: Treatment methods for fractures of the mandibular angle. J Craniomaxillofac Trauma 2:28-36, 1996.
6. Fonseca RJ, Walker RV, Betts NJ: Oral and Maxillofacial Trauma, 3rd ed. St Louis, 2005, Saunders.
7. Kaban LB (ed): Oral and Maxillofacial Surgery in Children and Adolescents. Oral and Maxillofacial Surgery Clinics of North America, vol. 6, no. 1. Philadelphia, 1994, Saunders.
8. Polley JW, Flagg JF, Cohen M: Fractures of the mandible. In Weinzweig J (ed): Plastic Surgery Secrets, 2nd ed. Philadelphia, 1999, Hanley & Belfus.
9. Posnick JC (ed): Craniomaxillofacial Fractures in Children. Oral and Maxillofacial Clinics of North America, 6th vol, no. 1. Philadelphia, 1994, Saunders.
10. Smith BR, Ghali GE: Atrophic edentulous mandibular fractures. Oral and Maxillofacial Surgery Knowledge Update, 2nd vol, page Tra/29, 1998.

31. 중안면부 골절: 코, 관골, 안와 및 상악의 골절
(Midfacial fractures: fractures of the nose, zygoma, orbit, and maxilla)

A. Omar Abubaker, DMD, PhD, Vincent B. Ziccardi, DDS, MD, and
Ian McDonald, MD, DMD

코의 골절

1. 코뼈 중에서 가장 골절에 취약한 부위는 어디인가?

코뼈 중에서 골절이 가장 흔하게 일어나는 부위는 넓고 얇은 원위부의 코뼈다. 콧등면을 직접적으로 가격을 하면 얇은 코뼈의 1/2 아래 부분의 골절이 일어난다. 근위부 코뼈는 더 튼튼하고 두꺼워서 상대적으로 골절이 적다. 그러나 강한 충격이 가해지면 골절은 근위부 코뼈, 상악의 전두 돌기(frontal process)와 전두골(frontal bone)에서 많이 일어난다.

2. 코뼈 골절의 진단과 치료에 있어서 방사선학적인 참고사항은?

표준 안면부 방사선 사진(standard facial radiograph)은 코뼈 골절의 처치에 있어서 제한적인 진단학적, 치료적 가치를 가지지만 코뼈 골절의 임상 기록의 역할을 한다. 컴퓨터 단층 촬영(CT)에서는 정확하게 코뼈의 변이양상과 안와-사골(orbitoethmoidal) 부위의 골절을 볼 수 있다. 그러므로 방사선 사진은 의료 기록상의 이유로 촬영을 하고, 외과적 술식 여부를 결정짓기 위해서는 임상 검사를 시행해야 한다.

3. 코뼈 골절 치료 후 어떤 때에 비강 충전(nasal packing)을 해야 하는가?

성공적으로 코뼈 골절을 정복한 후 다음의 경우에 코 내부에 충전(packing)을 시행한다:

- 지혈과 술후 중격(septum)의 혈종(hematoma)을 방지하기 위해
- 비중격을 제자리로 위치하고, 중격 연골에 붙어있는 중격 점막을 보존하고, 변형된 뼈 소삭에 대해시 내부의 지지를 주기 위하여
- 점막의 넓은 부분이 벗겨진 경우 유착(synaechiae)을 방지하기 위하여

4. 코의 후방부 충전(posterior nasal packing)의 적응증은 무엇인가?

후방부 충전은 코의 후방 출혈시 시행한다. 이러한 출혈의 양상은 종종 환자의 주된 증상이 목구멍으로 피가 넘어간다거나, 코의 후방부에서 출혈양상이 눈으로 보인다거나, 코의 전방부를 잘 충전해도 출혈의 조절이 되지 않는 등의 모습으로 진단할 수 있다.

5. 코의 후방부 충전은 얼마나 오랫동안 하고 있어야 하는가?

약 3~5일

6. 심한 분쇄 코뼈 골절(severely comminuted nasal fracture)의 처치방법은 무엇인가?

심한 분쇄 코뼈 골절은 내적으로는 코 내부의 충전과 외적으로는 부목(splint)으로 우선적으로 증상을 경감시킬 수 있다. 충전은 외적인 지지물과 내적인 충전물 사이에서 뼈 형성이 될 수 있도록 코뼈 아래 부분에 위치해야 한다. 내외부의 부목은 혈종을 방지하고, 넓혀진 콧등을 압박하여 좁게 하고 코의 높이를 유지시켜 준다. 분쇄 코뼈 골절을 조기에 개방성 정복술(open reduction)로 치료한다면 연조직이 거의 남지 않은 골조각을 잃을 수 있으므로 신중하게 치료에 대해 생각을 하고, 경우에 따라 치료를 하지 않도록 한다.

7. 코뼈 골절의 이차적인 치료의 적응증에는 무엇이 있는가?

비록 적절한 정복이 이루어진 경우에도 술후 코의 변형이 일어날 수 있으므로 환자들에게 그러한 가능성에 대해 미리 주지를 해 주어야 한다. 술후 변형에는 코의 혹이나 변이, 콧등 높이의 상실, 중격의 변이 및 코 막힘 등이 있다. 코뼈 골절의 이차적인 치료는 이러한 변이가 존재할 때–특히 기능적이거나 심미적인 문제가 존재할 경우–이루어져야 한다.

8. 중격의 혈종은 즉각적으로 어떻게 처치해야 하는가?

중격의 혈종은 혈액이나 장액으로 비강 내가 다시 차는 것을 방지하기 위한 배농로를 확보하기 위해서 혈종의 기저부나 아래쪽을 따라 절개함으로써 처치한다. 양측성의 혈종은 건전한(intact) 내부 중격을 유지하면서 양측에 절개를 가하거나 편측에 절개를 가해야 한다. 그리고 절개와 함께 양측 교통을 위하여 연골의 창의 절제(resection of a window)를 시행한다. 약하게 비강 충전을 하거나 예방적 항생제를 투여하는 것이 좋다.

9. 손상 후 얼마나 빨리 코뼈 골절을 정복하여야 하는가?

코뼈 골절은 손상 후 몇 시간 이내에 정복해야만 한다. 만약 이 시간 내에 정복하지 않는다면 부종에 의해 형태변이가 일어나고 수술이 어렵게 된다. 정복을 하는 또 다른 시기는 부종이 해소된 3~14일 후이지만 이때는 골절편들의 융합이 일어난 후이다.

10. 비골절의 후기 합병증(late complications)에는 어떤 것들이 있는가?

다음의 합병증들이 치료의 유무에 관계없이 나타날 수 있다:

- 기도 폐쇄
- 안장코(saddle deformity)나 혹(dorsal dump)
- 중격의 천공이나 변이
- 중격과 비갑개(turbinate)사이의 유착(synechiae)의 형성
- 재발성 비출혈(recurrent epistaxis) 과 재발성 상악동염 및 두통

11. 비중격 혈종은 무엇이며 어떤 치료법이 행해져야 하는가?

비중격의 혈종은 대개 웅덩이와 같이 중격 점막의 푸른 색조를 띤 거상된 양상으로 보인다. 이러한 양상을 인지하는 것은 중요하다. 왜냐하면 안장코의 가능성과 중격 연골의 천공을 일으키는 중격 연골의 이차 감염과 괴사를 방지하는 배농로를 형성해 주어야 하기 때문이다. 배농은 작은 점막 절개나 침(needle)을 이용한 흡인 등으로 가능하다. 중격을 가로지르는(transseptal) 흡수성 물질로 봉합하는 것과 비강 충전은 혈액이 재축적(reaccumulation)되는 것을 막아준다.

중격의 혈종 치료법은 혈종의 기저부나 아래쪽을 따라 절개하여 배농로를 확보하는 것이며 이것은 비강내가 혈액이나 장액으로 다시 차는 것을 방지한다. 양측성의 혈종은 내부 중격을 손상 없이 유지하면서 양측에 절개를 가하거나 편측에 절개를 가한다. 그리고 절개시에는 양측 교통을 위하여 연골에 창을 형성하여준다. 가볍게 비충전을 하거나 예방적 항생제 투여를 하는 것이 효과적이다.

12. 안장코(saddle nose)는 무엇인가?

안장코는 코의 외상으로 일어날 수 있는 변이로 콧등이 오목한(concave) 모습을 보

이는 것을 말한다. 안장코는 비골의 골절과 비골의 하방 변이로 인하여 발생할 수 있고 연골성 중격의 휘어짐과 위쪽의 측부 연골의 분쇄로 일어날 수도 있다. 변형을 일으키는 손상의 후기 효과(late effect)는 중격의 혈종 형성에 의한 중격 붕괴, 비대칭성 중격 성장, 반흔 수축 등이다.

13. 응급 상황에서 비출혈은 어떻게 처리해야 하는가?

전방부 비출혈은 대개 Kiesselbach's plexus에서 일어난다. Kiesselbach's plexus는 상방의 입술 동맥(superior labial artery), 전방의 사골 동맥(anterior ethmoidal artery), 접형구개동맥(sphenopalatine artery) 말단(terminal end)의 합류점(confluence)이다. 이 부위를 phenyleprine으로 적신 면구로 막는 것은 좋은 처치 방법이다. 검안경으로 직접 비강을 관찰하고 직접적으로 전기 소작기나 silver nitirate sticks를 이용하여 소작할 수도 있다. 그러나 과도한 소작은 중격 천공의 방지를 위해서 피해야 한다. 가장 일반적 방법은 소독된 petrolatum-impregnated 거즈로 2~5일 동안 막는 것이다. 광범위 항생제를 투약하는 것은 중비갑개(middle meatus)가 막힘으로 발생하는 상악동 감염을 예방할 수 있다.

후방부 비출혈은 후방부의 stop이 부족할 경우에는 비충전시 압력의 발생이 충분하지 않기 때문에 조절하기가 더욱 힘들다. 이러한 경우에는 Foley urinary catheter를 콧구멍내로 넣어 식염수로 부풀린 후 당겨서 비인두(nasopharynx)를 막고 Foley 주위로 충전을 시행한다. 장력은 코의 입구 쪽에서 umbilical clip으로써 유지한다. 상품화된 후방부 코 풍선(balloon)도 효과적이다.

14. 비안와 사골(nasoorbital-ethmoidal[NOE]) 복합 골절이 일어난 환자의 전형적인 임상증상은 무엇인가?

NOE 복합 골절은 일반적으로 자동차 사고시 핸들이나 상판에 부딪히는 등의 둔탁한 물체에 의한 외상으로, 코에 직접적인 충격이 가해진 경우 발생한다. 환자의 전형적인 증상은 코뼈사이 간격의 넓어짐(widened nasal bridge), 눈 주위의 부종(edema)과 반상 출혈(ecchymosis), 비출혈(epitaxis), 뇌척수액(CSF), 비루(rhinorrhea)(42%), 외상성 안각 격리증(telecanthus)(12~20%)이다. 외상 초기나 후기의 유루증(epiphora)은 비루의 부속기관(nasolacrimal apparatus)의 폐쇄나 손상을 의미한다.

15. 안각 격리증(telecanthus)과 양안 격리증(hypertelorism)의 차이점은 무엇인가?

안각 격리증은 주로 NOE 복합골절과 같은 외상에 의해서 양쪽 눈의 내측 안각(medial canthi) 사이 거리가 넓어지는 것을 의미한다. 일반적인 코카시안 성인의 안각 사이 거리는 33mm 정도이다. **양안 격리증**은 안와 자체의 거리가 넓어지는 것을 말하며 동공 사이의 거리를 측정한다. 정상적인 거리는 60mm이다. 외상으로 양안 격리증이 발생하기는 힘들다. 안와의 골절과 변이를 일으키기 위해서는 엄청나게 큰 외력이 작용해야하기 때문이다.

16. 중안면부 골절 환자에 있어서 비장관 삽관(nasogastric tube)은 왜 종종 금기증이 되는가?

중안면부 골절은 일반적으로 비강을 통해서 연장되고, 두개골의 손상이 수반된 비인두에서 연조직의 파열을 일으킬 수 있다. 이러한 환자에서 부적절하게 비장관 삽관을 시행하면 이전에 외상 받은 부위의 연조직으로 삽관되거나 튜브가 두개관내로 들어갈 가능성이 있다.

안와 골절

17. 안와 골절의 징후(sign)와 증상(symptom)은 무엇인가?

안와 골절의 징후와 증상은 골절의 위치와 변위의 정도에 따라 좌우된다. 안와 골절이 일어나게 되면 일반적으로 안와하부와 외비부의 감각 마비(numbness), 복시(diplopia), 안구주위와 결막하 혈종(hematoma), 반상 출혈(ecchymosis) 및 시력 저하를 보인다. 시력 저하는 안와 골절에 대해서는 비특이적으로 나타나지만, 안구나 시신경의 손상을 암시할 수 있다. 일반적으로 안와 골절시에는 조기에 종창으로 인해 안구 돌출(exophthalmus)이 나타날 수 있다. 안와 공동(orbital cavity)이 두드러지게 확대되고 종창이 해소된 것처럼 보인다면 안골 함몰(enophthalmos)은 1~3주 내에 나타난다. 5~10% 이상의 안구 부피 증가가 보인다면 관혈적 정복술을 시행해도 무방하다.

안와 골절을 동반한 복시 역시 나타날 수 있는데, 특히 아래쪽을 응시(downward gaze)하거나 위쪽을 응시(upward gaze)할 때 잘 나타난다. 복시는 가장 흔하게 근육 좌상(contusion), 안외근계(extraocular system)의 편위(excursion)로 인한 간섭(interference), 미세한 인대에 의해 근육으로 매인 지방의 폐색에 의하거나, 보다 드물게는 근육 자체의 폐색에 의해 일어난다. 근육 혹은 지방의 폐색에 의한 복시와 관련된 골절만이 수술로 치료되어야 한다. 대부분의 근육 좌상에 의한 복시는 수술 없이도 현저하게 개선된다.

18. 마르쿠스 건 동공(Marcus Gunn pupil)은 무엇인가?

망막 혹은 시신경 교차와 관련된 병소로부터 생기는 구심성 동공 결함이다. 이 결함으로 영향을 받지 않은 눈에서는 빛이 비춰지면 동공의 정상적인 수축을 일으키지만(consensual response), 영향을 받은 눈에 빛이 비춰지면 동공이 수축되기 보다는 모순된 확장을 일으킨다.

19. 안와 골절 진단을 위한 가장 좋은 방사선 영상은 무엇인가?

2~3mm 간격의 축상(axial) 및 관상(coronal) CT가 안와의 내측벽(medial wall)과 외측벽(lateral wall)의 비정상적인 소견과 비사골부(nasoethmoidal)의 골절을 확인하는 데 이상적이다. 직접 혹은 재구성된 영상으로 안와저(orbital floor), 안와천정(roof) 및 안와내 공간(interorbital space)의 골절을 확인할 수 있다. CT보다는 덜 확실하지만, Waters view가 안와저 골절, 상악동내의 출혈뿐만 아니라 안와저 함몰, 안구 내용물의 탈출(herniation)을 보여주는 데 충분하다.

20. 단독(isolated) 안와내 골절이 가장 흔한 부위는 무엇인가?

가장 흔한 안와내 골절은 infraorbital canal 내측의 안와저를 포함하고, 대개 안와저의 내측부와 내측 안와벽(medial orbital wall)의 아래 부분까지로 경계 지어진다. 이 부위에서 함몰된 골절은 안와 부피를 증가시키면서 안와 연조직이 상악동이나 사골동쪽으로 변위되게 한다.

21. 안와저(orbital floor) 골절과 관련된 안와하저(infaorbital floor)의 부분에서 지각감소 혹은 마비(hypoesthesia or anesthesia)의 발생률은 얼마인가?

발생률은 90~95%이다.

22. 무엇이 외상성 안구 함몰(traumatic enophthalmos)과 안구 돌출 및 ocular dystopia를 일으키는가?

안와 하부 2/3에서의 골절시에는 대개 안와가 팽창되기 때문에 안구의 위치가 변화된다. 안와의 윗부분 골절이 일어나는 경우에는 일반적으로 안와가 안쪽과 아래쪽으로 변위되고, 안와의 부피가 수축됨으로 안구가 앞이나 아래쪽으로 움직이게 된다. 안와의 아랫부분이 골절되는 경우에 안와의 수축이나 팽창이 일어날 수 있다. 안와의 수축은 내측으로 변위된 관골 골절에 의해 가장 흔하게 발생하고, 이는 안구 돌출을 초래한다. 안와의 부피를 팽창시키는 관골, 안와저 혹은 안와 내측에서의 골절이 일어난 경우에 안구는 뒤쪽과 안쪽으로 변위된다. 안구의 후방 변위는 안구 함몰이라고 한다. 일반적으로 안구가 각 방향으로 1mm 변위되는 경우에 안와 부피가 1cc 증가된다. 안구가 하방으로 변위되는 것을 ocular dystopia라고 한다. 안와저, 안와의 내측 벽 및 관골의 경우에는 안와하방 가장자리(inferior orbital rim)의 팽창에 의해 변위가 일어난다.

23. 의식이 없는 환자의 경우 어떤 방법으로 안와 내용물의 폐색을 진단할 수 있는가?

안와 내용물의 폐색은 forced duction test를 이용하여 진단할 수 있는데, 이 검사는 겸자를 이용하여 안구 가장자리(limbus)로부터 안구로 대략 7mm 정도 위에 있는 외직근(rectus muscle)의 기시부(insertion)를 잡아서 실시한다. 안구는 부드럽게 사방으로 회전하고, 운동이 제한되는 것이 보인다. 비록 상방의(superior), 내측의(medial), 혹은 외측의(lateral) 외직근도 검사에 이용되지만, 하방의 외직근(inferior rectus muscle)이 가장 많이 검사에 이용된다.

24. 안와저(orbital floor)를 재건하는 데 어떤 재료를 사용하는가?

- 자가골 이식(두개골 split calvarial, 장골 iliac 혹은 늑골 split rib)
- 동종골 이식(두개골 cranium, 늑골 rib, 장골능 iliac crest, 상악동의 전벽 혹은 관골 돌기)
- 무기 합성골 재료(예, Medpor, Silastic, Vitallium, 스테인리스 스틸, Teflon, Supramid 혹은 타이타늄 임플란트)

25. 안와저 골절을 불완전하게 치료하거나, 치료하지 않았을 경우에 발생하는 가장 흔한 합병증은 무엇인가?

복시와 안구 함몰

26. 안와천정 골절과 관계된 합병증은 무엇인가?

안와천정 골절은 흔히 안와 상연, 전두골 및 전두동과 관련된다. 상사근(superior oblique muscle)의 연골륜(trochlea)은 천정 표면과 가깝기 때문에 자주 손상되며 일시적 복시를 일으킨다. 다른 징후는 안구 변위이며, 측하방에서 발생하며 안구 돌출(proptosis)을 일으킬 수 있다. 제6뇌신경은 안와천정 골절이 일어난 경우 손상되며, 이로 인하여 외직 근의 마비와 안구의 외향 운동의 제한을 보인다. 추가 합병증으로는 경막 파열(dural tears), 전두개저(anterior cranial base) 손상, 뇌척수액 누출(CSF leaks), 뇌헤르니아(cerebral herniation) 및 박동성 안구 돌출증이 있다.

27. 안와 골절 치료에 대한 다른 외과적 접근법은 무엇인가?

다양한 안와 접근법이 있으며, 각각 장 · 단점이 있다. 술식의 선택은 외과적 노출이 필요한 양과 골절의 위치 및 술자의 선호도에 따라 달라진다.

눈 아래의 하안검 절개(subciliary lower eyelid incision)는 속눈썹 2~3mm 아래에서 시작하여 punctum(눈물점)으로부터 외측으로 외안각까지 8~10mm 연장한다. 이 절개는 피부 절개를 통하여 dissection을 tarsus의 inferior edge에 도달할 때까지 한다. 피부-근육 피판은 안검연골(tarsus)로부터 거상되고 septum orbitale(안와 격벽)는 orbital rim에 도달할 때까지 안검연골(tarsus)아래로 따라간다. Septum에 손상을 주는 것을 피하기 위해 orbital rim의 앞면에서 골막을 통한 절개가 이루어지며 골막은 orbital rim과 안와저로부터 거상된다. 이 접근법은 안와저의 측벽과 내벽으로의 접근을 용이하게 한다.

Mid-lid incision은 lower lid crease, ciliary margin 4~5mm 아래에서 이루어진다. 이 절개법은 subciliary incision과 관련된 많은 문제점을 피할 수 있다.

Transconjunctivial incision(횡결막 절개)은 conjunctiva(결막), capsulopalpebral fascia(안검피근막), orbital rim쪽으로의 골막을 통해 이루어진다. 이 절개법은 septum orbitale를 절개하지 않고 orbital fat을 바로 노출시킬 수 있고, 외부 반흔을 피할 수 있다. Lateral canthotomy incision과 같이 사용될 때, 이 접근법은 안

와의 모든 네 벽의 노출시킬 수 있다.

Lateral brow incision 혹은 upper blepharoplasty incision은 frontozygomatic suture와 측벽 부분과 천정의 노출을 제공한다.

Medial canthal incision은 주로 곡선 방향으로 한다. 내안각, 안와의 내벽 및 비골을 완전히 노출한다.

구내 접근법은 inferior orbital rim, 상악 및 관골을 완벽하게 노출시킨다. 안와저나 다른 안와벽이 충분히 노출되지는 않는다.

Bicoronal incision은 안와, 코의 윗부분 및 관골뿐만 아니라 두개관으로 넓게 접근할 수 있다. 이 모든 부위의 노출이 필요한 경우, 즉 비사골부(nasoethmoidal) 골절, Le Fort Ⅲ 골절, 그리고 전두골 골절 치료에서 이 절개법이 선호되는데, 안와 천정의 노출이 눈에 보여야 하고 안와 내용물들이 360° 로 움직여야만 하기 때문이다.

28. 어떤 절개법이 안검 외반(ectropion)을 위한 가장 좋은 방법인가?

Scleral show(눈 밑 흰자위가 보이는 것)와 안검 외반은 하안검 수술 후 subciliary incision을 시행하는 경우 빈발하는 후유증이고, 종종 lid retraction에 의하여 일어난다. 이런 상황은 시간이 지나면 개선이 되지만, 하안검에서 영구적인 반흔을 남기는 영구적 기형이 될 가능성도 있다.

29. NOE 골절이란 무엇인가?

비사골 부위(nasoethmoidal) 구조물을 포함한 심한 안와 내측벽의 골절이다. 종종 비사골 안와 복합 골절(nasoethmoidal-orbital fracture), 혹은 간단히 NOE fracture라고도 한다.

30. NOE fracture의 치료를 위한 외과적 접근법은 무엇인가?

골절의 양상과 분쇄에 기초하여 이러한 절개법-coronal, subciliary 혹은 mid-lid, maxillary gingivobuccal sulcus-의 복합적인 방법(combination)이 대개 nasoethmoidal-orbital 부위를 충분히 노출시키기 위해 필수적이다.

31. 외상 후 안구 함몰증이 발생하는 기전은 무엇인가?

안구 함몰증은 대부분 안와 연조직 내용물들이 한 개 혹은 그 이상의 안와벽이 파열 및 변위되어 생긴 확대된 골성 안와(bony orbital volume)내로 변위되어 발생한다. 안구 함몰증이 5mm를 초과하는 경우 현저한 기형이 나타난다.

복시는 종종 일시적이지만, 시력의 기능적 측면에서보다는 주시(gaze)하는 경우의 극단적인 경우에서만 나타날 수 있는 두 개의 시야(double vision)이다. 안구를 올리거나 혹은 oculorotary mechanism에 대한 extraocular musculature와 일시적 효과에 의한 근육 불균형의 원인이 되는 혈종 혹은 부종 때문에 흔히 생긴다. 복시만으로는 수술의 적응증이 되기는 드물다.

32. 한 눈 복시와 두 눈 복시의 원인은 무엇인가?

한 눈 복시(두 개가 보이는 것)의 원인은 망막의 분리, 변위된 수정체, 이물질, 잘못된 굴절이상, 백내장 및 공막을 포함한다. 이러한 증상이 발견되는 즉시 전문적인 안과 상담이 필요하다. 두 눈 복시의 경우는 외상 시에서 더 흔하고, 안구 돌출이나 안구 함몰과 같은 안구 위치 변위나 안와 연조직의 폐색으로 인한 안구 운동의 제한으로 인해 발생할 수 있다. 상대적으로 신경 손상은 두개내(intracranially)에서나 안와내에서 발생할 수 있는데, 이는 혈종이나 골편의 압착(compression)의 결과로 일어나는 것이다. 골성 안와의 외과적인 수복술과 손상을 받은 신경에 대한 감압술이 복시의 교정에 도움을 준다.

33. 안와저 파열 골절(blowout fracture)은 무엇인가?

안와저 파열 골절의 발생 원인은 안구의 만곡(distortion)과 안와내 압력을 증가시키는 안구에 대한 직접적인 외상이다. 안확(orbital rim)은 대부분 온전하게 유지되며, 외력은 안와 공동(orbital cavity)의 안쪽 부위로 전달된다. 외력은 안와저와 내측벽의 약한 뼈의 바깥쪽 골절에 의해 분산되며 외력이 증가함에 따라 골절은 후방부(posteriorly)와 동심원상(circumferentially)으로 확장될 수 있다. 임상 검사와 진단 영상 검사, 특히 CT가 결손부의 크기와 안와 구조물의 가능한 폐색을 평가하는 데 유용하다. 현저한 결손부는 외상 후 안구함몰의 방지를 위해 수술이 필요하다.

34. 상안와열 증후군(superior orbital fissure syndrome)과 안와첨 증후군(orbital apex syndrome)의 차이점은 무엇인가?

상안와열 증후군은 상안와열 내의 내용물들이 혈종이나 골편에 의해서 압박되어

발생한다. 임상적 특징으로는:

- 동공 수축근의 제3뇌신경 지배의 기능장애로 인한 동공 확장
- 제 3, 4, 6 뇌신경의 마비에 따라서 부차적으로 나타나는 안근마비(ophthalmoplegia)
- 눈꺼풀 올림근(levator palpebrae)의 마비(paresis)로 인한 상안검 하수증
- 삼차신경의 안분지(ophthalmic division)의 압박으로 인한 이마의 무감각과 각막 반사의 소실
- 안정맥과 림프계의 폐색으로 인한 부종에 부차적으로 나타나는 안구돌출

안와첨 증후군은 주로 연수의 혈종(retrobulbar hematoma)이 optic canal과 상안와열을 압박하기 때문에 발생한다. 임상적 특징은 긴장된 안구돌출증과 눈주위 종창, 안구후방의 통증, 동공 확장, 눈 근육마비 및 가장 중요한 시각의 변화를 포함한다. 시신경 유두 검사(funduscopy)에서는 다홍색 반점을 포함한 pale disc를 보인다. 영구적인 시각 소실을 방지하기 위하여 외안각 절개술을 통한 신속한 외과적 감압술이 필요하다.

35. 활시위 검사(bowstring test)는 무엇이며, 어떤 종류의 골절 평가를 위해 유용한가?

활시위 검사를 통하여 NOE 골절에서 내안검 인대(medial canthal ligament)의 상태를 알아볼 수 있다. 흔히 인대는 긴밀하게 누골에 붙어서 유지되는데, 이는 골절된 것이거나 변위된 것일 수도 있다. 활시위 검사는 운동성을 알아보기 위한 검사로 내안검 부위를 촉진하면서 외안검을 외측으로 부드럽게 견인하며 시행한다. 검사시 양성의 반응이 보인다면 내안검인대의 변위 혹은 외상성 안각 격리증을 동반한 골절을 의심해 보아야 한다.

36. 안와 외상과 안와 부피 변화는 어떤 관계가 있는가?

골격 안와의 정상적 부피는 대략 30cc 정도이다. 안와골 골절이 일어나는 경우 안와 내용물의 위치의 변화에 따라 부피의 증감이 일어난다. 안와 부피를 감소시키는 골절은 내용물을 압박하고 안구돌출을 일으킬 수도 있다. 안와 부피가 증가하는 경우에는 안구에 더 많은 공간이 생기게 되고 dystopia나 안구의 수직적 위치의 변화가 발생한다. 안구 함몰은 안구의 전후 위치의 변화다. 안구 부피 변화에 의한 안구 위치 변경은 두 가지 요인에 의해 발생한다: Lockwood's suspensory ligament의 파열과 안구의 축

(axis)에 관련된 부피 변화의 관계. 축은 측안확(lateral orbital rim)에서 누골의 전방에 있는 부위까지를 연결하는 선으로 정의된다. 이 선을 넘어선 부피변화는 안구 위치에 상당한 변위를 만든다. 이 축을 벗어난 1mL의 부피감소가 1.5mm의 안구 함몰을 만든다. 전방부 안와저와 내측벽 골절은 주로 축의 앞에 있고, 최소한의 안구 위치 변화를 초래한다.

37. 전방 출혈(hyphema)은 무엇이며, 어떻게 다루어야 하는가?

전방 출혈은 주로 홍채의 뿌리(root)에서 혈관이 찢어짐(tearing)으로 안구의 전방부 강(anterior chamber)내에 있는 혈액이 층진 것(layering)이다. 증상으로는 동통, 흐리게 보이는 시야,광선혐기증(photophobia)이 있다. 망막(retinal)의 출혈은 전방 출혈 중 50% 정도를 차지한다. 전방 출혈의 처치는 3~30%의 증례에서 재출혈의 방지를 목표로 한다. 재출혈은 일반적으로 부상 후 3~5일 후에 나타나고, 대개 원래의 부상보다 더 심하며, 시력 악화, 각막 손상 및 녹내장이 발생할 수 있다. 환자들은 주로 침대에서 휴식을 취하고, 매일매일 안과 검진을 받아야 하며, 안대를 착용하고, 증가된 안구내압력(intraocular pressure)은 도포성 beta blockers와 탈산 탈수 효소 억제제 혹은 필요시 mannitol로 조절한다. 이런 환자들에게 아스피린은 절대적 금기이다.

38. 외상 후에 따르는 안외 운동(extraocular movement) 장애의 원인은 무엇인가?

안외 운동은 6개의 안외근에 의해 지배된다. Inferior, superior, medial rectus 및 inferior oblique muscles는 모두 제3뇌신경(동안신경)에 의해 지배된다. Superior oblique muscle은 활차신경(제4뇌신경)의 지배를 받고, lateral rectus muscle은 외전신경(제6뇌신경)에 의해 공급받는다. 외상으로 근육이나 신경의 연속성이 파열되면 이 영향 받은 근육이 당기는 방향으로의 제한된 시선에 의해 운동장애와 두 눈 복시가 일어난다. 외상성 골결손에 있어서 근육의 폐색(예를 들면 안와저 파열골절) 역시 제한된 시선을 야기한다.

39. 외상성 안검 하수증 (traumatic ptosis)의 원인은 무엇인가?

안검 하수증은 상안검이 처지는 것이다. 정상적인 안정상태의 안검 위치는 상경수신경절(superior cervical ganglion)에 의한 자율 신경계에 의해 중재된다. 이 신경들의 muscle end point는 상안검연골판 (upper tarsal plate)에 들어가는 평활근인 Mueller's muscle이다. 교감신경 섬유(예, Horner's syndrome에서)의 파열이 안검 하수증의 원인이 된다. 상안검올림근(levator palpebrae superioris)은 제3뇌신경의 지배를 받고 수의적인 개안(eye opening) 운동에 관련되어 있으며, 이 신경이나 근육의 손상도 역시 안검 하수증의 원인이 된다. 관련된 신경과 근육이 제 기능을 다함에도 불구하고 안구 위치 변위는 안검 하수증의 형태로 나타날 수 있다.

관골 골절(zygomatic fracture)

40. 전형적인 관골 혹은 광대뼈의 복합 골절의 패턴은 무엇인가?

관골 골절의 양상은 힘의 방향 또는 세기, 인접 뼈의 밀도, 관골을 싸고 있는 연조직의 양에 따라 달라진다. 관골부위에서의 구조적인 취약 역시 관골 복합 골절의 양상에 영향을 미친다. 전형적으로 골절선은 관골접형골 봉합(zygomaticosphenoidal suture)에서 안와 내로 들어가서 하안와열(inferior orbital fissure)까지 이어지며, 관골전두봉합(zygomaticofrontal(ZF) suture)을 지난다. Fissure 앞쪽으로의 골절은 안와저와 하안와확(infraorbital rim)을 지나고, 하안와공(infraorbital foramen)을 지나며, zygomaticomaxillary(ZM) buttress(관골상악 지지대)를 지나서 아래로 이어진다. 후방으로는 buttress로부터 연장되어 상악동의 측벽을 통하여 뻗어있다. 관골 골절의 가장 흔한 양상 중 하나는 단독 관골궁 골절인데, 이는 관골측두골 봉합부(zygomaticotemporal suture)뒤 1.5cm 정도의 가장 약한 부위에서 발생한다.

41. "삼각 골절(tripod fracture)"이란 무엇인가?

삼각 골절은 인접 골과 관련된 복합의 형상을 나타내기 위해 관골 복합체의 전형적 양상을 간결하게 묘사된 용어로 과거에 더 사용되었다. 그러나 이러한 용어는 관골의 세 돌기들이 관련되어 있는 것을 잘못 암시할 수 있기 때문에 실제로는 오칭이다. 사실상 대개의 관골 복합 골절(지금 정확하게 관골상악골 복합체[zygomaticomaxillary complex{ZMC}]로 알려진)은 네 가지 주요돌기들을 포함한다: 관골전두부위 (zygomaticofrontal region), 안확부위(infraorbital rim), ZM buttress(관골상악 지지대) 및 관골궁.

42. Orbital ZMC 골절과 관련된 물리적 및 방사선학적인 사실은 어떠한 것이 있는가?

관골 골절은 안면 골격의 돌출된 위치 때문에 흔히 안면 외상에서 나타난다. 이는 비골절인 경우에 부가적으로 나타난다. 안와 ZMC골절과 관련된 신체적 징후나 증상은 다음을 포함한다:

- 눈 주위의 반상 출혈과 부종
- 산소가 투과될 수 있는 결막을 통한 혈류의 산소포화 지속으로 인한 긴 시간에 걸친 밝고 붉은 결막하(subconjunctival) 출혈
- 협골융기 혹은 관골궁의 편평화(flattening)
- 하안확부(inferior orbital rim), 관골궁, 전두관골봉합부(frontozygomatic suture) 혹은 zygomatic buttress 부위에서의 층이 진 변형(step deformity)과 민감성(tenderness)
- 특히 이동성 골절에서의 동통
- 관련된 상악동으로부터 혈액누출(blood draining)로 인한 골절 측면에서의 비출혈 직접적인 코의 손상(nasal injury) 또한 제거되어야 한다.
- 복시(두 개로 보이는 것), 이는 안와저 결함 혹은 안와측벽의 변위로 인한 외안근, 부종, 혈종, 신경 손상 혹은 안와 부피의 증가로 인한 이차적인 안구의 변위에 의해 발생한다.
- 골절된 골편으로부터의 충돌이나 직접적인 외상에 의한 하안와 신경마비
- 상악 협측 전정에서의 반상 출혈(Guerlin's syndrome)
- 붕괴된 관골궁에 의한 근돌기(coronoid process)의 물리적 충돌 혹은 근경련에 의한 아관긴급

Orbital ZMC 골절의 방사선적 특징은 다음을 포함한다:

- Water's view나 PA는 전두관골봉합의 분열, 안와 형태의 왜곡, 안확에서의 층이 진 상태(steps) 혹은 동측성 상악동의 불투명화를 확인할 수 있다.
- Submental vertex 영상은 관골궁의 골절을 보여주는데, 이는 "M" 형태로 자주 나타난다. 수직축을 중심으로 한 관골궁의 회전 또한 이 영상에서 볼 수 있다.
- CT는 골절 위치와 변위를 평가하는데 유용하다. 연조직 손상뿐만 아니라 안와 기형은 axial과 coronal view를 사용하여 정확하게 평가할 수 있다.

43. 관골 골절시 하악 운동이 제한되는 이유는 무엇 때문인가?

관골과 관골돌기에 인접한 근돌기(coronoid process) 때문에 변위된 관골궁의 골절은 하악운동에 간섭을 일으키며, 관골돌기에 영향을 미칠 수 있다. 그러나 손상 이후 초기 단계에서 아관긴급(trismus) 역시 측두근이나 교근의 부종이나 경련에 의해 부가적으로 일어날 수 있다는 것을 인지해야 한다.

44. 관골 복합 골절의 진단이나 치료 계획을 위해 어떤 진단 영상이 가장 좋은가?

과거 오랫동안 posterioanterior oblique(Waters)와 submental vertex ("jughandle") 등의 방사선 사진들이 이 골절의 진단에 사용되었다. 그러나 현재는 CT scan(axial & coronal)이 이러한 골절을 평가하는 진단 영상이다. 이 영상의 양상은 골절의 위치, 뼈의 변위된 정도 그리고 주위 연조직의 상태를 보여준다. Axial view는 측안와벽(lateral orbital wall)과 관골궁을 평가하는데 가장 좋은데 반해, coronal view는 안와저 골절의 유무와 크기를 알아보는 데 유용하다.

45. 관골 골절의 외과적 치료 적응증은 무엇인가?

관골 골절의 외과적 치료는 임상적 특징과 방사선 특징에 기초해야 한다. 당면한 기능적 혹은 심미적 문제는 얼굴 기형(facial dysmorphism), 안구 함몰 혹은 orbital dystopia와 같은 장시간 후유증을 예방하도록 다뤄야 한다. 수술 치료의 다른 적응증은 골절편의 상당한 변위나 불안정성을 포함한다.

46. 관골 골절을 치료하는 최적의 시간은 언제인가?

이상적인 관혈적 치료시간은 부종이 시작되기 전이다. 그러나 관골 골절은 응급이 아니고 다른 위험한 손상을 먼저 치료해야 한다는 것을 항상 기억해야 한다. 이런 골절 치료를 위해 부종이 가라앉기를 며칠 간 기다리면서 선택적으로 나중에 다시 치료할 수 있다. 이러한 시간적 연장으로 인해서 수술 결과가 나쁘게 되는 것은 아니고, 정복이 상대적으로 어려워지는 3~4주를 넘기지 않는다면 더 좋은 수술 결과를 얻게 된다.

47. 관골 골절 치료를 위한 다른 수술 방법은 무엇인가?

치은 협구 절개(gingival buccal sulcus incision)로 외형적으로 수술 흉터를 남기지 않고 관골의 관자 아랫면으로의 접근하여 관골과 관골궁 골절의 정복을 할 수 있다.

다른 접근법으로는 Gillies approaches가 있다. ZMC 골절 치료를 위한 절개법은 infraorbital, a lateral brow, upper blepharoplasty incision, 하안검 절개, superior gingivobuccal sulcus incision 등이 있다. 정복과 안정을 필요로 하는 관골의 분쇄 골절은 관상 절개(coronal incision)를 통해 접근이 가장 잘 된다.

48. 관골 골절의 가장 심각한 수술 합병증은 무엇인가?

비록 드문 합병증이지만 실명이 관골과 안와 골절의 가장 무서운 술후 합병증이다. 이 합병증은 골절편의 변위 혹은 시각신경관의 파괴, 신경의 압축을 유발하는 부종, 혹은 안구 후방 혈종으로 인한 시신경에 직접적인 손상에 의해 발생할 수 있다. 따라서 양쪽 눈에 대한 술 전 평가가 관골과 안와 골절 치료 전에 모든 환자에게 필수적이다.

49. 관골궁과 근돌기 사이의 유착을 치료하는 방법은 무엇인가?

근돌기 절제술(coronoidectomy)

50. 관골 골절 후 영구적인 복시의 발병률은 어느 정도인가?

처음 일시적인 복시는 환자의 10%까지 존재하며, 주로 위 · 아래 옆으로 주시할 때 생긴다. 위로 볼 때 생기는 영구적 복시는 환자 중 5% 정도를 차지한다.

상악골절(maxillary fracture)

51. Le Fort는 누구이며, Le Fort 골절은 무엇인가?

Rene Le Fort(ca. 1901)는 프랑스의 외과의사로, 세기말에 안면의 취약한 중요 line과 중안면 골절의 양상에 대해 관심이 많은 사람이었다. 그는 건물 꼭대기에서 시신들을 떨어뜨리는 저속력 충격힘을 이용한 머리에 대한 많은 실험을 했다. 그는 얼굴이 골절되는 기본적인 3가지 라인에 대하여 알아봤다. 그는 중안면 골절은 3가지 전형적인 패턴에서 발생되고, 주로 양측성이며 “mixed”(얼굴의 우측이나 좌측)로 발생한다는 것을 관찰했다. 그러나 모든 세 가지 타입이 익상판(pterygoid plate)의 골절을 포함하는 것은 아니다. 그의 초기 연구에 의하면 가장 잦은 안면 골절은 No.1(두개골로부터 안면 분리), 가장 적은 것은 이상륜(piriform rim)을 통해 상악을 가로지르는 No.3(상악 골절)이라 했다.

52. Le Fort 골절의 종류는 무엇인가?

Le Fort I 골절: 골절선은 상악동저의 위에 있는 치조정 위의 piriform aperture를 통해 상악을 가로지르고 익상판을 포함하며 후방으로 연장된다. 이 골절은 상악과 경구개가 얼굴 윗부분에서 단독의 분리된 덩어리로 분리되게 한다. Le Fort I 골절은 종종 transmaxillary fracture라고도 한다.

Le Fort Ⅱ 골절: Pyramidal disjunction. 이 골절은 비전두봉합(nasofrontal suture) 에서 비골을 가로지른다. 안와저를 가로지르고, 내 · 하방의 안확(medial, inferior orbital rim)을 파손시키고, 후방에서는 익상판을 파괴시키며 누골을 통하여 외측으로 연장된다. 이 골절에서 측안확(lateral orbital rim)과 관골궁에서의 두개에 대한 관골에 대한 부착은 유지된다. 이 골절로 인해 상악과 코 부위는 중안면과 두개의 나머지 부분과 관련하여 움직일 수 있다. 삼각형 패턴 때문에 이 골절은 삼각골절(pyramidal fracture)이라고 한다.

Le Fort Ⅲ 골절: Craniofacial disjunction. 이 골절선은 두개부에 상악을 연결하는 모든 buttress bone을 포함한다. 이 골절에서 골절선은 비골, 비전두 봉합, 혹은 전두사골 봉합을 가로질러 midline상에 생긴다. 외측으로 골절선은 전두관골 봉합을 포함하여 관골의 root를 지나 연장되면서 익돌상악극(pterygomaxillary space)를 포함하고 측두와(temporal fossa)를 가로지르며 내측 안와벽과 상안와를 통해 주행한다. 익상판는 대개 두개저로부터 떨어져서 골절된다. 이 골절이 일어나면 두개부에 대하여 얼굴 윗부분 전체(코, 상악골 및 광대부위)가 움직인다. 이 골절시 전두관골 봉합, 비전두접합(nasofrontal junction), 안와저 및 외측으로는 관골궁이 분리되어 두개안면부 분리(craniofacial disjunction)가 일어난다.

53. 중안면 골절의 임상적 모습들은 무엇인가?

- 중안면 골절의 임상적 진단은 주로 전치부 개방교합인 부정교합에 의해 나타나는 골절의 변위가 있을 때 합리적으로 내리기 쉽다.
- 동통과 종창은 중안면 골절의 다른 징후이다.
- 한 손으로 환자의 머리를 안정적으로 잡고 다른 손으로 비전두 연결부(nasofrontal junction), 측안와확(lateral orbital rim), 하안와확(infraorbital rim)을 촉진할 때 생기는 움직임에 의해 알 수 있는 중안면의 움직임
- 비출혈, 결막하출혈, 상악 감각 저하, 중안년의 bony buttress의 경결감이 중안면과 상악 골절의 다른 징후와 증상이다.

54. 상악 골절의 평가를 위해 어떤 진단 영상을 이용하는가?

직접적 혹은 정형화된(formatted) coronal cut을 포함한 악안면 CT가 일반적으로 중안면 골절에서의 상악 골절을 진단하기 위해 가장 흔하게 쓰이는 방사선 검사이다. 그러한 검사들은 기존 방사선 검사들보다 상당히 많은 정보를 제공한다. 안와의 골절이 의심되면 변위의 정도를 알아보기 위한 가장 정확한 방법으로 coronal view로 찍는 CT를 추가한다.

55. 중안면 골절 환자에서 종종 비위관사용이 금기되는 이유는 무엇인가?

중안면 골절은 흔히 비강을 통해 연장하고 두개 손상을 수반하여 비인두에서 연조직 붕괴를 유발할 수 있다. 이런 환자들에게 부주의하게 비위관을 장착하는 것은 전에 외상 받은 부위에 연조직 박리(dissection)를 하거나 두개내 비위관 삽입을 초래할 수 있다.

56. Battle's sign은 무엇이고, 임상적 의미는 무엇인가?

Battle's sign은 귀 뒤에 나타나는 반상 출혈이다. 중두개와(middle cranial fossa)를 포함하는 두개저부골절에서 일반적으로 나타난다. 손상 후 약 24시간 후에 나타나는 상대적으로 늦은 징후이다. "너구리 눈"(양측성의 눈 주위 반상 출혈)은 전두와저 골절 혹은 상악 골절 후에 흔히 나타난다.

BIBLIOGRAPHY

1. Colton JJ, Beekhuis GJ: Management of nasal fractures. Otolaryngol Clin North Am 19:73-85, 1986.
2. Dodson BT: Zygomatic, maxillary, and orbital fractures. In Jafek BW, Murrow BW (eds): ENT Secrets, 3rd ed. Philadelphia, 2005, Hanley & Belfus.
3. Dufresne CR, Manson PN: Pediatric facial trauma. In McCarthy JG (ed): Plastic Surgery. Philadelphia, 1990, Saunders.
4. Ellis E 3rd: Fractures of the zygomatic complex and arch. In Fonseca RJ, Walker RV (eds): Oral and Maxillofacial Trauma. Philadelphia, 1991, Saunders.
5. Evans G, Manson PN, Clark N: Identification and management of minimally displaced nasoethmoidal orbital fractures. Ann Plastic Surg 35:469-471, 1995.
6. Fenner GC, Wolfe SA: Maxillary fractures. In Weinzweig J (ed): Plastic Surgery Secrets. Philadelphia, 1999, Hanley & Belfus.
7. Graper C, Milne M, Stevens MR: The traumatic saddle nose deformity: etiology and treatment. J Craniomaxillofac Trauma 2:37-49, 1996.
8. Harken AH, Moore EE (eds): Abernathy's Surgical Secrets, 5th ed. Philadelphia, 2005, Mosby.
9. Illum P: Long-term results after treatment of nasal fractures. J Laryngol Otol 100:273-

277, 1986.
10. Jafek BW: Nasal trauma. In Jafek BW, Murrow BW (eds): ENT Secrets, 3rd ed. Philadelphia, 2005, Hanley & Belfus.
11. Kawamoto HK: Late posttraumatic enophthalmos: a correctable deformity? Plast Reconstr Surg 69:423-432, 1992.
12. Knight JS, North JF: The classification of malar fractures: an analysis of displacement as a guide to treatment. Br J Plast Surg 13:325-339, 1961.
13. Lenhart DE, Dolezal RF: Fractures of the nose. In Weinzweig J (ed): Plastic Surgery Secrets. Philadelphia, 1999, Hanley & Belfus.
14. Manson PN: Facial fractures. In Aston SJ, Beasley RW, Thorne CHM (eds): Grabb and Smith's Plastic Surgery, 5th ed. Philadelphia, 1997, Lippincott-Raven.
15. Manson PN: Facial fractures. In Grotting J (ed): Reoperative Aesthetic and Reconstructive Surgery. St Louis, 1994, Quality Medical.
16. Manson PN: Facial injuries. In McCarthy JG (ed): Plastic Surgery. Philadelphia, 1990, Saunders.
17. Manson PN: Midface fractures. In Georgiade N, Riefhohl R, Barwick W (eds): Plastic, Maxillofacial and Reconstructive Surgery, 2nd ed. Baltimore, 1992, Williams & Wilkins.
18. Manson PN, Clark N, Robertson B et al: Comprehensive management of panfacial fractures. J Craniomaxillofac Trauma 11:43-56, 1995.
19. Manson PN, Iliff N: Management of blow-out fractures of the orbital floor. II. Early repair for selected injuries. Surv Ophthalmol 35:280-292, 1991.
20. Markowitz B, Manson P, Sargent L et al: Management of the medial canthal ligament in nasoethmoidal orbital fractures. Plast Reconstr Surg 87:843-853, 1991.
21. Nguyen PN, Sullivan P: Advances in the management of orbital fractures. Clin Plast Surg 19:87-98, 1992.
22. Pastrick H, Bevivino BR: Zygomatic fractures. In Weinzweig J (ed): Plastic Surgery Secrets. Philadelphia, 1999, Hanley & Belfus.
23. Pollock RA: Nasal trauma: pathomechanics and surgical management of acute injuries. Clin Plast Surg 19:133-147, 1992.
24. Romano JJ, Manson PN, Mirvis WE et al: Le Fort fractures without mobility. Plast Reconstr Surg 85:355-362, 1990.
25. Schendel SA (ed): Orbital Trauma. Oral and Maxillofacial Surgery Clinics of North America, 5th vol, No. 3. Philadelphia, 1993, Saunders.
26. Weinzweig J, Bartlett SP: Fractures of the orbit. In Weinzweig J (ed): Plastic Surgery Secrets. Philadelphia, 1999, Hanley & Belfus.
27. Whitaker L, Yaremchuk M: Secondary reconstruction of posttraumatic orbital deformities. Ann Plast Surg 25:440-449, 1990.
28. Wolfe SA, Baker S: Facial Fractures. New York, 1993, Thieme.
29. Wolfe SA, Berkowitz S: Maxilla. In: Plastic Surgery of the Facial Skeleton. Boston, 1989, Little, Brown.

32. 전두동 골절 (Frontal sinus fractures)

A. Omar Abubaker, DMD, PhD

1. 전두동 골절의 징후는 무엇인가?

열상, 좌상 혹은 혈종을 일으키는 이마에 대한 외력은 전두동의 손상과 관련이 있다. 비록 종창, 부종, 혹은 혈종 때문에 눈에 보이거나 만져지는 함몰이 손상 초반에 나타나지 않더라도 촉지할 수 있고, 눈에 보이는 눈썹부위나 이마의 함몰은 전두동과 관련이 있을 수가 있다. 상안와부의 감각이상, 각막하 혈종, 눈꺼풀 반상 출혈, 피하의 유체양피지음(subcutaneous air crepitus)과 뇌척수 비루는 전두동 골절의 다른 징후이다.

2. 전두동 골절 진단에 사용되는 방사선 촬영 중 어떤 것이 가장 좋은가?

비록 일반 방사선 사진들과 Water's view가 피질골의 연속성 상실 혹은 air fluid levels를 묘사하여 변위된 전두동 골절을 잘 나타낼 수는 있지만, 작은 골절과 비전두관이 이환되어 있는 것을 잘 보여주지는 못한다. 통상의 방사선 사진들 역시 변위 정도나

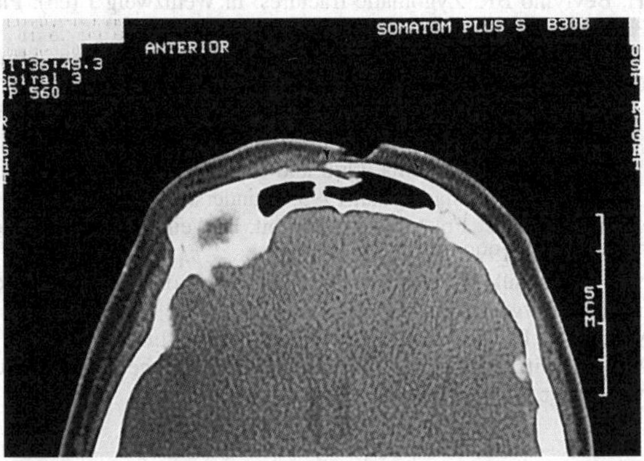

그림 32-1. CT에서 외벽의 골절로 분리된 소견을 볼 수 있다. (From Gonty AA: Management of frontal sinus fractures and associated injuries. In Fonseca RJ (ed): Oral and Maxillofacial Surgery, 3rd vol. Philadelphia, 2000, Saunders.)

골절의 심도를 보여주기는 어렵다. CT는 전두동의 평가를 위한 기준이 되었는데, 작고도 최소한으로 변위된 바닥면, 중격, 전두동의 전후방을 잘 보여주기 때문이다(그림 32-1). 관(duct)을 직접적으로 보거나 도관에 대한 손상을 알아내는 것 역시 중심선 근처를 지나거나, 중심선을 가로지르거나, 비사골 복합체(nasoethmoidal complex)를 포함하는 전두동저의 골절을 보면서 알 수 있다. 관상면 CT와 삼차원 입체 영상에서는 골절시 도관과의 관련성을 직접적으로 볼 수 있다.

3. 전두동 골절과 관련된 합병증은 무엇인가?

전두동 손상과 관련된 합병증의 대부분은 비전두관의 폐쇄와 골절선 상에 있는 점막의 폐색, 혹은 경막 파열(dural tears)로 인한 전두동 배농의 방해이다. 전두동 골절의 대부분의 합병증은 이 골절이 관찰되지 않았거나 치료되지 않은 환자들에서 발생한다. 이런 합병증들은 조기 합병증과 지연 합병증으로 나눠질 수 있다. 조기 합병증은 비출혈, 뇌척수액 유출, 전두동염, 점액류종, 뇌막염 그리고 두개 내 혈종을 포함한다. 조기 합병증은 손상 후 수 주 안에 발생한다. 수년 후 나타나는 지연 합병증은 골수염, 점액낭종(mucopyocele), 두개내 농양 그리고 안와 농양을 포함한다.

4. 전두동 골절의 외과적 치료 적응증은 무엇인가?

전두동 골절을 치료하거나 이 골절들을 단지 방치하고 관찰할 것인지 결정하는 것이 거의 비전두관의 상태와 전후방의 변위 정도에 따른다. 변위되지 않거나 약간 변위된 전방 골절은 관찰이 용이하다. 그러나 변위된 전방 골절에서 종창이 수반된 후 현재나 나중에 심미적 기형을 유발할 것으로 보이면 수술이 필요할 수도 있다. 비슷하게 약간 변위되거나 변위되지 않은 후방 골절은 뇌척수액 유출이 없거나 변위된 후방벽이 전두동벽의 피질판 두께보다 얇다면 두고 볼 수 있으나, 뇌척수액 유출이 있거나, 비전두관의 손상이 의심 되는, 피질골보다 두꺼운 후방벽의 골절들은 수술적인 검사를 하거나 정복을 시행해야 한다.

5. 전두동 골절의 검사와 치료를 위한 외과적 접근법은 무엇인가?

관상절개법(coronal incision)은 사골부, 안와부 및 두개내 부위뿐만 아니라 전두동과 전두골로의 접근성을 제공하고, 가장 심미적인 결과를 제공한다. 전방 골절만의 검사와 정복은 전두동의 완전한 접근과 골절편의 정복과 고정을 위해 남아있는 전방부의

roof를 제거하도록 하여 이 검사를 통해 실행될 수 있다. 후방 골절은 필요한 경우에 경막(dural)과 뇌실질 손상(parenchymal injury)을 평가하고 치료하는 신경외과 팀과의 합작으로 전두개두술(frontal craniotomy)을 필요로 할 수 있다.

비전두관이 관련되어 있고, 전두동이 지방, 근육 혹은 뼈와 같은 것과 함께 제거된다면, 관상절개는 두개골, 측두근, 지방, 혹은 근막들의 이식을 용이하도록 접근성을 제공한다. 전두동 골절 치료의 다른 접근 방법으로는 골절부를 덮고 있는 이마부위의 열상을 통한 방법과 open sky approach가 있다. 그러나 이러한 접근 방법들은 전방 골절이 관련되어 있을 때만 거의 유용하다.

6. 전두동 골절 치료를 위한 고려 사항은 무엇인가?

전두동 골절에 따르는 치료 고려 사항들은 다음의 평가를 포함한다: 변위의 정도; 비전두관의 손상; 뇌척수액 유출

- 비전두관과 관련 없는 전방 단독 골절은 심미적 기형을 예방하기 위해 microplate로 정복되고 안정될 수 있다.
- 비전두관을 포함한 골절은 전통적으로 전두동의 제거 치료이다. 이 방법은 high-speed bur를 이용하여 전두동과 upper duct로부터 모든 전두동 점막들을 제거하는 것이고, 그 다음에 duct와 sinus 전체를 반흔과 골화를 유도할 수 있는 재료로 충전하는 것이다. 뼈, 근육(측두근), 지방(측두 혹은 복부). 근막, 그리고 근막 피판을 포함한 자가 조직들과 같은 많은 재료들이 사용되었고 Gelfoam이나 합성골과 같은 합성 재료들도 사용되어 왔다. 모든 방법들은 비교적 성공적으로 보였으나 cancellous iliac bone과 복부 지방들은 가장 인기 있는 재료이다.
- 변위되거나 분쇄된 후방 골절은 경막 파열이나 뇌실질 손상과 관련되어 있고, 개두술(craniotomy)을 필요로 할 수 있다. 뇌척수액 누출이 없는 inner table만 포함한 골절은 대개 치료하지 않는다. 뇌척수액 누출이 있다면 cranialization과 경막의 치료가 추천된다. 이 방법에서 경막의 신경외과적 치료가 끝나고 난 뒤 posterior table은 제거되고, floor는 정복되고 안정되며, sinus와 duct에 남아있는 점막과 inner cortices를 파내고, duct는 언급된 적당한 재료로 충전한다. 뇌는 새로 확대된 전두개와(anterior cranial fossa)에서 적절한 위치에 다시 놓이게 된다. 최종적으로 anterior table은 microplate와 screw로 정복한다.

7. 어른과 비교하여 어린이에서의 전두동 골절 위험에 대해 설명하시오.

전두동은 태생부터 시작되며, 7세 때 비강으로부터 함기화 팽창형태로 나타나기 시작하여 18~20세 때 발육이 완성된다. 전두동 사이의 태아기 연결의 잔존물은 비전두관이다. 이 양측성 구조(foramina ducts)는 주로 middle meatus duct에서 후내측면으로부터 전두동을 사골의 aircells를 통하고 비강 쪽으로 이끌어낸다. 어린이와 청소년층에서의 전두동은 작거나 존재하지 않기 때문에 이러한 연령대에서는 골절과 거리가 멀다.

BIBLIOGRAPHY

1. Disa JD, Robertson BC, Metzinger SE et al: Transverse glabellar flap for obliteration/isolation of the nasofrontal duct from the anterior cranial base. Ann Plast Surg 36:453-457, 1996.
2. Ioannides C, Freihofer HP, Friens J: Fractures of the frontal sinus: a rationale of treatment. Br J Plast Surg 46:208-214, 1993.
3. Minniti JG, Harshbarger M: Fractures of the frontal sinus. In Weinzweig J (ed): Plastic Surgery Secrets. Philadelphia, 1999, Hanley&Belfus.
4. Rohrich RJ, Hollier LH: Management of frontal sinus fractures: changing concepts. Clin Plast Surg 19:219-232, 1992.
5. Rohrich RJ, Mickel TJ: Frontal sinus obliteration: in search of the ideal autogenous material. Plast Reconstr Surg 95:580-585, 1995.
6. Wolfe SA, Johnson P: Frontal sinus injuries: primary care and management of late complications. Plast Reconstr Surg 82:781-789, 1988.

33. 연조직 손상
(Soft tissue injuries)

Bashar M. Rajab, DDS, and A. Omar Abubaker, DMD, PhD

1. 미생물의 침투에 대항해서 인간 신체를 보호하는 데 관련되어 있는 두 가지 중요한 기전은 무엇인가?

기계적인 방어막(mechanical barrier): 피부의 상피와 점막을 포함한다. 피부는 표면 지질의 형태로 화학적인 방어를 하며, 점막은 표면의 면역글로불린과 산성 pH에 의한 방어를 제공한다. 피부와 구강 점막 표면은 또한 잠재적인 미생물 병원체와 경쟁하는 구강 상주균에 의해서도 보호를 받는다.

생물학적인 방어막(biological barrier): kallikrein-kinin 시스템의 활성화로부

터 얻어진 아민(amine)의 분비와 혈관 투과성의 증가는 체액성 및 세포성 면역 요소들의 유입을 허용한다. 이 요소들은 궁극적으로 연관된 유기체와 그로 인한 식균 작용을 초래한다.

2. 연조직 손상의 분류는 어떻게 되는가?

- 좌상(contusions)
- 찰과상(abrasions)
- 열상(lacerations)
- 유피판 열상(flaplike lacerations)
- 탈락 창상(avulsion injuries)

3. 연조직 회복의 다양한 종류에는 어떤 것들이 있는가?

- 일차 봉합(primary closure)
- 이차 유합(secondary intention)에 의한 치유
- 국소 피판(local flap)
- 원위 피판(distance flap)
- 유리 피판(free flap)
- 특수화된 피판(specialized flap)

4. 상처 폐쇄에는 어떤 종류들이 있는가?

- 일차 봉합과 일차 유합에 의한 치유
- 상처를 개방된 상태에서 자주 소독하여 치료하고 이차 유합과 창상 수축에 의해 치유되도록 하는 것
- 지연 1차 봉합. 창상을 폐쇄시키는 소독재로 부목이 된 상태로 3~5일간 유지시켜 감염 및 괴사 조직의 위해를 입지 않도록 한다.

창상 봉합의 시기는 감염의 위험도와 직접적인 연관이 있다. 보통 감염의 위험도가 높은 창상들은 가능한 한 빠른 시간 안에 봉합되어야 한다(처음 6~8시간 내에). 반면 두경부 영역에 있는 것과 같이 감염의 위험이 낮은 창상은 처음 수상 후 18~24시간 내에 주로 봉합될 수 있다. 24시간이 지나면 대부분의 창상에서의 고려사항은 그들을 개방된 상태로 packing하거나 4~8일이 지난 후 2차 회복을 수행하는 것이다.

5. 외상 후 연조직 창상 감염의 위험 요소들은 무엇이 있는가?

창상 및 상처와 관련된 요소들: (1) 크기, 형태, 창상의 깊이; (2) 창상의 위치; (3) 외상의 기전; (4) 이물질의 존재를 포함한 감염 정도와 유형; (5) 손상과 창상 폐쇄 사이의 시간; (6) 손상과 완전한 처치 시점 사이의 창상 치료; (7) 환자의 나이와 전신적인 상태.

기술적 위험 요소들: (1) 이물질의 부적절한 제거, 세균 감염 및 실활조직의 존재; (2) 세척하는 과정에서 상처로 들어간 이물질; (3) 부적절한 지혈과 사강(dead space)을 줄이지 못하면 세균 군집을 위한 환경을 만듦; (4) 상처를 봉합하기 위해 지나치게 많은 봉합술을 사용한 경우; (5) 창상연의 적합을 시키는 봉합 과정에서 과도한 장력을 가하여 국소조직의 관류가 잘 되지 않는 경우

6. 연조직 손상 부위에서 혈관수축제가 포함된 국소마취를 피해야 하는가?

생활력이 의심스러운 피부나 피판조직 부위에서 혈관수축제는 더 심한 순환계의 악화를 가져올 수 있다.

7. 창상 준비와 함께 세척의 역할은 무엇인가?

세척은 감염 예방에 있어 매우 중요한데, 왜냐하면 이 과정은 잔재와 먼지, 미생물들 및 창상으로부터 나온 실활 조직을 제거하기 때문이다. 그리고 그것은 감염율의 감소를 가져온다. 식염수로 고압 세척을 하는 것은 창상부위 조직의 세균의 수의 감소와 감염율의 감소를 보여 왔다. 포비돈-요오드(povidone-iodine), 과산화수소(hydrogen peroxide), 세정제의 사용은 현격한 조직 손상을 야기시킬 수 있으므로 피해야 한다.

8. 두경부에서 외상 후 연조직 손상 감염을 치료하기 위한 다섯 단계는 무엇인가?

1. 감염에 대한 초기 인식
2. 빠른 소생과 경험적 항생제의 개시
3. 즉각적인 외과적 debridement
4. 혈역학적 및 영양학적 지원
5. 조기 창상 봉합

9. 교상으로부터 얻을 수 있는 미생물에는 어떤 종류가 있으며, 이에 대한 적절한 치료제는 무엇인가?

개한테 물렸을 경우: *Pasteurella canis*

고양이에게 물렸을 경우: *Pasteurella multocida, Pasteurella septica*

인간에게 물렸을 경우: *S. aureus, Eikenella corrodens, haemophilus influenzae*, beta-lactamase 생성 구강 혐기성 세균

적절한 치료제는 beta-lactam 항생제와 beta-lactamase 억제제의 조합이다. Oral amoxicillin-clavulanic acid는 의심스러운 병원체에 대해서 훌륭한 적용 범위를 제공한다. Ertapenem 역시 모든 범위의 동물과 인간 교상에 의한 병원균에 대해 훌륭한 효과를 갖고 있다.

10. 순서에 따르면 피부층은 어떻게 구성되는가? 안면표정근과 피부층은 어떤 관계인가?

1. 표피(중층 편평 상피)
   - 각질층
   - 투명층
   - 유극층
   - 과립층
   - 재생층(종자층)
2. 진피
   - 유두층
   - 망상층

얇은 피하층은 안면부의 진피를 지지한다. 안면표정근들은 피하층 내에 있으며 진피의 망상층으로 삽입된다.

11. 봉합 재료와 조직 치유 과정의 상호 작용에 대해 설명하시오.

상처 회복은 세 가지 과정으로 나뉜다.

1. 첫 지연기(0~5일): 창상의 강도 증가는 없다. 그리고 창상은 주로 봉합과 표피 세포 응집력에 의존한다.
2. 섬유아세포 단계(5~15일): 이 단계는 창상 강도에서 빠른 증가율을 갖는다.
3. 성숙기(14일이나 그 이상): 이 단계는 좀 더 진행된 조직 재형성으로 특성화된다.

창상은 처음 4~6일 동안에는 강도를 얻지 못하고, 조직 적합 정도는 전적으로 봉

합에 의존하기 때문에, 시간이 지나서 조직에서 봉합력이 감소함에 따라 봉합 재료들이 힘을 잃고 창상이 강도를 갖게 되는 것은 중요하다.

12. 외상으로 인한 창상의 경우 피부 이식의 적응증은 무엇인가? 어떤 부위가 피부 이식의 수혜부로 적당한가?

적응증:

- 많은 양의 피부 결손에 따른 조직 변형과 수축의 양을 제한해야 하는 경우
- 최종 치료전의 일시적인 창상 피개가 필요한 경우

피부 이식을 지지해주는 조직들은 근육, 지방, 근막, 경질막 및 골막이다. 피부 이식을 지지해주지 못하는 조직들은 골막이 벗겨진 피질골, 건, 신경, 또는 연골이다.

13. 유리 피부 이식은 어떻게 분류는 되는가?

유리 피부 이식은 이식편의 두께에 따라 분류된다. 부분층 이식은 진피의 일부분과 표피로 이루어진다:

- Thin(0.008~0.012inch)
- Medium(0.012~0.018inch)
- Thick(0.018~0.030inch)

전층 피부 이식은 표피와 진피 둘 다 포함한다.

14. 부분층 피부 이식과 전층 피부 이식의 특징은 무엇인가?

부분층 피부 이식:

- 얇은 이식편은 빠르게 혈관화가 일어나며 최적의 상태가 아니더라도 생존한다.
- 확장될 수 있다.
- 최소한의 반흔으로 치유되는 다양한 공여부를 갖는다.
- 두꺼운 부분층 피부 이식은 색, 질감, 한정된 수축 등 전층 피부 이식과 유사하다.
- 대개 dermatome을 이용해서 얻어진다.

전층 피부 이식:

- 색, 질감이 훌륭하다.
- 최적의 창상 상태가 요구된다.
- 조직 수축이 비교적 적다.

- 공여부는 반드시 일차 봉합되어야 한다.
- 대개 박리에 의해 얻어진다.

15. 이식 실패의 가장 흔한 이유는 무엇인가?

혈종 형성과 유착의 실패가 가장 흔한 이식 실패의 원인이다.

16. 입술 관통창의 치료 과정은 무엇인가?

- 근육층의 재적합
- 진피와 피하층의 봉합
- 홍순(vermillion border)의 조심스러운 정렬 및 피부 봉합
- 점막층의 폐쇄

17. 찢겨진 입술 창상을 위한 치료법에는 무엇이 있는가?

찢겨진 입술 상처에서 윗입술의 1/4과 아랫입술의 1/3 이상이 기능적이나 심미적 결함 없이 상실될 수 있다. 이런 상황에서는 조직 변연은 정렬되어야 하고, 일차 봉합을 위해 쐐기 모양의 조직은 제거해야 한다.

광범위하게 찢어진 상처에서는 입술 봉합을 위해 Abbe-Estlander 피판이나 Karapandzic 피판이 사용될 수 있다.

18. 눈꺼풀 창상의 종류에는 어떤 것이 있으며, 어떻게 처치할 수 있는가?

단순 열상: 피부, 근육, 안검연골부 및 공막층의 기시부를 회복하면서 층별로 봉합되어야 한다. 기능적이거나 미용상의 손상을 피하기 위해 안검 변연의 적합에 신중하게 주의를 기울여야 한다.

상안검 열상: 안검연골판으로부터 거상근 및 Muller's 근육의 부착 소실이 있을 수 있다. 그 근육들은 반드시 확인되고 안검연골판에 재부착되어 안검하수증을 예방하고 거상 기능을 회복해야 한다.

안검의 내측 1/3 부위의 열상: 눈물 소관이 포함될 수 있다.

찢겨진 상처: 안검 길이 25% 미만의 전층 손상은 단순 열상일 때 일차 봉합으로 치유될 수 있다. 반면에 후이개부나 다른 상안검의 부위로부터 전층 피부 이식을 하여 찢어진 상처를 치료한다.

19. 누관(lacrimal drainage system)이 포함된 눈꺼풀 창상의 치료는 무엇인가?

하부소관은 상부소관보다 좀 더 흔하게 손상되어진다. 치료는 소관의 두 부위를 구별하는 것에서부터 시작된다. 실리콘 튜브는 지점(punctum)과 소관의 측면 부분을 통해 지나간 후 남겨진 내측 소관을 통해 누낭, 비루관, 하비갑개 밑의 코로 지나가게 된다. 튜브의 다른 끝 부분은 포함되지 않은 지점으로 들어가서 하갑개의 아랫부분으로 나오기 위해 비루관을 통해 지나간다. 유리단 부위는 묶어주고 코에 결찰한다. 튜브는 누루(epiphora)가 지속된다면 2~3개월 동안 위치시켜야 한다.

20. 이하선 도관의 경로는 무엇인가?

도관은 타액선 앞 쪽 부분에서 내부적으로 저작근 부위까지 표층으로 뻗어 나온다. 이때 이 도관은 tragus에서 상순 중앙지점까지의 평면과 평행을 이룬다. 저작근 전연으로부터 1cm 전방으로 도관은 안쪽으로 돌게 되며 협근을 관통하여 상악 제2대구치 부위에서 개구한다.

21. 이하선 도관의 손상을 진단하는 방법에는 어떤 것이 있는가?

- 이하선을 눌러서 타액을 생성시킨 후 창상 부위의 투명한 체액의 위치를 확인한다.
- 도관의 원심부위에 lacrimal probe를 삽입하는 방식으로 정밀검사를 실시한다.
- 도관에 역행하는 방향으로 메틸렌 블루 또는 우유를 주입한다.
- 방사선 검사(sialogram 또는 CT 촬영)

22. 이하선 도관의 손상은 어떻게 처치해야 하는가?

- 구강내 개구부로부터 도관의 원심부를 통해 인트라캐스(intracath) 스텐트를 위치시킨다.
- 타액선을 눌러 자극하여 타액을 생성시키는 방식으로 도관의 근심 부위를 식별해낸다. 그런 다음 그 중앙의 가장자리에 canula를 꽂는다.
- 도관의 끝을 인트라캐스 위로 작은 나일론이나 Prolene 봉합사를 이용하여 봉합한다.
- 협점막에 인트라캐스를 고정시킨다.
- 창상의 층별로 봉합하고 외부에 압박 붕대를 24~48시간 동안 위치시킨다.
- 카테터는 10~14일 동안 그 자리에 남겨둔다.

만약 도관 손상의 회복이 불가능한 것으로 판단되면 도관의 중앙부는 결찰되어야 한다. 이는 분비선의 생리학적 죽음을 초래한다.

23. 손상부 위치와 관련하여 이하선 도관 손상의 치료과정은 무엇인가?

- 이하선 내부: 이하선 피막 봉합과 압박 붕대의 적용
- 교근 상방: 1차 문합(anastomosis)
- 교근 전방: 만약 1차 문합이 불가능하면 구내에 새로운 개구부를 만들어 도관의 근심부가 연결되도록 한다.

24. 귀(ear) 혈종의 병인과 치료법은 무엇인가?

가장 흔한 귀 혈종의 병인은 외상이다. 관외로 흘러나온 혈액이 섬유조직 또는 새로운 연골조직으로 대체된다. 만약 혈액이 제거되지 않으면 "꽃양배추(cauliflower) 귀"로 변형될 수 있다. 또한 혈종은 2차 감염의 위험성도 내포하고 있다.

치료법: 손상을 입은 직후에 바늘을 이용하여 혈종을 제거할 수 있으며, 늦게 치료할 경우에는 절개 및 배농이 필요할 수 있다. 혈종 제거 후의 외부 압박 붕대(지지 붕대)의 적용은 이후의 혈종 재발 가능성을 억제한다.

25. 귀 손상은 어떻게 분류되며, 이에 대한 일반적인 치료법은 무엇인가?

열상: 외이에 충분한 혈액을 공급하기 위해 연결된 조직을 보호 및 유지하면서 창상부위를 일차 봉합해야 한다.

찢어진 상처: 피부 조직의 상실은 후이개 피판(posterior auricular flap)으로 치료될 수 있다. 노출된 연골은 피부 이식의 수혜부가 될 수 없다. 전층조직으로 처지게 혹은 심하게 손상된 조직은 일차 봉합 및 귀의 크기 감소를 동반하는 전층 절제를 요할 수도 있다.

완전히 찢긴 상처(total avulsion):

- 합성재를 이용한 재부착. 귀는 세척되고 혈관 bed 내부로 직접 봉합된다. 작은 절개가 정맥 울혈을 줄이기 위해 피부에서 만들어진다. 혈액의 점성을 줄이기 위한 dextran이나 heparin의 투여는 매우 도움이 될 것이다. 대부분의 의사들은 4시간 내의 재부착이 가장 성공적이라고 믿는다.
- 주머니(pocket) 원칙. 귀는 완전히 박리되고, 귀 후방에서 절개가 가해진다. 그리고 귀가 덮인 부분으로 주머니가 만들어진다. 10~14일 후 귀는 회복되며 재상피화가 일어난다.

26. 안면 신경 마비를 동반하는 두개안면부 손상은 무엇인가?

두개저 골절의 일부로써 측두골 골절시 안면 신경의 마비를 유발할 수 있다. 안면부 열상이 없을 때 측두골의 CT 스캔은 그러한 손상을 보여준다. 그러한 손상에서는 고용량의 스테로이드 및 감압 치료가 고려된다. 예후는 골절의 부위에 따라 다르다.

27. 누선계(lacrimal system)의 외상에 의한 절제의 원인은 무엇이며, 진단 및 치료법은 무엇인가?

내측 눈물샘의 열상, Le Fort나 비사골(nasoethmoidal) 골절과 동반된 열상이 주 원인이다. 눈물점(lacrimal punctum)은 확장되며 그 점을 통해 식염수가 분출된다. 창상에서의 식염수의 양상은 세관의 찢어짐을 진단할 수 있다.

이러한 절제시 찢어진 세관을 고정하고 수리하는 것을 통해 튜브를 코 내부로 삽입하여 치료한다. 상하부의 세관 열상 모두 필요하다면 찾아서 치료해야 한다. 골절편을 재위치시키는 것은 기관의 기능을 적절히 해준다. 비루관의 만성적인 막힘도 누낭비강문합술(dacryocystorrhinostomy)로 치료할 수 있다.

28. 안면부 열상은 치료 전에 괴사조직 제거술(debridement)을 필요로 하는가?

안면부의 혈액 공급은 양호하여 좌상을 입은 부위는 종종 치유되나 반흔이 다량 생길 수 있다. 그러므로 만약 연조직의 유연성과 가용성이 허용된다면 좌상 부위는 절제되어야 한다. 그러나 절제는 상하안검 부위에서 행해져서는 안 되는데, 그 이유는 안검이 안구 위를 완벽하게 덮지 않을수도 있기 때문이다. 봉합선에서 최소한의 조직 결손이 있더라도 왜곡이 발생할 수 있기 때문에 보통 절제는 안검과 안검 변연 찢어진 부위, 콧망울 부위, 입술 변연 또는 귀 변연부의 찢어진 부위에서 행해지면 안 된다. 다른 부위에서는 좌상을 당한 피부의 절제술은 예측 가능한 치유 및 증진된 외관과 함께 일차적인 외과적 창상으로 전환되는 것을 허용한다. 안면부 연조직의 봉합은 층별로 행해져야 한다.

29. 혀 열상시 적절한 치료는 무엇인가?

혀는 많은 혈액의 공급을 받고 있고 이는 많은 출혈을 야기한다. 혀는 아주 짧은 기간에 놀랄만한 치유 능력을 보여준다. 그러므로 작은 혀의 열상은 특히 소아에서 종종 일차 봉합이 꼭 필요하지 않을 수도 있다. 그러나 큰 열상, 특히 출혈이 있고 이물질의 침입 가능성이 있는 혀의 열상은 확인 및 봉합해야 한다. 국소마취 시행 후 상처는 흡수성 봉합사로 층별 봉합한다. 큰 열상은 기도의 확보가 필요로 되는데 ,그 이유는 큰 부종의 가능성과 혀의 후방 전위 때문이다. 방사선 사진을 통해 치아 파편 등의 이물질의 존재를 찾아내야 한다.

30. 귀의 열상 치료시 고려해야 할 사항은 무엇인가?

귓바퀴, 외이도, 고막, 청각 등을 평가하는 전체적인 검사가 외이의 손상 치료에 앞서 필요하다. 귓바퀴는 가장 빈번하게 귀에서 찢어지는 부위인데, 무혈관의 연골로 이루어져있으나 혈관이 많은 얇은 피부 조직으로 둘러싸여있다. 치료는 혈관수축제가 포함되지 않은 국소마취, 보존적 괴사조직 제거술, 6.0 나일론 피부 봉합을 통해 알려진 기준점을 따라 연조직을 적합시키는 것 등을 포함한다. 연골조직의 구조물 봉합은 좀처럼 필요하지 않다; 그러나 영구적 고정된 봉합이 사용되기도 한다. 혈종이 생기면 배농이 필요하다; 가는 바늘로 흡인하거나 작게 절개함으로써. 피가 재축적되는 것을 막기 위해 압박 드레싱의 몇 가지 종류가 필요하다; 이것은 연골을 통과하는 수평 매트리스 봉합과 지지해주는 드레싱을 통해 쉽게 할 수 있다.

31. 볼을 크게 관통하는 관통창을 가진 환자에서 어떤 해부학적 구조물의 평가가 요구되는가?

협부 열상은 이하선이나 그 도관, 신경가지, 안면 동맥과 그 가지들 그리고 협지방 등 하부 생활 조직을 몇 가지 포함할 수 있다. 창상의 신중한 검사가 이런 구조를 구별하는데 있어서 요구된다. 찢어진 이하선 도관은 부목을 사용하고 6.0 나일론으로 끝부분을 확대한 상태에서 조심스럽게 봉합해야 한다. 상방 조직은 그 후에 층별로 봉합한다. 도관이 포함되지 않은 선조직의 손상은 일반적으로 폐쇄되어야 하고, 침샘류(sialocele)나 이하선루의 형성이 생기는 경우 압박 드레싱이나 침분비억제제(antisialagogues)로 치료할 수 있다. 협측 지방은 심미적인 기형과 협측의 공동화를 막기 위해 유지되어야 하고 복위시켜야 한다.

32. 상 · 하순의 찢어진 창상의 일차 봉합 후 심각한 심미적 손상이 없으려면 조직의 몇 %까지 제거할 수 있는가?

상순의 찢어진 창상은 20~25%의 입술 조직이 포함되어도 현저한 기능이나 심미적 손상 없이 일차적으로 봉합된다. 하순은 그 양이 더 많은데, 30~35%의 입술조직의 손상이 일차적으로 봉합된다. 모든 입술 창상의 치유에서 홍순과 구륜근의 적절한 배열에 주의를 기울여야 한다. 심각한 찢어진 창상은 Abbe나 국소 회전 피판을 통해 회복할 수 있다.

33. 동물이나 사람에게 물리는 교상은 다른 외상에 비해 어떻게 다른가?

구강 세균에 의해 오염되기 때문에 동물이나 사람에 의한 교상은 다른 외상과 다르다. 세척하고 충분히 일반 식염수로 세척하여 창상을 깨끗이 하는 것이 창상 폐쇄 전에 필요하다. 안면부 상처는 일반적인 층별 봉합의 형태로 치유된다. 사람에게 물려서 감염된 상처는 포도상구균과 연쇄상구균에 의해 빈번하게 감염된다. 심각한 감염은 *Eikenella*와 관련이 있다. 페니실린이나 amoxicillin-clavulanic acid 등의 예방적 항생제의 사용이 요구된다. 사람에 의한 교상과는 다르게 동물에 의한 교상의 50~75%는 *P. multocida*에 의한 것이다. Amoxicillin-clavulanic acid가 동물 교상에는 예방적으로 필요하다. 모든 교상에 있어서 파상풍 예방이 요구되며 광견병이 의심되는 행동을 보이면 광견병 예방도 필요하다.

34. 목의 위치적 분류는 어떻게 되며, 그 부위는 관통창에서 어떻게 평가되는가?

목의관통 외상은 혈관 손상의 심각한 위험을 초래한다. 처치를 표준화하려는 시도에서 목은 3개의 구역으로 나뉜다. 구역 1은 쇄골에서 환상 연골까지이고, 구역 2는 환상 연골부터 하악각까지, 구역 3은 하악각으로부터 두개저까지이다. 신체의 검사나 실험적 수술에 의한 혈관 손상의 조사는 구역 2에서의 평가가 용이한 반면에 구역 1과 3은 그렇지 못하다. 비슷하게 구역 2의 외과적 회복은 보통 성공적이나 구역 1, 3의 회복은 위험이 따른다. 결과적으로 동맥촬영법(arteriography)과 폐색(embolization)의 가능성은 구역 1, 3의 상처를 위한 추천할 만한 치료방법이다.

35. 안면부 열상은 다른 부위의 열상과 어떻게 구분되는가?*

외모는 제일 첫 번째로 중요하다. 최종 결과의 질은 창상 관리와 정성스런 술식의 기본적인 원칙에 의해 결정된다. 충분한 세척, 적절한 세정, 부드러운 조직 조작, 세심한

---

*Reprinted from Ketch LL: Facial lacerations. In Harken AH, Moore EE (eds): Abernathy's Surgical Secrets, 5th ed. Philadelphia, 2005, Mosby.

지혈, 조기의 봉합사 제거와 최소한의 봉합이 최상의 결과를 낳는다. 가는 봉합사와 예리한 기구가 사용되어야 한다; 층별 봉합을 동반한 상처 변연의 외번과 사강의 제거, 장력의 제거 등이 필수가 된다.

36. 깨끗한 열상은 어떻게 치료하는가?*

일반 식염수와 Ringer's lactate로 세척한다. 단지 피부 주위만 준비하고, 창상에 방부제 등의 소독제는 사용하지 않는다. 국소마취가 선호되며 그 이유는 창상 변연의 직접적 주사에 의한 오염의 잠정적 분산 때문이다. Epinephrine은 조직의 생활력을 잃게 하고 감염의 위험이 있으므로 피해야 한다. 상처는 깊은 조직에서 흡수성 봉합사로 치료되어야 한다. 자연스러운 상처의 장력을 유지하기 위해서 최소한의 봉합술이 사용되어야 한다. 3~5일 안에 봉합사는 제거되어야 하고 봉합의 변연은 Steri-strips로 지지되어야 한다.

37. 오염된 열상은 어떻게 치료하는가?*

심하게 오염된 창상은 치유의 지연을 막기 위해 세정과 세척 후 개방한 상태로 유지되어야 한다. 그러나 심미적인 문제 때문에 이러한 접근은 얼굴에 적합하지 않다. 이러한 이유로 실활 조직의 꼼꼼한 세척과 모든 이물질의 제거는 필요하다. 상처는 적절한 세정 전에 채취되어야 하고 광범위 항생제가 예방적으로 투여되어야 한다. 환자들은 치유 후 감염의 잠재성에 대해 설명을 들어야 한다.

38. 봉합의 선택에 영향을 주는 인자는 무엇인가?*

어떤 봉합을 사용하든 간에 조직에 손상을 주고, 자가 면역이 감소되고, 흉터가 증가하고 감염이 된다. 상처 하방의 한 개의 silk 봉합의 존재는 감염 역치를 10,000배로 낮춘다. 그러므로 가는 모노필라멘트 봉합으로, 편안한 상처의 장력을 넘어설 정도의 힘으로만 사용된다. 가능한 한 적은 봉합을 사용한다. 당김이 거의 없거나 없는 상처는 테이프를 사용하여 치유될 수 있다.

39. 조직 접착제로 폐쇄시키기 적합한 창상은 무엇인가?*

N-butyl-2-cyanoacrylate는 소아와 성인에서 낮은 장력의 열상의 표피의 접합에 좋다. 이 접합은 낮은 장력을 가진 열상을 효과적으로 접합한다. 그것은 낮은 합병증

과 심미적으로 우수한 결과를 낳는다. 많은 예에서 만약 초기 창상 기시부가 Langer's line에 반한다면 이는 통상적인 봉합술보다 더 나을 수 있다.

40. 안면부 열상에서 처치시 눈썹을 깎아야 하는가?*

아니다. 그것들은 붕괴된 조직의 재위치를 위한 지표가 되고 항상 자라지 않을 수도 있다.

41. 피부 이식이나 피판 형성이 창상의 일차 봉합에 사용되어야 하는가?*

복잡한 조직을 옮기는 술식은 급한 안면부 창상의 치료시 사용되지 않는다. 폐쇄는 가능한한 간단한 방법으로 이루어져야 하고 복합적 재건의 작업은 반흔이 완성될 때까지(수개월간) 연기하여야 한다. 조직의 소실이 접합을 방해할 때 천층 피부 이식이 필요하다.

42. 안면부 열상의 치료에 항생제의 사용이 요구되는 때는 언제인가?*

충분한 세정, 세척, 부드러운 조직 조작 등이 깨끗한 오염된 상처에 항생제를 사용하는 것보다 더 적절하다. 하지만 항생제의 사용은 교통사고로 찢어진 창상, 교상, 심하게 오염된 창상에 적응증이 될 수 있다.

43. 언제 반흔을 교정하는가?*

반흔은 보통 봉합 후 2주~2달 사이의 외관이 가장 좋지 않다. 반흔 교정은 완전히 아물 때까지 기다려야 하고 4~24개월 정도 걸린다. 가장 좋은 것은 최소한 초기 치유 후 6~12개월 동안 흉터를 제거하지 않는 것이다. 흉터의 성숙도는 그것의 불편함, 홍반, 경결도에 따라 평가된다.

BIBLIOGRAPHY

1. Amiel GE, Sukhotnik I, Kawar B et al: Use of *N*-butyl-2-cyanoacrylate in elective surgical incisions: long-term outcomes. J Am Coll Surg 189:21-25, 1999.
2. Farion KJ, Osmond MH, Hartling L et al: Tissue adhesives for traumatic lacerations: a systematic review of randomized controlled trials. Acad Emerg Med 10:110-118, 2003.
3. Hollander JE, Richman PB, WerBlud M et al: Irrigation in facial and scalp lacerations: does it alter outcome? Ann Emerg Med 31:73-77, 1998.

4. Ketch LL: Facial lacerations. In Harken AH, Moore EE (eds): Abernathy's Surgical Secrets, 5th ed. Philadelphia, 2005, Mosby.
5. Mitchell RB, Nanez G, Wagner JD et al: Dog bites of the scalp, face, and neck in children. Laryngoscope 113:492-495, 2003.
6. Quinn J, Wells G, Sutcliffe T et al: A randomized trial comparing octylcyanoacrylate tissue adhesive and sutures in the management of lacerations. JAMA 277:1527-1530, 1997.
7. Simon HK, Zempsky WT, Burns TB et al: Lacerations against Langer's lines: to glue or suture? J Emerg Med 16:185-189, 1998.

34. 구강악안면 감염과 항생제의 사용 (Orofacial infections and antibiotic use)

A. Omar Abubaker, DMD, PhD

1. 가장 흔한 치성 감염의 원인균은 무엇인가?

치성 감염은 대부분 숙주 표면이나 내부에 정상적으로 존재하는 세균에 의해서 발생한다. 이러한 세균이 깊은 조직으로 침투했을 때 치성 감염을 일으키게 된다.

2. 구강 내에서 흔히 볼 수 있는 세균에는 어떠한 것들이 있는가?

Box 34-1 참조

3. 어떤 종류의 세균이 치성 감염을 일으키는가?

치성 감염과 관계된 미생물의 대부분은 그람 음성 간균이다(fusobacteria, bacteroides). 약간의 그람 양성 구균(streptococci, peptostreptococci)도 발견되는데 그 중 25%는 호기성균이고, 그것의 대부분이 그람 양성 연쇄상구균이다. 약 60%는 혐기성균이다. 거의 모든 치성 감염은 다양한 여러 세균에 의해 발생한다(평균 5종류의 균주가 발견된다). *Fusobacterium sp.*는 심각한 감염과 관계된다(그림 34-1, 표 34-1).

4. 구강악안면 감염에서 임상적으로 중요한 포도상구균에는 어떠한 것들이 있는가?

포도상구균의 23종 중에서 오직 3종만이 임상적으로 구강악안면 감염에 중요하

BOX 34-1. 구강내에서 흔히 관찰되는 세균

호기성	혐기성
Gram–positive rods	Gram–positive rods
Corynebacterium	*Actinomyces*
Rothia	*Lactobacillus*
Diphtheroids	*Propionibacterium acnes*
Gram–negative rods	*Bifobacterium*
Eikenella corrodens	*Eubacterium*
Haemophilus	*Clostridia*
Enterobacteriaceae	Gram–negative rods
Klebsiella	*Bacteroides*
Pseudomonas	*B. gingivalis*
Escherichia	*B. intermedius*
Gram–positive cocci	*B. endontalis*
Streptococcus	*B. oralis*
Alpha–hemolytic	*B. melaninogenicus*
Strep. salivarius	*Fusobacterium*
Strep. mitior	*F. nucleatum*
Strep. sanguis	*Wolinella*
Strep. mutans	Capnocytophaga
Strep. milleri	Gram–positive cocci
Beta–hemolytic	*Peptostreptococcus*
Strep. pyogenes	*Streptococcus*
Enterococci	Gram–negative cocci
Staphylococcus	*Veillonella*
Staph. aureus	
Staph. epidermidis	

BOX 34-1. 구강내에서 흔히 관찰되는 세균 (계속)	
호기성	혐기성
Gram-negative cocci	
Neisseria	
Branhamella	
Spirochetes	
Treponema	
Fungi	
Candida	

Adapted from Peterson LJ: Microbiology of head and neck infections. Oral Maxillofacial Surg Clin 3:247-258, 1991.

다: *Staphylococcus aureus, Staphylococcus epidermidis, Staphylococcus saprophyticus*

5. 응고효소(coagulase)란 무엇인가? 또, 어떤 종류의 포도상구균이 응고효소를 만들어 낼 수 있는가?

응고효소는 피브린(fibrin)으로 세균을 감싸 숙주세포의 식균 능력을 떨어뜨린다. *S. aureus*가 유일하게 응고효소를 생성하는 포도상구균(coagulase-positive staphylococcus)이다.

6. 구강악안면 감염의 미생물학적 진단시 기본적인 것은 무엇인가?

보통 병변 위치에 본래 존재하던 세균이 침범했을 것이라고 추정하여 치성 감염의 원인균을 경험적으로 진단한다. 미생물학적 진단은 이러한 추정에 근거하고 그람 염색이나 배양을 통해 확진할 수 있다.

7. 그람 염색이란 무엇이며, 임상적으로 의미하는 바는 무엇인가?

초기에 감염 과정에 있는 환자에게서 채취한 미생물은 Hans Christian Joachim

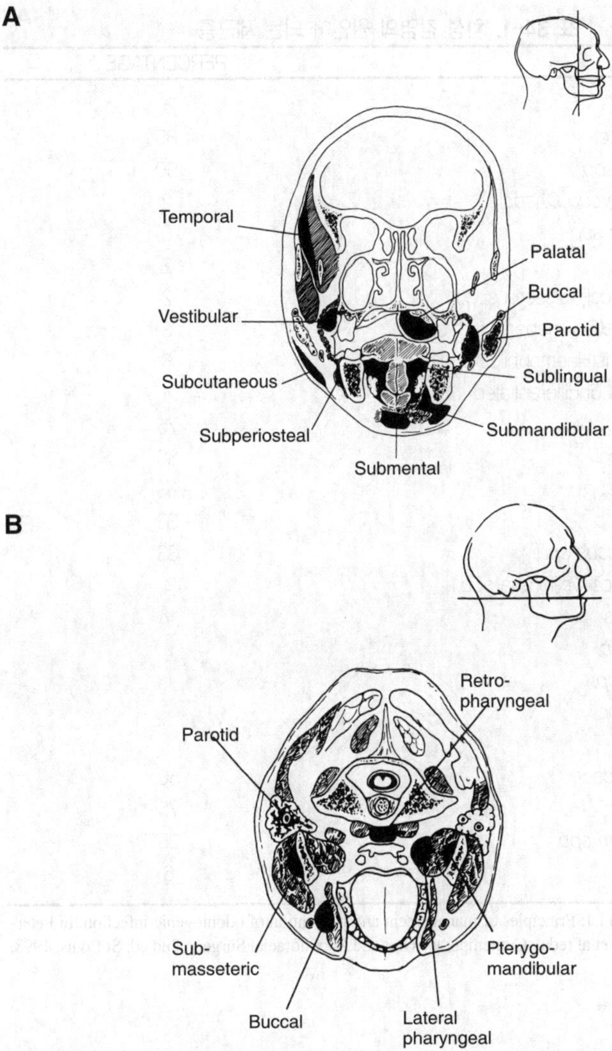

그림 34-1. 심부 간극 감염 모식도. A, 관상면. B, 축상면 및 두경부 심부 근막 간극의 대부분을 관찰할 수 있다. (From Eycleshymer AC, Schoemaker DM: Cross-Section Anatomy. New York, 1911, D. Appleton & Company.)

표 34-1. 치성 감염의 원인이 되는 세균종

미생물	PERCENTAGE
Aerobic*	25
Gram-positive cocci	85
Streptococcus spp.	90
Streptococcus(group D) spp.	2
Staphylococcus spp.	6
Eikenella spp.	2
Gram-negative cocci(Neisseria spp.)	2
Gram-positive rods(Corynebacterium spp.)	3
Gram-negative rods(Haemophilus spp.)	6
Miscellaneous and undifferentiated	4
Anaerobic†	75
Gram-positive cocci	30
Streptococcus spp.	33
Peptococcus spp.	33
Peptostreptococcus spp.	33
Gram-negative cocci(Veillonella spp.)	4
Gram-positive rods	14
Eubacterium spp.	
Lactobacillus spp.	
Actinomyces spp.	
Clostridia spp.	
Gram-negative-rods	50
Bacteroides spp.	75
Fusobacterium spp.	25
Miscellaneous	6

Adapted from Peterson LJ: Principles of management and prevention of odontogenic infection. In Peterson LJ, Ellis E, Hupp J et al (eds): Contemporary Oral and Maxillofacial Surgery, 2nd ed. St Louis, 1998, Mosby.

* 49 different species.

† 119 different species.

Gram이 고안한 순서에 따라 염색하게 된다. 그 과정은 염색, 탈색, 재염색으로 이루어지며 각각 다른 염색약이 사용된다. 미생물은 염색 성향과 모양에 따라 4가지로 분류할 수 있다: 그람 양성 구균, 그람 음성 구균, 그람 음성 간균, 그람 양성 간균. 그람 염색법은 몇 분 내에 완성되기 때문에 빨리 원인이 될 만한 미생물 범위를 좁힐 수 있다. 반면 배양 및 감수성 검사, 생화학적 감별법은 완료되는 데 1~5일 정도 걸린다.

8. 그람 염색 과정을 설명하시오.

- 검체를 슬라이드에 고정한 뒤 crystal violet으로 염색한다. 세포는 어두운 파랑이나 보라색으로 염색된다.
- 슬라이드를 요오드 희석액에 담그면 crystal-violet-iodine complex가 형성되어 세포의 보라색 염색이 좀 더 확실히 고정된다.
- 슬라이드를 95% 알콜 용액이나 알콜, 아세톤에 씻는다. 미생물의 세포벽에 지방이 많으면 다공성 구조를 가지게 되고 이것은 보라색 염색을 쉽게 빠지게 만든다. 세포벽에 탄수화물이 좀 더 많은 미생물은 알콜에 의해서 violet stain-iodine complex가 좀 더 확실하게 고정된다.
- 검체를 붉은색을 띄는 safranin으로 대비염색한다. 초기에 염색했던 보라색이 남아 있으면 그람 양성, 초기 염색을 잃어버리고 붉은색을 띠면 그람 음성으로 분류한다.

9. 모양에 따라 세균을 어떻게 분류할 수 있는가(표 34-2)?

10. 치성 감염의 진행과정에 대해 설명하시오.

초기 감염은 종종 높은 독성을 가지는 호기성 균종에 의해서 시작된다(주로 연쇄상구균). 이것은 봉와직염(cellulitis)을 일으키고 후에 호기성 및 혐기성균에 의한 혼합 감염으로 이어진다. 감염이 좀 더 만성화되면 혐기성균이 우세해지고 종국에는 혐기성균만 발견된다.

11. 봉와직염(cellulitis)이란 무엇인가?

봉와직염이란 감염된 부위에 형성된 따뜻한 미만성, 홍반성의, 단단하면서 통증이 있는 부종을 가리킨다. 봉와직염은 치료하기는 쉽지만 심각한 상태로 발전하여 생명을 위협할 수 있다. 외과적 절개 및 배농은 2~3일 내에 더 커지는 소견이 없거나 화농형성

표 34-2. 모양에 따른 세균 분류

Morphologic findings	Bacterial species
Gram-positive cocci, single or clumps	*Micrococcus, Peptococcus, Staphylococcus*
Gram-positive cocci, pairs and chains	*Enterococcus, Peptostreptococcus, Streptococcus*
Gram-positive rods, large	*Bacillus, Clostridium*
Gram-positive rods, small	*Arachnia, Bacterionema, Bifobacterium, Corynebacterium, Erysipelothrix, Eubacterium, Lactobacillus, Listeria, Propionibacterium*
Gram-positive rods, branching	*Actinomyces, Nocardia*
Gram-negative rods, large	*Enterobacteriaceae*
Gram-negative rods, thin, uniform	*Pseudomonas*
Gram-negative rods, small, coccobacillary	*Bacteroides, Bordetella, Brucella, Capnocytophaga, Cardiobacterium, Eikenella, Fusobacterium, Haemophilus, Pasteurella*
Gram-negative rods, nonspecific morphology	*Alcaligenes, Campylobacter, Cardiobacterium, Flavobacterium, Pectobacterium, Chromobacterium, Helicobacter, Vibrio, Yersinia*
Gram-negative cocci, pairs	*Acinetobacter, Moraxella, Neisseria*
Gram-negative cocci	*Veillonella*

Adapted from Bartlett RC: Laboratory diagnostic techniques. In Tobazian RG, Goldberg MH (eds): Oral and Maxillofacial Infections, 3rd ed. Philadelphia, 1994, Saunders.

의 증거가 있을 때 시행할 수 있다.

12. 농양(abscess)이란 무엇인가?

농양은 조직내 괴사조직과 세균집단, 죽은 백혈구를 함유하는 주머니가 형성된 것을 가리킨다. 감염된 부분은 파동성이 있을 수도, 없을 수도 있다. 환자는 종종 이러한 단계에서 발열이 있을 수 있다. 농양 형성과 관계된 봉와직염은 흔히 혐기성균에 의해 발생된다.

13. 봉와직염과 농양을 비교하시오(표 34-3).

표 34-3. 봉와직염과 농양의 비교

	Cellulitis	Abscess
기간	급성	만성
통증	심하고 전신적임	국소적임
크기	크다	작다
경계	미만성	잘 경계지워짐
촉진	Doughy하거나 단단함	파동성
농 형성	없음	있음
심각한 정도	크다	작다
세균	호기성	혐기성

Adapted from Peterson LJ: Principles of management and prevention of odontogenic infection. In Peterson LJ, Ellis E, Hupp J et al (eds): Contemporary Oral and Maxillofacial Surgery, 2nd ed. St Louis, 1998, Mosby.

14. 심각한 구강악안면 감염의 증상이나 징후에는 어떠한 것들이 있는가?

심각한 감염은 감염이 국소 영역을 넘어 확장되었을 때 일어나고 생명을 위협하는 전신적 징후, 즉 기도 협착, 균혈증, 패혈증, 발열, 혼수, 피로, 불쾌감 및 탈수 등을 보일 수 있다. 종창, 경결감, 파동성, 개구장애, 급격한 진행, 이차성 근막간극의 침범, 연하장애(dysphagia), 연하통(odynophagia), 침을 흘리는 것(drooling) 역시 심각한 구강악안면 감염의 증상과 징후이다.

15. 치성 감염의 확산에 영향을 미치는 요소에는 어떠한 것들이 있는가?

- 원인치 주변의 골 두께
- 미생물 독성
- 치근첨과 관계된 근육의 부착 부위
- 환자의 면역상태

16. 일차성 근막 간극(primary fascial spaces)이란 무엇인가?

치성 감염의 기원으로부터 직접적으로 가까이 있는 공간을 말한다. 감염은 원인치로부터 다음과 같은 공간으로 퍼질 수 있다:

- 협부 간극(buccal)
- 악하 간극(submandibular)
- 견치 간극(canine)
- 이하 간극(submental)
- 설하 간극(sublingual)
- 구강 전정(vestibular)

17. 이차성 근막 간극(secondary fascial spaces)이란 무엇인가?

일차성 근막 간극의 감염이 퍼질 수 있는 공간을 가리킨다(그림 34-2). 이차성 근막 간극에는 다음과 같은 것들이 있다:

- 익돌하악 간극(pterygomandibular)
- 표재성, 심부 측두 간극(superficial, deep temporal)
- 측두하 간극(infratemporal)
- 후인두 간극(retropharyngeal)
- 교근 간극(masseteric)
- 저작 간극(masticator)
- 측인두 간극(lateral pharyngeal)
- 전척추 간극(prevertebral)

18. 위험 간극(danger space)란 무엇인가?

Grodinsky와 Holyoke의 space 4 라고도 불리는데, 이것은 익상근막(alar fascia)와 전척추근막(prevertebral fascia) 사이의 임의적 공간이다. 그것의 상방 경계는 두개저(skull base)이고 하방으로는 후방 종격(posterior mediastinum)까지 이른다.

19. 머리 및 목 부분에서 Grodinsky와 Holyoke의 7가지 space란 무엇인가?

1. Space 1: 광경근과 investing fascia 사이
2. Space 2: investing과 설골하 근막(infrahyoid fascia) 사이

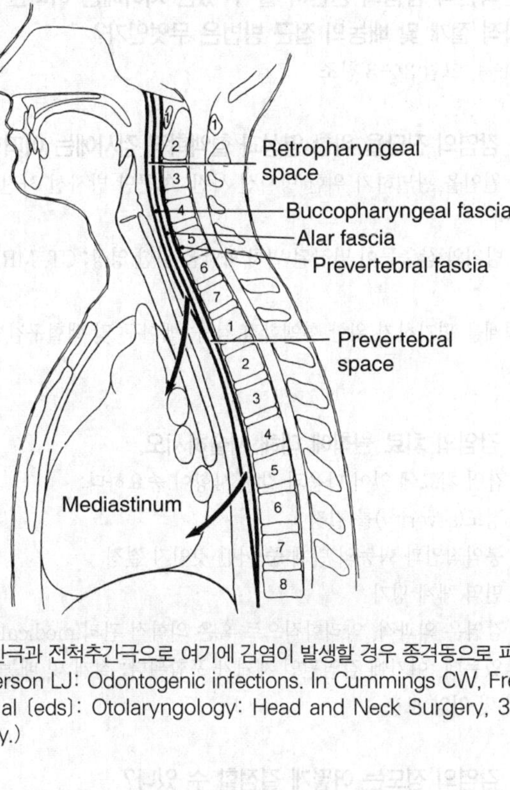

그림 34-2. 후인두간극과 전척추간극으로 여기에 감염이 발생할 경우 종격동으로 파급될 위험이 있다. (From Peterson LJ: Odontogenic infections. In Cummings CW, Fredrickson JM, Harker LA et al (eds): Otolaryngology: Head and Neck Surgery, 3rd ed. St Louis, 1998, Mosby.)

3. Space 2a: 설골하근(infrahyoid muscle) 사이
4. Space 3: 기관전부극(pretracheal)과 retrovisceral space 사이
5. Space 4: 위험간극 및 전척추 근막과 익상 근막(alar fascia) 사이
6. Space 4a: 쇄골 앞 쪽 전척추 근막과 investing fascia 사이
7. Space 5: 전척추 근막 내 공간

20. 각 근막간극 감염의 원인이 될 수 있는 치아에는 어떠한 것들이 있으며, 각각의 외과적 절개 및 배농의 접근 방법은 무엇인가?

표 34-4, 그림 34-3 참조

21. 치성 감염의 진단을 위한 영상과 혈액학적 검사에는 어떠한 것들이 있는가?

- 감염의 원인을 판별하기 위한 방사선 사진: 치근단 방사선 사진, 교합 방사선 사진, 파노라마
- 감염의 범위와 삼출물이 밀집된 위치 파악을 위한 영상: CT, MRI, 연조직 필름, 초음파
- 면역 체계를 평가하기 위한 혈액학적 검사: 백혈구 및 백혈구감별 계산(differential counts)

22. 치성 감염의 치료 원칙에 대해 서술하시오.

치성 감염 치료에 있어 다음과 같은 사항이 중요하다:

- 감염의 정도(severity)를 결정
- 감염이 봉와직염과 화농의 단계 중 어떤 것인지 결정
- 환자의 면역 체계 평가

치성 감염은 외과적, 약리학적으로 혹은 의학적 관리(medical support)에 의해서 치료할 수 있는데, 여기에 감염원인 제거가 포함된다; 절개 및 배농, 항생제의 사용, 수액, 진통제 및 영양 보충

23. 치성 감염의 정도는 어떻게 결정할 수 있나?

병력, 임상 검사, 혈액학적 검사 결과, 영상 판독 결과를 종합적으로 분석하여 결정한다.

24. 치성 감염 시 가능한 배농로에는 어떠한 것이 있는가?

- 근관치료
- 원인치 발거
- 절개 및 배농

표 34-4. 근막간극 감염의 원인 치아와 외과적 접근방법

근막간극	경계	감염 원인	부종 위치	절개 및 배농 위치
견치간극 (canine space)	견치와 협골근(zygomaticus), 구륜근(orbicularis oris), 상구순거상근, 구각근(anguli oris) 사이	상악 견치, 특히 치근이 길어 치근첨이 근육 부착부보다 상방일 경우. 중절치, 측절치, 소구치에 의해서도 발생 가능함	코의 측면이 부어오르고, 비순구가 희미해지며, 상방으로 확장되면 안와주변 봉와직염으로발전할 수 있음.	은협이행부(mucobuccal-fold)에서 수평으로 구강 내 절개 시행. 드물게 구강 외에서 시행하기도 함
협부간극 (buccal space)	내측: 협근과 협인두근막(buccopharyngeal fascia) 사이 외측: 피부 전방: 협골근과 depressor muscle 하방: 하악 하연 후방: 익돌하악봉선(pterygomandibular raphe)	상악 소·대구치 하악 소구치	하악 하연과 관골궁 사이 볼 부분에 구강 외 부종이 발생함. 전형적으로 하악 하연이 만져지면 협부간극으로 진단하고, 그렇지 않다면 악하간극으로 진단할 수 있음	구강내로 접근하는 경우 점막에서 협근 깊이까지 절개하는데 이하선관과 같은 중요 해부학적 구조물의 손상을 피해야 함. 구강외에서 Stenson's duct 하방에 파동이 느껴지는 부분 근처에 절개를 시행할 수도 있음
설하간극(sublingual space)	하악설골근(mylohylid muscle)의 상방 상방: 구강저 점막 하방: 하악설골근, 이설근(glenioglossus), 이설골근	하악설골근 상방에 치근첨이 위치한 치아로 주로 하악 소구치와 관계되며 가끔 제 1 대구치와 연관됨	반대편까지 설하부 부종이 관찰됨(양쪽의 경계가 매우 약하기 때문)	전후 방향으로 lingual cortex와 Worton's duct에 평행하게 절개하는데 가능한 lingual cortical bone에 가깝게 시행해야 함(1cm 미만).

표 34-4. 근막간극 감염의 원인 치아와 외과적 접근방법 (계속)

근막간극	경계	감염 원인	부종 위치	절개 및 배농 위치
	(gleniohyoid), 경돌구개근 (styloglossus), 혀, lingual frenum(medial raphe)			이유는 sublingual fold에 설하선과 악하선의 관이 있기 때문임. 구강내 · 외로 동시에 접근하는 방법도 가능함.
악하간극 (submandibualr sapce)	하악설골근의 하방. 하방: 악이복근(diagastic muscle)의 anterior, posterior belly 내측: 하악설골근, 설골설근 (hyoglossus), 경돌구개근 외측: 피부, superficial fascia, 광경근, deep cervical fascia의 sup. layer, 하악의 측면	하악 대구치, 특히 하악 제2, 3대구치	피부와 하악설골근 사이에 농이 형성되므로 구강 외로 많이 부음. 초기에 하악 하연이 희미해지고 후에 내측으로 악이복근의 anterior belly와 설골의 후방으로 확산됨	구강외에서 하악하연과 평행하게 절개하는데 하연으로부터 최소한 1cm은 떨어져야 함. 이는 안면신경의 mandibular branch와 악하선, 안면동맥, 설신경을 보호하기 위한 것임
이하간극(submental space)	설골과 symphysis 사이로 악이복근의 anterior belly 부착부위 상방: 하악설골근 하방: 피부	하악 전치, 견치, symphyseal fracture	대부분 구강 외로 chin과 submentum 부분이 부음. 악이복근과 하악설골근, 피부 사이에 농이 형성됨. Submentum만 붓는 경우는 드물고 보	Symphysis와 설골 사이에서 가로로 구강외 절개 시행함

표 34-4. 근막간극 감염의 원인 치아와 외과적 접근방법 (계속)

근막간극	경계	감염 원인	부종 위치	절개 및 배농 위치
	측면: 악이복근의 anterior belly		통 악하간극까지 같이 이환됨	
교근간극(masseteric space)	내측: 상행지 외측: 교근	협부간극로부터 감염이 확산될 수 있음. 하악 제3대구치의 치관주위염, 하악각 골절로 인함	상행지와 하악각에 걸쳐서 구강 외로 부음. 저작근이 이환되어 개구제한이 심한 것이 특징임	상행지의 하·후방에 4cm 정도의 길이로 절개함. 내부로 박리해 들어갈 때 artery forcep을 상행지의 측면에 접촉시키는 것이 중요함. 구강내에서나 구강내·외로 동시에 접근하는 것도 가능함
익돌하악간극(pterygo-mandibualr space)	상행지와 내측익돌근(medial pterygoid muscle)사이 외측: 상행지의 내측면 상방: 외측익돌근(latrral pteryoid muscle) 후방: 이하선(parotid gland) 전방: 익돌하악봉선, 인두상수축근(superior constrictor of pharynx)	대구치, 특히 제3대구치; 측두하간극으로부터 확산 가능; 하치조신경 마취시 needle이나 마취액의 오염으로 감염 가능; 치관주위염; 악하간극 및 설하간극으로부터 확산 가능	상행지의 내측면을 따라 구강내 점막이 부으며 구강외로 붓는 경우는 드물지만 하악각 근처에서 가끔 볼 수 있음. 때로 구강 외로 전혀 부종이 없고 단지 내측익돌근의 침범으로 인한 개구제한만 있을 수 있음. 특히 하치조 신경 마취에 의한 감염일 경우에는 더욱 그러함	하악각에서 구강외로 절개함. 구강내에서는 익돌하악봉선의 내측에 절개를 시행하여 하악지의 내측면을 박리함으로써 배농이 가능함. 측인두간극과 측두하간극의 하방에서 배농하는 것도 가능함

표 34-4. 근막간극 감염의 원인 치아와 외과적 접근방법 (계속)

근막간극	경계	감염 원인	부종 위치	절개 및 배농 위치
측두간극 (temporal space)	근육에 의해 2개의 공간으로 나뉨. 표재성 부분은 측두근과 측두근 근막 사이에 있으며 심부 부분(측두하간극)은 두개골과 측두근 사이에 위치함. 측두간극은 익돌하악간극 및 교근간극과 인접해 있음	상·하악 대구치, 교근간극이나 익돌하악간극의 감염으로부터 확산 가능. superior alveolar nerve block으로 인해 감염 가능	안와 외측면에서 관골궁 상방으로 구외 부종 있음	개구제한이 동반되므로 구강내로 접근하기 힘들지만 가능함. 구강 내에서 상행지의 외측면에 forcep을 넣고 전방으로 박리해 들어가면 됨. 구강외에서는 관골궁의 약간 상방에서 절개를 시작하여 안와벽의 외측과 hairline 사이로 연장함. 절개시 안면신경의 zygomatic br. 손상이 없도록 주의해야 함
측인두간극(lateral pharyngeal space)	두개저에서 설골에 이르는 역 원뿔 모양의 공간임. 익돌하악간극의 내측에 위치함 외측: 내측익돌근과 상수축근 후방: 이하선 전방: 익돌하악봉성 내측: carotid sheath 경상돌기에 의해 2개의 공간으로 나뉨. 전방부분은 주로	상·하악 대구치, 인접한 악하간극이나 익돌하악간극으로부터 확산 가능. Palatine tonils이나 이하선 감염, 임파선 감염과 같이 비치성 원인도 가능. 조기에 치료하지 않으면 후인두 및 전측두간극으로 감염이 빠르게 확산될 가능성이 있음	측인두벽이 구강내로 붓는 것이 특징적임. 목젖의 내측 변위 및 구개처짐(palatal draping)이 관찰됨. 하악각 하방에서 흉쇄유돌근의 전방 경계까지 목 부분이 부음	전방부분에 대한 구강 내 접근은 익돌하악간극 감염 치료시와 비슷하게 하면 됨. 구강 외에서는 흉쇄유돌근 전방에서 설골 근처에서 수평으로 절개하면 됨. 악하선과 악이복근의 posterior belly 사이에서 상방 및 내측으로 내측익돌근이 노출될 때까지

표 34-4. 근막간극 감염의 원인 치아와 외과적 접근방법 (계속)

근막간극	경계	감염 원인	부종 위치	절개 및 배농 위치
	근육을 포함하고 후방은 몇 가지 중요한 구조물, carotid sheath(외경동맥, 내경정맥, 뇌신경 X를 포함)와 뇌신경 IX, XI, XII를 포함			박리한 뒤 근육을 따라 간극으로 들어가면 됨. 구강 내·외로 동시에 접근하는 것도 가능
후인두간극 (retropharyngeal space)	두개저에서 상방 종격동까지임(후방 인두벽 뒤에서 C6나 T1 level). 전방: 인두의 후방벽 뒤: 위험간극(후방 종격동과 교통)	상·하악 대구치. 익돌하악간극, 악하간극, 설하간극의 감염이 측인두간극을 거쳐 확산 가능. 측인두간극과 얇은 근막에 의해 분리되기 때문에 쉽게 파괴 가능함. 어린이에서 비인두 감염이나 식도 외상, 이물질, 결핵에 의해서 발생할 수 있음	보통 편측성으로 후방 인두벽의 팽창을 볼 수 있음. 측방 연조직 방사선 사진(lateral soft tissue radiograph)나 CT를 통해서 부종의 확산 정도를 파악할 수 있음	설골 하방에서 흉쇄유돌근 전방 경계를 따라 평행하게 절개 시행. 근육이나 carotid sheat는 외측으로 견인해야 하고 손가락을 하수축근 후방으로 넣어야 함. 심부에 간극이 위치하므로 부드러운 noncollapsibe RD을 삽입하는 것이 좋음

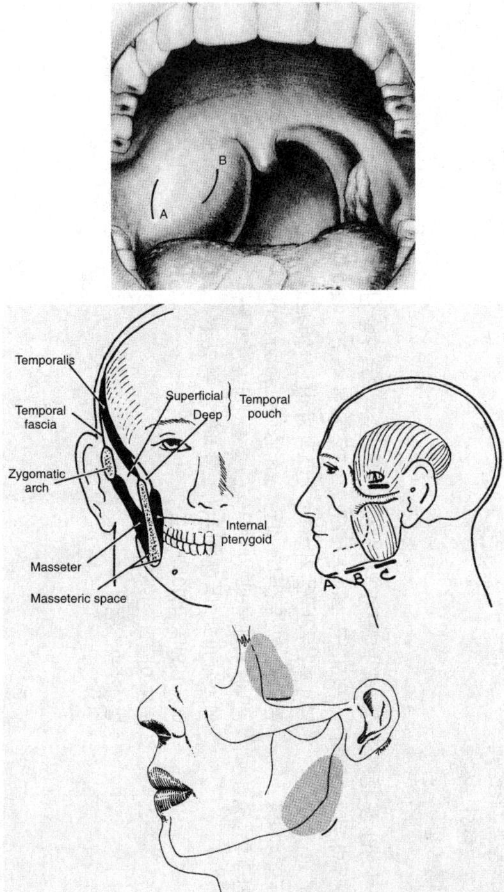

A

B

C

그림 34-3. 다양한 근막간극 감염에서 전형적인 절개 및 배농 위치. **A,** 저작간극 중 익상돌기 부분의 구강내 배농 위치(A), 측인두 간극의 구강내 배농 위치(B). **B,** 저작간극 중 협근, 익돌근, 측두근 부분. B와 C에서 절개하는 것은 악하간극의 배농에 유용하다. **C,** 측두간극과 측인두간극 감염시 시행가능한 구강외 절개 위치. (From Goldberg MH, Topazian RG: Odontogenic infections and deep fascial space infections of dental origin. In Topazian RG, Goldberg MH (eds): Oral and Maxillofacial Infections, 3rd ed. Philadelphia, 1994, Saunders.)

25. 절개 및 배농의 외과적 원칙에 대해 서술하시오.

- 절개하기 전, 배양을 위한 검체를 얻기 위해 syringe와 needle을 이용하여 고름을 흡인한다.
- 건강한 피부나 점막에 심미적으로나 기능적으로 수용 가능한 위치에 절개를 시행하고 감염된 공간을 찾아 둔박리를 시행한다.
- 구강내에서는 one-way drain을 사용한다. 구강외에 배농할 경우 through-and-through로 형성한다.
- 증상이 호전되면 점점 drain의 깊이를 짧게 조정한다.

26. 치성 감염의 치료에 주로 사용되는 항생제에 저항성을 보이는 구강내 세균의 비율은 어떻게 되는가(표 34-5)?

표 34-5. 항생제에 내성을 가진 균주

	Oral Bacteroides	Fusobacteria	Anaerobic Cocci	Alpha-Streptococci
Penicillin	15~30	6	4	0
Erythromycin	0	85	18	0
Clindamycin	4	0	2	0
Metronidazole	0	0	24	100
Cephalexin	10	0	6	18

Adapted from Peterson LJ: Microbiology of head and neck infections. Oral Maxillofacial Surg Clin 3:255, 1991.

27. 치성 감염을 가진 환자에서 매번 검진시 관찰해야 하는 것은 무엇인가?

- 치료 반응
- 항생제의 독성 반응
- 감염의 재발 여부
- 이차 감염 여부(예, 칸디다증)
- 알러지 반응의 존재 여부

28. 항생제 사용의 원칙에 대해 서술하시오.

치성 감염 치료로 항생제를 선택할 때는 다음 원칙을 준수하여야 한다.

- 정확하고 좁은 범위의 항생제를 사용한다.
- 가장 독성이 적고 부작용이 적은 약을 사용한다.
- 가능하다면 살균성 약을 사용한다.
- 비용을 고려한다.
- 적절한 용량과 용법을 지켜 경구 투여의 효과를 확실히 한다.
- 적당한 기간 동안 항생제 사용을 유지한다.
- 적절한 경로를 통해 항생제를 적용한다.

29. 구강악안면 영역의 감염에 가장 흔히 사용되는 항생제에는 어떠한 것들이 있는가(표 34-6)?

표 34-6. 구강악안면 감염시 흔히 사용되는 항생제

약물	유형	제형	용량
Penicillin G			
• Potassium	Generic, Pfizerpen	Vial for IM, IV	1-, 5-, and 20-million U
• Sodium	Generic	Vial for IM, IV	5-million U
• Repository	Bicillin CR	Vial for IM	300-600,000 U/mL
Penicillin V	Generic, Betapen	Tablets	250, 500 mg
	VK, Pen Vee K, Veetids	Oral solution	125, 250 mg/5 mL
Ampicillin	Generic, Omnipen,	Capsules	250, 500 mg
	Polycillin,	Oral suspension	250 mg/5 mL
	Principen	Pediatric drops	100 mg/mL
		Vial	125, 250, 500, 1000, 2000 mg
Amoxicillin	Generic, Amoxil,	Capsule	250, 500 mg
	Polymox, Trimox,	Oral suspension	125, 250 mg/5 mL
	Wymox	Pediatric drops	50 mg/mL
Amoxicillin-clavulanate	Augmentin	Tablets	250, 500 mg
		Tablets (chewable)	125, 250 mg

(계속)

표 34-6. 구강악안면 감염시 흔히 사용되는 항생제 (계속)

약물	유형	제형	용량
		Oral suspension	125, 250 mg/5 mL
Oxacillin	Generic, Prostaphlin	Capsules	250, 500 mg
		Oral solution	250 mg/5 mL
		Vials for IM, IV	250, 500, 1000 mg
Dicloxacillin	Generic, Dynapen,	Capsules	250, 500 mg
	Pathocil	Oral suspension	62.5 mg/5 mL
Cephalexin	Generic, Keflex	Capsules/Pulvules	250, 500 mg
		Tablets	250, 500, 1000 mg
		Oral suspension	125, 250 mg/5 mL
		Pediatric drops	100 mg/mL
Cephradine	Generic, Anspor,	Capsules	250, 500 mg
	Velosef	Oral suspension	125, 250 mg/5 mL
		Vial for IM, IV	250, 500, 1000 mg
Cefazolin	Generic, Ancef,	Vial for IM, IV	250, 500, 1000 mg
	Kefzol		
Cefaclor	Ceclor	Pulvules	250, 500 mg
		Oral suspension	125, 250 mg/5 mL
Cefoxitin	Mefoxin	Vial for IM, IV	1000 mg
Erythromycin			
• Base	Generic, ERYC,	Tablets	250, 500 mg
	Ilotycin, E-mycin,		
	Ery-Tab		
• Estolate	Generic, Ilosone	Tablets	250, 500 mg
		Tablets (chewable)	125 mg
		Oral suspension	125, 250 mg/5 mL
		Pediatric drops	100 mg/mL
• Ethylsuccinate	Generic, EES, Ery	Tablets	400 mg
	Ped, Eryzole,	Tablets (chewable)	200 mg
		Pediamycin	Oral suspension
			200, 400 mg/5 mL
			Pediatric drops
			100 mg/2.5 mL

(계속)

표 34-6. 구강악안면 감염시 흔히 사용되는 항생제 (계속)

약물	유형	제형	용량
Clindamycin	Generic, Cleocin	Capsules	75, 150, 300 mg
		Oral solution	75 mg/5 mL
			Vial for IM, IV 250, 500, 750 mg
Chloramphenicol	Chloromycetin	Capsule	250 mg
		Oral suspension	150 mg/5 mL
		Vial for IV	1000 mg
Vancomycin	Generic, Vancocin	Capsules	125, 250 mg
		Oral solution	250 mg/5 mL
		Vial for IV	500, 1000 mg
Metronidazole	Generic, Flagyl, Protostat	Tablets	250 mg
		Vial for IV	500 mg
Nystatin	Generic, Mycostatin, Nilstat	Tablets	500,000 U
		Oral suspension	100,000 U/mL
		Pastilles	200,000 U
Clotrimazole	Mycelex	Troche	10 mg
Ketoconazole	Nizoral	Tablets	200 mg
Acyclovir	Zovirax	Capsules	200 mg
		Ointment	5% concentration
		Vial for IV	500 mg

Adapted from Hupp JR: Antibacterial, antiviral, and antifungal agents. Oral Maxillofacial Surg Clin 3:273-286, 1991.
IM, Intramuscular; *IV*, intravenous.

30. 항생제의 최소 억제 농도(minimal inhibitory concentration[MIC])란 무엇인가?

항생제의 최소 억제 농도는 세균에 대한 민감성의 척도이다. 특정 감염의 치료에서 항생제가 최대 효능을 가지려면 감염부위의 항생제 농도는 MIC의 3~4배가 되어야 한다. MIC의 4배 이상의 농도에서는 효과적이지 않다.

31. 항생제 중에서 β-lactam계란 무엇인가?

공통적으로 β-lactam ring 구조를 가지는 항생제로 3가지 군으로 나눌 수 있다: penicillin, cephalosporin, carbapenems. 치성 감염시 사용되는 항생제의 대부분은 Penicillin과 Cephalosporin에 속한다. Imipenem은 carbapenem의 한 종류이다.

32. 임상적으로 사용되었던 첫 번째 carbapenem은 무엇인가?

Imipenem은 임상적으로 사용 가능했던 최초의 carbapenem이었다. 이것은 현재 전신적으로 투여하는 항생제 중 가장 광범위한 항생 능력을 가지기 때문에 심각한 두경부 감염의 치료에 사용할 수 있다.

33. Penicillin의 작용 기전에 대해 서술하시오.

Penicillin은 2가지 기전으로 박테리아에 작용한다:

1. 세포벽 합성을 억제한다.
2. 세포 용해를 일으키는 내인성 박테리아 자가 용혈 작용(endogenous bacterial autolytic process)을 활성화시킨다. 세균은 활발하게 분열하고, 이 과정에서 세포벽은 peptidoglycan을 함유해야 하는데 penicillin은 세포벽 합성에 필요한 효소를 억제한다.

34. 항생제 내성이 생기는 과정을 서술하시오.

항생제의 세포벽 투과성과 효소 결합력이 항생제 내성 형성에 중요한 역할을 한다. 특이적으로 박테리아는 2가지 기전을 통해 내성을 가지게 된다:

1. 항생제의 peptidoglycan 합성 억제를 방지하기 위해 세포벽 투과성을 변경한다.
2. β-lactam을 비활성화시키는 β-lactamase를 합성한다.

35. 흔히 사용되는 항생제의 소아와 성인의 용량은 어떻게 되는가(표 34-7)?

표 34-7. 어른과 소아의 항생제 용량

항생제	투여경로	성인용량	소아용량/일
Penicillin G	IM, IV	6~12×10 U/4 hr	100,000 U/kg÷3
Penicillin V	PO	500 mg qid	50 mg/kg÷3 또는 4
Ampicillin	PO, IM, IV	500 mg qid PO	25 mg/kg÷4
Amoxicillin	PO	250 mg qid PO	25 mg/kg÷3
Amoxicillin-clavulanate	PO	250~500 mg tid	20 mg/kg 3
Oxacillin	IM, IV	500~1000 mg q6h	50-200 mg/kg÷4
Dicloxacillin	PO	250~500 mg q6h	12.5-50 mg/kg÷4 또는 5
Cephalexin	PO	500 mg qid	25-50 mg/kg÷4
Cephradine	PO, IV	500 mg qid	25-50 mg/kg÷3
Cefazolin	IM, IV	1 g q8h	25-50 mg/kg÷3 또는 4
Cefaclor	PO	500 mg q6h	20 mg/kg÷3
Cefoxitin	IM, IV	500 mg q6h	80-160 mg/kg÷4 또는 5
Erythromycin	PO, IV	500 mg qid	40 mg/kg÷4
Clindamycin	PO, IM, IV	300~450 mg q6h	10-20 mg/kg÷4
Chloramphenicol	PO, IV	500~750 mg q6h PO	75-100 mg/kg÷4
Vancomycin	IV	500 mg q6h	50 mg/kg÷4
Metronidazole	PO	500 mg tid	30-40 mg/kg
Nystatin	Topical, PO	0.5~2 million U/day÷2-4	Infants: 800,000 U÷4 Older children: 1.6 million U÷4
Clotrimazole	Topical	10 mg 5 times/day	<3 yr: safety not established ≥3 yr: 10 mg 5 times/day
Ketoconazole	PO	200~400 mg qd	3.3~6.6 mg/kg
Acyclovir	Topical, PO, IV	600 mg÷3 PO 15 mg/kg÷3 IV	Safety in children not established

Adapted from Hupp JR: Antibacterial, antiviral, and antifungal agents. Oral Maxillofacial Surg Clin 3:273-286, 1991.

IM, Intramuscular; *IV*, intravenous; *PO*, orally; *qid*, four times a day; *tid*, three times a day; *q6h*, every 6 hours; *q8h*, every 8 hours; *qd*, Daily.

36. 구강악안면 영역의 감염 치료에 가장 흔하게 사용되는 항생제의 항균 범위 (antimicrobial spectrum)는 어떻게 되는가(표 34-8)?

표 34-8. 구강악안면 감염에 흔히 사용되는 항생제의 항균 범위

Antibiotic	Spectrum	Antibiotic	Spectrum
Penicillin	*Streptococcus*	Erythromycin	*Streptococcus*
	(except group D)		*Staphylococcus*
	Staphylococcus		*Mycoplasma*
	(non-beta-lactamase		*Haemophilus*
	producing)		*influenzae*
	Treponema		*Legionella*
	Actinomyces	Clindamycin	Oral anaerobes
	Oral anaerobes		*Streptococcus*
Ampicillin and	Same as penicillin plus:		*Staphylococcus*
amoxicillin	*Escherichia coli*		*Actinomyces*
	H. influenzae		*Bacteroides fragilis*
	Proteus mirabilis	Chloramphenicol	Oral anaerobes
Amoxicillin plus	Same as ampicillin plus:		*Streptococcus*
clavulanate	*Klebsiella*		*Staphylococcus*
	Staphylococcus aureus		*H. influenzae*
	Staphylococcus		*E. coli*
	epidermidis		*Salmonella*
	Enterococci		*Shigella*
	Gonococci		*Rickettsia*
Oxacillin and	Beta-lactamase-		Bacteroides fragilis
dicloxacillin	producing staphylococci		Oral anaerobes
	Streptococcus	Vancomycin	*Streptococcus*
	(except group D)		*Staphylococcus*
Cephalexin, cephra-	*Staphylococcus*	Metronidazole	Oral anaerobes
dine, and cefazolin	*E. coli*		
	Proteus mirabilis		

(계속)

표 34-8. 구강악안면 감염에 흔히 사용되는 항생제의 항균 범위 (계속)

Antibiotic	Spectrum	Antibiotic	Spectrum
	Klebsiella		
Cefaclor	Same as cephalexin plus: *H. influenzae*		
Cefoxitin	Same as cephalexin plus: *Enterobacter* *Bacteroides fragilis* Oral anaerobes		

37. 항생제를 사용해야하는 시기는 언제인가?

- 급성 감염
- 근막극으로의 확산
- 악골 골수염으로 진단되었을 때
- 면역력이 저하된 환자
- 미만성의 종창을 동반한 감염
- 심한 치관주위염

38. 치성 감염을 방지하기 위해 예방적 항생제 사용이 불필요한 경우는 언제인가?

항생제는 다음의 경우 효과가 없거나 매우 미약하다: 만성의 경계가 뚜렷한 농양, 작은 전정부 농양, 건성발치와(dry socket) 및 근관내 멸균.

39. 예방적 항생제가 필요한 경우는 언제인가?

- 국소적인 창상 감염의 예방시
- 외과적 시술부의 국소 감염 예방시
- 구강내 상주균에 의해 박테리아가 혈액으로 퍼져 원격 감염이 일어날 수 있는 경우 (예를 들어, 구강내 외과적 시술을 통한 아급성 세균성 심내막염이나 인공관절부위의 감염)

40. 국소적 창상감염을 방지하기 위해 예방적 항생제가 언제 필요한가?

- 감염 확률이 높은 시술을 할 때
- 예후가 좋지 못할 것으로 예상되는 감염
- 환자의 면역체계에 문제가 있는 경우
- 3시간 이상의 외과적 시술시
- 외과적 시술 도중 고도의 오염이 있을 때

41. 치성 감염의 치료 시 가장 적절한 항생제는 무엇인가?

만약 환자가 항생제에 알러지가 없거나 면역체계 결핍이 없는 경우, 경험적으로 **페니실린** 또는 페니실린과 metronidazole을 병용하여 사용할 수 있다. 페니실린 알러지가 있는 경우, **clindamycin**이 좋은 대안이 될 수 있다. 최종적인 항생제 치료는 세균배양 및 감수성 검사를 통해 이루어져야 한다.

42. 구강악안면 영역의 감염 시 가장 흔하게 사용되는 항생제의 활성 메카니즘, 배출 경로, 항생범위는 무엇인가(표 34-9)?

43. 항생제 치료 시 가능한 실패 요인에는 어떠한 것들이 있는가?

- 부적절한 외과적 치료
- 면역 체계가 약화된 경우
- 이물질 존재시
- 항생제의 사용과 관련된 문제점(예, 환자의 협조도, 부적절한 용량, 항생제와 연관된 감염, 잘못된 항생제의 사용)

44. 항생제 기인성 대장염(antibiotic-associated colitis[AAC])란 무엇인가?

AAC는 대장의 균주 변화를 유도하는 항생제의 사용시 *Clostrium difficile*의 과증식을 초래하여 나타나는 독성 반응이다. *C. difficile*로부터 발생된 독은 위막성 장염 혹은 AAC를 유발하고 피를 포함한 설사, 경련, 복부통증, 발열 및 백혈구 증가증이 동반될 수 있다.

표 34-9. 구강악악면 감염에 흔히 사용되는 항생제의 특징

	Penicillin V	Erythromycin	Clindamycin	Cephalexin	Cefadroxil	Metronidazole	Doxycycline	Amoxicillin	Nystatin
Bactericidal or bacteriostatic	Bactericidal	Bacteriostatic	Both	Bactericidal	Bactericidal	Bactericidal	Bacteriostatic	Bactericidal	Bactericidal
Spectrum	Streptococci, oral anaerobes	Gram-positive cocci, oral anaerobes	Gram-positive cocci, anaerobes	Gram-positive cocci, some gram-negative rods, oral anaerobes	Gram-positive cocci, some gram-negative rods, oral anaerobes	Anaerobes	Gram-positive cocci, some gram-negative rods, oral anaerobes	Gram-positive cocci, E. coli, H. influenzae, oral anaerobes	Candida organisms
Dose-interval	250-500 mg qid	250-500 mg qid	150-300 mg q6h	500 mg qid	500 mg bid	250 mg qid	100 mg bid	250 mg tid	200,000 U lozenge qid
Metabolized	Kidney	Liver	Liver	Kidney	Kidney	Liver	Liver	Kidney	
Toxicity and side effects	Allergy	Nausea, vomiting, cramping, diarrhea	Nausea, vomiting, cramping, diarrhea, antibiotic-	Allergy, antibiotic-associated colitis	Allergy, antibiotic-associated colitis	Nausea, vomiting, cramping, diarrhea, disulfiram-like	Teeth coloration, photo-sensitivity, nausea,	Allergy, antibiotic-associated colitis	

표 34-9. 구강악악면 감염에 흔히 사용되는 항생제의 특징 (계속)

	Penicillin V	Erythromycin	Clindamycin	Cephalexin	Cefadroxil	Metronidazole	Doxycycline	Amoxicillin	Nystatin
			associated colitis			effect	vomiting, diarrhea		
Primary indication	Drug of choice	Useful alternative for mild infection	Useful alternative, especially for resistant anaerobes	Bactericidal drug required	Bactericidal drug required	Only anaerobic bacteria involved	Broad-spectrum in mild infections	Broader spectrum needed	Candidosis

Adapted from Peterson LJ: Principles of management and prevention of odontogenic infection. In Peterson LJ, Ellis E, Hupp J et al (eds): Contemporary Oral and Maxillofacial Surgery, 2nd ed. St Louis, 1993, Mosby.
qid, Four times a day; *bid,* twice a day; *q6h,* every 6 hours; *tid,* three times a day.

45. AAC의 위험 요소는 무엇인가?

AAC 발생 위험요소에는 항생제 및 환자상태와 관련된 것으로 구분해 볼 수 있다. 본래는 AAC와 연관된 주요 항생제는 clindamycin이었으나 현재는 전체 발생률의 1/3 정도만 연관성을 갖는 것으로 알려져 있다. Ampicillin과 Cephalosporin이 각각 1/3씩 연관된다고 보고 있다. 환자와 관련된 요인으로는 위장관 질환 병력, 전신질환 유무, 노화, 성별, 감염성 내장 질환, 항암치 및 신장질환 등이 있다.

46. AAC의 진단과 치료방법은 무엇인가?

임상적인 증상과 징후뿐만 아니라 *C. difficle* 배양 결과가 양성이고 환자 대변 내에서 *C. difficle* 독소가 검출된다면 AAC로 진단할 수 있다. S상결장경검사(sigmoidoscopy)는 때때로 진단을 확진할 때 사용할 수 있다. 치료를 위해서는 원인이 되는 항생제를 끊거나 필요한 경우 다른 항생제로 교체하는 것이 필요하며 수액 공급 및 전해질 균형, 항클로스트리디움 항생제 투약 등이 필요하다. 보통은 경구용 vancomycin 또는 경구용 metronidazole을 사용한다.

47. Ludwig's angina는 무엇인가?

Ludwig's angina는 악하간극, 설하간극, 이하간극의 동시 감염으로 발생한 넓게 퍼진 양측성의 딱딱한 경결감을 말한다. Angina라는 용어는 기도 폐쇄에 의해 발생하는 호흡장애를 의미한다. 이러한 폐쇄는 이하간극에서 뒤쪽으로 후두개까지 감염이 퍼져 후두개 부종이 발생할 경우 갑자기 생길 수 있다.

48. Ludwig's angina의 치료방법은 무엇인가?

Ludwig's angina 치료의 원칙은 조기진단, 즉각적 외과적 치료, 명확한 기도확보이다. 기도확보 후에 각각의 간극에 대한 외과적 배농은 외부적으로 파동성이 촉진이 되기 전이라도 시행해야만 한다. 또한 적절한 항생제를 사용해야 하고 숙주방어 능력을 향상시키는 데 주력해야 한다.

49. 단독(erysipelas)이란 무엇인가?

단독은 β-용혈성 streptococcus와 group B streptococcus에 의해 발생되는 피부의 표재성 봉와직염이다. 보통 피부는 홍반성으로 열을 동반하며 세균은

hyaluronidase를 분비하면서 빠르게 퍼지는 것이 특징이다. 이것은 임파선 종대, 발열, 급성 종창의 발생과 관련이 있으며 얼굴 피부에 영향을 미치는 것으로 보인다. 치료는 비경구적으로 penicillin을 투여하는 것이다.

50. 두경부 괴사성 근막염(cervicofacial necrotizing fasciitis)이란 무엇인가?

두경부 괴사성 근막염은 머리와 목 부분의 피부와 표재성 근막 부위의 매우 공격적인 감염으로 당뇨 환자와 면역이 약화된 환자에게 흔히 발생한다. 감염된 부분의 괴사된 조직의 부패로 인해 치사율이 30~50%에 이른다. 두경부 괴사성 근막염의 유발 요인에는 치성 감염, 화상, 열상, 찰과상, 좌상, 편도주위 농양(peritonsillar abscess)이 있으며 두경부의 종기(boil), 수술, 외상 등도 포함된다.

51. 두경부 괴사성 근막염의 원인이 되는 미생물은 무엇인가?

괴사성 근막염의 원인이 되는 미생물은 호기성 및 완전 혐기성 세균으로 이들은 상승작용을 일으킨다. 16명의 괴사성 근막염 환자에 관한 연구에서 두 가지 유형의 특징적인 세균을 발견할 수 있었다. 그 두 가지 유형의 임상적 양상은 동일하였다. **Type I** 환자들은 혐기성 세균, Enterobacteriaceae와 같은 통송 혐기성균, group A가 아닌 streptococci 등에 의해 발생되는 경우이다. **Type Ⅱ**는 화농성 group A streptococcus 단독이나 혐기성 세균과의 혼합 감염이다. Group A streptococci와 staphylococci는 Type I 환자에서는 검출되지 않았다.

52. 두경부 괴사성 근막염의 임상적인 양상은 어떠한가?

괴사성 근막염의 초기 양상은 보통 양호한 것처럼 보이나 조직과 근막의 파괴 정도는 보이는 양상을 훨씬 넘어 아주 심각하다. 감염의 파급 속도는 보통 빠르고 환자들은 보통 당뇨, 동맥경화증, 비만, 영양결핍, 알콜중독과 같은 부수적인 전신질환을 가지고 있다.

보통 분명한 경계가 없는 평활하고 긴장된, 빛나는 피부가 특징적이다. 진행되면서 피부가 어두운 자주빛으로 변색되고 경계가 불분명한 작은 보라색의 반점이 나타나며 수포가 형성된다. 또한 근막이 괴사되고 상층 피부의 괴저(gangrene)가 발생한다. 특징적으로 이러한 환자에서 배농을 할 경우 자주빛의 악취가 나는 "구정물(dishwater)" 같은 물질이 배출된다. 두경부 괴사성 근막염의 전신적인 증상으로는 패혈증, 저혈압, 고혈압, 황달, 혈뇨증 등이 있다.

53. 두경부 괴사성 근막염의 치료방법은 무엇인가?

치료방법은 항생제를 투여하고 체액 및 영양을 보충하며 매일 실활 조직을 제거하는 것인데, 여기서 무엇보다도 중요한 것은 괴사조직의 제거 및 매일 적절히 제거되었는지 관찰하는 것이다. 적절한 항생제 투여와 의학적 관리(medical support) 또한 중요하다. 의학적 관리는 체액 및 전해질의 보충, 혈관 내 혈액 양 검사, 기본적인 전신상태를 관리하는 하는 것을 말한다. 고압 산소 요법 또한 감염조직에 혈관화를 촉진하므로 추천할 만하다. 감염이 해결된 후 연조직에 생긴 결함은 피부이식 및 국소피판으로 재건할 수 있다. Penicillin, clindamycin, aminoglycoside는 아주 효과적인 항생제이다.

54. 두경부에 나타나는 증상으로 알 수 있는 주된 육아조직성 감염에는 어떠한 것들이 있는가?

표 34-10 참조

표 34-10. 두경부에서 흔히 발견되는 육아종성 감염

Disease	원인이 되는 미생물	전형적 임상 양상
Actinomyces (방선균증)	*Actinomyces israelli* (혐기성 그람 양성 bacillus)	무통성, 서서히 증대되는 연조직, 누공이 있는 경부 - 안면 감염
Cat scratch disease(묘소병)	이름 없는 G(−) bacillus	무통성의 부분적 임파선염
Glanders(비저)	*Pseudomonas mallei* (Gram(−) bacillus)	마저병(farcy): 배농성의 안면부 농양, 림프선병증
Leishmaniasis (리슈만 편모충증)	Leishmania(원생동물 기생충)	점막 피부 궤양
Leprosy(나병)	*Mycobacterium leprae* (acid alcohol-fast bacillus)	얼굴의 나종, 비상악 파괴증, V2 & Ⅶ 부위의 이상감각

표 34-10. 두경부에서 흔히 발견되는 육아종성 감염 (계속)

Disease	원인이 되는 미생물	전형적 임상 양상
Scleroma (조직경화증)	*Klebsiella rhinoscleromatis* (G[-] bacillus)	비상악 복합체의 만성적 파괴성 병소
매독(3기)	*Treponema pallidum*(spirochete)	연조직과 골에서의 고무종
결핵 (acid-fast bacillus)	*Mycobacterium tuberculosis*	선병(scrofula):무통성의 경부 림프선염, 구개와 혀의 궤양
Tularemia(야토병)	*Francisella tularensis* (G[-] coccobacillus)	구인두 궤양

Adapted from Wood RS: Chronic granulomatous infections. Oral Maxillofacial Surg Clin 3:405-422, 1991.

55. 타액선 감염을 분류하시오.

타액선 감염은 임상적, 미생물학적, 기계적인 원인을 바탕으로 하여 분류할 수 있다. 여기에 **급성과 만성**, 세균성과 바이러스성, 폐쇄성과 비폐쇄성(전신적인 육아종성 질병에 의한 영향)으로 나눠볼 수 있다. **세균성과 바이러스성**에는 유행성 이하선염, 급 · 만성 및 재발성 타액선염이 포함된다. **폐쇄성**에는 타석증, 점액성 분비물(mucous plug), 협착, 이물질이 포함된다. **비폐쇄성**에는 결핵, 방선균증(actinomycosis), 진균류의 감염 및 유육종증(sarcoid)가 포함된다.

56. 만성 타액선 감염을 진단하기 위한 검사에는 어떠한 것이 있는가?

타액선 감염을 진단하기 위한 검사에는 CBC, differential count, 그람 염색, 배양, 분비되는 타액의 내산성 염색(acid fasting staining) 등이 있다. 일반 방사선 사진(교합 방사선 사진, 파노라마), 타액선 조영술, CT, MRI, 초음파 검사, 섬광 조영술(scintigraphy)은 타액선 조직의 변화를 보는 데 유용하다. 흉부 방사선 사진, 튜베르클린 검사, 타액선 조직의 생검은 전신적인 질병이 타액선과 연관된 것으로 의심될 때 필요하다.

57. 타액선염의 치료방법은 무엇인가?

악하선에 타석이 있으면 타액선관성형술(ductoplasty)이 필요하다. 만약에 악설골근을 넘어 타석이 크거나 타액선 안에 존재한다면 타액선 자체를 제거해야만 한다. 이하선 감염은 더욱 심각한데 배농을 하거나 표재성 이하선 적출술(superficial parotidentomy)을 통하여 치료해야 한다. *Streptococcus*와 *staphylococcus*를 억제하기 위해 항생제를 투여해야 한다. 때로는 *Escherichia coli*와 *Haemophilus influenzae*도 관련될 수 있다. 특히 노인이나 어린이에게 정맥내로 수액을 공급하는 것은 급성 타액선염 치료시 필요할 수 있다.

58. 타액선 감염의 치료에 가장 일반적으로 사용되는 항생제는 무엇인가?

그람양성구균이 원인균일 경우 methicillin 같은 penicillinase-resistant anti-staphylococcus 항생제를 투여하는 것이 적절하다. 페니실린에 알러지가 있는 환자의 경우 cephalosporin을 사용할 수도 있다. Aminoglycoside(gentamicin) 역시 사용할 수 있다. 입원 환자나 심각하게 아픈 환자의 경우 높은 용량의 항생제를 정맥내로 투여하여야 한다.

59. 해면정맥동을 통해 지나가는 뇌신경은 무엇인가?

뇌신경 3, 4 ,5(5번 뇌신경의 ophthalmic division), 6번이 해면정맥동을 지난다.

60. 해면정맥동 혈전증이란 무엇인가?

흔하지는 않지만 치성 감염에 의해 발생될 가능성이 있다. 두경부의 판막이 없는 정맥을 통해 안면부 감염이 정맥동으로 역류할 수 있다. 익돌정맥총(pterygoid plexus of vein), 안각정맥(angular vein), 안정맥(ophthalmic vein)이 이와 관련이 있다. 해면정맥동 혈전증의 첫 증상은 눈주위, 공막, 망막정맥의 울혈이다. 다른 임상적 양상으로 눈주위 부종, 안구돌출증(proptosis), 망막정맥(retinal vein)의 혈전증, 확장된 동공, 각막반사의 결여 및 상안와 부분의 감각장애가 있을 수 있다.

61. 치성 감염이 해면정맥동으로 전이되는 경로에 대해 설명하시오.

여기에는 두 가지 경로가 있다. 전방 경로는 안각정맥 및 하안정맥이고, 후방 경로는 횡안면정맥 및 익돌정맥총이다.

62. 급성 및 만성 부비동염(sinusitis)의 원인균은 무엇인가?

급성감염은 *Streptococcus pneumoniae*(30~50%)와 *Haemophilus influenzae*(20~40%)에 의해 발생한다. 급성 부비동염과 관련된 다른 미생물로는 *Moraxella catarrhalis, Staphylococcus aureus, Streptococcus pyogenes,* 베타 및 알파 용혈성 Streptococci가 있다.

만성 감염은 *S aureus,* 알파 용혈성 Streptococcus, *Peptostreptococcus, Psudomonas, S. proteus,* 그리고 *Bacteroides*에 의해 발생한다. 만성 상악동염은 일반적으로 호기성과 혐기성균에 의한 혼합감염이다.

63. 상악동 감염의 치료방법은 무엇인가?

약물 치료를 시행할 수 있으며 외과적 수술이 필요할 수 있다. 약물요법에는 항생제, 국소 또는 구강 충혈제거제, 항히스타민, 그리고 국소 또는 구강 스테로이드가 포함된다. 일반적으로 상악동염 치료를 위해 처방되는 항생제에는 ampicillin, amoxicillin, amoxicillin과 clavulanic acid, cefaclor, cefuroxime axetil, trimethoprim-sulfmethoxazole이 있다.

감염의 원인이 항생제 치료로 해결되지 않는다면 외과적 치료가 필요하다. 내시경을 이용하여 최대한 덜 침습적으로 배농로를 재확립하고 원인을 제거해야 한다.

64. 당뇨병 환자에게 영향을 주는 가장 주요한 세균성 감염과 진균성 감염은 무엇인가?

털곰팡이증(mucormycosis 또는 phycomycosis)은 당뇨가 있는 환자, 특히 당뇨성 케토산증이 있는 환자에서 볼 수 있는 가장 주된 감염증이다. 비대뇌(rhinocerebral) mucormycosis를 가진 환자 중 75%가 케토산증을 가지고 있다. Mucormycosis는 진균성 질병으로 아마도 Zygomacetes class의 phycomycetes에 의해 야기되는 것으로 보인다.

65. 인간과 동물의 교상과 관계된 미생물은 무엇인가?

동물 교상 감염의 약 25%는 *Pasteurella multicida*에 의해 일어난다. 약 10%는 *S. aureus*에 의해 일어나며, 40%는 알파 용혈성 streptococci, 20%는 bacteroides 및 fusobacteria에 의해 일어난다. 인간 교상 감염의 약 25%는 *S. aureus*에 의해 피부를

통해 일어나고 10%는 알파 용혈성 streptococci, 5%는 혐기성균(G(+)cocci, fusobacteria, Bacteroides 포함), 15%는 *Eikenella corrodens*에 의해 일어난다. 후자에 언급된 미생물은 대게 심각한 감염과 관련된다.

66. 인간과 동물의 교상시 치료방법은 무엇인가?

항생제 치료와 외과적 치료가 있을 수 있다. 외과적 치료에는 실활 조직의 제거 및 식염수를 이용한 세척술이 있다. 경구용 ampicillin 또는 amoxicillin은 인간과 동물 교상시 사용할 수 있다. 또한 필요하다고 생각되면 rabies virus에 대한 예방적 처치를 할 수도 있다.

67. 방선균증(actinomycosis)이란 무엇인가?

방선균증이란 G(+), 통성(facultative) 혐기성 간균인 *Actinomyces israeli*에 의해 발생되는 감염이다. *A. israeli*는 정상적인 구강내 상주균이다. 연하가 어렵고 배농시 황(sulfur)과립이 배출되는 것이 특징적이다. 2~4주 동안 하루에 10~20백만 unit의 페니실린 투여 후 3~4달 동안 5~10백만 unit을 투여하는 것이 치료방법이다. 외과적 세척술은 감염부위의 치유를 촉진시킬 수 있다.

68. 어떤 질병이 Epstein-Barr virus와 관련되는가?

단형성선종(mononucleosis), Burkitt's lymphoma, 비인두암, 그리고 모상 백반증(hairy leukoplakia)이 Epstein-Barr virus와 관련이 있다.

69. Jarisch-Herxheimer 반응이란 무엇인가?

2기 매독 및 Lyme disease(penicillin or tetracycline)의 치료시 항생제 투약 후 2시간 내 체온상승과 함께 홍반성 피부 병소에 불편감이 일시적으로 증가되는 것을 가리킨다.

70. 두경부에 영향을 줄 수 있는 진균성 감염에는 어떠한 것이 있는가?

캔디다증(candidiasis), 접합균증(zygomycosis), 히스토플라스마증(histoplasmosis), 분아균증(blastomycosis), 아스페르질루스증(aspergillosis) 및 coccidiomycosis가 있다.

71. 주로 사용되는 항진균제에는 어떠한 것이 있는가?

Nystatin, clotrimazole, amphotericin B

72. 주로 사용되는 항바이러스제는 어떠한 것이 있는가?

Acyclovir, zidovudine, vidarabine(ara-A), idoxuridine

73. HIV 양성인 환자에게 사용되는 가장 흔한 약물은 무엇인가?

표 34-11 참조

표 34-11. HIV 양성 환자 치료시 사용되는 약물

약물	주요 기능	부작용
면역억제제		
Glucocorticoids	혈액 중 lymphocyte 수 감소 Delayed hypersensitivity 저하 Lymphocyte-macrophage 상호작용 변화 Monocytopenia 유발 불완전한 neutrophil chemotaxis	감염 DM 부신 기능저하 위궤양 상처치유 저하
Azathioprine	DNA/RNA 합성 방해로 lymphocytopenia 유발	간염 무과립구증(agranulocytosis) 감염
Antithymocyte globulin	Lymphocyte 선택적인 면역저하	감염 종양발생 가능 혈소판감소증 (thrombocytopenia) 용혈(hemolysis) 백혈구감소증(leukopenia)
Cyclosporin	T-cell의 증식과 activation 방해	신독성 간독성 백혈구감소증
Cyclophosphamide	Circulating T-Lymphocyte의 감소 T-cell의 기능과 증식 방해	백혈구감소증

Adapted from Miyasaki SH, Perrott D, Kaban LB: Infections in immunocompromised patients. Oral Maxillofacial Surg Clin 3:393-402, 1991.

74. 다음 문장은 사실인가, 거짓인가? 골수염은 세 가지로 크게 나눠 분류할 수 있다.

거짓이다. 골수염은 크게 두 가지로 분류해 볼 수 있다: 화농성, 비화농성

75. 악골에 생긴 골수염은 흔히 어떻게 분류되는가?

화농성 골수염은 급성, 만성, 신생아 골수염으로 나눌 수 있다. 비화농성 골수염은 만성 경화성(국소적, 미만성), Garre's sclerosing, 방선균증 골수염으로 나눌 수 있다.

76. 가레 골수염(Garre's osteomyelitis)은 무엇인가?

가레 골수염은 하악의 측면이나 하방에 국소적으로 단단한 무통성의 골성 종창이 발생한 것을 말한다. 이것은 주로 어린이, 젊은이에게 주로 나타나며 보통 충치에 이환된 대구치나 낮은 정도의 감염과 관련되어 나타난다. 방사선학적으로 골막이 증식한 양상이 특징적이다. 또한 많은 경우 단단한 골성 종창이 있는 부분에서 충치에 이환된 하악 구치를 볼 수 있다. 원인치를 발거하고 잠재적 가능성이 될 만한 요소를 제거하는 것이 일반적인 치료방법이다. 이러한 방법은 이환된 부위를 서서히 재형성시킨다. 수술 후 항생제를 장기간 복용할 필요는 없다.

77. 어떤 상태가 골막 비후(periosteal thickening)와 관계가 있는가?

가레 골수염, 신생아 골수염, 피질골 과골증(cortical hyperosteoses) 이외에도 매독, 백혈병, Ewing's sarcoma, 대사성 신경아세포종(metabolic neuroblastoma), 골절부위 가골(fracture callus)에서 골막의 비후를 관찰할 수 있다.

78. 악골에 발생한 골수염의 일반적 치료원칙은 무엇인가?

수술과 약물요법을 병행해야 한다. 약물요법이란 경험적 항생제의 투약, 그람 염색 시행, 배양을 토대로 한 항생제 투약, 암과 같은 다른 원인을 배제하기 위한 적절한 영상, 환자의 면역상태를 평가하고 보충하는 것이다. 외과적 치료에는 동요도가 심한 치아, 부골 및 이물질을 제거하는 것이다; 부골제거술; 괴사조직의 제거; 피질골제거술; 절제술; 재건술 등이 있다.

79. 3세대 cephalosporins처럼 항생제에서 세대(generation)가 의미하는 바는 무엇인가?*

초기에 항생제는 정균적으로 보통 단백질 합성을 방해하였다. 그래서 미생물을 완전히 죽이지는 못하고 더 이상 복제하지 못하게 막는 역할을 하였다. **체내침입**(infestation: 숙주내 살아있는 미생물이 존재함)과 **감염**(infection: 숙주내 미생물의 복제와 유포)간의 차이는 초기 항생제들이 치료기간 동안 미생물의 수를 줄이는 능력이 떨어져도 어떻게 감염을 조절하는 것이 가능했는지를 이해하는 데 도움이 될 것이다.

그런데 페니실린이 나오면서 모든 것이 바뀌었다. 이것은 감수성 있는 미생물을 근절할 수 있는 살균 능력이 있었기 때문에 "경이적인 약"이라는 수식어에 맞는 첫 번째 항생제라 할 수 있다. 페니실린은 베타-락탐 항생제 중 1세대에 속하는 것으로 1세대 cephalospoins(예, cefazolin)과 유사하다. 그들은 베타-락탐 구조를 가지고 그람 양성에 효과가 크지만 그람 음성균에는 별다른 효과가 없었다. 2세대 베타-락탐 항생제(예, cefoxitin)는 그람 양성 호기성균을 넘어서, 예를 들어 *Bacteroides spp.*까지 그 효과를 나타냈지만 여전히 그람 음성 호기성균에는 그 효과가 미미했다. 3세대 cephalosporins이 그람 음성 호기성균 일부에 효과가 있었기 때문에 모든 주요한 균에 대한 단독 치료 약제로 생각되었다.

초기에 경이적인 약으로 생각하였던 페니실린은 저항균의 생성으로 그 의미가 퇴색하였다. 세대 간의 차이 중에서 가장 쉽게 계산할 수 있는 것이 가격이다: 1세대는 2달러/g, 2세대는 5달러/g, 3세대는 30달러/g 정도 된다. 가격이 비싸지만 후세대 약들이 초기1세대가 가졌던 그람 양성균에 대한 효과는 떨어졌다. 그래서 moxalactam 2g을 투여한다면 그람 양성균을 살균하기 위해 cefazolin 1g을 동시에 투여하는 것이 좋다.

80. 예방적 항생제 투여시 2번이 1번보다 효과가 좋은가? 아니면 3번을 투여하는 것이 좋은가?*

임상적으로나 통계적으로 예방적 항생제를 1번 투여하는 것이 효과적이라는 것은 명백하다. 24시간내 추가적 투약의 필요성은 약물이 단백질과 결합하는 능력 및 제거율(clearance rate)에 따른 혈중 약물 농도에 달려있다. 또한 예방적으로 같은 약을 혈중

* Reprinted from Geelhoed GW: Surgical infectious disease. In Harken AH, Moore EE (eds): Abernathy's Surgical Secrets, 5th ed. Philadelphia, 2005, Mosby.

약물 농도가 떨어져서 감염의 위험이 높아지기 직전에 열흘 간 투약하는 것이 효과적이라는 것도 입증되었다.

81. 예방적으로 항생제를 투여할 경우 적용 시기는 어떠한 요소에 의해 결정되는가?*

앞서 말한 바와 같이 예방적 항생제 투여 시기에서 가장 중요한 것은 미생물 침입 전에 약물이 적절한 혈중 농도를 유지하고 있는 것이다. 그럼 언제 투약을 그만 두어야 하는가? 더 이상 감염의 위험이 없거나 예방 목적이 없는 경우이다. 우선적 전제 조건을 요약하면 다음과 같다: *미생물 침입 후 24시간이 지나서 예방적 항생제를 투여하는 것은 의미가 없다.*

이 규칙이 의미하는 바는 무엇인가? 인공관절을 가진 경우 몇 주간 지속적으로 예방적 항생제를 투여할 필요는 없는가? 물론 인공관절이 환자 몸속에 몇 년간 존재하지만 당신도 그동안 계속 항생제를 투여할 생각은 아닐 것이다. '예방' 은 인공관절이 아니라 식립술(implantation)을 위해 필요하다. 또한 인공관절을 가지고 있는 환자가 식립술 후 몇 년 뒤 치핵 절제술 같은 다른 시술을 할 때, 인공물로 인한 감염의 위험성이 높아질 수 있으므로 예방적 항생제가 필요하다.

인공판막이나 rheumatic heart valve는 예방적 항생제가 필요한 위험 요소이지만 예방적 항생제 투입 자체가 침습적 행위이므로 주의해야 한다. 근관으로도 미생물의 침입이 가능하다. *수술은 예방적 항생제로 감염 가능성을 줄일 수 있지만 그 환자가 가지고 있는 술중 위험 요소인 상태는 보호할 수 없다.*

82. 수술 받을 모든 환자들에게 예방적 항생제를 주어야만 하는가?*

학생에게 인공물 식립이 없는 탈장 수술과 같은 깨끗한 전기 수술을 시행하려는 환자에게 예방적으로 항생제를 투여할 것인지를 질문을 하였다. 그 학생이 "물론이다. 급성 과립세포성 백혈병과 같이 숙주 면역력이 심각하게 저하된 경우에는 줄 것이다."라고 대답한다면 이것은 굉장히 어이없는 대답이다. 왜냐하면 이 대답은 탈장 수술에만 초점을 맞춘 것이며 만약 그 정도로 숙주 면역력이 저하되었다면 아예 수술 자체를 할 수 없을 것이다.

가장 중요한 규칙: 단순한 전기적 수술을 시행할 때 예방적 항생제가 필요하다면 그것은 수술 자체가 불가능한 경우가 아닌지 생각해 보아야 한다.

83. 농양일 경우에 어떤 약으로 치료를 하는 것이 좋은가?*

외과적으로 배농 및 절개를 시행하는 것이 가장 좋다. 농양은 항생제가 도달할 만한 혈류 순환이 없다. 농양부위에 직접적으로 항생제를 주입하는 것은 잘못된 것이다. 왜냐하면 농양은 단순히 죽은 미생물과 백혈구를 함유하는 것일 뿐이기 때문이다. 만약 미생물이 약간 살아있다 하더라도 복제 능력이 없을 뿐더러 항생제에 반응하지 않을 것이다. 또한 약은 농양이 만들어 내는 환경과 같은 pH와 pKa에서는 대부분 기능하지 못할 것이다.

만약 항생제가 필요하다면 농양이나 봉와직염의 가장자리 주변의 순환부에 주입될 것이고 오염되지 않은 부분에 배농하는 것이 중요하다. 국소적 감염은 국소적 치료로 조절되어야 하고 그것만으로도 충분하다. 때때로 전신적 항생제 적용이 필요한데 그것은 배농 이후 건전한 다른 조직을 보호하기 위함이다. 여기서 한 가지 규칙을 정리해보면 다음과 같다: 농이 존재한다면 배농을 하는 것이 가장 중요하다. 배농을 통해 국소적 및 전신적인 증상을 즉시 감소시키는 것이 매우 중요하다.

84. 항생제를 병합하여 사용하는 것이 한 가지만 사용하는 것보다 좋은가?

한 가지 항생제를 사용하는 것이 여러 항생제를 병합하여 사용하는 것보다 좋지만 이것은 높은 감염의 위험을 가진 환자에게서 유용한 말인 것 같다. imipenem으로 치료하는 것이 aminoglycoside와 macrolide 항생제를 병합한 것보다 우수하지만 높은 APACHE score를 가진 환자에서만 증명된 사실이다. ertapenem으로 치료하는 것은 ceftriaxone과 metronidazole을 병합한 것과 효과가 비슷하다.

더 많은 것이 항상 더 좋은 것은 아니고 R and S culture(내성 및 감수성 검사)가 직접적으로 M and M (이환율(morbidity)과 사망률(mortality))을 설명해주지는 못한다. 항생제가 박테리아를 죽이는 데 효과적인지가 중요한 것이 아니다. 중요한 것은 이 항생제가 어떻게 효과를 나타내는지와 전신적 염증 반응을 어떻게 감소시키느냐 하는 것이다.

85. Triple antibiotics란 무엇이며, 용량은 어떻게 되는가?†

생명을 위협하는 감염증의 경우에 항생제 대량 투여를 고려하게 된다:

† Reprinted from Harken AH: What does postoperative fever mean? In Harken AH, Moore EE (eds): Abernathy's Surgical Secrets, 5th ed. Philadelphia, 2005, Mosby.

1. 그람 양성균에 효과를 보이는 약제(예, ampicillin): 어른; 1g every 6hr IV, 어린이; 40mg/Kg every 6hr IV
2. 그람 음성균에 효과를 보이는 약제(예, gentamicin): 어른의 경우 7mg/kg IV every 24hr(8시간마다 2mg/kg을 IV로 주입하는 것보다 이렇게 1번 주는 것이 신독성이 낮다.)
3. 혐기성균에 효과를 보이는 약제(예, metronidazole[Fagyl]): 어른; 500mg IV every 6hr, 어린이; 7.5mg/kg IV every 6hr

효모나 저항균주의 성장을 억제하기 위해 원인균이 밝혀지는 즉시 그 세균에 초점을 맞춰야 한다.

86. 수술 부위 감염을 예방하기 위해 항생제를 어떻게 쓰는 것이 올바른가?‡

당신이 목표로 하는 세균에 적당한 항생제를 선택하고 적절한 경로를 통해 적절한 시간마다 투약해야 한다. 보통 술 전 배양을 통해 감염원이 무엇인지 정확히 알기 어렵기 때문에 경험적 항생제를 선택하게 된다. staphylococci는 피부에 가장 흔한 미생물이고 따라서 수술 부위 감염에 가장 흔한 원인균이 된다. cefazolin은 1세대 cephalosporin으로 보통 간단한 수술 과정에서 예방적 항생제로 추천된다. 오염이 발생한 부위를 안다면 초기 항생제는 그 부위에 정상적인 세균에 초점을 맞춰서 투약하게 된다. 만약 장에 발생하였다면 Enterobacteriaceae와 혐기성균이 우세할 것이다. 담관과 십이지장이라면 이러한 미생물에 더해서 enterococci를 의심할 수 있다. 요로나 질에는 group D streptococci, *Pseudomonas, Proteus*가 많다.

87. 만약 예방적으로 항생제를 투여한다면 언제 어떻게 투여할 것인가?‡

감염이 발생하기 전에 조직 내에 항생제가 적절한 농도를 유지하고 있는 것이 가장 좋다. 수술 20~30분 전 IV로 예방적 항생제 투여가 효과적이다; 늦게 투여하는 것은 투여하지 않는 것과 같다. 여러 번 예방적 투여를 하는 것이 한 번 주는 것보다 좋다는 증거는 없다. 무차별적인 항생제 사용은 수술 부위 감염의 가능성을 높인다. 특별한 상황에서 IV 외에 다른 투약 경로를 생각해 볼 수 있다.

‡ Reprinted from Peterson SL: Surgical wound infection. In Harken AH, Moore EE (eds): Abernathy's Surgical Secrets, 5th ed. Philadelphia, 2005, Mosby.

88. 수술부위 감염을 줄이는 데 도움이 되는 것에는 어떠한 것이 있는가?‡

담배를 끊는 것이다. 비록 비만, 저영양 상태, 노화, 당뇨 역시 수술 부위 감염에 위험 요소이기는 하지만 담배가 아마도 가장 수술 부위 감염에 대한 위험성을 가장 높이는 요소이다. 담배를 피우는 사람들의 반은 보통 담배와 관련된 질환으로 사망한다. 담배는 단지 죽음 뿐 아니라 외과적 창상의 오염 위험성을 3배나 증가시킨다. 한 연구에서 단순한 수술 과정 중 수술 부위 감염의 발생률이 6배 정도, 0.6~3.6%까지 증가했다고 보고하였다. 담배는 혈류량을 감소시키고 상처부위로 산소운반 능력을 떨어뜨린다. 담배 부산물의 독성도 직접적으로 창상부위 치유를 지연시킨다. 이러한 사실에도 불구하고 의사들은 담배를 피우는 사람들을 수술하고 환자들 역시 수술 당일 날까지 흡연을 계속한다.

BIBLIOGRAPHY

1. Barie PS: Modern surgical antibiotic prophylaxis and therapy: less is more. Surg Infect 1:23-29, 2000.
2. Bartlett RC: Laboratory diagnostic techniques. In Tobazian RG, Goldberg MH (eds): Oral and Maxillofacial Infections, 3rd ed. Philadelphia, 1991, Saunders.
3. Ciftci AO, Tanyei FC, Buyukpamukcu N et al: Comparative trial of four antibioti combinations for perforated appendicitis in children. Eur J Surg 163:591-596, 1997.
4. Falagas ME, Barefoot L, Griffith J et al: Risk factors leading to clinicalfailure in the treatment of intraabdominal or skin/soft tissue infections. Eur J Clin Microbiol Infect Dis 15:913-921, 1996.
5. Flynn TR: Anatomy and surgery of deep fascial space infections of the head and neck. Oral Maxillofac Surg Knowl Update 1:79-105, 1994.
6. Geelhoed GW: Surgical infectious disease. In Harken AH, Moore EE (eds): Surgical Secrets, 5th ed. Philadelphia, 2005, Mosby.
7. Geelhoed GW: Preoperative skin preparation: evaluation of efficacy, timing, convenience, and cost. Infect Surg 85:648-669, 1985.
8. Hupp JR: Antibacterial, antiviral and antifungal agents. Oral Maxillofac Surg Clin 3:273-286, 1991.
9. Kluytmans J, Voss A: Prevention of postsurgical infections: some like it hot. Curr Opin Infect Dis 15:427-432, 2002.
10. Krueger JK, Rohrich RJ: Clearing the smoke: the scientific rationale for tobacco abstention with plastic surgery. Plast Reconstr Surg 108:1063-1073, 2001.
11. Lieblich SE: Clinical microbiology and taxonomy. Oral Maxillofac Surg Knowl Update 1:11-21, 1994.
12. Miyasaki SH, Perrott DH, Kaban LB: Infections in immunocompromised patients. Oral Maxillofac Surg Clin 3:393-402, 1991.
13. Peterson LJ: Microbiology of head and neck infections. Oral Maxillofac Surg Clin 3:247-258, 1991.
14. Peterson LJ: Principles of management and prevention of odontogenic infection. In Peterson LJ, Ellis E, Hupp J et al (eds): Contemporary Oral and Maxillofacial

Surgery, 2nd ed. St Louis, 1998, Mosby.
15. Peterson SL: Surgical wound infection. In Harken AH, Moore EE (eds): Surgical Secrets, 5th ed. Philadelphia, 2005, Mosby.
16. Rogerson KC: Microbiology of the maxillary sinus antrum: treatment of infections. Oral Maxillofac Surg Knowl Update 1:49-60, 1994.
17. Topazian RG: Osteomyelitis of the jaws. In Topazian R, Goldberg M (eds): Oral and Maxillofacial Infections, 3rd ed. Philadelphia, 1994, Saunders.
18. Wood RS: Chronic granulomatous infections. Oral Maxillofac Surg Clin 3:405-422, 1991.

35. 측두하악관절 해부, 병태생리와 외과적 치료 (Temporomandibular joint anatomy, pathophysiology, and surgical treatment)

Renato Mazzonetto, DDS, PhD, Steven G. Gollehon, DDS, MD, FACS, Daniel B. Spagnoli, DDS, PhD, and Gregory M. Ness, DDS

1. 연골의 주된 기능은?

연골은 무신경성, 무혈관성 및 무임파성이다. 주된 기능은 관절에 마찰력이 가해지는 동안 압력을 견디는 것이다. 관절 연골은 과두와 관절와 사이의 관절 마찰력과 압력을 견디는 기능을 한다. 연골 내에 있는 연골세포 역시 윤활유와 같은 관절 기능을 위한 중요한 생화학물질을 분비하는데, 이것은 관절의 연속성을 유지하고 마찰력에 의한 손상을 감소시킨다.

2. 측두하악관절 연골과 다른 활액 관절 연골과의 차이점은 무엇인가?

대부분 활액 관절은 관절면에 유리질 연골(hyaline cartilage)을 가지고 있다; 그러나 흉쇄관절(sternoclavicular joint), 견봉쇄골간 관절(acromioclavicular joint), 측두하악관절(temporomandibular joint)과 같은 관절은 막성골 골화(intramembranous ossification)에서 발육된 골과 관련이 있고, 이것들은 섬유-연골 관절면을 가지고 있다.

3. TMJ와 관절원판의 전형적인 특성은 무엇인가?

관절원판은 과두의 외측과 내측 극(pole)에 단단히 부착되어 있다. 따라서 개구시 과두-관절 원판 복합체는 측두골 부분까지 혹은 관절 융기(articular eminence)를 넘어서 활주운동(sliding movement)을 하는 반면, 과두는 원판 하방에서 회전한다. 왜냐하면 측두하악관절은 경첩 관절(hinge joint[ginglymus])과 활주 관절(gliding joint[articulatio plana])의 특징을 가지고 있기 때문에, 이것은 ginglymoarthrodial joint로 분류된다. 측두하악관절만의 유일한 특징은 치열과 반대측 측두하악관절과 긴밀하게 연결되어 있다는 것이다.

4. 측두하악 관절원판의 주된 보호 기능은 무엇인가?

원판의 주된 기능은 충격을 흡수하고, 교원 섬유내에서 장력으로 변환시킴으로써 신장력과 압박력에 견디는 것이다. 이러한 스트레스는 교원질 다발을 통해서 분산되고 점진적으로 감소된다. 관절 원판의 다른 기능은 관절의 병진 운동(translatory movement) 동안에 관절을 안정화하는 것이다.

5. 활막이란 무엇인가?

활막은 얇은 유상피 조직으로 가동관절의 비관절면을 이장하고 있다. 건강한 측두하악관절에서는 상하 관절강의 전후방 함요(recess)가 모두 활막으로 이장되어 있다. 활막은 A와 B type의 특수화된 세포를 포함하고 있다. Type A 세포는 단핵구/대식세포 계통에서 유래되어 식균성을 가지며, 관절 연골의 이화 작용시 중요한 역할을 한다. Type B 세포는 섬유모세포와 유사하고 활액을 구성하는 하이알루론산(hyaluronic acid), 단백당(proteoglycan)을 분비한다. 활액은 하이알루론산과 단백당을 포함하여 혈장의 투석액과 유사한데, 이것은 관절면의 영양공급, 산소화 및 윤활작용 등 중요한 역할을 한다.

6. 측두하악관절 내장증을 야기하는 외적 요인은 무엇인가?

내장증의 외적 요인은 거대외상(macrotrauma) 또는 미세외상(microtrauma)으로 분류된다. 이악물기(clenching), 이갈이(grinding, bruxing), 손톱 물어뜯기(nail biting), 기타 비기능적 습관(parafunctional habit)과 같은 외부 요인은 과도한 관절 압력과 운동 제한을 야기한다. 이런 작용은 관절내의 염증성, 생화학적인 변이를 야기하여 분해, 활액 염증 및 유착 등을 야기한다.

7. 골관절염과 관절원판 변위와는 어떤 관계가 있는가?

골관절염과 원판변위 사이의 관계는 논쟁의 대상이다. 원판 변위는 골관절염의 원인일 뿐만 아니라 증상으로 나타난다. 그러나 그것은 분자, 세포 과정을 방해해서 연골성 조직내에서 골관절염을 야기할 수 있다. 골관절염과 원판 변위에 수반되는 증상은 비록 이런 상태가 분리되어서 나타나고 서로 독립적이라고 할지라도 모든 측두하악관절 질환의 상당한 부분을 포함한다.

8. 측두하악관절에서 해부학적인 변이를 야기하는 외부 요인은 무엇인가?

직접적 외상 혹은 반사손상과 같은 관절내의 급성 거대외상은 잠재적인 관절강내 장애, 제한적 섬유화, 염증을 수반하는 관절 조직의 변이, 좌상, 출혈, 비가역적인 변형을 야기한다.

기능성 과부하 또는 미세외상은 내장증을 일으키는 또 다른 원인이다. 만성 미세외상은 만성 이악물기 습관, 이갈이, 손톱 물어뜯기와 같은 비기능적 활동과 관련이 있는데, 이것은 관절의 윤활 기능을 변화시켜서 원판과 과두 사이의 마찰을 야기해서 퇴행성 변화를 일으키고 원판의 점진적인 전방 변위와 최종적으로는 천공을 야기한다.

9. 측두하악관절 활막과 관절 원판에 존재하는 동화와 이화작용 사이의 균형은 무엇인가?

관절 연골은 무혈관성, 무임파성 조직이기 때문에 영양공급과 부산물의 제거는 활액을 이용한 연골 기질의 확산으로 이루어진다. 관절 부하는 분명히 관절 확산을 촉진시키고 이것은 연골세포의 영양공급에 필수적이다. 연골은 무혈관성이기 때문에 연골세포는 거의 무산소 환경에서 기능을 하게 된다. 결론적으로 세포들은 비교적 저대사성 상태가 되어서 유독성 환경에 취약하게 된다. 연골세포는 큰 외상 후에는 재생할 수 있는 능력이 없으나 비교적 회복력이 있다. 불활성 조직으로 생각되지만, 관절 연골은 기능적 요구에 대해 재형성될 수 있고, 세포외 기질 성분의 전환이 가능한 역동적인 조직으로 간주된다. 활막과 관절 연골이 파괴와 생성 사이에서 균형을 이루고 있는 동안은 측두하악관절에 있는 대부분의 파괴적인 과정은 증상을 나타내지는 않는다. 이화작용(파괴과정)이 동화작용(재생과정)을 앞설 때 대부분의 만성염증 상태는 증상을 보인다.

10. 활막염이란 무엇이며, 어떻게 일어나는가?

활막염은 활막의 충혈, 부종, 모세혈관 증식으로 특징지어지는 활막의 염증성 상태이다. 활막염은 세포 잔사와 염증과 동통을 유발하는 전달물질이 어느 정도 이상으로 생성되어서 활막이 이를 소화하고 흡수하거나 처리할 수 없을 때 발생한다.

11. 생화학적으로 어떤 성분이 골관절염과 관계있는가?

조직 분해로 특징지어지는 골관절염은 protease와 protease inhibitor의 활성도가 균형을 이루지 못하는 데서 비롯된다. 또한, 고농도의 metalloproteases(특히 MMP-2, MMP-9, MMP-3)가 관절강 세척술시 발견된다.

12. "삼출성 윤활(weeping lubrication)"란 무엇인가? 측두하악관절의 항상성을 유지하는 데 있어 기원과 기능은 무엇인가?

관절운동시에 연골에 가해지는 부하는 내부 수압을 증가시킨다. 만일 단백당에 의해서 수압이 삼투압보다 크면, 세포외 기질로부터 수분이 나와서 운동시에 관절면에 윤활제 역할을 한다. 일명 "삼출성 윤활(weeping lubrication)"은 특히 부하가 클 경우 발생한다. 부하가 작은 경우에는 당단백인 lubricin이 윤활제 역할을 하는데, 이를 boundary lubrication이 라고 한다. 교원질 다발과 더불어 단백당은 점탄성 성질이 있어서 연골에 복원력, 탄성, 전단강도, 자가윤활 작용 등을 제공한다. 게다가 단백당은 내막 수용기 역할도 한다.

13. 측두하악관절 질환에서 비외과적인 치료의 목표는 무엇인가?

측두하악관절 질환을 가진 몇몇 환자들은 수술 없이도 성공적으로 치료될 수 있다. 그러나 전체의 2~5%는 수술이 필요하다. 물리치료, 교합장치치료, 약물치료, 교합조정, 환자상담을 통해 동통과 개구제한을 치료할 수 있다. 치료목표는 다음과 같다:

- 동통을 제거하거나 적어도 환자가 견딜 수 있을 정도로 감소시킨다.
- 저작능이 증가되도록 악기능 장애를 감소시키거나 제거한다.
- 악골 운동을 정상 범위로 회복
- 측두하악관절 기능을 감소시키는 악습관에 대해 환자와 상담

14. 악관절 수술의 적응증 무엇인가?

동통과 기능장애의 증상이 3개월간의 비외과적인 치료에 만족스런 반응을 보이지 않을 경우 수술이 추천되는데, 특히 강직, 류마티스성 관절염, 심각한 퇴행성 골관절염에 의해 내장증으로 진행된 경우 적응증이 된다. 보존적 치료에 운동의 범위나 개구량이 증가하지 않는 환자도 외과적인 치료가 추천된다.

15. 측두하악관절 세정술은 언제 적응증이 되는가?

세정술은 비외과적 치료에 잘 반응하지 않는 측두하악관절 질환을 가진 환자에게 사용된다. 주된 적응증은 다음과 같다: (1) 비정복성 관절원판 전방변위에 의한 급만성 개구제한, (2) 상관절강에 과두 활주운동의 제한.

만성 동통을 가진 정복성 관절원판 전방변위로 정상적인 운동범위를 가진 환자도 세정술에 양호한 반응을 보인다. 세정술은 이전에 침습적 시술을 받았으나 기능장애를 동반한 동통을 경감시키는 데 실패한 환자의 동통과 기능장애를 치료하기 위해서도 역시 사용된다. 세정술에 의해 관절강 내에 생화학적인 환경을 변화시켜서 다양한 동통 매개체를 경감시키는 것 역시 치료의 또 다른 적응증이 된다. 세정술은 비외과적인 치료, 약물치료와 침습적인 측두하악관절 수술 사이의 중간 역할을 한다.

16. 침습적인 관절 개방술과 비교되는 측두하악관절 내시경 수술의 주된 장점은 무엇인가?

최소한의 침습적 외과 수술인 관절경 수술은 활막염에 스테로이드를 직접 주사하는 것과 관절 병변이나 이전 진단영상과 비교하는 것뿐만 아니라 병변의 생검, 골관절염 조직의 제거 및 관절내 해부학적 구조물을 직접적으로 관찰할 수 있게 한다. 개방 수술보다는 환자의 불편감이 감소하고, 치유기간이 단축되며 술후 염증과 주변조직에 덜 침습적이다.

17. 관절내시경 수술이 금기증인 경우는 언제인가?

관절내시경이 금기가 되는 경우는 다른 술식의 경우와 마찬가지로 전신마취시 위험성이 증가되는 환자나 외과적 술식 그 자체에 의해 위험성이 증가되는 내과적인 질환을 가진 경우이다. 국소적인 금기증은 피부나 귀의 감염, 진행된 섬유성 유착에 의해 심한 개구제한과 과두 움직임의 제한이 있는 경우이다. 정서적 불안정, 관절을 촉진하기 힘들 정도로 비만인 경우 등도 해당된다.

18. 활막, 관절 연골, 관절원판의 보존이 관절 수술시 중요한 이유는?

활막은 관절 윤활을 위해 보존되어야 한다. 활막을 면도기, 소작기, 레이저로 과도하게 제거하면 과도하게 반흔이 형성되고 그 결과 치밀한 결합 조직이 생길 수 있다. 관절 연골은 관절의 탄성과 압축성을 유지하기 위해 보존되어야 한다; 섬유화된 골관절염 조직은 내시경 수술 동안에 보존적으로 제거되어야 한다. 원판 보존은 그것이 관절강내 경계를 유지하고 유체역학적으로 삼출 윤활제를 촉진시키는 생물학적인 장점을 가지기 때문에 중요하다. 어떤 조직도 제거되지 않으므로 관절경을 이용한 용해와 세척술은 양호한 결과를 얻을 수 있다.

19. 성공적인 결과를 얻기 위해 측두하악관절 수술에서 관절원판 재위치시키는 것이 어떤 의미가 있는가?

이 질문에 대해서는 논쟁의 여지가 있다. 대부분의 사람들은 이미 언급한 이유 때문에 가능한 정상 관절 구조를 보존할 것을 권장하고 있다. 관절 원판이 제거된 환자는 술후 변화가 대부분 무증상일지라도 과두 편평화와 골융기(osteophyte) 형성과 같은 방사선학적 변화를 보이는데, 이것은 진행된 골관절염과 유사하다. 반면, 원판절제술과 같은 술식이 높은 임상적 성공률을 보이고 관절내시경 또는 원판성형술 후에 관절이 재위치되는 것이 일시적으로 나타나는 경우가 많은데, 관절을 재위치시키는 것으로는 임상적인 성공여부를 판별하는 기준이 될 수 없음을 시사하는 것이다.

20. 관절내시경 시술시 일반적인 회전 기구(rotary instrument)에 비해 레이저가 장점을 가지고 있는가?

그렇다. 관절 수술의 효율성은 레이저 기술의 적용으로 인해서 현저히 증가해왔다. 병적인 조직을 물리적인 접촉 없이 제거할 수 있어서 관절 연골과 주변의 활액면에 최소한의 외상을 준다. 열에 의한 손상 없이 쉽게 지혈된다. 좁은 공간에서 큰 기구를 최소한으로 조작하면서 골융기를 쉽게 제거할 수 있어 국소조직 손상을 감소시킨다.

21. 총 관절 재건술(total joint reconstruction)의 적응증을 나열하여라.

- 심한 해부학적인 변이를 가진 섬유성 또는 골성 강직

- 수차례 수술시에도 자가골 이식이 실패한 경우
- 병에 의해 이식된 자가 조직이 파괴된 경우
- 프로플라스트-테프론(Proplast-Teflon) 임플란트의 실패로 인해 심각한 해부학적인 변이가 야기된 경우
- Vitek-Kent 총 또는 부분 관절의 실패
- 류마티스성 관절염과 같은 심각한 염증질환에 의해 관절 구조물이 해부학적으로 변이가 생기고, 기능의 불안정해진 경우

22. 총 관절 재건술에서 환자의 해부학적 구조를 재현하고 정확하고 장기간 사용할 수 있는 인공 관절을 만들 수 있는 가장 좋은 방법은 무엇인가?

최근 CT를 이용하여 3차원적인 모델을 만들어 환자의 두개골, 측두골, 하악골의 기능적 모델을 재현할 수 있다. "Model surgery"를 이용하여 환자의 해부학적인 안정성을 부여하고 인공 관절을 정확하게 위치시킬 수 있도록 수술 후 변화를 재현할 수 있다. 그렇게 함으로써 교합과 하악 중심위의 정확한 재현이 이루어질 수 있다. 관절 보철물은 진단 wax-up을 이용해서 제작될 수 있다. 일단 진단 wax-up이 정확하게 제작되면 chrome, cobalt, molybdenum을 이용하여 개개인에 맞게 제작된 인공 관절을 만들 수 있다. 여기에는 고분자의 polyethylene으로 만들어진 과두와 부분을 형성해 줄 수도 있다. 이러한 기술은 총 관절 재건이 요구되는 환자에게 장기간 안정적인 보철물을 제공하기 위한 표준 방법이 된다.

23. 골관절염 단계는 무엇인가?

1. 초기(initial stage)
2. 회복기(repair stage)
3. 분해기(degradation stage)
   - 조기(early)
   - 진행기(progressive)
4. 후기(late stage)

24. 골관절염의 초기와 회복기(initial and repair stage) 동안에 어떤 일이 생기는가?

생화학적, 생물리학적, 염증성 및 면역학적인 일차적인 손상으로 인해 연골세포의

세포외 기질 합성과 분해를 조절하지 못하게 되면 연골 분해가 일어나기 시작한다. 초기 단백질 분해능이 증가되서 생기는 연골 분해는 회복 과정에 의해 중화된다. 회복기에서는 단백질 분해 효소에 의한 세포외 기질 성분의 파괴의 증가는 연골세포에 의한 사이토카인-매개성 합성(cytokine-mediated synthesis) 동화작용에 의해 중화된다. 결과적으로 세포외 기질의 분해와 합성의 새로운 균형을 나타낸다. 조직학적으로 회복기는 연골세포의 증식이 특징이다. 임상적으로 골관절염의 회복기에서 연골 변화는 수년 동안 무증상으로 남아있다. 일반적으로 골관절염은 점진적으로 진행되어서 결국에는 임상적으로 나타난다. 하지만, 세포외 기질의 분해에서 비롯되는 이러한 균형을 야기하는 원인은 아직 밝혀지지 않았다.

25. 골관절염의 조기 분해기(early degradation stage)가 초기와 회복기와 어떻게 다른가?

골관절염의 조기 단계에서는 단백질 분해효소의 합성과 활성의 증가로 인한 분해가 연골세포에 의한 세포외 기질 성분의 증가를 능가한다. 이것은 초기 국소적인 분해와 관절 연골의 소실을 야기한다. 질환이 진행됨에 따라 나타나는 특징은 효소에 의한 연골의 파괴이다. 결론적으로 일부 세포외 기질 성분이 국소적으로 감소하는 반면, 나머지는 구성과 분포가 변한다. 교원질 체계(collagen network)는 원자 수준의 분열 양상을 보인다. 특히 관절면에서의 미세섬유는 정상보다는 방향성이 없고 더 넓게 분리되어 보인다. 게다가 단백당은 면역화학염색법으로 국소적으로 친화성이 증가된 불균일한 염색성을 보인다. 연골세포 역시 유리기(free radical)를 생산해서 세포외 기질 분자의 분열을 야기한다. Acid phosphatase, serine protease, metalloprotease(예, collagenase, stromelysin-1)을 포함하는 단백분해 효소 성분은 질환의 심도가 증가함에 따라 초기 골관절염에서 증가한다.

26. 골관절염의 초기 임상 증상에서 활액 세정(synovial clearance)은 어떤 역할을 하는가?

세포외 기질 성분의 분해 산물은 연골세포에 의해 분해되거나 활액내로 확산되는데, 활액내에서 순환에 의해 제거되거나 활막 이장 A세포에 의해 포식된다. 후자의 현상은 활액 세정이라 하며 종종 2차 활막염을 유도한다. 종종 골관절염은 2차 활막염이 발생되었을 때 두드러지게 나타나며 관절통과 관절운동의 제한을 야기한다. 골관절염 과정에서 활액 조직의 침범은 2차적인 염증을 유발하여 염증 및 동통 매개체의 합성에 의한 연골 손상을 심화시키는 악순환을 가져온다.

27. 골관절염의 조기 분해기에서 interleukin-1과 prostaglandin의 임상적인 중요성은 무엇인가?

Interleukin-1은 활액세포에 의한 prostaglandin(특히 PGE_2)의 합성을 증가시킨다. Prostaglandin의 증가는 골관절염의 단계에서 관찰되는 증상과 관련이 있다. Prostaglandin과 leukotriene은 염증의 매개물이며 염증성 변화에 대한 반응으로 활액조직의 미엘린화되어 있지 않은 감각 신경은 substance P와 다른 동통 매개물을 분비한다. 다른 효과 중에서 substance P는 활막 이장 세포에 의한 collagenase와 PGE_2의 합성을 촉진하여 그 결과 이화작용으로 진행된다.

28. 골관절염의 진행성 분해기(progressive degradation)에 대해 설명하라.

이 시기에는 동화작용이 이화작용에 비해 부족하게 된다. 세포외 기질 성분의 합성은 실패하거나 단백질 분해 효소의 합성과 활성도가 증가함에 따라 관절 연골의 점진적인 분해, 부식, 소실을 야기한다. 조직학적으로, 골관절염의 진행성 분해기는 기계적인 마모에 의한 연골의 섬유화, 분리, 비박화로 특징지어진다. 다른 활막관절보다는 악관절에서 흔하지는 않지만, 불균일성과 심한 재발이 관찰된다.

29. 관절내시경 상에서의 골관절염의 진행성 분해기의 특징적인 소견은 무엇인가?

관절내시경에서 측두하악관절은 섬유화되거나 부식된 것으로 보인다. 관절융기쪽 연골의 섬유화는 국소적이거나 광범위하다. 관절 연골면의 활택성이 감소되었기 때문에 정복성 또는 비정복성 관절 원판 변위가 진행된다. 관절와의 후방벽과 관절 원판에서 서서히 활막염이 진행되는 반면에, 관절융기 연골의 혈관신생작용이 관찰된다. 활액조직은 과혈관화되고 풍부해지거나 또는 국소적으로 섬유성 변화를 보인다. 게다가 유착은 전후방 관절 공간의 감소를 초래한다.

30. 골관절염의 후기(late stage)를 설명하여라.

물, 단백당, 교원질을 포함한 몇 세포외 기질 성분은 점점 감소한다. 단백질 분해효소의 합성과 활성도는 증가되거나, 관절 연골이 거의 파괴되어서 소위 변형 골관절염

(residual osteoarthritis)이 된 경우에는 최종적으로 감소된다. 조직학적으로 골관절염의 후기 단계는 연골의 과도한 섬유화로 특징지어지는데 최종적으로는 관절 연골층이 심하게 비박화되거나 연골 아래의 골이 노출된다. 연골세포의 괴사도 종종 일어난다. 교원질 체계는 심하게 분해되는데 단백당의 조직화학 염색시 심한 단백당의 고갈을 보여준다. 생화학적으로 골관절염의 후기 단계는 protease 합성의 점진적인 증가, 변형 골관절염인 경우에는 단백질 분해효소 합성의 감소로 특징지어진다. 일부 세포외 기질 성분은 점차 감소되어서 변형 골관절염 수준에 이른다.

31. 골관절염의 후기에 관찰되는 관절내시경에서의 특징은 무엇인가?

연골은 심하게 섬유화되어 있고, 부식되어 있다. 과두하 골의 노출이 보이고, 관절융기의 연골에서 혈관 신생이 관찰된다. 원판 변위나 원판 천공이 진행된다. 활액 조직은 과혈관화되고 풍부해지거나 섬유화된다. 이 질환의 최종 단계에서는 반대측과 유착이 되어서 관절 공간이 협소해지게 된다.

32. 골관절염의 후기 단계의 임상 증상에 대해 나열하여라.

- 임상적으로 골관절염의 후기에는 관절통과 관절운동의 제한이 나타난다.
- 관절음은 원판변위나 증식이 진행된 경우에 나타나거나 관절면의 불규칙성에 의해 야기된다.
- 악관절 변형 골관절염의 경우 임상 증상과 징후가 사라질 수 있다.

33. 악관절 강직시 시행된 관절 성형술의 심각한 합병증은 무엇인가?

중이 손상에 의한 청력 상실, 안면신경의 손상(특히 측두 또는 관골 분지), 보통 내상악동맥(internal maxillary artery)에 의한 술중 심한 출혈이 수술시의 심각한 위험요소이다.

BIBLIOGRAPHY

1. Dijkgraaf LC, Milam SB: Osteoarthritis: histopathology and biochemistry of the TMJ. Oral Maxillofac Surg Knowledge Update 3:1-20, 2000.
2. Dijkgraaf CL, Spijkervet FK, de Bont LG: Arthroscopic findings in osteoarthritic temporomandibular joints. J Oral Maxillofac Surg 57:255-268, 1999.
3. Frost DE, Kendell BD: The use of arthrocentesis for treatment of temporomandibular joint disorders. J Oral Maxillofac Surg 57:583-587, 1999.

4. Hall DH: The role of discectomy for treating internal derangements of the temporomandibular joint. Oral Maxillofac Surg Clin North Am 6:287-296, 1994.
5. Hoffmann KD: Differential diagnosis and characteristics of TMJ disease and disorders. Oral Maxillofac Surg Knowledge Update 1:43-66, 1994.
6. Israel HA: The use of arthroscopic surgery for treatment of temporomandibular joint disorders. J Oral Maxillofac Surg 57:579-582, 1999.
7. Laskin DM: Etiology and pathogenesis of internal derangements of the temporomandibular joint. Oral Maxillofac Surg Clin North Am 6:217-229, 1994.
8. Quinn JH: Arthroscopic histopathology. Oral Maxillofac Surg Knowledge Update 1:115-132, 1994.
9. Sanders B: Arthroscopic management of internal derangements of the temporomandibular joint. Oral Maxillofac Surg Clin North Am 6:259-269, 1994.
10. Spagnoli DB: Anatomy of the TMJ. Oral Maxillofac Surg Knowledge Update 1:1-41, 1994.
11. Wilkes CH: Internal derangements of the temporomandibular joint. Pathological variations. Arch Otolaryngol Head Neck Surg 115:469-477, 1989

36. 측두하악관절 장애와 안면 통증: 생화학적 및 생체역학적 근거
(Temporomandibular disorders and facial pain: biochemical and biomechanical basis)

Steven G. Gollehon, DDS, MD, FACS, Daniel B. Spagnoli, DDS, PhD, and Gregory M. Ness, DDS

1. 측두하악관절의 동통과 기능장애의 치료방법을 어떻게 분류하는가?

악관절 내장증에서 기원한 동통과 기능장애의 치료는 가역적, 비가역적인 것으로 나뉜다. 가역적인 치료는 환자 교육, 투약, 물리치료, 장치치료로 구성된다. 교합조정, 보철수복, 교정치료, 악교정수술, 측두하악관절 수술은 비가역적인 치료로 이것은 저작계의 기능과 형태에 영구적인 변화를 준다.

2. 악관절 장애와 연관된 가장 흔한 통증과 불편감은 어떤 형태로 나타나는가?

저작근통(masticatory myalgia) 또는 근막 동통(myofascial pain)

3. 근육통의 원인은 어떻게 분류되는가?

- 근육 과활성(기능적, 비기능적)
- 외상이나 감염으로 인해 이차적으로 발생된 근육염증(근염)
- 근육 과활성과 관련된 근통

일시적인 근막 동통과는 대조적으로, 근막 동통 기능장애 증후군(myofascial pain dysfunction syndrome[MPD])은 만성적이고 지속적이다. 지속적인 근육 과활성으로 관절면에 부하가 증가되고, 미세외상으로 인해 염증, 관절통, 보호성 근긴장, 지속적인 근경련을 야기한다.

4. 관절원판 내장증 1단계의 특징적인 임상 징후는 무엇인가?

왕복성 관절음(reciprocal clicking)은 원판 변위의 1단계의 특징으로 간주된다. 내장증의 1단계에서 관절음은 갑자기 그리고 외상과 동시에 혹은 후에 나타난다. 소리는 보통 크고 다른 사람도 들을 수 있다. 환자는 관절음이 생기기 시작할 때까지 관절내에서 움직이는 동안 막힘(obstruction)을 느낄 수 있다. 하악은 종종 관절음이 발생할 때까지는 이환측으로 변위되고, 관절음 후에는 정중선으로 돌아온다.

5. 내장증의 2단계의 특징은 무엇인가?

내장증의 2단계는 간헐적인 과두걸림(locking)과 함께 왕복성 관절음이 특징이다. 전형적으로 환자는 과두걸림이 있고 보통은 이환측에 심한 통증을 호소한다. 환자는 관절내에서 개구시 막힘을 호소하고 수조작에 의해 관절 기능을 회복할 수 있다. 어떤 경우에는 악골은 자연적으로 풀리게 된다. 거의 모든 경우 이환측에 과거 관절음의 병력이 있다.

6. 관절 원판 내장증의 3단계는 어떤 차이가 있는가?

내장증 3단계는 개구제한과 관련이 있고 closed lock으로 표현된다. 개구제한이 27mm 이하이고, 이환측의 심한 동통이 특징적인 소견이다. 개구시 하악골 편위도 역시 보인다. 환자는 종종 충만감이나 막힘의 느낌을 호소한다. 2단계와는 달리 몇몇 환자는 unlock 또는 closed lock을 재위치시킬 수 없고 정상 기능을 회복할 수가 없다.

7. 내장증의 초기 단계와 비교했을 때 4단계가 통증이 거의 없는 이유는 무엇인가?

내장증의 최종 단계인 4단계는 개구량의 증가와 관절 천공으로 인한 운동시 염발음(crepitus)의 발생이 특징이다. 이 단계에서는 이전 단계보다 덜 아픈데, 신경혈관 조직이 과두와 관절와내에 더 이상 함입되지 않기 때문이다.

8. 원판 변위와 동통이나 불편감같은 임상 증상과의 상관관계는 무엇인가?

측두하악관절 내장증의 임상 증상이 있음에도 불구하고 임상적인 중요성에 대한 의문이 커져가는 등 많은 의문이 해결되지 않고 남아있다. 보통 기능적 운동이나 비기능적 운동에 의해 통증이 악화되기 때문에 동통은 원판 부착부에 압력이나 견인에 의해 나타나는 것 같다. 그러나 원판 변위를 가진 환자는 동통이 있을 수도 혹은 없을 수도 있다. Kircos(1987)과 Westesson(1989)의 연구에 의하면 원판 변위는 정상 악관절을 가진 사람에서 30%, 편측성 동통이나 불편감을 가진 환자의 증상 없는 반대측 관절에서 88% 발생률을 보였다. 이런 결과로 원판 변위가 동통과 밀접한 관련이 없다는 것을 알 수 있다.

9. "예방적인(preemptive)" 진통제가 TMJ 환자의 술후 통증과 만성 동통을 감소시키는가?

최근 연구에서 이환된 경로에 있는 신경섬유에 의한 역동적인 과정이 조직손상을 촉진한다. 유해자극 감각경로(nociceptive pathway)는 단지 해로운 자극에 의해 생성되는 신호의 정적인 전달자에 불과하다는 과거의 견해는 설득력이 없다. 결과적으로 예방적인 진통제는 술후 통증을 감소시키고, 아마도 수술 받은 환자의 만성 동통을 감소시킬 수 있다.

10. 측두하악관절 기능장애를 가진 환자의 술후 관리의 주된 목적은 무엇인가?

만성 동통과 개구 제한은 수차례 측두하악관절 수술을 받은 환자의 가장 주된 불편감이다. 동통은 환자의 술후 물리치료를 수용할 수 있는 능력을 감소시키고 점진적으로 악골 운동을 감소시킨다. 따라서 주된 치료의 목적은 물리치료를 효과적으로 이용하면서 적당한 동통 조절을 통해 악골 기능을 유지하는 것이다.

11. 측두하악관절 기능장애를 가진 수차례 수술을 받은 환자에서 동통과 불편감 치료시 사용되는 치료방법은 무엇인가?

치료방법은 약물치료, 행동변화법, 심리상담, 물리치료를 포함한다. 어떠한 접근이 성공하느냐 하는 것은 환자의 신체적 및 정신적 상태를 정확하게 평가하는 데 달려있다. 게다가 복합 치료(여러 전문 분야의 협력으로 이루어진 모임에 의해 제공되는)가 환자의 상태를 최적화하기 위해 종종 요구된다. 수술은 수차례 수술을 받은 환자에서 동통을 경감시키는데 비효율적이어서 기능시 기계적인 막힘이 없다면 적응증이 되지 않지만, 강직과 같은 경우에 외과적인 수정을 받을 수 있다. 그런 경우에 환자는 운동범위와 기능의 증가가 동통을 감소시키지 않을 수 있음을 주지하도록 한다.

12. 말초신경 감작(peripheral sensitization)은 무엇이며, 안면 통각과민증(hyperalgesia)에 대해 어떤 역할을 하는가?

Hargreaves와 Wardle에 의하면 지름이 작은 group Ⅲ, Ⅳ의 구심성 신경섬유는 관절과 근육에 분포하고, 압력, 동통유발물질, 염증물질과 같은 해로운 자극에 반응한다. 허혈 역시 장시간 존재하고 그것이 근수축과 관계가 있다면 유효한 자극이라 할 수 있다. 이런 유해자극 수용기(nociceptor)는 다양한 자극에 의해 활성화되고, 그것들의 민감도는 손상이 지속될 때 미약한 것에서 점차 증가한다. 결과적으로, 이러한 "말초신경 감작"은 통각과민증을 생산하는 주된 요소라고 생각된다. 중추신경 감작(central sensitization)과 함께 말초신경 감작은 지속적이고, 만성적인 근통과 측두하악관절 장애시의 동통이라고 설명할 수 있다.

13. 안면통과 측두하악관절에서 유래된 동통 조절시 삼차신경로의 하부핵이 2차 전령 감각 신경으로써 인지, 처리와 어떤 관계가 있는가?

최근 20년 동안의 전기생리학적인 자료에서 V척수로의 미측 소핵(subnucleus caudalis)이 안면동통시 V뇌간 전달에 필수적임을 밝혔다. 관절과 근육조직에 가해진 해로운 물리적인 자극이나 동통유발물질에 반응하는 신경은 미측 소핵의 표층과 심층에서 두드러지는데, 이곳에서 심부 구심성 입력의 투사가 정지함을 가리킨다. 동통에서 미측 소핵의 역할은 일차적으로 안면피부와 심부조직에서 나오는 유해한 정보의 처리와 관련이 있다는 증거가 있다. 반면 구강 소핵(subnucleus oralis)과 같은 더 입쪽(rostral) 성분은 구강내와 구강주변 동통 기전에서 더욱 관여된다.

14. 구강안면 영역에서 기원하는 유해한 자극을 인지하고 전달하는 주된 신경은 무엇인가?

V의 미측핵(nucleus caudalis)에 있는 2차-전령 유해자극-특이성, 광범위 역동성 신경(wide dynamic range neurons)은 피부와 심부근육조직에 있는 말초성 유해자극 수용기에서 유해자극을 입력받는다. 시상과 체성감각 피질에 있는 상부 수준의 감각신경에서 전도(transmission), 상호작용(interaction), 되먹임 기전(feedback mechanism)을 한다.

15. 측두하악관절의 퇴행성 질환에 기여하는 분자적 기전(molecular event)은 무엇인가?

측두하악관절의 골관절염을 일으키는 염증성, 이화성 변화는 몇가지 가능한 기전에 의해 유발되는 체내 산화(oxidative stress)에 의해 야기된다. 잠재적으로 해로운 사이토카인(cytokines), 신경펩티드(neuropeptides), 연골 기질 분해 효소, 아라키돈산 분해산물이 측두하악관절 질환이 있는 활액에서 발견된다. 체내 산화는 민감한 유리기가 축적된 것인데, 후에 이런 분자들의 생산을 직접적, 간접적으로 자극해서 조직에 해를 가한다. 유리기의 형성은 (1) 연골, 적혈구 또는 다른 조직에 가한 직접적인 기계적 스트레스에 의해, (2) 관절안에 있는 조직에 순환성 저산소-재관류(cyclic hypoxia-reperfusion) 손상에 의해, (3) 신경성 염증의 직접적인 결과에 의하는데, 거기에서 유리기가 사이토카인 생산을 조절할 수 있다.

16. 측두하악관절 기능장애시 여성이 우세한데 estrogen의 역할은 무엇인가?

일반적으로 여성은 남성보다 더 동통을 호소하고, 관절음과 하악 운동시 변위를 더 많이 나타낸다. 기능하는 estrogen 수용기는 여성의 측두하악관절에서는 발견되지만 남성의 측두하악관절에서는 발견되지 않는다. Estrogen은 특정 사이토카인의 합성을 증가시킴으로써 TMJ에 퇴행성 변화를 촉진하지만, testosterone은 이런 사이토카인을 억제한다. 성 호르몬은 완전히 몇 세포 활성도에 영향을 미치는데, 이것은 인간 측두하악관절의 재형성 또는 퇴행성 과정과 관련이 있다.

17. 류마티스성 관절염을 가진 환자에서 측두하악관절 기능장애와 동통의 발생률은 얼마나 되는가?

류마티스성 관절염에 의한 측두하악관절 동통의 발생은 전신질환의 심각도에 따라 좌우된다. 임상조사에 의하면 류마티스성 관절염 환자의 1/3~1/2는 때때로 TMJ에 통증을 경험했고, 환자의 약 60%는 양측성 관절 기능장애를 겪었다. 환자의 1/3 이상에서 TMJ 기능장애는 전신질환 발생 1년 내에 발생된다. 이 환자 중 15~16%는 매우 심각한 기능장애로 발전했다.

18. 측두하악관절에서 류마티스성 관절염의 진행시 어떤 일이 생기는가?

류마티스성 관절염의 표적 조직은 활막이다. 측두하악관절 질환의 진행은 삼출, 세포침입, 판누스(pannus) 형성과 같은 일반적인 과정을 따른다. 측두하악관절과 과두의 관절면은 파괴되고, 원판은 천공되고, 연골하 골은 흡수된다. 비록 대부분의 사람에서 관절운동이 감소하고 구치부 수직고경의 감소로 인해 개교합을 보인다 할지라도 관절의 완전한 강직은 거의 일어나지 않는다. 류마티스성 관절염이 비록 소수의 심한 관절 파괴로 수개월 이내에 진행된다고 할지라도 대부분의 환자에서는 서서히 일어난다. 적혈구 침강 속도(erythrocyte sedimentation rate)의 증가는 예후 불량의 요소이다.

19. 측두하악관절에서의 연골연화증은 어떻게 정의되는가?

연골연화증은 의학전문가에 의해 막연하게 정의된, 소아에서의 외상후 슬개골 연골 관절의 물렁거림이다. 이 용어는 현재 측두하악관절에 적용되고, 초기 골관절염과 유사한 병소이다. 골관절염은 관절에서 국소적으로 시작되는데, 임상 증상은 그것이 어느 정도 존재할 때 혹은 일정부분이 영향을 받을 때 나타난다.

20. 측두하악관절에서 일차성 및 이차성 골관절염의 차이는 무엇인가?

일차성 골관절염은 퇴행성 변화, 원판 변위를 야기하고 최종적으로 관절 형태의 변이를 야기한다. 모든 증상과 징후는 이런 일차성, 특발성 과정의 결과로 보인다. 이차성 골관절염은 류마티스성 관절염과 같은 관절통에 의한 퇴행성 변화를 나타내고, 이것 역시 원판 변위에 의해서 나타난다.

측두하악관절 골관절염은 활액 관절 병리와 관계있고, 주로 결합조직 질환과 관계있다.

BIBLIOGRAPHY

1. Dolwick MF: Temporomandibular joint disk displacement: clinical perspectives. In Sessle BJ, Bryant PS, Dionne RA (eds): Temporomandibular Disorders and Related Pain Conditions: Progress in Pain Research and Management, 4th ed. Seattle, 1995, IASP Press.
2. Hargreaves AS, Wardle JJ: The use of physiotherapy in the treatment of temporomandibular disorders. Br Dent J 155:121-124, 1983.
3. Hoffmann KD: Differential diagnosis and characteristics of TMJ disease and disorders. Oral Maxillofac Surg Knowl Update 1:43, 1994.
4. Kircos LT, Ortendahl DA, Mark AS et al: Magnetic resonance imaging of the TMJ disc in asymptomatic volunteers. J Oral Maxillofac Surg 45:852-854, 1987.
5. Kopp S: Degenerative and inflammatory temporomandibular joint disorders: clinical perspectives. In Sessle BJ, Bryant PS, Dionne RA (eds): Temporomandibular Disorders and Related Pain Conditions: Progress in Pain Research and Management, 4th ed. Seattle, 1995, IASP Press.
6. Lambert GM: Degenerative and inflammatory temporomandibular joint disorders: basic science perspectives. In Sessle BJ, Bryant PS, Dionne RA (eds): Temporomandibular Disorders and Related Pain Conditions: Progress in Pain Research and Management, 4th ed. Seattle, 1995, IASP Press.
7. Milam SB: Nonsurgical management of the multiply operated TMD patient. Selected Readings Oral Maxillofac Surg 6:4, 1999.
8. Milam SB: Articular disk displacements and degenerative temporomandibular joint disease. In Sessle BJ, Bryant PS, Dionne RA (eds): Temporomandibular Disorders and Related Pain Conditions: Progress in Pain Research and Management, 4th ed. Seattle, 1995, IASP Press.
9. Milam, SB, Zardeneta G: Oxidative stress and degenerative temporomandibular joint disease: a proposed hypothesis. J Oral Maxillofac Surg 56:214-223, 1998.
10. National Institutes of Health: Management of Temporomandibular Disorders: National Institutes of Health Technology Assessment Conference Statement. Bethesda, Md, 1996, NIH.
11. Sessle BJ: Masticatory muscle disorders: basic science perspectives. In Sessle BJ, Bryant PS, Dionne RA (eds): Temporomandibular Disorders and Related Pain Conditions: Progress in Pain Research and Management, 4th ed. Seattle, 1995, IASP Press.
12. Stohler CS: Clinical perspectives on masticatory and related muscle disorders. In Sessle BJ, Bryant PS, Dionne RA (eds): Temporomandibular Disorders and Related Pain Conditions: Progress in Pain Research and Management, 4th ed. Seattle, 1995, IASP Press.
13. Westesson PL, Eriksson L, Kurita K: Reliability of a negative clinical temporomandibular joint examination: prevalence of disk displacement in asymptomatic temporomandibular joints. Oral Surg Oral Med Oral Pathol 68:551-554, 1989.

37. 치아 안면 이상
(Dentofacial abnormalities)

A. Omar Abubaker, DMD, PhD, and Bashar M. Rajab, DDS

1. 하악의 전후적 성장 결핍의 2가지 형태는 무엇인가?

1. 작은 하악각 형태　　　　　　　　2. 큰 하악각 형태

각각 교합과 형태상에 차이가 있으나, 두 유형 모두 하악골이 작은 편이다.

2. 하악의 전후방적 성장 결핍에 대해 설명하시오.

작은 하악각 형태는 작은 하악, 짧은 안모 길이, 말린 하순, 깊은 이순구(labio-mental crease)이다. 하악의 우각부와 저작근은 잘 발달되어 있고, 경계가 명확하다. 상악은 수직적 성장이 결핍되어 있다. 상하악에서 과도한 스피(spee) 만곡이 있다. 하악 전치들은 구개부로 돌출되어 과교합을 나타낸다. 방사선학적으로 하악지의 길이는 정상이며 두부 계측학적 평가에서는 대개 보통이거나 작은 각과 선이 나타난다.

큰 하악각 형태는 보통이거나 긴 안모 길이를 보이는 것이 특징이며, 작고 후퇴된 턱을 가진다. 평편한 순이구와 과도하게 활동적인 이근(mentalis muscle)을 지닌다. 하악지와 과두는 작으며, 우각부는 둔각이거나, 저성장 되어 있다. 상악 전치부가 돌출된 양상이며, 좁은 치궁을 이룬다. 하악은 수축된 치궁을 이루며, 견치와 구치 모두 2급 관계를 이룬다. 개교합이 있으며, 이는 류마토이드성 관절염, 측두하악관절의 강직, 과두 흡수가 나타날 수 있다. 만약 큰 하악각을 지니며, 상악의 수직적 과성장이 있는 하악의 전후방적 성장 결핍은 상악의 수직적 과성장을 보이며, 하악의 저성장이 강조되게 보인다.

3. 하악 저성장의 치료는 어떻게 행해져야 하는가?

하악 저성장시 유일한 치료법은 하악의 전진이다. 하악의 전진을 동반한 B-SSRO가 가장 흔한 치료법이다. 1cm 이상 전진시 역-L 골절술과 골이식술이 추천된다. 일반적으로 하악의 전진은 많은 이동량 보다 적은 이동량이 안정적이다. 성장 결핍된 하악을 숨기기 위해 하악 인공물을 첨가하는 이부성형술 또는 골성형술이 사용된다. 또한 하악의 치근단 골절단술은 하악궁을 레벨링(leveling)하는 데 도움이 된다.

4. 하악 전돌의 특징은 무엇인가?

하악 전돌이 단독으로 나타나는 경우는 드물며 상악 성장 결핍과 동반되어 나타난다. 두 가지가 함께 나타날 경우에는 하악 전돌이 과장되어 나타난다. 수직 고경의 폐쇄와 C.R, C.O의 활주는 이러한 안모를 더 과장되게 나타낸다. 이런 환자의 하순과 턱은 상순보다 앞에 있으며, 이것은 이들의 특징적인 얼굴을 만든다. 하악체와 우각부가 두드러지며 둔각의 우각부를 가진다. 교합은 3급 부정교합을 나타내며, 때때로 치열의 보상으로 인해 골격적 부조화가 치열의 부조화보다 크게 나타난다. 이러한 보상은 상악 전치의 순측 전이와 하악 전치의 직립이다.

5. 하악 전돌은 어떻게 치료해야 하는가?

SSRO는 하악 전돌의 치료법이다. 어떤 이는 IVRO를 선호한다. 특히 후방 이동량이 크거나 비대칭적인 후퇴가 필요한 경우이다. 그러나 이 술식에 의한 근심 분절의 조절과 술후 교합 변화에 대한 문제가 보고되고 있다. 악골의 성장이 완료된 후 술전 교정을 통해 치열의 보상을 제거하여야 한다.

6. 과두 과성장의 임상적 및 방사선학적 특징을 설명하시오.

과두 과성장(하악골 편측 신장)은 특징적으로 사춘기 이후에 발현되며 점차 비대칭 양상을 띠게 된다. 이 경우 하안면부의 비대칭이 생기며, 하악은 이환측에서 비이환측으로 돌아간다. 2차 보상을 위해 이환측 상악이 수직적 성장을 한다. 또한 하악의 정중선은 이환측에서 멀어진다. 견치와 대구치는 비대칭적 관계를 가지며 반대교합을 지닌다. 이환측에선 견치, 대구치 모두 3급 교합관계를 가진다. 하악 전돌과 상악의 성장 결핍이 동시에 존재할 수 있다.

방사선학적으로 이환측은 긴 과두 경부를 지니며, 과두의 형태는 정상이거나 비정상이다. 두부 측정 방사선상에서 치열 보상과 함께 하악의 하악지와 우각부의 비대칭이 있다. 비슷하게 전후방 두부 계측 방사선 사진상에 하악의 비대칭, 다양한 치열 보상, 이환측 하악지와 과두의 증대가 보인다.

7. 하악 과두 과성장의 치료는 어떻게 진행되어야 하는가?

과두 과성장의 치료계획을 세우는 데 중요한 요소는 치료 전 성장 단계를 결정하는 것이다. 이것은 비대칭 성장의 주의 깊은 병력 청취를 하여야 가능한 일이다. 최근의 변화는 성장이 지속되고 있다는 것을 의미한다. 변화가 없는 기간이 길다면 성장이 멈추었음을 의미한다. 조영촬영(scintigraphy) 연구는 비록 해석상 위양성를 보이지만 성장의 활성을 평가하는 데 유용하다.

하악 과두의 성장 단계가 평가되면 치료방법과 시기를 결정한다. 만약 성장이 지속적이라면 성장이 멈출 때까지 기다리거나 과두 절제술을 시행한다. 과두 절제술을 시행한 경우에는 필요에 따라 하악지의 재건이 필요할 수 있다. 과두 절제술이 동반되거나 동반되지 않은 상악과 하악의 골절단은 안면 비대칭과 부정 교합을 해소하는 방법 중 하나이다.

8. 편측 하악 과성장(hemimandibular hypertrophy)은 무엇인가?

과두 과성장과 같이 안면 비대칭의 원인이 된다. 그러나 과두 과성장과는 달리 이른 시기에 발현하며 종종 어린 아이에서부터 시작하기도 한다. 이 경우 이환측 상악은 2차적으로 하방 성장을 하여 교합면상 기울임(canting)이 나타난다. 보상 정도에 따라 부정교합과 하악 정중선의 이동이 발생할 수도 있다. 비이환측은 보통 작은 것이 병리학적 특징이다. 가장 특징적인 것은 이환측의 경조직, 연조직 모두 과성장하는 것이다.

방사선학적으로 이환측의 모든 부위(과두, 하악지, 하악체 모두)가 과성장되어 있으며, 간혹 치아도 과성장되어 있다. 하치조 신경 다발은 자주 하악의 하연으로 이동되어 있다.

9. Hemimandibular hypertrophy의 치료는 어떻게 해야 하는가?

과두 과성장과 같이 성장 패턴을 주의 깊게 관찰하는 것이 중요하다. 조영촬영 연구는 성장 단계의 결정과 치료계획의 수립에 도움을 준다. 외과적 수술은 상하악 모두 치료하며 짧은 쪽을 길게 하고 긴 쪽을 짧게 한다. 하악 하연의 골절단술 내지 골성형술이 필요하다. 과두 성장이 지속될 경우 하악지의 재건을 동반한 과두 절제술이 필요하다.

10. 상악의 수직적 과성장(VME)의 임상적 특징은 무엇인가?

VME는 입술이 편안하게 있는 경우 치아의 과다 노출, 미소시 치은의 과도 노출, 입술의 incompetency를 보인다. 특히 상악의 교합평면이 경사져 있는 경우 개교합도 자주 나타난다. 안면의 수직 고경은 항상 길고 턱은 하후방으로 이동한다. 짧은 상순이나 상악의 돌출로 인해 더 과장되어 보인다. 교합은 1, 2, 3급 모두 나타날 수 있다.

11. VME는 어떻게 치료하는가?

이른 시기(8~12세)에 교정치료를 시작하며 상악의 수직적 성장을 조절하기 위해 head gear나 open bite Bionater를 사용한다. 만약 이 치료가 성공적이라면 골격적 문제를 해소할 수 있으며, 연조직과 다른 안면부의 구조들은 정상 성장을 하게 된다. 그러나 이러한 상황이 성인이 된 뒤에도 지속적이라면 상악의 상방 이동을 동반한 Le Fort I이 필요하다.

12. VME 치료시 주의해야 할 특별한 요소가 있는가?

그렇다. 상악 성장 방향과 성장 완료가 중요한 요소이며, 상악의 성장은 예상했던 것보다 오래 지속된다. 상악 성장은 술후 재발의 원인이 된다. 따라서 성장이 느려지거나 완료된 후로 수술을 연기하는 것이 추천된다. 그러나 만약 VME가 과도하다면 심리사회학적 이점을 고려하여 일찍 수술할 수도 있다.

13. 후방 VME의 원인은 무엇인가?

- 하악 구치의 발치 이후 상악 치아가 과맹출 된 경우
- 과도한 상악 성장에 의해 후방 VME가 발생할 수 있다. 이때는 전치부 개교합을 동반한다.

14. 후방 VME의 임상적 및 방사선학적 특징은 무엇인가?

상악 교합평면상에 경사는 항상 존재한다. 치아의 수동적 맹출에 의해 상악 후방의 과성장이 발생한 경우 상하악 치열간의 부조화가 생긴다. 이는 보철적 방법으로 해결할 수 있다. 하악의 치조정까지 상악 치아가 맹출되기 때문에 안모의 변화는 없다. 치아가 있는 경우에는 안모의 길이가 증가하고 2차적으로 입술 incompetency가 발생하며 하악이 하후방으로 회전한다. 상악 전치부와 상순의 관계는 정상이며, 운동 중에 구치부 치은이 과도하게 보인다.

방사선학적으로 구개 평면과 상악 제1대구치의 교두간의 길이가 길며, 부분 무치악 환자의 경우 상악동의 과도한 함기화(pneumatization)가 보인다.

15. 후방 VME는 어떻게 치료하는가?

치간 골절단, 후방 분절골의 상방이동이 치료법이다. 치아 사이에 충분한 공간이 없는 경우 교정적 치료나 발치를 통하여 공간을 확보한다.

부분 무치악 환자의 경우 전방부 교합평면의 변화 없이 상악 후방의 골절을 시행한다. 치아가 있는 경우 상악 구치부의 상방 재위치로 개교합을 해소하고, 길어진 안모를 짧게 할 수 있다. 입술 긴장도의 개선, 하악 회전의 개선, 턱의 전방 이동을 할 수 있다.

16. 상악의 수직적 성장 결핍의 임상적 및 방사선학적 특징은 무엇인가?

- 상악의 수직적 성장 결핍은 상악의 전후방적, 수평적 성장 결핍, 하악의 전방 돌출 등과 같은 골격적 이상과 같이 발생한다.
- 하안면부 길이는 항상 감소되어 있으며, free way space는 과도하다.
- 평상시 상악 전치부는 상순에 의해 덮이고 단지 웃을 때만 치관이 보인다. 하악의 과폐구로 인해 정상적인 하악이 돌출되어 보인다.
- CR과 CO간의 차이가 크고 3급 교합관계를 보인다.
- 두부 계측 방사선상 구개 평면과 상악 제1대구치 간의 거리가 감소되어 있다.

17. 상악의 수직적 성장 결핍은 어떻게 치료해야 하는가?

하방 이동을 동반한 Le Fort I과 하악의 수술이 동반되어야 한다.

18. 상악의 전후방적 성장 결핍의 특징은 무엇이며, 치료는 어떻게 하는가?

상악의 전후방적 성장 결핍은 부비동의 성장 결핍, 안와 하부의 성장 결핍, 관골 돌출부의 결여 등이 특징적으로 보인다. 상순이 하순 후방에 있는 것이 특징이다. 교합은 3급 교합 관계를 가지며 상악 전치부는 순측 전이되어 있고, 하악의 성장 결핍으로 인해 교정적 치료를 위해 소구치를 발거한다면 과도하게 견인하여야 한다.

두부 계측 방사선상 상악의 길이를 측정하여 진단한다.

치료는 전방 이동을 동반한 Le Fort I과 골이식술 등이 필요하다.

19. Le Fort I의 합병증은 무엇인가?

술중 합병증

- 불리 골절단
- 출혈

- 기타 기술적 문제
- 상악의 안정성의 결여
- 부적절한 상악의 재위치

술후 합병증

- 회귀현상
- 출혈
- 신경계적 문제
- 안면의 비심미성
- 시력의 손상(드묾)
- 과두의 부적절한 위치(드묾)
- 분절골의 괴사(드묾)

20. B-SSRO에서 발생 가능한 합병증에는 무엇이 있는가?

상악 수술과 마찬가지로 B-SSRO도 술중, 술후 합병증으로 분류된다. 일반적으로 하악 시술시 가장 많은 합병증은 부적절한 골절단, 신경 손상, 출혈, 근심 분절의 부적절한 위치, 하악 기능장애 및 회귀현상이 있다. 창상의 감염, 혈관의 손상도 발생 가능한 합병증이다.

21. Le Fort I 수술 후 신경학적 기능 이상의 빈도는 어떠한가?

V2(상악신경) 뇌신경의 손상이 가장 흔하며, 약 25%의 환자에서 핀으로 찌를 때의 감각이 감소한다. 또한 4번 뇌신경과 눈물샘의 부교감신경이 자주 손상된다고 보고되고 있다.

22. B-SSRO 시술 중 불리(unfavorable) 골절단의 빈도와 치료에 대해 설명하시오.

근심과 원심 분절골 간의 불리 골절단의 빈도는 3.1~20% 정도이다. 강한 골절단력과 뒤틀림 때문에 발생한다고 알려져 있다. 치료는 완벽한 골절단과 금속판과 나사를 이용하여 고정하는 것이다.

23. B-SSRO의 신경학적 기능 이상의 빈도는 어떠한가?

하치조 신경의 기능 이상이 가장 많으며 수술 후 20~85%에서 발생한다. 그러나 술후 1년 후에 9%만이 잔존한다. 합병증의 대부분은 40대 이상 환자이거나, 이부 성형술을 한 환자이다.

24. 하악 전돌과 성장 결핍의 치료 과정 중 다른 것은 무엇인가?

성장 결핍시에는 B-SSRO와 골 이식술이 동반된 역 L 골절단술이 널리 쓰인다. 하악 전돌인 경우 B-SSRO와 수직 과두하부 골절단술(vertical subcondylar osteotomy)이 널리 쓰인다. 다른 방법으로는 C-하악지(C-ramus), 치근단하(subapical), 분절 골절단술(segment osteotomy) 등이 있다. 최근에는 하악의 성장 결핍이나 저성장의 경우 골신장술이 이용된다.

25. 악교정술 중에 재발률이 높은 것은 어느 것인가?

Proffit 등에 따르면 상악의 수평 확장술이 가장 안정적이지 못한 악교정술이다. 수술적 확장 후 제2대구치부에서 최대 50%까지 재발 소견이 관찰된다. 1년 후 상악의 하방 이동과 하악의 후방 이동이 다른 술식에 비해 재발률이 낮다고 보고하였다.

26. 특발성 과두 흡수는 무엇인가?

직접적 원인 없이 하악 과두의 흡수가 일어나는 것이다. 대부분 악교정 수술 후에 나타나며 교정 중이나 교정 완료 후에도 발생된다고 보고되고 있다.

27. 특발성 과두 흡수의 원인은 무엇인가?

문헌상에 임상적 및 방사선적 위험 요소가 보고되고 있으나, 원인과 발병에 대한 명확한 것은 없다.

환자와 관련된 요소

- 나이(젊은 환자)
- 성별(여성)
- 술전 TMD
- 하악의 저성장
- 큰 하악 평면각
- 짧은 후방 고경
- 작은 후방-전방 안면고경비

수술과 관련된 요소

- 근원심 골편의 반시계방향으로의 회전
- 큰 하악평면각을 가진 환자의 과두 후방 이동
- 고정 방법
- 하악의 이동 방향과 이동량
- 술후 과두의 이동

28. 과두 흡수의 임상적 특징은 무엇인가?

과두의 흡수를 방사선학적으로 발견하기 전에 술후나 교정치료 후 교합의 회귀 현상이 나타난다. 흡수는 편측이나 양측으로 일어나며 치료 1년 안에 시작된다. 전치부의 개교합과 견치와 구치가 2급 교합관계가 되게 후방으로 하악이 회전한다. 구치는 교합되고 하악은 후퇴한다. 환자들은 통증을 느끼며 개구로의 변화가 나타난다. 어떤 환자의 경우 류마티스 관절염과 비슷한 양상을 보인다. 동통이 있는 경우 관절의 중등 이상의 방사선적 변화가 있다.

방사선적 양상은 과두 두부의 흡수가 일반적이며, 관절와 내에서 전방으로 회전한다. 과두의 흡수는 치료를 하여도 과두 전체가 흡수되는 경우가 있다. 골조영술상에서 섭취가 증가되게 보인다.

29. 과두 흡수의 치료선택은 무엇이 있는가?

과두 흡수의 경우 현재 진행 중인지 종결되었는지 결정하는 것이 중요하다. 최근의 교합 변화와 조영술로 현재 상태의 단계를 결정하는 것이 중요하다. 대부분의 연구자는 수술적 치료(특히, 악교정 수술)는 과두 흡수가 중지된 후에 진행하는 것을 추천한다. 흡수가 진행 중일 경우에는 비수술적 치료(NSAIDs 처방과 splint 치료)가 추천된다. 흡수가 종결된 후에는 악교정 수술이나 이식재 등을 이용하여 과두 재건 수술을 시행한다. 최근에는 늑연골 이식술이 악교정 수술보다 더 안정적이라고 보고되고 있다.

30. 두부 계측의 방법은 무엇인가?

- Arnett
- Harvold
- McNamara
- Ricketts
- Sassouni
- Steiner
- Tweed
- Witts

31. 연조직 계측 항목에 대해 설명하시오.

- Facial contour angle
- Nasolabial angl
- Upper lip length
- Upper face height-to-total face height ratio
- Lower lip length
- Ricketts E-Line

32. IVRO 도중의 과도한 출혈의 원인은 무엇인가?

- 과두 경부 부위의 심부로 주행하는 내상악 동맥(internal maxillary artery)
- 교근 동맥(masseteric artery)
- 하치조동맥(inferior alveolar artery)
- 후구치 정맥(retromandibular vein)

33. 골절단술 전 Le Fort I 절개시 과도한 출혈의 원인은 무엇 때문인가?

상악의 후측방에 있는 후상치조동맥은 골절단 전에 골막의 박리 도중에 우연히 만나게 된다. 만약 이 혈관이 손상되면 심한 출혈이 발생한다. 이 출혈은 압박으로 쉽게 조절된다.

34. 하악을 전방 이동하기 위해 suprahyoid myotomy시 박리해야 할 근육은 무엇인가?

- 턱끝혀근(genioglossal)
- 턱끝모뿔근(geniohyoid)
- 턱목뿔근의 전방 섬유(anterior fibers of the mylohyoid)
- 두힘살근의 앞힘살(anterior bellies of the digastrics)

35. 이부 성형술의 종류에는 무엇이 있는가?

- 전진을 포함한 수평 골절단술: 순수한 수직적 소이증의 보정을 위해
- 이중 sliding 수평 골절단술: 확실한 소이증 보정을 위해
- 전후방적 삭제를 포함한 수평 골절단술: 고립된 이부위 과성장의 보정을 위해
- 수평적 절제를 통한 수직적 감소 이부 성형술: 고립된 수직적 과성장의 보정을 위해
- 사이 이식을 동반한 사선 골절단과 전진 또는 하방이동술: 순수한 수직적 결핍 또는 수직적 수평적 결핍이 동반된 경우의 보정을 위해
- 이물성형이식술

36. 이부성형술의 수평 골절단술 방법에 대해 설명하시오.

Wet-dry line과 전정의 중간에서 절개를 시작한다. 점막 절개 후 골을 향해 이부근을 사선으로 박리한다. 원심 절편의 연조직 지지와 혈류 공급을 위해 하악의 전방부와

하연으로부터 골막을 깨끗이 박리한다. 이부 신경을 양쪽에서 확인한다. 대칭인지 비대칭인지에 따라 재위치가 용이하게 중심선과 측중심선을 그린다. 골절단은 치근으로부터 5mm 떨어져야 하며, 하연으로부터 보통 10~15mm 정도이다. 골절단의 시작은 이공으로부터 4~5mm 하방에서 시작한다. 이부성형술의 완전한 안정을 얻은 후에 절개선을 2~3층으로 봉합한다. 해부학적 위치에 이부 근육을 재위치시킨다. 혈종의 생성 방지와 연조직의 재부착을 돕기 위해 압박 드레싱을 시행한다.

37. 원심 절편의 이동에 영향을 주는 골절단 각도는 어떻게 하는가?

전후방적인 평행 이동을 위해서는 교합면과 하악면에 평행하게 골절단하며, 만약 수직적 축소를 원한다면 하악면과 비교하여 예각이 되게 골을 절단한다.

38. 이물 이부 성형술시 발생 가능한 합병증에는 무엇이 있는가?

- 감염
- 임플란트 하방의 골흡수
- 노출과 거부반응
- 예후나 안정성의 결여
- 열개
- 이부 운동의 장애(less versatile)
- 위치이상

39. 골성 이부 성형술시 발생 가능한 합병증에는 무엇이 있는가?

- 열개와 감염
- 이부 연조직 하수증
- 혈종
- 치근 노출
- 치아의 치수 괴사
- 비대칭
- 신경기능의 손실
- 불규칙적이고 스텝 변형

40. 수평적 상악 결핍의 임상적 특징과 이것을 진단하기 위한 가장 좋은 방사선학적 방법에 대해 설명하시오.

상악의 수평적 성장 결핍은 편측 또는 양측성 구개 반대교합, 치아의 총생, 회전, 구개 또는 협측으로의 변위, 좁은 상악궁, 좁고 깊은 상악궁, 연조직의 형태는 측비 hallowing의 정도를 제한하며, 좁은 비기저부, 깊은 비순열과 관골의 저성장, 시상과 수직적 저성장이 있을 때, 상악의 수평적적 결핍도 동반된다. 반대교합이 있는 경우 치성 원인인지 실제 넓은 하악과 좁은 상악에 의한 골성 원인인지에 대해 결정해야 한다. 한두 치아 이상인 경우 거의 골성 원인이다.

상악의 수평적 성장 결핍을 진단하기 위해 후전방 두부 계측 방사선 사진이 가장 유용하며, 수평적 골성 차이를 확인하고 평가할 수 있다.

41. 상악의 수평적 결핍의 치료방법은 무엇인가?

몇 가지 요소에 의해 치료 방법이 결정된다. 원인이 골성인지 치성인지에 따라 환자의 골 성장, 횡적 차이의 정도, 치주상태 등에 의해서 결정된다. 치료방법은 거의 교정적 상악 확장술 또는 외과적 수술이 동반된 상악 확장술(SME)이 가장 많이 사용된다. 교정적 정형적 확장이 실패할 경우 횡적 차이가 5mm 이상이고, 넓은 하악과 좁은 상악에 의해 횡적 결핍이 있을 경우 매우 얇고, 치은 조직이 섬세하고 명확한 상악 견치-소구치 부위의 협측 치은 퇴축이 있고 골 연령이 15세 이상인 경우에 수술적 방법이 시행된다.

42. SME 술식의 구성은 어떻게 이루어져 있는가?

비록 횡적 확장을 위한 몇 가지 술식이 발표되었지만 모든 학자들은 다음과 같은 단계에 대해 동의할 것이다.

1. 익돌상악 열개를 통해 piriform rim으로부터 상악 양측의 골절단
2. 비체계의 유리
3. 구개 정중선의 골절단술
4. 비측벽의 골절단술
5. 상악결절로부터 익돌돌기의 양측 골절단
6. 양측 상악이 잘 움직이는지 상악의 장치를 1~1.5mm 정도 움직여 본다.
7. Le Fort I시와 비슷하게 연조직 봉합을 시행하며 alar cinch와 V-Y 피개를 사용하는 것이 좋다.

BIBLIOGRAPHY

1. Abubaker A, Strauss R: Genioplasty: a case for advancement osteotomy. J Oral Maxillofac Surg 58:783-787, 2000.
2. Arnett GW, Tamborello JA: Progressive class II development: female idiopathic condylar resorption. Oral Maxillofac Surg Clin North Am 2:699, 1990.
3. Bell WH, Profitt WR, White RP: Surgical Correction of Dentofacial Deformities, 2nd vol. Philadelphia, 1980, Saunders.
4. Crawford FG, Stoelinga PJ, Blijchop PA et al: Stability after reoperation for condylar resorption after orthognathic surgery: report of 7 cases. J Oral Maxillofac Surg 52:460-466, 1994.
5. Epker BN, Wolford LM: Surgical Correction of Dentofacial Deformities. St Louis, 1980, Mosby.
6. Guyuron B: Genioplasty. Bahman Guyuron, 1993, Library of Congress.
7. Hoppenreijs TJ, Freihfer M, Stoelinga PJ et al: Condylar remodeling and resorption after Le Fort I and bimaxillary osteotomies in patients with anterior open bite. A clinical and radiographic study. Int J Oral Maxillofac Surg 27:81-91, 1998.
8. Huang YL, Pogrel MA, Kaban LB: Diagnosis and management of condylar resorption. J Oral Maxillofac Surg 55:114-119, 1997.
9. Hwang SJ, Haers PE, Zimmermann A et al: Surgical risk factors for condylar resorption after orthognathic surgery. Oral Surg Oral Med Oral Pathol Oral 89:542-552, 2000.
10. O' Ryan F: Complications of orthognathic surgery. Oral Maxillofac Surg Clin North Am 2:593-613, 1990.
11. Profitt W, Turvey TA, Phillips C: Orthognathic surgery: a hierarchy of stability. Int J Adult Orthodont Orthognath Surg 11:191-204, 1996.
12. Turvey TA, Simmons KE: Recognition and management of dentofacial and craniofacial abnormalities. In Kwon PH, Laskin DM (eds): Clinician Manual of Oral and Maxillofacial Surgery, 2nd ed. Chicago, 1996, Quintessence.

38. 구순구개열 환자
(Cleft lip and palate patient)

A. Omar Abubaker, DMD, PhD

1. 인간의 태아(embryo)에 인두궁(pharyngeal arch)은 모두 몇 개인가?

6개의 인두궁이 있다: 1궁은 상하악궁; 2궁은 hyoid궁; 3, 4궁; 5, 6궁은 원시(rudimentary)궁

2. 각 궁은 신경과 혈관을 포함하여 무엇으로 분화되는가?

1궁: 저작계의 모든 근육(mylohyoid, anterior digastric, tensor veli palatini, tensor tympani)과 5뇌신경

2궁: 얼굴 표정근(posteroir digastric, stylohyoid, stapedius)과 안면신경, 고실신경(chorda tympani nerve)

3궁: 붓인두근(stylopharyngeus)과 설인두(glossopharyngeal)신경

4궁: 인두수축근(pharyngeal constrictor), 구개거상근(levator veli palatini), 윤상갑상(cricothyroid), 후두(larynx), 미주(vagus)신경

5궁: 후두근(laryngeal muscle)과 미주신경(vagus nerve)의 후두분지(larygeal branch)

3. 상순, 상악 전치부, 코, 입의 형성은 어떤 과정으로 이루어지는가?

상악, 내측 비돌기가 융합되어 상순과 상악 전치부를 형성한다. 상 · 하악 돌기가 융합되어 입을 형성한다. 외측 비돌기의 융합은 코의 비익을 형성한다.

4. 내측 비돌기와 내상악 분절의 융합으로 무엇을 형성하는가?

인중, 전상악(premaxilla), 1차 구개(primary palate)

5. 하악 돌기의 융합으로 무엇을 형성하는가?

하악, 하순 및 하안면부

6. 1차 구개와 2차 구개는 어떻게 다른가?

1차 구개는 입술, 치열궁, 절치공 전방의 구개부를 포함한다(전상악). 2차 구개부는 연구개와 절치공 후방의 경구개를 포함한다. 1차 구개와 2차 구개는 절치공으로 나누어진다(그림 38-1).

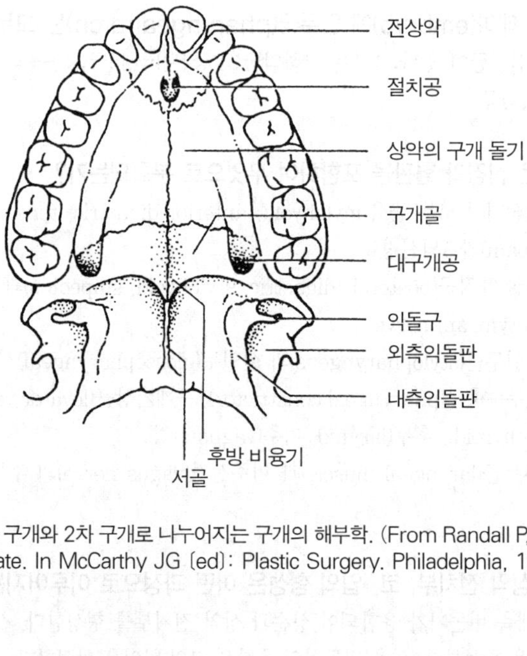

그림 38-1. 1차 구개와 2차 구개로 나누어지는 구개의 해부학. (From Randall P, LaRosa D: 구순열 cleft palate. In McCarthy JG (ed): Plastic Surgery. Philadelphia, 1990, Saunders.)

7. 2차 구개는 어떻게 형성되는가?

상악궁의 구개돌기에 의해 2차 구개가 형성된다. 상악의 구개 돌기의 유합, 구개골, 연구개, 목젖의 유합이 관여한다.

8. 구순열(cleft lip)은 어떻게 생기는가?

내측 비돌기와 상악돌기의 유합의 실패로 생긴다.

9. 구순구개열(cleft lip and palate)은 해부학적으로 어떤 구조를 지니는가?

입술과 이와 연관된 근육, 코, 치조, 구개, 비중격, 연구개의 해부학적 구조의 변위가 많다.

10. 발생학적으로 구순구개열은 언제 발생하는가?

2기에 상순과 코, 구개가 형성된다. 절치공의 전방부인 상순, 코, 전상악은 수정 후 2개월에 발생한다. 절치공의 후방부위는 3개월 동안에 발생한다. 따라서 이 시기에 구순구개열이 발생한다.

11. 구순구개열 환자의 안면부 근육은 해부학적으로 어떻게 다른가?

구순열의 경우 주요 근육은 구륜근이다. 구개열인 경우 다양한 근육과 연관되어 있으며 구순열 정도에 따라 다르다. 완전 구개열의 경우,구개범거근(levator veli palatini), 구개범장근(tensor veli palatini), 목젖(uvular), 구개인두근(palatopharyngeus) 및 구개설근(palatoglossus)이 연관된다(그림 38-2).

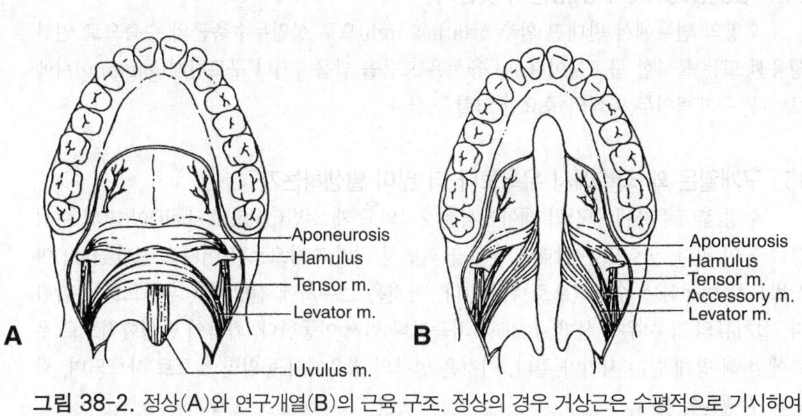

그림 38-2. 정상(A)와 연구개열(B)의 근육 구조. 정상의 경우 거상근은 수평적으로 기시하여 구개 정중부에서 정지한다. 구개열의 경우 근육이 파열되고 수직적으로 기시하여 구개골의 후방부위에 구개열의 골연을 따라 정지한다. (From Randall P, LaRosa D: 구순열 cleft palate. In McCarthy JG [ed]: Plastic Surgery. Philadelphia, 1990, Saunders.)

12. 구순열과 연관된 코의 변형에는 어떤 것이 있는가?

구순열 환자의 대부분은 연령이 증가할수록 코의 기형이 명확해지고 심해진다. 다음과 같은 기형이 포함된다:

- 비이환측으로 기저부가 각지고 짧은 비주(columella)를 가진다.
- 비이환측으로의 중격의 변형과 뒤틀림. 비이환측으로 미중격(caudal septum)이 이동되고, 이환측의 하비갑개가 증대되어 있다.
- 이환측의 하측방 연골의 내각(medial crura)의 협착
- 이환측의 하측방 연골의 외각(lateral crura)의 협착과 구부러짐
- 비익 기저부(alar base)의 편평화

13. 구개열 환자에서 악골은 어떻게 변형되는가?

구순구개열과 연관된 골격적 변형은 다양하다. 중안면부의 성장 결핍, 상악의 수평적 성장 결핍, 골격적, 교합적 3급 부정교합, 하악 전돌이 나타난다.

14. Passavant's ridge는 무엇인가?

후방의 인두에서 반대편 환추 궁(atlas arch)으로 상인두수축근의 수축으로 인한 횡융선 또는 불룩한 구조물이다. 이 융선은 모음을 발음하거나 구토반사(gagging)시에 보인다. 구개범인두 폐쇄의 중요한 역할을 한다.

15. 구개열은 왜 좌측에서 우측보다 더 많이 발생하는가?

수정 후 7주차에 인간의 태아에서는 2개의 구개 선반(palatal shelf)이 거의 수직으로 놓여 있다. 굽어있는 상태에서 목을 펴면서 혀가 후방으로 떨어지고 선반(shelf)이 상방으로 이동하며 수평적으로 위치한다. 이것은 12주차에 전방에서 후방으로 유합한다. 설치류의 경우 우측 선반(shelf)이 좌측보다 먼저 이동한다. 좌측이 발생학적으로 우측에 비해 방해 받는 시기가 길다. 이것은 인간의 경우에서 동일할 것으로 사료되며, 좌측의 발생률이 높다.

16. 열개(cleft)는 어떻게 분류하는가?

완전 혹은 **불완전**으로 구분되며, 전구개(원시 구개의 파열)와 구개(이차 구개의 파열)로 구분된다. **전구개**는 편측과 양측으로 세분된다; 각각 1/3, 2/3, 완전 구순열로 더

세분된다. **구개**도 비슷하게 1/3, 2/3, 완전 연구개열로 세분되고, 절치공까지 확장될 경우 경구개도 마찬가지로 세분된다(그림 38-3).

또한 점막하열이나 구개수열(bifid uvula)로도 구분된다(18, 19장 참조).

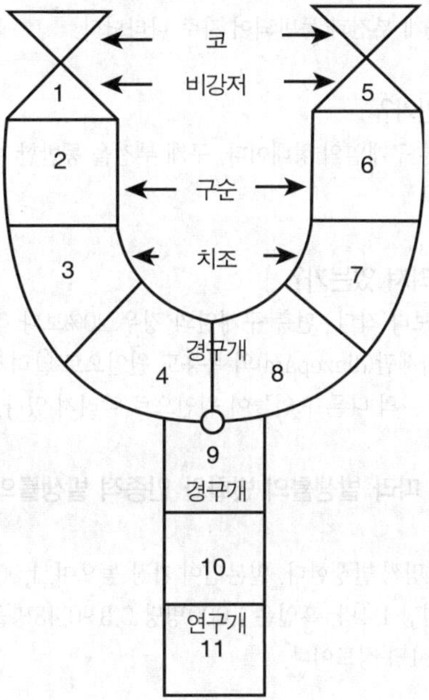

그림 38-3. 구순구개열의 Kernahan와 Elsahy의 분류를 변형한 Millard 분류법. 작은 원이 절치공이다. (Modified from Randall P: 구순열 cleft palate. In Smith JW, Aston SJ [eds]: Grabb and Smith's Plastic Surgery, 4th ed. Boston, 1991, Little, Brown.)

17. 완전과 불완전 구순열은 어떻게 다른가?

완전 구순열은 입술 전체, 전상악, 치열궁을 포함한다. 불완전 구순열은 오직 입술만 포함한다.

18. 점막하열(submucous cleft)은 무엇인가?

구개 근육의 성장 결핍으로 거상근의 섬유가 정중선에서 유합이 실패해서 생긴 것이다. 그러나 임상적으로 구개부는 정상적으로 보인다. 구강과 비강이 점막으로 덮여 있기 때문이다. 구개수열(bifid uvula)이 특징적이며, 후비극(posterioe nasal spine)이 없다. 연구개에 근육의 녹말 당화 효소(diastase)로 인해 정중부에 엷은 푸른 선이 보인다. 경구개 후방의 함요는 정상적으로 존재한다.

연구개의 근육이 정상적으로 기능하지 못하기 때문에 발음적 문제와 범인두형성부전(velopharyngeal incompetence[VPI])이 발생한다. 선천적 목젖근육의 결핍은 구개수열(bifid uvula)의 유무와 상관없이 구개 부전과 동반되어 자주 나타난다.

19. 구개수열(bifid uvula)은 무엇인가?

미국 인구의 2%에서 보이는 또 다른 구개열의 형태이다. 구개 부전을 동반할 수 있으며, 이 경우 발음 문제를 동반한다.

20. 구개구순열의 원인은 얼마나 알려져 있는가?

구순구개열의 유전적 요인은 40%보다 작다. 편측 구개열의 경우 20%보다 작다. 임신 초기 8주 동안의 스테로이드와 디아제팜(diazepam)의 복용도 원인으로 알려져 있다. 바이러스 감염, 비타민 결핍, 임신 초기의 다른 요인들이 원인으로 알려져 있다.

21. 구순열의 경우 구개열의 유무에 따라 발생률의 변화와 인종적 발생률의 차이가 있는가?

구순열은 세계적으로 7~800명당 1명씩 발생한다. 일본인이 가장 높으며, 1,000명당 2.1~3.2명을 보인다. 백인은 1,000명당 1.4명, 흑인은 1,000명당 0.3~0.43명을 보인다. 구개열만 있는 경우는 2,000명 중 1명 정도이다.

22. 구개열 발생에 가족력의 위험 정도는 얼마나 되는가?

부모가 모두 이환된 경우 태어날 자녀의 구순구개열 가능성은 매우 높다. 부모 중 한명만 있거나 부모 모두 없는 경우에 태어난 자녀 수에 따라 다르다. 한 부모와 첫째가 구순구개열인 경우 둘째의 확률은 13%이다. 두 부모 모두 정상이고, 2명의 자녀가 모두 구순구개열인 경우 3째는 19%의 확률을 보인다. 한 부모가 구순구개열이고 2명의 자녀가 정상인 경우, 3째는 3.5%의 확률을 보인다.

23. 구순열을 동반한 구개열은 언제 발생하는가?

양측 구순구개열의 경우 이런 환자의 유전적 확률은 높다. 구개열만 있는 경우가 그 다음으로 많이 발생한다. 여성에서 호발하며 유전적 확률은 낮다. 구개수열은 약 2%의 발생률을 보인다. 그러나 대부분 무증상이다. 20%의 환자에서는 약간의 범인두형성부전(velopharygeal incompetence)을 보인다.

24. 좌 · 우측의 발생률 및 남녀 비율은 얼마나 되는가?

구개열의 경우 여성이 남성의 2배이다. 좌측 발생률이 우측 발생률의 2배이다. 구순구개열은 남성이 여성의 2배이다.

25. 구개열 팀은 어떻게 구성되어야 하는가?

소아과 의사, 구순구개열 치료의 경험이 있는 성형외과 의사나 구강악안면 외과의사, 언어 치료사, 소아 이비인후과 의사, 교정과 의사, 소아치과 의사, 청력학자로 구성된다. 이에 유전학자, 보철과 의사, 안과 의사, 임상 심리학자, 정신과 의사, 사회사업가, 구개구순열 치료의 경험이 있는 간호사가 추가적으로 포함될 수 있다.

26. 구순열의 치료시기는 언제인가?

생후 10~14주경에 치료할 수 있다. 그러나 일반적으로 10의 법칙(rule of ten)을 따른다. 생후 10주 이상, 헤모글로빈 10g/dL 이상, 체중 10lb 이상이다.

27. 구개열의 치료시기는 언제인가?

어떤 학자들은 6~9개월을 추천하고, 다른 이들은 3~6개월을 추천한다. 그러나 대부분의 경우 10~18개월경에 치료를 한다. 이 시기는 언어 능력이 생기는 시기이다. 그러나 어떤 곳에서는 제1유구치가 맹출한 후인 18~24개월에 치료한다. 이렇게 다른 이유는 정상적인 구개 성장과 교합, 정상 발음 간의 관계에 대한 서로 다른 주장을 하고 있기 때문이다.

28. 성공적인 구개열 치료의 목적은 무엇인가?

- 양쪽 점막의 폐쇄를 통한 비강과 구강의 분리
- 물이 통하지 않는 범인두 판막의 형성
- 안면성장의 보호
- 심미적 치열과 기능적 교합의 성장

29. 구순열 치료의 기본적인 술기는 무엇인가?

구순유합술(lip adhesion procedure)은 다음과 같다. Millard의 회전-전진피판(rotation-advancement flap), Tennison-Randall의 삼각피판(triangular flap)

30. 구순유합술(lip adhesion procedure)을 설명하시오.

돌출된 전구개를 지닌 내측 구순인 경우와 1차 수술을 할 조직이 부족한 경우에 이 방법이 가장 많이 쓰인다. 1차 수술은 6개월 후에 완료된다. 이 방법의 장점은 넓게 회전할 수 있으며 완전 구개열과 불완전 구개열 모두 쉽게 치료할 수 있다.

31. Millard 회전-전진피판(rotation-advancement flap)은 무엇인가?

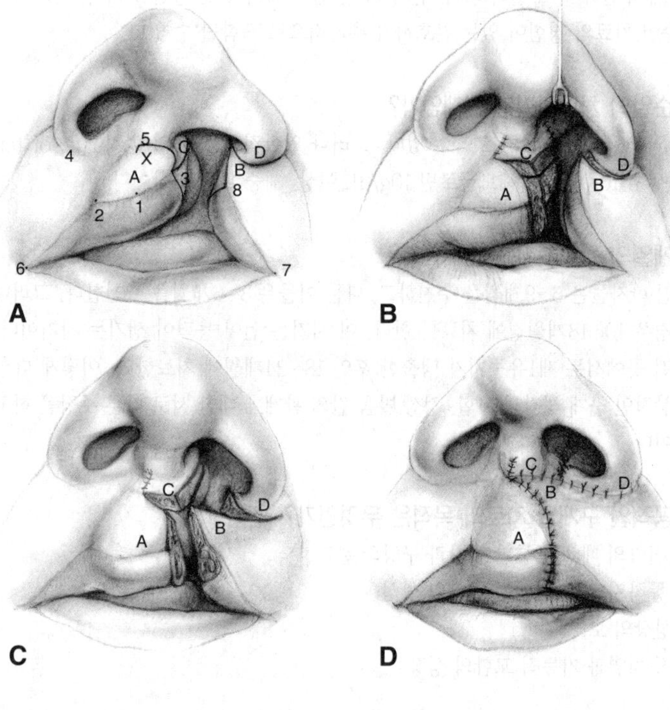

그림 38-4. 구순열의 회전전진 피판을 이용한 수복(Millard, 1958, 1976). **A,** 이환측에 앞으로 형성될 Cupid's bow에 상응하는 지점에 구순열의 내측으로 홍순경계(vermilion border)와 직각이 되도록 절개를 가한다*(3)*. 이 지점에서 상방으로 파열된 홍순을 제거한다. 정상측에서 인중의 위치와 만곡도에 따라 비주(columella)의 기저부까지 전층 절개를 상방으로 시행한다. 가능한 한 많은 근육을 보존하기 위해 절개선을 분할한다. 정상 인중을 가로지르지 않도록 절개는 비주의 기저부 아래까지 연장하고 Cupid's bow를 정상으로 회전시킬 필요가 있을 경우엔 정상측을 향하도록 연장할 수 있다. 약간 아래로 비스듬히 향하는 작은 back-cut(X)은 회전을 용이하게 한다. **B,** 후크로 cleft된 쪽의 콧방울을 위로 들어올린다. Flap C가 결함부위의 columella를 채울 수 있도록 해준다. Flap C의 후방변연을 따라서 membranous septum을 절개한다. 이렇게 형성된 flap은 박리되어서 columella의 균형을 맞춰주는 위치로 옮겨지게 된다. Flap C의 내측 면을 아래로 회전시킨 flap A에 의해 형성된 결함부위의 상부에 꿰맨다. **C,** Flap B는 가능한 한 많은 양의 근육을 유지하도록 한다. Vermilion의 변연의 한 점*(8)*에서 변연으로부터 직각방향으로 절개함으로써 vermilion을 다듬어 준다. 이는 후에 내측의 조직(flap A)과 봉합되었을 때 길이를 유지하기 위해 얇게 늘어나게 된다. 절개를 가한 점*(8)*부터 같은쪽 구각부*(7)*까지의 길이는 cupid's bow의 첨부*(2)*에서부터 non cleft side의 구각부*(6)*까지의 길이와 같다. 절개는 가장 상내측 부위의 사용가능한 입술 조직을 모두 포함하기 위해 vermilion 변연을 따라서 진행하면서 alar의 기저부 주위를 따라 곡선으로 절개한다. 상순의 gingivobuccal sulcus를 절개하고 나면 이 외측요소는 상악으로부터 분리될 수 있다. 그리고 이때 cleft side의 alar 기저부(flap D)는 pyriform aperture의 부착으로부터 자유로워지게 된다. 그 후에 입둘레근 다발을 조심스럽게 박리하여 피하조직과 점막하 조직으로부터 자유로워지게 한다. 이는 이 조직이 cleft부위를 가로질러 위치되었을 때에 근섬유의 방향이 거의 세로방향이었던 것을 정상적인 수평방향으로 수정하기 위함이다. 그 후 flap B는 내측으로 당겨져 flap A가 아래로 회전하여 형성하게 된 면과 3층으로 봉합되게 된다: 근육, 피부 및 점막. Flap D는 콧구멍 기저부(nostril floor)를 폐쇄하기 위해 내측으로 당겨지게 된다. 이 부분의 상피를 제거하여 비중격 바닥의 전방부에 편측 alar cinch로 봉합되어질 수도 있다. **D,** 모든 수복과정을 거친 모습. (From Perry RJ, Loré JM Jr: cleft lip and palate. In Loré JM, Medina JE (eds): An Atlas of Head and Neck Surgery, 4th ed. Philadelphia, 2005, Saunders.)

열(cleft)의 최상방 부위에 위치시키는 변형된 Z-plasty로, 장력이 많은 부위를 콧구멍의 기저부에 위치시킨다. 구순열 치료의 방법으로 가장 많이 사용되는 것으로 완전, 불완전, 넓은 열에 사용되며 불완전 구순열 또는 좁은 구순열의 경우에 적당하다. 정상적인 상순을 만들기 위해 인중의 하방 회전을 시행한다. 측면의 입술은 열을 지나 전진하여 중앙 입술의 뒤 공간에 위치한다. 최종 흉터는 열이 있는 쪽 인중의 봉합선을 따라 생긴다(그림 38-4).

32. Tennison-Randall 법은 무엇인가?

구순열의 끝을 Cupid's bow에 위치시키는 Z-plasty법이다. 이것은 부자연스러운 입술의 흉터를 형성하고 인중은 일부 편평하게 한다.

33. 구개열 폐쇄의 기본 술기를 설명하시오.

V-Y 구개성형술(V-Y pushback)과 이중피판 구개성형술(two-flap palatoplasty)이 가장 많이 사용되는 방법이다. 이 외에 von Langenbeck, 서골 피판(vomer flap), four-flap palatoplasty, Furlow palatoplasty, Wardill-Kilner operation, Schweckenk's primary veloplasty 등이 있다.

34. V-Y pushback repair는 무엇인가?

완전 및 불완전 구개열 치료에 사용된다. 후방의 피판 기저부의 대구개 혈관과 피판의 후방 이동을 위해 구개 점막을 거상한다. 이 술식은 구개부를 폐쇄하고 구개부 길이를 증가시키는데 적당하다(그림 38-5).

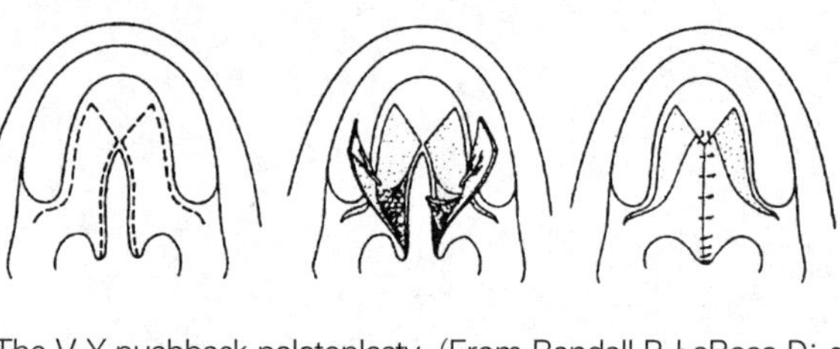

그림 38-5. The V-Y pushback palatoplasty. (From Randall P, LaRosa D: cleft palate. In McCarthy JG (ed): Plastic Surgery. Philadelphia, 1990, Saunders.)

35. Von Langenbeck operation을 설명하시오.

긴 절개선과 측면의 장력을 해소하는 추가적인 절개선을 준다. 경구개로부터 큰 점막골막 피판을 얻어 신장시킨다. 경구개와 연구개의 구개열 경계부위는 거의 정중부이다. 골에 비정상적으로 기시한 거상근을 모두 박리한다. 정중부에서 연구개의 근육을 수복해준다(그림 38-6). 이 술식으로 구개를 후방 연장시킬 수는 없다.

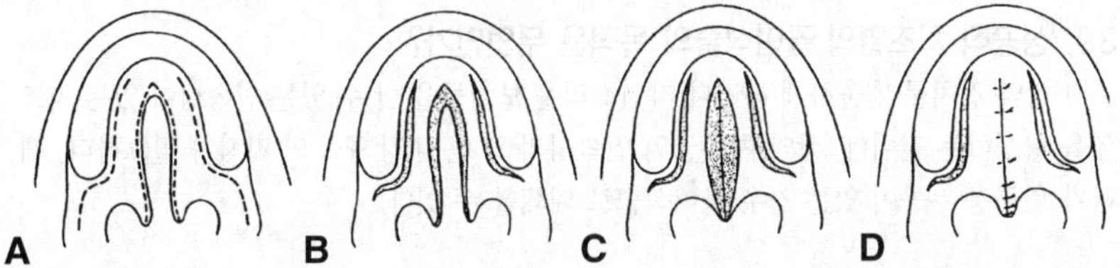

그림 38-6. The von Langenbeck operation. A, 피판 작도. B, 절개. C, 점막골막피판의 거상. D, 비점막과 구강점막의 폐쇄. (From Randall P, LaRosa D: cleft palate. In McCarthy JG (ed): Plastic Surgery. Philadelphia, 1990, Saunders.)

36. 서골 피판(vomer flap)을 설명하시오.

서골로부터 경구개까지 비점막의 상부 피판의 기저부를 넓게 신장시킨다. 양측성 열인 경우, 서골의 양측에서 피판을 얻을 수 있다. 이 술식은 경구개로부터 큰 피판을 얻는 것을 막아 상악 성장을 방해하지 않는다.

37. 구개열의 술후 합병증은 무엇인가?

과비음이 가장 흔한 합병증으로 환자의 30%에서 보고되고 있다. 비구강 누공이 두 번째로 많은 합병증으로 10~21%에서 보고되고 있다. 누공은 대개 경구개의 끝부분(그 외 전방 치조정이나 연구개와 경구개의 경계부)에서 생긴다.

38. 구개열을 치료하지 않은 경우 발생할 수 있는 후유증에 대해 설명하시오.

치료되지 않은 구개열에 대한 문제점은 매우 다양하며 출생과 함께 나타나고 일생 동안 지속된다.

- 흡인이 불가능하고, 코로 역류가 된다.
- Eustachian tube의 기능이 저하되고 중이도 공간에 액체가 차 중이염이 자주 발생한다.

- Pierre Robin sequence처럼 턱이 작고 혀가 뒤로 밀려서 기도가 좁아져 호흡 문제가 발생한다.
- 자음 발음시 변형이나 과비음을 동반한 발음 문제
- 파열 주위 치아의 부재 및 이소 맹출로 인해 교합 문제가 발생한다.
- 치아 우식증과 심한 부정교합

39. 성공적 치조열의 골이식술의 목적은 무엇인가?

상악 전치를 맹출하게 하거나 자연스러운 보철물을 할 수 있는 연속성이 있는 치조열을 형성하는 것이다. 상악 치열궁의 연속성의 평가, 비강 구조의 지지가 필요하다. 게다가 비구강 누공이 있는 경우 골이식술로 폐쇄할 수 있다.

40. 치조열 치료의 적당한 시기는 언제인가?

대부분의 연구에서 영구 견치가 맹출하기 전으로 견치 치근이 1/4~1/2 또는 1/2~2/3 정도 발생한 시기에 시행한다. 견치 맹출 후에 시행한 경우 치근 흡수나 골이식의 실패가 나타난다. 일반적으로 골이식술은 9~11세경에 시행하며, 이른 시기인 5~7세경에 시행하는 경우도 점차 많아지고 있다. 교정 치료는 성장과 치아 맹출을 자극하기 위해 골이식술 3개월 전에 시작한다. 교정적 상악의 확장은 골이식술 전보다는 골이식술 후에 시행하며, 대개 7~12세경에 시행하는 것이 추천된다.

41. 치조열 치료에 가장 이상적인 골이식재는 무엇인가?

골유도와 골전도를 위해 망상골을 함유한 파쇄골이 가장 좋다.

42. 범인두 형성부전(velopharyngeal incompetence[VPI])은 무엇인가?

구개범인두 폐쇄를 얻으려 할 때 인두의 후방부가 연구개와 닿지 않는 것이다. 이러한 문제는 과비음과 같은 발음 문제를 야기한다. 사춘기 때까지 언어 발달에 따른 구개의 기능을 평가해야 한다. VPI의 평가를 위해 다양한 도구(speech articulation tests, cinefluoroscopy, lateral neck x-rays, manometry, and nasopharyngoscopy)가 사용된다.

43. 범인두 폐쇄를 얻기 위해 가장 중요한 근육은 무엇인가?

중앙 1/3의 연구개를 상후방으로 당겨 아데노이드 부근에서 후방 인두벽을 닿게 하여 범인두 폐쇄에 기여하는 근육은 구개거상근이다. 다른 근육으로는 연구개를 후방으로 당기는 구개인두근(palatopharyngeus muscle)과 측방 인두벽을 내측으로 이동시키고 후방 인두벽을 전방으로 수축시키는 상인두수축근(superior pharyngeal constrictor muscle)이 중요하다.

44. 범인두 형성부전의 처치는 어떻게 진행되는가?

언어 치료는 생후 6개월에 상담을 통해 시작한다. 개별적 치료는 생후 4세에 시작한다. 또는 명확한 진단이 되었을 때 시작한다. 보철적 치료도 도움이 된다. VPI의 약 20~25% 수술이 필요한 경우이다. 수술 방법은 2차적 구개부의 길이 연장, 연조직이나 임플란트를 이용한 인두 이식술, 인두피판을 사용한다.

45. 구순구개열의 일반적인 치료법은 무엇인가?

- 출생시–구순구개열 팀의 평가
- 생후 10주–구순열 치료
- 생후 1년–구순구개열 팀에 의한 재평가
- 생후 12~18개월–연 · 경구개 치료
- 생후 5~8년–초기 교정치료 시작
- 생후 5~7년–인두 피판
- 생후 7~8년–상악의 확장
- 생후 9~11년–치조열부위에 골 이식술
- 생후 12~13년–보상적 교정 치료시작
- 생후 14~16년–필요시 악교정 수술 및 코 수술 시행

BIBLIOGRAPHY

1. American Cleft Palate-Craniofacial Association: Parameters for evaluation and treatment of patients with cleft lip or palate and other craniofacial anomalies. In Philips BJ, Warren DW (eds): The Cleft Palate and Craniofacial Team. Chapel Hill, NC, 1993, American Cleft Palate Association.
2. Grabb WC, Rosenstein SW, Bzoch KR (eds): Cleft Lip and Palate: Surgical, Dental, and Speech Aspects. Boston, 1971, Little, Brown.

3. Hendrick DA: Cleft lip and palate. In Jafek BW, Stark AK (eds): ENT Secrets. Philadelphia, 1996, Hanley & Belfus.
4. Johnson MC, Bronsky PT, Millicorsky G: Embryogenesis of cleft lip and palate. In: McCarthy JG (ed): Plastic Surgery. Philadelphia, 1990, Saunders.
5. Kernahan DA: The striped Y—a symbolic classification for cleft lip and palate. Plast Reconstr Surg 47:469-470, 1971.
6. Millard DR Jr: Combining the Von Langenbeck and the Wardill-Kilner operations in certain clefts of the palate. Cleft Palate J 29:85-86, 1992.
7. Millard DR Jr: Cleft lip. In Weinzweig J (ed): Plastic Surgery Secrets. Philadelphia, 1996, Hanley & Belfus.
8. Millard DR Jr, Latham RA: Improved primary surgical and dental treatment of clefts. Plast Reconstr Surg 86:856-871, 1990.
9. Natsume N, Kawai T: Incidence of cleft lip and palate in 39,696 Japanese babies born in 1983. Int J Oral Maxillofac Surg 15:565-568, 1986.
10. Randall P: Cleft palate. In Smith JW, Aston SJ (eds): Grabb and Smith's Plastic Surgery, 4th ed. Boston, 1991, Little, Brown.
11. Randall P, LaRosa D: Cleft palate. In Weinzweig J (ed): Plastic Surgery Secrets. Philadelphia, 1996, Hanley & Belfus.
12. Randall P, LaRosa D: Cleft palate. In McCarthy JG (ed): Plastic Surgery. Philadelphia, 1990, Saunders.

39. 두개안면증후군과 구강악안면부위의 증후군 (Craniofacial syndromes and syndromes affecting the oromaxillofacial region)

A.Omar Abubaker, DMD, PhD, and Kenneth J. Benson, DDS

1. 두개악안면 기형을 어떻게 분류할 수 있는가?

임상 및 진단학적으로 차이를 보이며 재발 위험성 측면에서도 다르기 때문에 두개악안면부위 기형의 분류는 매우 중요하다.

기형(malformation)–내재성 비정상적인 발달로 인해서 기관, 기관의 일부 또는 신체의 광범위한 부분에서의 형태적 결함

구순열(구개열), 두개골유합증(craniosynostosis)

- 발생 시기–배아기
- 발생 빈도–3%

변형(deformation)–비파괴적인 물리적인 힘에 의한 신체 일부의 비정상적인 형태

나 자세. 대부분 자궁내 molding에 의함

- 발생 시기-태아기
- 발생 빈도-1~2%

붕괴(disruption)-본래의 정상적인 발달 과정의 파괴나 방해로 인한 기관, 기관의 일부 또는 신체의 광범위한 부분에서의 형태적 결함

- 발생 시기-배아기 또는 태아기
- 발생 빈도-1~2%

2. 일반적인 기형, 변형 및 붕괴에는 어떤 것이 있는가(표 39-1)?

표 39-1. 기형, 변형 및 붕괴의 일반적인 비교

항목	기형(malformation)	변형(deformation)	붕괴(disruption)
발생 시기	배아기	태아기	배아기/태아기
침해 범위	기관	region	area
출생 전 사망률	+	−	+
이형성에 의한 임상적 변이성	중등도	경도	심도
다수의 원인에 의한 이형성	매우 빈번	드묾	드묾
지속적인 수정	−	+	−
자세에 의한 수정	−	+	−
수술에 의한 수정	+	−/+	+
상대적인 재발 위험	높음	낮음	매우 낮음
신생아에서의 발생률	2~3%	1~2%	1~2%

Data from MM Jr: The Child with Multiple Defects, 2nd ed. New York, 1997, Oxford University Press.

3. 증후군(syndrome)이란 무엇인가?

증후군이란 몇 개의 증상이 묶음으로 함께 나타나는 것을 말한다. 특정 증후군은 세 개, 네 개 혹은 열 개의 증상 발현을 나타낼 수도 있다. 그러나 증후군의 주된 결과가 그 특정 증후군의 진단을 이끌어낸다.

4. 모든 증후군을 가진 아이들이 학습장애를 갖게 되는가?

모든 증후군을 가진 환자가 학습장애를 가지고 있는 것은 아님에도 불구하고 이런

논쟁은 아직 명백히 정리되지 않았다. 특히 수술의 역할이나 수술하는 시기에 대해서는 아직 논란이 있다. 예를 들어, 크로즌 증후군(Crouzon's syndrome)을 가진 환자의 5% 미만에서만 정신지체가 나타난다. 그러나 아퍼트 증후군(Apert's syndrome)의 경우에는 두개악안면영역에서 크로즌 증후군과 유사함에도 불구하고 훨씬 높은 비율(50% 이상)의 정신지체가 나타난다. 정신지체가 심각하게 나타나는 것을 개선하기 위한 수술의 시기에 대해서도 논쟁의 여지가 있다. 현재까지는 어떤 이론을 뒷받침할 만한 어떠한 증거도 갖고 있지 않다.

5. 트리처 콜린 증후군(Treacher Collins syndrome)은 어떤 특징을 갖는가?

트리처 콜린 증후군은 상염색체 우성의 유전을 하며 다양한 증상을 보이는 증후군이다. 이것의 전신적 특징은 정신지체(아마도 청각장애에서 기인된)와 심실 판막의 결함 및 심장의 기형을 동반한다는 것이다. 두개악안면부위의 특징은 눈꺼풀열의 처짐, 눈꺼풀 바깥 1/3의 홍채결손증(coloboma)의 가능성, 관골의 꺼짐, 귀의 형성이상, 움푹 들어간 뺨, 하방 변위된 입, 유합되지 않은 관골궁을 동반한 대칭적, 전체적으로 덜 발달된 관골, 작거나 완전히 없는 부비동, 귀의 형태이상(앞쪽으로 구겨지거나 위치이상이 나타나는)이 포함된다.

다수의 환자가 청각관이 없거나 소골에 이상이 있어서 전도성의 청각장애가 나타난다. 비전두각이 보통은 거의 없어져서 콧마루가 들린다. 코가 관골 복합체의 저발달로 인해 크게 보인다. 하악골은 종종 둔각의 하악각을 동반하면서 저형성되거나 하악지의 성장 부족, 움푹 파인 내하악각 절흔을 나타낸다. 구강내의 특징으로는 구개열, 반대교합, 개교합, 거구증(macrostomia)이 있다. 부정교합이 나타난다면 보통은 상악골의 열성장이나 구개열 또는 높은 구개천장에 의해서 나타난다. 치아는 공간이 많고 저형성이나 변위를 보인다.

6. 홍채결손증(coloboma)은 무엇인가? 어떤 증후군에서 나타나는가?

홍채결손증은 아래쪽 눈꺼풀에 절흔이 나타나는 것으로, 75%의 트리처 콜린스 환자에서 나타난다.

7. 아퍼트 증후군(Apert's syndrome)의 특징은 무엇인가?

아퍼트 증후군은 두개골유합증(craniosynostosis)과 손과 발의 양측성 합지증

(syndactyly)이 특징이다(손의 둘째, 셋째, 넷째 손가락은 항상 관련된다). 또 정상 지적 수준인 경우도 종종 관찰되지만, 몇몇 환자에서는 정신지체가 나타난다. 다수의 환자가 선천적인 심장이상과 다방성의 신장을 갖고 있다. 아퍼트 증후군의 가계 유전은 상염색체 우성 유전이다. 아퍼트 증후군의 두개악안면 영역의 특징은 두개골 봉합의 불규칙한 조기폐쇄가 이루어지는 것이다. 특히 두정부 봉합(coronal suture)에서 그렇다. 두개안면의 형태와 비대칭의 정도는 봉합이 이환되는 정도에 따라 다양하다. 흔히 첨형두개(oxycephaly), 평평한 후두골, 가파른 이마, 앵무새 부리("parrot beak") 외양, 양안격리증(hyperteloris), 안구 돌출증(proptosis), 눈꺼풀 틈새의 아래로 처짐, 사시(strabismus), 뇌수종(hydrocephalus)의 다양한 이환율이 관찰된다. 대다수의 환자들은 중안면 저형성(midface hypoplasia)이 나타나고 이것으로 인해 하악골의 전돌(prognathism)이 나타난다. 아퍼트 증후군의 구내 소견으로는 고도로 수축된 구개궁이 있으며, 그것은 중앙에 긴 홈이 있고 30% 이상의 증례에서 구개수열(bifid uvula)이 나타나기도 한다. 전치부 개교합을 동반한 3급 부정교합과 편측성 또는 양측성의 구치부 반대교합 등을 보인다. 상악의 치열궁은 빈번하게 총생된 교합과 관련해서 V-모양으로 관찰된다(이를 Byzantine 치열궁이라고도 한다).

8. 아퍼트 증후군이 다른 두개악안면의 증후군과 구별되는 특징은 무엇인가?

합지증(둘째, 셋째, 넷째 손가락의 융합)은 아퍼트 증후군에서만 나타나고 다른 두개악안면부위의 기형에서는 나타나지 않는다. 감별진단을 요하는 것으로는 크로즌 증후군, Carpenter-Pfeiffer, Jacobson-Weiss 증후군을 들 수 있다.

9. 엘리스-반 크레벨트 증후군(Ellis-van Creveld syndrome)은 무엇인가?

엘리스-반 크레벨트 증후군은 대부분 암만파(Amish)에서 발견되며 소인증과 발한성의 외배엽성 저형성증과 상순 정중부의 유합을 포함한다. 이 증후군은 또한 연골외배엽성 이형성증(chondroectodermal dysplasia)이라 불린다. 암만파에서는 이 증후군이 소인증의 가장 흔한 원인이다.

10. 할러만-스트라이프 증후군(Hallermann-Streiff's syndrome)은 무엇인가?

할러만 스트라이프 증후군의 전신적 특징에는 정신지체(15%), 날개모양의 견갑골, 신체 길이의 감소, 골다공증, 합지증, 척추전만(lordosis), 척추측만(scoliosis), 척추피열(spina bifida)이 있다. 두개악안면의 특징으로는 두개골이형성(dyscephaly), 매부리 코(beaked nose), 하악골 저형성증(mandibular hypoplasia), 저발모증(hypotricosis), 푸른 공막이 있다. 단두증(brachycephaly)에는 종종 전두의 돌출, 협소한 상기도, 짧은 하악지가 수반되며 하악의 과두가 없거나 관절와의 저형성이 나타나기도 한다. 그리고 작은 부비동과 작은 안구가 나타날 수 있으며, 양측성의 선천적인 백내장이 거의 대부분의 경우에서 나타난다. 환자는 사시(starbismus)와 안구진탕증(nystagmus)일 수 있다. 구강 내 특징으로는 무치증(anodontia), 만기 잔존 유치, 또는 높고 좁은 구개가 있다. 이 증후군은 산발적인 유전을 보인다.

11. 거대설(macroglossia)의 선천적 및 후천적 원인은 무엇인가?

거대설의 원인이 되는 선천적이고 유전적인 조건은 임파선종(lymphangioma), 혈관종(hemangioma), 반측 비후(hemihypertrophy), 크레틴병, Beckwith-Wiedemann증후군, 다운 증후군, 신경섬유종증(neurofibromatosis), 제3형 다형성 내분비계 신생 증후군(multiple endocrine neoplasia syndrome[MENS])과 같은 혈관계 병소가 있는 것이다. 후천적 원인으로는 장기간의 무치악 상태, 유전분증(amyloidosis), 점액 수종(myxedema), 말단 비대증, 혈관부종(angioedema) 및 혀의 종양을 들 수 있다.

12. 크로존 증후군(두개안면 이골증, craiofacial dysostosis)은 무엇인가?

이것은 보통 2 또는 3세가량에 발생하는 미성숙 두개골 유합을 동반한 증후군이다. 합지증은 나타나지 않는다(아퍼트 증후군은 합지증을 동반한 두개안면의 이형성이다). 환자는 양안격리증(hypertelorism)과 벌어진 견갑골, 얇은 안구에 안구돌출증(proptosis), 돌출된 전두부(삼각형의 전두부 결함), 상악골의 저형성, 하악골 전돌, 높은 구개 그리고 앵무새 부리같은 코를 갖는다. 이것은 상염색체 우성 유전이다.

13. 크로존 증후군의 특징은 무엇인가?

몇 가지 증례에서 크로존 증후군은 두개내압 상승과 정신 지체의 일반적인 특징을 갖는다. 두개악안면부위의 생후 1년 동안 시작하여 2~3세에 완료되는 두개골 유합증(craniosynostosis)이 특징이다. 두개 기형은 두개골 유합증의 정도와 진행양상에 따라 다르게 나타난다. 얕은 안와에 의한 안구돌출증, 개산성 사시와 양안격리증 등의 안구

증상을 보인다. 대부분의 환자(80%)에서 안신경 이환이 나타난다. 상악골 저형성증은 대개 앵무새 부리형 코와 상대적인 하악 전돌증에 동반하여 나타난다. 단두증, trigonocephaly, scaphocephaly 또한 이 증후군에서 관찰할 수 있다. 크로존 증후군의 구강 내 증상에는 중앙구를 보이는 높고 압축된 구개, 3급 부정교합, 전방 개교합, 양측, 편측 교차교합 등이 있다. 이 증후군은 상염색체 우성으로 유전되며 사지 기형은 없다.

14. 반안면왜소증(hemifacial microsomia)의 특징은 무엇인가?

대부분의 증례에서 산발적인 발현을 보이며 정확한 원인은 아직 밝혀지지 않았다. 다양한 기형 증후군의 일부로 분리된 소견을 보이는 기형 복합체가 일반적인 특징이다. 전신적인 특징으로 선천성 심장결함(50%)과 승모판 역류(mitral regurgitation)(10%)가 있다. 환자는 안면 비대칭을 보이며 일부(10%)에서는 양측성으로 나타난다. 두개악안면 특징에는 편측성 소이증(microtia), 하악지와 하악과두의 형성 부전, 편평한 하악각 등이 있다. 이환측 상악골, 측두골, 관골의 크기가 감소되고 편평해질 수 있으며 이환측 눈은 비이환측보다 하방으로 쳐지게 된다. 안면 표정근 미발육 혹은 저형성이 나타날 수 있으며 이마 돌출(우측이 좌측보다 더 빈번하게 이환된다), 이어 테그(ear tags), 전도성 청각장애(conduction deafness), 홍채결손증 등이 나타날 수 있다. 구강 내 증상으로는 거구증(macrostomia), 좁은 구개, 경우에 따라서 구순구개열 등이 있다. 이환측 혀와 구개근육이 저형성되거나 마비될 수 있다.

15. 골든하 증후군(Goldenhar's syndrome)은 무엇인가?

왜소증(oculo-auriculo-vertebral syndrome)을 동반하는 골든하 증후군은 반안면 왜소증의 일종으로 반안면 왜소증의 특징을 따르는 epibulbar dermoids과 척추 이상이 특징이다.

16. Pfeiffer 증후군(Pfeiffer's syndrome)은 무엇인가?

Pfeiffer 증후군은 상염색체 우성인 완전 침투도(complete-penetrate)를 보이는 다양한 변이가 발현하는 증후군이다. Pfeiffer 증후군 환자의 지능은 보통 정상 범위에 속하나 약간의 정신 지체가 있을 수 있다. 엄지손가락과 발가락이 넓으며 다양한 정도의 가벼운 연조직 합지증이 동반한다. 두개악안면과 구강내 증상은 아퍼트 증후군과 유사하다. 다른 특징으로는 중앙 구를 보이는 높고 협착된 구개와 개교합, 편측 혹은 양측 구치부 반대교합을 동반한 3급 부정교합이 있다.

17. 스티클러 증후군(Stickler's syndrome)은 무엇인가?

스티클러 증후군은 상염색체 우성질환으로 변이를 보이며 발현한다. 이 증후군의 일반적인 특징은 전신적 골격계 이상의 형태로 나타나는 결체조직 이형성증과 관련이 있는데, 마른 체형, 관절의 과신전성(hyperextensibility), 큰 관절의 돌출, 관절증, 경도의 골단 성장장애(epiphyseal dysplasia) 등이 특징이다. 구강안면의 특징에는 편평한 중안면, 구개구순열, 단독 구개열이나 점막하 구개열, 청력 소실 등이 있다. 안부 증상으로는 근시, 망막박리(retinal detachment), 백내장이 있다. 두개악안면에 나타나는 특징은 일반적으로 크로즌 증후군이나 피에르 로빈 증후군과 유사하다.

18. 피에르 로빈 증후군(Pierre Robbin sequence/syndrome)은 무엇인가?

일반적으로 이 증후군은 (1) 왜소악(micrognathia), (2) 대부분 유전성인 여러 가지 증후군의 일부, (3) 병인이 밝혀진 증후군을 구성하는 것으로 알려지지 않는 다양한 비정상과 관련하여 발생한다. 대부분의 경우 단독적인 복합체로 발생한다. 증후군을 갖는 환자는 심장 결함이나 심잡음을 나타낼 수 있다. 구강 및 두개악안면 부위의 특징으로는 하악골 저형성증, 구개열, 혀의 전돌(보통 기도 문제를 일으키는) 등이 있다. 구개 선반의 융합과 구개 폐쇄를 순차적으로 방해하는 혀의 정상적인 하강을 방해하는 하악골의 성장 지체가 이 증후군의 병인론이다. 10~11세에 하악골의 따라잡기(catch-up) 성장이 관찰될 수 있다.

19. 어떤 두개안면증후군이 사지에 영향을 미치는가?

몇 가지 두개안면증후군이 사지에 영향을 미친다. 그 중에서 가장 흔한 것이 아퍼트 증후군인데, 발과 손의 합지증을 유발한다. 크로즌 증후군은 아퍼트 증후군과 유사하지만, 손 기형을 유발시키지 않는다. 사지에 영향을 미치는 다른 증후군으로 Saethre-Chotzen syndrome(단지증), Pfeiffer's syndrome(크고 넓은 엄지발가락, 손가락), 카펜터 증후군(Carpenter's syndrome, 짧은 손과 발의 다합지증), Nager's syndrome(손발가락 결손, 합지증, 엄지손가락과/혹은 요골 저형성 혹은 미형성) 등이 있다.

20. 모든 두개골 유합증(craniosynostoses)이 증후군과 관련되어 있는가?

일차성 두개골 유합증 환자의 10~20%에서만 증후군이 나타난다. 대개 단일 봉합 골유합증은 단독성의 산발적인 비정상으로써 다 봉합 골유합증이 증후군과 관련된다.

21. 빈더 증후군(Binder's syndrome, 비상악 이형성증[nasomaxillary dysplasia])이란 무엇인가?

빈더 증후군은 볼록한 입술을 나타내는 비골과 상악골의 저형성, 편평한 코, 전두비각(frontal nasal angle)의 상실, 전비돌기(anterior nasal spine)의 상실, 위축된 비점막, 전두동의 저형성 등을 포함한다. 다른 뇌 이상과는 연관되지 않으며 진성 증후군으로 간주되지 않는다.

22. 연골무형성증(achondroplasia)의 특징은 무엇인가?

연골무형성증은 80% 이상 점돌연변이(point mutation)를 보이는 산발적인 유전자 발현에 의한 질환이다. 높은 임신 연령이 위험 요인으로 간주되며, 20% 이상에서 상염색체 우성 발현을 보이는 가족력을 나타낸다. 전신적인 특징은 짧은 사지, 짧고 땅딸막한 손, 요추골 전만, 둔부 및 복부 돌출, 비만 경향 등이 있다. 두개악안면부위 특징으로는 대두증, 전두부 돌출(frontal bossing), 비교(nasal bridge) 함몰, 상대적인 하악골 전돌증을 동반한 중안면 저형성, 중이염(otitis media) 등이 있다. 연골무형성증 환자에서 중이염은 생후 6년 동안 흔하게 나타나며 치료받지 않을 경우 청력 소실을 일으킬 수 있다. 구강 증상은 전치부 총생과 3급 부정교합이 있다.

23. 하악전돌증과 관련된 증후군에는 어떤 것이 있는가?

하악전돌증은 다음 열거하는 증후군에서 나타날 수 있다.

기저세포 모반 증후군(basal cell nevus syndrome, 골린 증후군[Gorlin's syndrome]), 클라인펠터 증후군, 말판 증후군(Marfan's syndrome), 골형성부전증(osteogenesis imperfecta), 바르덴부르그 증후군(Waardenburg's syndrome)

24. 중안면부 부전과 관련되어 흔하게 나타나는 기형 증후군은 무엇인가?

다음의 증후군들이 중안면부 부전과 관련 있다: 연골무형성증, 아퍼트 증후군, 크로즌 증후군, 마샬 증후군(Marshall's syndrome), Pfeiffer 증후군, Stickler 증후군

25. 정중열(median cleft)과 관련되어 흔하게 나타나는 기형 증후군은 무엇인가?

다음의 증후군들이 정중열과 관련되어 나타날 수 있다: 전두비개부 이형성증(frontonasal dysplasia), oral-facial-digital syndrome, oral-facial-digital syndrome Ⅱ(전상악 무형성증[premaxillary agenesis]), 피에르 로빈 증후군, 트리처 콜린 증후군, Nager 사지안면골형성부전증(Nager's acrofacial dysostosis), 반안면왜소증(골든하 증후군), 뫼비우스 증후군(Mőbius syndrome), 할러만-스트라이프 증후군(Hallermann Streiff syndrome)

26. 각 증후군과 그것에 해당하는 특징을 연결하시오.

증후군(syndromes)	특징(features)
A. Treacher Collins	A. 설무력증(glossoptosis)
B. Acrofacial dysostosis	B. 연골외배엽형성부전
C. Pierre Robin	C. 하악안면이골증
D. Crouzon's	D. 엄지손가락 결손
E. Ellis-van Creveld	E. 안구 돌출
F. Hallermann-Streiff	F. 쇄골 무형성
G. Cleidocranial dysplasia	G. 청색 공막

답: A-C; B-D; C-A; D-E; E-B; F-G; G-F

27. 과잉치(hyperdontia)/저치증(hypodontia)과 관련된 증후군은 무엇인가(Box 39-1)?

28. 카페오레 반점(café au lait spots)이 나타나는 질병에는 어떤 것이 있는가?

카페오레 반점은 신경섬유종증(neurofibromatosis, 폰 빌레브란트 병[von Recklinghausen's disease])과 맨퀸-알브라이트 증후군(McCune-Albright syndrome)에서 나타난다.

29. 폰 빌레브란트 병(von Recklinghausen's disease)이란 무엇인가?

폰 빌레브란트 병은 신경섬유종증이다. 8가지 형태가 있으나 85~90%는 피부와 관련된 I 형이다. 이 질병은 상염색체 우성이며, 발병률은 1/3,000이고 성별에 따른 차이는 없다. 대부분의 경우에 카페오레 반점(멜라닌 색소침착)이 피부에 나타난다. 반경 1.5cm 초과의 반점이 6개 이상 나타나는 것이 이 질병의 특징이다. 겨드랑이의 주근깨는 Crow's sign이라 불리며 종종 이 질병에서 나타난다. I형은 거의 피부와 구강점막부

Box 39-1. 과잉치(hyperdontia)/저치증(hypodontia)과 관련된 증후군

과잉치와 관련된 증후군	저치증과 관련된 증후군
쇄골두개 이형성증	크로존
가드너	다운
할러만-스트라이프	외배엽 이형성증
Sturge-Weber	Ehlers-Danlos
Oral-facial-digital, type I	엘리스-반 크로벨트
Fabry-Anderson	골든하
	골린
	할러만-스트라이프
	Hurler's
	Oral-facial-digital, type I
	Witkop 치아와 손톱
	Sturge-Weber
	터너

를 포함한다. 카페오레 반점은 매끈한 경계(캘리포니아의 해안선)를 가지고 있다. 이 질병은 슈반세포, 섬유모세포, 신경주 세포로부터 기원하는 것으로 추정된다. 조직학적으로 가는 물결치는 듯한 핵과 점액성의 기질을 갖고 있는 미세한 방추세포의 증식이 종종 관찰된다. 이 질환에 효력이 있는 치료법은 없다. 방사선 치료는 효과적이지 않으며 병소가 육종으로 변화될 가능성이 있다.

30. 신경섬유초종(neurilemoma, 신경집종[schwannoma])이란 무엇인가?

신경섬유초종은 슈반세포로부터 기원되는 것으로 느리게 증식하는 종양이다. 자주 나타나는 질병은 아니며 25%~48%가 머리와 목에서 발생한다. 혀는 구강내에서 가장 빈발하는 부위이다. 조직학적으로 병소부위에서는 보통 Verocay body라 알려져 있는 울타리 모양의 세포들이 특징적으로 관찰된다. 이것을 Antoni type A라 한다. Antoni type B는 세포와 섬유의 무질서한 배열을 보여준다. 치료방법은 외과적 절개이며 재발률은 낮다.

31. 알브라이트 증후군(Albright's syndrome)이란 무엇인가?

알브라이트 증후군이란 거의 모든 골에 영향을 미치는 심각한 형태의 섬유이형성증이다. 또한 이 질병은 피부의 착색된 병소(카페오레 반점)와 성적 조숙과 관계가 있다. 카페오레 반점은 매우 거친 경계부를 가지고 있다(메인의 해안선). 방사선적으로 골은 보통 유리가루(ground glass)나 오렌지 껍질(orange peel) 같은 모양이다. 조직학적으로 병소부위는 느슨하게 배열된 섬유 간질과 성숙되지 않은 골의 불규칙한 소주를 포함하며 상당히 다양하다.

32. 각질이 쉽게 벗겨져 떨어진 부분이 톱니모양인 딱딱하고 두꺼운 아랫입술을 가진 신생아와 감별진단 해야 하는 것은 무엇인가?

위와 같은 상태의 신생아와 감별진단 해야 하는 것은 Stevens-Johnson syndrome, 헤르페스성 치은구내염(herpetic gingivostomatitis), 표피수포증(epidermolysis bullosa), 포진성피부염(dermatitis herpetiforms), 대상포진, 독성표피괴사용해(toxic epidermal necrolysis, Lyell's disease)이다.

33. 기저세포모반증후군의 임상적 특징은 무엇인가?

이 증후군 역시 골린 증후군(Gorlin's syndrome)으로 알려져 있다. 매우 다양하고 복잡한 기형을 보이는 상염색체 우성의 질병이다. 구강악안면부와 전신적으로 다양한 기형을 가지는데, 다음과 같다:

- 피부 기형: 기저세포암종, 손바닥과 발바닥의 함몰
- 치아와 골의 기형: 환자의 75%에서 다발성 치성 각화낭종(odontogenic keratocyst, OKCs)이 나타나며, 하악전돌증, 늑골기형(이열 늑골), 50%에서 후측만증 같은 척추기형, 짧은 중수골체(metacarpalis)
- 안과 및 전두의 기형: 양안격리증(40%), 전두부과 측두정부의 돌출
- 신경 이상: 지능저하, 뇌의 겸상막(falx cerebri)의 석회화
- 성적 이상: 난소의 섬유종과 수아세포종
- 구강 징후: 치성 각화낭종을 보이나 이 질병과 관련되지 않은 치성 각화낭종과 구분할 수 없다. 치료는 일반 치성 각화낭종의 치료와 비슷하다.

34. 미각발한 이개측두 증후군(Gustatory sweat auriculotemporal syndrome, 프레이 증후군)이란 무엇인가?

프레이 증후군(Frey's syndrome, 미각다한증)은 식사시 측두부의 피부쪽에서 땀이 난다. 이것은 보통 측두하악관절 수술이나 이하선의 수술 중 이측두신경의 외과적 손상으로 인해 나타난다. 손상된 신경이 잘못된 방향으로 회복되고 부교감성의 타액신경가지가 이부를 지나 교감신경로를 따라 이어져서 땀샘에 신경을 분포시킨다. 부교감신경의 타액, 미각, 심리적인 자극으로 인해 땀이 분비된다. 진단의 확정을 위해 Minor의 녹말 요오드 테스트로 땀이 분비되는 것을 확인한다. 치료는 국소적으로 항콜린성 아트로핀을 주사하거나, 이측두신경을 압박하거나 이동시키거나, 이환된 영역의 피부하방에 근막을 삽입한다. 이 질병은 비슷한 증상의 악어 눈물(crocodile tears)과 구분된다. 악어의 눈물은 식사시 눈물이 나고 일반적으로 특발성 안면 신경 마비(Bell's palsy), 대상포진, 두부에 손상을 보인다.

35. 렘지 훈트 증후군(Ramsay Hunt syndrome)이란 무엇인가?

렘지 훈트 증후군의 증상으로는 안면신경마비, 이통, 외이부의 소포성 발진, 현기증, 청각장애가 있다. 이것은 동측 슬상신경절(geniculate ganglion)의 대상포진바이러스 감염에 의해 야기된다.

36. 라이터 증후군(Reiter's syndrome)이란 무엇인가?

라이터 증후군은 요도염, 결막염, 관절염의 3가지 증상으로 대표된다. 이것은 점액루성각피증(keratodermal blennorrhagicum)이라고도 불린다. 젊은 남성에서 호발한다(남자:여자 = 9:1). 요도염은 드물긴 하지만 첫 번째로 나타나는 증상이다. 측두하악관절에도 영향을 미쳐 측두하악관절에 기능이상을 보인다. 이 질병의 원인은 아직 밝혀지지 않았다. 치료는(증상이 있는 환자의 경우만) 독시사이클린과 비스테로이드성 항염증약을 관절염 치료를 위해 투여한다.

37. 히르포트 증후군(Heerfordt's syndrome)이란 무엇인가?

히르포트 증후군은 포도막이하선염(uveoparotitis) 또는 포도막이하선열(uveoparotid fever)이라고도 불린다. 이것은 급성 유육종증(sarcoidosis)과 관계가 있다. 이것은 포도막의 염증(결막염, 각막염)과 뇌신경이 포함된(보통 절반의 경우에 7번 뇌신경의 마비) 무통성의 이하선의 크기증대와 단단함으로 특징지어 진다.

38. 아셔 증후군(Ascher's syndrome)의 임상적 특징은 무엇인가?

아셔 증후군은 3가지 특징이 있다:

1. 후천적인 이중순(double lip): 긴장된 입술이 큐피트의 활처럼 보인다.
2. 안검피부이완증(blepharochalasis): 눈썹 사이와 윗눈꺼풀의 끝부분의 조직이 처지며, 조직은 눈꺼풀 끝부분 위에 느슨하게 걸쳐있다.
3. 갑상선 증대: 지속적으로 발현되는 것은 아니며, 눈꺼풀에 이환된 몇 년 후까지도 나타나지 않을 수도 있다.

39. 다골성 섬유이형성증(polyostotic fibrous dysplasia)의 종류에는 무엇이 있는가?

분명하게 구분되는 2가지 종류가 있다. 첫 번째는 Jaffe's type이며, 다양한 수의 골들이 이환되지만, 대부분의 골격은 정상이다. 두 번째로는 알브라이트 증후군이다. 이 경우에는 골격의 거의 모든 골이 이환되는 심각한 섬유이형성증을 보이며, 피부의 색소침착(카페오레 반점)과 다양한 내분비 장애를 동반한다.

40. 양성 림프상피종(lymphoepithelial lesion)의 임상적 특징은 무엇인가?

미쿠리츠 질환(Mikulicz's disease)이라고도 부른다. 전형적으로 편측 또는 양측성의 이하선이나 악하선의 비대를 보인다. 몇몇 경우 약간의 불편감과 구강건조증(xerostomia)을 보인다. 발병은 열, 구강감염, 상호흡관의 감염이나 다른 국소염증상태와 관련이 있을 수 있다.

41. 멜커슨-로젠탈 증후군(Melkersson-Rosenthal syndrome)이란 무엇인가?

안면마비, 비염증성이고 무통성의 안면 부종, 육아성구순염(cheilitis granulomatosa), 균열설이 빈발한다. 안면 마비는 유년기에 시작되며 안면부종이 일어나기 몇 년 전에 나타난다.

42. 뫼비우스 증후군(Möbius' syndrome)에 주로 이환되는 근육에는 어떤 것이 있는가?

뫼비우스 증후군은 6, 7번째 뇌신경 신경핵의 이차 변질에 의한 결손으로 인해 발생된다. 측직근(lateral rectus)이 외전신경(abducent n.)의 결손으로 인해 가장 일반적으로 마비를 일으킨다.

43. 인간 염색체 질환으로 가장 일반적인 것은 무엇인가?

다운증후군, 삼염색체성 21 증후군이라고도 불린다. 임상적으로 편평한 얼굴, 큰 전방부 숫구멍(fontanel), 열린 결합선, 균열설, 빈번한 주걱턱, 관절의 과운동성을 보인다.

44. "히스테리성의 연하곤란(hysterical dysphagia)"으로 일컬어지는 증후군은 무엇인가?

플러머-빈슨 증후군(Plummer-Vinson syndrome). 30~40대에 호발하며, 주로 여성에서 나타난다. 철분부족의 빈혈증상을 보인다. 교련(commissure)의 균열, 레몬색의 피부색, 붉고 매끄러운 통증을 유발하는 혀, 식도 협착에 의한 연하곤란을 보인다.

45. 파필론-르페브레 증후군(Papillon-LeFevre syndrome)이란 무엇인가?

이것은 피부병변과 연관된 유년기 치주염이다. 이것은 유치와 영구치에 관련된 치조골의 심각한 파괴, 깊은 치주낭, 움푹 들어가는 잇몸, 구취를 동반한다. 피부병변이 있을 수도 있고 손바닥과 발바닥에 각화를 포함한다.

46. 뫼비우스 증후군(Möbius' syndrome, 선천성 안면부 마비[congenital occlusofacial paralysis])은 무엇인가?

뫼비우스 증후군은 최소한 6, 7번 뇌신경 마비와 연관되지만, 다른 뇌신경, 특히 3, 5, 9, 12번 뇌신경도 포함될 수 있다. 환자들은 사지결손(50%), 약간의 정신지체(10~15%), 손, 발가락 유착, 대흉근의 부재를 가지고 있을 수 있다. 두개악안면 특징들은 가면 같은 얼굴, 외측 수직근(lateral rectus m.)의 편측성 혹은 양측성 마비, 높고 넓은 콧대, 그리고 빈번한 하악의 저형성증을 수반한다. 구강 특징들은 구각부 처짐, 편측성 혀 저성형, 구개의 운동성 저하, 연하곤란 및 언어장애를 수반한다.

47. 아랫입술 갈라짐과 연관된 증후군에는 어떤 것이 있는가?

아랫입술 갈라짐은 Van der Woude 증후군의 일반적인 증상이다. 이 증후군을 가진 환자들의 80%에서 아랫입술 갈라짐이 존재한다. 환자들은 또한 중절치, 측절치, 견치, 소구치의 결손을 수반할 수 있다. 게다가 이 환자들은 종종 입술 갈라짐은 있지만, 구개 갈라짐, 혹은 목젖 갈라짐은 없을 수도 있다. Van der Woude 증후군은 상염색체 우성 유전이다.

48. Parkes Weber 증후군은 무엇인가?

Parkes Weber 증후군은 동정맥 누공(arteriovenous fistula)과 연관된 신생 증후군이다. 이 증후군의 두개안면 증상은 비대칭적인 안면부 과형성증, 혈관종(hemangiomata), 소뇌증, 두개내 석회화를 포함한다. 다른 증상으로는 복부 내장 비대, 사지 거대형성증, 대혈관 손상을 포함한다. 이 증후군 환자들은 대개 정신지체를 보이고 발작의 경향을 보인다.

49. Horner 증후군(Horner's syndrome)이란 무엇인가?

Horner 증후군은 안와로 연결되는 교감신경다발의 차단에 기인하여 상안검하수, 동공수축, 이마의 발한감소가 복합적으로 나타난다. 안검하수증은 위안검연골근(superior tasal muscle)으로 들어가는 신경 차단의 결과를 나타나며, 끊임없는 안검하수증과 위 눈꺼풀을 위로 들어올리는 기능의 중단을 야기한다. 이것은 자발적으로 눈을 뜰 수 없는 질환과 구별되어야 하며 이것은 대개 동안신경 마비에 기인한다. 또한, 눈을 완전히 감을 수 없는 질환과 구별되어야 하며, 이것은 안면신경 마비에 기인한다. 축동증(myosis)은 속눈썹근육(ciliary muscle)에 분포하는 부교감신경의 길항되지 않는 작용의 결과이며, 반면에 발한감소는 땀샘으로의 교감신경 차단의 결과이다. Horner 증후군은 목에 대한 외상과 경동맥과 연관된 종양에 의할 수도 있고, 폐암의 첫 번째 증상일 수도 있다.

50. 상안와열 증후군(superior orbital fissure syndrome)은 무엇인가?

상안와열 증후군은 상안와열을 지나가는 구조물 상에 직 · 간접적인 압력이 가해지는 것에 기인한다. 이것은 대개 안와 골절의 부작용으로 일어난다. 임상 증상은 정도에 따라 다양하며 연관된 구조물의 수에 달려있다. 이 증후군의 전형적인 증상은 결막하 반상출혈, 안구돌출, 안검하수증, 지속적인 안와주위 부종, 각막 결손, 그리고 정수리로 이어지는 이마 상의 감각결손을 포함한다.

BIBLIOGRAPHY

1. Bell W, Proffit W, White R: Surgical Correction of Dentofacial Deformities. Philadelphia, 1980, Saunders.
2. Cohen M: Anomalies, syndromes and medical genetics. In: Oral and Maxillofacial Surgery Update, 2nd vol. Rosemont, Ill, 1998, AAOMS.
3. Cohen MM Jr (ed): Craniosynostosis: Diagnosis, Evaluation, and Management. New York, 1986, Raven Press.
4. Goodrich JJ, Hall CD: Craniofacial Anomalies: Growth and Development from a Surgical Perspective. New York, 1995, Thieme Medical.
5. Gorlin R, Cohen M, Levin L: Syndromes of the head and neck, 3rd ed. New York, 1990, Oxford Press.
6. Lettieri S, Vander Kolk CA: Craniofacial syndromes. In Weinzweig J (ed): Plastic Surgery Secrets. Philadelphia, 1996, Hanley & Belfus.
7. Neville B, Damm D, Allen C et al: Anomalies of the teeth. In: Oral and Maxillofacial Pathology, Philadelphia, 1995, Saunders.
8. Salmon AM: Developmental Defects and Syndromes. Aylesbury, England, 1978, HM+M Publications.

40. 타액선 질환
(Salivary gland diseases)

Chris A. Skouteris, DMD, PhD

1. 타액선에서 악성 병변시의 증상과 징후는 무엇인가?

빠른 증식과 갑작스런 증식, 통증, 말초 안면신경의 마비

2. 악성 종양이 아니어도 이하선에 영향을 미쳐서 안면신경 마비가 올 수 있는가?

그렇다. 급성 화농성 이하선염(acute suppurative parotitis), 염증성 가성종양으로 인한 비특이성 이하선염(nonspecific parotitis with inflammatory pseudotumor), 유전분증(amyloidosis), 유육종증(sacoidosis)이 영향을 미칠 수 있다고 보고되고 있다.

3. 타액선의 폐쇄를 평가하기 위한 적절한 진단방법은 무엇인가?

임상 검사

- 타액선의 촉진
- 도관 부위 양측성 촉진
- 타액량의 시진
- 유출된 타액의 유형 평가

타액선 내시경술(진단과 타석증의 치료에 사용)

영상 진단

- Plain film occlusal, frontal, lateral, lateral oblique, panoramic view
- 타액선 조영술(sialography): 급성 타액선염과 임상 및 plain film 검사에서 타석이 확인되면 금기증이다.
- 초음파검사(ultrasonography)
- CT: 압력이나 도관 침식으로 폐쇄될 수 있는 실질내나 외부의 병변 확인 시 유용하다.
- 방사선핵종 주사법(radionuclide scanning): 타액선의 기능과 폐쇄의 영향을 평가

4. 방사선 사진상에서 타석을 항상 관찰할 수 있는가?

없다. 타석 초기에는 매우 작고 무기화가 덜 되어 있어서 방사선 사진으로 관찰하기 어렵다. 그리고 이하선에서 30~50%, 악하선에서 10~20%의 타석이 방사선 투과성이라고 보고되고 있다. 타액선 조영술을 이용하여 간접적으로 관찰할 수 있다.

5. 타석증 치료에 사용되는 방법은 무엇이 있는가?

악하선 타석이 구강저에 있거나 침샘의 폐문(perihilar) 주위에 있는 경우에 촉진되는 타석을 구강을 통해 제거하는 것이 바람직하다. 그 방법은 다음과 같다:

- 타액선 내시경을 통한 타석 제거
- 체외 충격파 쇄석술
- 체내 충격파 쇄석술 (내시경으로 관찰하면서, 레이저나 탄도에너지에 의한 타석의 분쇄)
- 형광 투시법을 이용한 basket 복구
- 타석증 치료를 위한 레이저 수술(CO_2레이저를 통한 타석 절제술)

악하선의 기능이 타석을 제거한 이후로 회복된다는 사실을 보여주는 증거가 증가

하고 있으며, 타액선 절제술이 결석 치료를 위한 최선의 방법은 아닐 것이다. 심각하게 영향을 미치는 타석이나 타액선염에 의해 종종 재발되는 실질내의 타석의 경우엔 악하선의 절제나 표층 이하선절제술이 적당하다. 전통적으로 악하선 절제를 위한 경부 접근법이 사용되었으나, 최근에는 구내 또는 구외 내시경 절제가 이루어진다.

6. 타액선의 병적 소견의 진단시 미세침 흡인생검(fine-needle aspiration biopsy[FNA])의 효용성에 대해 설명하시오.

세포학과 표본 처리 기술의 발달로 FNA 생검의 진단적 가치가 높아지고 있다. 결과에 대한 특이성(specificity)은 88~99% 이고 감수성(sensitivity)은 71~93%다.

7. 주타액선의 종양을 가시화할 수 있는 영상에는 어떤 것이 있는가?

- 초음파(ultrasound)
- CT 타액선조영
- CT
- MR 타액선조영
- 자기공명영상(magnetic resonance imaging[MRI])
- 양전자 방출 단층 촬영(positron emission tomography[PET])

8. 타액선 질환이 AIDS와 연관이 있는가?

있다. 이하선 림프상피성 병변(parotid lymphoepithelial lesion), 낭종(cyst), 임파선병증(lymphadenopathy), 카포시육종(Kaposi's sarcoma), AIDS관련 타액선 임사선종(AIDS-related interglandular lymphoma), salmonella, CMV 이하선염(cytomegalovirus parotitis), Sjögren's syndrome같은 구강건조증들이 AIDS 환자의 타액선에 영향을 줄 수 있는 상태다.

9. 설하선에 영향을 미칠 수 있는 종양의 발생률은 어느 정도인가?

설하선에 발생할 수 있는 종양은 모든 타액선의 신생물 발생의 1% 미만이다. 이러한 종양은 주로 악성이며(80%), 대부분이 선양낭종성 암종(adenoid cystic carcinoma)이거나 점액표피양 암종(mucoepidermoid carcinoma)이다.

10. 안면신경을 가시화 할 수 있는 영상 기술에는 어떤 것이 있는가?

3차원-Fourier transform gradient-echo sequence를 이용한 고해상도 MRI 촬영시 후하악정맥 부위에서의 경유돌공(stylomastoid foramen)을 경유하는 안면신경을 관찰할 수 있다. 그러나 임상적으로 중요한 이하선 내에서의 안면신경을 관찰하기는 어렵다.

11. 양성과 악성 타액선 종양에서 초음파 검사(ultrasonography), CT, MRI, PET 상의 차이에 대해 설명하시오.

초음파 상에서 양성과 악성 종양에서 차이가 나타난다. 최근 보고에 의하면 임파종을 제외한 악성 종양에서 posterior echoes의 감소가 나타나는 반면 양성 종양에서는 distal echo의 증가가 나타난다. CT상에서는 약 75%에서 양성 및 악성 종양과 염증 병소를 구분할 수 있다. MRI 상에서는 타액선에 발생한 악성 종양의 평가에 적합하다. 그러나 PET 상에서는 양성과 악성 종양의 차이를 구분하기 어렵다.

12. 타액선의 병적 소견 시 방사선핵종 이미지는 어떤 역할을 하는가?

타액선 기능 평가와 함께 타액선 scintigraphy(섬광계수법)은 특이적 혹은 비특이적 원인에 의한 만성 또는 급성 이하선염, 농양, 임파종, 종양의 진단에 유용하다. 타액선 신생물에 있어서 특징적인 uptake 소견에 따라 특정 종양의 type을 구분할 수 있으며, 핵의학 검사로 지름 1cm 이상의 glandular mass를 검사할 수 있다.

13. 유아에서 발행하는 가장 흔한 비종양선 타액선 병증에는 어떤 것이 있는가?

- 급성 바이러스성 타액선염(acute viral sialadenitis)
- 타석증(sialolithiasis)
- 급성 세균성 타액선염(acute bacterial sialadenitis)
- 점액류(mucoceles)

14. 바이러스성과 세균성 이하선염의 차이는 무엇인가?

바이러스성은 양측성이며, 1~2일 동안 발열, 권태, 식욕감퇴, 오한, 두통, 인후통, 전이개부의 동통의 전구 증상을 동반한다. Stensen's duct에서 농양이 배출되는 것은 드물지만, 배출된다면 2차적인 세균성 감염에 의한 것일 수 있다. 실험실 검사상 볼거리

(Mump), influenza virus, 백반증(leukoplakia), 임파구증가증(relative lymphocytosis)에 대한 혈청 역가가 증가하고 혈청 amylase의 검출량이 높게 나온다.

15. 타액선에 영향을 줄 수 있는 증후군에는 어떤 것이 있는가?

원발성 Sjögren's syndrome은 대게 이하선과 누선의 비대, 구강건조증, 안구건조증이 특징적이다. 속발성 Sjögren's syndrome은 자가면역성 이하선염과 관련이 있는데 류마티스 관절염(rheumatoid arthritis), 낭창(lupus), 전신 각화증(systemic sclerosis), 갑상선염(thyroiditis), 원발성 담즙성 간경변증(primary biliary cirrhosis), 혼합 교원질병이다. 유육종증(Sarcoidosis)은 이하선과 연관이 있다. 이하선의 유육종증에서는 발열, 누선염(lacrimal adenitis), 포도막염(uveitis), Heerfodt's syndrome 이라 불리는 안면신경 마비가 나타난다. 최근에 sicca syndrome 같은 것이 HIV 양성인 어린이들에게 나타나고 있다. 이는 이하선의 비대, 구강건조증 및 림프절증(lymphadenopathy)을 나타낸다.

16. 악성 타액선 종양에서의 경부 전이율은 어느 정도인가?

이하선, 악하선, 설하선 및 소타액선에서 발생한 악성 종양에서 전체적으로 경부 전이율은 15.3%이다. 특히 경부로 전이된 이하선의 암은 18~25%가 연관이 있다.

17. 급성 세균성 이하선염은 어떻게 진단할 수 있는가?

- 병력-심한 당뇨, 탈수, 영양 부족, 면역 억제 치료, 타액분비 억제제 복용, 소모성 전신 질환, 최근 수술 경력
- 임상검사-도관을 통해 농양의 배출을 확인하기 위한 촉진 및 시진
- 영상-초음파, CT
- 세균 배양과 항생제 감수성 검사

18. 점액의 저류로 인해 생기는 병소에는 어떤 것이 있는가?

점액류(mucocele), 하마종(ranula)

19. 임상적으로 나타나는 하마종의 종류에는 무엇이 있는가?

하마종은 구강저에 부풀어 오르는 형태로 나타나는데, 구내와 경부의 하마종

(plunging ranula)을 나타내는 경우와 구내에는 나타나지 않고 순수하게 경부에만 나타나는 하마종이 있다. 극단적으로 심한 경우는 흉부의 하마종으로, 이 경우 악하선 부위에서 원발하여 흉부 전방 벽의 피하 조직층까지 확장된다.

20. 하마종의 종류별 치료법은 무엇인가?

구내 하마종:

- 절제(작은 병소)±설하선 절제
- 조대술(큰 병소)±설하선 절제
- 냉동요법
- 레이저 제거법(CO_2)또는 레이저 이용한 절제(diode)
- 수성박리(hydrodissection)
- 낭 내부로 조제 연쇄상구균 OK-432 주사

절제는 어느 상황이든 가능하며, 구강저의 하마종 치료에는, 특히 재발성의 경우에는 조대술과 함께 설하선의 절제가 바람직하다.

Plunging 하마종:

- 구강내 조대술과 설하선 절제(가장 추천)
- 병소의 구강외 제거와 설하선 절제
- 구강내 천공술과 지속적 가압
- 병소내부로의 OK-432 주입

경부하마종: 경부 접근을 통한 병소와 설하선 절제

21. 구강건조증의 주요 원인은 무엇인가?

특발성, 약물, 방사선이 원인이 될 수 있으며 원발성과 속발성 Sjögren's syndrome이 원인일 수 있다.

22. 절개 생검이 이하선의 병적 상태를 진단하기 위한 적응증이 될 수 있는가?

그렇다. FNA biopsy로 확진되지 않을 때에는 이하선과 연관된 전신 질환의 진단을 위해 필요하다. 유육종증(Sacoidosis), Sjögren's syndrome, 림프종(lymphoma), 타액분비과다(sialosis)과 같은 전신질환의 진단에 유용하다.

23. 암종이 심층 이하선에 발생시 나타나는 임상 증상은 무엇인가?

크기가 커지고 임상적으로 증상이 나타날 때까지는 알기 어렵다. 암종이 측인두간극(laterasl pharyngeal space)에 위치한 경우에 측인두벽이 불룩해진다. 이 부위에 광범위하게 암종이 발생한 경우 연구개와 목젖의 변위가 발생하며 발음, 호흡 및 연하가 곤란해진다.

24. 대타액선과 소타액선에 가장 많이 발생하는 양성 종양은 무엇인가?

다형성 선종(pleomorphic adenoma)

25. 다형성선종의 재발과 관련이 있는 중요한 조직학적 소견은 무엇인가?

얇은 피막을 가지고 있는 저세포성 다형성 선종은 재발성의 조직학적 소견과 연관이 있다. 위족(pseudopodia)-위낭(pseudocapsule) 외부로의 손가락 같은 종양의 확장-은 재발의 또 다른 부가적 요소이다.

26. 대타액선과 소타액선에 가장 많이 발생하는 악성 종양은 무엇인가?

- 이하선의 점액표피양 암종(mucoepidermoid carcinoma)
- 악하선, 설하선, 소타액선의 선양낭종성암종(adenoid cystic carcinoma)

27. 소아에게 가장 많이 발생하는 타액선의 종양은 무엇인가?

다형성 선종 다음으로 혈관종(hemangioma)과 임파관종(lymphangioma)가 가장 흔한 양성 종양이다. 악성 종양의 발생은 매우 드물다. 그러나 악성의 정도는 성인보다 매우 높다. 세엽세포 암종(acinic cell carcinoma) 다음으로 가장 흔한 악성 종양으로는 점액표피양 암종(mucoepidermoid carcinoma)이다.

28. 선양낭종성 암종(adenoid cystic carcinoma)이 퍼진 것을 임상적으로 정확히 판단할 수 있는가?

없다. 선양낭종성 암종은 신경을 침식시키며 신경을 따라 퍼진다. 그러므로 원발부위보다 더욱 퍼져있을 수 있다.

29. 중심성(골내) 타액선종양(Central[intraosseous] salivary tumor)이 있는가?

있다. 드물지만 상악과 하악골에 발생한 타액선 종양이 보고되고 있다. 이런 종양들은 이소성 타액선으로부터 발생하며 대부분 점액표피양 암종이다. 그러나 세엽세포암종(acinic cell carcinoma), 청명세포 암종(clear cell carcinoma), 다형성 선종내의 근상피성 암종(myoepithelial carcinoma) 등의 악성 종양도 악골 내에서 발생한 예가 보고되고 있다.

30. 대타액선 종양의 평가를 위해 술중 냉동생검(frozen-section)을 하는 것이 의미가 있는가?

있다. FNA biopsy가 불확실하며 절개 생검이 적응증이 아닐 때 치료계획을 수정하기 위한 정보를 제공한다. Frozen section은 양성종양의 평가시 더 정확하다. 반면에 악성 종양에 대한 감수성은 61.5%이고, 특이성은 98%이다.

31. 이하선에 발생한 양성 및 악성 종양의 외과적 치료 방법에는 어떤 것이 있는가?

- 피막외 절제(extracapsular excision)나 종괴절제술(lumpectomy)-안면신경의 박리 없이 safety margin과 함께 절제
- Partial superficial parotidectomy-안면신경을 전체적으로 박리할 필요가 없고 천층엽만 절제
- Superficial parotidectomy(안면신경을 보존)
- Deep lobe parotidectomy(안면신경을 보존)

악성종양은 원발부, 임파선, 전이의 TNM 병기와 조직학적 검사에 따라 이하선의 전체 혹은 부분 절제가 정해진다. 안면신경이 포함되어 있거나 매우 근접해 있을 때 희생은 불가피하며 즉시 혹은 지연된 재건술이 필요할 수 있다.

32. 이하선 수술 중 안면신경의 주 가지의 위치를 보여주는 해부학적 지표는 무엇인가?

최근 연구에 따르면 고실유양열구(tympanomastoid fissure)가 안면신경 주 가지의 위치를 알려주는 가장 중요한 지표라고 알려졌다. 이것과 안면신경 주가지 사이의 평

균 거리는 2.7mm 가량이다. 이것과 거의 유사한 또 다른 해부학적 지표는 이주 연골(tragal cartilage)이다. 최근 연구에 따르면 이곳과 안면신경 주 가지와의 거리는 이전에 알려졌던 1cm보다 약간 더 가깝다고 한다. 일반적으로 안면신경은 이 연골과 두힘살근(digastric muscle)의 후방부위의 유양돌기 부착부 사이 조직으로 깊이 주행하고 있다.

33. 타액선의 악성종양 발생시 방사선 및 화학 요법의 역할은 무엇인가?

술후 방사선 치료는 종양이 high grade, high stage, 적절한 절제가 의심스러울 때 추천된다. Neutron beam 치료는 국소부위를 치료할 때 사용하지만 좀 더 깊은 연구가 필요하다. 최근 들어 항암화학요법이 재발되거나 절제하기 어려운 부위의 종양의 감소를 위해 사용된다.

34. 타액선 도관 협착증 치료에 효과적인 방법은 무엇인가?

악하선이나 이하선 도관의 협착 치료는 형광투시법 아래에서 도관을 풍선을 이용하여 확장(balloon dilation)하는 것이다(per oral balloon sialoplasty).

35. 침흘림(drooling)의 외과적 치료를 위해 사용되는 방법들에는 어떤 것이 있는가?

- 양측 악하선 도관을 편도 기둥(tonsilar pillar) 후방으로 재위치(가장 선호)
- 양측 이하선 도관을 편도 기둥 후방으로 재위치
- 양측 이하선 도관을 자가정맥이식(autogenous venous graft)하여 전환
- 양측 악하선 도관 재위치와 이하선 도관 결찰
- 양측 악하선과 이하선 도관 결찰
- 만약 문제가 심각하다면 양측 악하선 절제와 이하선 도관의 결찰
- 고삭신경 절제술(단, 주의 깊게 선택된 경우에서 부가적인 치료로만)

주의: 도관의 결찰은 궁극적으로 침샘의 위축을 위한 것이다.

BIBLIOGRAPHY

1. Arzoz E, Santiago A, Esnal F et al: Endoscopic intracorporeal lithotripsy for sialolithiasis. J Oral Maxillofac Surg 54:847-850, 1996.
2. Baurmash H: Laser surgery for sialolithiasis. J Oral Maxillofac Surg 54:1479, 1996.
3. Braun TW, Sotereanos GC: Cervical ranula due to an ectopic sublingual gland. J Maxillofac Surg 10:56-58, 1982.

4. Cannon CR, Replogle WH, Schenk MP: Facial nerve in parotidectomy: a topographical analysis. Laryngoscope 114:2034-2037, 2004.
5. Carlson ER: The comprehensive management of salivary gland pathology. Oral Maxillofac Clin North Am 1:387-430, 1995.
6. Carvalho MB, Soares JM, Rapoport A et al: Perioperative frozen section examination in parotid gland tumors. Sao Paolo Med J 117:233-237, 1999.
7. Choi TW, Oh CK: Hydrodissection for complete removal of a ranula. Ear Nose Throat J 82:946-951, 2003.
8. De Ru JA, van Benthem PP, Bleys RL et al: Landmarks for parotid gland surgery. J Laryngol Otol 115:122-125, 2001.
9. Drage NA, Brown JE, Escudier MP et al: Balloon dilatation of salivary duct strictures: report on 36 treated glands. Cardiovasc Intervent Radiol 25:356-359, 2002.
10. Fukase S, Ohta N, Inamura K et al: Treatment of ranula with intracystic injection of the streptococcal preparation OK-432. Ann Otol Rhinol Laryngol 112:214-220, 2003.
11. Greensmith AL, Johnstone BR, Reid SM et al: Prospective analysis of the outcome of surgical management of drooling in the pediatric population: a 10-year experience. Plast Reconstr Surg 116:1233-1242, 2005.
12. Guerrissi JO, Taborda G: Endoscopic excision of the submandibular gland by an intraoral approach. J CraniofacSurg12:299-303, 2001.
13. Iizuka K, Ishikawa K: Surgical techniques for benign parotid tumors: segmental resection vs. extracapsular lumpectomy. Acta Otolaryngol Suppl 537:75-81, 1998.
14. Komatsuzaki Y, Ochi K, Sugiura N et al: Video-assisted submandibular sialadenectomy using an ultrasonic scalpel. Auris Nasus Larynx 30 Suppl:S75-S78, 2003.
15. McGurk M, Escudier MP, Brown JE: Modern management of salivary calculi. Br J Surg 92:107-112, 2005.
16. Nahlieli O, Shacham R, Bar T et al: Endoscopic mechanical retrieval of sialoliths. Oral Surg Oral Med Oral Pathol Oral Radiol Endod 95:396-402, 2003.
17. Niccoli-Filho W, Morosolli AR: Surgical treatment of ranula with carbon dioxide laser radiation. Lasers Med Sci 19:12-14, 2004.
18. Pang CE, Lee TS, Pang KP et al: Thoracic ranula: an extremely rare case. J Laryngol Otol 19:233-234, 2005.
19. Paris J, Facon F, Chrestian MA et al: Recurrences of pleomorphic adenomas of the parotid: development of concepts. Rev Laryngol Otol Rhinol 125: 75-80, 2004.
20. Shintani S, Matsuura H, Hasegawa Y: Fine-needle aspiration of salivary gland tumors. Int J Oral Maxillofac Surg 26:284-286, 1997.
21. Skouteris CA, Sotereanos GC: Plunging ranula: report of a case. J Oral Maxillofac Surg 45:1069-1072, 1987.
22. Spiro RH: Management of malignant tumors of the salivary glands. Oncology 12:671-680, 1998.
23. Spiro RH: Treating tumors of the sublingual glands, including a useful technique for repair of the floor of the mouth after resection. Am J Surg 170:457-460, 1995.
24. Witt RL: Facial nerve function after partial superficial parotidectomy: an 11-year review (1987-1997). Otolaryngol Head Neck Surg 121:210-213, 1999.

41. 구강악안면 영역의 낭종과 종양 (Oral and maxillofacial cysts and tumors)

Chris A. Skouteris, DMD, PhD

1. 단단한 하악골의 법랑아세포종(ameloblastoma)의 최근 치료 경향은 어떠한가?

작은 병소는 주변 골의 절제를 포함하여 소파술을 시행한다. 큰 병소는 하악골 절제가 요구된다. 피질골이 천공된 경우에는 골막상방 절제(supraperiosteal resection)를 시행해야 한다.

2. 석회화 상피성 치성종양(calcifying epithelial odontogenic tumor[CEOT]) 치료를 위한 외과적인 요법에는 무엇이 있는가?

결과적으로 종양의 성격 및 외과적 치료의 종류와 범위는 CEOT의 조직학적 성격과 관련이 있다. 명확한 세포 변형을 보이는 경우보다 amyloid와 석회화 물질을 많이 함유한 종양이 더 예후가 좋다. 작은 병소의 경우엔 적절한 소파술로 적출을 하는 것이 좋다. 큰 병소의 경우 병소 부위의 골 경계 밖으로 1cm 더 제거하는 것이 추천된다. 일반적으로 하악보다는 상악을 더 침습적으로 치료해야 한다.

3. 악골에 발생한 동맥류성 골낭종(aneurysmal bone cyst)을 비외과적 방법으로 치료할 수 있는가?

그렇다. Human calcitonin을 6개월간(100IU/day) 피하로 주사한다. 만약 골의 재형성이 관찰되고 병소의 크기가 줄어든다면 병소가 완전히 사라질 때까지 12~18개월 동안 치료를 계속해야 한다.

4. 악골에 발생한 중심성 거대세포(central giant cell) 병소를 비외과적으로 치료할 수 있는 방법이 있는가?

Triamcinolone acetonide(10mg/ml)와 국소마취제(bupivacaine 0.5% with epinephrine 1:200,000)를 1:1로 섞어서 병소내로 주입하여 비외과적으로 치료한다. Interferon alpha-2a를 전신 투여하여 항혈관신생법(antiangiogenic therapy)을 시

행하는 것은 재발한 병소의 치료에 효과적인 것으로 보고되고 있다. 드물게는 노인에게 방사선 요법이 시행되고 있다.

5. 치성각화낭종(odontogenic keratocyst)의 치료는 어떻게 시행하나?

보존적인 방법으로 치료할 수 있다. 감압술(decompression)과 조대술(marsupialization)을 시행하고 낭종절제술(cystectomy)을 하면 좋은 결과를 얻을 수 있다. 좀 더 공격적인 병소는 주변을 골절제하여 소파해야 하고 재발하거나 특별한 경우에는 악골 절제를 시행해야 한다.

6. 악골의 낭을 제거한 후 흡인 배농관이 필요한가?

비록 술후 vacuum drainage가 흔하지는 않지만, drain 자체가 일차 창상 치유에 부정적인 영향을 미치는 것 같지는 않다.

7. 매복되어 있는 하악 제3대구치에 이환된 낭종의 발병률은 어느 정도인가?

다양한 연구보고서에 따르면, 0.3~37% 정도이다.

8. 악골의 골내 병소 평가를 위해 초음파 검사가 효과적인가?

그렇다. 초음파는 대조영상을 찾아내는 데 유용한 방법으로, 특히 치밀한 피질골로 둘러싸여 있지 않은 악골내 골병소 진단에 유용하다. 초음파는 방사선 투과성을 보이는 고형성 종양의 경우 92.4%, 액체로 채워진 낭성 병소의 경우 73.9%, 고형성 및 낭성 병소의 경우 92.8%로 진단에 유용하다.

9. 공격적인 하악의 종양 제거시 골의 절제 부위의 변연부 평가가 가능한가?

그렇다. 해면골의 Frozen-section은 골의 외과적 처치시 절제부위를 예측가능하게 한다.

10. 국소적으로 공격적인 양성 종양의 절제 후 골이식을 할 경우 재발되는 기전은 무엇인가?

종양이 피질골을 천공시켰다 하더라도 골막하 반응이 있는 경우에는 골막에 인접한 잔존 종물이나 절제된 골의 변연부에서 재발이 일어날 수 있다.

11. 하악골에서의 골내 혈관 병소의 존재를 알리는 임상증상은 무엇인가?

지속적인 잇몸 출혈과 청진 가능한 잡음과 관련된 "floating"된 치아

12. 색전술(embolization)로 전처치한 커다란 중심성 동정맥 기형의 절제가 필요한 환자에게 필요한 술전 검사는 무엇인가?

완벽한 지혈을 위해 혈소판수와 출혈시간(bleeding time)을 확인해야 한다. 특히, shunting(혈류의 방향을 돌리는 것) 또는 이완된 정맥이 있는 병소에서 술전에 색전술을 시행한 후 일시적으로 혈소판감소증(thrombocytopenia)과 급격한 소모성 응고장애가 나타날 수 있다고 보고되고 있다.

13. 소아에 있어서 가장 호발하는 연조직 낭종과 양성 종양에는 무엇이 있나?

연조직 낭종은 갑상설관(thyroglossal duct), 유피(dermoid), 유표피(epidermoid) 낭종이고, 양성 종양은 혈관종(hemangioma)이 가장 흔하다.

14. 소아에 있어서 가장 호발하는 골내 종양은 무엇인가?

치아종은 가장 발생률이 높은 치아 기원성 종양이며, 비치성 종양으로는 골화성 섬유종(ossifying fibroma)이 있다.

15. 낭종과 인접한 치아는 발거해야 하는가?

먼저 치아가 병소에 이환되었는지 적절한 방사선 검사를 시행해야 한다. 대개 변위가 되었어도 치근이 건전한 경우 근관치료를 하여 보존할 수 있다. 치근 흡수가 보이는 경우는 발거해야 한다. 치성각화낭종(odontogenic keratocysts)에 이환되어 있는 경우 재발을 방지하기 위해 발거하는 것이 좋다.

16. 하악에 발생한 거대세포 병소(giant cell lesion)의 외과적 치료방법은 무엇인가?

대부분 병소를 포함해서 골의 변연부를 절제한다.

17. 악골의 치성혼합종(Odontogenic myxoma)의 안전한 골절제 변연의 크기는 어느 정도인가?

정상 골조직을 1cm 정도 포함해야 한다.

18. 양성이지만 공격적인 종양을 제거했을 때 생길 수 있는 병적 골절을 방지할 방법이 있는가?

금속판과 나사를 이용하여 하악을 보강할 수 있다. 또, 절제한 부위를 날카롭지 않게 부드럽게 처리하는 것으로 피로 골절을 줄일 수 있다.

19. 수술 중 발견할 수 있는 경부 림프상피낭종(lymphoepithelial cyst, 새열낭종[brachial cyst])에는 무엇이 있는가?

이 낭종은 4종류로 분류할 수 있다. 1형은 흉쇄유돌근의 전방경계를 따라 넓은 목근과 목근막 아래에 표재성으로 나타난다. 2형의 경우는 가장 일반적인 형태로 경부의 큰 혈관에 나타난다. 3형의 경우는 경동맥의 분기점을 따라 인두의 외측벽까지 확장되어 나타나며 종종 두개저까지 연장된다. 4형의 경우는 인두벽의 반대편 원주상피에 나타난다.

20. 50세 이상의 환자에게서 경부 쪽에 새열낭종(branchial cyst)처럼 보이는 병소에 대해 의심할 수 있는 것은 무엇인가?

낭종성 임파절 전이(cystic lymph node metastasis)의 가능성을 고려해야 한다. 편도의 암종은 경부 임파절의 낭종성 전이(cystic metastasis)와 연관이 있다. 그러므로 철저한 임상 검사를 시행해야 하며 진단적 편도절제술(tonsillectomy)을 시행하는 것이 가장 좋다.

21. 하악에 발생한 양성 낭종과 종양을 제거할 경우 하치조신경을 보존할 수 있는가?

그렇다. 낭종과 서서히 성장하는 양성 종양의 경우 하치조신경을 침식하지 않고 변위시킨다. 병소와 신경과의 위치는 술전 영상으로 파악할 수 있다. 종양이 신경을 누르는 경우에는 미세하게 박리하여 보존할 수 있다. 그러나 종양의 절제 후에 신경과 혈관을 싸고 있는 막에 종양 세포의 잔존으로 주변조직에 재발 가능성이 있다.

22. 섬유이형성증(fibrous dysplasia)의 치료는 어떻게 시행하는가?

심미와 기능을 목적으로 할 경우 recontouring을 시행하지만, 이런 경우는 이형성된 병소가 완전히 성숙된 경우에 가능하다. 병소가 공격적이고 접근이 어려운 경우, 과거에는 완전한 절제가 어려웠지만 최근 들어 기구의 발달과 수술 기법의 발전으로 수술이 가능해졌다.

23. 섬유이형성증 치료시 상악이나 하악골의 절제를 할 수 있는가?

그렇다. 최근 들어 골절제를 동반한 경우 합병증 없이 치유된다고 보고되고 있다. 금속판을 이용한 고정으로 병소에 이환된 악골을 보강할수 있다.

24. 양성 골내 병소에서 FNA(fine-needle aspiration) biopsy가 효율적인가?

FNA biopsy로 양성과 악성 종양의 감별은 정확하게 할 수 있지만 양성 종양간의 감별진단은 어렵다.

25. 경안면 림프관종(cervicofacial lymphagioma)의 치료법에는 무엇이 있는가?

기술적으로 가능하다면 전체적으로 제거하는 것이 가장 좋다. 응급으로 기도 확보가 필요할 때만 흡인과 감압술을 사용한다.

26. 유소년기에 함치성낭종으로 감압술을 시행할 때 이환된 치아는 어떻게 외과적으로 접근해야 하는가?

낭종에 이환된 치아를 발거해서는 안 되고 교정 여부에 상관없이 맹출시켜야 한다.

27. 주변성 법랑아세포종(peripheral ameloblastoma)의 적절한 치료방법은 무엇인가?

보존적이며 국소적으로 외과적 절제술을 시행한다.

28. 악골에 발생한 낭종성 병소에 대한 평가를 위해 사용하는 진단방법은 무엇인가?

- 세포검사와 배양을 위한 흡인(Aspiration for cytology and culture)

- 광섬유 내시경(fiber-optic endoscopy)
- 이상음의 청진(auscultation for bruits)
- 생검(open biopsy)
- CT scan
- Panorama and plain film
- 초음파검사(ultrasonograph)
- Dentascan

29. 고형성과 낭종성 법랑아세포종은 다르게 치료되는가?

그렇다. 단방성이거나 다방성 낭종성 법랑아세포종은 감압술 후에 병소가 작아지는 것을 확인하고 적출함으로써 치료가 가능하다.

30. 조대술로 치료 중인 함치성낭종의 경우, 수술 중 혹은 술후 평가가 가능한가?

그렇다. 이것은 광섬유 내시경을 통해서 가능하다. 함치성낭종의 표층 상피는 종양 잠재성을 가지고 있으며, 법랑아세포종이나 유표피암종(epidermoid carcinoma), 선암(adenocarcinoma), 점액표피양 암종(mucoepidermoid carcinoma)과 같은 종양으로 발전할 가능성이 있다. 의심스러운 낭강내 성장이나 궤양, 침식으로 확인할 수 있고, 내시경을 이용한 생검을 통해 조직학적 검사를 할 수 있고 이것에 의해 진단과 최종 치료 계획이 변경될 수 있다.

31. Sistrunk procedure는 무엇인가?

이것은 갑상설관 낭종(thyroglossal duct cyst)의 절제를 위해 사용되는 외과적 술식이다. 이 수술에서 설골의 중앙부분은 항상 절제된다. 설골 후방의 낭종 통로는 절제되고, 혀의 기저부에서 설맹공(foramen cecum) 부위는 함께 절제된다.

BIBLIOGRAPHY

1. Assael LA: Benign lesions of the jaws. Oral Maxillofac Clin North Am 7:73-126, 1991.
2. Germanier Y, Bornstein MM, Stauffer E et al: Calcifying epithelial odontogenic (Pindborg) tumor of the mandible with clear cell component treated by conservative surgery: report of a case. J Oral Maxillofac Surg 63:1377-1382, 2005.
3. Josephson GD, Spencer WR, Josephson JS: Thyroglossal duct cyst: the New York

Eye and Ear Infirmary experience and a literature review. Ear Nose Throat J 77:642-651, 1998.

4. Lauria L, Curi MM, Chammas M et al: Ultrasonography evaluation of bone lesions of the jaw. Oral Surg Oral Med Oral Pathol 82:351-357, 1996.
5. Marker P, Brondum N, Clausen PP et al: Treatment of large odontogenic keratocysts by decompression and later cystectomy: a long-term follow-up and a histologic study of 23 cases. Oral Surg Oral Med Oral Pathol Oral Radiol Endod 82:122-131, 1996.
6. Meara JG, Shah S, Li KK et al: The odontogenic keratocyst: a 20-year clinicopathologic review. Laryngoscope 108:280-283, 1998.
7. Motamedi MHK: Aneurysmal bone cysts of the jaws: clinicopathological features, radiographic evaluation, and treatment analysis of 17 cases. J Craniomaxillofac Surg 26:56-62, 1998.
8. Patino B, Fernandez-Alba J, Garcia-Rozado A et al: Calcifying epithelial odontogenic (Pindborg) tumor: a series of four distinctive cases and a review of the literature. J Oral Maxillofac Surg 63:1361-1368, 2005.
9. Pogrel AM: Treatment of keratocysts: the case for decompression and marsupialization. J Oral Maxillofac Surg 63:1667-1673, 2005.
10. Rapidis AD, Stavrianos SD, Andressakis D et al: Calcifying epithelial odontogenic tumor (CEOT) of the mandible: clinical therapeutic conference. J Oral Maxillofac Surg 63:1337-1347, 2005.
11. Sampson DE, Pogrel MA: Management of mandibular ameloblastoma: the clinical basis for a treatment algorithm. J Oral Maxillofac Surg 57:1074, 1999.
12. Sato M, Tanaka N, Sato T et al: Oral and maxillofacial tumors in children: a review. Br J Oral Maxillofac Surg 35:92-95, 1997.
13. Skouteris CA: Fiberoptic endoscopy of a marsupialized dentigerous cyst. J Oral Maxillofac Surg 46:74-77, 1988.
14. Skouteris CA, Patterson GT, Sotereanos GC: Benign cervical lymphoepithelial cyst: report of cases. J Oral Maxillofac Surg 47:1106-1112, 1989.
15. Stoelinga PJW: The treatment of odontogenic keratocysts by excision of the overlying attached mucosa, enucleation, and treatment of the bony defect with Carnoy solution. J Oral Maxillofac Surg 63:1662-1666, 2005.

42. 구강암
(Cancer of the oral cavity)

Chris A. Skouteris, DMD, PhD, and Kiki C. Marti, DMD, MD, PhD

1. 편평상피세포암(squamous cell carcinoma)의 임상적 발현 양상은 어떻게 나타나는가?

구강 편평상피세포암은 보통 불명확한 경계를 가진 경결성 궤양으로 나타난다. 병소는 만성적인 기계적 자극이나 중복감염에 의한 염증을 동반하지 않는다면 통증을 유발하지 않는 것이 특징이다. 작은 표재성 궤양, 백반증 혹은 홍반증 등의 무통성 임상 증상은 특히 병소 초기단계에서 나타난다.

2. 구강암의 병기(stage)를 평가하는 법은 무엇인가?

TNM(tumor, node, metastasis) 분류(표 42-1~42-4). 이 분류는 다소 부족한 면이 있어서 예후의 정확성을 높이기 위해 변형과 수정을 거듭해왔다.

3. 구강암에서 불량한 예후를 보여주는 요소는 무엇인가?

불량한 예후를 나타내는 요소는 다음과 같다:

- 발생 부위
- 종양의 크기와 침윤도
- 임파절 전이
- 임파절 외로의 확산
- 임파절의 level
- 종양의 직경
- 조직분화도
- 임파절의 수
- 원격 전이

국소 또는 원격 재발과 방사선 치료 및 항암 치료에 대한 무반응 또한 예후에 악영향을 미치는 요소들이다.

4. 구강암이 가장 흔하게 발생하는 부위는 어디인가?

혀와 구강저이다. 다른 부위는 인종, 문화 또는 다른 기타 요소에 따라 세계적으로 다양하다.

표 42-1. 구강암의 종양 크기에 따른 분류

분류	종양 크기
T_1	가장 큰 부위가 2cm 이하
T_2	2cm 이상 4cm 이하
T_3	4cm 이상
T_4	인접 구조물로의 침범

Data from Sobin LH, Wittekind CK: TNM Classification of Malignant Tumors, 6th ed. Hoboken, NJ, 2002, John Wiley & Sons.

표 42-2. 구강암의 임파절에 따른 분류

분류	설명
N_X	임파절 전이를 평가할 수 없음
N_0	임파절 전이가 없음
N_1	단발성 동측 임파절로의 전이, 크기가 3cm 이하
N_2	단발성 동측 임파절로의 전이, 크기가 3cm 이상 6cm 이하 혹은 다발성 동측 임파절 전이, 크기가 6cm 이하 혹은 양측이나 반대측의 임파절 전이, 크기가 6cm 이하
N_{2a}	단발성 동측 임파절로의 전이, 크기가 3cm 이상 6cm 이하
N_{2b}	다발성 동측 임파절 전이, 크기가 6cm 이하
N_{2c}	양측이나 반대측의 임파절 전이, 크기가 6cm 이하
N_3	크기가 6cm 이상인 임파절 전이 lymph node

Data from Sobin LH, Wittekind CK: TNM Classification of Malignant Tumors, 6th ed. Hoboken, NJ, 2002, John Wiley & Sons.

표 42-3. 구강암의 원격 전이에 따른 분류

분류	설명
M_X	원격 전이 여부를 알 수 없음
M_0	원격 전이가 없음
M_1	원격 전이가 있음

Data from Sobin LH, Wittekind CK: TNM Classification of Malignant Tumors, 6th ed. Hoboken, NJ, 2002, John Wiley & Sons.

표 42-4. 구강암의 병기 구분

병기(stage)	Tumor Class	Node Class	Metastasis Class
Stage 0	Tis*	N_0	M_0
Stage Ⅰ	T_1	N_0	M_0
Stage Ⅱ	T_2	N_0	M_0
Stage Ⅲ	T_3	N_0	M_0
	T_2	N_1	M_0
	T_3	N_1	M_0
Stage ⅣA	T_4	N_0	M_0
	T_4	N_1	M_0
	Any T	N_2	M_0
Stage ⅣB	Any T	N_3	M_0
Stage ⅣC	Any T	Any N	M_1

Data from Sobin LH, Wittekind CK: TNM Classification of Malignant Tumors, 6th ed. Hoboken, NJ, 2002, John Wiley & Sons.*In situ.

5. 구강암의 가장 흔한 형태는 무엇인가?

편평상피세포암

6. 상피내암(carcinoma in situ)과 침윤성 암종(invasive carcinoma)의 주요 차이점은 무엇인가?

상피내암은 상피의 모든 층을 포함하는 상피 이형성이지만 기저층 하방으로 침범하지 않는다. 일단 악성 세포가 기저층을 통과하여 고유층(lamina propria) 속으로 침범하면 초기 침윤성 편평상피세포암이 형성된다. 만약 종양 침윤이 조직 속으로 더 깊이 침범하여 지방, 근육 또는 다른 구조물까지 퍼지면 진성 침윤성 편평상피세포암이 된다.

7. 침윤성 편평상피세포암을 진단하기 위해 가장 좋은 영상기법은 무엇인가?

연조직 침윤은 magnetic resonance imaging(MRI)에 의해 가장 잘 평가된다. 골 침윤은 일반적인 computed tomography(CT) 또는 Dentascan imaging에 의해 가장 잘 평가된다.

8. 구순암(lip carcinoma)은 어떤 특징을 지니고 있는가?

편평상피세포암은 보통 하순에 흔하며 상순에는 드물다. 이러한 발생은 하순이 햇빛에 매우 많이 노출되는 것과 관련 있다. 구순암은 흔히 궤양으로 나타난다. 많은 경우에서 각질 딱지(keratin crust)가 궤양을 덮는다. 입술 경계부의 나머지는 화학선의 변화(actinic change)를 보이기도 한다.

9. 어떤 특징이 종양의 악성도를 가장 잘 나타내는가?

조직분화도이다. 악성 신생물은 조직학적으로 (1) well differentiated, (2) moderately differntiated, (3) poorly differentiated(anaplastic)로 분류된다. 조직학적 관점에서 poorly differentiated tumor의 악성도가 가장 높다. 그러나 신생물의 임상적 발현 또는 치료에 대한 감수성과 반드시 연관된 것은 아니다.

10. 구강암의 가장 흔한 확산 경로는 무엇인가?

국소적인 확산은 직접적인 침범(direct involvement)과 인접 구조물로의 침윤을 통해 이루어진다. 신경주변의 침범(perineural invasion)과 확산은 특히 중요한데, 이는 종양의 실질적인 범위에 있어 악영향을 미칠 수 있기 때문이다. 경부 림프절로의 국소적인 확산은 림프관을 통해 발생한다. 보통 병소 부위의 주요 배출을 담당하는 높은 부위의 림프절이 영향을 받는다. 또한 낮은 부위의 림프절이 직접적인 침범 뿐 아니라 "fast tracks"로 불리는 중간 부위의 림프절을 건너 뛰면서 널리 퍼질 수 있다. 정중선의 병소는 경부의 양측을 모두 이환시킬 수 있다. 원격 기관으로의 확장은 혈관을 통해 이루어진다.

11. 여러 주 동안 지속된 혀의 후측방 부위에 발생한 작은 통증성의 궤양성 병소에 대하여 가장 적합한 처치는 무엇인가?

외상 또는 자극의 원인을 제거한다. 외상성 궤양은 10~14일 안에 치료된다. 2주 이상 지속된 궤양, 깊게 위치한 큰 궤양, 특히 말아진 변연(rolled border)을 가진 궤양은 조직검사를 시행해야 한다.

12. 구강암의 치료에 있어서 3가지 주요 치료방법(수술, 방사선, 및 항암 치료)의 역할을 설명하시오.

수술은 최근 재건술의 발전과 더불어 구강암 치료의 주축이 되고 있다. 원발 부위(primary site)는 절제되고, 경부 림프절은 경부 청소술의 다양한 타입에 따라 제거된다.

방사선 치료는 외부 방사선 조사 또는 근접 방사선치료(brachytherapy)의 형태로 여러 경우에서 일차적인 치료방안이 될 수 있다. 방사선 치료는 또한 수술과 병행될 수 있다. 여러 경우에서 방사선 치료는 술전(neoadjuvant), 술중, 또는 술후(adjuvant)에 실행될 수 있다.

항암 치료는 구강암의 일차 치료방법으로는 적합하지 않다. 그러나 질병이 많이 진행된 환자에서 수술, 방사선 치료와 병행될 수 있다. 일반적으로 항암치료는 유도(induction), 주요 치료법(primary or neoadjuvant), 보조 치료법(adjuvant), 완화 요법으로 이용된다.

13. 가장 발전된 정위방사선수술(stereotactic radiosurgery[SRS]) 치료기법이란 무엇인가?

SRS는 두경부 암의 치료에 도입되어왔다. 이 기법들은 Gamma Knife; 원형의 시준기 또는 micro multileaf collimator(mMLCs)를 사용하는 정위 기법에 기초한 직선의 가속기; CyberKnife(로봇 팔에 매달린 x-band 직선의 가속기를 사용하는), 연속적인 나선형의 tomotherapy를 포함한다.

14. 구강과 구강 주변 조직에서 방사선 치료의 가장 흔한 부작용은 무엇인가?

- 급속 우식증
- 방사선 점막염
- 구강건조증
- 연하장애
- 개구장애
- 방사선 피부염

방사선 골괴사증은 방사선 치료 전에 환자의 구강상태가 이상적이고, 방사선 치료 후 치과 치료가 적절한 예방책 없이 수행되는 일이 없다면 발생하지 않는다.

15. 후방상악골 절제술 후 결손부의 적합한 처치는 무엇인가?

논쟁의 소지가 있다. 한 학파에서는 결손부에 대한 즉각적인 재건이 재발 여부를 면밀하게 관찰하는 것을 방해하기 때문에 부적합하다고 주장한다. Obturator를 1년 동안 사용하고, 만약 재발이 발생되지 않으면 지연된 재건(delayed reconstruction)이 수행된다.

다른 외과의들은 절제 부위 변연의 술중 동결 절편 평가 후 즉각적인 결손부 재건을 선호한다. 결손부 재건은 nonvascularized graft, local flap, regional flap, free tissue 이식을 통해 성공적으로 수행될 수 있다. 가장 흔히 사용되는 방법은 구강 재건을 위해 골유착된 implant가 사용될 수 있는, 두개골(calvarial bone)과 협부 지방대(buccal fat pad)가 부착된 단일 혹은 복합 피판으로 측두근피판(temporalis muscle flap)과 유리 복합피판(free composite flap)이다.

16. 구강암 전이를 알 수 있는 검사는 무엇인가?

혈액학 및 생화학 검사, 흉부 방사선 사진, 간 초음파 검사 및 핵의학 검사(bone scan)가 있다. 불명확한 결과를 보일 경우 CT 또는 MRI가 결과를 명확하게 하기 위해 필요할 수 있다.

17. 매우 의심스러운 병소지만 조직 검사 결과 악성종양이 아닌 것으로 밝혀진 병소를 처치하는 가장 좋은 방법은 무엇인가?

다시 조직검사를 시행해야 한다. 조직 채취는 병소의 여러 부위에서 획득되어야 한다. 이러한 활동이 진단학적 문제를 해결할 수 없다면 최종적으로 치료 결정을 내리기 전에 다른 병리학자로부터 두 번째 의견을 듣는 것이 적합하다. 그러나 모든 임상 정보와 다른 진단 방법에서 획득한 소견들이 처음 표본을 보낼 때 병리학자에게 함께 제공되어야 한다는 것이 가장 중요하다.

18. 상악동의 신생물 평가에 가장 적합한 영상법은 무엇인가?

CT

19. 다음의 (a) 편평상피세포암으로 인해 하악골 부분절제술(marginal mandibulectomy)과 술후 방사선 치료를 받은 환자가 골절소견을 보일 때, (b) 상악골 후방의 암종으로 인해 외과적으로 치료받은 환자가 개구장애를 보이는 경우 어떤 상황이 의심되는가?

a. 방사선 골괴사증, 그리고 가장 중요한 것은 종양의 재발

b. 종양의 재발

20. 근치적 경부 청소술(radical neck dissection[RND]), 변형된 근치적 경부 청소술(modified RND) 및 선택적 경부 청소술(selective RND)을 설명하시오.

근치적 경부청소술은 경부의 한쪽 부분에 림프절과 연관된 조직을 전체적으로 제거하는 술식으로 하악의 하연부터 쇄골까지 설골하제근의 측방에서 승모근의 전방연까지를 포함한다. 절제시 척추부신경(spinal accessory nerve), 내경정맥(internal jugular vein), 흉쇄유돌근(sternocleoidmastoid muscle)이 포함된다.

변형된 근치적 경부청소술은 RND 동안 제거되는 주된 해부학적 구조물(spinal accessory nerve, internal jugular vein, sternocleoidmastoid muscle)의 하나 또는 둘 또는 세 개 모두를 MRND에서는 보존한다는 것이 RND와 차이점이다. 그러므로 MRND의 세 가지 종류가 이 변형에 포함된다: type I(spinal accessory nerve 보존), Ⅱ(spinal accessory nerve와 internal jugular vein 보존), Ⅲ(spinal accessory nerve과 internal jugular vein, sternocleoidmastoid muscle의 보존)

선택적 경부청소술(selective neck dissection[SND])은 일차 병소의 위치에 따라 전이될 확률이 가장 높은 림프절 그룹만을 제거하고 부신경, 내경정맥, 흉쇄유돌근을 보존하는 술식이다. 최근에 가장 일반적으로 사용되는 SND는 전측방 경부청소술(supraomohyoid neck dissection과 확장된 supraomohyoid neck dissection)이다. 모든 수술에서 I부위(이하부, 설하부), Ⅱ부위(upper jugular, jugulodigastric, upper posterior cervical node)와 Ⅲ부위(midjugular nodes)가 흉쇄유돌근의 내측에 위치한 섬유지방 조직을 포함하는 림프절을 모두 제거하는 것이다. 확장된 supraomohyoid neck dissection은 Ⅳ부위(lower jugular, scalene와 sternocleoidmastoid muscle의 하방 1/3에 깊은 부위에 위치한 쇄골상부 림프절)도 포함한다.

21. 감시 림프절(sentinel node)은 무엇인가?

Sentinel node는 종양의 원발부로부터 직접 림프 배출(lymphatic drainage)을 받는 림프절이다.

22. 감시 림프절 생검(sentinel node biopsy[SNB])의 과정은 어떻게 되는가?

방사선 추적자(radiotracer-보통 99mTc-labeled small-particle radiocollid)가 수술 24시간 전에 원발 부위에 주입된다. 방사성 추적자의 흡수 부위는 gamma probe

로 확인된다. 수술 직전 파란색 염색약(isosulphan blue)이 원발 부위에 주입된다. 방사성 추적자 흡수 부위가 박리되고 염색된 림프절이 확인된다. 염색된 림프절은 방사성 추적자 흡수 여부를 gamma probe로 다시 평가받는다. "Hot", 염색된 림프절은 sentinel node를 나타낸다. Sentinel node는 제거되고 동결 절편으로 보내진다. 흑색종과 유방암의 경우에서는 SNB 연구에 기초하여 만약 sentinel node가 미세 전이에 음성이라면 더 이상의 림프절 박리가 요구되지 않는다. Sentinel node가 양성이라면 적절한 타입의 림프절 박리가 수행되어야 한다.

23. 두경부 암에서 SNB의 역할은 무엇인가?

SNB는 N0 경부의 병기와 적절한 처치에 도움이 되는 매우 신뢰성 있는 과정으로서 최근에 도입되었다.

24. 두경부 암에서 SNB의 유효성은 무엇인가?

N0 질환을 가진 379명의 환자에 대한 최근의 다원성 연구(multicentric study) 결과를 보면 sentinel node는 환자의 97%에서 발견되었다. 가장 중요한 것은 남아있는 경부의 negative sentinel node의 음성 예측 값은 96%였다.

25. 원발 부위를 모를 경우 경부 림프절로 전이되는 발생률은 어느 정도인가?

원발 부위를 모르는 편평상피세포암을 가진 환자에서 경부 림프절 전이의 발생률은 5~10%로 보고되고 있다.

26. 원발 부위를 알지 못하는 편평상피세포암의 경부 림프절 전이를 가진 환자의 평가에서 적절한 진단학적 수단은?

임상적

- 철저한 구강내 및 구강 외 검사(두피, 안면 피부, 외이도 포함)
- 광각방광경검사(panendoscopy)-비 내시경 검사, 인두 내시경 검사, 후두 내시경 검사, 식도 내시경 검사, 기관지 세척을 동반하는 기관지 내시경 검사)

영상법

- Orthopantomogram

- Combined PET-CT
- 초음파
- FDG(2-[fluorine-18]fluoro-2-deoxy-d-glucose) SPECT(single photon emission tomography)computed
- CT scan
- MRI
- Positron emission tomography(PET) scan

침습적인 방법

- 다수의 "blind" biopsy
- 진단적 편도선 절제술

27. 구강의 악성 신생물을 의심할 수 있는 환자의 특징은 무엇인가?

다음의 특징들은 진행된 질환에서 나타나지만 결정적인 것은 아니다:

- 영양 결핍
- 구취
- 침 흘림
- 발음과 연하장애

BIBLIOGRAPHY

1. Black RJ, Gluckman JL, Shumrick DA: Screening for distant metastases in head and neck cancer patients. Aust N Z J Surg 54:527-530, 1984.
2. Calabrese L, Jereczek-Fossa BA, Jassem J et al: Diagnosis and management of neck metastases from an unknown primary. Acta Otorhinolaryngol Ital 25:2-12, 2005.
3. Davison SP, Sherris DA, Meland NB: An algorithm for maxillectomy defect reconstruction. Laryngoscope 108:215-219, 1998.
4. Eversole LR: Oral Medicine: A Pocket Guide. Philadelphia, 1996, Saunders.
5. Howaldt HP, Kainz M, Euler B: Proposal for modification of the TNM staging classification for cancer of the oral cavity. J Craniomaxillofac Surg 27:275-288, 1999.
6. Jereczek-Fossa BA, Jassem J, Orecchia R: Cervical lymph node metastases of squamous cell carcinoma from an unknown primary. Cancer Treat Rev 30:153-164, 2004.
7. Medina JE, Rigual NR: Neck dissection. In Byron J, Bailey J (eds): Head and Neck Surgery—Otolaryngology. Philadelphia, 1993, J.B. Lippincott.
8. Menda Y, Graham MM: Update on 18F-fluorodeoxyglucose/positron emission tomography and positron emission tomography/computed tomography imaging of squamous head and neck cancers. Semin Nucl Med 35:214-219, 2005.
9. Mendenhall WM, Mancuso AA, Parsons JT et al: Diagnostic evaluation of squamous cell carcinoma metastatic to cervical lymph nodes from an unknown head and neck primary site. Head Neck 20:739-744, 1998.

10. Nakayama B, Matsuura H, Ishihara O et al: Functional reconstruction of a bilateral maxillectomy defect using a fibula osteocutaneous flap with osseointegrated implants. Plast Reconstr Surg 96:1201-1204, 1995.
11. Stoeckli SJ, Pfaltz M, Ross GL et al: The second international conference on sentinel node biopsy in mucosal head and neck cancer. Ann Surg Oncol 12:919-924, 2005.
12. Yu C, Shepard D: Treatment planning for stereotactic radiosurgery with photon beams. Technol Cancer Res Treat 2:93-104, 2003.

43. 구강악안면 수술에서 레이저
(Lasers in oral and maxillofacial surgery)

Robert A. Strauss, DDS, MD

1. 레이저(laser)란 무엇을 의미하는가?

'Laser' 라는 단어는 light amplification by stimulated emission of radiation의 첫 문자에서 유래한 것이다.

2. OMS 수술에서 사용되는 가장 보편적인 레이저는 무엇인가?

Carbon dioxide(이산화탄소) laser

3. 이산화탄소 레이저 파장은 어떤 조직에 주로 흡수되는가?

10,600nm의 파장에서 이산화탄소 레이저는 수분에 의해 거의 완전하게 흡수된다(98%). 구강악안면외과 영역에서 이산화탄소 레이저를 사용하는 것은 모든 연조직이 주로 수분으로 구성되어 있기 때문이므로 연조직은 이 파장의 레이저를 매우 잘 흡수한다.

4. 레이저와 연관된 4가지 기본적인 조직 반응은 무엇인가?

1. 반사(reflection); bouncing off tissue
2. 전도(transmission); going through the tissue
3. 분산(scatter); breaking up the tissue
4. 흡수(absorption)

이들 중 단지 흡수만이 조직에 중요하고 유효한 효과를 가진다. 따라서 레이저는 의도한 목표조직으로 흡수되는 퍼센트에 의해 선택된다.

5. 레이저 에너지를 흡수한 후 조직에 나타나는 4가지 주요한 반응은 무엇인가?

1. 광열(photothermal)
2. 광화학(photochemical)
3. 광융해(photoablative)
4. 광응향(photoacoustic)

6. 광열(photothermal) 반응은 무엇인가?

레이저 에너지가 목표조직으로 흡수될 때 한 가지 가능한 결과는 열의 발생이다. 이렇게 에너지가 빛에서 열로 변하는 것이 photodermal 반응이고 이 반응은 조직의 수분 증발을 유발한다. 이 반응은 구강악안면외과 영역에서 대부분 연조직 수술에 사용된다.

7. 광융해(photoablative) 반응은 무엇인가?

레이저 에너지가 목표조직으로 흡수될 때 또 다른 가능한 결과는 목표조직의 화학결합이 깨어지는 것이며 이것은 조직의 수분 증발을 일으킨다. 이 반응의 독특한 점은 목표조직에서 거의 혹은 전혀 열이 발생하지 않기 때문에 후에 열로 인한 손상이 없이 수술을 가능하게 한다는 것이다. 예로써 이 반응은 안과에서 눈의 손상 없이 시력보정을 위해 각막을 제거할 때 사용된다.

8. 기본적인 조직 상호작용 중 어떤 것이 이산화탄소와 Er:YAG 레이저에 사용되는가?

이 레이저는 둘 다 조직의 수분에 의해 흡수되고 그 결과 열을 발생시킨다. 이후 이러한 광열 반응은 세포내 수분을 증발시키고 증기를 발생시켜 세포막을 팽창시키고 결국에는 파괴시킨다.

9. 레이저 박피술(cosmetic skin resurfacing)에 사용되는 두 가지 가장 보편적인 레이저는 어떤 것인가?

이산화탄소와 Er:YAG 레이저가 표피와 진피에 존재하는 조직 수분에 높은 친화력을 가지기 때문에 박피술에 가장 보편적으로 사용된다.

10. 파워 밀도(power density[irradiation])란 무엇인가?

Power density는 주어진 지역에 적용되는 레이저 세기(power)의 양을 측량하는 척도이다.

제곱 센티미터당 와트로 측정되며(W/㎠), 레이저 효과가 주어진 시간(예를 들면, 1초당)에 조직으로 얼마나 깊게 침투하느냐를 결정한다. 따라서 레이저의 세기가 크거나 입자 크기가 작을수록 같은 시간(초)당 사용할 때 조직으로 더 깊이 침투한다. 반면 세기가 감소하거나 입자 크기가 증가할수록 레이저의 효과는 같은 시간에 좀 더 표면상에 더 머물게 된다.

11. 에너지 밀도(energy density[fluence])란 무엇인가?

Energy density는 전체 레이저 파동(pulse)동안 주어진 조직 단위에 적용되는 레이저 에너지의 총량을 측량하는 척도이다. 본질적으로 이것은 전체(entire) 레이저 파동 시간 동안 나타나는 power density를 나타내며 W/㎠ × time(초당)로 측정된다. 다시 말하면 효과를 볼 수 있는 전체 깊이는 주어진 power density(power & spot size)가 클수록, 레이저가 더 오래 적용될수록 크다. 예를 들어, 2초 파동은 1초 파동에 비해 전체 효과를 볼 수 있는 깊이가 2배 더 깊다.

12. 열이완 시간(thermal relaxation time)은 무엇인가?

Thermal relaxation은 전도에 의해 조직으로 열이 확산되는 과정이다. Thermal relaxation time은 조직이 레이저 파동으로부터 흡수한 열의 50%를 방사하는 데 걸리는 시간이다. 어떤 파동은 thermal relaxation time보다 길어서 목표조직에 있어 어느 정도의 열손상을 야기할 수 있다.

13. 응고성 괴사(coagulation necrosis)란 무엇인가?

응고성 괴사는 측방 열전도에 의해 가역적 및 비가역적으로 손상된 수술 부위를 둘러싼 지역이다. 레이저 에너지가 더 길게 적용될수록 후에 열전도에 의한 열손상 범위가 커진다. 반대로 이 이론은 혈관벽 콜라겐을 수축하는 긍정적인 효과를 가진다. 즉, 이 범위(지속적인 CO_2 레이저 조사 동안 직경 300~500㎛)내에 혈관을 밀폐한다. 이것은 많은 경우에 있어 무혈의 수술을 가능하게 한다.

14. 피부에 있어 약 700~1000μsec의 열이완 시간의 중요성은 무엇인가?

만약 레이저가 목표조직에 열이완 시간보다 짧은 에너지 파동을 공급할 수 있다면, 인접 지역이나 밑에 있는 조직에 열손상을 거의 혹은 전혀 야기하지 않게 된다. 피부 박피술을 가능하게 하는 것이 바로 이 효과이다. 피부를 위해 조직에 적용되는 시간은 열 이완 시간보다 짧게 하고, 진피 아래 조직의 손상은 거의 혹은 없도록 하며, 손상되지 않은 진피의 부속 구조로부터 빠른 재상피화(re-epithelialization)가 가능하도록 해야 한다.

15. 최근 레이저에 사용되는 3가지 delivery system은 무엇인가?

이상적인 delivery system은 광섬유(fiber-optic)이다. 그러나 유감스럽게도 구강악안면외과 영역에서 유용한 많은 레이저 파장들은 광섬유를 통해 통과하지 못한다. 구부릴 수 있는 레이저는 프리즘과 속이 빈 금속 튜브를 연결한 것들의 시리즈를 사용하는데, 이는 때때로 구내 사용이 불편하다. 더욱 최근에는 내부에 거울이 장착되고 구부러질 수 있는 속이 빈 금속 섬유를 사용하는 hollow wave guide 기술로 구강내에서 레이저 사용을 용이하게 하였다.

16. 초점화(focused)와 비초점화(defocused) 레이저 빔의 차이는 무엇인가?

레이저 빔은 매우 작은 입자로 초점화될 수 있고 목표로부터 뒤로 위치시켜 입자 크기를 증가시킬 수도 있다. 입자 크기는 파워 밀도를 결정하기 때문에 같은 진동에서는 사이즈가 작을수록 파워 밀도는 커지고 조직의 더 깊은 곳에 영향을 주게 된다. 반면 더 큰 입자는 파워 밀도가 감소하지만 더 표면적인 효과를 얻을 수 있다. 높은 파워 밀도, 작은 입자 크기는 절개에 사용되며 반면 낮은 파워 밀도의 큰 입자 크기는 일반적으로 조직 절제(ablation)시 사용된다.

17. 조직 절제(ablation)란 무엇을 의미하나?

조직 절제 혹은 조직 증발(vaporization)은 표면 백반증(superficial leukoplakia) 제거에 사용되는 것처럼 넓은 지역에 걸친 조직의 표면층을 제거하는 것이다. 이것은 큰 입자 크기의 레이저를 사용하며, 따라서 조직에 적용되는 파워 밀도는 낮고 넓지만 표면적인 효과를 낸다. 이러한 기술은 하부 구조에 거의 손상이 없는 조직의 표면 손상을 제거하는데 사용되나 조직검사를 위해 절편을 얻기 위해서는 사용되지 않는다.

18. 레이저는 어떻게 선택해서 사용하는가?

일반적으로 레이저의 파장과 계획된 목표조직이 흡수하는 파장이 일치되는 레이저를 선택한다. 흡수가 더 잘 될수록 조직에 미치는 효과는 커진다.

19. 환자에게 공급되는 산소에 레이저 빔은 어떠한 영향을 미치는가?

비록 산소 가연성이 아니라고 해도 연소를 일으킬 수 있다. 따라서 만약 수술 부위에서 어떤 것이 발화를 유발할 경우(예, endotracheal tube[기관내 튜브], hair, gauze) 높은 농도에서(약 30%이상), 산소는 빠른 연소를 일으켜 심각한 결과를 초래할 수 있다. 목표조직을 제외한 다른 모든 것은 젖은 상태로 유지하고 endotracheal tube를 보호하고 산소에 노출되는 것을 최소화하는 것이 위험을 줄일 수 있는 방법이다.

20. 보조 광선(aiming beam)은 무엇인가?

레이저(예, CO_2)는 빛의 가시 범위 안에 있지 않기 때문에 볼 수 없다. 따라서 빔을 목표조직에 조준하기 위해서는 가시범위 안에 존재하는 부가적인 레이저(예, HeNe)를 보조 광선으로 작용하도록 CO_2와 같은 축으로 하여 내보내야 한다.

21. YAG 레이저는 무엇인가?

이 레이저의 crystal은 yttrium, aluminum, garnet로 구성되며 활성 매질(active lasing medium)로 작용하는 희귀 원소인 neodymium(Nd), holmium(Ho), erbium(Er)로 도포되어 있다.

22. 이산화탄소 레이저의 조사 부위를 둘러싸는 응고성 괴사(coagulation necrosis)의 범위는 어디까지인가?

지속파 CO_2 레이저를 사용하는 것은 일반적으로 500micron 혹은 그 이하의 응고성 괴사 범위를 만든다. 파동(예, Superpulse 또는 Ultrapulse)의 속도를 조절하면 이것을 100micron 이하로 떨어뜨릴 수 있다.

23. 간섭성 빛(coherent light)은 무엇인가?

Coherent light는 모든 빛의 파장이 일시적이고 공간적인 단계에 있는 상태이다. 달리 표현하면 빛은 단색이고(단일 파장), 시준되어 있으며(모든 파장이 평행하다), 균일한 상태(모든 peak[정점]와 trough[저점])는 서로의 끝에 정렬되어 있다)이다.

24. IPL은 무엇이며, 주요 용도는 무엇인가?

IPL은 intense pulsed light의 약자로 단색이나 간섭성이 아닌 빛을 사용하는 레이저의 어떤 효과를 증가시키거나 배가시킨다. 예를 들면, 일반적이고 깊은 혈관성 그리고 착색된 병소는 비간섭성 빛을 사용함으로써 효과적으로 치료될 수 있지만, 이 빛은 대부분의 레이저보다 훨씬 더 산란된다.

25. 발색단(chromophore)란 무엇인가?

발색단은 특정 레이저 파장을 위한 목표조직이다. CO_2와 Er:YAG 레이저를 위한 주요 발색단은 수분이다. 반면에 Ar 레이저는 수분이 아니라 헤모글로빈과 조직의 색소에 의해 잘 흡수된다. 따라서 그것들이 Ar 레이저의 발색단이다. 따라서 사용할 특정 레이저와 계획한 목표의 발색단을 잘 맞추는 것이 중요하다.

26. "Superpulsing" 와 "Ultrapulsing"란 무엇인가?

레이저가 조직에 적용되는 총 시간이 측방 열손상의 양과 직접적으로 관련이 있기 때문에 이 효과를 제한하는 것이 중요할 때는(예를 들어, 피부 박피 과정처럼) 매우 짧고 높은 에너지를 가진 레이저에 노출시키는 것이 중요하다. 이것은 색소레이저(flash-lamp pulsed lasers)를 사용하면 가장 쉽게 얻을 수 있다. 몇몇 레이저들의 흡수 능력은 원하는 바에 맞을지 몰라도 지속파 CO_2처럼 시각적으로 파동화되지 않는다. 이런 상황에서 지속파 레이저는 과도한 전력(예, 90~250watts using a 30~60-watt laser tube)과 목표조직의 열이완 시간 이하로 조사 시간을 제한하도록 조절하는 컴퓨터에 의해 "overpumped" 될 수 있다. 이것은 조직에서 매우 제한된 측방열 손상을 일으키게 된다.

27. Q-switching란 무엇인가?

파동화된 레이저가 특히 짧은 파장 시간을 가지도록 조작될 수 있기 때문에 짧은 열이완 시간을 가지고 측방 조직손상을 제한할 수 있다. 루비 레이저가 Q-switching을 이용한 레이저로 문신 제거에 사용된다.

28. Nd:YAG 레이저의 발색단은 무엇인가?

Nd:YAG laser 파장은 어떤 특정한 발색단에 의해 잘 흡수되는 것이 아니라 여러 가지 발색단에 의해 흡수된다. 따라서 만약 빔이 어떤 수단(예, using a contact tip)으로 감쇄되지 않는다면 대부분의 조직으로 깊이 침투하게 된다. 이 레이저 파장에 의해 목표되는 가장 일반적인 발색단은 조직 색소인데, 특히 모발의 제거에 유용하다.

29. 어떻게 레이저가 두 가지 혹은 여러 가지 파장을 만들 수 있는가?

모든 레이저 튜브는 단지 단일 파장만을 언제 어느 때나 원할 때에 생산할 수 있다는 것이 기본적인 원리이다. 그러나 몇몇 레이저들은 다양한 여러 가지 파장을 만들 수 있어 사용자가 원하는 특정 파장을 선택할 수 있다. 예를 들어 Ar 레이저는 488nm이나 514nm 둘 중 하나의 파장을 만들어 낼 수 있다(그러나 한 번에 둘을 만들지는 못한다). 사용하기 전에 의사는 원하는 파장을 선택한다. Pulsed dye는 색을 띠는 흐르는 염료 세트를 매질로 사용한다. 튜브로 흐를 특정 염료를 선택하여 파장을 선택할 수 있다. 어떤 레이저는 같은 물리적 박스내에서 하나의 레이저 튜브보다 더 많은 레이저 튜브와 반응하여 여러 가지 파장을 만든다.

BIBLIOGRAPHY

1. Atkinson T: Fundamentals of the carbon dioxide laser. In Catone G, Alling C (eds): Laser Applications in Oral and Maxillofacial Surgery. Philadelphia, 1997, Saunders.
2. Holmes JD, Diers EJ: Oral cancer. In Miloro M (ed): Peterson's Principles of Oral and Maxillofacial Surgery. Hamilton, London, 2004, B.C. Decker.
3. Monheit GD: Skin rejuvenation procedures. In Miloro M (ed): Peterson's Principles of Oral and Maxillofacial Surgery. Hamilton, London, 2004, B.C. Decker.
4. Strauss RA: Laser management of discrete lesions. In Catone G, Alling C (eds): Laser Applications in Oral and Maxillofacial Surgery. Philadelphia, 1997, Saunders.

44. 방사선 치료를 받은 두경부암 환자
(Patients irradiated for head and neck cancer)

A. Omar Abubaker, DMD, PhD

1. 방사선 치료를 받은 환자의 치료원칙은 무엇인가?

방사선 치료를 받았거나 받을 예정인 환자의 최종 치료목표는 다음과 같다:

- 방사선의 영향과 방사선 골괴사증(osteoradionecrosis[ORN])의 병인에 대한 이해 향상
- 방사선 효과의 예방과 처치 향상
- 고압 산소 요법(hyperbaric oxygen[HBO])의 사용으로 방사선 조사 합병증 최소화
- 임플란트를 사용하여 방사선 조사된 환자의 총체적인 구강 재건과 기능적 골재건

2. 구강암의 유발률은 어느 정도인가?

1996년 통계에 따르면 미국에서 측정된 두경부 암의 연간 발생이 29,490건에 이른다. 이는 모든 암종 중 남성에서는 3%, 여성에서는 2%를 차지한다. 가장 흔한 암은 편평상피세포암종(squamous cell carcinoma[S.C.C])이다. 구강암의 가장 흔한 부위는 구강저, 후구치부 삼각, 인두, 혀 및 입술이다.

3. 두경부 암의 치료방법은 무엇인가?

병의 초기 단계에서는 수술 또는 방사선 치료가 단독 치료로 흔히 쓰인다. 좀 더 진행된 단계에서는 수술과 방사선 치료, 항암요법을 병행하는 치료가 생존율을 높이고 병소의 재발을 최소화하기 위해 사용된다.

4. 방사선 치료의 종류에는 어떤 것들이 있는가?

- 외부 방사선원(external radiation source)–supervoltage와 megavoltage(cobalt 60 and 선상 촉진제)
- 저선량의 근접방사선 치료(brachytherapy)–radium needle, cesium과 irridium wire 이용

5. 방사선 치료의 기전은 무엇인가?

방사선은 세포의 분자, 원자와 상호 작용하여 자유전자(free radical)를 생산하며, 이는 짧은 거리로 산재되어 DNA 같은 치명적인 부위를 손상시킴으로써 세포 주기의 모든 단계에 영향을 준다.

6. 방사선은 어떻게 측정되는가?

방사선 양은 rads(100 ergs/g)와 grays로 측정된다. 1Gy = 100rads = 100cGy

7. 어떤 세포 타입이 방사선 치료에 가장 많은 영향을 받는가?

방사선은 신생물의 세포, 상피 세포, 혈관 내피 세포 및 세망내피 세포(reticuloendothelial cell)를 포함하여 빠르게 분화하는 모든 세포에 영향을 준다.

8. 어떤 구강안면 조직들이 방사선 치료에 의해 영향을 받는가?

- 골조직
- 연골
- 임파선
- 저작근
- 비눈물관계
- 구강저
- 구강점막
- 부비동
- 말초신경 및 뇌신경
- 뇌하수체
- 침샘
- 피부
- 피하조직
- 치아
- 측두하악관절
- 갑상선과 부갑상선

9. 치아와 치주에 대한 방사선의 영향은 무엇인가?

방사선 치료의 구강조직에 대한 가장 흔한 반응은 구강 점막의 홍반과 찢어지기 쉬운 조직, 그리고 쉽게 손상 받는 치은 조직의 발현이다. 치은조직은 또한 세포수가 줄어들고 섬유화된다. 치아에 대한 영향은 방사선 우식(radiation caries)의 형태로 흔히 나타난다.

10. 방사선 우식증(radiation caries)이란 무엇인가?

방사선 우식은 많은 치아의 치경부에 환상형으로 우식이 나타나는 것이다. 방사선 우식은 적어도 구강건조증과 관련이 있는 것으로 생각된다. 또 다른 기여 요소는 구강 상주균의 변화이다. 방사선 우식증은 또한 치수의 죽음, 상아질의 탈수, 법랑질 상실(상아질 형성 부전증과 유사)과 관련이 있을 수 있다. 방사선 우식증은 조사 부위 내에서 가장 심각하다.

11. 방사선은 구강 점막에 어떻게 영향을 끼치는가?

장기간의 변화는 각화의 감소, 혈관 분포의 감소, 궤양 발생 및 치유 지연이다. 단기간의 변화는 미각 변화와 점막염이다.

12. 방사선 점막염은 무엇인가?

구강 점막, 인두, 후두의 통증성 홍반을 말한다. 보통 방사선 치료 1주 후부터 발생하여 3주 후에 심각해지며, 치료 종료 2~3주 후에는 진정된다. 기간과 심도는 하루의 조사량에 크게 영향을 받는다. 가장 흔한 이환 부위는 연구개, 편도선, 협점막, 혀의 측면, 후두와 인두벽이다. 경구개와 치조골, 혀, 성대에는 보통 발생하지 않는다.

13. 구강 상주균에 대한 방사선의 영향은 무엇인가?

방사선은 장기적으로 구강 상주균의 분포를 변화시켜 곰팡이와 혐기성 미생물을 증가시키고, 구강 칸디다증(candidiasis)의 발병률을 높인다.

14. TMJ와 저작근에 대한 방사선의 영향은 무엇인가?

구강암에 대한 방사선 조사로 이와 같은 부위에 변화가 일어나는 것은 흔치 않은데, 이는 보통 측두하악관절이 조사 영역 밖에 있기 때문이다. 측두하악관절과 저작근들이 조사 영역 내에 있을 때 저작근의 섬유증과 개구장애가 근막 동통과 측두하악관절의 섬유성 강직증으로 나타난다.

15. 골에 대한 방사선의 영향은 무엇인가?

골내 혈관분포가 감소하게 되면 외상 후 치유가 지연된다. 문제점은 시간이 경과되어 4달 후에 두드러진다는 것이다. 만성화되었을 때 방사선 조사 30년 후까지도 발생하며 때때로 방사선 골괴사증도 일으킨다.

16. 방사선 치료를 앞둔 환자의 치과 치료는 어떻게 진행되는가?

- 전반적인 구강/치아 검사와 치료 계획
- 발치와 수술의 필요성
- 치아와 우식증 조절 유지
- 치아 수복
- 방사선 치료 후 점막에 자극을 줄 수 있는 잘 맞지 않는 틀니에 대한 보철적 검사

17. 두경부 방사선 치료에 앞서 환자의 평가시 고려되어야 하는 요소는 무엇인가?

- 환자 나이
- 방사선 조사 부위와 양
- 치열의 상태
- 방사선 치료의 긴박성
- 구강 청결과 환자의 태도

18. 방사선 치료 전 우식 조절과 예방을 위한 방법은 무엇인가?

치아와 구강 질병을 예방하는 것이 목표이다:

- 치료 전후의 치료 예방적 처치
- 구강 청결 교육
- 매일 불소 투여
- 치료 중 주 1회 정기적 검사, 치료 후 3~4주에 한 번씩 정기적 검사

19. 방사선 치료 전 발치를 위한 지침은 무엇인가?

- 6000cGy 이상의 방사선 조사부위의 모든 하악 우식 치아들은 특별히 좋은 구강 청결을 유지하고, 훌륭한 치아상태를 보이는 환자를 제외하고는 모두 발거되어야 한다.
- 모든 의문성 치아들은 발거되어야 한다.
- 완전히 골에 함입된 치아들은 보존할 수 있다.
- 발거를 위한 적절한 시기는 방사선 치료 시작 21일 전이다(2주 이내는 안 된다).
- 치료 종료 후 4달 이내에 발치하는 것은 이상적이지 않다.
- 발치 후에 일차 봉합을 할 수 있도록 근치적 치조골 절제술을 시행한다.

20. 방사선 치료 동안 환자들은 어떻게 관리되어야 하는가?

방사선 치료를 받는 환자들은 주로 치수절제술, 치수절단술, 진통제 및 항생제만 포함하는 완화 요법만을 받아야 한다. 발치는 방사선 치료 동안에는 시행되어서는 안 된다. 그리고 최종 치료는 방사선 치료 종료까지 연기되어야만 한다.

21. 두경부 방사선 치료를 시행한 환자의 관리는 어떻게 이루어져야 하는가?

방사선 치료를 받은 경력이 있는 환자들은 어떠한 치과적 혹은 수술적으로 야기될 수 있는 방사선 골괴사증을 예방하기 위해 매우 조심스럽게 관리되어야 한다. 방사선 조사범위와 선량에 대한 정보는 환자의 치료를 결정하는 데 있어 필수적인 요소이다. 그 정보가 유효하다면 다음 지침을 따른다:

- 우식 에방과 개인 구강위생을 평가하기 위해 3개월마다 검사
- 평생 동안 매일 불소 양치를 실시
- 보존적 수복 치과 술식이 필요하다.
- 점막염이 사라지면, 3개월 정도에 보철적 술식이 시작되어야 한다.
- 보철적 술식은 점막에 자극 및 외상을 방지할 수 있도록 행해져야 한다.
- 가능하다면, 방사선이 조사된 골 내에서는 침습적인 술식은 가급적 피하도록 해야 한다.
- 방사선 치료 후 4개월이 지났거나 점막염이 다 나은 후에는 발치 및 보철전 외과 술식, 전정성형술 등의 소수술을 시행할 수 있다.
- 만약 방사선 치료 4개월 후 방사선 조사(6000cGy 이상의 조사)를 받은 부위에 침습적 술식이 필요하다면 술식은 반드시 고압 산소 요법 후에 행해져야 한다.

22. 구강 악안면 수술이 필요한 방사선 치료를 받은 환자들의 관리는 어떻게 이루어져야 하는가?

모든 외과적 시술들은 치료 종료 후 4달(6000cGy 이상)이 경과된 뒤, 예방적 고압 산소 요법 후에 행해져야 한다.

23. 방사선 점막염과 구강건조증은 어떻게 관리되어야 하는가?

방사선 치료를 받은 환자들에게서 구강 점막염과 구강건조증의 치료는 대개 대증적 요법으로 시행한다:

- 구강과 치아의 습기를 유지하고 치태를 없앤다.

- Petrolatum이 기본이 되는 lip balm(향취제), 상업용 구강세정제, 3일 이상 과산화 세척, 틀니용 접착제, 시고 매운 음식을 피한다.
- 설탕 없는 사탕과 껌은 권장된다.
- 과도한 알콜 섭취와 담배를 피한다.
- 침 대체물(인공 타액 등)을 이용한다.
- 연하에 도움이 되는 수분 함유 음식을 먹는다.
- 점막염이 있을 때는 틀니를 끼지 않는다.
- 정화 장치로 실내 공기 오염을 줄인다.
- 물, 밀랍(beeswax), 야채 기름 성분 윤활제 등을 구강내 습도 유지를 위해 사용한다.
- 치약이 자극적이면 baking soda를 이용한다.

24. 방사선 점막염과 구강건조증에 의해 유발된 통증은 어떻게 처치하는가?

- 식사 30분전 점성의 2% lidocaine을 사용한다.
- Benadryl syrup, Kaopectate를 반씩 섞는다.
- 궤양은 sucralfate suspension으로 코팅할 수 있다.
- 필요하면 마약성 진통제와 ibuprofen같은 진통제를 사용한다.

방사선 골괴사증(osteoradionecrosis[ORN])

25. 방사선 골괴사증(ORN)은 무엇인가?

방사선 치료 후 스스로 치유되지 않는 방사선 조사 부위의 생존할 수 없는 골을 ORN으로 진단한다. 점막 또는 피부의 궤양 때문에 노출된 골은 최소 3~5mm 크기이며, 적어도 6개월 동안 방사선 조사를 받은 부위이다(어떤 학자들은 3개월 정도면 진단 내릴 수 있다고 한다).

26. ORN 유발 위험 인자는 어떤 것들이 있는가(Box 44-1)?

Box 44-1. 방사선 골 괴사증의 유발 위험 인자

환자 관련 인자	종양 관련 인자	치료 관련 인자
치아의 유무	종양의 해부학적 위치	방사선 조사 부위
치과 질환의 유무	종양의 임상적 병기	방사선 총량
구강 위생 및 술전 치료	임파절 전이의 유무	하루 조사선량
음주와 흡연		방사선 장치의 종류
		종양제거 수술 여부

27. ORN 유발률은 어느 정도인가?

ORN의 유발률은 1968년 전에 이뤄졌던 대부분의 연구들에서 1~44.2%로 나타났으며, 평균 11.8%를 보였다. 최근의 연구에선 5~15%로 평균 5.4%의 유발률을 나타냈다. ORN은 두 번의 최고치를 보이는데, 12개월째와 24~60개월째 최고치를 보인다. 그러나 30년 후에도 발생할 수 있다. 조사 전 발치(4.4%), 조사 후 발치(5.8%), 의치에 의한 외상(1% 이하)과 같은 외상성 손상과 흔히 관련 있다. ORN은 치근단 또는 치주질환 때문에 발생되기도 한다.

28. 상악과 하악에서 ORN 유발률의 차이점은 무엇인가?

하악이 상악에 비해 혈류공급이 낮고, 골구조가 치밀하며, 대부분의 구강암에서 방사선 조사 부위에 포함되기 때문에 ORN이 하악에서 더 흔하다.

29. 종양의 해부학적 위치와 ORN 발생이 관계있는가?

구강암은 특히 혀, 후구치 부위, 구강저에 발생할 경우 ORN 유병률이 높다. 이 종양의 절제를 위한 공격적이고 근치적인 접근과 방사선 조사시 하악골의 직접적인 포함은 서로 관련이 있다.

30. 경부임파절 전이와 ORN의 유병률 간에는 상관 관계가 있는가?

경부에서 N_1, N_2, 또는 N_3일 때 ORN의 유발률 차이는 없다. 그러나 경부가 N_0일 때 ORN의 유발률은 유의하게 높다. 이 역설적인 결과는 아마도 N_0 종양을 가진 환자들은 더 예후가 좋고 수명이 길기 때문에 살면서 ORN이 발생될 위험성이 더 높다.

31. 종양 크기는 ORN 유발률에 어떻게 영향을 주는가?

종양 크기가 T_1~T_3로 증가될 때 ORN 유발률의 차이는 없다고 보고되고 있다. 그러나 T_4일 경우에는 유의한 차이가 있다. 수술과 방사선 치료 모두 받은 환자와 골 침윤이 발생한 경우에 유발률이 증가한다.

32. 방사선 치료 모드와 ORN 유발률은 어떤 관계가 있는가?

ORN의 유발률 증가와 방사선 모드 사이에는 상호 관련이 있다. ORN이 발생한 환자의 대다수는 외부 선원 장치로 조사받은 경우이다. 매식체로 치료받은 환자 또는 외부 선원 장치와 매색체를 이용하여 복합 치료받은 환자는 ORN 발생이 거의 없다고 알려져 있다.

33. ORN의 발병률에 대한 총 방사선 양의 효과는 어떠한가?

ORN의 발병률은 총 방사선 양이 5,000cGy 이하일 때 흔하지 않다. 총 외부 방사선 양이 6,000~7,000cGy일 때 ORN은 더욱 흔히 발생한다. 총 양이 7,500cGy 이상일 때 ORN 발생률은 5,000cGy 이하일 때보다 거의 10배 더 높다. 방사선 양은 악골의 ORN 발생에 있어 가장 중요한 요소이다.

34. ORN의 병태생리학은 무엇인가?

ORN 병태생리학에 관한 2가지 주요 가설이 있다: 오래된 가설은 Watson, Scarborough(1938), Mayer(1970)가 주장했으며 최근의 가설은 Marx(1983)에 의해 주장되었다. 오랜 기간 ORN이 방사선 치료, 국소 외상, 조사된 골의 감염 3요소에 의해 발생된다고 믿어왔다. Watson과 Scarborough와 Mayer는 방사선 조사, 외상, 감염이 방사선 골괴사로 이어지는 ORN으로 가는 진행 과정이라고 추측했다.

새로운 개념은 여러 연구에 기초하여 ORN은 외상 또는 화농 없이 발생할 수 있고 골수염에서 일반적으로 존재하는 미생물들이 ORN에서는 거의 발견되지 않음을 근거로 하고 있다. Marx의 이론은 ORN이 방사선에 의해 유발되는 상처 치유의 결함을 지지한다. 이러한 가설에 따라 병태생리학적 과정은 (1) 방사선 조사, (2) 저혈관성, 저산소성,

저세포성 조직(hypovascular, hypoxic, hypocellular tissue["3H's"]), (3) 조직 괴사, 최종적으로 (4) 조직의 대사성 요구가 공급을 초과하여 상처가 치유되지 않는다.

35. ORN의 병리조직학적 특징은 무엇인가?

ORN의 가장 흔한 병리조직학적 특징은 급성 세포 손상, 동맥내막염, 초자화 및 혈관의 색전증을 포함하며 방사선 조사 후 곧 발생한다. 골수 섬유화와 부골 형성과 함께 골세포는 거의 보이지 않는다. 이러한 변화는 6개월 동안 무증상으로 나타난다. 방사선 치료 6~12개월 후 저혈관화와 섬유화가 명확해진다.

36. ORN의 임상적 특징은 무엇인가?

- 노출된 골, 연조직과 골조직의 손상
- 연조직 괴사
- 통증과 감각장애
- 개구장애
- 병적 골절 및 구강피부 누공

37. ORN의 방사선적 특징은 무엇인가?

- 경화성 경계 없는 산재된 방사선 투과성이 보인다.
- 얼룩덜룩한(mottled) 골다공성과 경화성 부위가 부골 형성 후에 보인다.
- CT와 bone scintigraphy가 ORN의 특징과 확장을 평가하는 데 이용될 수 있다

38. ORN의 치료방법은 무엇인가?

병의 단계에 따라 보존적 방법 또는 고압산소 요법, 외과적 방법으로 이루어진다.

39. ORN의 보존적 치료는 어떻게 행하여지는가?

ORN은 고압 산소 요법 또는 수술 필요성 없이 치료될 수 있다. 이 방법은 이렇게 구성된다:

- 매일의 국소적 세척술 시행(saline, $NaHCO_3$, 또는 0.2% chlorhexidine)
- 전신적 항생제 투여
- 구강청결
- 자극 제거(담배, 술, 틀니)
- 부골의 제거

40. HBO 프로토콜은 무엇인가?

고압 산소 요법(hyperbaric oxygen therapy)은 각 90분 동안 2.4 절대기압인 특별한 방에서 기관내 튜브, mask 또는 head tent를 통해 100% 산소를 공급받는 것이다. 이 치료는 하루 한번, 1주일에 5번 시행해야 한다.

41. HBO 치료의 작용 기전은 무엇인가?

HBO는 조직 치유를 돕는다:

- 혈관생성(angiogenesis)
- 섬유세포 생성(fibroplasia)과 신세포생성(neocellulrity)을 유도
- 골기원세포의 생존률을 높임
- 기능적 골막의 형성을 높임

42. 구강악안면외과 영역에서 HBO 치료의 적응증은 무엇인가?

- 방사선 치료를 받은 부위에 치료 종료 후, 외과적 시술이 필요할 경우 ORN의 예방을 위해
- ORN의 치료
- 방사선이 조사된 부위에 대한 골과 연조직 재건 전, 치과 임플란트 식립 전
- 괴사성 근막염, 가스괴저, 만성 골수염의 치료

43. ORN의 치료에 있어 HBO 치료법과 수술 시 일반적인 원칙은 무엇인가?

상 · 하악의 ORN을 치료하기 위해 HBO 치료법 단독 또는 수술이 동반되는 경우, 다음의 지침을 따른다.

- HBO와 수술은 병소가 증상이 있고 보존적 방법 단독으로는 반응하지 않을 때 적응증이 된다.
- 수술을 동반하거나 동반하지 않는 HBO는 ORN의 치료를 위해 필요하다. Marx-university of Miami protocol에 따르면 병소의 확장에 따라 수술과 HBO 치료의 병행은 3가지 치료단계로 구성된다.
- HBO는 부골을 제거하는 수술 또는 골재건술이 필요할 때 적응증이 된다.

44. ORN의 stage I 치료는 어떻게 진행되는가?

ORN을 가진 모든 환자들은 stage I 치료를 시작해야 하며 엄격한 상처 치료와 함께 30회의 HBO 치료를 받아야 한다. 30회의 치료 후에 노출된 골, 흡수, 자발적 부골화, 그리고 노출된 골의 연화 등이 감소되는 명확한 개선이 있는지 재평가 되어야 한다. 만약 상처가 이러한 징후 중 어떤 것이라도 보인다면 환자는 40회의 치료 전 과정 동안 추가로 10회 더 치료한다. 30회 HBO 치료 후 개선이 없다면 환자는 stage I 치료에 대해 반응이 없는 것으로 판단하고 stage Ⅱ로 넘어간다.

45. ORN의 stage II 치료는 어떻게 진행되는가?

HBO의 30회 치료를 받은 후에 지속되는 ORN의 만성적, 지속적(비진행성) 형태를 가진 환자는 stage I에 반응하지 않는 것으로 판단하고 stage Ⅱ 치료로 진행한다. 이 단계는 상처의 1차 치유가 이루어지는 출혈성 골에 이르기까지 모든 괴사된 골의 외과적 제거(구강을 통한 치조골의 부골 적출술)로 이루어진다. 수술 후 치유가 진행되고 상처가 아물면 HBO 10회를 추가적으로 시행한다. 외과적 부골 적출술 후에도 개선이 없고, 상처가 골 노출이 확대되도록 붕괴되면 환자는 stage Ⅱ에 반응하지 않는 것으로 보고 stage Ⅲ로 진행된다.

46. 어떤 환자가 ORN의 stage III의 치료가 필요한가?

다음의 특징 중 한 가지 이상을 가진 방사선 조사 부위의 노출된 골을 가진 환자는 stage Ⅲ 치료의 대상자이다.

1. Stage Ⅱ 치료에 반응이 없음
2. ORN의 치료 후에도 또는 처음이라도 다음 중 한 개를 가진 환자
   - 하악골의 병적 골절
   - 구강 피부 누공 환자
   - 하악골 하연의 골용해가 방사선적으로 보일 때
   - Stage Ⅱ 치료에도 불구하고 연조직 열개(dehiscence)와 지속적 골노출을 보일 때

47. ORN의 stage III 치료는 어떻게 진행되는가?

외과적 치료에 앞서 30회의 HBO 치료를 받은 환자들이며 출혈되는 골(bleeding bone)까지 하악골 절제를 시행한다. 하악골의 남은 부분들은 악간 고정이나 골격외 pin

으로 고정한다. 이 경우 HBO 10회의 추가적인 술후 치료가 필요하나 그 후에 환자가 안정되면 골재건을 시행한다.

48. HBO 치료의 합병증은 무엇인가?

- Barotrauma(기압, 수압에 의한 병변)
- TMJ 파열
- 산소 독성
- 기흉과 embolism
- 귀와 부비동 외상
- 일시적인 시각장애, 폐쇄 공포증
- CNS와 폐반응과 근시

49. HBO 사용 금기증에는 어떤 것들이 있는가?

절대 금기증:	상대 금기증:
시신경염	발작 장애
치료되지 않은 기흉	폐소 공포증
선천적 구상적혈구증(spherocytosis)	임신
심한 바이러스 감염	폐기종(emphysema)

50. 구강 외과적 시술 전에 시행하는 예방적 HBO 과정은 무엇인가?

1주일에 5일, 하루 한번으로 구성된다. 조사부위에 어떤 외과적 시술이나 발치를 시행하려면 20번의 연속된 치료를 먼저 받아야 한다. 10회의 추가적 치료는 시술 후에 받는다.

논쟁(controversies)

51. 예방적 고압 산소요법과 병행하여 발치를 시행해야 하는가?

찬성. Marx 등은 무작위로 137명의 환자에서 보존적 방법과 HBO에 수술을 함께 한 방법을 비교하여 연구했다. 이 연구는 1991년에 300명의 환자에서 추가로 시행되었다. 이 연구에 따르면 non-HBO 그룹은 ORN의 유발률이 HBO 그룹의 5.4%에 비교하여 30%로 높았다. ORN 치료의 비용은 예방적 HBO의 가격을 훨씬 초과했다. 따라서 학자들은 HBO가 매우 경제적이라고 주장했다.

반대. 발치를 위해 예방적 HBO를 사용하는 것을 반대하는 학자들은 방사선 조사된 하악골에서 발치 후 하악골의 연속성을 상실하는 ORN 유발률이 일반적으로 낮다(2.5~4.5%)고 주장한다. HBO는 ORN 예방에서 80% 정도 효과적이라고 하며, 실제 HBO를 사용한 환자에서 ORN의 비율은 0.5~1.0%로 감소할 것이다. 그래서 HBO는 2~3개의 하악골을 보존하는 반면에 불필요하게 97~98개를 치료하므로 HBO는 경제적이지 않다고 주장한다.

52. 예방적 HBO 치료는 방사선 조사된 골에 임플란트를 식립하기 전에 시행해야 하는가?

찬성. 동물 실험과 임상 연구는 HBO를 한 후 식립된 임플란트는 열개의 감소와 연조직 상처 치유가 개선됨을 보여준다. 이 연구들은 또한 HBO를 시행한 방사선 조사된 골에서 임플란트의 증가된 torque removal force를 보여준다. 그리고 예방적 HBO를 시행하지 않은 곳에 식립된 임플란트와 비교하여 HBO를 시행한 방사선 조사 토끼 경골에서 bone-implant contact이 유의하게 향상됨을 보고했다. 게다가 어떤 학자들은 이전에 보고된 HBO를 시행하지 않은 방사선 조사된 골에서의 치과 임플란트의 높은 성공률은 낮은 방사선 조사량과 방사선 조사된 부위 밖에서의 임플란트 식립 때문이라고 하였다.

반대. 방사선 치료를 받은 환자에서 HBO를 동반하는 치과 임플란트 식립을 반대하는 주장은 HBO를 동반하지 않는 동물 실험과 사람에서 임플란트 골유합의 높은 성공률을 보였기 때문이다(특히 골유합 시간이 더 길어지지만). 따라서 HBO 치료 비용과 잠재적 합병증을 감안하여 HBO 치료의 이득을 고려해보면 임플란트를 위해 사용하는 것은 정당하지 않다.

53. 방사선 치료 받은 환자에게 임플란트 식립 전에 사용하는 HBO 지침은 무엇인가?

몇몇 학자들은 다음과 같은 지침을 따를 것을 권고하고 있다.

- 임플란트 식립 전후로 엄격한 구강 청결
- 가능한한 길고, 넓은 임플란트 타입과 최대의 숫자를 식립한다.

- 방사선 조사 후 6개월까지 임플란트 수술을 연기한다.
- 완전한 술전 환자 동의
- 금연
- 술전 HBO(3개월까지 유합 시간을 증가시킨다)
- 임플란트 지지 보철물을 고려한다.
- 방사선 유무에 상관없이 implant를 식립한다.
- 이전에 식립된 임플란트는 방사선 조사 전에는 연조직 내애 존재해야 하며, uncovering 전에 20회의 HBO 치료가 있어야 한다.

54. Bisphosphonate-related osteonecrosis of jaw(BRONJ)란 무엇인가?

Bisphosphonate를 투여 받은 환자에서 상악과 하악의 골이 노출되면서 지속적인 통증을 유발하는 것이다.

55. 이러한 증상을 일으키는 bisphosphonate 중 가장 일반적으로 쓰이는 것은 무엇인가?

BRONJ을 겪는 환자들에 대한 대부분의 연구는 pamidronate(Aredia[Novartis Pharmaceuticals, East Hanover, NJ])와 zoledronate (Zometa[Novartis])를 정주하거나 alendronate(Fosamax; Merck, West Point, Pa)를 경구 투여 받은 환자에게서 나타난다고 한다.

56. BRONJ와 연관된 다른 요소들이 있는가?

한 연구결과에 따르면 하악골은 시간에 따라 68% 정도, 상악골은 27.7%, 상악과 하악 둘 다 이환된 경우는 4.2% 정도 된다. 통증이 있는 노출된 골은 70%, 무통성의 노출된 골은 30%로 나타난다. 약물 투여 후 지속되는 기간은 14.3개월(9.4개월~3년)이며, 환자의 약 27%는 흡연자였다. 다른 동반된 질병은 치주질환 및 치아우식증 등이었다.

57. Bisphosphonate 사용의 적응증은 무엇인가?

Bisphosphonates는 골다공증에 의해 유발되는 골 소실을 안정화하기 위해 100만명 이상의 폐경기 후 여성에게 투여된다. 이것은 파골세포에 의한 흡수를 억제한다. 이 약제의 더욱 강력한 작용은 전이성 암종, 다발성 골수종(multiple myeloma) 및 심각한 고칼슘혈증을 안정화하는 것이다.

58. BRON의 치료는 어떻게 진행되어야 하는가?

Bisphosphonates를 치료받는 환자들에게서 노출된 골이 발견되면 환자는 즉시 구강악안면외과의사에게 의뢰되어야 하며, 이는 그 환자의 제반적 문제 및 치료에 대해서 암의학 전문의와 상의하여야 한다. 골을 정리하거나 재성형하는 어떠한 시도도 행해져서는 안 되며, 피판을 이용한 노출된 골의 피개도 행해져서는 안 된다. 고압 산소 요법도 별 효용이 없다. 사실상 이 약제가 질환에 대한 즉각적인 효과를 보이지는 않지만 암의학 전문의와 상의하여 약물투여는 중지되어야 한다. 그러므로 치료는 보존적 및 직접적으로는 통증의 감소 및 제거를 위해 행해져야 하며, 이 질환의 진행 방지를 목적으로 행해져야 한다.

만약 노출된 골이 이차적으로 감염되었다면 penicillin V-K와 같은 항생제 500mg을 하루에 네 번씩 장기적으로 투여하여야 하며, 0.12%의 chlorohexidine이 추천된다(Peridex; Proctor and Gamble, Cincinnati, Ohio). 이 병의 예방은 매우 효과적이며, 이는 0.12%의 chlorohexidin, 구강위생관리, 불소 투여 등으로 이루어진다. 발치는 이 약제를 투여 받는 환자 및 투여 받았던 경력이 있는 환자에서조차 어떠한 경우에도 피하는 것이 좋다. 이러한 환자들에게서 근관치료 및 치아절단술은 발치의 대체적 요법으로서 고려될 수 있다.

BIBLIOGRAPHY

1. Chapman L: Management of dental extractions in irradiated jaws: a protocol without hyperbaric oxygen therapy. J Oral Maxillofac Surg 55:275-281, 1997.
2. Curi MM, Laura L: Osteoradionecrosis of the jaws: a retrospective study of the background factors and treatment in 104 cases. J Oral Maxillofac Surg 55:540-544, 1997.
3. Epstein J, Meij VD, McKenzie M et al: Postradiation osteonecrosis of the mandible. A long-term follow-up study. Oral Surg Oral Med Oral Pathol Oral Radiol Endod 83:657-662, 1997.
4. Johnson R, Marx RE, Buckley SB: Hyperbaric oxygen. In Worthington P, Evans JR (eds): Controversies in Oral and Maxillofacial Surgery. Philadelphia, 1994, Saunders.
5. Keller EE: Placement of dental implants in the irradiated mandible: a protocol without adjunctive hyperbaric oxygen. J Oral Maxillofac Surg 55:972-980, 1997.
6. Lambert PM, Intrieve N, Eichstaedt R: Management of dental extractions in irradiated jaws: a protocol with hyperbaric oxygen. J Oral Maxillofac Surg 55:268-274, 1997.
7. Larsen PE: Placement of dental implants in the irradiated mandible: a protocol involving adjunctive hyperbaric oxygen. J Oral Maxillofac Surg 55:967-971, 1997.

8. Marx RE: A new concept in the treatment of osteoradionecrosis. J Oral Maxillofac Surg 41:351-357, 1983.
9. Marx RE, Johnson RP, Kline SN: Prevention of osteoradionecrosis: a randomized prospective clinical trial of hyperbaric oxygen versus penicillin. J Am Dent Assoc 111:49-54, 1985.
10. Marx RE, Sawatuari Y, Fortin M et al: Bisphosphonate-induced exposed bone (osteonecrosis/osteopetrosis) of the jaws: risk factors, recognition, prevention and treatment. J Oral Maxillofac Surg 63:1567-1575, 2005
11. Meyer I: Infectious diseases of the jaws. J Oral Surg 28:17-26, 1970.
12. Parker SL, Tong T, Bolden S et al: Cancer statistics, 1996. CA Cancer J Clin 46:5-27, 1996.
13. Rosenberg SW, Arm RN: Management of patient receiving antineoplastic and radiation therapy. In: Clinician's Guide to Treatment of Common Oral Conditions, 4th ed. Baltimore, 1997, American Academy of Oral Medicine.
14. Ruggerio SL, Mehrotra B, Rosenberg TJ et al: Osteonecrosis of the jaw associated with the use of bisphosphonates: a review of 63 cases. J Oral Maxillofac Surg 62:527-534, 2004.
15. Wang JK, Wood RE, McLean M: Conservative management of osteoradionecrosis. Oral Surg Oral Med Oral Pathol Oral Radiol Endod 84:16-21, 1997.
16. Watson WL, Scarborough JE: Osteoradionecrosis in intraoral cancer. Am J Roentgenol 40:524-534, 1938.

45. 구강악안면 재건
(Oral and maxillofacial reconstruction)

Vincent J.perciaccante, DDS, and Jelic DMD, MD

1. 자가골이식(autograft), 동종골이식(allograft) 및 이종골이식(xenograft)은 무엇인가?

자가골이식은 한 개체내에서 이식하는 것을 말한다. 동종골이식은 한 개체로부터 동종의 다른 개체로 이식하는 것을 말한다. 이종골이식은 한 개체에서 다른 종의 개체로 이식하는 것을 말한다.

2. 골유도(osteoinductive), 골전도(osteoconductive) 및 골형성(osteogeneic)이라는 용어는 무엇을 의미하는가?

골유도는 원시 간엽세포로부터 유래하는 골기원세포의 분화와 분비성 골모세포에 의해 새로운 골이 형성되는 것을 말한다. 이런 분화는 골유도 단백질 또는 골형성 단백질(BMPs)-골기질에서 형성됨-의 영향하에 이루어진다. 골유도는 숙주의 혈구형성전구세포가 이식된 성장인자나 cytokine에 의해 자극받아 골모세포로 분화하는 것을 말한다. 골유도는 새로운 골을 형성하는 세포를 형성하는데 도움을 준다.

골전도는 숙주유래 또는 이식된 골기원세포가 생체 재료나 합성재료의 골격을 따라 신생골을 형성하는 것으로 재료로는 수산화인회석(HA) block이나 발치와의 fibrin clot이 있다. 골전도성 이식재는 오직 수동적으로 골격 또는 비계만을 제공한다. 이러한 이식재들은 숙주에 대해 생화학적으로는 불활성 상태이다. 즉 이식재는 실제적으로 골을 형성하는 능력은 가지고 있지 않다. 이러한 종류의 골이식재는 단순히 비계 내부나 주위로 숙주의 골형성 세포를 전도하기만 한다.

골형성은 골기원세포로부터 신생골이 형성되는 것을 말한다. 자발적인 골형성(spontaneous osteogenesis)은 상처 부위에서 골기원세포로부터 신생골이 형성되는 것을 말한다. 이식된 골형성(transplanted osteogenesis)은 상처의 원위부에서 시작되어 골형성 전구세포로부터 신생골이 형성되는 것을 말한다. 골형성 이식재는 즉시 신생골을 형성할 수 있는 완전히 분화된 골구성 세포를 이식한다는 장점과 골유도 이식과 골전도 이식의 장점을 모두 가진다. 자가골만이 이 모든 기준을 만족시키는 유일한 이식재이다.

3. 골형성 단백질(BMP)은 무엇인가?

골형성 단백질은 초기 골유도에 반응하는 단백질 복합체이다. 골형성 단백질은 성장인자의 cytokine중 일부분으로 골기질(bone matrix)라 불리는 골의 유기성분에서 생겨난다. 골형성 단백질은 골형성을 유도한다: 이 단백질은 전구세포가 골모세포나 연골모세포로 분화하는 데 작용한다. 골형성 단백질의 수용체는 미분화 혈관주위 간엽세포이다. 골형성 단백질은 골격의 형성과 재생을 조절하는 주된 신호를 제공하는 것으로 보인다. 새로이 골형성을 유도하고, 연골내골화와 같은 방식으로 이루어지며, 어떤 종양세포, 상피세포, 탈회된 골에 의한 이소성 골형성에도 반응한다.

골형성 단백질들은 골기질에 저장되어 있다가 골기질이 흡수될 때 방출된다. 이런 이유로 전체 골기질의 가장 큰 비중을 차지하는 피질골을 BMP 농도를 높이기 위해 망상골과 혼합하게 된다. 재조합기술은 상업적으로 유용한 정재된 골형성 단백질을 만들어냈다. 14가지 조합의 골형성 단백질들이 확인되었다. 그중 rBMP-2와 rBMP-7은 특히 효용성이 높고 자가골이 없는 곳에서도 골형성을 할 수 있다.

4. 어떤 다른 성장인자와 cytokine이 골기질에 존재하는가?

변형 성장인자-베타(TGF-β), insulin-like growth factor(IGF), Interleukins (IL-1, IL-6), platelet-derived growth factor(PDGF), colony stimulating factor(CSFs), heparin binding growth factor(HBGFs), tumor necrosis factor(TNF-a), prostagrandin(PGs), leukotrienes

5. 골형성 단백질은 어느곳에서 더 많이 존재하는가: 피질골 또는 해면골?

탈회된 피질골이 탈회된 망상골보다 골형성 단백질을 더 많이 가진다.

6. 혈소판 풍부 혈장(PRP)은 무엇인가?

혈소판 풍부 혈장은 혈소판 유래 성장인자(PDGF)와 변형 성장인자 베타1, 2(TGF-β1, TGF-β2)를 포함한다. 이런 성장인자는 골이식재의 성숙률과 골밀도를 증가시킨다고 알려져 있다. 이 과정에서 생기는 부산물인 혈소판 부족 혈장(PPP)은 fibrin glue로 사용되는데, 장골과 같은 공여부에 쓰일 수 있다. 이것은 Avitene같은 물질을 사용하지 않도록 해준다. Fibrin glue는 수혜부에 PBCM(particulated bone and cancellous marrow) 골이식재를 안정시키는 데 사용된다.

7. 골유도의 단계는 무엇인가?

골유도의 단계는 연골내골화와 유사하다:

1. 골이식부위로 간엽전구세포의 주화성
2. Type Ⅲ 콜라겐 합성
3. 연골모세포의 분화
4. 결합조직의 연골화(type Ⅱ 콜라겐)
5. 모세혈관이동
6. 석회화
7. Type Ⅳ 콜라겐 합성
8. Type I 콜라겐 합성
9. 골화

8. 잠행성 치환(creeping substitution)은 무엇인가?

잠행성 치환은 죽은 골을 제거하고 새로운 골로 대체하기 위해 파골세포가 지나간 자리에 골모세포가 골을 형성하는 것을 말한다.

9. 골기원 세포(osteoprogenitor cell)는 어디에서 발견되는가?

골기원 세포는 골수, 골내막 및 골막의 형성층에서 발견된다.

10. 성인의 골수에서 간엽줄기세포는 얼마나 존재하는가?

태어날 때 10,000 골수세포당 1개 존재한다. 나이에 증가함에 따라 수가 감소하여 10대에서는 100,000개당 1개가 존재한다. 35세에는 250,000개당 1개가 존재하며, 50세에는 400,000개당 1개, 80세에 2,000,000개당 1개가 존재한다.

11. 압전 효과(piezoelectric effect)는 무엇이며, 이식된 골에 어떻게 영향을 미치는가?

이는 Wolff의 법칙을 설명하는 현상이다. Wolff의 법칙은 다음의 기능을 확인하는 데서 나왔다. 1957년 Fukada와 Yasuda는 기계적 스트레스에 의해 전기적 전위가 발생한다는 것을 발견했다. 골이 침착되는 부위에서는 음전위가 발생하고 골이 흡수되는 부위에서는 양전위가 발생한다. 전위의 분리는 압전 효과(piezoelectric effect)를 만든다. 임상적으로 골이 구부려질 때 오목한 부위는 압축력이 작용하여 음전하가 걸려서 골이 침착된다. 반대로 볼록한 부위는 장력이 가해지고 양전하가 걸려서 표면의 골이 흡수된다. Piezoelectric effect는 기능적 부하를 받는 유기조직 내에 이식된 골을 약하고 불규칙적인 구조로 변형시킨다.

12. 해면골 이식의 장점과 단점은 무엇인가?

장점은 그것의 풍부한 세포능에 기초한다: (1) 해면골 이식은 골모세포로 분화할 수 있는 전구세포뿐만 아니라 골형태 유지세포를 즉시 제공한다; (2) 해면골 이식체의 다공성 미세구조는 endothelial bud의 성장을 할 수 있게 해주고 골모세포와 파골세포를 위한 커다란 표면적을 제공한다. 그 결과 이식재의 밀도가 증가되고 빠른 이식재 사이에 연결이 만들어진다. 이런 이식재의 변화는 만약 연조직이 완전히 폐쇄되지 않아도 이식재가 감염과 부골화에 저항할 수 있게 만든다.

단점은 망상골이 구조적 강도를 가지고 있지 않다는 점이다. 그러므로 이식재는 빠르게 고정되지 않으며 그 부위에 장력과 압축력이 가해질 때 변형과 흡수, 이동이 생길 수 있다.

13. 피질골 이식의 장점과 단점은 무엇인가?

장점은 피질골의 구조적 특징에 있다: (1) 피질골의 강한 층판 구조는 압축력과 인장력에 변형되지 않으며 이식재의 강성고정이 가능하고 힘을 받거나 구조적 역할을 해야 하는 부위에서 사용될 수 있다; (2) 피질골은 높은 골형성 단백질 농도를 가지며 망상골내로 피질골 분쇄물을 넣을 때 이식재의 골유도가 향상된다.

단점은 층판 구조 때문이다: (1) 피질골은 골구성 세포의 많은 부분을 옮기지 못한다. 가는 하버시안 시스템은 이식된 골모세포와 골전구세포의 생존을 위한 영양분의 확산을 허용하지 않는다; (2) 층판골은 리모델링 활성을 보이는 표면을 거의 제공하지 않는다. 그러므로 이식재의 밀도는 초기에 감소하고 파골세포에 의해 약해진 이식재는 골형성 과정이 느리게 일어날 수 있다; (3) 층판골은 연조직으로 완전히 덮히지 않으면 감염에 더 약해지고 이식재가 완전히 사라질 것이다.

14. 골이식 치유의 생리학적 기전을 묘사할 때 언급되는 Phase I과 Phase II는 무엇인가?

Axhausen은 골형성에 두 단계 이론을 제안했다. **Phase I** 동안 골은 이식재와 같이 이식된 세포로부터 형성된다. 이런 세포는 생존한 상태로 이식되고 증식하며 새로운 가골을 형성한다. 이 단계는 이식재 이식 후 4주 이내에 활성화를 보인다. 그리고 이식재는 방사선 불투과성으로 즉시 표현된다. 그러나 Phase I 골은 방향성이 없고 쉽게 흡수된다.

Phase Ⅱ는 숙주의 수혜부 세포로부터 생산된 골을 포함한다. Phase Ⅱ의 골은 숙주에서 존재하는 골모세포나 수혜부 전구세포에서 유래되는 골모세포에서 형성된다. 이 단계는 Phase I에서 형성되는 미성숙골이 성숙된 층판골로 바뀌기 위한 흡수와 재형성을 포함한다. Phase Ⅱ 골은 약 2주 때 시작되며 약 6주에 최고조를 이룬다. 그러나 재형성 과정은 이후에도 지속적으로 일어난다.

Phase I은 이식재가 형성하는 골양을 결정한다. Phase Ⅱ 동안은 Phase I에서 생성된 골의 층판골화를 위한 재구조화를 이룬다. 비록 Phase Ⅱ 골 치유가 이식재에 의한 이전만큼의 부피를 제공하지 않지만 만약 Phase Ⅱ가 없다면 Phase Ⅰ의 골은 흡수될 것이다.

15. 외과의사는 부분적 골결손부 재건에 필요한 골부피를 어떻게 결정하는가?

일반적으로 구강악안면결손부에서 10cc의 비압축된 피질망상골이 1cm의 결손부를 재건하는 데 요구된다.

16. 자가골 공여부는 어느 부위가 있으며 각각에서 채취할 수 있는 양은?

전방장골능(anterior iliac crest)은 PBCM의 최대 25~50cc 또는 피질망상골 블럭을 2 × 6cm 채취할 수 있다.

후방장골능(posterior iliac crest)은 75~100cc의 피질망상골이나 5 × 5cm의 블럭을 채취할 수 있다(전방장골능보다 후방장골능이 2~2.5배 정도 더 많이 채취가능).

근심경골골간단(proximal tibial metaphysis)은 해면골 25cc를 채취할 수 있지만 그 부위에 지방골수가 많아서 골질이 좋지 않다.

늑골(rib)은 12~18cm 정도의 골절편을 제공한다(연골두까지 포함하면 1cm 더 늘어난다). 이 이식부위는 일반적으로 과두재건이나 안와, 관골의 onlay graft시에 사용된다. 늑골은 다른 부위에서 채취한 피질망상골을 위한 운반책으로 사용된다.

두개골(calvarium)은 비록 대부분이 피질골일지라도 두정골(parietal bone)부위에서 많은 양(3 × 1cm을 5~6개 정도)을 채취할 수 있다.

골이식을 위해 구강내 부위도 많이 사용된다. 하악정중부, 외사선부, 상악결절 부위가 주로 이용된다. 하악정중부는 쉽게 채취할 수 있지만 피질골이 대부분이고 10cc 이하만을 채취할 수 있다. 외사선부위도 대부분 피질골이고 양이 제한된다. 문헌에 보고된 이식재의 양과 직경은 환자 나이, 성별 및 식습관 같은 여러 요소에 따라 다양하다. 이식재의 밀도도 앞의 요소에 좌우된다.

17. 암 제거 수술 때문에 발생한 악안면 결손부는 즉시 재건하는 것이 좋은가? 지연시켜서 하는 것이 좋은가?

일반적으로 이런 결손부는 즉시 또는 가능하면 1년 이내에 재건해야 한다. 초기 재건은 반흔형성, 안모추형, 기능제한을 막아준다. 그리고 정상적인 생활로 빨리 회복시켜 준다. 대부분의 재발과 이차적 원발병소는 점막병소 같은 결손부에서 시작되며 방사선 사진이 병소를 확인하는 데 임상검사만큼 효율적이다. 이런 이유 때문에 재발은 재건환자에서 더 빨리 쉽게 발견된다. 게다가 salvage surgery와 방사선 치료에도 비재건환자만큼 재건환자에서 효율적이다.

어떤 저자는 재건하기 전에 3~5년을 기다려야 한다고 주장한다. 왜냐하면 재건은 재발된 것을 가리고 종양을 감시하는 것을 막기 때문이다. 그리고 재발시 재건부위가 절제되어 사라질 수 있기 때문이다. 이처럼 병소감시를 막는 것은 특히 재발률이 높은 악성병소에서 문제가 된다. 이런 병소는 종종 증상이 나타나거나 재발이 발견되기 전에 실제적으로 발생할 수 있다. 이 때문에 종양을 억제하기 위해 술후에 기다리는 기간은 종양이 완전히 제거되었다는 확신이 들 때까지로 연기해야 한다.

18. 성공적인 하악골 재건을 위한 기준은 무엇인가?

재건술식의 궁극적인 목표는 손상된 기관을 수복하여 본래의 기능이 회복되는 것이다. 하악골 재건에 대한 성공은:

- **하악의 연속성의 회복.** 구강 기능, 심미 및 기계적 기능을 회복해야하며, 정상적 모양과 추후 수복물을 위한 기반을 만들어야 한다.
- **치조골 높이의 회복.** 의치와 다른 보철물을 유지할 수 있게 해야 한다.
- **골부피의 회복.** 강한 보철물을 위한 기반을 만들고 기능시에 파절되지 않게 적절한 조직의 양을 허락해야 한다.
- **18개월 이상 골용적의 유지.** 18개월 후에도 안정성을 가지는 이식재는 보통 기능적으로 유지된다. 6~18개월 사이에 나타나는 이식재의 흡수는 Phase Ⅱ에 공헌하는 수혜부 연조직 혈관화의 감소 또는 이식재 세포화의 감소가 원인이다. 이 단계의 흡수는 강성고정과 기능정도와 관련되지 않는다.
- **적절한 안모형태의 회복.** 환자의 이미지 회복과 정상적 사회활동을 위해 필요하다.
- **골내 임플란트의 수용력.** 성공적인 골이식은 치과 임플란트의 식립과 그로 인한 전반적인 보철수복을 가능하게 한다.
- **공여부 수술부의 회복.** 만약 환자의 공여부가 영구적으로 병적 상태라면 여섯 가지의 목표가 성취되었을지라도 완벽하게 성공했다고 볼 수 없다.

19. 커다란 하악 결손부 재건시에 주된 고려사항은 무엇인가?

연조직의 폐쇄, 재건될 골의 양, 이식재의 안정성 및 교합의 회복

20. 하악을 재건하는 동안 PBCM 이식재의 유지를 위해 무엇이 사용되는가?

몇몇 재료가 수혜부에 PBCM 이식재를 유지하기 위해 사용된다. Titanium mesh, stainless steel, teflon, dacron-urethane tray같은 합성물질이 이에 속한다. 늑골, 장골, 하악골 같은 동종골은 얇고 방사선 조사받은 부위에서 더 잘 견디며 생체흡수성을 가지고 있기 때문에 사용할 수 있다. PRP의 부산물인 fibrin grue가 하악을 재건하는 동안 PBCM을 유지하는데 재건판으로 사용된다.

21. 정중부를 통과하는 하악결손의 재건이 가장 어려운가?

사실이다. 외설근이 부착해야 하고 턱의 연조직의 경조직 지지를 얻기 위해 이 부위가 필요하다.

22. 이전에 방사선 조사를 받은 하악의 재건을 위해 수혜부에서 필요한 것은 무엇인가?

방사선 조사받은 부위는 혈관이 적고, 세포가 적으며, 저산소화 되어 있다. 하악골을 재건하기 전에 5000cGy 이상의 방사선 조사를 받은 부위는 **조직상태를 개선**시킬 필요가 있다. 만약 조직이 불충분한 조건을 가진다면 고압산소요법(HBO)이 고려된다. 술전 30일간 HBO 2.4기압으로 90분간 시행하고 술후 10일간 2.4기압으로 90분간 시행한다. 만약 조직의 질이 떨어지고 있다면 조직부피 증가를 위해 근육피부 피판이나 유리 미세혈관 피판 이식을 고려하여야 한다.

23. 전방 장골능 이식부를 채취하는 부분의 경계는 어디인가?

장골능은 2개의 두꺼운 부위를 가진다. 이 부위는 피질망상골을 채취하기에 적당한 부위다. 전후방부는 천장관절(sacroiliac joint)에 근접한 골수가 없는 부분에 의해 분리된다. 장골능의 전방 1/3은 골수를 담고 있으며 anterior superior iliac spine(ASIS)의 후방 1cm에서 시작한다. 성인에서 이부위에 전방 장골은 평균 1.3cm의 두께를 가진다. 결절은 ASIS의 대략 6cm 후방에 위치한다. 결절은 장골능의 가장 두꺼운 부분이고 평균 성인에서 1.7cm이다. 전방 골수의 후방경계는 결절의 후방 1~2cm에 위치한다. 전방 장골의 골수는 장골능의 2cm 하방까지 보인다. 군집된 피질망상골의 최대 25cc가 평균 성인의 전방 장골에서 안전하게 채취될 수 있다.

24. 전방 장골능의 이식재 채취를 위한 외과적 접근법은 무엇인가?

장골능을 확인하고 외과적 접근을 위해 천골돌기에 sand bag을 위치시킨다. 두 번째 sand bag은 척추의 이상회전을 방지하기위해 어깨하방에 위치시키는 것이 추천된다. ASIS를 촉진하고 그린다. ASIS의 5~6cm 후방의 결절부위를 확인 후 표시한다. 절개선을 그리기 전과 절개시에 보조자는 장골 상방의 피부가 내측으로 말리게 하기 위해 상방의 피부를 압박한다. 이렇게 함으로써 술후 반흔은 장골능하방과 허리띠선의 하방에 생긴다.

피부절개선은 ASIS의 적어도 1cm 후방에서 시작한다. 이것은 외측면 대퇴부의 감각을 지배하는 lateral femoral cutaneous nerve의 손상을 막는다. 절개는 장골능에 평행하게 5cm 정도 시행한다. Iliohypogastric nerve의 측면분지의 손상가능성을 막기 위해 결절하방으로 2cm 이상까지 확대하지 말아야 한다.

복벽근육과 엉덩이근육의 경계부의 백선내에 골막절개를 시행한다. 장골의 근심부위를 덮는 골막과 근육을 박리한 후 적당한 직경내에서 망상골의 3~5mm 근심층을 채취하기 위해 osteotome 또는 saw를 이용한다. 근심층을 제거한 후 추가적으로 망상골을 채취할 수 있다. 창상을 폐쇄하기 전에 어느 정도 지혈이 요구된다. 창상의 폐쇄는 층별로 시행하며 suction drain을 유지하거나 압박드레싱을 시행한다.

25. 채취된 골세포의 생존을 유지하기 위한 최상의 저장 배지는 무엇인가?

골이식재의 이상적인 저장 배지는 조직배양배지(tissue culture media)이다. 이 용액의 pH는 7.4이고 완충력을 가진다. 그리고 핵심적 유기세포와 무기세포에 영양분을 공급한다. 골세포의 교체를 비교하는 연구에서 tissue culture media는 식염수보다 우수한 결과를 보였다. 그러나 식염수는 비용이 싸고 4시간 동안 이식세포가 95%의 생존율을 보이기 때문에 이식재의 저장 매질로 주로 사용된다. 식염수의 단점은 채취된 골이 씻겨나가는 것이다. 그래서 식염수 투입 후 몇 시간 후에 성장인자가 사라진다. 이와 같은 손실은 이식 골편의 크기 감소의 원인이 된다.

항생제와 혈액은 세포독성이 있고 멸균수는 저삼투압을 때문에 세포를 분해시키는 잠재력을 가지고 있다.

26. 큰 악골재건에서 자가골 채취를 위해 전방장골보다 후방장골 접근의 장점과 단점은 무엇인가?

후방장골의 **장점**은 다음과 같다. 더 많은 골을 채취할 수 있다; 술후 동통을 포함해서 합병증이 적다; 입원기간 중에 거동장애가 적다는 것을 포함한다. 전방 접근과의 이런 차이는 연조직과 경조직의 해부학적 구조의 차이에 기인한다.

단점은 수술시간이 길고 마취하는 동안 환자를 움직여야 하는 위험이 있다.

27. 전방장골능이식재의 채취에 있어 공여부의 합병증은 무엇인가?

가능한 합병증은 급성 또는 만성, 주된 것 또는 부가적인 것이 있을 수 있다. **주된 급성 합병증**은 superior gluteal artery 또는 sciatic nerve의 손상, 동통, 감염, 장폐색, 공여부의 이탈, 장액종, 혈종, 골반골절, 복막의 천공이 있다. **주된 만성합병증**은 장기간 불능성 동통, 피부와 측면 정강이와 엉덩이의 감각이상과 무감각; 거동장애, 탈장, 엉덩이 함입, 절개부의 반흔이 있다. 부가적 합병증은 일시적인 감각손상, 표면창상감염, 일시적인 이감각증, 약간의 배농이 있다.

28. 후방장골능이식시 발생 가능한 합병증은 무엇인가?

Superior & middle cluneal nerve의 손상으로 인한 엉덩이의 이상 감각이 나타날 수 있다. 상방신경은 장골능의 상부를 지나 엉덩이의 후방부를 지배하기 위해 하방으로 내려간다. 중간신경은 천골내의 구멍을 통해 근심부로 나와 중간부 엉덩이를 지배하기 위해 측방으로 주행한다.

출혈은 superior gluteal artery를 절단함으로써 나타나는데 exsanguination(방혈)을 막기 위해 개복술이 요구된다.

기관내 튜브의 탈락은 복와위(prone position)에서 앙와위(supine position)로 변경할 때 발생할 수 있지만 조심스럽게 위치 이동시 막을 수 있다.

드물지만 **하지 운동기능의 손상**이 천골신경의 하지분지 손상시 발생한다. 천골 절흔과 신경은 후방장골능 하방 6~8cm에 위치한다.

골반골절 또한 드물기는 하지만 광범위한 수술시 발생한다.

29. 전방 장골능 접근시 일반적으로 손상 받는 신경은 어디인가?

절개는 2개의 말초감각신경에 영향을 미친다: **늑골하 신경**(T12, subcostal nerve)

의 **lateral cutaneous** 분지와 **장골하복신경**(L1, iliohypogastric nerve)**의 lateral cutaneous** 분지이다. 이 두신경은 ASIS와 결절 사이에서 내측에서 외측으로 주행한다. 이 두신경은 중둔근과 소둔근 상방의 피부 감각을 지배한다. 이들 신경의 절단과 견인은 이부위에 무감각증과 감각이상을 초래한다.

정강이의 lateral femoral cutaneous nerve는 ASIS 하방 1cm 내에 지나가고 장골의 근심면에서 장골 서혜부 인대 하방으로 주행한다; 그러므로 외과적 손상으로부터 보호된다. 그러나 근육의 천공은 신경을 손상시키고 관골구 하방에서 상방과 중앙 정강이부 피부에 비슷한 증상을 유발한다.

30. 전방장골능 채취 후 신경손상의 평균 빈도는 어느 정도인가?

Marx와 Morales에 따르면 50명 환자 중 19명에서 평균 면적 45㎠ 정도 지각 이상이 발생한다고 보고했다.

31. 후방장골능 채취 후 신경손상의 빈도는 어느 정도인가?

Marx와 Molales에 따르면 50명중 10명에서 평균 면적 16㎠ 정도 지각 이상이 발생한다고 보고했다. 상방(L1, L2 ,L3), 중간(S1, S2, S3) 둔피신경(cluneal nerve)이 포함된다. 상방 둔피신경과 평행한 사선절개는 신경손상 빈도나 손상정도를 줄여준다.

32. 전방 장골능에 붙은 7가지 해부학적 구조물은 무엇인가?

대퇴근막(fasciae latae), 서혜부 인대(inguinal ligament), 대퇴근막장근(tensot fasciae latae), 넓적다리 빗근(sartorius muscle), 엉덩근(iliacus muscle), 내외측 복비근(internal & external oblique muscle)을 포함한다.

33. 전체 TMJ 재건을 위한 외과적 술식은 무엇인가?

- 합성이식재인 관절와와 과두(custom design, stock design)
- 유리혈관화된 이식재(비골, 장골, 견갑골, second metarsophalangeal joint)
- 자가골(costchondral, 쇄골, 장골)
- 동종골 사체 또는 골은행

34. TMJ에서 합성이식재를 이용한 재건의 적응증은 무엇인가?

- 심한 해부학적 변형을 동반한 강직과 재강직
- 자가골 이식의 실패
- 이전 합성이식재의 실패
- 이물반응에 의한 자가골의 흡수(proplast-Tefron 등)
- 심한 염증성 관절질환
- 많은 수술병력과 혈액공급이 원활하지 않은 환자

35. 합성보철물을 이용한 TMJ 재건의 비적응증은 무엇인가?

- 젊은 연령-제한된 보철물의 수명과 이차수술의 잠재적 필요성, 골격의 미성숙과 성장 잠재력의 감소 때문에
- 면역억제환자-비혈관화된 이식재로 인한 감염위험성의 증가 때문에
- 활동성 감염이 보일 때(급성 또는 만성)
- 보철물의 제작시 사용된 재료에 알러지 존재시

36. 합성이식재를 이용한 TMJ 재건의 장점은 무엇인가?

- 악간고정이 불필요하다.
- 물리치료를 즉시 시작할 수 있다.
- 공여부 손상이 없다.
- 수술시간이 감소한다.
- 합성이식재는 불규칙한 해부학적 부위(파괴된 병소 또는 비대칭 성장)를 수용하기 용이하게 디자인되어 있다.
- 교합의 조절과 교합 교정이 쉽다.
- 자가면역성 파괴에 대한 저항성 가진다.

37. 합성이식재를 이용한 TMJ 재건의 단점은 무엇인가?

- 비용
- 기계적 수명이 짧다-재료의 피로에 의한 매식체의 실패
- 생물학적 수명이 짧다-조직과 매식체 사이 계면의 파괴와 조직반응으로 인한 실패(screw와 시멘트의 약해짐)

• 매식체는 성장 잠재력이 없다.

38. TMJ 재건을 위해 사용되는 costochondral graft의 채취시에 연골의 길이는 얼마나 되는가?

골-연골 사이에 lever arm과 분리의 위험성 감소를 위해 채취된 연골의 길이는 최소가 되어야 한다: 3~5mm 크기의 연골이면 재건을 위해 충분하다. 골막, 연골막은 결합부를 강화시키는데 도움을 준다.

39. Costochondral graft 재건을 위해 어떤 공여부 늑골이 추천되는가?

여섯 번째 늑골 채취가 유방 하단 경계부에 심미적 절개를 가할 수 있고 절개시 큰 가슴근(pectoralis major)과 배곧은근(rectus abdominus muscle)의 말단에서 옮길 수 있기 때문에 최상의 채취부이다. 비록 오른쪽에 다른 늑골을 수용할 수 있을지라도 비심미적인 반흔과 출혈, 동통, 기흉의 발생을 증가시킨다.

좌측의 늑골 채취시 술후 동통과 심장부위의 동통을 구별해야 한다.

40. 늑골 채취시 공여부에 가능한 합병증은 무엇인가?

늑골과 costchondral graft와 연관된 합병증은 동통, 반흔, 흉부 측면의 이상감각이나 무감각, 기흉과 무기폐의 원인이 되는 흉벽의 손상이 있다. 기흉의 발생률은 연골이 없는 골막을 박리하는 것보다 연골막을 박리하는 것이 더 어렵기 때문에 늑골을 채취할 때 보다 costchondral graft에서 발생률이 더 높다. 합병증의 대부분은 늑골과 costchondral graft와 연관이 있지만 일시적이고 며칠에서 몇 주 사이에 회복된다. 또한 흉벽 천공의 대부분은 chest tube없이 처치할 수 있다.

41. 다른 피판 분류법은 무엇인가?

재건을 위해 사용되는 많은 피판 분류가 있으나 일반적인 방법은 다음과 같다:

조직구성에 따라-피부, 근육, 근막피부, 근육피부, 골, innervated cutaneous(신경포함된 피부)

혈액 공급원에 따라-axial flap(direct flap이라고도 불린다)에서 혈액공급은 피판의 하방을 지나가는 혈관에 의해 이루어진다. 동맥은 보통 피판의 세로 방향으로 주행하고 관통되는 혈관(perforators)은 피부와 동맥 사이에서 직접적으로 확산된다. Random flap(indirect flap이라고 불린다)에서 분포된 동맥은 다수의 관통된 동맥에 의해 증가된다. 이런 동맥은 피판의 하방에서 뿐만 아니라 피부 혈관총에서 다수의 천공된 혈관을 통해 이루어진다. 그러므로 피부의 혈액공급은 동맥의 다발을 통해 간접적으로 이루어진다.

공여부의 이동에 따른 방식에 따라–국소피판(local)은 신전, 회전 및 보간(interpolation)이 있다. 원심피판(distant)은 직접, 유경피판, 유리피판(부분층피부이식, 장골능골이식, 연골 등), 유리혈관피판이 있다.

42. 악안면 재건에 가장 일반적으로 사용되는 국소피판은 무엇인가?

예후가 좋고, 한 번에 이동 가능하며 axial과 random 피판은 흉쇄유돌근 피판, 측두근 피판, 대흉근 피판, 승모근 피판, 광배근 피판, 광경근 피판이 있다. 이들은 새로운 수준에서 악안면 연조직 재건을 발전시켰다. 일반적으로 사용되지는 않지만 저작근 피판, 삼각흉근 피판, 전두피판이 있다. 이들은 고유의 근육피판 또는 피부나, 근막, 골과 같은 다른 조직과 혼합해서 사용된다.

43. 이들 피판의 혈액공급을 받는 주된 혈관은 무엇인가(표 45-1)?

표 45-1. 피판의 혈액공급

피판	혈액공급의 기원
대흉근 근피부피판	흉견봉 동맥(thoracoacromial artery)
	상방과 측방 흉부 동맥
흉삼각피판	내흉 동맥(internal mammary artery)의 관통혈
측두근피판	전후방 심측두 동맥
광경근 근피부피판	안면신경의 이하분지
승모근피판	횡경부 동맥
광배근피판	흉배 동맥(thoracodorsal artery)
흉쇄유돌근피판	후두와 상갑상선 동맥의 분지

44. 국소피판으로 재건시 심미 및 기능에 영향을 미치는 요소는 무엇인가?

조직의 물리적 특징에 따라 국소피판으로 재건한 후에 더 나은 기능적 및 심미적 결과를 낳는다. 이런 특징은 피부이완선(relaxed skin tention line[RSTL])과 일치, 안모의 심미적 요소 고려, 피부의 물리적 특징을 이용하는 것을 포함한다.

45. 유리(free)피판의 실패와 유경(pedicle)피판 실패는 무엇인가?

유경피판의 실패시 말단부터 천천히 괴사되는 경향이 있다. 이것은 피판이 주위 조직에서 천공하여 들어온 혈관으로부터 혈액공급을 막는 설계이거나 혈종이나 압력에 의해 혈관이 폐쇄될 때 나타난다. 유리혈관 피판이 실패할 경우 생존하거나 죽는 패턴(비록 말단부 괴사가 나타날 수 있지만)을 가진다. 이것의 원인은 문합수준에서 실패에 기인한다.

46. 어떻게 술후에 피판을 관찰하는가?

비록 항상 유용하지는 않지만 피부색, 온도, 모세혈관의 재형성, 피부 관통시 출혈 여부와 같은 임상적 관찰로 술후 기간 동안 피판을 관찰할 수 있다. 차갑고 창백한 조직은 동맥(inflow)문제를 나타낸다. 정맥(outflow)에 문제가 있는 경우에는 활발한 모세혈관의 재형성과 천공 후 출혈, 충혈 및 푸르스름하게 보이는 것이 특징이다. 더 진보된 방법은 fluorescein 염색액의 주사와 일반 또는 LASER 도플러 유속측정, surface temperature probe, transcutaneous tissue oxygen tension(tcPO2), 조직 PH, radioactive tracer clearance가 있다.

47. 미세혈관피판의 실패를 예방하기 위한 방법은 무엇인가?

문합의 검사는 free flap(유리혈관 피판의 생존율은 95% 이상이다)의 생존이 위협받을 때 필요하다. 불행히도 비개방성 탐지가 유일한 수단인 경우가 많다. 왜냐하면 정맥성 울혈이 가장 많은 피판(유경 또는 유리)실패의 내인성 원인일 수 있기 때문이다. 그러나 외과적 치료와 술후 처치가 피판의 생존율을 증가시킬 수 있다.

- 피판을 다룰 때 조직에 압력을 가하지 않게 하고 비압박 드래싱을 하면서 날카롭지 않은 기구를 사용한다.
- 적절한 지혈과 혈종 및 장액종을 막기 위해 적절한 배농을 시행한다.
- 적절한 봉합과 공여부의 고정을 통해 이식재의 괴사를 막아야 한다.
- 봉합은 장력이 없이 혈관과 평행하게 하고 필요시 부적절한 봉합은 제거한다.
- 초기 부종 단계에서 냉찜질과 steroid를 사용하여 조절한다.
- 적절한 항생제를 사용한다.

- 카페인이나 니코틴 같은 혈관 작용 약물은 피한다.
- 적절한 상황에서 고압산소요법, 국소적 니트로글리세린, 리도카인, papavarine, aspirin, dextran, 외과적 배액이 유리피판을 살리기 위해 사용된다.

48. Random pattern의 피판과 axial pattern 피판의 차이점은 무엇인가?

Random pattern 피판은 피부와 피하조직, 가능하면 근육을 포함한다. 혈액공급은 진피나 진피 하방의 혈관총에서 받는다. Axial pattern의 피판은 절제하는 동안 확인 가능한 피판내 혈관에서 혈액공급을 받는다.

49. 가장 큰 협점막 이식시 경계부는 무엇인가?

협점막 이식은 pterygomandibular raphe에서 구각부까지 채취할 수 있고 기능적 손실 없이 일차봉합이 가능하다. 수직 길이 2cm 이상시 개구장애가 나타난다.

50. 전층 피부이식과 부분층 피부이식의 차이는 무엇인가?

부분층 피부이식(STSGs)은 0.30~0.45mm 두께이다. 피부는 표피와 진피의 망상층 상방을 포함하여 유두층 하방까지 절개한다. 피부 부속기(모낭, 피지선, 한선 등)는 중간 망상층이나 피하조직에 존재하므로 그들은 일반적으로 STSGs에 포함되지 않는다.

전층 피부이식(FTSGs)에서 진피는 분리되지 않는다. 분할면은 진피로부터 피하지방층을 분리하기 위해 설계되어야 한다. FTSGs의 실제 두께는 다양하며, 공여부의 위치, 환자의 성별, 나이 및 건강에 따라 달라진다.

안검, 쇄골상부, 후이개부가 가장 얇은 반면에 손바닥, 발바닥, 몸통이 가장 두껍다. 여성이 더 얇은 피부를 가지고 진피는 아이에서 가장 얇고 50대까지 증가하다가 점점 위축된다. 영양부족, 만성 스테로이드 치료, 인슐린 의존형 당뇨병 같은 조건은 진피 두께에 영향을 미친다. 공여부를 선택할 때 이런 다양성을 고려해야 한다.

51. 일차성 수축과 이차성 수축의 차이점은 무엇인가?

일차성 수축은 채취된 이식재를 자를 때 즉시 나타나는 수축을 말한다. 이런 형태의 수축은 진피의 탄성섬유 때문에 나타난다. 더 많은 진피는 더 많은 탄성섬유를 함유하기 때문에 FTSGs는 STSGs보다 일차수축이 크다. 이차수축 또는 창상 수축은 임상적으로 더 중요하다. 수축의 이런 형태는 공여부에 근섬유모세포가 위치함으로써 생긴다. 이는 모든 개방 창상이 치유될 때 특징적으로 나타난다. 이차적 수축은 2주의 치유 동안에 활발하며 8일째에 최고점에 도달한다.

52. STSGs와 FTSGs는 몇 퍼센트의 수축이 나타나는가?

일반적으로 피부이식의 수축율은 피부이식이 단순히 FTSGs인지 STSGs인지 여부만으로 예측할 수 없다. 일차성 수축과 연관되며 전체 피부 두께가 일차수축량을 결정한다. 만약 확인된 두께의 STSGs가 몸체의 다양한 부위에서 채취된다면 두꺼운 피부에서 채취된 이식편은 얇은 부위보다 더 수축할 것이다. 그러므로 **공여부 피부 두께와 관련된 이식재의 두께**는 일차수축량을 결정하는 데 중요한 요소이다.

이차수축과 관련하여 **이식재의 두께**는 이식되는 진피의 수축에 큰 영향을 미치지 않는다. 커다란 진피부위가 이식될 때 이차수축은 덜 일어난다. 3/4 STSG로 창상 폐쇄시 1/4 두께의 STSG로 창상을 폐쇄하는 것보다 덜 수축한다. 만약 얇은 피부로부터 얻어진다면 1/2두께의 STSG가 FTSG 이상으로 유용하게 쓰일 수 있다.

53. STSGs의 장점과 단점은 무엇인가?

장점: STSGs는 혈관에 덜 의존한다. 그래서 이상적이지 않은 조건에서 생존율이 높다. 혈관이 진피에서 올라오는 수지상을 이루기 때문에 STSGs는 이식재 하방에 더 많은 혈관을 가지게 된다. 혈행을 좋게 할 수 있는 능력을 갖기 때문에 STSGs가 하방에서 영양분을 흡수하는데 더 큰 수용력을 가진다. 게다가 영양분이 퍼지는 거리가 짧고 얇은 이식재는 세포가 요구하는 영양분이 적다는 장점이 있다. STSGs는 그런 까닭에 건강한 육아조직이 존재하는 곳이나 어떠한 표면에라도 적용될 수 있다.

STSGs 공여부는 자발적으로 치유된다. 상피세포는 주변 구조물에서 이주하며 채취부에 재상피화를 유발한다. 게다가 필요시 같은 공여부에서 재채취할 수 있다. 또한 STSGs의 세망화는 재상피화를 이룰 수 있는 표면적을 증가시켜 커다란 결손부에서도 작은 이식재로 덮을 수 있게 한다.

단점: 수축의 현저한 양; 소아 때 성장을 수용해 줄 이식부의 능력부족; 채취부와 이식부의 비정상적 착색; 기계적 강도가 저하된다.

54. FTSGs의 장점 및 단점은 무엇인가?

장점: FTSGs는 상피를 덮는 데 이상적으로 선택할 수 있다. 그것은 STSGs보다

수축에 더 저항성을 가지며 아이 때 성장에 유리하고 질과 색조가 정상 피부와 비슷하고 기능적으로 더 튼튼하다.

단점: 두께와 미세혈관 침습의 제한 때문에 이식재를 통한 세포의 생활력 유지를 위한 영양분의 확산이 어렵다. 그런 까닭에 FTSGs는 매우 깨끗한 부위에 위치 가능하고 혈액공급이 많은 부위에서 위치해야 한다. 이런 이유 때문에 채취는 안검, 후이개부, 쇄골상부, 족배부 같은 부위로 제한된다. 공여부가 한번만 채취되고 망상화가 될 수 없기 때문에 FTSGs는 덮을 부위가 제한된다.

FTSGs의 구강내 사용과 연관된 문제는 모낭의 성장, 색과 냄새의 불일치, 의치상 하방에 위치시 과도한 각화가 생기는 경향을 포함한다.

55. STSGs은 어떻게 치유해야 하는가?

술후 0~48시간의 허혈기 동안 이식재는 창백하다. 이 기간 동안 영양과 배설은 삼출과 확산을 통해 이루어진다. 24~72시간 동안 이식편은 표면 혈관과 숙주의 혈관 사이에 재문합이 나타나면서 핑크빛을 띤다. 3~6일째 새로운 혈관이 나타났다면 모세혈관이 재형성되고 이식편은 선홍색을 띄게 된다. 내피세포는 이식재 내로 자라고 미세순환이 이루어지게 된다.

이 단계는 이식재가 두꺼울수록 길어지고, 깊은 부위에서 표층이 박리되면서 일어난다는 것을 주지해야 한다.

56. STSGs 실패의 일반적인 원인은 무엇인가?

- 부적절한 수혜부(나쁜 혈행)
- 이식재 하방의 혈종
- 이식재의 움직임
- 감염
- 기술적인 문제(상피나 괴사조직 상방에 위치, 너무 두껍거나 얇게 자름, 상방을 하방으로 위치시킴 등)
- 이식재 보관상의 문제

57. 구강내에 FTSGs 위치시 나타나는 변화는 무엇인가?

일반적으로 구강내에 FTSGs를 위치시킨 후에도 표면조직의 변화는 없다. 피부 이식재의 점막화는 나타나지 않는다. 케라틴 층이 얇아지지만 이식된 피부는 그들의 원래 형태를 유지한다.

58. 점막과 구개조직의 구강내 사용과 연관된 단점은 무엇인가?

구강점막은 구강내 이식시 좋은 이식재이다. 그러나 이식시 어려움도 있다. 협점막의 경우, 하중을 견디기 어려운 표면을 가지며, 기술적으로 얇은 이식재를 다루기 어려우며, 채득이 비교적 제한적이다.

구개점막이식의 단점은 크기에 따라 부분층을 채취하는 어려움과 제한된 유용성, 주름진 표면질감이 있다. 전층 구개판막이식은 채취하기 쉽지만 장기간 공여부의 동통과 불만족스러운 치유가 생길 수 있다.

59. 외안각 재건에 있어 중요한 부분은 무엇인가?

외안각 재건의 목표는 외안각 연조직의 운동이다. 이것은 인대막과 안륜근의 운동을 포함한다. 이 연조직 복합체는 다양한 절개로 접근할 수 있다. 접근법으로는 hemi-coronal, lateral canthotomy(외안각절제술)와 눈썹 또는 창상부위로의 접근을 포함한다. 외안각 부위는 저항이 없게 복합체를 거상시킬 때까지 근막하방으로 박리한다. 조직의 결합은 wire나 봉합사를 이용하여 확보된 hole 부위를 plate와 screw를 이용하여 안와 측면에 재부착을 하거나 단지 약간의 추형을 교정할 때는 안와주위 조직을 부착한다. 눈꼬리 내림은 내안각인대의 3~4mm 상방에 위치시킬 수 있다. 외안각 하방의 뒤틀림은 보통 비심미적이다. 안각추형의 이런 형태는 antimongolian이라 불리고 Treacher collins 증후군 같은 안모기형 또는 하방으로 전이된 관골 골절의 외상후 후유증으로 나타난다.

안각부위 연조직 재형성은 외상 후 안와 재건의 마지막 단계이다. 재건 후 심미성을 높이기 위해 반흔이 RSTL로 위치되는 것이 중요하다. 이것은 방추형 절개나 Z-plasty, W-plasty와 기하학적 절개를 통해 이루어진다.

60. 안구함몰의 병태생리학은 무엇이며 어떻게 교정되는가?

골이나 인대 지지 상실은 중력과 반흔 수축력에 의해 안구를 후방으로 전위시킨다. 안구함몰은 지방 괴사와 안구 구조물의 제약, 신경학적 문제에 의해서도 나타난다. 임상적으로 안구함몰 평가시 안와 측면에서 각막의 정점까지 전후방거리 측정시 안구의 위치변화가 적어도 4mm까지는 정상이다.

안구함몰의 교정은 안와골의 외형과 크기를 적절히 회복시키는 것을 포함한다.

61. 안와의 기타 외과적 접근법에는 어떤 것들이 있는가?

비사골 부위를 포함하는 광범위한 재건 과정에서 **Hemicoronal 또는 Coronal 접근**이 주로 사용된다. 절개는 필요한 길이가 있더라도 **기존의 절개선이나 창상부**를 이용할 수 있다. Circumvestibular, subciliary, lower lid crease, transconjunctival incision, inferior orbital rim incision이 하안와나 안와저 접근시 사용된다. 그러나 **inferior orbital rim incision**은 일반적으로 비심미적인 반흔이 발생하므로 피해야한다. **Circumvestibular incision**은 비록 어려울지라도 안모박리 과정을 통해 이루어진다. Subciliary, lower lid crease incision은 쉬운 접근과 빠른 치유의 장점을 가진다. **Transconjunctival incision**은 특히 외안각 절개술이 추가될 때 최고의 심미성을 가지며 상측면 안와 접근을 용이하게 한다. 만약 창상으로의 접근시 안검추형(안검내반증)의 위험성이 증가한다. 외안각은 hemicoronal, brow, **lateral canthotomy** 접근이 유용하다. **Brow 접근**시 반흔은 모낭에 평행한 사면절개시 최소화된다. 그러므로 절개로 인한 탈모증을 최소화할 수 있다.

62. 설피판은 언제 사용되는가? 전방 또는 후방 기저부 피판의 결정은 무엇을 기준으로 하는가?

결손부의 위치는 설피판의 기저부를 어디로 할지를 결정하게 해준다. 연구개부, 후구치부, 협부 후방 결손부 존재시 후방 기저부 피판이 사용된다. 전방 기저부 피판은 경구개, 협부 전방, 전방 구개저, 입술 결손시 사용된다.

63. 코의 피부와 가장 적합한 형태와 질을 제공하는 비부 결손부를 위한 공여부는 무엇인가?

코의 작은 결손부에 이식을 위한 최고의 공여부는 코 자체이다. 전진피판이 사용될 수 없을 때 색과 질감이 비슷한 공여부는 이주(tragus)와 구레나룻 사이의 전이개 피부가 있다. 다음으로 가장 일반적으로 사용되는 부위는 쇄골상방 피부이고 다음은 후방 상지가 있다.

노출된 비연골은 코에 이식된 피부피판에 혈액 공급을 해주기 위해 천공시킨다. 커다란 비측부와 비익 결손부는 비순피판과 잘 맞는다. 전두피판은 모든 9가지 코의 심미적인 부분을 덮기에 충분하다.

64. 어디서 측중앙부 전두피판의 혈액이 공급되는가?

측중앙부 전두피판의 축상 혈액공급은 상안와, 상활차(supratrochlear), 하활차(infratrochlear), 비배면, 안면동맥의 안각분지에서 공급되는 혈관에의 혈액공급을 받는다.

65. 측중앙부 전두피판은 언제 분리되는가?

측중앙부 전두피판은 2주 정도에 분리할 수 있다. 그러나 대부분은 3주에 분리한다. 형태를 형성하는 과정은 중간 수술시 피판이 거상될 때 이루어진다. 눈썹에서 비주로 확장하는 양측 피판을 만든다. 피판은 지방을 제거하여 얇게 하고 주변(periphral)과 덮게(quilting) 봉합을 통해 비부에 재위치시킨다. 유경부는 횡단절개를 하지 않는다. 3주후에 유경부는 나누어진다.

66. 양엽(bilobe)피판은 어떤 유형의 비부결손시 선택되는가?

양엽피판은 비첨부와 비익부위 결손시 선택된다.

67. 양엽피판을 위한 크기와 기원은 어떻게 선택하는가?

첫 번째 엽은 결손부의 크기와 동일하게 한다. 그리고 두 번째 엽의 길이는 봉합을 용이하게 할 수 있게 감소시킨다. 양엽피판의 전체 원호는 100° 이상으로 할 수 있다. 각 엽의 최대 회전양은 50° 로 제한한다.

68. 입술결손부의 일차적 폐쇄는 어느 정도 크기여야 하는가?

아래 입술의 1/3, 윗입술의1/4의 결손시 현저한 소구증 없이 일차봉합이 가능하다.

69. 입술재건에 사용되는 피판은?

입술 결손부에 사용되는 피판은 Abbe flap, Abbe-Estlander flap, Karapandzic flap이 있다.

70. 비순피판은 어떤 형태의 결손부를 재건하는데 사용되는가?

상순, 하순, 구각부, 협점막, 구강저, 비결손부가 상방 또는 하방기원의 비순 피판으로 재건할 수 있다.

71. 하안검 재건시 어떤 선택 사항이 있을 수 있나?

- **직접봉합**–젊은 환자에서 30%, 나이 든 환자의 45% 이상의 결손부에서 사용될 수 있다.
- **Tenzel semicircular 회전피판**–60%의 결손부에서 사용된다.
- **Hughes tarsoconjunctival 피판**–하안검의 50%이상 결손시 사용될 수 있다. 상안검과 하안검을 나누는 술식이 피판을 분리하는 이차수술시 요구된다.
- **Mustarde cheek 피판**–전체 하안검 결손시 사용될 수 있다.

72. 상안검 재건시 어떤 선택 사항이 있을 수 있나?

- **직접봉합**–젊은 환자에서 33%, 나이 든 환자에서 40%의 결손시 사용될 수 있다.
- **Tenzel semicircular 회전피판**–60%의 상안검 결손시 사용된다.
- **Sliding tarsoconjunctival 피판**–직접 봉합하기에는 너무 큰 경우 결손부를 봉합하기 위해 남아있는 안검에서 족근(tartus)의 절편을 수평이동 시키고 피부 이식부를 위치시키는 방법으로 회복해준다.
- **Cutler–Beard(bridge) 피판**–60% 이상의 완전한 큰 결손부 회복에 사용될 수 있다. 이 과정은 이차수술과 족근의 재건을 위해 귀 연골 이식재를 삽입하는 것이 필요하다.

73. 하악 종양 수술시에 3D 모델은 어떤 장점을 갖는가?

수술시간 감소, 술전 계획 및 정확한 금속판 형태를 만들 수 있다는 장점이 있다.

BIBLIOGRAPHY

1. Axhausen W: Die Knochenregeneration-ein zweiphasisches Geschehen. Zentralbl Chir 77:435-442, 1952.
2. Banwart JC, Asher MA, Hassanein RS: Iliac crest bone graft harvest donor site morbidity Spine 20:1055-1060, 1995.
3. Bardach J: Local flaps and free skin grafts in head and neck reconstruction. St Louis, 1992, Mosby.
4. Bloomquist DS, Turvey TA: Bone grafting in dentofacial deformities. In Bell WH (ed): Modern Practice in Orthognathic and Reconstructive Surgery. Philadelphia, 1992, Saunders.

5. Buchbinder D, St-Hilaire H: Tongue flaps in maxillofacial surgery. Oral Maxillofacial Surg Clin North Am 15:475-486, 2003.
6. Carlson ER: Regional flaps in oral and maxillofacial reconstruction. Oral Maxillofac Surg Clin North Am 5:667-685, 1993.
7. Carlson ER: Mandibular bone grafts: techniques, placement, and evaluation. OMFS Knowl Update 1:35, 1994.
8. Chen WP: Oculoplastic Surgery: The Essentials. New York, 2001, Thieme.
9. Cunningham LL, Madsen MJ, Peterson G: Stereolithographic modeling technology applied to tumor resection. J Oral Maxillofac Surg 63: 873-878, 2005.
10. Cutting CB, McCarthy JG, Knize DM: Repair and grafting of bone. In McCarthy JG (ed): Plastic Surgery. Philadelphia, 1990, Saunders.
11. Ferraro N, August M: Reconstruction following resection for maxillofacial tumors. Oral Maxillofac Clin North Am 5:355-383, 1993.
12. Gerard DA, Hudson JW: The Christensen Temporomandibular Prosthesis System: an overview. Oral Maxillofac Clin North Am 11:61-72, 2000.
13. Hall MB, Vallerand WP, Thompson D et al: Comparative anatomic study of anterior and posterior iliac crest as donor sites. J Oral Maxillofac Surg 49:560-569, 1991.
14. Haug RH, Buchbinder D: Incisions for access to craniomaxillofacial fractures. Oral Maxillofac Surg Clinic North Am 1:1-29, 1993.
15. Manson PN, Clifford CM, Su CT et al: Mechanisms of global support and posttraumatic enophthalmos: I. The anatomy of the ligament sling and its relation to intramuscular cone orbital fat. Plast Reconstr Surg 77:203-214, 1986.
16. Marx RE: Physiology and particulars of autogenous bone grafting. Oral Maxillofac Surg Clin North Am 5:599-613, 1993.
17. Marx RE, Morales MJ: Morbidity from bone harvest in major jaw reconstruction: a randomized trial comparing the lateral anterior and the posterior approaches to the ileum. J Oral Maxillofac Surg 48:196-203; 1988.
18. McCarthy JG, Lorenc ZP, Cutting C et al: The median forehead flap revisited: the blood supply. Plast Reconstr Surg 76:866-869, 1985.
19. McCord CD, Codner MA: Eyelid Surgery: Principles and Techniques. Philadelphia, 1995, Lippincott-Raven.
20. Mercuri LG: The TMJ concepts patient-fitted total temporomandibular joint reconstruction prosthesis. Oral Maxillofac Surg Clin North Am 1:73-91, 2000.
21. Rudolph R, Ballantyne DL: Skin grafts. In McCarthy JG (ed): Plastic Surgery. Philadelphia, 1990, Saunders.
22. Schmidt BL, Dierks EJ: The nasolabial flap. Oral Maxillofacial Surg Clin North Am 15 487-495, 2003.
23. Skouteris CA, Sotereanos GC: Donor site morbidity following harvesting of autogenous rib graft. J Oral Maxillofac Surg 47:808-812, 1989.
24. Zitelli JA: The bilobed flap for nasal reconstruction. Arch Dermatol 125:957-959, 1989.

46. 안면 미용 수술
(Facial cosmetic surgery)

Vincent B. Ziccardi, DDS, MD

1. 안면 성형수술의 계획에서 연조직 평가 시 고려해야 할 사항은 무엇인가?

제일 먼저 고려해야 할 사항은 피부의 전반적인 건강상태와 화학선(actinic) 손상의 정도이다. 반대로 심하게 손상된 피부는 치유능력에 악영향을 끼치므로, 이는 수술 전에 환자와 함께 논의하여야 한다. 수술 전 현재 존재하는 병소를 평가하고 기록해야 하며 가능하면 생검도 해야 한다. 또 다른 고려사항에는 피부의 전반적인 탄력성(elasticity)과 회복능(recoil quality)이 있다. 이는 하안검 미용 성형술(blepharoplasty)과 경안부(cervicofacial)의 지방제거술(liposuction)시에 특히 중요하다. 피하조직의 양은 전반적인 심미적 결과에 영향을 미친다. 일부 환자에서는 입술, 볼, 자연스러운 주름에 연조직 증대술(augmentation)이 필요할 수도 있다. 마지막으로 말하고 웃고 쉬는 동안 환자 얼굴의 생기를 평가하여야 한다. 몇몇 증례에서는 활동이 과도한 안면 표정근이 환자가 싫어할 수 있는 주름을 형성하기도 하였다. 이 경우에는 botulinum toxin type A 주사를 이용한 치료를 고려해야 한다.

2. 주름살 절제술(rhytidectomy)의 목적은 무엇인가?

안면 거상술(face lift)은 얼굴을 나이 들어 보이는 뚜렷한 비순구와 턱, 아래턱 부위를 포함한 얼굴과 목의 늘어지고 과도한 피부를 제거하는 술식이다. 노화과정 중 진피층의 탄력섬유와 SMAS층(superficial musculoaponeurotic system)은 퇴화되기 시작하고 섬유성 결합조직으로 대체된다. Face lift 수술 중 외과적 술식의 유지를 돕기 위해 SMAS에 초점을 맞추어야 한다. 노화과정에 영향을 미치는 요소에는 유전, 자외선 손상, 중력 및 흡연 등이 있다. 중력은 피부를 처지게 하고 피부와 mimetic muscle사이의 안면 연결선을 두드러지게 한다. 대부분의 안면 거상술은 주름(plication)과 비늘무늬(imbrication)를 포함한 SMAS의 조작(manipulation)과 함께 피부피판 술식(skin-flap technique)을 포함한다.

3. 주름살 절제술의 잠재적인 합병증에는 어떤 것이 있는가?

주름살 절제술 후 예상되는 후유증에는 종창, 불편감, 마비 및 반상출혈이 있다. 임상적으로 중요한 합병증에는 혈액공급 부족 또는 안면신경 손상으로 인해 피판이 벗겨지는(sloughing) 것이 있다. 과도한 흡연을 하는 사람은 혈액 공급이 부족하기 때문에 안면거상술을 시행하면 안 된다. 만약 수술을 하게 되면 혈종 형성으로 인해 피부가 혈관상(vascular bed)로부터 떨어져 들려지게 되어 피부 피판의 손실을 가져올 수 있으며, 이는 압박 드레싱, 배농로(drain placement)로 방지할 수 있다. 임상적인 증상이 있는 경우에는 혈종의 외과적 지혈이나 배출 등을 통해 관리할 수 있다. 안면 신경의 손상은 중대한 합병증이지만, 이는 절개하는 동안 해부학적인 이해와 SMAS 외과적 평면(surgical plane)을 잘 알고 있다면 최소화할 수 있다. 감염은 또 다른 잠재적인 중대한 합병증이지만 예방적 항생제를 사용하면 거의 발생하지 않는다. 다른 합병증으로는 절개 디자인과 견인(retraction) 위치로 인한 부적절한 반흔과 귓볼의 변형 등이 있을 수 있다.

4. 이하부 지방제거술(submental liposuction)에 있어 이상적인 대상자의 특징은 무엇인가?

이하부 지방제거술의 이상적인 대상자는 뚜렷한 광경근 상부의 지방층(supraplatysmal fat deposit)과 술후 연조직으로 덮을 수 있을 만큼 피부의 회복이 좋은 환자이다. 40세 이상의 환자는 제외한다. 그러나 개개인에 기초한 평가를 하는 것이 더 낫다. 하나 또는 몇 개의 작은 피부절개를 시행하지만 과도한 피부의 절제는 없기 때문에 과도하게 많은 피부 또는 매우 나쁜 회복력을 가진 환자는 불균일한 피부로 덮일 수 있어 예측이 불가능하고 대부분 좋지 않은 결과를 얻는다. 광경근 상부면(supraplatysmal plane)에 위치하는 지방은 tumescent cannula technique에 의해 손으로 제거하고, 광경근 하방에 위치한 지방은 혈관손상 또는 코브라 목 형태의 변형(cobra neck deformity)을 방지하기 위해 개방술(open approach)로써 직접 눈(direct vision)으로 보면서 하는 것이 제일 좋은 접근법이다. 이 경우에는 국소적인 앞 목 주름제거술(anterior neck lift procedure) 시행부위처럼 광경근이 주름질 수 있다.

5. 어떤 해부학적 평면(anatomic plane)에서 이하부 지방제거술(submental liposuction)이 안전하게 시행될 수 있는가?

이하부 지방제거술은 진피하방에 위치한 뚜렷한 피하 지방 조직인 광경근 상부면(supraplatysmal plane)에서 시행되며, 이 술식은 무혈관부(bloodless field) 근처에서 안전하게 시행된다. 이하부 절개 영역은 흉쇄유돌근 전연, 하악 하연과 갑상선 상연에 의해 경계가 지어진다.

6. Tumescent technique이란 무엇이며, tumescent fluid를 지방제거술(liposuction)에 사용하는 목적은?

Tumescent technique은 이하부 지방제거술을 쉽고 안전하게 시행할 수 있게 하는 국소마취법이다. Tumescent fluid에는 필수적으로 10배 희석된 국소마취제가 있는데, 이는 외과적 술식 중에 깊은 심도의 마취나 상처의 지혈을 위해 공급된다. Spinal needle이나 multiport injector를 사용하여 tumescent fluid을 적절한 외과적 평면 내로 주입한다; 100mL 또는 그 이상의 tumescent fluid가 이하부에 쉽게 적용된다. Tumescent fluid 주입 후 마취와 진통(analgesia)이 시작(onset)되는 적절한 시간을 고려해야 하며, 이 시기에 그 부위는 평형 상태에 도달할 것이다. 그 다음 지방제거술 cannula를 삽입하는데, 이 면은 먼저 tumescent fluid에 의해 분리된 상태이다.

7. 이하부 지방제거술은 어떠한 원리에 의해 이루어지는가?

이하부 지방제거술은 몇 가지 단계로 나뉜다. 첫 번째, 광경근 상부면으로부터 지방을 물리적으로 제거해야 한다. 제거된 지방의 양은 환자와 술자에 따라 다양하지만 평균적으로 5~25mL 범위를 갖는다. 출입구에서 뻗어있는 여러 개의 통로(tunnel)를 형성하는 것은 잠재적인 사강을 형성할 수 있으며, 이는 술후 압박드레싱으로 해결될 수 있다. 또한 지방 조직의 반흔 수축(scar contracture)이 치유기간 중 발생할 수 있다. 그러나 가장 중요한 것은 압박 드레싱에 의한 압박과 연조직의 덮임이다. 환자는 반드시 압박 드레싱의 중요성을 이해하여야 한다. 환자가 술후 처치를 잘 따르지 않는다면 이는 수술을 시행하는 데 있어서 절대적인 금기증이 된다. 저자의 프로토콜은 잠자는 시간을 제외하고 72시간 동안의 계속적인 압박드레싱과 그 다음 하루에 12시간씩 4주 동안 드레싱을 착용하는 것이다. 압박 외피가 통상적으로 이 목적을 위해 사용된다. 하지만 3inch 너비의 Ace bandage로 이를 대신할 수 있다.

8. 이하부의 심미성을 향상시키기 위해 사용 가능한 외과적 선택 사항은 무엇인가?

이물성형 삽입(alloplastic implant) 또는 골성형 골절제술(osteoplastic osteotomy techniques)을 이용한 이부증강술을 시행한 경우에 턱 부위의 상대적으로 현저한 개선을 보인다. 이 방법의 장점은 목에서 턱으로 이어지는 각(neck-chin angle)을 개선하고, 이하부에서 조금 더 심미적으로 조직을 덮을 수 있다. 이하부에 시행되는 부가적인 방법으로는 피부 절제, 광경근 주름(platymna muscle plication), 목 주름제거(neck-lifting) 술식 등이 있다. 이러한 술식 중 많은 종류는 포괄적인 치료계획을 세우기 위해서 함께 사용할 수 있다. 대부분의 부수적인 술식의 단점은 부가적인 수술과 피부절개가 필요하다는 것이며 이 때문에 비관혈적인 경안면부 지방 흡입술(closed syringe cervicofacial liposuction surgery)에 비해 잠재적인 합병증의 발생률이 더 높다.

9. 이하부 지방제거술의 합병증 및 최선의 예방법과 치료법은 무엇인가?

이하부 지방제거술은 비교적 안전한 술식이다. 하지만 몇 가지 합병증이 발생할 수 있으며, 이는 반드시 수술 전에 환자와 논의해야 한다. 예상되는 술후 후유증에는 수술 부위 피부의 타박상(bruising), 종창, 동통 및 마비 등이 있다. 환자는 재수술이 필요할 수 있는 외형 이상과 부적당한 지방 제거 등을 포함한 부가적인 합병증에 대해서도 반드시 알고 있어야 한다. 감염은 어떠한 외과적 상처에서도 발생 가능하지만, 무균적 술식과 예방적 항생제를 이용해 최소화할 수 있다. 출혈로 인한 혈종은 잠재적인 사강 형성으로 인해 발생할 수 있으며, 이를 최소화하기 위해 수술 후 적어도 하루에 12시간씩 1개월 동안 압박드레싱을 실시해야 한다. 게다가 치유과정 중에 압박드레싱은 이하부의 재윤곽화(recontouring)를 향상시킨다. 이하부 입구에서 접근할 때 하악 하연 부위에서 안면신경 손상이 marginal mandible branch에서 발생할 수 있다. 이는 적절한 층별 봉합과 하악 하연 하방으로 cannula를 유지시킴으로써 방지할 수 있다. 결과적으로 모든 환자들은 현실적인 기대를 가져야 하고 목 주름 거상술(neck-lifting) 또는 주름 제거술을 대신할 수 없다는 것을 인지해야 한다.

10. 어떤 경우에 지방 삽입술(lipoinjection) 또는 지방 이식(fat transfer)이 부가적인 심미술식으로 유용한가?

지방 삽입술 또는 지방 이식은 안면부 연조직 증대술에 있어서 유용한 부가적 술식이다. 입술과 비순구의 증대, 수축된 반흔의 증대 등에 널리 사용된다. 미세 지방 삽입술(microinjection)은 여드름 치료에도 사용된다. 지방은 자가조직이고, 환자가 잘 견뎌낼 수 있다. 하지만 어느 정도는 예측할 수 없는 흡수 양상이 나타나고, 예상되는 흡수량을 보상하기 위해 수술 중에 과도하게 삽입해야 하며, 나중에 반복적으로 지방 주입이 필요할 수도 있다. 대체물질에는 진피층으로의 콜라겐주입 또는 인공물질(alloplastic material) 삽입 등이 있다.

11. 개방 코 성형술(open rhinoplasty technique)의 장점 및 단점은 무엇인가?

개방 코 성형술의 가장 큰 단점은 비소주를 가로지르는 절개이며, 부적절한 반흔이 생긴 경우에는 잠재적인 문제가 될 수 있다. 게다가 비첨에서 지속되는 부종이 가라앉는데 몇 달이 걸리기도 한다. 비첨의 마비 또한 얼마간 남아있을 수 있다. 외과적 술식은 더 많은 시간이 소요되며 피부가 소실되거나 썩게 될 가능성이 있다. 하지만 개방술의 장점에는 구조물 수정시의 직접적인 시야, 노출된 부분들의 정확한 외과적 조작, 외과적 술식의 효과를 명확하게 설명하기 위한 교육 방법으로 사용할 수 있다는 점이다. 구순열 환자와 같은 심각한 코의 변형이 있는 경우에 이미 존재하는 변형의 심각성으로 인해 외과의는 개방적 접근법을 사용하게 된다.

12. 하측방 연골로부터 두부의 절제(cephalic excision from the lower lateral cartilage)를 시행함으로써 생기는 심미적인 변화는 무엇인가?

코 성형술(rhinoplasty)에서 하측방 연골의 두부(cephalic) 또는 상방 가장자리를 절제하는 것은 흔한 외과적 방법이다. 이 술식의 목적은 비첨부를 높이는 것과 함께 비첨부 너비를 감소하는 것이다. 비첨의 지지가 소실되는 것을 방지하기 위해 두부 절제 후 남아있는 하측방 연골을 적어도 5~7mm 보존하는 것이 중요하다. 과도하게 절제할 경우, 첨부가 위축되고 들어올려져 심미적으로 만족스럽지 못한 결과를 얻을 수 있다.

13. 코 수술에서 내호면 봉합(intradomal suture)이 사용되는 이유는 무엇인가?

내호면 부위는 하외측 다리부위(lower lateral crura)가 중앙부 다리부위(medial

crura)를 형성하면서 곡선을 그리는 비첨부에 위치한다. 이것은 비첨부를 경계 짓는 부위인데, 코의 피부에서 두 개의 불빛이 약 5mm 정도 떨어져 반사되어 보이게 된다. 두꺼운 피부를 가진 사람은 잘 경계 지어진 첨부가 없을 수 있으며 편측의 넓은 빛의 반사가 관찰될 수도 있다. 비첨부를 좁게 하고 두부로(cephalically) 올리기 위해 내호면 봉합을 사용할 것이다. 이것은 일반적으로 하측방 연골의 두부 손질(cephalic trimming) 또는 비첨부 shield graft의 위치와 같은 다른 외과적 술식과 함께 사용된다.

14. 콧등 축소술(dorsal nasal reduction)이 보통 측방 골절제술(lateral osteotomy)과 동반되는 이유는 무엇 때문인가?

콧등의 축소는 일반적으로 open roof deformity를 초래한다. 이 변형은 두 개의 측방 골 받침(lateral bony strut), 한 개의 중격 받침대(central septal strut)와 콧등의 roof가 떨어져 나가서 생긴다. 이 open roof 변형이 측방 골절제술(lateral osteotomy)과 함께 붕괴되지 않는 경우에는 open roof deformity를 형성하는 넓은 콧등으로 연조직의 적합이 일어나게 되고, 넓고 불균일한 변형이 발생할 것이다.

15. 하안검 미용 성형술(lower eyelid blepharoplasty) 시행 전 환자평가시 가장 중요한 고려사항은 무엇인가?

하안검 처짐의 평가는 하안검 미용 성형술 전에 이루어져야 한다. 일반적으로 하안검은 눈에서 떨어지게 되고, 회복되는 시간을 관찰할 수 있다. 젊은 사람은 안검이 빨리 제자리로 회복되는데 나이 든 사람에서는 제 위치로 천천히 돌아오는 안검 외반(ectropion)이 나타날 수 있다. 보통의 또는 심각한 안검 처짐을 가진 환자는 수술 후 하안검의 안검 외반(ectropion) 또는 외전(eversion)의 위험성이 있다. 이러한 환자들은 측방 눈꺼풀 줄임술(lateral lid shortening) 또는 안각 성형술(canthoplasty)과 같은 부가적인 술식의 필요성에 대하여 사전에 동의가 있어야 한다.

16. 하안검 미용 성형술을 위해 일반적으로 사용되는 외과적 접근법은 무엇인가?

하안검 미용 성형술에서 가장 일반적으로 사용되는 접근법은 피부-안륜근 피판 술식(skin-orbicularis muscle flap technique)이다. 이 술식은 비대한 안륜근과 함께 과도한 피부, 탈출한 안와 지방(herniated orbital fat)의 절제가 가능하며, 안와 중격(orbital septal) 상부의 무혈관 면에서 시행하여 비교적 접근이 쉽다. 절개는 속눈썹 선을 따라 약 1.5mm 정도 시행하며 자연적인 주름을 따라서 측안각 부위로(lateral canthal region) 약 1cm가량 연장된다. 절개는 외과용 메스로 시작하며, 측안각 부위는 안륜근 하방과 orbital retinaculum 상방으로 박리되고, 그 다음에는 이 면을 따라 속눈썹 하방으로의 접근법(subciliary incision) 수준으로 연장한다. 둔박리는 cotton tip applicator를 사용하는 것이 도움이 된다. 절개가 완성되면 안와의 지방층을 확인할 수 있으며, 안와 지방을 배출하기 위해 구(globe)에 적당한 압력을 가하는 동안 계획된 부위에 절개를 가한다. 출혈을 방지하기 위해 clamp, cut, cuteriz(소작)을 가한다.

다른 방법으로 피부 또는 근육 절제가 필요하지 않은 경우에 많은 외과 의사들은 결막을 가로지르는 접근법(transconjunctival)을 선호한다. 이 술식에서 하안검은 외반되고, fornix 상방으로 절개를 가한다. 둔박리는 안와의 지방층을 절개하는 데 사용된다. 완전한 지혈을 한 다음 수술부위를 세척하고, 외과의사의 선호에 따라 흡수성 봉합사로 결막을 봉합한다. 안검의 수축(lid retraction)과 안검 외반(ectropion)의 발생률은 속눈썹 하방으로의 접근법(subciliay approach)에 비해 결막을 가로지르는 접근법(transconjunctival approach)이 낮다.

17. 상안검과 하안검의 미용 성형술 중 얼마나 많은 지방층(fat pad)을 만나게 되는가?

상안검에는 비층(nasal pad)과 중앙층(middle pad)의 두 개의 지방층이 있으며 비층이 둘 중에서 더 작다. 누선은 측방에 위치해 있으며 상암검 미용 성형술 중에 실수로 절제하지 않도록 해야 한다. 하안검에는 비, 중앙, 측두층의 세 지방층이 있다. 비 지방층(nasal fat pad)이 가장 작고, 지방은 일반적으로 흰색을 띠고 있다. 중앙 지방층은 세 층 중에서 가장 크며 inferior oblique muscle에 의해 비층으로부터 분리되어 있다. 측두층(temporal pad)은 다양한 크기가 있고, 한 개 이상의 구획(compartment)을 가지고 있을 수도 있다. 지방층을 가로지르는 혈관들은 술후 연수 후방(retrobulbar)의 출혈을 막기 위해 철저히 소작하여야 한다.

18. 상안검 미용 성형술 시행 전에 평가해야 할 얼굴의 해부학적 구조물은 무엇인가?

안검 미용 성형술 전에 상안검과 함께 눈썹에 대한 평가도 시행해야 한다. 많은 경우 눈썹이 처지고(ptotic), 상안검의 외관이 더욱 나빠질 수 있다. 눈썹 모양의 수정 없이 상안검 미용 성형술만 시행한 경우에는 결과가 기대하던 것보다 나쁠 수 있고 요구량 보다 더 많은 안검 피부를 절제할 가능성이 있다. 남자 환자들은 일반적으로 직선적이고 상대적으로 편평한 눈썹을 가지고 있으며, 반면에 여자 환자들은 측방으로 올라간 눈썹을 가진다. 동공중심에서 눈썹까지의 거리는 약 20mm이다. 이러한 환자들을 평가할 때 동반되는 눈썹 올림의 효과와 상안검 변형에 주는 영향을 알아보기 위해 술자의 손으로 눈썹을 위로 올려야 한다.

19. 귀성형술(otoplasty)에서 Mustardé technique은 무엇인가?

Mustardé otoplasty technique은 수평 매트리스 봉합을 이용하여 대이륜(antihelical) 부위에 연골성 주름을 형성하기 위해 처음 계획되었다. 대이륜 주름 부위는 귀 후방면에서 피부의 타원형의 조각을 제거한 후 메틸렌 블루로 표시한다. 이는 머리 쪽으로 귀를 접거나 주름이 시작되는 곳을 관찰하여 결정될 수 있다. 3~5개 정도의 수평 매트리스 봉합은 미리 결정된 주름의 위치에서 등거리에 적용하고, 대이륜주름(antihelical fold)의 바람직한 외형을 만들기 위해 단단히 조인다. 연골을 마모(abrasion)하거나 scoring하는 것은 매우 두꺼운 연골성 귀 구조물을 가진 환자에서 연골을 작게 하기 위함이다.

20. 안면 증대술을 위한 인공물 이식(alloplastic implant)의 장점 및 단점은 무엇인가?

인공물 이식은 안면 미용 수술에 빈번히 사용된다. 이러한 매식물의 장점은 구내 절개를 통해 매식물을 위치시키기 쉽고, 유통 기한이 비교적 길고, 다양한 해부학적인 크기와 형태로 통상적으로 이용할 수 있다는 것이다. 대부분의 매식물은 즉시 안정을 위한 스크류로 고정할 수 있다. 인공물 이식은 외과적 공여부의 필요와 이에 동반되는 질병을 미연에 방지한다. 인공물이 이물질이기 때문에 섬유성 조직 피막에 둘러싸이게 되는 것이 인공물 이식의 단점이다. 또한 여기에는 안으로 자라는 실질 조직(true tissue ingrowth)이나 혈관신생이 없기 때문에 감염되기 쉽고 옮겨가서 국소적인 질환을 유발할 수도 있다. Silicone chin 임플란트는 몇 년이 지난 뒤 하방골의 흡수를 유발한다. 인공물을 이용한 얼굴부위의 이식술에서 가장 중요한 것은 적절한 연조직 피개를 유지하는 것이다. 매식물은 혈행이 좋은 조직 하방에 위치되어야 한다. 매식물이 감염되는 경우에는 예후가 매우 좋지 않다. 반흔 수축과 같은 몇몇 국소 질환이 매식물의 제거와 관련되며, 이차적인 증대술이 필요할 수 있는 연조직의 변형과도 관련이 있다.

21. 얼굴 반흔의 교정(revision)을 위한 외과적 방법은 무엇인가?

반흔 교정을 위한 가장 간단한 술식은 방추형 또는 타원형 절제이며, 이는 얼굴 피부이완선 내의 반흔에 사용된다. 반흔 위치를 바꾸는 술식은 얼굴의 landmark 근처에 위치한 반흔을 이동시키거나 피부이완선을 따라 정렬시키는 데 사용된다. 종류에는 Z-plasty, W-plasty, geometric revision 술식 등이 있다. Z-plasty는 구각부, 비익의 측방부, 눈둘레 부위(periorbital)에 가장 흔히 사용된다. W-plasty가 이용되는 대부분의 경우는 얼굴의 다른 부위 또는 반흔이 피부 이완선에서 35도 이상 기울어진 경우이다. 피부 박리술(dermabrasion)은 반흔 위장(camouflage)에 유용한 부가적 방법이며 반흔의 변연이 주위 피부와 조화를 이루도록 해준다. 이는 반흔 교정을 위한 일차적 술식, 과거에 절제 또는 교정 수술을 받은 반흔에 이차적 술식으로 시행된다.

22. 피부 박리술(dermabrasion)의 적응증은 무엇인가?

분화구 형태(crater type)의 여드름 반흔 치료에는 피부 박리술이 적절한데, 이는 변연이 주위조직에 점차적으로 조화되고, 분화구의 융선 때문에 생기는 그림자가 거의 사라지기 때문이다. 그 부위의 개조로 인해 피부의 움푹 들어간 결손이 편평해지고 반흔이 잘 보이지 않게 된다. 문신을 제거하고 반흔을 조화롭게 하는 것도 피부 박리술의 주요한 용도이다. 전통적으로 미세한 주름의 제거와 같은 여러 피부 상태의 개선을 위하여 피부 박리술을 이용하여 왔지만, 레이저를 이용한 재표면화(resurfacing) 또는 화학적 박피술이 더 나은 관리 방법일 수도 있다. 피부 박리술은 원하는 결과에 따라 망상층(deep) 또는 유두층(superficial) 진피 수준에서 시행한다. 저자가 선호하는 피부 박리술은 절제 또는 교정 술식이 필요하나 최종적인 위장술(camouflage)을 위해 추가적인 치료가 필요할 수 있는 얼굴의 반흔을 위한 것이다. 이는 의식하 진정이 동반되거나 동반되지 않은 국소마취 하에 diamond fraise 또는 wire brush를 사용해서 시행한다. Wire brush를 적절히 사용하지 않은 경우 둥글게 잘라내는 경향이 있으므로 diamond fraise가 경험이 적은 외과의사에게 더 낫다. 수술은 냉각 스프레이나 skin tension을 적용하여 완료한다. 점상 출혈은 유두층 진피 수준을 나타낸다. 상처는 항생제 연고, 멸균 바셀린(petrolatum), 또는 비접착성 드레싱으로 덮을 수 있다. 환자는 색소의 변화를 방지하기 위해 수술 후 6개월 동안 직사광선을 피해야 한다.

23. 화학적 박피술(chemical peeling)을 위한 술전 준비사항은 무엇인가?

화학적 박피술을 위한 준비과정은 화학적 회복 측면에서 중요하다. Retin-A(0.025~0.1%)는 치유기간을 줄이기 위해 박피술 전 몇 주 동안 매일 적용한다. 다른 방법으로 몇몇 외과의사는 alpha-hydroxy acid를 이러한 목적을 위해 사용한다. 두 약품 모두 각질층(stratum corneum)을 얇게 하고, 박피술시 사용하는 약품이 좀 더 균일하게 침투할 수 있게 한다. Hydroquinone(2~4%)과 같은 표백 약품을 사용할 경우에는 술후 염증성의 과도한 착색 위험이 있다는 것을 환자에게 알려주어야 한다. 박피술 전 피부 처치를 위해 매일 약품을 발라야 하며, 이는 박피술의 적절한 대상자가 아닌 비협조적인 환자를 알아낼 수 있다. 환자는 세팔로스포린과 같은 광범위 항생제, 항바이러스, 항진균 약품을 처방받아야 하며 박피술 하루 전과 박피술 후 10~14일 정도를 국소적인 자택 치료에 더하여 경구 투여해야 한다.

24. 화학적 박피술 약품으로써 trichloroacetic acid(TCA)은 어떤 장점을 지니고 있는가?

TCA는 표층과 중간 깊이의 박피술에 일반적으로 사용되는 약품이다. TCA의 장점은 전신적 독성이 없고 저렴하며 안정되고, 적용시 중화약품이 필요하지 않고 적용 후 피부윤기가 사라지는 정도에 따라 치료 종결여부가 결정된다.

25. 눈썹 거상술(brow lift) 시행에 이용 가능한 외과적 술식은 무엇인가?

눈썹 거상술 시행시 사용 가능한 술식은 다양하다. 직접적인 눈썹 거상술은 모근에 평행하게 눈썹 절개를 함으로써 시행되며 1:1 거상률을 보인다. 이는 두꺼운 눈썹을 가진 노인 환자에서 유용하다. 다른 방법으로 midforehead lift가 뚜렷하고 수평한 홈을 가진 노인 환자에서 유용하다. 이 방법은 성형 결과가 가장 좋지 않은데, 이는 절개위치가 이마의 노출된 부위이기 때문이다. 전통적으로 관상 눈썹 거상술은 관상절개를 사용하여 시행된다. 이는 미리 결정된 수준의 피부 절제와 함께 완벽한 조절과 직접적인 근육층의 시야를 제공한다. 이 술식은 hairline의 변형과 다른 술식에 비해 더 많은 시간 소요 및 혈액 손실이 있다는 단점이 있다. 오늘날 가장 빈번히 시행하는 술식은 내시경 눈썹 거상술(endoscopic brow lift)이며, 이는 술자가 선택적으로 다양한 조각을 거상할 수 있어 근육조직을 변형할 수 있다. 이는 hair-bearing area 안에 있는 3~5개의 접근로를 사용하며, burr hole, screw, 최근에 barbed suture를 이용하여 거상조직을 유지한다. 이 술식에는 내시경을 포함한 특성화된 기구가 필요하나,

BIBLIOGRAPHY

1. Aiach G, Levignac J: Aesthetic Rhinoplasty. Edinburgh, 1991, Churchill Livingstone.
2. Epker BN: Aesthetic Maxillofacial Surgery. Philadelphia, 1994, Lea & Febiger.
3. Hupp JR (ed): Atlas of the Oral and Maxillofacial Surgery Clinics of North America: Esthetic Surgery for the Aging Face, 6th vol. Philadelphia, 1998, Saunders.
4. Johnson CM, Wyatt CT: A Case Approach to Open Structure Rhinoplasty. Philadelphia, 2005, Saunders.
5. Putterman AM, Warren LA: Cosmetic Oculoplastic Surgery, 3rd ed. Philadelphia, 1999, Saunders.
6. Rubin MG: Manual of Chemical Peels: Superficial and Medium Depth. Philadelphia, 1995, J.B. Lippincott.
7. Thomas JR, Holt GR: Facial Scars: Incision, Revision, and Camouflage. St Louis, 1989, Mosby.

47. 치과 임플란트
(Dental implants)

Frank P. Iuorno, Jr., DDS, MS, and Kenneth J. Benson, DDS

1. 치과 임플란트(dental implant)는 어떻게 분류되는가?

구강 내 조직과의 관계에 따라 세 가지로 분류된다:

1. 골막하(subperiosteal) 임플란트
2. 골내(endosteal) 임플란트
3. 골관통(transosseous) 임플란트

골내 임플란트는 다시 치근형(root-form) 임플란트와 판형(plate-form) 또는 날형(blade) 임플란트로 분류된다. 치근형 임플란트는 평활하고 나사선이 있고 관통되어 있을 수 있으며, 견고하거나 속이 비어있고 구부러져 있으며 코팅되어 있거나 특수한 표면 처리가 되어있다. 현재 가장 널리 사용되는 임플란트는 치근형 임플란트이다. 골내 임플란트와 골관통 임플란트만이 골유착 임플란트라 여겨진다.

2. 골유착(osseointegration)이란 무엇인가?

수년간 성공적인 임플란트를 설명하기 위한 여러 가지 정의가 제시되어 왔다. 그러나 오늘날까지 골유착에 대한 가장 포괄적인 정의는 “기능적 부하가 가해지는 동안 임상적으로 증상 없이 골내 성형 재료의 견고한 고정이 달성되고 유지되는 과정”으로 기술된다.[2]

3. 1986년 이전의 성공적인 임플란트를 정의하는 평가 기준은 무엇이었는가?

1986년 이전의 성공적인 임플란트의 평가 기준은 오늘날의 그것과는 달랐다. 임플란트학에 대한 1978년 Harvard National Institutes of Health(NIH) 컨퍼런스에 따르면 다음 임상적 특징 중 하나 혹은 그 이상이 나타날 경우 성공적인 임플란트로 간주하였다:

- 어떤 방향으로든 1mm 미만의 동요도
- 수직적 높이에 있어 1/3 이하의 골소실
- 치료가능한 치은염
- 감염, 마비, 통증, 상악동이나 코에 생기는 증상의 부재
- 5년간 기능하는 임플란트가 75% 이상인 경우

4. 1986년 이후에 성공적인 임플란트를 정의하는 평가 기준은 어떻게 바뀌었는가?

1986년 골유착 개념의 소개 이후, 성공적인 임플란트에 대한 평가 기준이 개정되었다:

- 임상적으로 동요도 없는 임플란트
- 임플란트 주위에 방사선 불투과성이 존재하지 않을 때
- 1년 기능 후 0.2mm 미만의 수직적 골소실
- 통증, 감염, 마비, 상악동이나 코에 생기는 증상 부재
- 5년 후 85%, 10년 후 80%의 성공률

5. 임플란트 적응증은 무엇인가?

임플란트는 골소실 있거나 없는 치아상실, 종양제거시 악골 소실, 외상 후 치아상실시 구강 및 안면 조직의 회복을 위해, 그리고 선천적 결손치가 있는 경우 사용된다. 더 세부적으로는 다음 목적을 위해 사용된다:

- 부분 무치악에서 한개 또는 다수의 고정성 수복
- 부분 무치악에서 가철성 보철물의 유지
- 완전 무치악에서 보철물의 유지
- 완전 무치악에서 고정성 보철물의 유지
- 외상에 의한 악골 소실이나 종양 제거 후 구강악안면 보철물의 유지

- 교정시 일반적인 고정원(anchorage)이 가능하지 않은 교정치료시의 고정물

6. 임플란트의 골유착을 위한 브레네막(Brånemark) 치과 임플란트 수술의 원칙은 무엇인가?

브레네막은 동물 및 인체 실험에 근거하여 외과적 원칙을 만들었다. 임플란트 식립 동안 다음이 지켜진다면 임플란트의 골유착을 보증할 수 있다:

- 임플란트는 골과 직접적으로 접촉되어 식립되어야 한다.
- 임플란트는 단계적인 드릴과 그에 이은 15rpm으로 회전하는 탭(tap)에 의해 골 내에 외과적으로 형성된 부위에 삽입되어야 한다.
- 수술 부위의 온도는 임플란트 인접골의 괴사를 최소화하기 위해 47℃를 넘어서는 안 된다.
- 임플란트가 식립된 상방의 점막은 봉합된 상태를 유지해야 하며 임플란트는 3~6개월간 기능하지 않는 상태여야 한다.
- 두 번째 단계(3~6개월 후)에 임플란트가 노출되고, 보철을 위해 임플란트와 지대주(abutment)를 연결한다. 임플란트가 골유착된 이후에야 임플란트에 부하가 가해진다. 이 마지막 원칙은 성공률에 영향을 미치지 않는 즉시 부하 임플란트에 의해 지난 몇 년간 변경되었다.

7. 성공적인 골유착을 위해서 임플란트 사이에 얼마만큼의 공간이 필요한가?

임플란트 주위로 정육면체의 상자를 상상해보자. 협설측에서 보면 임플란트 주위로 최소한 0.5mm의 골이 필요하다. 그러므로 표준의 3.75mm 임플란트를 심을 때 술자는 협설측으로 대략 5mm의 골이 필요하다. 근원심으로 임플란트의 성공을 위해서는 마찬가지로 0.5mm의 골이 필요하다. 보철학적으로 적당한 수복물의 외형(emergence profile)이 나오기 위해서는 양쪽으로 최소 3mm씩 필요하다. 결과적으로 단일 치아 수복을 위한 임플란트 사이 거리는 하나의 임플란트 중심에서 다른 것 사이에서 7mm이다.

8. 골유착 티타늄 임플란트에서 임플란트와 골 사이에 얼마나 많은 공간이 관찰되는가?

화학적 특성과 표면 화학은 산화층에 의해 결정되며 임플란트 금속에 의해 결정되는 것이 아니다. 예를 들어 티타늄 임플란트의 치밀한 산화막은 약 100Å 두께이다.

9. 발치한 부위에 임플란트를 위치시킬 수 있는가? 그런 과정에서 예후는 어떠한가?

즉시 임플란트를 제한하는 요소로는 초기 고정을 얻기 위한 골의 결손, 이차수술 시행시 연조직으로 수술 부위를 덮을 수 없는 경우 등이 있다. 급성 감염이 없고 초기 고정을 위한 적당한 골(대개 치근단 1/3~2/3에서 발견되는)이 있다면 연조직 결손은 "bio-col" 기법으로 극복될 수 있다. 견고한 밀착을 확실하게 하는 collagen plug와 결합된 임플란트 골표면에서의 연조직 성장을 방지하기 위해 차단막이 사용되는 기법이다.

10. 이식된 골에 임플란트를 식립할 수 있는가?

본래 존재하는 골이 초기 고정에 적합하거나 3~6개월 전에 이식된 골이라면 즉시 이식된 골에 임플란트를 식립할 수 있다. 성형(alloplastic)이나 동종(allogenous) 재료를 사용한 골 이식에서 성공적인 임플란트 식립이 보고된 바 있다.

11. 임플란트 길이의 증가에 따른 표면적 증가와 비교하여, 임플란트 직경이 커짐에 따라 표면적은 얼마나 증가하는가?

임플란트 직경이 0.25mm 증가함에 따라 표면적이 10% 증가한다. 따라서 직경 1mm 증가는 40%의 표면적 증가를 나타낸다. 연구에 따르면 15~18mm보다 더 긴 임플란트의 경우 직경과 무관하게 유의한 생화학적 이점이 없는 것으로 나타났다.

몇몇 저자들은 18mm 이상 임플란트 길이의 증가는 그 이상의 기계적 이점을 더하지 못하며 형성 과정 중에 적당한 관주를 어렵게 해 실패율을 높일 수 있다고 하였다.

12. 임플란트 식립에 영향을 미칠 수 있는 상악골과 하악골에 있는 주요 해부학적 구조는 무엇인가? 이러한 문제들을 어떻게 극복할 수 있는가?

상악 후방부에서 상악동의 함기화(pneumatization)는 이 부위에서의 가용골의 감소를 야기할 수 있다. 이러한 결손은 골이식으로 극복할 수 있다. 수복을 위한 악궁간 공간(임플란트-치관 비율)이 적당하다면 상악골 거상술(sinus-lift bone graft)을 필요로 한다. 그러나 과다한 악궁간 공간이 존재하면 상악동 거상이 동반되거나 동반되지 않은 온레이 골이식(onlay bone graft)이 더 나은 선택이다. 증가된 악궁간 공간이 있을 경우 골고경을 증가시키고 악궁간 거리를 줄이기 위해 신연골 형성술을 선택할 수도 있다.

상악 전치부에서의 골 결손은 경우에 따라 협측면에서 관찰되는데, 이는 외상적 발치나 치근의 근단 1/3주위의 협측 함몰부에 의해 발생한다. 이러한 결손은 임플란트 식립 전 혹은 과정 중에 처치되어야 한다. 기존 골에 식립되는 임플란트의 각도는 직접적인 축 방향의 부하를 받을 수 없는 임플란트를 야기해 수복된 이후 실패하는 경우가 많아진다.

하악 구치부에서 하치조신경이 임플란트 식립에 있어 가장 일반적인 장애요소이다. 종종 하악 구치부에 신경 손상의 위험 없이 11.5mm 임플란트를 식립하는 경우에도 불충분한 골높이를 보이는 경우가 있다. 이러한 경우 대부분 수복물 길이와 악궁간 거리에 따라 달라질 수 있다. 상악에서와 마찬가지로 충분한 악궁간 거리가 있다면 온레이 골이식이나 신연골 형성술이 수직 골 고경을 얻기 위해 고려되어야 한다.

하악골 구치부, 전치부의 설측 함요부는 하악 임플란트 식립 중에 고려되어야 하는 또 하나의 해부학적 부위이다. 임플란트가 함요부 천공이나 임플란트 실패나 설신경 손상의 위험 없이 식립될 수 있는지 확인이 필요한 경우, 컴퓨터 단층촬영(Computed tomography[CT])나 일반 단층촬영을 고려해야 한다.

13. 인접치와의 관계에서 이상적인 임플란트 깊이는 얼마인가?

적당한 emergence profile을 얻기 위해 단일 치아 수복은 인접치의 CEJ에서 근단쪽으로 3~4mm에 위치되어야 한다. 이렇게 하면 모든 임플란트 표면이 조직으로 덮히게 되고, 자연스러운 외형이 되도록 연조직 조화를 이룰 수 있을 것이다. 또한, 치간 유두는 자연치와 수복물 사이에 성장할 수 있을 것이며 환자는 임플란트를 유지하기에 더 용이하다는 사실을 알게 될 것이다.

14. 임플란트를 식립시 부착치은이 필요한가?

이상적으로 적당한 부착조직의 cuff(1~2mm)가 수복물 주위에 있다면 임플란트가 더 쉽게 유지될 것이다. 그러나 이는 수복시 부착조직이 필요하다는 것을 의미하지 않는다. 하악 무치악 부위에는 부착조직의 결핍이 있으며, 잔존치조제 능선으로 확장되어 있는 높은 이근부착이 있다. 식립시 혹은 이차수술에서 노출되기 전까지 고정된 조직을 얻기 위해 이러한 근육의 부착을 낮추기 위한(lip-switch나 그 외 전정 성형술 과정) 술식이 필요할 수 있다.

15. 임플란트가 노출되는 시기에 골유착을 평가하는 방법은 무엇인가?

토크실험이 이차수술시 수행될 수 있다. 이상적으로 성공적인 골유착의 경우 10~20Ncm의 힘에 임플란트가 탈락하지 않고 유지될 수 있다. 골유착이 일어났다는 임상적 및 주관적 징후는 임플란트 위에 고정체 마운트(fixture mount)나 인상 코핑(impression coping)을 위치시킬 때 타진반응과 동요도를 검사하여 알 수 있다. 5lb의 측방력이 적용되었을 때 움직임이 관찰되지 않아야 한다. 1mm 이상의 수평적인 동요나 500g 이하의 힘이 적용되었을 때 움직임이 나타나면 실패한 것이다.

16. 임플란트를 노출하기 위해 사용하는 방법은 무엇인가? 레이저나 전기소작을 사용할 수 있는가?

전통적인 이차수술은 절개에 의한 것이다. 각화된 조직의 띠가 최소한인 경우 절개는 이 띠와 healing abutment의 각 면에 봉합되는 조직을 분리시킨다. 각화치은이 충분하다면 바늘로 임플란트의 위치확인 후 펀치 생검(punch biopsy)이 사용될 수 있다. 레이저 또한 사용될 수 있으나 인접골로 반사되는 에너지를 차단하기 위한 조치가 있어야 하며 그렇지 않을 경우 비가역적인 열 손상을 야기할 수 있다. 전기소작은 소켓을 통해 전달되는 열을 피하기 위해 고정체와의 접촉 없이 조심스럽게 사용될 수 있다.

17. 실패한 임플란트에 골이식이 가능한가?

임플란트에 동요도가 있다면 더 이상의 골흡수를 방지하기 위해 가능한 빨리 제거되어야 한다. 임플란트가 유착되고 열개나 천공이 있는 경우 조직유도재생술(guided tissue regeneration[GTR])이나 골이식이 시행될 수 있다. 그러나 열개(dehiscence)나 천공(fenestration)은 이식을 고려하기 전에 점점 커질 수 있음이 명심해야 한다.

18. 임플란트 실패의 방사선학전 소견은 무엇인가?

임플란트 실패의 가장 유용한 방사선학적 소견은 치조능골(crestal bone)소실이다. 초기 치조능골의 소실은 점막 주위에서의 응력이 원인이다. 방사선학적으로 인지되기 위해서는 최소 40%의 해면골 소실이 있어야 한다. 급속한 진행성의 골소실은 실패를 나타낸다. 이것은 항상 타진이나 기능시 동통과 동반된다.

19. 임플란트 식립 전에 적당한 정밀검사를 위해 어떤 술전 방사선 검사가 필요한가?

비록 잔존치조제나 치조돌기의 내부 구조에 대한 정보를 제공할 수 없을지라도 파노라마와 치근단 방사선 사진은 유용하고 필요한 자료이다. 또한 그것들은 임상적으로 검증된 방사선 불투과성 판형(template)의 정확한 삼차원적 중첩이 가능하지 않으나, 이 template는 외과적 지침으로 사용될 수 있다. 기존의 방사선학적 검사나 임상검사로 이러한 정보를 쉽게 얻을 수 없다면 다평면 재구성 CT(multiplanar reformatted CT)가 사용될 수 있다.

20. 하악 무치악 부위에 가철성 보철물을 지지하기 위해 적당한 임플란트는 몇 개인가?

일반적으로 임플란트 유지, 조직지지 보철물의 지지를 위해 최소한 두 개의 임플란트가 필요하다. 이신경을 피해 가능한 치조제의 깊은 부위에 위치되는 것이 최상이다. 수평면에서 측정하여 최전방과 최후방 임플란트 사이의 거리가 1.5배인 캔틸레버(cantilever)의 길이를 갖는 임플란트 지지, 임플란트 유지 보철을 위해서는 최소 3개의 임플란트가 사용되어야 한다.

21. 자기공명영상(MRI) 또는 CT 스캔은 치과 임플란트를 가진 환자에서 금기증인가?

MRI와 CT 스캔은 순수한 티타늄 임플란트를 가진 환자에서는 금기증이 아니다. 대부분의 CT 스캐너는 영상에서 티타늄과 다른 금속물들을 공제(subtract)하고 산란된 영상을 제거한다.

22. 임플란트 식립의 절대적 금기증이 있는가?

없다. 그러나 흡연은 골과 골상방 조직의 치유에 영향을 주므로 흡연은 반드시 임플란트 식립의 상대적 금기증으로 고려되어야 한다. 당뇨나 면역저하 환자와 같은 조절되지 않는 전신질환을 가진 환자와 출혈성 질환을 가진 환자에서 임플란트 식립은 매우 주의 깊게 고려되어야 한다.

23. 골내 치과 임플란트 제거의 가장 일반적인 이유는 무엇인가?

- 골유착의 결여
- 외과적 위치이상
- 골지지의 결여
- 정신의학적 이유들
- 골의 소실

24. 골내 치과 임플란트에서 가능한 합병증은 무엇인가?

가장 흔하게 보고되는 치과 임플란트 실패 원인은 다음과 같다:

- 감염
- 상악동 천공과 비강 천공
- 임플란트의 상실
- 비용과 장기간 치료기간
- 임플란트 주위의 골흡수
- 하악 골절
- 신경손상과 감각이상

25. 골내 임플란트의 장기간 성공률은 어떠한가?

상악과 하악의 5년 성공률은 94.6%이다. Albrektsson 등은 5~7년 동안 상악 임플란트 성공률은 84.9%라고 보고했다. 방사선 치료를 받은 환자의 상악 임플란트 성공률은 80%, 이식된 상악의 경우 성공률은 85%이다.

장기간의 상 · 하악 골내 임플란트에 대한 연구에서 성공률의 범위는 84~97%이다. 특히, 상악 임플란트의 1년 후 성공률은 88%이고, 5~12년 후의 성공률은 84%이다. 하악의 경우 1~2년의 성공률은 94~97%이고, 5~12년의 성공률은 93%이며, 15년 성공률은 91%이다. 하악 구치부에서의 성공률은 91.5%이고 상악 구치부의 성공률은 82.9%이다. 하악 전치부는 94~97% 범위로 성공률이 더 높았다.

26. 자가골 이식부에서 골내 임플란트의 성공률은 어느 정도인가?

Keller 등의 연구에서 248개의 순수 티타늄 골내 임플란트를 골이식을 필요로 하는 54명의 환자에게 식립하였다. 이식재로는 피질골, 피질해면골 및 분쇄골을 사용하였다. 모두 74개의 상악골 부위에 블록골 이식(block bone graft)을 시행하였다. 12년 이상의 성공한 골내 임플란트는 878개이고, 골이식의 성공은 100%에 달했다. 다른 골이식 접근법과 비교하였을 때, Le Fort I 골절 그룹에서 임플란트의 상실이 더 높았다.

27. 골내 임플란트는 방사선 조사된 골에서 성공적으로 식립될 수 있을까?

많은 연구에서 방사선 조사된 영역, 심지어 고압산소요법(hyperbaric oxygen[HBO])을 하지 않은 경우에서도 골내 임플란트가 성공적으로 유착되었음을 보여주었다. Anderson 등의 연구에서 방사선 조사된 영역에 식립된 골내 임플란트에서 97.8%의 성공률을 보여주었다. 이 연구에서는 44~68cGy의 방사선 양으로 악안면부의 악성종양을 치료받은 15명의 환자에 식립된 90개의 임플란트를 평가하였다. 다른 연구들에서는 고압산소요법을 사용하지 않은 경우에서도 비슷한 성공률을 보여주었다.

28. 골관통 임플란트(transmandibular implant[TMI])의 적응증은 어떤 경우인가?

TMI은 다양한 골고경을 가진 완전 무치악에서 식립될 수 있다. 그러나 TMI는 심각하게 퇴축된 하악의 보철적 수복에서 특히 잘 활용할 수 있다(수직적으로 골이 12mm 이하인 경우).

29. 45Ncm의 삽입력으로 단일치아 임플란트를 식립한 후에 abutment를 손으로 조이는 것이 즉시 임시수복(provisionalization)에 받아들여질 수 있는가?

짧게 말해서 대답은 "그렇다"이다. 그러나 손으로 조이는 것은 비록 받아들여진다 하더라도 나사가 느슨해지는 경우가 매우 높은 빈도로 발생한다. 수복물이 느슨해지는 경우를 줄이기 위해서 눈금이 있는 기계적 토오크 렌치(torque wrench)를 사용하는 것이 추천되고 있다.

30. 느슨해지는 일의 발생을 줄이기 위해 어느 정도 지대주 나사(abutment screw)를 조이는 것이 필요한가?

위의 경우에서 대부분의 저자는 지대치를 조이는 데 35Ncm의 힘을 적용할 것을 추천한다. 일반적으로 각 제조사의 지시를 따르는 것이 느슨해지는 경우를 감소시키며 그러한 응급 상황을 줄일 수 있는 방법이다.

31. 단일치 상실에서 성공적인 임플란트 식립을 위한 세 가지 열쇠에는 무엇이 있는가?

1. 초기 안정성
2. 산화된 임플란트 표면
3. 수복물에서 가벼운 중심교합만 가해지도록 하고 측방력(lateral excursive)을 제거하는 것

32. 만약 임플란트가 발치 직후에 식립되었다면 언제 즉시부하를 가할 수 있는가?

- 발치와 벽에 견고하게 맞물린 임플란트는 초기 안정을 부여한다.
- 산화된 임플란트 표면은 골유착을 빠르게 하여 좋은 이차 안정성을 부여한다.
- 발치와의 높은 자연 재생 능력
- 수복물의 가벼운 중심 접촉

33. 어떤 종류의 임플란트 표면이 보다 나은 골치유 반응을 보여주는가? 기계 절삭된 것 혹은 산화된 표면 임플란트?

다수의 연구에서 산화된 표면에서 골의 반응이 증가되었다. 이러한 임플란트의 특징은 골유착이 더 빠르기 때문에 이차 안정을 보다 빠르게 할 수 있다는 것이다.

34. 어떤 방법이 발치 즉시 식립한 임플란트의 초기 안정을 증진시킬 수 있는가?

주의 깊은 술전 측정과 외과적인 단계적 드릴링 순서가 발치와 벽에 임플란트 표면이 맞물리는 것을 확실하게 하는데 매우 중요한 요소이다. 또한 만약 해부학적으로 고려할 경우 발치와 첨단 쪽으로 2~3mm 임플란트 골절제술을 미리 시행하는 것이 임플란트 식립시 훌륭한 안정성을 부여할 수 있다.

35. 방사선 치료받은 환자에서 임플란트를 위해 고려해야 하는 사항은 무엇인가?

다른 치아 치조 술식과 함께 조사된 영역과 양, 사용할 수 있는 골의 양과 같은 해부학적 고려사항, 조사받은 방사선의 시간과 기간을 알아야 한다. 방사선의 양은 중대한 요인으로 전통적으로 55Gy나 그 이상은 가장 주의를 기울여야 하는 수준이다(특히 하악).

36. 우측 구치부 구강저 종양에 대해 55Gy의 방사선을 조사받은 환자에서 어떻게 해야 임플란트로 수복해 줄 수 있는가?

많은 이들이 임플란트 회복을 위한 부속적인 치료로써 HBO를 고려한다. 표준 HBO protocol(임플란트 술전 20dives와 임플란트 술후 10dives)을 사용하는 것은 방사선 조사된 조직에서 혈관 신생을 증진시켜 골치유를 증진시키고 전환시킨다. 또한 꼭 알아야 할 것은 방사선이 조사된 부위인데, 왜냐하면 일부는 결국 다른 부위보다 적은 방사선을 조사 받게 되기 때문이다. 따라서 적게 방사선을 조사받은 상하악의 부위에 더 많은 임플란트를 식립하는 것이 필요할 수 있다.

37. 관골 임플란트란 무엇인가?

관골 임플란트는 길이가 긴(30~52.5mm) 티타늄 고정체로, 흡수된 상악구치부의 치조정(약간 구개측으로)측을 통하여 관골의 치밀골 내로 식립되는 것이다. 이러한 임플란트는 대개 표준 임플란트 식립을 허용할 수 없는 골구조가 있는 경우 사용된다. 관골 임플란트는 상악전치부에서 2~4개의 표준 임플란트를 연결하여 cross-arch 안정화를 위하여 사용된다.

38. 어떠한 골의 피질골이 관골 임플란트를 위한 초기 안정을 부여하는가?

상악 전치부에 식립한 2~4개의 전통적인 고정체와 이에 더하여 관골 임플란트의 초기 안정은 4부위의 피질골과의 접촉에 의한 것이라고 추정한다:

1. 치조능
2. 상악동의 천정
3. 상악동저
4. 관골의 상방연

39. 관골 임플란트의 적응증은 무엇인가?

관골 임플란트는 치조골이 중간 정도에서 심하게 위축된 경우에 가장 자주 사용된다. 이것은 골이식 필요 없이 매우 심하게 골흡수가 일어난 상악 무치악부위이나 상악동 함기화가 큰 환자의 치료에서 대안이 된다. 이것들은 또한 심각한 위축이 있거나 없는 상악 구치부 임플란트 지지가 필요한 환자의 경우에 고려되어야만 한다.

BIBLIOGRAPHY

1. Adell R, Lekhholm U, Rockller B et al: A 15-year study of osseointegrated implants in treatment of the edentulous jaw. Int J Oral Surg 18:387-416, 1981.
2. Albrektsson CJ, Sennerby L: What is osseointegration? In Worthington P, Evans JR (eds): Controversies in Oral and Maxillofacial Surgery. Philadelphia, 1997, Saunders.
3. Albrektsson T, Brånemark P-I, Hansson HA et al: Osseointegrated titanium implants. Requirements for ensuring a long-lasting, direct bone-to-implant anchorage in man. Acta Orthop Scand 52:155-170, 1981.
4. Albrektsson T, Dahl E, Enbom L et al: Osseointegrated oral implants. A Swedish multicenter study of 8139 consecutively inserted Nobelpharma implants. J Periodontol 59:287-296, 1988.
5. Anderson G, Andreasson L, Bjelkengren G: Oral implant rehabilitation in irradiated patients without adjunctive hyperbaric oxygen. Int J Oral Maxillofac Implants 13:647-654, 1998.
6. Becker W, Becker BE, Alsuwyed H et al: Long-term evaluation of 282 implants in maxillary and mandibular molar positions. A prospective study. J Periodontol 70:896-901, 1999.
7. Bosker H, Jordon R, Sindet-Pedersen S et al: The transmandibular implant: a 13-year survey of its use. J Oral Maxillofac Surg 49:482-492, 1991.
8. Brånemark P-I: Precision, Predictability. Gothenburg, Sweden, 1990, Institute for Applied Biotechnology.
9. Brånemark P-I: Introduction to osseointegration. In Brånemark P-I, Zarb G, Albrektsson T (eds): Tissue Integrated Prostheses. Chicago, 1985, Quintessence.
10. Keller EE, Eckert SE, Tolman DE: Maxillary antral and nasal one-stage inlay composite bone graft: preliminary report on 30 recipient sites. J Oral Maxillofac Surg 52:438-448, 1994.
11. Noack N, Willer J, Hoffmann J: Long-term results after placement of dental implants: longitudinal study of 1964 implants over 16 years. Int J Oral Maxillofac Implants 14:748-755, 1999.
12. Schliephake H, Schmelzeisen R, Husstedt H et al: Comparison of the late results of mandibular reconstruction using nonvascularized or vascularized grafts and implants. J Oral Maxillofac Surg 57:944-950, 1999.
13. Schow SR, Parel SM: The zygoma implant. In Miloro M, Larsen P, Ghali GE et al (eds): Peterson's Principles of Oral and Maxillofacial Surgery, 2nd ed. Hamilton, Ontario, 2004, B.C. Decker.
14. Steinemann SG, Eulenberger J, Maeusli PA et al: Adhesion of bone to titanium. Adv Biomater 6:409, 1986.
15. Zarb G, Albrektsson T: Osseointegration: a requiem for the periodontal ligament? [editorial]. Int J Periodontal Rest Dent 11:88, 1991.

48. 보철전 수술
(Preprosthetic surgery)

Vincent J. Perciaccante, DDS

1. 무치악의 하악과 유치악의 하악골의 혈류공급은 어떻게 다른가?

무치악의 골소실(edentulous bone loss[EBL])이 진행되면서 하악의 혈류공급에 변화가 생긴다. 하치조 혈관은 작아진다. 유치악의 하악골에서 일차 혈류공급은 하치조 동맥으로부터 **원심으로** 이동한다. 무치악의 하악골에서 일차 혈류공급은 골막으로부터 **구심성으로** 흘러간다.

심각한 골소실이 있는 하악에서 골막을 거상하는 것은 혈류를 악화시킨다. 따라서 수술 과정 중 위축된 무치악의 하악골에서의 골막 거상은 반드시 신중하게 행해져야 한다.

2. 치조골 흡수는 상악골 또는 하악골 중 어느 쪽에서 더 빠른가?

상악 EBL은 대개 빠르고 심하게 일어난다. 이는 상악골에 근육부착이 없으며 따라서 치아상실 후 기능적인 자극이 결여되기 때문이다.

3. EBL로 야기되는 골격 관계는 무엇인가?

EBL로 야기되는 골격 관계는 가성 3급이다. 상악에서의 EBL은 대부분의 치조제의 측면과 후면에서 발생하므로 치조능선은 후상방으로 이동한다. 하악 치조제 고경과 폭경이 노후화됨에 따라 치조능선은 더욱 전방으로 이동한다. 수직고경이 붕괴됨에 따라 하악은 마찬가지로 전방 자체 회전을 한다.

4. 무치악 치조제는 어떻게 분류되는가(표 48-1)?

표 48-1. 무치악 치조제의 분류

분류	정의
Kent의 무치악 치조제 분류(1986)	
I	치조제의 높이는 적당하나, 측방 결손이나 함요부위를 가지면서 너비는 부적당하다.
II	치조제 높이와 너비의 결손이 있으며 칼날 형태를 띤다.
III	치조제는 기저골 수준까지 흡수되며 하악 구치부에서 오목한 형태, 상악에서 구근 형태의 유동성을 가진 연조직 및 날카로운 치조제를 나타낸다.
IV	연필형태의 얇고 편평한 상하악을 나타내며 기저골이 흡수된 상태이다.
Caywood 무치악 치조제 분류(1988)	
I	유치악
II	발치 후 즉시
III	적당한 고경과 너비를 가진 명확한 둥근 형태
IV	칼날형태로 고경은 적당하나 너비는 부족
V	편평한 치조제 형태; 부적당한 고경과 너비
VI	함몰된 치조제 형태로써 일부 기저골의 손실이 나타난다

5. Combination syndrome란 무엇인가?

Combination syndrome은 상악 전치부 무치악 치조제의 과도한 흡수로 인한 하악 전치의 반대 교합에 의해 발생한다.

6. 하악골융기(torus mandibularis) 및 구개골융기(torus platinus)의 처치시기 및 방법은 무엇인가?

하악골융기는 의치를 장착해야 하는 경우, 제거해야 될 수 있다. 의치변연은 대개 이러한 외골증(exostoses) 위에 닿게 된다. 구개골융기는 보통 제거될 필요가 없다. 의치는 그 위로 제작될 수 있다. 그러나 구개골융기가 매우 크고 연구개 부위를 넘어서까지 입천장을 채우고 있는 경우 점막 피개에 의해 외상을 일으킬 수 있으므로 제거되어야 한다.

하악골융기 상방 조직은 매우 얇고 무르다. 그것을 거상시키기 위해서는 세심한 주의가 요구된다. 이 조직은 하방의 국소마취제 주입에 의해 풍선과 같이 부풀어 오를 수 있다. 절개는 치조정 또는 설측 치아주위에서 이루어져야 한다. 이완 절개(releasing incision)가 행해져서는 안 된다. 주의 깊게 조직을 거상한 후 피셔버로 절단하려 하는 선에 구(groove)를 형성한다. 말렛(mallet)과 골절도(osteotome)가 이평면에 있는 융기를 쪼개는 데 사용된다. 골을 평활하게 하고 세척한 다음 상처부위를 봉합한다. 혈종(hematoma)의 발생을 최소화하기 위해 혀 하방으로 거즈를 위치시킨다.

구개골융기 제거 전에 스텐트(stent)가 준비되어야 한다. 이는 외골증을 제거한 연구모형으로 제작한다. 골융기 중앙을 따라 이중 Y절개(double Y-incision)를 해야 한다. 주의 깊게 판막을 거상한 후 골융기 상에 전 · 후 · 횡으로 여러 차례 표시한다. 각 부분을 제거하는 데 골절도가 사용될 수 있다. 큰 버나 골 파일(bone file)로 시술 영역을 평활하게 한다. 관주 후 수평 누상봉합(horizontal mattress suture)으로 봉합하고 스텐트를 위치시킨다.

7. 비정상적인 소대를 절개하는 방법은 무엇인가?

- Z-성형술(Z-plasty)
- V-Y 전진(V-Y advancement)
- Diamond 절제(diamond excision)

8. 치은열성 비대(epulis fissurata)는 무엇이며, 어떻게 처치해야 하는가?

치은열성 비대는 만성적인 의치 자극에 따른 점막하 섬유화이다. 우선 염증과 자극을 처치하려는 부위에서 의치상을 relief 해야 한다. 그러고 나서 조직 컨디셔너(tissue conditioner)로 이장할 수 있으며 가능한 한 빼 놓는다. 최대한 경감되었을 때 외과적 절제 및 냉동외과수술로 치은열성 비대를 제거한다.

9. 유두성 증식(papillary hyperplasia)은 무엇이며, 어떻게 처치해야 하는가?

구개의 유두성 증식은 원인 미상으로 부적합한 의치를 장착한 환자에게서 나타난다. 구개를 덮는 다수의 유두성 돌출을 나타낸다. 우선 맞지 않는 의치를 제거하거나 조직 컨디셔너(tissue conditioner)로 재이장한다. 큰 큐렛이나 전기소작기(electro-cautery), 조직마모(mucoabrasion), 아크릴릭 버나 냉동외과수술(cryosugery) 등을 사용하여 제거한다.

10. 의치 재제작에서 상악결절(tuberosity)의 능선과 후구치 융기(retromolar pad) 사이에 얼마만큼의 공간이 필요한가?

올바른 수직고경에서 최소 1cm의 거리가 있어야 한다.

11. 상악결절간 거리가 부적당할 경우 어떤 조치를 취할 수 있는가?

과도한 상악결절을 제거하는 결절 축소를 시행할 수 있다. 상악결절 상에 타원형의 절개를 골까지 하여 이 쐐기를 절제한다. 협측, 구개측 조직은 골막하로 박리한다. 점막하 쐐기를 각 피판에서 분리하고 봉합한다. 이는 결절의 수직 및 수평적 크기를 감소시킨다.

12. 보철치료 계획에 영향을 미치는 건강하지만 과맹출된 상악 구치는 어떻게 처치할 것인가?

하악 구치부 치아의 결손 후 시간이 지남에 따라 상악 치아는 하악의 무치악 공간으로 과맹출된다. 이는 자유공극 뿐 아니라 하악 수복을 위한 공간을 침범한다. 대개 이러한 치아들은 건강하며 치주적으로 건전하다. 이는 상악 보철을 위한 지대치로 계획될 수 있다. 이러한 경우에 발치는 최선의 선택이 아닐 수 있으며 과맹출의 양이 전부피개와 금관을 위한 치아 형성을 하기에 너무 과도할 수 있다. 상악 구치부 분절 골절제술(segmental osteotomy)은 이러한 분획을 상방으로 재위치시키는 데 사용할 수 있다.

13. 상악동의 평균 크기는 얼마인가?

14.75cc로 9.5~20cc의 범위를 보인다. 평균적으로 너비 2.5cm; 높이 3.75cm; 깊이 3cm이다.

14. 상악동 거상시 찢어진 상악동 점막을 어떻게 처치할 것인가?

피질해면(corticocancellous) 이식재 상의 천공은 치유될 것이다. 그러나 분쇄(particulate) 이식재가 천공을 통해 이동한다면 소실될 것이다. 작은 천공은 점막이 거상됨에 따라 접히기 때문에 문제를 일으키지 않는다. 더 큰 천공은 Surgicel이나 Collatape 같은 재료로 부착되어야 한다.

15. 상악동 거상 후 즉시 임플란트를 위해 얼마나 많은 자연골이 요구되는가?

최소 4~5mm의 치조골

16. 상악동 거상술을 위한 적당한 window의 크기는 어느 정도인가?

상악동 거상술을 위한 창(window) 형성시 상악동의 전방에서 시작하여 상악동저 위로 수 mm까지 하방으로 진행한다. 창은 약 20mm 후방으로 진행한다. 상방 골절단술은 하방 골전단술 약 10~15mm 상방에 위치한다.

17. 조직 유도 재생(guided tissue regeneration)은 무엇인가?

회복기간 동안 다른 종류의 세포들이 상처부위로 이주하는데 각각의 속도가 다르다. 막이 원하지 않는 세포 종류(섬유성 결합조직)의 이주를 막는 데 사용할 수 있다. 이는 원하는 종류의 세포(골)로 상처가 재조직되는 것을 가능하게 한다.

18. 상악 전치부 골성형술(osteoplasty)의 목적은 무엇인가?

고경은 적당하나 너비가 부족한 상악 부위 임플란트 식립시 상악 전치부 골성형술이 해법이 될 수 있다. 이는 치조제 능선의 폭을 증가시키기 위한 것이다. 치조능 순측에서 전정으로 절개를 하여 점막하 절개로 치조제능까지 내린다. 치조제능에서 골막을 절개하고 골막하층에서 구개쪽으로 진행한다. 수직 골삭제는 치조능에서 코의 기저부까지 사선으로 시행한다. 순측 분획은 유동적이고 개재 골이식을 한다.

19. 면갑 골절단술(visor osteotomy)이란 무엇인가?

하악 전방부(이공 전방부)를 수직적으로 분할하고 설측 분획을 협측 분획과 비교하여 상방으로 재위치시킴으로써 하악의 수직고경을 증가시키는 술식이다.

20. 샌드위치 골절단술(sandwich osteotomy)은 무엇인가?

하악을 수평적으로 분할하여 두개측 분획을 상방으로 재위치시키고 개재 골이식을 하는 술식이다. 또한 면갑-샌드위치 골절단술(sandwich-visor osteotomy)이라고 하는 변형이 있으며, 두 가지 기법을 조합한 것이다.

21. 부분층 피부이식(split-thickness skin graft[STSG])의 적절한 두께는 얼마인가?

STSG는 다양한 두께일 수 있으며 STSG는 표피층과 일부 진피층으로 구성된다. STSG는 포함된 진피층의 두께에 따라 얇은(thin), 중간(intermediate)의, 두꺼운(thick) 것으로 분류할 수 있다. 두께는 0.010~0.025인치 사이이다.

22. 어떤 종류의 피부이식이 가장 많이 혹은 가장 적게 수축하는가?

피부이식재가 얇을수록 수축이 많아진다. 얇은 STSG는 중간의 STSG 보다 더 많이 수축하며 중간의 STSG는 두꺼운 STSG보다 더 많이 수축한다. 전층 피부이식은 거의 수축하지 않는다.

일차수축은 피부에 함유된 탄력섬유가 절개되자마자 발생한다. 이는 이식재가 제자리에 봉합될 때 극복될 수 있다. 이차수축은 술부 10일에 시작하여 6개월간 지속된다.

23. 혈장흡수(plasmic imbibition)는 무엇인가?

혈장흡수는 이식재 하방의 수혜부로부터 나온 혈장액을 피부이식재가 흡수하는 과정이다. 이는 모세관 작용에 의해 모세관 연결내로 흡수된다. 이 과정은 피부이식 초기에 이식재의 생존을 위한 것으로 약 48시간 동안 지속된다.

24. 이식된 피부는 공여부나 수혜부와 유사한가?

이식된 피부는 그것의 기원적 특성을 유지한다. 예외적으로 감각과 발한은 수여부에 더 근접하게 나타난다.

25. 전정 성형술(vestibuloplasty)의 목표는 무엇인가?

전정 성형술, 피부이식 및 구강저를 낮추는 것은 열구의 깊이를 증가시키는데 이는 의치의 측방변위를 조절하는데 도움을 준다. 피부이식은 또한 부착조직을 부여하는데 이것은 입술, 볼, 혀에 의해 올라가지 않아서 의치 안정에 도움이 된다. 피부이식은 점막에 비해 보다 편안한 부하-지지 조직을 제공한다. 피부 아래의 하악골의 흡수율은 더 느리게 진행될 것이다.

26. 전정 성형술을 위해 가능한 공여부는 무엇이 있는가?

- 피부
- 구개점막
- 협점막

27. 전정 성형술 부위에 이식을 확실히 하기 위한 스텐트 사용의 장점은 무엇인가?

스텐트는 피부를 어떠한 순협측의 외형과 설측 언더컷에도 정확하게 적합시키기 위해서 사용될 수 있다. 스텐트는 또한 부가적인 이식편 안정화를 부여하고 구강 내에서 음식물로부터 이식편을 보호해 준다.

28. 전정 성형술 부위 이식편 봉합의 장점은 무엇인가?

환자는 스텐트가 없으면 더 편안하다. 스텐트 제작과 적합 물질은 필수적이지 않다.

29. 입술 전위 과정(lip-switch procedure)은 무엇인가?

입술 전위 과정이란 변위 판막 전정 성형술이다. 절개는 순측 점막에서 이루어진다. 얇은 점막판막을 거상하여 하악의 전면에서 치조정까지 골막상방으로 박리를 진행한다. 점막판막은 하악골의 전면을 포함하도록 전정깊이로 봉합한다. 그리고 입술의 내면에 노출된 조직은 이차 치유된다. 변형법 중 하나로 하방으로 기저면을 가지는 안면부 골막판막과 함께 설측으로 기저면을 가지는 점막판막을 변위시킬 수 있다.

30. 점막하(submucous) 전정 성형술이란 무엇인가?

점막하 전정성형술은 치조제 흡수가 심하지 않으나 점막과 근육의 부착이 치조정 근처에 존재하는 상황에서 상악전정을 증진시키기 위해 이용될 수 있다. 정중절개를 통하여 점막하 및 골막하 박리를 시행한다. 두 터널 사이의 조직을 잘라서 견인될 수 있게 한다. 고정장치(splint)는 7~10일 동안 재이장되어 위치를 안정되게 한다.

31. 구강저를 낮게 하는 것은 어떻게 이루어지는가?

절개는 치조의 설측에서 이루어진다. 골막상방박리는 하방으로 이루어지고 설골근(myohyoid muscle)과 이설근(genioglossus muscle)은 부착부로부터 날카롭게 박리된다. 이설근의 상방의 절반 이상은 절대로 노출되어서는 안 된다. 그 후 점막 변연은 새로운 깊이에서 밖으로 지나가는 봉합 또는 하악골 주위(circummandibular) 봉합법으로 봉합한다.

32. 턱이 아래로 처지는 것을 방지하기 위해서 전정 성형술을 하는 동안 반드시 남아있어야 하는 이근 하부 변연으로부터의 최소 거리는 얼마인가?

근육조직의 최소 10mm는 턱이 아래로 쳐지는 것을 방지하기 위해 부착된 상태로 남아있어야 한다.

33. 상악결절 성형술(tuberoplasty)은 무엇인가?

상악결절 성형술은 구상절흔(hamular notch)을 깊게 하는 것이다. 구상절흔은 상악의치의 후방연이 안착되는 부위이다. 후방구개봉쇄는 절흔의 가장 깊은 부위에서 이루어진다. 상악결절의 수직높이가 감소한 환자는 아마도 부적절한 절흔을 가지고 있을 것이다. 구부러진 골절도로 상악결절로부터 익돌판(pterygoid plate)을 부러뜨려 유리시켜 후방으로 변위시킨다. 그 후 조직은 원래 깊이로 봉합되어 새로운 절흔을 형성한다. 이러한 술식은 성공예측성에 있어 한계를 가진다.

34. 구개 깊이는 정상이지만 심하게 위축된 상악골을 증강하기 위해 어떤 술식을 할 수 있는가?

적절한 구개원개가 여전히 남아있으면서 심하게 흡수된 상악골의 경우 Le Fort 1 골절단술(osteotomy)로 전하방으로 재위치시키고, 그 사이에 삽입 골이식(interpositional bone graft)을 시행함으로써 개선이 가능하다.

35. 구개가 얕으면서 심하게 위축된 상악골을 증가시키기 위해 어떤 술식을 할 수 있는가?

구개가 나쁘면서 심하게 흡수된 상악골에서 온레이(onlay) 골이식술은 아마도 유용할 수 있다. 이것은 갈비뼈의 온레이 골이식 또는 말발굽 모양의 피질해면 장골로 이루어질 수 있다. 이때 임플란트는 잔존상악골에 따라 가능할 수도 가능하지 않을 수도 있다. 종종 연조직 술식이 이차적으로 필요할 수도 있다.

BIBLIOGRAPHY

1. Davis WH, Sailer HF: Preprosthetic surgery. Oral Maxillofac Surg Clin North Am 6:4, 1994.
2. Fonseca RJ: Oral and Maxillofacial Surgery, 7th vol. St Louis, 2000, Saunders.
3. MacIntosh RB: Autogenous grafting in oral and maxillofacial surgery. Oral Maxillofac Surg Clin North Am 5:4, 1993.
4. Marx RE, Carlson ER, Eichstaedt RM et al: Platelet-rich plasma: growth factor enhancement for bone grafts. Oral Surg Oral Med Oral Pathol Oral Radiol Endod 85:638-646, 1998.
5. Marx RE, Morales MJ: Morbidity from bone harvest in major jaw reconstruction: a randomized trial comparing the lateral anterior and posterior approaches to the ilium. J Oral Maxillofac Surg 48:196-203, 1988.
6. Peterson LJ, Indresano AT, Marciani RD et al: Principles of Oral and Maxillofacial Surgery. Philadelphia, 1992, J.B. Lippincott.

49. 수면 무호흡증과 코골이
(Sleep apnea and snoring)

Kenneth J. Benson, DDS

1. 코골이를 어떻게 정의할 수 있는가?

코골이란 수면 상태에서 부분적으로 기도와 인두가 폐쇄되는 것을 뜻한다. 폐쇄된 기도를 통해 흐르는 공기가 코골이 소리를 만들어 낸다.

2. 코골이는 항상 폐쇄성 수면 무호흡증후군(obstructive sleep apnea syndrome[OSAS])이 있음을 의미하는가?

아니다. 비록 OSAS를 가진 환자들이 전형적으로 크게 코를 골지만, 코골이는 보통은 폐쇄된 호흡의 정도를 나타내며, OSAS를 가진 모든 사람들이 그러한 것은 아니다. 사실상, 성인 남자의 25%만이 코를 골며 이 수는 연령의 증가에 따라 60세에 60%까지 증가한다. 그러나 대부분의 코골이 환자는 병적인 것이 아니며 생활습관을 변화시킴에 따라 예방하거나 감소시킬 수 있다.

3. 다른 전형적 증상이 없는데 낮시간에 과도한 기면상태에 빠지는 코골이 환자는 OSAS일 수 있는가?

그렇다. OSAS의 다른 전형적 증상이 없다고 해서 OSAS가 아니라고 배재할 수는 없다. 코골이는 부분적인 기도의 폐쇄를 의미하기 때문에 위와 같은 증상은 더 나쁜 상태로 가는 잠재성이 있다고 이해하는 것이 중요하다.

4. 코골이의 외과적 수술법에는 무엇이 있는가?

레이저 구개수구개성형술(laser-assisted uvulopalatoplasty[LAUP])와 전기소작기를 사용한 구개수 성형술(bovie-assisted uvulopalatoplasty[BAUP])은 코골이 치료법 중 가장 많이 이용되는 술식이다. 두 술식 모두 목젖의 제거 및 다른 목젖 부분의 연구개에 1cm의 홈을 형성해 놓는 것을 포함한다. 치유 후에 연구개는 딱딱해지고, 따라서 그것의 떨림 능력이 감소되며, 코골이가 감소된다. 종종 비인두기능 부전을 피하기 위해 더 많은 조직을 제거하는 술식을 여러 번 반복해야 할 수도 있다. 술식은 보통 외래에서 국소마취하에 시행된다. LAUP나 BAUP의 장점은 심부조직의 손상의 예방과 술후 통증의 감소이며, 둘다 매우 유용한 술식이다.

5. 폐쇄성 수면 무호흡증(obstructive sleep apnea[OSA])이란 무엇인가?

OSA란 산소 헤모글로빈 농도의 적어도 2%의 감소와 함께 10초 이상 지속되는 반복적이고 불연속적인 공기흐름의 감소나 혹은 명백한 정지를 의미한다.

6. OSA와 OSAS 사이의 차이점이 있는가?

있다. 둘은 같은 과정으로 이루어지지 않는다. OSA는 객관적인 실험실 검사상의 결과가 있다. 반면에 OSAS는 수면 무호흡을 포함한다.

7. 무호흡과 호흡저하 사이에는 어떤 차이점이 있는가?

무호흡은 10초 혹은 그 이상의 공기흐름의 정지를 의미한다. 호흡감소는 총배기량의 2/3 이상의 감소를 의미한다. 두 경우 모두 적어도 2% 이상의 산소포화도의 감소를 보여준다.

8. 정상 수면 pattern에 얼마나 많은 단계가 존재하는가?

5단계의 수면단계가 있다: 하나의 속안구운동단계(rapid eye movement[REM])와 4개의 비속안구운동단계(non-REM stage)가 있다.

9. 어떤 수면 단계 동안 폐쇄성 무호흡이 가장 많이 일어나는가?

Ⅲ, Ⅳ 단계와 REM 단계인데, 이는 깊은 수면 단계이다. 인두벽의 붕괴는 이 단계 동안 가장 많이 나타나는데, 이는 근육이 가장 이완되기 때문이다.

10. OSA에 기여하는 요인에는 무엇이 있는가?

환자의 졸음을 야기할 수 있는 어떤 것이라도 모두 OSA의 요인이 될 수 있다. 술, 안정제 및 마약류 등이 좋은 예이다. 비만도 OSA의 잠재적 요소이며 알러지나 상기도 감염 또한 원인이 될 수 있다.

11. OSAS의 기본 증상은 무엇인가?

낮 시간의 과도한 졸음

12. OSAS의 다른 증상은 무엇인가?

- 아침의 두통
- 기력증
- 불안한 수면이나 밤의 빈번한 각성상태
- 고혈압

13. OSA로 의심되는 환자의 신체적 검사에서 가장 중요한 요소는 무엇인가?

OSA로 의심되는 환자라면 누구든지 두경부 전반의 검사를 반드시 해야 한다. 검사는 폐쇄나 중격의 변위, 비대성 비갑개, 알레르기성 비염의 징후를 나타내는 코의 전반적 검사도 포함해야 한다. 구강내 검사에는 비대한 편도나 과도한 연구개와 목젖, 비대한 인두벽, 거대설, 하악후퇴증 등의 검사가 포함되어야 한다. 경부 검사에서는 두꺼운 목이나 후두부의 폐쇄를 평가해야 한다. 환자에게 폐인성 심질환이나 고혈압에 대한 징후가 없는지도 검사해야 한다.

14. OSAS를 진단하기 위한 주요한 객관적 검사에는 무엇이 있는가?

수면다원검사(polysomnography)가 OSAS의 진단을 위해 가장 흔히 하는 검사이다. 다음과 같은 검사를 포함한다:

- 심전도 검사(electroencephalography[ECG])
- 흉부와 복부의 검사
- 안전도검사(electrooculography[EOG])
- 산소포화도 검사(pulse oximetry)
- 근전도검사(EMG)
- 다중수면잠복기검사multiple sleep latency tests[MSLTs])
- 뇌파전위기록술(electroencephalography[(EEG])
- 코와 구강의 공기흐름의 검사

15. 호흡기 장애의 지표(respiratory disturbance index[RDI])란 무엇인가?

RDI는 수면 1시간마다 호흡기의 폐쇄 횟수로 표현될 수 있다. 산소포화도로 표현되는 RDI는 OSAS 진단에서 가장 기본적인 임상지표이다.

16. RDI는 어떻게 측정되는가?

$$RDI = apnea + hypopnea/total\ sleep\ time \times 60$$

이 수치가 5일 때 정상으로 최고치이다.

17. 변형뮬러방법(modified Mueller technique)이란 무엇인가?

광섬유(fiberoptic) 비인두경술(nasopharyngoscopy)을 받는 동안 환자는 코와 입을 다물고 숨을 쉬려고 노력해야 한다. 이렇게 하면 술자는 구강인두 혹은 하인두계의 폐쇄를 관찰할 수 있다.

18. OSAS 환자의 처치를 위해 측면 두부 방사선 사진(lateral cephalogram)을 어떻게 이용할 수 있는가?

두부 계측 방사선 검사를 통해 임상검사 및 광섬유 비인두경술의 결과를 확인할 수

있다. 다음의 수치는 chephalogram의 정상치이다:

- SNA: 82
- SNB: 80
- Posterior nasal spine-palate(PNS-P): 35mm
- Mandibular plane-hyoid(MP-H): 15mm
- Posterior airway space(PAS): 11mm

19. 상기도 폐쇄에 관한 Fujita 분류란 무엇인가?

Type I Fujita – 구개, 목젖, 편도를 포함하는 상인두 폐쇄; 혀 기저부는 정상
Type Ⅱ Fujita – Type I + 혀 기저부의 폐쇄도 포함
Type Ⅲ Fujita – 혀기저부, 상성문부(supraglottis), 하인두부의 폐쇄, 구개부는 정상

20. 수면 무호흡은 어떻게 분류되는가?

폐쇄성, 중심성 및 혼합성

21. OSA와 중심성 수면무호흡증의 차이는 무엇인가?

OSA 환자는 정상적 흡기 호흡을 보이지만 상기도의 폐쇄가 간헐적으로 공기 흐름을 막는다. 중심성 수면 무호흡은 횡격막 신경에 횡격막의 적절한 원심성 정보를 제공하는 신경중추신경계의 호흡중추의 문제로 인해 2차적으로 발생하는 현저한 흡기의 부족이 특징이다.

22. 중심성 수면무호흡증은 누가 치료하는가?

신경과 의사나 수면치료사

23. OSA는 어떻게 분류하는가?

RDI와 SaO_2 수치를 조합한 수치는 OSA 심도를 나누는 데 좋은 측정치가 된다(표 49-1).

24. OSAS와 연관된 전신적 합병증에는 무엇이 있는가?

- 폐성심(cor pulmonale)
- 고혈압

표 49-1. OSA 분류

	RDI	SaO_2
Mild OSA	10~30	>90%
Moderate OSA	30~50	<85%
Severe OSA	>50	<60%

OSA, Obstructive sleep apnea; RDI, respiratory disturbance index.

- 낮 동안의 졸림
- 사망
- 우울증
- 저산소증
- 적혈구 증가증
- 발작

25. OSAS의 치료기준은 무엇인가?

외과적 치료는 지속적 기도양압유지(continuous positive airway pressure [CPAP]) titration)를 시행한 2일째 밤과 동일한 호흡과 수면 결과를 보여야 한다.

비외과적 치료를 받는 CPAP 환자에 있어서 치료는 다음과 같이 결정된다:

- 술후 RDI는 적어도 50% 정도 떨어져야 하는데, 이때 20이 최대치이다(예를 들면, 26의 RDI 수치를 가지는 환자는 13 이하까지는 떨어져야 하며, RDI 수치가 80 이상일 때도 20까지는 떨어져야 한다).
- 술후 SaO_2는 정상이거나 90% 이하로도 아주 짧은 시간 동안만 떨어져야 한다.
- 수면 형태가 정상적이어야 한다.

26. OSAS의 비외과적 치료법은 무엇인가?

비강을 통한 지속적 기도양압유지(CPAP)는 OSAS의 가장 효과적인 비외과적 수술법이다. 이것은 밀폐된 마스크로 구성되어 있는데 코부터 머리를 둘러싸는 형식으로 되어있다. CPAP는 인공호흡기(ventilator)와 유사한 기계로 유지된다. 비록 nasal CPAP가 OSAS를 감소시키는데 거의 100%의 효과를 가지기는 하지만 매우 심각하게 내성이 있다. 심지어 처음에는 성공적이었다고 해도 많은 환자들이 불편감 때문에 이것의 사용을 중지한다.

혀와 관련된 장치나 하악골을 위치시키는 장치는 OSAS의 다른 비외과적 치료법이다. 이러한 장치들은 혀나 하악골을 전방으로 위치시킴으로써 기도를 열어주는 효과가 있다. CPAP처럼 불편감과 장착시 불쾌감이 큰 문제점이다.

체중 감소나 알콜과 진정제 등의 섭취를 줄이는 것과 같은 환경의 교정 역시 OSAS를 감소시킨다. 이것 또한 환자의 협조도가 중요한 요소라 할 수 있다.

27. CPAP의 잠재적 합병증은 무엇인가?

마스크와 관련하여:

피부의 발진

공기가 새어나옴으로 인한 결막염

압력/공기 흐름과 관련하여:

비루

코의 건조/울혈

흉부의 불편감

상악동의 불편감

고막(tympanic membrane)의 파열

과도한 비출혈

기흉(드묾)

28. OSAS의 관리에 있어서 추가적 외과적 술식은 무엇인가?

- 기관절개술
- 이설근(genioglossus)의 전진을 동반한 하악골절제술
- Hyoid suspension
- LAUP(laser assisted uvulopalatoplasty)
- 구개수구개성형술(uvulopalatopharyngoplasty[UPPP])
- LA-UPPP
- 혀 절제술
- 상악골 & 하악골의 전진술

29. "U-triple-P"란 무엇인가?

UPPP란 구인두 기도를 전방, 상방 및 측방으로 확장시키는 외과적 술식이다. 연구개 후방을 따라서 구개수도 포함하여 편도선을 제거한다(만약 전에 제거되지 않았었다면). 편도기둥도 같이 꿰매져야 하는데, 코 부분의 점막부와 연구개 절개부위를 함께 봉합해야 한다. 이것은 OSAS의 치료를 위해 가장 널리 쓰이는 술식이다.

30. OSAS의 치료법에서 UPPP의 결과는 무엇인가?

UPPP는 OSAS 때문에 고생하는 많은 환자에게 있어 보장된 결과를 제공한다. 하지만, 성공률은 매우 다양하다.

- 코골이가 없어지는 비율: 80~100%
- 과도한 낮잠의 감소 및 개선: case의 80~100%
- 50%의 환자에서 RDI가 거의 50% 정도 감소됨

RDI가 50% 정도 감소함에도 불구하고 환자들은 여전히 뚜렷한 OSA를 가지고 있다. 그러므로 UPPP는 OSA환자에게 있어 실패율을 감소시킬만큼 개선시키지는 못한다. CPAP와 기관절제술은 OSA를 효과적으로 없애주는 가장 기본적인 술식이다.

31. UPPP의 잠재적 합병증은 무엇인가?

출혈이 가장 기본적인 술후 합병증이다. 연인두기능부전(velopharyngeal insufficiency)은 환자의 5~10% 정도 나타나는데 매우 드물지만 나타나면 영구적이다. 비인두 강직 역시 드물지만 합병증의 하나다. 기타 합병증으로는 구강건조증, 목구멍의 긴장, 구역반사의 증가 등이 있다.

32. OSAS에서 LAUP의 역할은 무엇인가?

LAUP는 코골이 치료에 있어서 매우 효과적인 술식으로 85~90% 정도의 성공률을 보인다. 그러나 OSAS 치료에 있어 LAUP의 효과는 잘 정립되어 있지 않다. 코골이와 OSAS는 아마도 비슷한 병리적 진행과정을 보이지만 LAUP가 효과적인지 아닌지에 대해서는 여전히 정의내리기가 어렵다. 그러므로 통용되는 추천법은 코골이나 OSAS 환자에 있어서 수술 이전에 미리 수면에 대한 연구가 행해져야 한다는 것이다. OSAS 치료에 있어서 LAUP가 유용한지에 대해서는 여전히 부가적 연구가 필요하다.

33. 구인두 폐쇄를 갖고 있는 OSAS 환자에 있어서 가장 적절한 1단계의 외과적 술식은 무엇인가?

UPPP는 코골이에서는 매우 뛰어난 수술법이나 이러한 폐쇄를 가진 OSAS 환자에서는 40% 정도의 성공률만을 보인다.

34. 구인두 및 하인두 폐쇄를 가진 OSAS 환자의 가장 적절한 1단계 외과적 술식은 무엇인가?

UPPP와 이설근(genioglossus) 전진술. 수정된 설골근절개술(hyoid myotomy)은 1단계 외과적 술식에서 이용된다.

35. 1단계 술식 다음 단계는 무엇인가?

CPAP 치료는 6개월간 지속되며, 각 기간마다 수면다원검사가 재시행되어야 한다. 만약 1단계 치료가 성공적이지 못하다면 2단계 수술로 진행되어야 한다. 2단계 수술은 악교정 수술이 포함되어야 하는데, 이는 상악골과 하악골의 전진술로 이루어진다.

36. OSAS의 가장 효과적인 외과적 술식은 무엇인가?

기관절개술

37. OSAS 치료에 있어서 상하악골 전진술(maxillomandibular advancement[MMA])의 성공률은 어느 정도인가?

많은 사람들이 MMA를 기관절개술을 대체할 수 있는 가장 믿음직한 수술법이라고 여긴다. 비록 장기간의 연구결과는 없으나, 최근 결과에서 수면다원검사시 MMA는 100%의 효과를 보이는 것으로 나타났다. MMA는 기도의 공간을 넓혀주므로 매우 효과적인 술식이다.

BIBLIOGRAPHY

1. Davila DG: Medical considerations in surgery for sleep apnea. Oral Maxillofac Surg Clin North Am 7:205-217, 1995.
2. Hausfeld JN: Snoring and sleep apnea syndrome. In: American Academy of OtolaryngologyHead and Neck Surgery Foundation: Common Problems of the Head and Neck. Philadelphia, 1992, Saunders.
3. Munoz A: Sleep apnea and snoring. In Jafek BW, Stark AK (eds): ENT Secrets. Philadelphia, 1996, Hanley & Belfus.
4. Nelson PB, Riley RW: A surgical protocol for sleep disordered breathing. Oral Maxillofac Clin North Am 7:345-356, 1995.
5. Nimkam Y, Miles P, Waite P: Maxillomandibular advancement surgery in obstructive sleep apnea syndrome patients: long-term stability. J Oral Maxillofac Surg 53:1414-1418, 1995.
6. Prinsell J: Maxillomandibular advancement surgery: a site-specific treatment approach

for obstructive sleep apnea in 50 consecutive patients. Chest 116:1519-1520, 1999.
7. Riley R, Troll R, Powell N: Obstructive sleep apnea syndrome: current surgical concepts. Oral Maxillofac Surg Knowl Update 2:79-97, 1998.
8. Riley RW, Powell NB, Guilleminault C: Maxillofacial surgery and obstructive sleep apnea: a review of 80 patients. Otolaryngol Head Neck Surg 101:353-361, 1989.
9. Sher AE: Obstructive sleep apnea syndrome: a complex disorder of the upper airway. Otolaryngol Clin North Am 23:593-605, 1990.
10. Tina B, Waite P: Surgical and nonsurgical management of obstructive sleep apnea. Principles Oral Maxillofac Surg 3:1531-1547, 1992.

50. 안면 합성이식재: 생체재료와 외과적 방법 (Facial alloplactic implant: biomaterials and surgical implementation)

Steven G. Gollehon, DDS, MD, FACS, and John N. Kent, BA, DDS, FACD, FICD

1. Alloplast(합성이식재)란 무엇이며, 합성재료는 현대의 외과의사들에게 어떤 이점을 주는가?

Alloplastic(합성의)라는 용어는 *synthetic*과 같은 뜻이다. 즉, 무기재료로 만들어졌으며 동물이나 인체요소를 포함하지 않는다는 것을 뜻한다. 합성재료는 통상적인 외과적 재건문제를 해결하기 위해 미리 만들어져 공급되므로 자가이식술이 필요 없고 공여부의 손상도 없다. 또한, 수술시간을 단축시키고 복잡한 외과적 술식을 줄일 수 있다.

2. 합성이식재의 선택에 생체적합성이 중요한 인자인가?

합성이식재의 성공률은 주위 숙주조직(host tissue)에의 생체적합성에 달려있다. 재료의 생체적합성은 이식재 자체의 화학적 물리적 성질, 외과적 술기, 이식부위 및 매식재의 숙주반응에 영향을 받는다. 이러한 인체와 재료간의 복잡한 상호작용이 지난 반세기 동안 재료의 발달과 공학의 발전에도 불구하고 아주 소수의 재료만 남게 되었는지를 설명해준다.

3. 합성이식재의 시술 후 최종 치유단계에서 어떤 "barrier protection"이 장기적인 매식성공을 위해 중요한가?

합성이식재 시술 후의 최종 치유단계에서는 섬유결체직 반흔(fibroconnective

tissue scar) 으로 둘러싸는 것이 필요하다. 이러한 최종 조직의 형성은 합성재료의 공여부 적용시 만들어지는 주변 조직의 초기 급성 염증반응으로부터 시작된다. 이 반응은 만성화되면서 이물반응에 의해 육아조직이 둘러싸이게 되고 섬유성 반흔으로 서서히 발전한다. 이 과정으로 숙주조직으로부터 "이물" 합성재료를 방어하는 차단막(barrier)을 형성한다. 어떤 면에서 보면, 모든 합성재료는 섬유성캡슐(fibrous encapsulation)을 만들게 된다. 여러 가지 성상 특히 매식재의 표면특성은 이러한 캡슐의 구성요소와 정도에 영향을 주는 것처럼 보인다.

4. 합성이식재의 성공적인 착상을 위한 중요한 조직 특성은 무엇인가?

합성이식재의 구성요소가 분명히 생체적합성에 영향을 주지만, 합성이식재를 이식하는 해부학적 위치나 외과적 술식이 장기적인 임상적 성공에 거의 비슷하거나 때로는 더 큰 영향을 준다. 생체적합재료가 이식되어야 하는 적합한 조직층에 안전하게 이식되는 것은 분명히 재료를 다루는 외과의사의 책임이다.

혈행과 연조직의 피개를 위해서 매식재가 놓일 조직의 성질을 조심스럽게 검사해야 한다. 문제의 부위에 방사선조사 병력이 있는 환자의 경우는 미생물의 침입에 대한 적절한 염증반응을 일으킬 혈행이 감소되어 있어 이식재가 오염되거나 이차감염을 유발하게 되므로 이식을 할 수 없다.

이식재를 덮을 조직은 충분히 두꺼워야 한다. 이식재를 덮고 있는 조직이 얇으면 창상열개, 이식재 노출 및 술후 탈락 가능성이 아주 높다. 진피 직하방에 위치하거나 피하조직이 얇은 곳에 이식될 때 특히 이식재가 충분한 유연성이 없거나 조직이 심한 유동성이 있는 경우 연조직이 점점 얇아지게 된다. 모든 경우에 덮고 있는 피부의 진피층은 하부의 무혈관성 이식재의 압박으로 얇아진다.

5. 염증이 있거나 만성 감염된 조직에 이식된 합성이식재의 후유증은 무엇인가?

오염되었거나 감염된 조직에 이식된 합성재료는 감염 기회가 매우 높아지고 따라서 실패하기 쉽다. 많은 이식재가 숙주의 혈관이 자라 들어오지 못하기 때문에 미생물 부착이 쉬운 많은 이식재의 표면친화성에 혈행까지 결손되면 합성이식재는 환경에 적응하지 못하게 된다. 합성재료의 생착에는 적적한 무균수술과 청결한 조직층이 무엇보다 필요하다.

6. 이상적인 합성이식재의 성질은 무엇인가?

Kent 등은 이상적인 안면 이식재료의 요구사항을 다음과 같이 설명했다:

1. 재료는 즉시 사용할 수 있도록 블록 또는 미리 조각된 형태이거나 조각이 쉬워야 한다.
2. 반복적인 멸균 소독이 가능해야 한다.
3. 골의 표면과 안모의 형태에 맞게 구부러지거나 조작성이 있어야 한다.
4. 임상적인 변형을 위해서 낮은 팽창계수를 가져야 하며 유동성, 탈락, 흡수를 일으키는 기억특성이 없어야 한다.
5. 조직이 빠르게 안으로 자라 들어와 골이나 주위조직에 즉시 고정될 수 있도록 다공성 표면을 가져야 한다.
6. 연조직이나 근육의 당김으로 인해 이식재 하방에 골의 변형 또는 흡수가 임상적으로 뚜렷하지 않아야 한다.
7. 임상의가 이식재의 크기를 예측할 수 있도록 이식재의 표면을 덮는 연조직의 재분배가 최소화되어야 한다.
8. 치유된 이식재 기질은 전반적인 물리적 특성이 골 및 피개 연조직과 유사해야 한다.
9. 석회화 조직의 성장과 안정성에 대한 요구조건을 만족시킬 수 있도록 골전도성을 갖거나 골친화력이 있어야 한다.
10. 충분치 못한 두께의 피부 피개시 불쾌한 색깔을 가지면 안 된다.
11. 외과적 결과가 불만족스러울 때 쉽게 제거되어야 한다.
12. 필요에 따라 추가 증강술이 가능해야 한다.
13. 생체적합성이 매우 좋아야 하며 국소 또는 전신적 독작용이 없어야 한다.

두개안면부의 증강술을 위한 모든 요구 조건을 만족시키는 재료는 없지만 많은 폴리머나 세라믹들이 어느 정도는 충족시키고 있다(표 50-1).

7. 수술실에서 합성이식재를 다룰 때 어떤 특별한 기술이 필요한가?

합성생체재료를 이식받을 환자는 수술하는 동안 항생제를 정맥투여 하고 술후에는 경구투여한다. 포도상구균(*Staphylococcus*) 또는 연쇄상구균(*Streptococcus*)의 감염(삽입경로에 따라 다르다)을 막기 위해 1세대 세팔로스포린 1g 또는 클린다마이신 600~900mg을 투여한다. 우수한 임상 결과를 얻기 위한 특별한 항생제 용량이나 투여 기간은 알려진 바 없다. 추가적인 항생제의 사용을 위해 친수성 재료의 경우 삽입 전에 항생제에 적시거나 담가 사용할 수 있다. 마지막으로 이식재는 삽입 직전까지 멸균포장

표 50-1. 주로 사용되는 안면 합성이식재 : 임상적 고려사항

	Solic silicone rubber	PMMA	Porous PMMA	Ha PTFE	Expanded PTFE	Meshed polymer	Porous polyeth-ylene	Dense ha	Pporous ha
Surface porosity	–	–	+	+	–	+	+	–	+
Modules of elasticity	–	–	–	+	–	+	–	–	–
Memory	–	±	±	+	–	+	±	±	±
Adaptability	+	+	+	+	+	+	–	–	–
Color	+	+	+	+	+	+	+	+	+
Ease of removal	+	+	–	+	+	–	–	+	–
Osteophilic	–	–	–	+	–	–	–	+	+
Displacement	–	–	+	+	–	+	+	+	+
Bone resorption	–	–	–	–	±	±	±	+	+
Soft tissue reaction	+	–	–	+	+	–	+	+	+
Degradation	+	+	+	+	+	–	+	+	+

+, Advantages; –, disadvantages; *PMMA*, polymethylmethacrylate; *HA*, hydroxyapatite; *PTFE*, polytetrafluoroethylene.

상태로 유지한다. 이식재를 다루는 기구는 청결하여야 하며 장갑을 낀 손으로 만지는 것은 최소화해야 한다. 혹자들은 이식재를 다룰 때 소독된 새 장갑으로 교체해야 한다고 주장한다. 매식재의 표면에 박테리아 감염을 방지하기 위하여 주위 피부, 연조직 및 구강 등으로의 접촉을 최소화해야 한다. 아직도 이러한 방법들이 술 후 감염을 방지하는 뚜렷한 효과가 있다는 보고는 없다. 그러나 이러한 주의사항들이 오염을 제한함으로써 이식 성공률과 생존율을 증가시킬 것이다.

8. 디메틸실록산(dimethylsiloxane[silicone]) 이식재의 장점은 무엇인가?

폴리머직물이 첨가되거나 없는 실리콘 고무 이식재(silicone rubber implant)가 전두부, 관골, 비부(코), 이부, 측비부(paranasal), 안와, 상악골, 광대뼈, 비배부(nasal dorsum), 비지주(columella), 귀 및 하악골 결손의 증강에 사용되어 왔다. 가슴 성형의 논란으로부터 파생된 최근의 비판에도 불구하고 실리콘 매식체는 1950년대부터 사용되어왔다. 미리 가공된 실리콘은 상업적으로 안면 성형에 유용하고, 특별한 안모변형증을 위해 실온에서 형태를 조각할 수도 있다. 이식체의 움직임이나 돌출이 큰 문제이지만, 수술시 칼이나 가위로 조각이 쉽고 스크류나 봉합사로 고정이 쉬운 것은 장점이다. 구부릴 경우 돌출이나 흡수를 일으키기 쉬우므로 골면에 적합 후 형태를 유지하려는 재료의 "기억성"이 요구된다. 실리콘 이식체는 조성에 변화 없이 증기멸균소독이나 방사선으로 쉽게 소독할 수 있다. 또한, 실리콘은 조직에 부작용이 없고 조직의 내증식 없이 얇거나 중등도의 섬유성 조직으로 캡슐이 형성되고, 적절한 연조직 피개와 골이 유지되면 조직 반응이 좋으므로 외과적으로 널리 사용되고 있다. 재료의 유지력을 증가시키기 위해 다공성의 실리콘과 Dacron을 Silastic Medical Grade Adhesive Type A(Wright Dow Corning)로 실리콘에 접착한 것 등이 사용된다. 다공성실리콘은 기능적 하중과 유동조직에 의해 이식체가 찢어지거나 파절되지 않을 부위에만 성공적으로 사용된다.

9. Polytetrafluoroethylene(PTFE)의 발달로 무엇이 이루어졌는가?

PTFE는 원래 1980년대에 Proplast로 판매되었으나 FDA는 TMJ 재건을 위한 glenoid fossa 의 재건과 같은 기계적 하중을 받는 부위에서 재료의 분쇄와 이물반응 등의 이유로 시장에서 제외시켰다. 이는 다시 PTFE의 확장된 다공성 폴리머인 GORE-TEX로 생산되어 두개안면변형과 관련된 골과 연조직의 피하증강술에 효과적으로 사용되고 있다.

GORE-TEX는 1, 2, 4mm의 sheet 형태로 쉽게 재단할 수 있으며 개방 또는 폐쇄성 술식으로 피하에 사용된다. GORE-TEX는 많은 동물실험에서 보여준 것처럼 최소의 이물반응으로 섬세한 섬유성 캡슐로 둘러싸인다. 이 재료의 미세다공성 구조는 최소한의 조직 내증식을 허용하므로 이식재를 안정시키지만 필요시에 제거하기도 쉽다. FDA는 1994년에 안면적용을 승인하였으며 입술, 비순구, 미간, 비배부 및 안면의 피하결손부의 피하 매식재로 상용되고 있다. 또한 중안면, 협골 및 하악골 부위의 증강에도 널리 사용된다. 소섬유성 구조는 10~30㎛의 다공성 구멍을 가지는 서로 연결되지 않는 면을 구성하고 있다. 이것이 미세혈관의 내증식과 최소한의 섬유결체조직의 캡슐화를 허용한다.

10. 최근에 polyethylene을 사용하는 이유는 무엇 때문인가?

Polyethelene(Medpor)는 비흡수성의 다공성(125~250㎛) 재료로 강한 인장강도를 갖고 있다. 이 생체적합성 재료는 안모변형증의 재건술시에 조각이 가능하고 조절이 가능하여 3차원적으로 적합시킬 수 있다. 동물실험에서 최소한의 이물반응과 polyethylene 매식체가 얇은 섬유성 캡슐로 둘러싸임을 확인하였으며, 또한 이 캡슐은 심각한 수축을 일으키지 않았다. Medpor의 다공성 구조는 빠른 혈관의 내증식을 허용하지만 단단하고 조각이 힘들며 진정한 골전도를 일으키지는 않는다(제한된 골의 내증식이 보이기는 한다). 최근에 이 재료는 측두부 외형재건과 중안면, 하악골의 재건에 사용되고 있다.

11. Polymethylmetacrylate(PMMA)의 매식체로써의 단점은 무엇인가?

아크릴 생체재료는 acrylic 또는 methylacrylic acid의 polymerized ester 유도체이다. 정형외과에서는 관절보철물을 위한 골접착제(bone cement)로 오랫동안 사용되었는데, 수술 중에 monomer액과 polymer분말을 혼합하여 만드는 PMMA 수지로 단단하고 거의 투명한 플라스틱이다. 불행하게도 PMMA는 사양길에 접어들었다.

- PMMA는 혼합시 냄새가 심하다.
- 증발체는 기형유발물질로 임산부나 가임여성은 수술실 밖으로 피해야 한다.
- 두 폴리머의 중합(8~10분)에 의한 발열반응이 80℃까지 올라갈 수 있다. 높은 열에 의한 인접 조직의 이차적인 손상을 막기 위해서 차가운 관류가 필요하다.
- 박테리아는 이 재료의 표면에 높은 부착성을 갖고 있다. 따라서 미생물이 상주하고

있는 구강이나 부비동과 같은 부위에는 사용할 수 없다.

12. 어떻게 PMMA의 단점을 피할 것인가?

- 술전 wax-up 모델을 만들고 인상을 채득하여 석고모형을 만든다. 이 모형상에서 정확한 아크릴 재료를 만들고 가스 소독을 하여 수술실로 가져가 이식한다. 정확한 적합을 할 수 있고, 수술시간을 줄이며 중합열에 의한 조직의 손상이 없다.

미생물의 증식을 억제하고 매식의 실패를 줄이기 위하여 아크릴 혼합물에 항생제를 섞을 수 있다.

- PMMA가 단단하지만 충격에 의한 파절을 방지하고 두개골의 강도와 거의 같도록 만들기 위하여 metal mesh를 부가적으로 사용하기도 한다.

13. 현재 가장 널리 사용되는 PMMA의 용도는 무엇인가?

PMMA 는 전두부의 외형조절과 두개골의 전층결손시 두개골성형술(cranioplasty)에 가장 흔히 사용된다.

14. HTR-PMI란 무엇인가?

Hard tissue replacement(HTR)은 PMMA 복합체와 polyhydroxylethylmethacrylate의 혼합물이다. 큰 강도와 서로 연결된 다공성 구조를 가지고 있으며 친수성을 가지며, 표면에 음전하를 띠는 calcium hydroxide로 코팅되어 있다. 임상적으로 치과와 악골의 매식술에 과립형 골이식재로 사용한지는 오래되었으며, 또한 컴퓨터 단층촬영을 통해 환자의 결손부를 맞춤 제작하는 두개안면 매식재로도 사용할 수 있다 (HTR-PMI; Walter Lorenz Surgical, Jacksonville, Fla). 두개, 전두부 및 안와 부위의 자가이식으로 충분치 못하거나 공여부의 결손이 커져 심각한 손상이 우려되는 큰 결손이나 전층 결손에 유용하게 사용할 수 있다.

15. Calcium phosphate ceramic의 장점과 단점은 무엇인가?

수산화인회석(hydroxyapatite)과 관련된 칼슘재료는 서로 상호작용하여 골조직의 중요한 부분이 된다. 현재의 모든 calcium phosphate 생체재료들은 **polycrystalline ceramic**으로 분류될 수 있다. 다공성이거나 단단한 세라믹의 어떤 형태도 생체내에서 흡수되지 않으므로 영구적인 골매식체로 사용할 수 있다. Calcium phosphate 재료들은 그 기계적 성질에 따라 용도가 제한된다. 이 재료들은 낮은 충격저항과 상대적으로 낮은 강도를 가져 깨지기 쉽다. Calcium phosphate ceramic의 생체적합성은 매우 우수하며 신체 반응은 고형이든지 다공성이든지 전형적이다. 이들은 자연적인 bone-cementing 기전에 의해 골과 직접 결합되는 것으로 보인다; 골이 섬유성 조직의 개입 없이 침착된다. 이런 합성재료들의 큰 장점은 직접적인 조직의 내증식으로 주변 조직과 결합되는 골전도 능력이다.

불행하게도 이 합성재료들은 골전도 가능성이 없다. Hydroxyapatite 과립은 1980년대 초반에 악안면재건 특히 치조제 증강술에 유용하게 사용되었다. 블록형태(Interpore, CeraMed)는 안면골 골절단 후 사이에 끼워 넣는 이식재료로 성공적으로 사용되었다; 그러나 파절이나 균열의 성질 때문에 하중을 받는 부위에는 사용되지 못하였다. 비세라믹 hydroxyapatite는 분말과 용액의 형태로 사용된다. 두 가지 형태는 수술 중에 혼합하여 골결손부를 채우는 데 사용한다. 이식 후 10~15분 이내에 재료는 직접 결정화 과정을 거쳐 순수 hydroxyapatite를 형성하게 된다. 최근에는 Bone Source와 CRC 두 가지 형태의 calcium carbonate cement 가 사용된다. 최근 이 시멘트들은 뚜렷하게 골내 증식하는 소견을 보여 합성재료는 결과적으로 이 시멘트로 대체될 것이다. 이것이 사실인지 밝힐 전향적 연구가 필요하다.

16. 합성안면 매식체의 이식시 구강내와 구강외 접근법의 차이는 무엇인가?

어떠한 이식체나 안면 매식재의 생착을 위해서는 과도한 인장력 없이 자연 또는 이식된 조직의 적절한 피개가 필요하다. 안모 증강술을 위한 구강외 접근법은 정확한 위치와 쉬운 접근이 장점이다. 구강내 접근법은 흉터가 보이지 않는 장점은 있지만 감염률이 높다.

17. 안면 합성재료의 장기적인 성공을 위한 수술 전후 및 수술 중에 고려할 사항은 무엇인가?

매식체는 과도한 반흔이나 방사선 치료를 받은 부위에서 떨어진 건강한 조직 부위에 이식되어야 한다. 매식체가 다공성이거나 골친화력이 있는 것이라면 골막 바로 상부의 포켓에 넣거나 골면에 직접 닿도록 가능하면 깊이 매식해야 한다. 술전에 해부학적 구조를 확인, 계측하고, 안모석고모형이나 3차원 영상을 이용하여 정확한 매식을 하도록 한다. 매식체를 조각할 때는 수시로 칼을 새것으로 교체하여 끝부분을 얇게 만들어 촉진되지 않게 한다.

특히 구강내 접근시에는 하층봉합으로 매식체를 넓고 단단하게 고정하는 것이 추천된다. 매식체의 다공성표면을 압박하는 것은 피해야 한다. 수술 전후에 적절한 항생제 요법을 사용하며, 다공성 매식체는 항생제 용액에 침수시키거나 진공수화시킨다. 매식체는 봉합사, 강선 또는 스크류로 단단히 고정하고 사강(dead space)이나 혈종형성을 최소화하도록 압박드레싱을 한다.

18. 환자 동의서를 받기 위해 증강재료와 술식에 대해 환자가 숙지해야 할 정보는 무엇인가?

매식의 성공은 물리적 특성, 생물학적 반응, 적절한 준비와 조작, 임상경험, 외과적 기술 및 술후 환자의 관리에 달려있다. 적절한 선택과 설명을 통한 환자의 승낙은 매우 중요하다. 가능한 합병증은 다음과 같다:

- 감염
- 약물, 마취, 외과적 술식에 대한 부적절한 반응
- 불량한 치유
- 혈종
- Seroma
- 운동 또는 감각신경의 손상이나 자극
- 신경통(neuralgia)
- 감각의 상실
- 이물 매식체에 대한 과민증
- 이전부터 지속되어온 술전부터의 증상이 계속됨
- 주변조직의 변화
- 매식체의 위치이동
- 돌출이나 구조적인 실패
- 추가수술의 필요

19. 하악골의 이부, 상행지 또는 하연에 매식체를 삽입하기 위해 어떤 구강내 또는 구강외 접근법을 이용할 수 있는가?

이러한 결손이 수직적 또는 수평적이든 구강내 또는 구강외 접근법으로 수정할 수 있다. 안면 3차원 CT영상이나 안모석고 모형에서 정확히 측정하여 매식체를 미리 제작하고 조각할 수 있다. 자가골이나 hydroxyapatite 이식으로도 이러한 결손을 잘 수정할 수 있다. **구강내 접근법**으로는 하악 이부의 접근을 위해 표준 이부성형술의 절개를 시행하고; 상행지의 경우는 상행지 골절단 시와 같은 수직 전정절개를 골막까지 한 후 골막하 박리를 상행지와 하악각의 측면을 따라 박리한다. 하악 하연은 curved elevator를 이용하여 하악골 하연에 붙은 연조직을 박리하여 후방 상행지에 이르도록 한다. 적절히 형성된 하악각 매식체를 골막하 포켓에 넣고 골고정 스크류로 매식체를 하악골의 외측 피질골에 단단히 고정한다.

하악골 우각부와 하연의 증강술을 위한 **구강외 접근법**은 표준 하악하 접근법을 이용한다. 변형 리스돈 절개(modified Risdon incision)를 하고 피하지방층을 지나 활경근(platysma m)까지 들어간다. 활경근은 끝이 둔한 지혈 겸자로 분리한다. 하악골 하연 바로 하방을 지나는 안면신경의 경부 및 하악연 가지를 찾기 위해 2mA로 맞춘 신경검사기(nerve tester)를 사용한다. 분리된 활경근을 상부와 하부로 견인하면 심부경막의 천층이 노출된다. 안면신경이 이 층에 있으므로 매우 주의하여야 한다. 신경을 만나면 조심스럽게 상부로 견인한다. 또한, 앞쪽에는 안면동맥과 안면정맥이 악하임파절과 함께 보인다. 매식체를 삽입하는 데 방해를 받는다면 이 혈관들은 잘라 결찰한다. 수술동안 이 혈관들이 손상 받으면 술후 혈종이 생기고 감염이 없더라도 성공에 지장이 있으며 재수술을 요할 수도 있다. 신경과 혈관들을 처리한 후에는 하악각의 후외측연을 따라 pterygomasseteric sling 아래로 박리를 진행한다. 매식재를 손상 없이 위치시키고 적절하게 고정한다. 수술부위는 항생제를 용해시킨 생리식염수로 충분히 세척하고 흡수성 봉합사로 층별 봉합을 시행한다. 하악각 부위에 Jobst jaw bra를 위치시키고 4 × 4인치 크기로 드레싱을 술후 48시간 동안 유지하여 부종을 최소화한다. 대부분의 환자들은 1~2일 만에 일상생활로 돌아갈 수 있으므로 이러한 술식에 대해 잘 받아들인다.

20. 어떻게 비대칭 하악골 과잉을 수정할 것인가?

하악 과두 과성장을 동반하고 수직적 하악 하연의 과잉으로 하악골이 외측으로 휘어져 있는 환자는 일반적으로 구강내 전정부 절개를 통하여 하악골 하연의 절단술이나 수평 쐐기골 절제술(horizontal wedge osteotomy)이 필요하다. 이 방법으로 하악골 하연을 수정하는 경우 자가골을 얻을 수 있으며 반대편 하악각이나 하악 하연의 증강에 사용할 수 있다. 수평쐐기골 절제술은 하악골 하연과 연조직을 상방으로 재위치시킬 수 있지만, 어려운 하치조신경의 재위치가 필요하다.

21. 이부 증강술을 시행하기 전 매식재의 수직적 및 수평적 크기에서 고려할 것은 무엇인가?

하악골 이부의 수평경사골절단(sliding horizontal osteotomy)의 다양성은 이미 잘 알려져 있으며 비대칭 이부의 수직적 높이의 조절 및 전후방 돌출도를 수정하는 데 많이 사용되고 있다. Hydroxyapatite 블록이나 자가골 이식은 길이를 늘리는 데 유용하다. Silicone rubber와 다른 폴리머 매식재는 이부 주위의 외형을 수정하는데 성공적으로 사용되며 때때로 수평골절단과 동시에 시행되기도 한다.

22. 하악골 이부 증강술에는 어떤 접근법이 가장 좋으며, 절단된 골과 매식재는 어떻게 고정하는가?

골절단과 매식체의 삽입을 위해 가장 쉬운 방법은 구강내 접근법으로 점막절개를 전방 전정부에서 이근(mentalis muscle)을 통해 하방까지 도달한다. 매식체 장착 후 연조직을 전방으로 당기기 위해 이부와 하악골 하연의 연조직을 완전히 벗긴다; 수평골절단을 할 때에는 연조직이 이부에 붙어있도록 둔다. 매식재는 스크류나 봉합사로 고정하고 절단된 이부는 금속판과 스크류로 고정한다.

23. 관골의 결손을 수정하기 위한 관골복합체의 골절단과 관골매식재 삽입은 어떤 차이가 있는가?

상하악골의 변형증을 수정하기 위한 일반적인 골절단술 후 잔존된 관골돌기의 함몰과 편평함에 대해서는 앞에서 더 명확하게 설명하였다. 때때로 관골 결손은 그런대로 괜찮은 수준에서 관골복합체의 골절단을 필요로 하기도 한다. 자가 조직의 이식은 가끔은 2차적인 흡수로 인해 예측이 불가능하다. 이 문제를 해결하기 위하여 합성재료를 사용한다.

24. 어떤 매식재료가 관골매식에 사용되는가?

Hydroxyapatite 입자를 사용할 수 있으나 원하는 이식부위에서 이동되는 것을 막아야 하며 이는 기술적인 문제이다. 블록형의 hydroxyapatite는 안와하 증강에는 성공적으로 사용된다; 그러나 부서지기 쉬운 성질 때문에 관골 측면의 증강에 사용하기는 어렵다. polyethylene(Medpor)이 이런 면에서는 안면골의 증강에 더욱 간단하게 사용할 수 있고 예측 가능하다.

25. 관골매식재의 삽입에는 어떤 외과적 접근법을 사용하며 어떻게 고정하는가?

관골 증강을 위한 구강내 접근법은:

1. 상악 견치에서 소구치 부위까지 일반적인 수평전정절개를 하고 상악골 전면과 관골을 덮고 있는 안면근육을 통과한다.
2. 안와하연의 내측에서 관골체 부위까지 골막하 박리를 완전하게 한다.
3. 안와하신경은 손상을 막기 위해 잘 박리해둔다.
4. 매식재를 연조직 포켓에 적절히 맞도록 조각하여 스크류, 봉합사 또는 강선으로 고정한다.

26. 코의 배부에서 안장형 비변형(saddle nose deformity)을 교정하기 위해 합성재료를 어떻게 사용하는가?

안장형비변형은 비배부(nose dorsum)의 불충분한 복면돌출(ventral projection) 때문이다. 이것은 때때로 선천적이지만 외상, 감염, 또는 비중격의 과도한 절제 때문에 발생하기도 한다. Saddle은 골 또는 연골부분에만 생기기도 하고 같이 포함되기도 한다. 교정을 위한 지침은 외형적인 것뿐 아니라 내부 비강내 공기흐름의 기능분석을 같이 해야 한다. 비 배부의 붕괴는 비강내 공기흐름에 손상을 주고 이로 인해 점점 아래쪽으로 saddle이 크게 형성된다. 합성매식재가 유용하며 이 목적을 위하여 사용하기 쉽고 변형되지 않으며 흡수는 무시해도 된다. 반면에 오랫동안 지속되면서 돌출될 수 있고, 또는 해부학적 위치 때문에 감염이 발생하기도 한다.

27. 두개안면 결손에서 합성매식재의 역할은 무엇인가?

두개안면 결손의 재건을 위한 합성재료는 최근에 많이 사용되고 있으며 예후도 좋은 편이다. 이 결손은 일반적으로 두정부절개(coronal incision)를 통하여 골막하 박리 후 결손부를 노출시킨다. 상안와연의 상부와 측부를 박리할 때 천측두근막의 심층 바로 하방의 안면신경의 측두 분지를 다치지 않도록 조심스럽게 박리한다. 결손부가 노출되면 하방의 뇌막(dura)은 철저하게 신경외과적으로 평가하고 필요하면 pericranium이나 동결건조뇌막(lyophilized dura)으로 복원한다. PMMA나 calcium carbonate cement 등을 포함하는 다양한 합성증강재료들이 사용된다. 자리를 잡고 고정하면 외과용 버로 심미적인 외형을 조절한다. 적절한 술 후 강도와 유지를 위하여 쉽게 titanium mesh로 보강할 수 있으며 추가적인 방호와 환자에게 안정감을 준다.

BIBLIOGRAPHY

1. Artz JS, Dinner MI: The use of expanded polytetrafluoroethylene as a permanent filler and enhancer: an early report of experience. Ann Plast Surg 32:457-462, 1994.
2. Bessette RW, Casey DM, Shatkin SS et al: Customized silicone rubber maxillofacial implants. Ann Plast Surg 7:453-457, 1981.
3. Chisholm BB, Lew D, Sadasivan K: The use of tobramycin-impregnated polymethylmethacrylate beads in the treatment of osteomyelitis of the mandible: report of three cases. J Oral Maxillofac Surg 51:444-449, 1993.
4. Eppley BL: Alloplastic implantation. Plast Reconstr Surg 104:1761-1783, 1999.
5. Eppley BL, Prevel CD, Sadove AM: Resorbable bone fixation: its potential role in craniomaxillofacial trauma. J Craniomaxillofac Trauma 2:56-61, 1996.
6. Kent JN, Craig MA: Secondary autogenous and alloplastic reshaping procedures. Atlas Oral Maxillofac Surg Clin North Am 4:83-105, 1996.
7. Kent JN, Misiek DJ: Biomaterials for cranial, facial, mandibular and temporomandibular joint reconstruction. In Fonseca R, Walker R (eds): Oral and Maxillofacial Trauma, 2nd vol. Philadelphia, 1991, Saunders.
8. Kent JN, Misiek DJ, Kinnebrew MC: Alloplastic materials for augmentation in cosmetic surgery. In Peterson L (ed): Principles of Maxillofacial Surgery, 3rd vol. Philadelphia, 1992, J.B. Lippincott.
9. Lacey M, Antonyshyn O: Use of porous high-density polyethylene implants in temporal contour reconstruction. J Craniofac Surg 4:74-78, 1993.
10. Lin PH, Hirko MK, von Fraunhofer JA et al: Wound healing and inflammatory response to biomaterials. In Chu CC, von Fraunhofer JA, Greisler HP (eds): Wound Closure Biomaterials and Devices. New York, 1997, CRC Press.
11. Maas CS, Gnepp DR: Expanded polytetrafluoroethylene (GORE-TEX soft tissue patch) in facial augmentation. Arch Otolaryngol Head Neck Surg 119:1008-1017, 1993.
12. Park JB, Lakes RS: Polymeric implant materials. In Park JB, Lakes RS (eds): Biomaterials: An Introduction. New York, 1992, Plenum.
13. Ripamonti U, Petit JC, Moehl T et al: Immediate reconstruction of massive cranio-orbito-facial defects with allogeneic and alloplastic matrices in baboons. J Craniomaxillofac Surg 21:302-308, 1993.
14. Rubin JP, Yaremchuk MJ: Complications and toxicities of implantable biomaterials used in facial reconstructive and aesthetic surgery: a comprehensive review of the literature. Plast Reconstr Surg 100:1336-1356, 1997.
15. Schoenrock LD, Reppucci AD: Correction of subcutaneous facial defects using GORE-TEX. Facial Plast Surg Clin North Am 2:373-389, 1994.
16. Silver FH, Maas CS: Biology of facial implant materials. Facial Plast Surg Clin North Am 2:241-254, 1994.
17. Szabo G, Suba Z, Barabas J: Use of Bioplant HTR synthetic bone to eliminate major jawbone defects: long-term human histologic examinations. J Craniomaxillofac Surg 25:63-68, 1997.
18. Yukna RA: Clinical evaluation of HTR polymer bone replacement grafts in human mandibular class II molar furcations. J Periodontol 65:342-349, 1994.

찾아보기

[ㅅ]

[ㅇ]

[ㅊ]

[ㅋ]

[ㅌ]

[ㅍ]

[ㅎ]

[기타]

[A]

[B]

[C]

[F]

[G]

[H]

[M]

[N]

[Q]

[R]

[S]

[T]

[U]

[V]

[W]

[X]

[Y]

[Z]

제2판

ORAL AND MAXILLOFACIAL SURGERY SECRETS

발행일　2009년 1월 10일
저　자　A. Omar Abubaker and Kenneth J. Benson
역　자　이 백 수 외
발행인　최 용 원
편　집　하 순 영
표　지　김 지 은
발행처　**대한나래출판사**
등　록　제6-0365호(1994. 12. 14)

주　소　서울특별시 동대문구 용두동 102-65
전　화　(02) 922-0840
팩　스　(02) 922-0841
이메일　dhpub@chol.com

ISBN 978-89-5741-137-7　　정가 50,000원